中文翻译版

外科手术技巧丛书

Operative Techniques in Breast, Endocrine, and Oncologic Surgery

乳腺外科、内分泌外科及肿瘤外科手术技巧

原著第 2 版

总主编 〔美〕玛丽·T. 霍恩（Mary T. Hawn）

主　编 〔美〕迈克尔·S. 萨贝尔（Michael S. Sabel）

主　译 杨　猛　王　宁

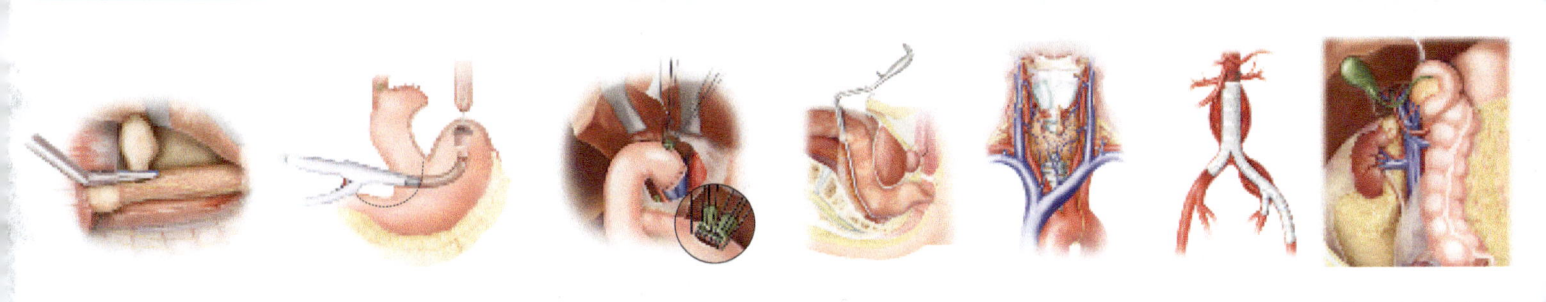

科学出版社

北京

图字：01-2024-3763

内 容 简 介

本书分乳腺手术、乳房重建、皮肤肿瘤学、内分泌学四部分，共 63 章。书中详细介绍了各种手术方法的适应证、手术步骤、术中注意事项及术后处理，既有对经典手术方式的总结，也有对新兴手术技术的探讨。这不仅为年轻医师提供了宝贵的学习资源，也为资深外科医师在面临疑难病例时提供了参考。本书为临床医师提供了权威、系统的手术指南，其内容全面、深入，涵盖了从基础解剖知识到最新手术技术的各个方面，并结合了大量临床实例，使读者能够更直观地理解和掌握手术要点。同时为外科医师提供了一个多角度、全方位的视野，帮助他们在实际操作中能做出最科学、最合理的决策。与第 1 版相比，第 2 版新增了相关领域近几年最新进展，增加了皮肤黑色素瘤、肾上腺肿瘤、胰岛素瘤和胰高血糖素瘤手术等相关内容，使本书涉及领域更加丰富和全面，为更广泛的医师群体提供有价值的参考。

本书适合各级执业外科医师，即从外科住院医师到高级专培医师，再到经验丰富的外科医师等参考阅读。

图书在版编目（CIP）数据

乳腺外科、内分泌外科及肿瘤外科手术技巧：原著第2版/(美)迈克尔•S.萨贝尔(Michael S. Sabel) 主编；杨猛，王宁主译. 北京：科学出版社, 2025.6. -- (外科手术技巧丛书/(美)玛丽•T.霍恩 (Mary T. Hawn) 总主编). -- ISBN 978-7-03-082316-8

Ⅰ. R655.8；R659；R730.56

中国国家版本馆CIP数据核字第2025EJ4924号

责任编辑：王海燕 / 责任校对：张　娟
责任印制：师艳茹 / 封面设计：牛　君

Mary T. Hawn, Michael S. Sabel: Operative Techniques in Breast, Endocrine, and Oncologic Surgery. ISBN-13: 978-1-975176-49-5

Copyright. © 2024 Wolters Kluwer.

Copyright © 2015 Wolters Kluwer Health/ Lippincott Williams & Wilkins.

All rights reserved. Wolters Kluwer Health did not participate in the translation of this title and therefore it does not take any responsibility for the inaccuracy or errors of this translation. Published by arrangement with Wolters Kluwer Health Inc., USA

本书限中华人民共和国境内（不包括香港、澳门特别行政区及台湾）销售。本书中提到了一些药物的适应证、不良反应和剂量，它们可能需要根据实际情况进行调整。读者须仔细阅读药品包装盒内的使用说明书，并遵照医嘱使用，本书的作者、译者、编辑、出版者和销售商对相应的后果不承担任何法律责任。

版权所有，违者必究。未经本社许可，数字图书馆不得使用

科学出版社 出版
北京东黄城根北街 16 号
邮政编码：100717
http://www.sciencep.com
北京建宏印刷有限公司印刷
科学出版社发行　各地新华书店经销
*

2025 年 6 月第 一 版　　开本：889×1194　1/16
2025 年 6 月第一次印刷　　印张：25
字数：828 000

定价：288.00 元
（如有印装质量问题，我社负责调换）

译者名单

主　译　杨　猛　王　宁

译　者（按姓氏笔画排序）

马嘉宜　北京协和医学院/中国医学科学院 中日友好医院
王　宁　中日友好医院
王　鑫　北京中医药大学 中日友好医院临床医学院
申　普　北京协和医学院/中国医学科学院 中日友好医院
冯秀梅　青海省中医院
刘　军　中日友好医院
刘　辛　中日友好医院
孙　征　中日友好医院
孙小亮　中日友好医院
纪浩洋　中日友好医院
李　璇　北京中医药大学 中日友好医院临床医学院
李子健　北京协和医学院/中国医学科学院 中日友好医院
李淳钰　北京协和医学院/中国医学科学院 中日友好医院
杨　猛　中日友好医院
杨景舒　北京中医药大学 中日友好医院临床医学院
张　洁　中日友好医院
赵　瑾　中日友好医院
姜　璐　北京协和医学院/中国医学科学院 中日友好医院
徐新蕾　北京市密云区妇幼保健院
徐灏文　北京中医药大学 中日友好医院临床医学院
路永衢　中日友好医院
窦慧茹　北京协和医学院/中国医学科学院 中日友好医院

主编简介

总主编
Mary T. Hawn, MD, MPH
美国斯坦福大学医学院外科教授及主任

主编
Michael S. Sabel, MD
美国密歇根大学医学院外科教授

原著者名单

Shoshana Woo Ambani, MD
Medical Director
Department of Plastic & Reconstructive Surgery
Henry Ford Allegiance Health
Jackson, Michigan

Christina V. Angeles, MD
Assistant Professor
Department of Surgery
University of Michigan Medical School
Ann Arbor, Michigan

Peter Angelos, MD, PhD
Professor of Surgery
Chief, Endocrine Surgery
Director, MacLean Center for Clinical Medical Ethics
Department of Surgery
University of Chicago
Chicago, Illinois

Adil Ayub, MD
Department of Surgery
University of Texas Medical Branch
Galveston, Texas

Haripriya S. Ayyala, MD
Microsurgery Fellow
Division of Plastic and Reconstructive Surgery
Department of Surgery
Memorial Sloan Kettering Cancer Center
New York, New York

Russell S. Berman, MD
Professor of Surgery
Department of Surgery
New York University Grossman School of Medicine
Vice Chair for Education and Faculty Affairs
Chief, Division of Surgical Oncology
Director, Surgical Residency Program
Department of Surgery
NYU Langone Health
New York, New York

Janet Sybil Biermann, MD
Professor
Service Chief, Musculoskeletal Oncology
Department of Orthopedics
University of Michigan Medical School
Ann Arbor, Michigan

Joshua Alex Bloom, MD
Department of Surgery
Tufts University School of Medicine
Tufts Medical Center
Boston, Massachusetts

Judy C. Boughey, MD
W.H. Odell Professor in Individualized Medicine
Chair, Division of Breast & Melanoma Surgical Oncology
Professor of Surgery
Mayo Clinic College of Medicine and Science
Mayo Clinic Hospital, Methodist Campus
Rochester, Minnesota

David L. Brown, MD
William C. Grabb Professor of Plastic Surgery
University of Michigan Medical School
Ann Arbor, Michigan

Michael J. Carr, MD, MS
Research Fellow
Department of Surgical Oncology
Moffitt Cancer Center
Tampa, Florida

Anees B. Chagpar, MD, MSc, MPH, MA, MBA
Professor
Department of Surgery
Yale University
New Haven, Connecticut

Abhishek Chatterjee, MD, MBA, FACS
Associate Professor of Surgery
Tufts University School of Medicine
Chief of Breast Surgery, Chief of Plastic Surgery
Division of Plastic Surgery
Department of Surgery
Tufts Medical Center
Boston, Massachusetts

Betzaira Getzemani Childers, MD
Department of General Surgery
University of Cincinnati
Cincinnati, Ohio

Robin M. Cisco, MD
Clinical Assistant Professor
Department of Surgery
Stanford University School of Medicine
Stanford, California

Amy S. Colwell, MD
Professor of Surgery
Department of Surgery
Massachusetts General Hospital
Boston, Massachusetts

Amy C. Degnim, MD
Professor of Surgery
Department of Surgery
Mayo Clinic College of Medicine and Science
Consultant
Division of Breast & Melanoma Surgical Oncology
Mayo Clinic College of Medicine and Science
Rochester, Minnesota

Danielle K. DePalo, MD
Cutaneous Oncology Research Fellow
Department of Cutaneous Oncology
H. Lee Moffitt Cancer Center and Research Institute
Tampa, Florida

Vasu Divi, MD, FACS
Associate Professor
Department of Otolaryngology-Head and Neck Surgery
Stanford University School of Medicine
Stanford, California

Gerard M. Doherty, MD
Moseley Professor of Surgery
Chair, Department of Surgery
Harvard Medical School
Surgeon-in-Chief
Brigham and Women's Hospital
Boston, Massachusetts

Alison B. Durham, MD
Associate Professor
Department of Dermatology
University of Michigan Medical School
Ann Arbor, Michigan

Michael E. Egger, MD, MPH
Assistant Professor of Surgery
Hiram C Polk, JR MD Department of Surgery
University of Louisville
Louisville, Kentucky

Kelly M. Elleson, MD
Cutaneous Oncology Research Fellow
Department of Cutaneous Oncology
H. Lee Moffitt Cancer Center and Research Institute
Tampa, Florida

Douglas L. Fraker, MD
Jonathan Rhoads Professor of Surgery
Department of Surgery
Perelman School of Medicine at the University of Pennsylvania
Philadelphia, Pennsylvania

Henry Jean François, MD
Professor
Department of General Endocrine and Metabolic Surgery
Aix-Marseille University
Conception Hospital, Assistance Publique Hôpitaux de Marseille
Marseille, France

Paul J. Gagnet, MD
Department of Orthopaedic Surgery
University of Michigan Medical School
Ann Arbor, Michigan

Isaac Gendelman, MD
Department of Surgery
Tufts University School of Medicine
Tufts Medical Center
Boston, Massachusetts

Jeffrey E. Gershenwald, MD
Professor
Department of Surgical Oncology
The University of Texas MD Anderson Cancer Center
Houston, Texas

Joseph S. Giglia, MD
Professor
Interim Chief, Vascular Surgery
Department of Surgery
University of Cincinnati
Cincinnati, Ohio

Raymon H. Grogan, MD, MS, FACS
Associate Professor
Chief of Endocrine Surgery
Michael E. DeBakey Department of Surgery
Baylor College of Medicine
Houston, Texas

Janie G. Grumley, MD, FACS
Professor
Saint John's Cancer Institute
Director Comprehensive Breast Program
Margie Petersen Breast Center
Providence Saint John's Health Center
Santa Monica, California

Steven C. Haase, MD, FACS
Professor of Plastic and Orthopedic Surgery
Department of Plastic Surgery and Orthopedic Surgery
University of Michigan Medical School
Ann Arbor, Michigan

Eric G. Halvorson, MD
Adjunct Associate Professor
University of North Carolina
Plastic Surgery Center
Asheville, North Carolina

D. Brock Hewitt, MD, MPH, MS
Fellow
Division of Surgical Oncology
Department of Surgery
The Ohio State University School of Medicine
Columbus, Ohio

Melissa E. Hogg, MD, MS
Clinical Professor
Department of Surgery
University of Chicago
Chicago, Illinois
Director HPB Surgery
Department of Surgery
Northshore University Health System
Evanston, Illinois

Rolfy A. Perez Holguin, MD
Department of Surgery
Penn State Milton S. Hershey Medical Center
Hershey, Pennsylvania

Dennis Ricky Holmes, MD, FACS
Breast Program Director
Department of Surgery
Adventist Health Glendale Medical Center
Glendale, California

Jessica Jen-Tau Hsu, MD, PhD
Assistant Professor
Section of Plastic Surgery
Department of Surgery
Michigan Medicine
Ann Arbor, Michigan

David T. Hughes, MD
Associate Professor of Surgery
Division of Endocrine Surgery
Department of Surgery
University of Michigan Medical School
Ann Arbor, Michigan

Folasade Imeokparia, MD
Assistant Professor
Department of Surgery
Indiana University School of Medicine
Indianapolis, Indiana

Oscar V. Imhof, EKP/ECCP
Clinical Perfusionist
Department of Heartbeat
University Medical Center of Utrecht
Utrecht, The Netherlands

William B. Inabnet III, MD, MHA, FACS
Johnston-Wright Endowed Professor and Chair
Surgeon-in-Chief
Department of Surgery
University of Kentucky College of Medicine
Lexington, Kentucky

James W. Jakub, MD
Professor of Surgery
Department of Surgery
Mayo Clinic College of Medicine and Science
Jacksonville, Florida

Michael Gwynne Johnston, MD, FACS
Assistant Professor, Department of General Surgery
Uniformed Services University of the Health Sciences
Bethesda, Maryland
Endocrine and General Surgeon
Department of Surgery
Naval Medical Center Portsmouth
Portsmouth, Virginia

Edwin L. Kaplan, MD
Professor
Department of Surgery
University of Chicago
Chicago, Illinois

Cary S. Kaufman, MD, FACS
Clinical Professor
Department of Surgery
School of Medicine, University of Washington
Seattle, Washington

Erika King, MD, MA
Department of General Surgery
Henry Ford Allegiance Health
Jackson, Michigan

Jeffrey H. Kozlow, MD, MS
Associate Professor
Section of Plastic Surgery
Department of Surgery
University of Michigan Medical School
Ann Arbor, Michigan

Bin B.R. Kroon, MD, PhD, FRCS
Emeritus Professor of Surgery
Department of Surgery
The Netherlands Cancer Institute
Amsterdam, The Netherlands

Hidde M. Kroon, MD, PhD
Associate Professor of Surgery
Department of Surgery
Adelaide Medical School
University of Adelaide
Gastro-intestinal and Oncological Surgeon
Department of Surgery
Royal Adelaide Hospital
Adelaide, South Australia, Australia

Anita R. Kulkarni, MD
Private Practice Plastic Surgeon
DC Plastic Surgery Boutique
Washington, DC

Nishant Ganesh Kumar, MD
House Officer
Section of Plastic Surgery
Department of Surgery
University of Michigan Medical School
Ann Arbor, Michigan

Anna Kundel, MD, FACS
Clinical Assistant Professor
Department of Surgery
ICAHN School of Medicine at Mount Sinai
New York, New York
Medical Director
Department of Endocrine Surgery
Valley Medical Group
Ridgewood, New Jersey

Theodore A. Kung, MD
Associate Professor of Surgery
Section of Plastic Surgery
Department of Surgery
University of Michigan Medical School
Ann Arbor, Michigan

Eric James Kuo, MD
Fellow
Department of Endocrine Surgery
Columbia University Vagelos College of Physicians and Surgeons
New York, New York

James A. Lee, MD
Edwin K. & Anne C. Weiskopf Professor of Surgery
Chief, Endocrine Surgery
Department of Surgery
Columbia University Medical Center
New York, New York

Dana T. Lin, MD
Clinical Assistant Professor
Department of Surgery
Stanford University School of Medicine
Stanford, California

Erin C. MacKinney, MD
Clinical Assistant Professor
Department of Endocrine Surgery
University of Wisconsin School of Medicine and Public Health
Madison, Wisconsin
Endocrine Surgeon
Department of Surgery
UW Swedish American Hospital
Rockford, Illinois

Kerry M. Madison, MD
Surgical House Officer
Department of Surgery
University of Michigan Medical School
Ann Arbor, Michigan

Gabriele Materazzi, MD
Associate Professor
Department of Surgery
University of Pisa
Chief of Endocrine Surgery
Department of Surgery
Azienda Ospedaliero Universitaria Pisana
Pisa, Italy

Evan Matros, MD, MMSc, MPH
Associate Professor
Division of Plastic and Reconstructive Surgery
Department of Surgery
Memorial Sloan Kettering Cancer Center
New York, New York

Rachel Louise McCaffrey, MD
Assistant Professor
Department of Surgery
Vanderbilt University
Nashville, Tennessee

Christopher R. McHenry, MD, FACS
Professor of Surgery
The Cleveland Clinic Lerner College of Medicine of Case Western University
Vice Chair, Department of Surgery
MetroHealth Medical Center
Cleveland, Ohio

Scott A. Mclean, MD, PhD
Clinical Associate Professor
Department Otolaryngology-Head & Neck Surgery
University of Michigan Medical School
Ann Arbor, Michigan

Kelly M. McMasters, MD, PhD
Ben A Reid, Sr MD Professor and Chair
Hiram C Polk, JR MD Department of Surgery
University of Louisville
Louisville, Kentucky

Roberto D. Lorenzi Mendez, MD, MPH
Department of Surgery
Florida Atlantic University
Boca Raton, Florida
Research Fellow
Department of Plastic and Reconstructive Surgery
Massachusetts General Hospital
Boston, Massachusetts

Paolo Miccoli, MD
Professor Emeritus
Department of Surgical Physiopathology
Università di Pisa
Pisa, Italy

Claire W. Michael, MD
Professor
Department of Pathology
The Cleveland Clinic Lerner College of Medicine of Case Western University
Senior Pathologist
Department of Pathology
University Hospitals Cleveland Medical Center
Cleveland, Ohio

Barbra S. Miller, MD
Professor of Surgery
Division of Surgical Oncology
Department of Surgery
The Ohio State University School of Medicine
Surgeon
Department of Surgery
The James Cancer Hospital and Solove Research Institute
The Ohio State University Wexner Medical Center
Columbus, Ohio

Adeyiza O. Momoh, MD
Professor of Surgery
Section of Plastic Surgery
Department of Surgery
University of Michigan Medical School
Ann Arbor, Michigan

Jeffrey S. Montgomery, MD, MHSA, FACS
Professor
Department of Urology
University of Michigan Medical School
Ann Arbor, Michigan

Paige L. Myers, MD
Assistant Professor
Department of Surgery
University of Michigan Medical School
Ann Arbor, Michigan

Lisa A. Newman, MD, MPH, FACS, FASCO
Chief, Section of Breast Surgery
Chief, Breast Cancer Disease
Department of Surgery
Weill Cornell Medicine
Chief, Breast Surgical Oncology
Department of Surgery
New York Presbyterian Hospital
New York, New York

Omgo E. Nieweg, MD, PhD, FRACS
Clinical Professor of Surgery
Department of Surgery
The University of Sydney
Melanoma Institute Australia
Sydney, New South Wales, Australia

Nunzia Cinzia Paladino, MD, PhD
Department of General Endocrine and Metabolic Surgery
Aix-Marseille University
Conception Hospital, Assistance Publique Hôpitaux de Marseille
Marseille, France

Barnard J. A. Palmer, MD, MEd
Associate Professor
Department of Surgery
University of California, San Francisco-East Bay
Oakland, California

Judy C. Pang, MD
Associate Professor
Department of Pathology
University of Michigan Medical School
Ann Arbor, Michigan

Cindy Eliana Parra, MD
Micrographic Surgery and Dermatologic Oncology Fellow

Department of Dermatology
University of Michigan Medical School
Michigan Medicine
Ann Arbor, Michigan

Robert M. Pride, MD
Department of Surgery
Mayo Clinic College of Medicine and Science
Rochester, Minnesota

Richard A. Prinz, MD
Clinical Professor of Surgery
Department of Surgery
The University of Chicago Pritzker School of Medicine
Chicago, Illinois
Senior Attending Surgeon
Department of Surgery
NorthShore University HealthSystem
Evanston, Illinois

Merrick I. Ross, MD, MSHCT
Charles McBride Professor of Surgery
Section Chief, Melanoma
Department of Surgical Oncology
The University of Texas MD Anderson Cancer Center
Houston, Texas

Michael S. Sabel, MD
Professor
Department of Surgery
University of Michigan Medical School
Ann Arbor, Michigan

Amod A. Sarnaik, MD
Associate Professor
Department of Cutaneous Oncology
Moffitt Cancer Center
Tampa, Florida

Brian D. Saunders, MD, FACS
Professor and Vice Chair
Department of Surgery
Penn State College of Medicine
Section Chief, Endocrine Surgery
Department of Surgery
Penn State Health Milton S. Hershey Medical Center
Hershey, Pennsylvania

Anneke T. Schroen, MD, MPH
Professor
Department of Surgery
University of Virginia
Charlottesville, Virginia

Frédéric Sebag, MD
Professor
Department of General Endocrine and Metabolic Surgery
Aix-Marseille University
Conception Hospital, Assistance Publique Hôpitaux de Marseille
Marseille, France

Ashok R. Shaha, MD, FACS
Jatin P. Shah Chair, Head and Neck Surgery and Oncology
Department of Surgery, Head and Neck Service
Memorial Sloan Kettering Cancer Center
New York, New York

Andrew G. Shuman, MD, FACS
Associate Professor
Division of Head and Neck Oncology
University of Michigan Medical School
Ann Arbor, Michigan

Geoffrey W. Siegel, MD
Assistant Professor
Division of Musculoskeletal Oncology
Department of Orthopaedic Surgery
University of Michigan Medical School
Ann Arbor, Michigan

Vernon K. Sondak, MD
Richard M. Schulze Family Foundation Distinguished Endowed Chair
Department of Cutaneous Oncology
Moffitt Cancer Center
Tampa, Florida

Jeffrey J. Sussman, MD
Professor of Surgery
Department of Surgery
University of Cincinnati College of Medicine
Cincinnati, Ohio

Mark S. Talamonti, MD
Clinical Professor
Department of Surgery
The University of Chicago Pritzker School of Medicine
Chicago, Illinois
Chair, Department of Surgery
NorthShore University HealthSystem
Evanston, Illinois

Geoffrey B. Thompson, MD
Professor Emeritus
Department of Surgery
Mayo Clinic College of Medicine and Science
Rochester, Minnesota

Tiffany A. Torstenson, DO
Breast Surgical Oncologist

Department of Surgery
Mercy One Medical Center
Des Moines, Iowa

Eleni Anastasia Tousimis, MD, MBA, FACS
Professor
Department of Surgery
Director, Cancer Center
Department of Oncology
Cleveland Clinic Indian River Hospital
Vero Beach, Florida

Douglas Tyler, MD, MSHCT
Johns Woods Harris Distinguished Chair in Surgery
Professor and Chair, Department of Surgery
University of Texas Medical Branch
Adjunct Professor
Department of Surgical Oncology
The University of Texas MD Anderson Cancer Center
Galveston, Texas

Hunter J. Underwood, MD
Clinical Lecturer
Department of Surgery
University of Michigan Medical School
Ann Arbor, Michigan

Charles C. Vining, MD
Assistant Professor of Surgery
Division of Surgical Oncology
Department of Surgery
Penn State Health Milton S. Hershey Medical Center
Hershey, Pennsylvania

Roi Weiser, MD
Fellow
Department of Surgical Oncology
The University of Texas MD Anderson Cancer Center
Houston, Texas

Jonathan S. Zager, MD
Chair and Professor
Department of Oncologic Sciences
University of South Florida Morsani College of Medicine
Chief Academic Officer and Senior Member
Department of Cutaneous Oncology
H. Lee Moffitt Cancer Center and Research Institute
Tampa, Florida

译者前言

在现代医学迅猛发展中，外科技术进步无疑是推动临床治疗水平不断提升的关键因素。乳腺外科及内分泌外科作为外科领域的重要分支，承担着治疗乳腺及内分泌系统恶性肿瘤的重要任务。随着癌症发病率上升和患者对治疗效果的期望提高，外科医师面临着前所未有的挑战和机遇。

第2版《乳腺外科、内分泌外科及肿瘤外科手术技巧》一书的出版，正是为了解决当前医学界在乳腺与内分泌外科及肿瘤外科治疗中所遇到的复杂问题，为临床医师提供权威、系统的手术指南。本书内容全面、深入，涵盖了从基础解剖知识到最新手术技术的各个方面，并结合了大量临床实例，使读者能够更直观地理解和掌握手术要点。

在翻译过程中，我们特别组织了乳腺外科及内分泌外科专家参与，力求内容的科学性、实用性和前沿性。书中详细介绍了各种手术方法的适应证、手术步骤、术中注意事项及术后处理，既有对经典手术方式的总结，也有对新兴手术技术的探讨。这不仅为年轻医师提供了宝贵的学习资源，也为资深外科医师在面临疑难病例时提供了参考。

此外，我们还关注到手术技术的发展不仅依赖于外科医师的技艺精湛，更需要多学科协作和全方位患者管理。因此，书中还涉及了整形手术、定位技术、影像学诊断等相关领域的最新进展，为外科医师提供了一个多角度、全方位的视野，帮助他们在实际操作中做出最科学、最合理的决策。

与第1版相比，此版图书新增了相关领域近几年最新进展，增加了皮肤黑色素瘤、肾上腺肿瘤、胰岛素瘤和胰高血糖素瘤手术等相关内容，使本书涉及领域更加丰富和全面，为更广泛的医师群体提供有价值的参考。

医学是一门实践性极强的科学，乳腺外科及内分泌外科更是如此。我们希望通过本书的出版，能够为广大临床医师提供一把开启手术之门的钥匙，帮助他们不断提升专业水平，更好地服务患者。同时，我们也深知医学知识日新月异，本书难免有不足之处，恳请广大读者批评指正。

衷心感谢所有为本书付出努力的专家、学者和编辑团队，正是你们的辛勤工作和无私奉献，使本书得以顺利面世。希望本书能成为大家工作中的好帮手，让我们在攻克肿瘤的道路上，共同迈向新的高峰。

杨 猛

中日友好医院普外·乳甲外科主任

原著丛书前言

外科手术操作复杂、技巧要求性高且更新迭代快。"外科手术技巧丛书"旨在为这些复杂的操作提供高度可视化的逐步指导。本系列丛书按解剖学编排，涵盖了《前肠外科手术技巧》《肝胆胰外科手术技巧》《结直肠外科手术技巧》《乳腺外科、内分泌外科及肿瘤外科手术技巧》《血管外科手术技巧》。此外，第 2 版还新增加了《创伤及重症救治手术技巧》。

该丛书的编委均是各自领域内享有盛誉的外科医生。他们都是业内翘楚，具有非凡的外科判断力和卓然的手术技巧。《乳腺外科、内分泌外科及肿瘤外科手术技巧》由美国密歇根大学的 Michael S. Sabel 医生负责编写；《前肠外科手术技巧》由美国霍夫斯特拉/诺斯韦尔的唐纳德和芭芭拉·祖克医学院的 Aurora D. Pryor 医生负责编写；美国佛罗里达大学的 Steven J. Hughes 医生负责指导《肝胆胰外科手术技巧》；美国得克萨斯大学里奥格兰德分校的 Daniel Albo 医生负责指导《结直肠外科手术技巧》；美国威斯康星医学院的 Kellie R.Brown 医生负责编写《血管外科手术技巧》，包括开放和介入方法。第 2 版新增加的《创伤及重症救治手术技巧》，由美国天普大学的 Amy J. Goldberg 医生负责编写。

该丛书的主编聚集了世界各地知名的学者分述各章节内容。相应地，这些卷册具有明显的国际特色。外科是一个视觉学科，本丛书以示意插图和术中照片紧密结合的方式对外科技术进行详尽阐释。插图风格统一、简洁明快。而术中照片均从术者角度拍摄，可如实显示手术场景。随附的文字简洁明了，重点描述关键手术细节、术后管理要点及相关并发症。本丛书旨在服务外科住院医师、高年资医师、经验丰富的外科医师等不同级别的外科医师。

Wolters Kluwer 出版社具有独特视野、组织和人才。在执行编辑 Brian Brown、高级编辑 Keith Donnellan 和高级开发编辑 Ashley Fischer 领导下，我们完成了"外科手术技巧丛书"。

我深深感谢 Michael W. Mulholland 博士，他是一位外科大师和领导者，也是"外科手术技巧丛书"的首任主编。没有他的领导，这个项目不可能成功。我感谢我们丛书各分册的新老主编，他们的远见使第 2 版更具影响力。在新冠全球大流行期间策划和编辑一部重要的外科手术技巧教科书并非一帆风顺，但最终成果斐然。

Mary T. Hawn　博士

原著前言

第 2 版《乳腺外科、内分泌外科及肿瘤外科手术技巧》是一本独特而全面的医学专著,适用于外科住院医师、专培医师和执业外科医师。为了最大限度地提高效率,章节以大纲形式呈现和整合,重点突出术前规划、手术技术及术后管理的关键点。整个流程被一步一步地分解,并配有大量的图像,包括术中照片和精细的插图。这种高度直观的模式也有利于在电子设备上阅读,是任何现代教科书的必备元素。

《乳腺外科、内分泌外科及肿瘤外科手术技巧》一书的作者不仅是乳腺外科、乳房重建、肿瘤学和内分泌外科领域的杰出外科教育家,也是发展新手术技术的革新者。关注重点为该领域的新进展,其中包括手术在多学科照护中的作用,以及肿瘤和内分泌手术中微创技术的应用。第 2 版新增的章节涵盖了癌症治疗的新方法,包括新的定位技术、肿瘤消融和肿瘤内治疗、肿瘤整形乳房切除术及新的内镜方法。

特别感谢总主编 Mary T. Hawn 博士及威科集团的编辑和项目管理人员,包括 Brian Brown、Keith Donnellan 和 Ashley Fischer。他们的远见卓识和鼓励指导直接促成了这个项目的完成,对各级外科医师来说,这无疑是一本极具价值的参考书。

Michael S. Sabel,医学博士

目 录

第一部分　乳腺手术 ······················ 1

- 第 1 章　乳腺囊肿抽吸术 ············· 1
- 第 2 章　乳腺肿物的细针穿刺术 ········ 6
- 第 3 章　经皮乳腺空芯针活检 ········ 12
- 第 4 章　导丝定位的乳腺活检术 ······ 18
- 第 5 章　乳晕下导管切除术 ·········· 24
- 第 6 章　反射器定位乳腺活检 ········ 30
- 第 7 章　磁性粒子定位乳腺活检 ······ 35
- 第 8 章　乳腺纤维腺瘤的冷冻消融 ···· 40
- 第 9 章　乳腺癌保乳手术 ············ 48
- 第 10 章　乳房肿瘤整形手术：菱形肿块切除乳房提升术 ············ 54
- 第 11 章　蝙蝠翼乳房上提式肿块切除术 ··· 57
- 第 12 章　双环乳房上提式肿块切除术 ····· 60
- 第 13 章　减容式乳房整形肿块切除术 ····· 65
- 第 14 章　纠正乳房肿瘤切除术缺损的技术 ··· 71
- 第 15 章　乳腺癌冷冻消融术 ········· 78
- 第 16 章　乳腺癌的前哨淋巴结活检 ···· 82
- 第 17 章　前哨淋巴结活检同时切除病理确诊的转移淋巴结（靶向腋窝淋巴结切除术） ················ 85
- 第 18 章　单纯乳房切除术 ··········· 90
- 第 19 章　保留皮肤和保留乳头/乳晕的乳房切除术 ··················· 97
- 第 20 章　乳腺癌改良根治术 ········ 104

第二部分　乳房重建 ····················· 113

- 第 21 章　即刻假体置入乳房重建 ····· 113
- 第 22 章　两步法置入体乳房重建 ····· 117
- 第 23 章　乳房切除术后带蒂背阔肌肌皮瓣乳房重建 ··············· 128
- 第 24 章　带蒂横行腹直肌肌皮瓣乳房重建 ························ 136
- 第 25 章　乳房全切术后腹壁下深动脉穿支皮瓣乳房重建术 ········· 142
- 第 26 章　乳头乳晕复合体重建 ······· 150

第三部分　皮肤肿瘤学 ··················· 155

- 第 27 章　皮肤和软组织病变的切除活检和切取活检 ··············· 155
- 第 28 章　原发性皮肤黑色素瘤的广泛切除 ······················· 161
- 第 29 章　推进皮瓣和旋转皮瓣 ······· 170
- 第 30 章　皮肤移植 ················ 176
- 第 31 章　手指截肢 ················ 180
- 第 32 章　头颈部黑色素瘤的切除 ····· 184
- 第 33 章　黑色素瘤前哨淋巴结活检 ··· 192
- 第 34 章　腋窝淋巴结清扫术治疗黑色素瘤 ························ 204
- 第 35 章　转移性黑色素瘤的腹股沟（腹股沟股骨和髂腹股沟）淋巴结清扫术 ····················· 212
- 第 36 章　微创腹股沟淋巴结清扫术治疗黑色素瘤 ··················· 220
- 第 37 章　选择性颈部清扫治疗黑色素瘤 ··· 228
- 第 38 章　腘窝淋巴结清扫术 ········· 235
- 第 39 章　机器人盆腔淋巴结清扫术 ··· 240
- 第 40 章　滑车上淋巴结清扫术 ······· 246

- 第 41 章　黑色素瘤移行转移的病灶内注射 … 249
- 第 42 章　隔离肢体热输注化疗 … 253
- 第 43 章　隔离肢体热灌注化疗 … 258
- 第 44 章　四肢／躯干肉瘤切除术原则 … 265
- 第 45 章　腹膜后肉瘤切除术原则 … 269

第四部分　内分泌学 … 275

- 第 46 章　甲状腺切除术 … 275
- 第 47 章　胸骨后甲状腺肿手术治疗 … 282
- 第 48 章　Graves 病的甲状腺次全切除术 … 286
- 第 49 章　微创电视辅助甲状腺切除术 … 292
- 第 50 章　经口腔镜下甲状腺和甲状旁腺切除术 … 297
- 第 51 章　甲状腺癌的淋巴结清扫 … 301
- 第 52 章　开放颈部探查术在原发性甲状旁腺功能亢进症中的应用 … 305
- 第 53 章　甲状旁腺次全切除术、甲状旁腺全切加自体移植术 … 315
- 第 54 章　微创甲状旁腺切除术 … 324
- 第 55 章　侧方入路的腔镜下甲状旁腺切除术 … 328
- 第 56 章　二次甲状旁腺切除术 … 337
- 第 57 章　肾上腺切除术：开放性前径路 … 343
- 第 58 章　肾上腺切除术：开放性胸腹联合径路 … 351
- 第 59 章　肾上腺切除术：开放性后径路 … 357
- 第 60 章　腹腔镜腹膜后肾上腺切除术 … 362
- 第 61 章　腹腔镜肾上腺切除术：侧方入路 … 366
- 第 62 章　胰岛素瘤 … 373
- 第 63 章　胰高血糖素瘤手术 … 380

参考文献（扫描二维码阅读） … 386

第一部分 乳腺手术

第1章 乳腺囊肿抽吸术

Rachel Louise McCaffrey

一、定义

1. 囊肿抽吸术是一种用于体积大或有症状的乳腺囊肿的技术。如果囊肿具有复合结构（如内分隔、囊肿壁结节或内碎片），抽吸可排除恶性肿瘤；然而，复合性囊肿的结节部分或实性成分常使用空芯针活检（CNB）。本章我们将描述常见的囊肿抽吸术。

2. 乳腺囊肿通常起源于乳腺内导管的退化或老化。囊肿是40～60岁绝经前妇女可触及乳房肿块的常见原因。对于40岁以下女性，如果触及乳房肿块，还需要考虑其他良性病变。

3. 历史上，在微创领域，乳腺抽吸术被作为诊断新发乳腺肿块的主要方法，以确定实性、囊性、恶性和良性病变。通过乳腺X线摄影和超声在内的现代成像方法，囊肿通常在干预前被发现（图1-1）。

二、鉴别诊断

1. 良性病变（纤维腺瘤、纤维囊性改变、良性钙化灶及囊肿）。

2. 恶性肿瘤（囊腺癌）。

三、病史和体格检查

1. 应对患者进行全面的病史采集和体格检查，包括肿物首次是如何发现的（即自我检查或常规筛查）、伴随症状（如乳头溢液或疼痛）、肿物是否可触及、肿物大小的变化及其与月经周期的相关性。任何既往的乳腺创伤或恶性肿瘤病史均应进行评估。体格检查应包括触诊肿块/囊肿及双侧乳房和双侧腋窝淋巴结。检查还应包括评估皮肤的颜色、温度、增厚情况，或水肿的变化，以及乳头乳晕复合体的变化。

2. 囊肿抽吸术没有绝对的禁忌证；服用抗凝药物或抗血小板药物的患者可能会被要求在术前停用这些药物，以减少血肿风险。

四、影像学和其他检查

1. 在影像学检查时，应注意囊肿的大小、囊肿的深度，以及任何复合的囊性特征（分隔、壁结

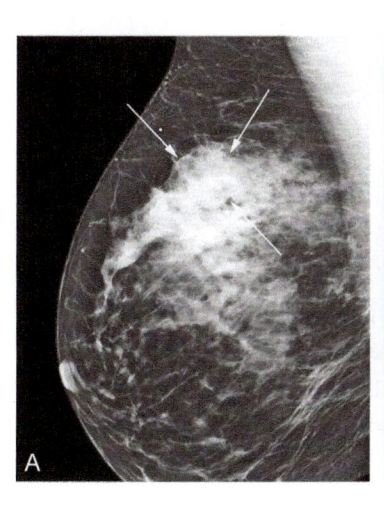

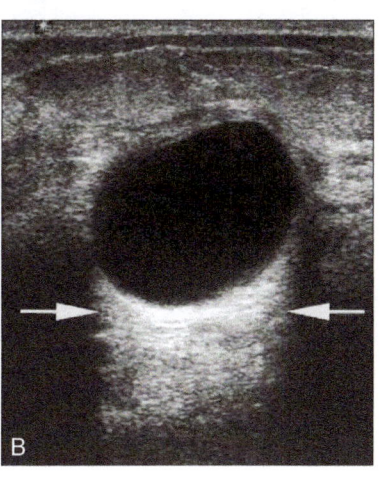

图1-1 单纯性囊肿
A. 右乳房内外斜位（MLO）数字乳腺X线摄影。一个常见的囊肿。等密度囊肿（箭头）有模糊的边界，无钙化。B. 右乳超声检查病变部位（A）。这是良性单纯性囊肿的典型表现。囊肿是一个圆形、边界清晰的无回声肿块，有非常薄的包膜样回声。紧邻囊肿后方常可见回声增强（经许可引自Smith WL. Radiology 101. 4th ed. Wolters Kluwer; 2014. Figure 11.4.）

节、囊肿内容物不均匀）。

2. 非复合性囊肿 99% 是良性的。恶性肿瘤的风险随着影像学上复杂特征的增加而增加；复合性囊肿的处理方法将在本章后文讨论。

3. 在此部分，我们将重点关注非图像引导下乳腺囊肿抽吸术。抽吸术可以应用于触诊可及的囊肿，有条件的情况下，术前影像学检查有助于确定最佳穿刺路径和穿刺深度。根据肿块大小及其相对于胸壁和皮肤的位置，以及在乳腺上的象限位置，术前影像可以为进针深度提供指引。

4. 如果术前成像没有进行或无条件进行，采用即时超声确认囊性病变是否存在，以及抽吸术后是否消失也可以。即使没有影像学检查，如在农村或卫生服务不足的环境中，鉴于此操作诊断价值的低风险和高获益，尝试进行抽吸术也是可行的。

五、非手术治疗

对于无症状和（或）囊肿缩小的患者，应每隔 6 个月进行体格检查和影像学检查，记录囊肿变化。注意：< 5% 的乳房囊肿，包括复合和不复合的囊肿，都有恶性可能。而 < 1% 的单纯性囊肿，有恶性可能。要重点关注的恶性征象包括：囊肿快速生长，影像学上多发的囊肿分隔，超声下的内部回声，影像可见囊肿壁结节，影像可见实性和囊性混合成分，以及超声下后方声影（图 1-2）。应该鼓励有这些发现的患者进行抽吸液细胞学分析，如可能，则进行囊肿固体成分空芯针活检。

六、手术治疗

抽吸术后如何

1. 囊肿抽吸的替代方法包括囊肿切除，注意要去除整个囊肿壁。

2. 首次囊肿抽吸术 4～6 周后，如果囊肿再次出现，或囊肿为复合性囊肿，又或者担心囊肿抽吸后恶变，那么后续进行切除活检是非常必要的。

3. 抽吸液体为血性液体，尤其是性状并不稀

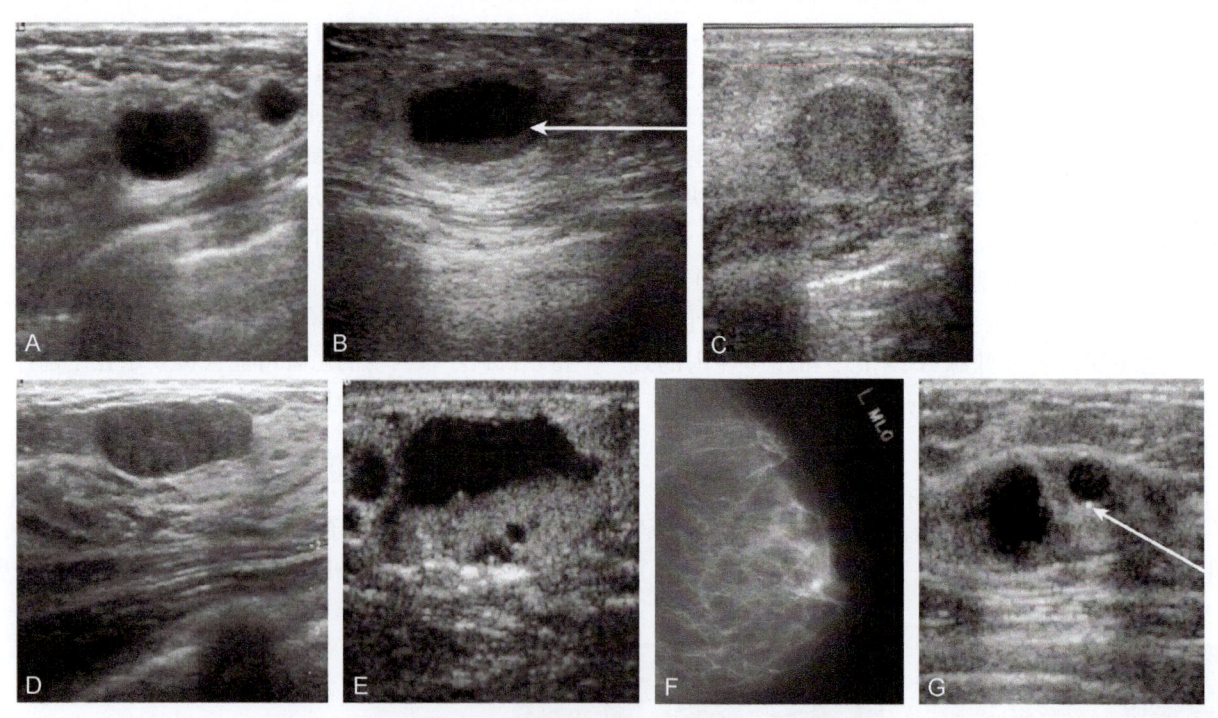

图 1-2　复合性囊肿图像表现。囊肿：单纯性、复杂性、复合性

A. 单纯性囊肿。无回声、边界清晰、椭圆形或大分叶状、后方回声增强符合单纯性囊肿的表现。无须特殊处理，除非患者有症状。治疗方法：根据患者的年龄常规随访。B. 复杂性囊肿可以有液体 - 碎片平面（箭头），并且随着患者体位改变缓慢移动，如本例。囊肿抽吸可能没有必要。C、D. 复杂性囊肿内部可能充满低回声，这类肿块可能很难与良性实性肿块鉴别，如纤维腺瘤。左侧（C）的肿块为一个复杂性囊肿；右侧（D），外观与之相似，却是纤维腺瘤。E、F. 复合性囊性肿块：血肿。复合性囊性肿块同时有回声和无回声成分。它们可以有厚壁间隔和附壁结节。这个可触及的创伤后血肿（E）就是实例。在乳腺 X 线摄影（F）上这个病变并不明显，有个小金属夹放于皮肤上标记该处能摸到肿物。G. 复合性囊性肿块。肿块的形状、边缘和平行方向呈良性表现。因其异质性，进行了超声引导下核心活检，组织病理学诊断为纤维囊性疾病。强回声病灶（箭头）为钙化（经作者许可引自 Harris JR, Lippman ME, Morrow M, et al. Diseases of the Breast. 3rd ed. Wolters Kluwer; 2005. Figure 12.3.）

薄，或因实性成分存在不能抽出液体，所有这些都是切除活检的指征。

4. 如果液体带血或浑浊，对吸出物进行细胞学分析可能对诊断有帮助。

5. 如果抽吸细胞学检查为非典型或恶性细胞，也需要切除活检，为明确病理诊断和免疫组化分析提供组织结构。处理的一般流程可见图1-3。

6. 如果囊肿具有复合的特征，如壁结节、多发分隔或囊肿内或外的固体成分，除了囊肿抽吸外，还要考虑空芯针活检。空芯针活检物和囊肿液应分别送病理学检查和细胞学检查，以排除恶性肿瘤。如果病理上存在异型性或恶性肿瘤，应在空芯针活检时放置活检夹，以方便切除活检。

七、术前规划

1. 讨论囊肿抽吸的风险、获益和理由。抽吸大的、有压痛的囊肿可以立即缓解患者的症状，但乳痛症存在时就不一定了。

2. 利用某种术前影像学检查结合体格检查确定穿刺针的路径和穿刺深度。通常，如果术前进行了影像学检查，则可以粗略估计大囊肿的含液量，这样可以帮助选择较大的注射器彻底吸出囊液。

3. 如果术前影像学检查可见有复合性囊肿的成分，医师必须判断：如果同时进行影像引导囊肿抽吸和空芯针活检以明确诊断，患者是否会有更多获益。

4. 确保患者停用非甾体抗炎药和相应的抗凝药物，以降低血肿风险。

八、体位

1. 在诊室内进行囊肿抽吸时，患者仰卧于操作台上，如果外科医师用非操作手很容易就能触及囊肿，则患者双手并于两侧即可。

2. 如果囊肿较大且位置较深，嘱患者将同侧手臂举过头顶，提高乳房张力，帮助稳定囊肿。

（一）方法

1. 为及时将得到的液体进行细胞学分析，在抽吸前需要提前准备好针头和注射器，以及所有进行细胞分析的设备。

2. 注意：囊肿抽吸技术同样适用于诊室内的血清肿抽吸和脓肿抽吸。

3. 在可行的情况下，穿刺针方向要与患者的胸壁方向平行，以避免胸肌损伤和气胸（很少）。

（二）囊肿抽吸所需配置

1. 清洗液（氯己定或聚维酮碘）。

2. 1%利多卡因，不含肾上腺素。

3. 可选择：8.4%碳酸氢盐溶液。

4. 3ml麻醉注射器。

5. 23号、25号针头，进行麻醉浸润。

6. 10～20ml注射器，抽吸用。

7. 1.5in（1in=2.54cm）、21号或22号针，抽吸用。

8. 细胞学固定液。

9. 载玻片和盖玻片。

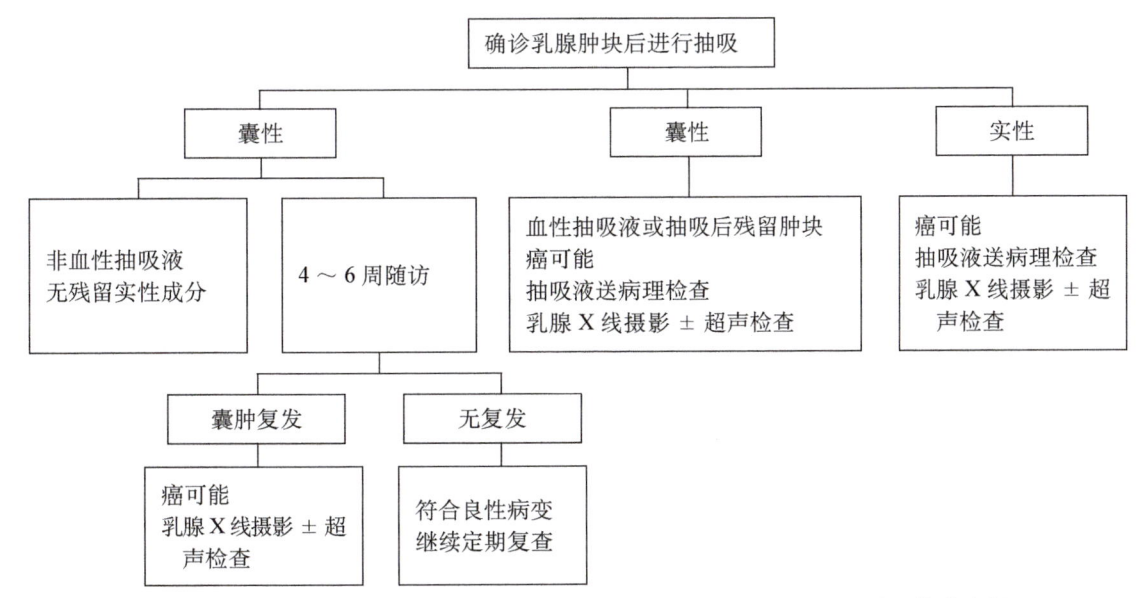

图 1-3 非影像引导的乳房肿物抽吸术的流程图。假设没有操作前影像学资料

手术技巧

1. 触诊乳房以重新定位囊肿。在皮肤上标记抽吸部位。

2. 消毒并铺无菌巾。

3. 采用无菌技术。用抽满利多卡因/碳酸氢盐溶液的 25 号针头浸润皮肤，形成一个皮丘。如果囊肿较深，则改用 1.5in 23 号针头，并注射更多的局部麻醉药。

4. 准备用 1.5in 21 号针头抽吸之前，可先抽拉注射器的柱塞，在注射器内吸进少许空气。这样可以用来排出针头内残余的抽吸液，如果需要，可用来进行细胞学分析。

5. 用非惯用手的拇指和示指固定乳房。

6. 手持注射器，将注射器和抽吸针刺入乳房，类似掌心抵住针芯，用拇指或环指拉回活塞，产生负压（图 1-4）。

7. 沿注射麻醉药的轨迹插入囊肿。

8. 在抽吸过程中，移动非惯用手触诊抽吸区，以评估可触及囊肿的消散情况。

9. 如果抽吸液为不带血的淡黄色或绿色浆液性液体，提示囊肿很可能是良性的。如果触诊、即时超声或术后成像证实囊肿抽吸术后完全萎陷，则不需要对抽吸液进行细胞学分析。

10. 如果抽吸液为黏稠的血性液体，体格检查时发现仍有残余囊肿，或临床怀疑癌变，那么需要对抽吸液进行细胞学分析（图 1-5）。

11. 对于细胞学检查，吸入注射器和针头的所有液体都应该注射至含有酒精基防腐剂（PreservCyt 或 SurePath 溶液）的标本杯中。这种方法可与在操作过程中准备的玻片涂片类同。

12. 对于实性病变，可进行空芯针活检（第 3 章）或细针穿刺术（第 2 章）。

13. 在穿刺部位保持按压 5 分钟，在穿刺部位进行包扎。

14. 记录抽吸部位（乳房时钟位置及距离乳头的距离）。

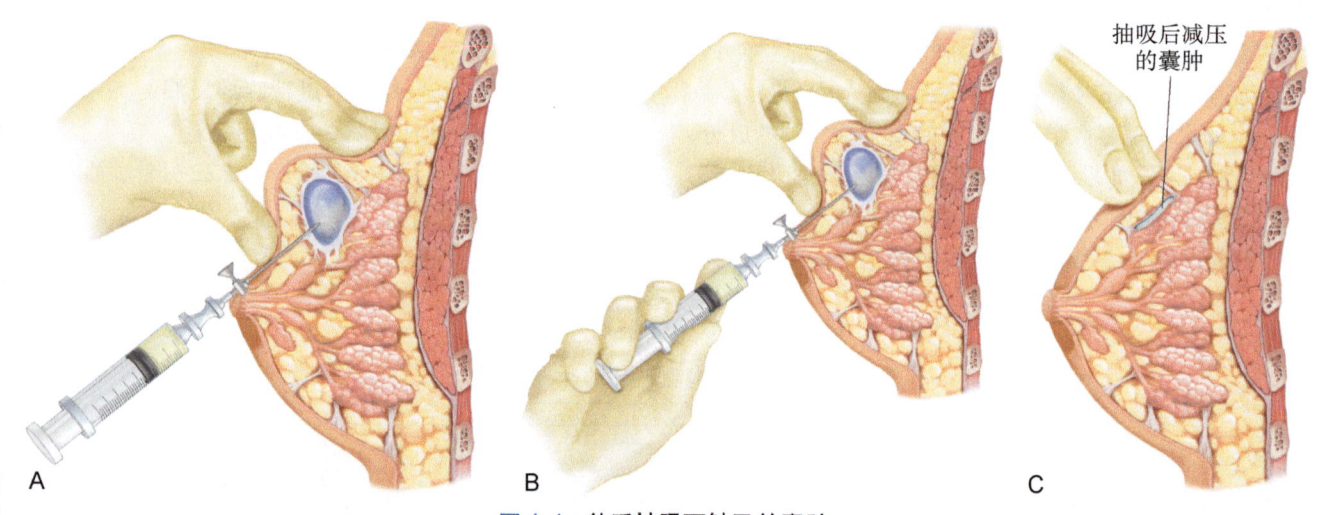

图 1-4 徒手抽吸可触及的囊肿

A. 用非惯用手的拇指和示指固定可触及囊肿；B. 用惯用手进行穿刺，环指拉回穿刺针活塞；C. 抽吸后囊肿塌陷（经许可引自 Bland KI, Klimberg VS. Master Techniques in Surgery: Breast Surgery. 2nd ed. Wolters Kluwer; 2019. Figure 3.4.）

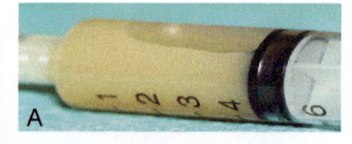

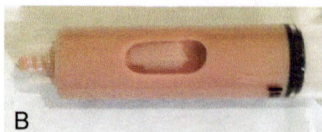

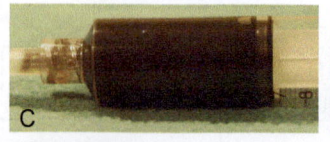

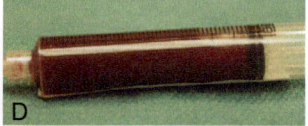

图 1-5 异常的乳房抽吸液

A. 抽吸的囊肿液，自由流动的不透明的奶油样液体。B. 穿刺液可以自由流动，呈深棕色到绿色。C. 抽吸液，外观脓性。如果临床怀疑脓肿，这种液体需要进行革兰氏染色、细菌培养和药敏试验。D. 血性液体。如果在非创伤性穿刺后获得了血性液体，请提交样本进行细胞学检查。如这些例子所示，囊肿中的液体在外观上是高度异质的。除了明显的血性或脓性吸出物，所有其他液体通常被丢弃（经许可引自 Cardenosa G. Breast Imaging Companion. 4th ed. Wolters Kluwer; 2018. eFigure 9.8.）

经验与教训

适应证	1. 有症状的乳房囊肿。 2. 其他可用于术后血清肿或脓肿。后者需要用大口径针头,标本送革兰氏染色、细菌培养和药敏试验。 3. 性质可疑的复合性囊肿,抽吸外还要考虑空芯针活检,同时放置活检夹。
影像	1. 可用超声判断囊肿是单纯性还是复杂性或复合性。 2. 还可利用超声判断抽吸术后囊肿是否消散。
针头位置	不要垂直或大角度进针,避免血肿或气胸。
随访	1. 4～6周后随访时,若囊肿复发,需要再次抽吸或讨论是否行外科切除活检。 2. 若病理可见非典型或恶性细胞,需要切除活检进行更准确的病理分析以明确诊断。

九、术后

1. 抽吸术后压迫患处 5～10 分钟,以降低血肿风险。在活检后 2 天内患者不应该使用抗凝药或非甾体抗炎药。

2. 抽吸术后 2 天患者应穿着合身的运动内衣帮助止血、减轻水肿和固定乳房以减轻疼痛。

3. 术后随访很重要。患者应在抽吸术后 4～6 周返回医院进行体格检查、复查乳腺 X 线摄影或超声以确认囊肿是否消退。同时也需要回顾细胞学检查结果。

十、并发症

1. 血肿。
2. 感染(蜂窝织炎或脓肿)。
3. 抽吸不充分,囊液残留,需要补充抽吸。
4. 囊内液体重新聚积,需要再次抽吸,或外科切除。
5. 明确为恶性。

(冯秀梅 译)

第 2 章 乳腺肿物的细针穿刺术

Judy C. Pang and Claire W. Michael

一、定义

细针穿刺术（fine needle aspiration，FNA）是一种经皮操作，利用细针（加用或不用注射器）抽取囊肿内液体或吸取可触及实体肿块的细胞成分进行细胞学分析的方法。

二、病史和体格检查

询问患者的重点病史，包括肿块存在时间、大小变化、相关的疼痛及肿物随月经周期的变化等。还应了解既往外伤史和恶性肿瘤病史。体格检查时，确定肿物位于乳腺实质内、腋下还是胸壁的皮下组织十分重要。其需要鉴别的疾病可能不同。另外，注意任何皮肤的改变如发红、皮温升高或水肿也有助于诊断。确定肿块的大小、质地、深度及其与周围组织的关系可使穿刺更精准，且并发症最小。FNA 没有绝对禁忌证。

三、影像学和其他检查

乳腺 X 线摄影和超声可有助于获得准确的诊断。了解病变是实性或囊性有助于选择合适的细针和注射器。对于不可触及或难以触及的病变，提倡进行影像学（如超声）引导下细针穿刺术以确保取样精准。

四、鉴别诊断

1. 良性病变（如纤维腺瘤、囊肿）。
2. 恶性病变（如癌、淋巴瘤）。
3. 非典型病变（需要空芯针活检或外科切除来明确诊断）。

五、非手术治疗

对于选择不活检的患者，建议进行短期随访（4～6 个月），需要反复进行影像学检查及临床检查以观察病变是稳定还是变化。

六、手术治疗

1. 肿块处理上，除了细针穿刺术之外，还有空芯针活检或外科切除。
2. 对于实性肿物，细针穿刺术可提供细胞以用于细胞学检查，而空芯针活检则可以取到组织。当缺少经验丰富的细胞病理学家或需要取到组织以明确诊断时（如区分是原位还是浸润性病变），首选空芯针活检。
3. 外科切除适用于细针穿刺术或空芯针活检无法确定诊断时。对于患者强烈要求切除的小肿瘤，也可以考虑进行切除。

（一）术前规划

在进行 FNA 前，应与患者确认可触及肿物的位置。应在站立位和平卧位分别检查肿物以确定理想的活检体位。

（二）体位

患者取站立位或平卧位取决于肿物的位置。患者应处于方便触诊和穿刺肿物的最佳体位。

（三）方法

FNA 操作可用以下工具：①穿刺针头、注射器及注射器支架；②穿刺针头及注射器；③只用穿刺针头。

（四）设备

1. 用酒精纱布清洁皮肤，准备纱垫用于操作完成后加压包扎。
2. 可选择局部麻醉。
3. 尖端为斜面的皮下穿刺针

（1）首选 23 号针，也是通常一开始就选用的。如果取材量少，不满意，可采用专门用于少间质肿瘤（如淋巴瘤、黑色素瘤）的 22 号针或专门用于韧性或纤维性肿瘤（如纤维腺瘤）的 25 号针。

（2）经典的穿刺针长度为 5/8～1 1/2 in（1 in=2.54 cm），是刚好可以到达目标病变的长度。较短的穿刺针由于不易弯曲而更容易操作。

4. 最好使用滑帽注射器，因其容易把持且密封性好。鲁尔锁扣注射器也可使用，但取下穿刺针头会相对困难。首选 10 ml 注射器。因为手离穿刺目标近且只需要 2～4 ml 的抽吸空间。对于较大的囊性病变，

20ml 注射器更有优势。

5. 注射器支架可以满足单手握持和抽吸操作，可以解放另一只手来固定目标。

6. 载玻片和盖玻片。

7. 晾干玻片的支架。

8. 将玻片放于盛有 95% 乙醇（无水乙醇）的容器中固定细胞或喷雾法固定，如果容器没有玻片分隔槽，那么用回形针夹在每张玻片之间可达到同样的效果。

9. 有很多快速的染色方法可用于准确检测，包括甲苯胺蓝染色、快速苏木精 - 伊红（HE）染色，对固定后的玻片进行快速巴氏染色，以及对风干玻片进行吉姆萨染色和迪夫快速（Diff-Quik）染色。

10. 穿刺针的冲洗可在 RPMI 培养基进行（淋巴瘤可用细胞块或流式细胞计），或者 10% 福尔马林溶液（细胞块），或者用 CytoLyt（液基薄层）。

（五）利用穿刺针、注射器及注射器支架的细针穿刺术

1. 仔细触诊肿物以评估其大小、深度，以及周围需要注意避免损伤的结构，如大血管、骨及肺等，尤其是较小乳房更应注意。

2. 用手指牢牢固定肿物

（1）较大的病变用拇指和其余 4 指相对固定（图 2-1）。

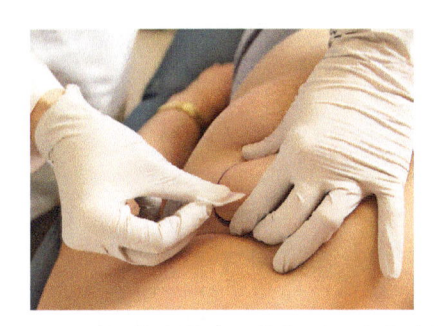

图 2-1　用拇指和其余 4 指相对固定大肿块

（2）较小的病变，将示指和中指放于病变表面，然后张开，将皮肤拉开（图 2-2）。

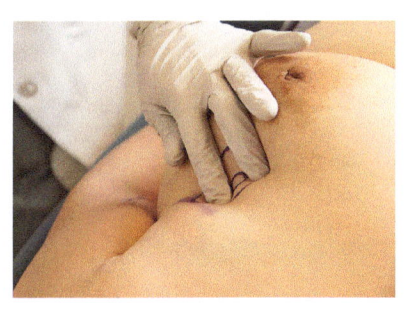

图 2-2　用示指和中指固定小肿物

3. 设计穿刺针进入皮肤穿刺点的角度并确定穿入的深度。

（1）如果穿刺针以 90°进针，那么针头应当在肿物表面进入皮肤（图 2-3）。

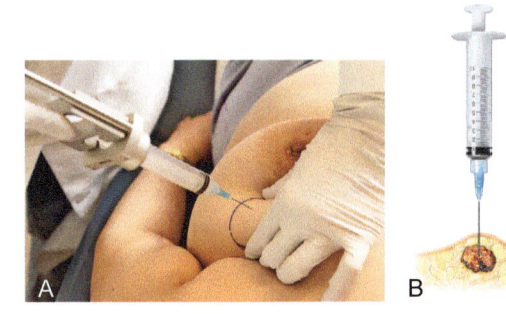

图 2-3　针以 90°进入肿块时需要从肿块顶端的皮肤穿刺

（2）如果穿刺针以 30°～ 45°进针，该角度常更舒适及易操作，为达到该锐角，针头可从肿物邻近皮肤进针，而非肿物表面（图 2-4）。

（3）90°进针时，穿刺过深可能会导致气胸。考虑到这一点风险（如对于接近胸壁的肿块），30°～ 45°的角度进针应为首选。

（4）为了固定器械，可将注射器的针筒搁置在触诊肿物那只手的示指上，或者在穿刺针进入肿物时用拇指稳定注射器。一旦细针进入肿块，便可将拇指移开（图 2-4A）。

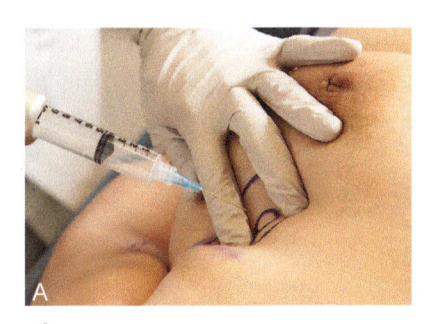

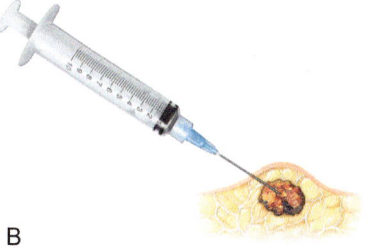

图 2-4　以 30°～ 45°进针时，从肿物邻近皮肤进针，而非肿物表面

4. 取材

（1）对于囊性病变，不用来回移动针头，直接抽吸即可。

(2) 对于实性肿物,针头应在肿物中进行 15～20 个回合的来回穿刺,再释放负压,拔出针头。如果针筒中发现血性液体,那么应控制来回穿刺的次数,可在达到 15～20 个回合之前就拔针。一定要在针头从患者体内拔出之前释放负压,否则所有取材将会回流至针筒内而难以取出(图 2-5)。

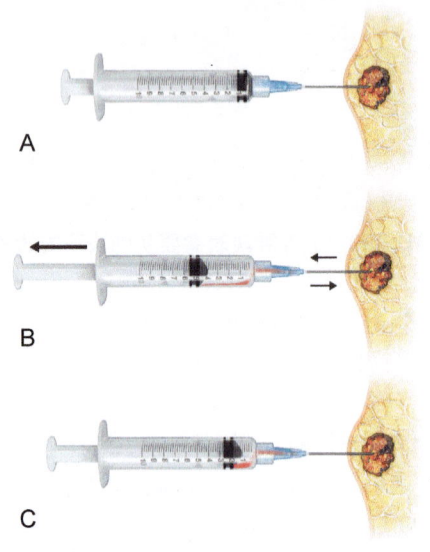

图 2-5 针头进入肿物(A);回抽活塞产生 2～4ml 的真空/负压然后进行 15～20 次来回穿刺(B);针头从患者体内拔出之前释放活塞/负压(C)

5. 充分采样

(1) 为了在边界清楚的大病变的不同区域取样,最好采用各自独立的针道到达不同的区域。该方法也适用于边界清楚的其他病变。对于边界不清晰的穿刺目标,特别是乳腺纤维囊性变,最好是在一个扇形区域中通过改变针的走向实现取样。为避免撕裂组织造成出血,针应当回到肿物的表面(但仍在患者体内)再改变方向(图 2-6)。

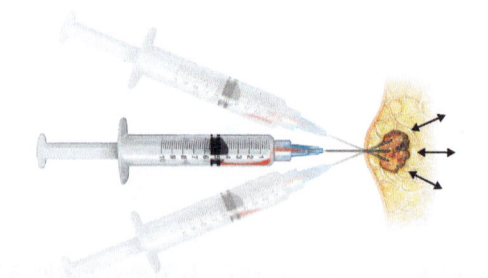

图 2-6 为取不同区域的组织,针可在一个扇形区域内改变方向

(2) 通常情况下,2～3 次穿刺就足够了。但如果目标过大或取材不满意,可进行更多次穿刺。然而通常不推荐多于 3 次的穿刺,因为每一次额外穿刺引起的出血会让可用于诊断的取材量逐渐减少。第一次穿刺通常是最好的。

6. Zajdela 技术,是一种只用细针而不用注射器或注射器支架的方法(图 2-7A)。这种技术对于小的病变是理想的,因为它对区分病变和正常乳腺组织质地的敏感性增加,而应用注射器和注射器支架是无法实现的。另外还不易出血。然而该方法的取材量经常比采用负压吸引要少,同时若是囊性病变,也有取材溢出的风险。必要时,可以加用没有活塞的注射器针筒(图 2-7B)。

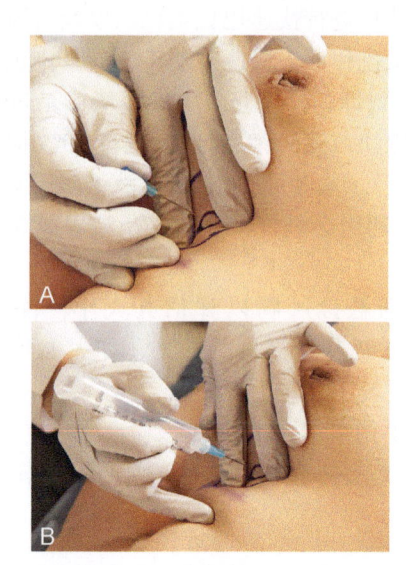

图 2-7 Zajdela 技术:只用细针(A)或针头加无活塞的注射器针筒(B)

(六)准备制片

1. 排出取材

(1) 首先将针头从注射器取下(图 2-8)。将活塞从头到尾拉回,然后再连接针头(图 2-9)。如果采用的是使用针头和注射器针筒的 Zajdela 技术,则先取下针头,再将活塞放回注射器内。

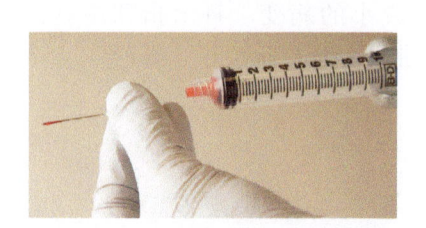

图 2-8 将针头从注射器取下

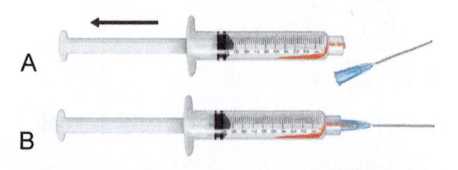

图 2-9 将活塞从头到尾拉回(A),然后再连接针头(B)

(2) 将针头尖端放于玻片上（斜面向下），用力推动活塞，这样所有的取材都会在玻片上（图 2-10）。如果取材量大，可以缓慢推动活塞，这样每一个玻片上都只会有少量的组织。应在玻片上用铅笔标记患者的信息（如姓名和出生日期）。

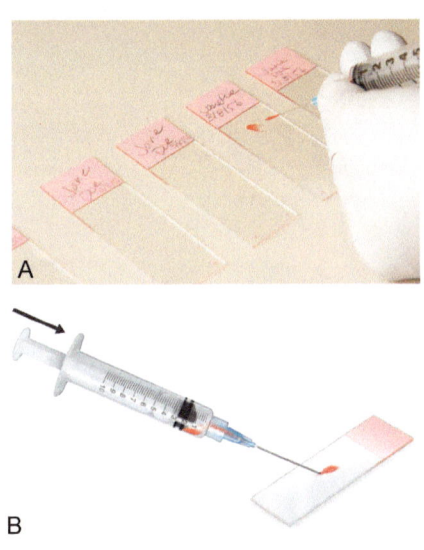

图 2-10　将针头尖端放在玻片上（斜面向下），用力推动活塞，这样所有的取材都会在玻片上。如果取材量大，可缓慢推动活塞，这样每一个玻片上都只会有少量的组织

(3) 如果针筒内还有残留的物质，可以对其冲洗用于细胞离心技术（在 CytoLyt 中冲洗）或者用于制作细胞块（在 10% 福尔马林缓冲液或者 RPMI 培养基中冲洗）（图 2-11）。如果还需要额外涂片，可用倒置法将针头固定在真空采血管的橡胶帽顶端，然后反复在玻片上轻叩。滴在玻片上的材料即可用于涂片（图 2-12）。

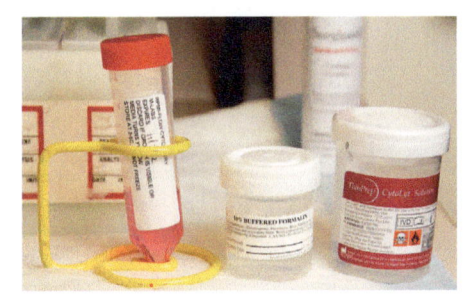

图 2-11　针头可在 RPMI 培养基、10% 福尔马林缓冲液或 CytoLyt 中冲洗

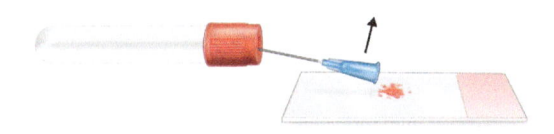

图 2-12　将针头固定在真空采血管的橡胶帽顶端，反复在玻片上轻叩

2. 涂片技术

(1) 将另一张玻片的边缘置于承载取材的玻片表面（图 2-13）。

(2) 旋转上面的玻片与下面的玻片平行（图 2-14）。

(3) 保持两张玻片平行，轻压并使上面的玻片在下面的玻片表面滑动（图 2-15）。

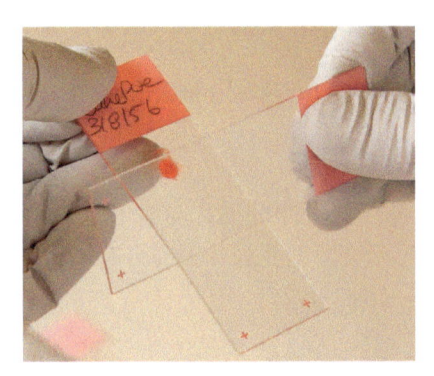

图 2-13　将另一张玻片置于承载取材的玻片表面

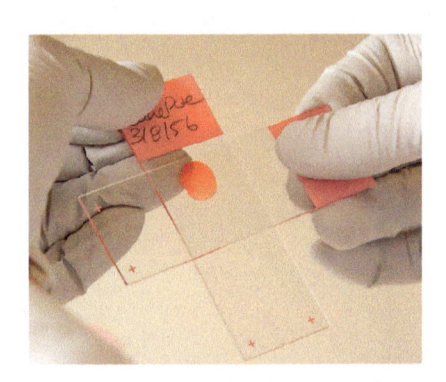

图 2-14　旋转上面的玻片与下面的玻片平行

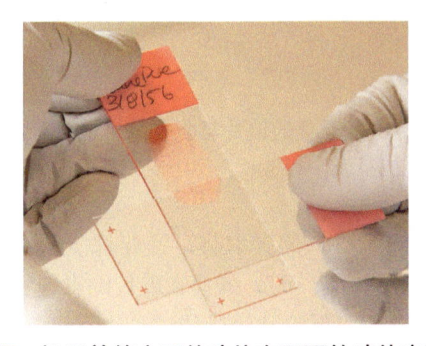

图 2-15　轻压并使上面的玻片在下面的玻片表面滑动

(4) 最终成品应该是玻片表面的取材呈厚度均匀的椭圆形（图 2-16）。实际上，所有取材都应在下面这张玻片上。显微镜下，细胞应保护完好，并且细胞质完整。如压力过大，会有破碎的细胞核，罕有胞质完整的细胞。如果玻片没有保证彼此平行，将会出现取材被刮掉、丢失或变形失真。

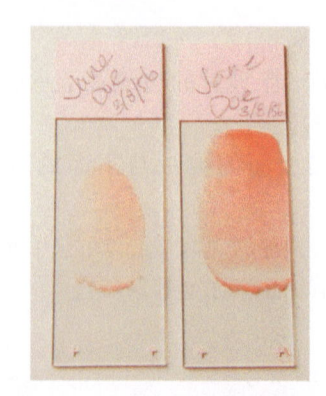

图 2-16 取材呈椭圆形的成品

3. 其他技术

（1）将一张干净的玻片与含有取材的玻片放置完全平行后滑开，两张玻片上都会有取材（也能做出好的涂片）（图 2-17）。

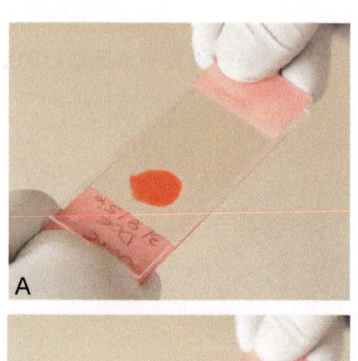

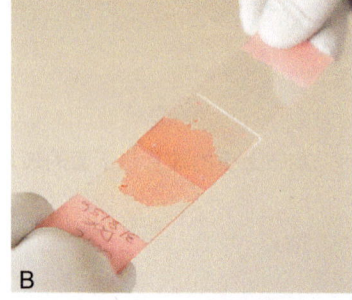

图 2-17 将一张干净的玻片与含有取材的玻片放置完全平行后滑开

（2）对于含血的提取物，将玻片倾斜使血流入收集媒介（图 2-18A、B）。残留在玻片的颗粒物用另一张玻片的边缘刮下再涂到另外的玻片上（图 2-18C、D）。或者，原来的玻片上的颗粒可以直接拿另一张干净的玻片进行涂片（图 2-18E）。

（七）固定玻片

应将载玻片浸渍于无水乙醇中固定或通过喷雾固定（图 2-19）。本步骤应在涂片完成后尽快完成以避免出现风干伪像。或者，玻片也可留置于空气中干燥而不固定。理想的情况是，无论是空气风干，还是固定的玻片，都可以用于细胞学评价。

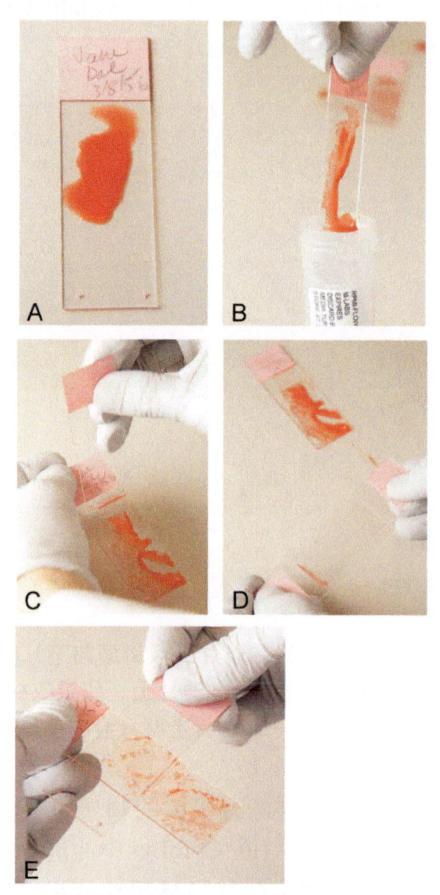

图 2-18 对于含血的提取物（A），将玻片倾斜使血流入收集媒介（B），用另一张玻片的边缘刮下残留在原玻片的颗粒物（C）再涂到另外的玻片上（D），或直接拿另一张干净的玻片把原来的玻片上的颗粒推开（E）

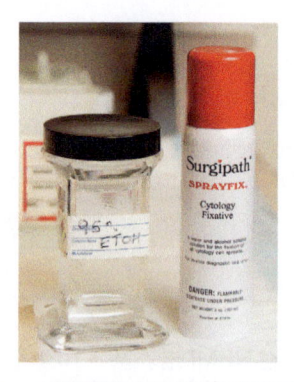

图 2-19 立即用无水乙醇或喷雾固定玻片

经验与教训

适应证	1. 可触及肿物：应进行简要病史询问和重点体格检查。 2. 诊断：原发肿瘤（良性或恶性），肿瘤复发，继发性或转移性肿瘤，炎性疾病（不常见），非典型上皮性病变（需要进一步评价）。 3. 治疗：单纯性囊肿抽吸。
主要诊断盲区	1. 假阴性：小的恶性病灶在一个以良性病变为主的背景中出现（如纤维囊性变），在复杂增生性病变（如乳头状瘤）中存在的癌，分化良好的癌，罕见的肿瘤类型，广泛坏死或囊性癌，采样错误，涂片不充分。 2. 假阳性：纤维腺瘤，乳头状瘤/乳头样病变、导管上皮不典型增生，妊娠相关/哺乳期变化，脂肪坏死，胶原组织病、皮肤附属器肿瘤。
主要局限性	1. 无法区分侵袭性癌和原位癌。 2. 精确度通常依赖于病变的大小（如果病变 < 0.5cm，敏感度较低）。 3. 肿瘤主要为坏死或囊性成分时精确度低。 4. 对于多数良性病变，缺乏特异性诊断。 5. 对所有"非典型"诊断的病变需要活检（空芯针活检或切除全部病灶）。 6. 只有获得足够的标本时才能准确地进行激素受体和HER-2/neu分析。

七、术后

应该压迫穿刺点几分钟以确保止血，然后使用无菌敷料覆盖。

八、治疗效果

1. 敏感度为80%～100%，特异度超过99%。
2. 3%～5%的假阴性率和0.5%～2%的假阳性率。
3. 实施"三重验证"是必不可少的（联合应用临床、影像学和细胞学）。

九、并发症

1. 并发症发生率低，并且多数为轻微并发症。
2. 疼痛。
3. 出血（血肿）。
4. 感染。
5. 血管迷走神经性反应。
6. 气胸。
7. 上皮异位（肿瘤种植）。
8. 穿刺后发生的伪像可能会干扰影像学解读和外科切除标本的组织学评价（上皮异位可与浸润性癌相似）。

（赵 瑾 译）

第 3 章 经皮乳腺空芯针活检

Rachel Louise McCaffrey

一、定义

1. 空芯针活检（core needle biopsy，CNB）是一种使用稍大的钻孔针经皮从肿物中获得组织标本的操作方式。活检操作可以配合影像学定位，定位方法有乳腺超声、乳腺 X 线摄影及磁共振成像。

2. 空芯针活检能够获取乳腺组织，用于区分良性、原位和浸润性病变，是诊断乳腺恶性肿瘤的首选方法。

3. 空芯针活检是乳腺肿物诊断的主要方法，该方法通常适用于经影像学筛查或体格检查初诊并由影像学确认的乳腺病变。

二、鉴别诊断

1. 良性病变（纤维腺瘤、乳头状瘤、纤维囊性变及囊肿）。

2. 恶性病变（癌、肉瘤、淋巴结病变包括淋巴瘤）。

3. 不典型或高危病变（可能需要手术切除以确诊或排除相关的恶性肿瘤）。

三、病史和体格检查

1. 检查者应完善对患者的重点病史询问和体格检查，包括肿物首次是如何发现的（如通过自我检查或常规筛查）、伴随症状（如乳头溢液或疼痛）、肿物是否可触及、肿物大小的变化及其与月经周期的相关性。乳腺所有的创伤史和恶性肿瘤史均应纳入评估。体格检查的内容则包括肿物、双侧乳房和双侧腋窝淋巴结的触诊。不同位置和特征的肿物可能会有不同的体格检查结果。检查内容还包括颜色、温度、厚薄、是否水肿等乳房皮肤的评估及乳头乳晕区域的改变。

2. 空芯针活检没有绝对的禁忌证，但是服用抗凝药或抗血小板药物的患者可能会被要求在操作前停用上述药物以降低出现血肿的风险。

3. 空芯针活检是进行可疑乳腺病变病理诊断的第一步，也足以确诊大多数良性乳腺病变和乳腺癌。诊断性的乳腺切除活检可以补充空芯针活检。例如，当影像学检查结果和空芯针活检病理结果不一致时，可以进行诊断性的乳腺切除活检。

四、影像学和其他检查

1. 本节阐述对乳腺可触及病变进行非影像学引导下空芯针活检的技术。虽然空芯针活检可用于乳腺的可触及病变，但操作前影像学成像仍然是确定最佳活检策略的关键。影像学成像可以提供肿物大小、肿物相对于胸壁或皮肤的位置及在乳房象限的位置信息，基于上述内容联合体格检查结果用于指导空芯针的进针深度（图 3-1）。

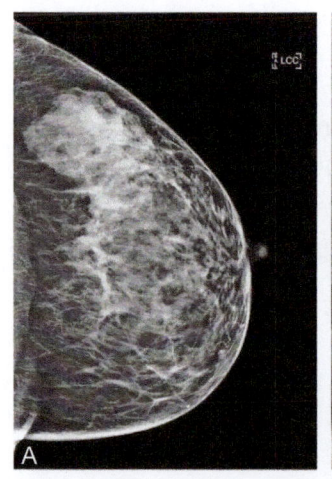

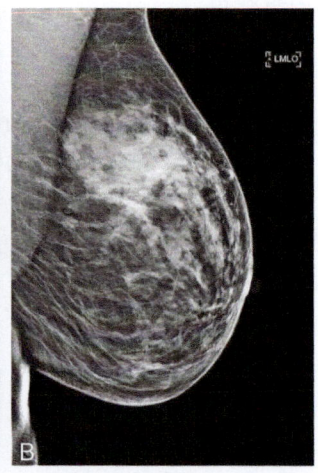

图 3-1 适合空芯针穿刺的临床可触及肿物头足位（A）和内外侧斜位（B）乳腺 X 线摄影可明确距皮肤和胸大肌的距离

2. 乳腺 X 线摄影、超声和磁共振成像检查是准确诊断的关键。很多适合进行空芯针活检的乳腺肿物或区域性钙化病变在体格检查时的结果为阴性，该类病变应在影像学引导下进行活检，该内容超出本章的范围。值得注意的是，针对乳腺可疑病变区域，应使用影像学技术指导空芯针活检，如乳腺钙化灶通常只能通过乳腺 X 线摄影显示，因此基于乳腺 X 线摄影定位对钙化灶进行立体定向活检是乳腺钙化灶最佳的活检方式。

五、非手术治疗

1. 对于在体格检查和影像学检查中发现可疑肿物的患者，应推荐进行空芯针活检。如果患者拒绝活检，建议在短期间隔3个月内行影像学检查和体格检查以记录肿物的变化并推荐空芯针活检诊断。

2. 对于考虑良性肿物而拒绝初次活检的患者，如病史和影像学检查符合纤维腺瘤表现的青年女性，应每6个月接受影像学检查和体格检查。随访结果将记录被评估区域的稳定性或变化，用于确定进一步建议为继续观察还是活检。

六、手术治疗

（一）术前规划

1. 如果乳腺肿物很容易触及，大多数空芯针活检操作可以在诊室或手术室完成。如果病变难以触及或无法触及，应在影像学引导下进行病变活检。

2. 需要获取知情同意。

3. 明确局部麻醉药的过敏情况。

4. 患者可能出现轻度焦虑，但是配合良好的床旁管理和局部麻醉药使用，这种焦虑通常是不紧要的。

5. 确保患者已停用非甾体抗炎药和抗凝药以降低血肿风险。

6. 与患者沟通交流并告知患者可能在操作过程中被放置活检标记用于后续的影像学定位或为必要的切除活检做定位准备。

（二）体位

1. 患者应躺在手术台上呈仰卧位，患侧上肢置于头部上方，使乳腺组织呈一定张力并保持稳定。

2. 在患者操作同侧的肩部后面垫个垫枕或布巾，有助于让病变直接位于胸壁上，也有助于乳房在活检过程中保持最佳的稳定和固定状态。

3. 对于部分非常靠外侧和靠下方的病变，可以让患者保持侧卧位，这样会使空芯针活检进针的路径更加符合人体工程学。不过，因为可以利用垫枕和调节床位高度改变患者体位，故很少需要让患者呈侧卧位。术者也可以站于患者预术区的对侧，便于由内向外进针。

（三）病灶位置预测

1. 在行影像学检查时应留意肿物的深度，因为为了避免损伤肌肉或肺，对靠近胸壁的肿物进行空芯针活检时应改变计划路径。

2. 活检操作在少数情况下会出现气胸并发症，因此医师在规划活检针路径时需要有三维立体意识。

3. 最佳的进针路径是与胸壁平行、取皮肤进针点与活检组织之间的最短距离，同时避开乳头乳晕区域并留有足够的距离用于将取样槽弹射进对应的肿物（见以下解剖及应用部分）。

4. 活检时室内摆好影像学资料。

（四）方法

空芯针活检可基于手持式弹簧加载装置或更大的真空辅助装置实现。本文所述为一种经皮空芯针活检技术，该技术涉及弹簧加载装置，在手动操作、非影像学引导的活检中更为实用。

针对较大的蕈伞样肿物，挖取活检和切开活检的取样层面较浅，空芯针活检能够获得更深的组织标本（图3-2）。空芯针活检能够有效降低出血风险并获取纯度较高的标本。蕈伞样肿物的浅表取材标本通常会混杂环境污染物和炎性组织，增加恶性肿瘤的诊断难度及激素受体、生长因子受体的染色难度。此外，蕈伞样肿物切开活检也很难达到充分止血的效果。建议从完好的皮肤区域对肿物进行取材以减少术后出血，并使用后述的引导针以减少组织创伤。

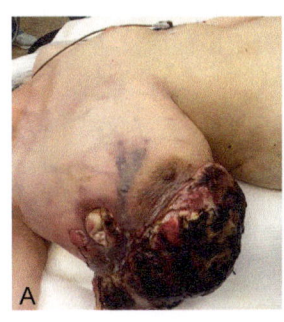

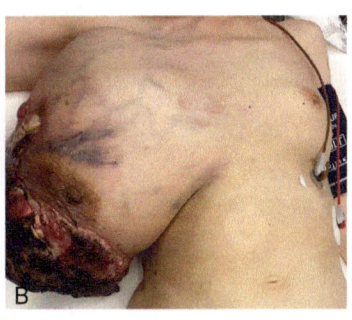

图 3-2 针对乳房外侧的蕈伞样肿物，最佳的活检路径是活检针由内向外刺入，避开胸壁并经由完好的皮肤区域以保证止血

很多乳腺蕈伞样肿物患者会出现罹患区域感觉减退或消失，但是为了使患者更加舒适并促进止血，应在活检经过的完好皮肤和路径上使用局部麻醉药和肾上腺素。该类患者接不接受乳房切除都很可能会进入到全身治疗阶段，因此大多数病例不需要进行活检标记。

1. **空芯针活检准备**
(1) 清洗液（氯己定或聚维酮碘）。
(2) 含1%肾上腺素的利多卡因。
(3) 可选：8.4%碳酸氢盐溶液。
(4) 10ml麻醉药注射器。

(5) 25G 针头用于浅表局部麻醉。

(6) 1.5in（1in=2.54cm）、21G 针头用于深部局部麻醉浸润。

(7) 11 号刀片。

(8) 带引导针和套管针的弹簧空芯针活检装置。

(9) 作为收集容器的试管。

(10) 在试管中预备 3～4ml 生理盐水。

(11) 活检标本装入带有长效固定液的标本容器并送病理检查。

(12) 外科胶水或免缝合胶带。

2. 局部麻醉准备

(1) 注意患者体重和麻醉药物使用的最大安全剂量。

(2) 一般情况下 10ml 注射器抽吸的 1% 利多卡因量低于安全剂量限制。

(3) 配制 2ml 8.4% 碳酸氢盐溶液与 8ml 含肾上腺素的 1% 利多卡因混合液。

(4) 关于碳酸氢盐的说明——有助于将局部麻醉药递送至神经末梢并减轻利多卡因和布比卡因的注射疼痛，碳酸氢盐的使用对各类局部麻醉均有帮助。

（五）弹簧空芯针活检装置及应用

1. 空芯针活检装置种类多样，其中活检针有着不同的规格和长度（图 3-3）。弹簧空芯针活检装置在按下按键激发后会使针管快速刺入目标病灶，随即迅速进行管状切割。在开始活检前最好将装置激发 1 次，让患者听到按下装置的声音，这样患者在操作过程中就不会因听到相应的声音而受到惊吓。

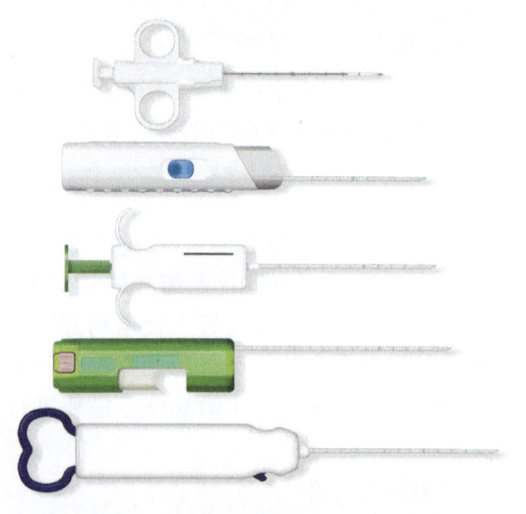

图 3-3　不同的弹簧空芯针活检装置

2. 通常空芯针活检装置会有单独的引导针和套管针（图 3-4）。套管针放置于引导针内，该装置用于患者局部麻醉后在组织中建立初步通道以便于活检取样。套管针取出后沿着引导针放置空芯针活检装置进行活检取样。引导针在整个操作过程中保持位置不变，这样可以减少对组织的损伤，引导针位置不固定会导致空芯针装置反复损伤组织。值得注意的是，在引导针和空芯活检针上均以 1cm 刻度为增量标记协助准确测量。

A. 空芯针活检装置

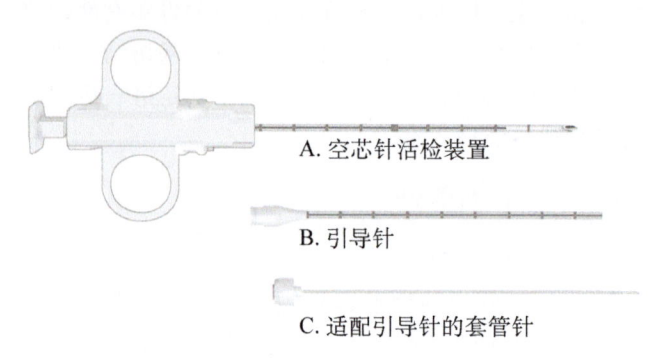

B. 引导针

C. 适配引导针的套管针

图 3-4　空芯针活检装置的组成

3. 空芯活检针的尺寸是重要的影响因素，其中包括装置的弹射长度，即从活检针末端伸出取样槽的长度。该长度为 10～20mm，操作者必须确保任何敏感的组织结构包括皮肤、肌肉及操作者双手都不处于弹射的路径范围内。切割套管滑过内部针尖和凹槽位置后将目标组织游离出来，凹槽处即为空芯针的取样区域。

4. 从凹槽远端到空芯活检针芯头端是一段无效长度，这一段距离也需要注意（图 3-5）。如果病变较大，激发前可将针芯头端置于病变边缘。如果病变较小，则要将针芯头端放置于远端以确保激发后取样凹槽能够穿过病变部位。

活塞　　切割套管（刻蚀针头）

1cm 刻度增量标记

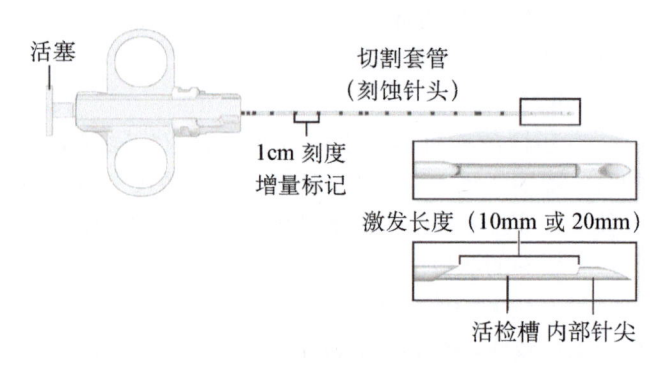

激发长度（10mm 或 20mm）

活检槽　内部针尖

图 3-5　空芯活检针专门术语

（六）活检步骤

术前准备和局部麻醉

(1) 用聚维酮碘或氯已定溶液消毒皮肤，适当干燥后用无菌布巾覆盖患者。

(2) 在整理活检托盘时，外科医师应将所有活检组件顺序摆放整齐以确保操作效率和安全。

(3) 确保套管针与引导针能够顺滑分离，对活检装置进行激发测试以确认功能正常。

(4) 参考室内摆好的影像学资料，设计活检针经特定皮肤位置至肿物的路径。

(5) 用 25G 针头在活检穿刺皮肤位置注射局部麻醉药形成一个皮丘。

(6) 用 1.5in（1in=2.54cm）、21G 针头在活检针的规划路径实施局部麻醉。注意局部麻醉注射要超过设计的活检针路径，包括弹射距离和头端的无效长度（最多 3cm），这样能使患者在操作过程中处于最舒适的状态。

(7) 用 11 号刀片取皮肤小切口使引导针和内部套管针能够通过（图 3-6）。

（七）引导针和空芯活检装置

1. 外科医师用非惯用手固定乳房。要确保手没有位于预计的进针路径上。

2. 外科医师将套管针放入引导针中并将引导针穿过皮肤沿着局部麻醉路径推进。医师此时要与患者确认没有感受到任何锐痛。医师沿着局部麻醉的同一路径进针是较为理想的，这样能使患者保持舒适（图 3-7）。

3. 穿刺针到达肿物的边缘或者内部后（通常会感受到明显的阻力增大，也需要医师对距离有立体的认识），医师要将套管针从引导针中去除。如果肿物很大或者为蕈伞样，最好瞄准肿物的中心部分进行取样。

（八）取样和标记活检位置

1. 外科医师沿着引导针放入空芯针活检装置，通常以顺时针旋转的方式使活检针的取样槽旋转到肿物的不同部位并获取 5 条活检标本（图 3-8）。

2. 每次激发完空芯针活检装置后，外科医师将标本从活检针凹槽中取出并放入备有 3～4ml 生理盐水的试管，或者用另一根针将空芯活检的标本转移至指定的 4cm×4cm 纱布上。医师检查针芯确保获取到了至少 1cm 组织，理想情况下针芯组织为圆柱状。

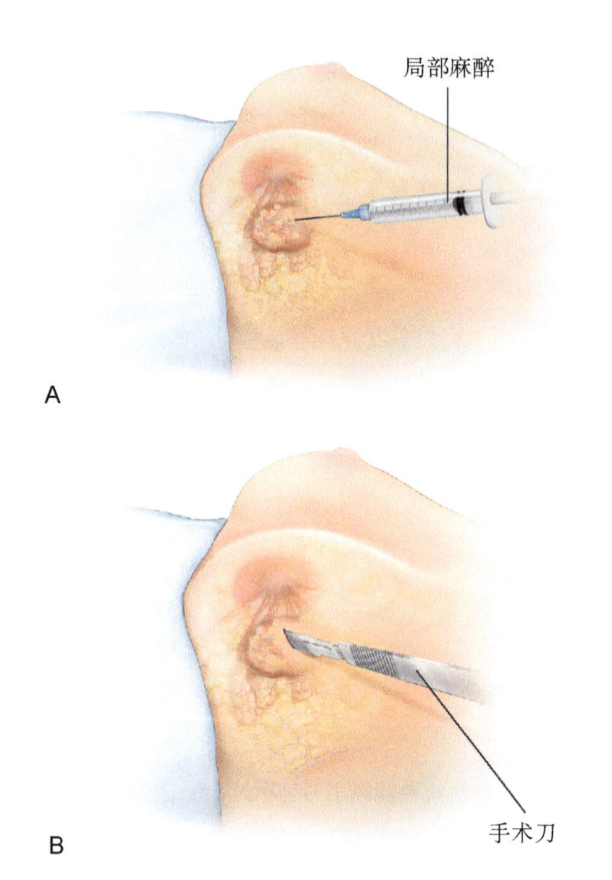

图 3-6 A.沿着活检路径实施局部麻醉；B.切开皮肤

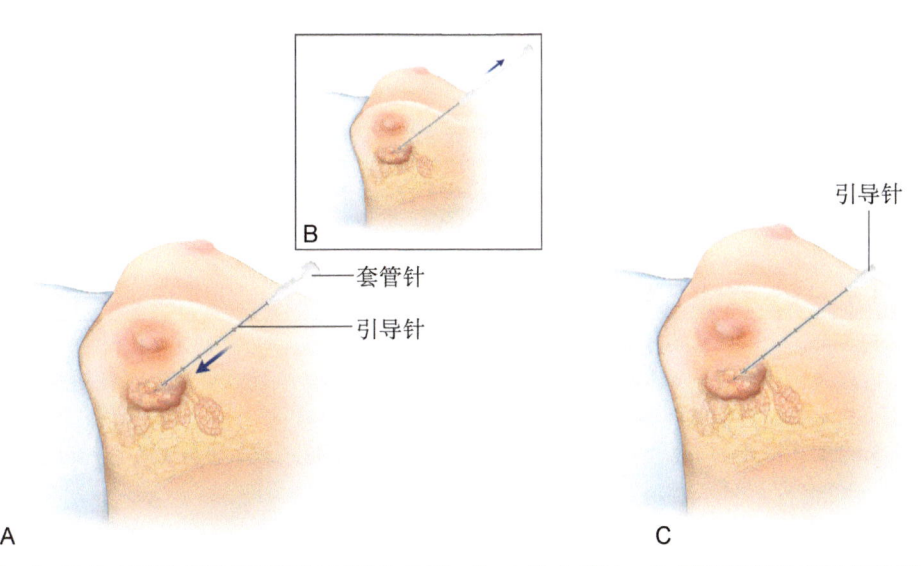

图 3-7 A.局部麻醉路径推进引导针至肿物位置；B.去除套管针；C.固定住引导针以便放置空芯针

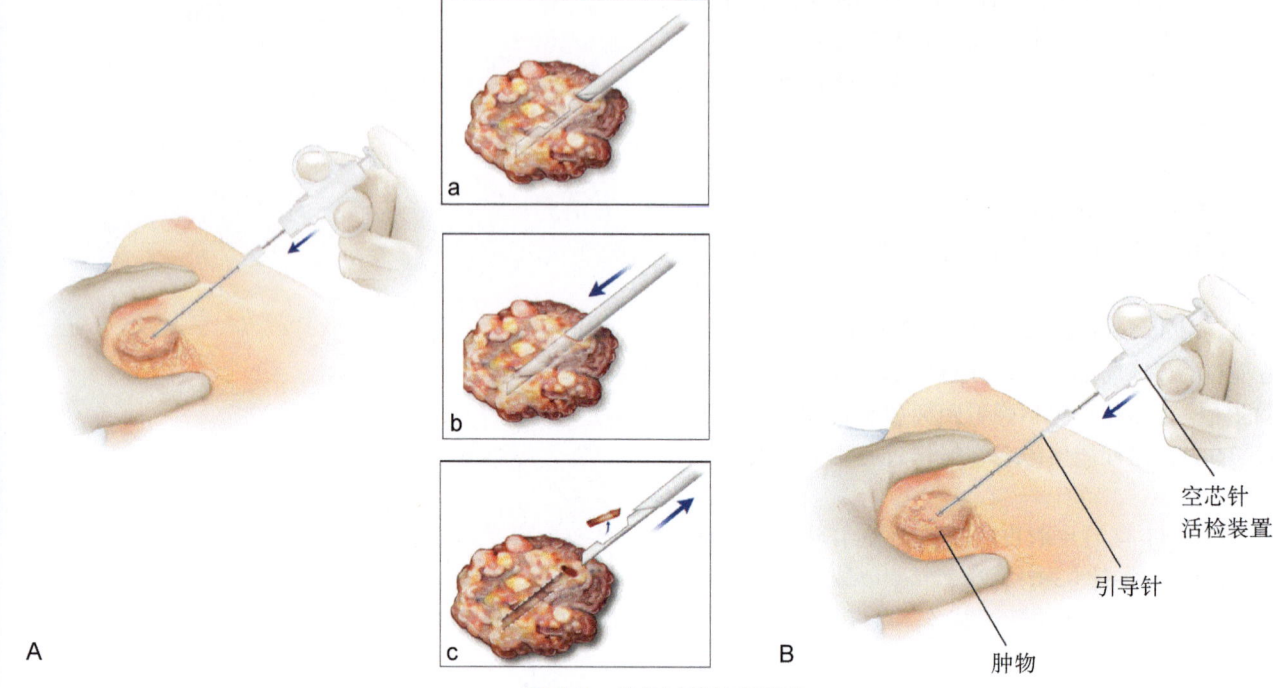

图 3-8　肿物活检流程示意

A. 空芯针活检装置经引导针引导；B. 激发活检针插入肿物中，推动切割套管并活检取样，重复 5 次，充分取材

3. 在取到 5 条标本后，将标本倒入或放入长效固定液如 10% 甲醛溶液。值得注意的是，如果标本固定前放置于生理盐水中，在转移过程中标本带有少量的生理盐水是不会影响固定的。

4. 在空芯针活检器械到达的同等深度放置活检标记会有一定帮助，特别是在考虑病变为恶性拟行新辅助化疗的情况下。大部分活检夹标记设备是可推动的手持装置，与空芯针活检装置类似。利用活检夹标记设备可以将活检夹置入空芯针活检装置达到的同等深度。空芯针活检装置和活检夹标记设备上的 1cm 标记有助于提高放置活检标记的准确性。

5. 外科医师取出引导针后可用免缝合胶带或外科胶水关闭切口。

6. 为了降低出血风险，建议用手按压乳房 10 分钟。

经验与教训

适应证	1. 无须影像学引导的可触及病变活检。 2. 如果病变不明确，应采用影像学引导的空芯针活检方式。
活检针位置	1. 明确病变位置和深度。 2. 保持远离胸壁的角度以避免气胸。 3. 掌握激发距离和无效长度，避免在对浅表病变活检时损伤皮肤。 4. 针对草伞样肿物应选择止血效果最确切的路径。
诊断相关问题	1. 取样不足——需要再次进行空芯针活检或切除活检。 2. 活检夹移位——如果出现活检夹移位，那么在切除活检过程中定位活检夹和确认是否切除会比较困难。 3. 结果不一致——活检前的影像学检查与活检结果必须一致，否则需要再行切除活检。

七、术后

1. 如果术中用到活检夹标记，那么需要进行术后同侧乳房内外斜位和头足位乳腺 X 线摄影摄片用以记录活检夹的安放位置。该乳腺 X 线摄影检查同时也能确认采集的病变与初始摄片的发现是否相一致。

2. 指导患者同侧上肢避免负重或剧烈活动 2～3 天。

3. 鼓励患者缠上乳房绷带或穿着舒适的运动内衣 2～3 天，其间仅洗浴时取下。

4. 术后疼痛通常比较轻微，但是如果需要药物治疗，患者无禁忌，则可使用对乙酰氨基酚。

5. 抗凝药和非甾体抗炎药可在术后 1～2 天恢复使用。

6. 病理检查出结果后需要与乳腺 X 线摄影检查的结果进行对比，确认一致，若结果不一致，需要与患者商议进行切除活检。

八、并发症

1. 血肿。
2. 感染（蜂窝织炎或脓肿）。
3. 活检标记移位。
4. 哺乳期患者乳汁瘘。
5. 病变取样失败需要二次活检或切除活检。
6. 影像学检查与活检结果不一致，可能需要切除活检。

（路永衢　译）

第 4 章　导丝定位的乳腺活检术

Michael S. Sabel

一、定义

1. 导丝定位的切除活检（或细针定位活检）可用于获取组织，以诊断查体不可触及但影像学可检测到的异常病灶。虽然很多非导丝定位的方法都可用于乳腺病变的定位，如放射性胶体引导的隐匿病变定位、红外/电磁定位、磁性粒子定位和射频识别定位，但本章介绍的导丝定位仍然是最常用的方法。

2. 最好将影像学引导的活检作为诊断的第一步（立体定位活检或超声、磁共振成像引导的活检），因为这样可以使良性病变的患者避免外科手术，而恶性病变的患者则可接受计划明确的肿瘤治疗手术。因此，导丝定位的切除活检应用于不适合影像学引导活检的病例或者活检失败病例（或结果不一致），或因有分期升级风险而需要切除的患者。

3. 对于已经被诊断为乳腺癌的患者，导丝定位的肿瘤切除术是一种和导丝定位活检类似的手术，其目标是完全切除肿瘤，并且周围包裹着含足够正常组织的边缘。对于导丝定位的乳房肿瘤切除术，通常需要两根导丝来"包绕"肿物以保证完整切除。

二、病史和体格检查

1. 对于所有预计进行导丝定位乳腺活检的患者，都应进行双侧乳腺体格检查，原因有两个。首先，评估病变是不是真的不可触及。如果是可触及的异常病灶，那么导丝定位活检就没有必要了。如果触及异常病灶，那么关键便是与放射科医师再回顾，确认触及的异常和影像学发现的、建议活检的异常是否对应。其次，检查双侧乳房以确保没有其他可触及的隐匿病变需要活检。

2. 对于活检证实为癌症的患者，要进行导丝定位下肿瘤切除术，必须要做详细的病史询问和体格检查以确保患者是保乳手术（BCT）的适合人选。保乳手术的禁忌证包括既往放射史、胶原血管病、早中期妊娠、多中心癌灶或广泛钙化（第9章）。

三、影像学和其他检查

1. 术前影像学检查对手术至关重要。在决定进行导丝定位乳腺活检之前，要再次回顾乳腺影像学检查结果以确定患者是否更适合影像学引导的活检，因为这才是更可取的方法。应再次了解患者的过敏史、用药史（尤其是阿司匹林或抗凝血药）或者是否为出血体质。立体定向空芯针活检的禁忌证包括无法全面显示靶病变或者患者无法保持操作所需的体位。有些患者会超出立体定位台的体重限制。其他排除立体定位活检的因素包括致密乳腺或弱显影的钙化；病变靠近皮肤、胸壁或腋窝；存在乳房假体。

2. 在去手术室（OR）之前，患者在影像学引导下进行病变的导丝定位。局部麻醉后，用双平面钼靶立体定位（图 4-1A）或超声引导（图 4-1B）将内置有带钩导丝的硬质套管针置入病变所在的位置。然后拔除套管针，倒钩可以固定导丝，导丝不容易退出或移位（图 4-2）。

3. 导丝定位的切除活检也用于诊断和临床不符或良性病变在切除后有"升级为恶性"风险的患者。一些前瞻性研究已经改变了对乳房良性病变、诊断和临床符合的病变进行导丝定位局部切除的建议。

四、手术治疗

（一）术前规划

1. 导丝定位之后进行乳房查体会比较困难，因为各种用来固定导丝的方法会妨碍乳房查体。患者进入手术室摆好体位前，不应取掉这些固定物，这样可以将转运患者过程中导丝移位的概率降至最低。

2. 患者回到手术室之前，应再次检查定位的图像。具体来说，外科医师应注意导丝和异常病灶的毗邻关系，导丝进入皮肤后的方向及病变和皮肤的距离，因为这些都可能影响镇静的深度（如果有）。

3. 尽管乳腺术后的感染风险低，但通常高于一般外科清洁操作的平均感染率，许多研究表明，预防性使用抗生素可以明显降低术后感染的风险。

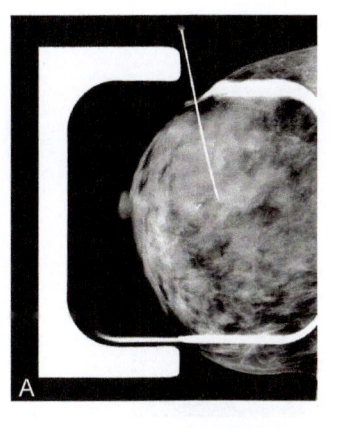

图 4-1 用双平面钼靶立体定位（A）或超声（B）引导置入硬质套管针

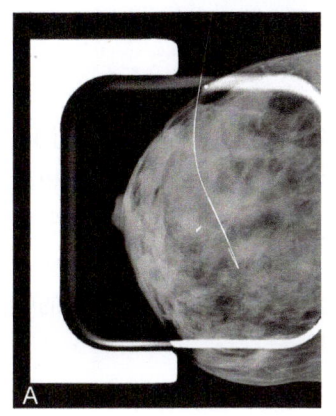

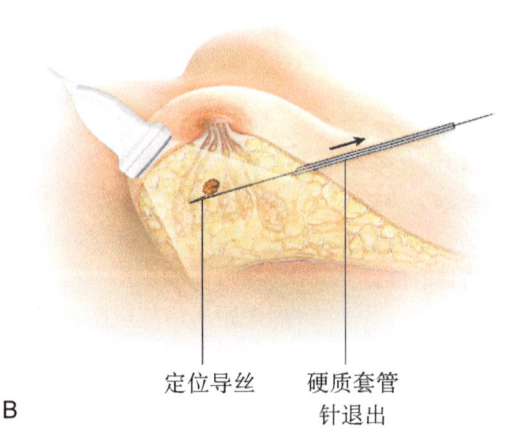

图 4-2 硬质套管针退出，导丝留在病变位置

（二）体位

1. 患者应处于仰卧位。定位导丝经常是从侧方置入的，所以同侧上肢应处于 90°外展。

2. 患者躺在手术台上摆好体位后，取下固定导丝的胶布和敷料，操作要轻柔防止导丝移位。可以轻轻检查乳房看看病变是否可触及。此外，轻触诊的同时观察导丝外露的部分可以提示外科医师导丝的朝向。

3. 定位导丝通常很长，相当一部分露在皮肤外面，这种情况可通过将导丝剪到适当的长度来改善。必须小心操作，别把导丝推进或拽回（拉出）。同样重要的是，别将导丝剪短到太贴近皮肤以致导丝缩进皮肤看不见。用导丝剪剪断前应在平皮肤处固定导丝（图 4-3）。

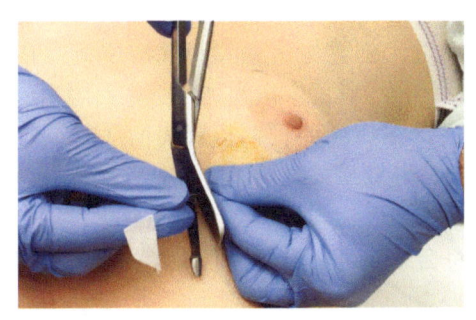

图 4-3 在剪短导丝多余部分时将其平皮肤处予以固定。避免导丝移位和预留足够长度同等重要

（三）异常病灶位置预测

1. 移除敷料后，外科医师可以根据乳腺头尾位（CC 位）和内外侧位（LM 位）角度上导丝的位置和方向确定乳腺中异常病灶的位置。由于常会在皮肤的导丝进针点放小金属标记物，所以可以由此估计导丝在乳腺组织中的穿行距离。请记住，乳房在拍摄乳腺 X 线摄影时是被压缩的，而手术台上不是，所以影像的测量未必准确。通过乳腺 X 线摄影识别乳头位置作为另一参照物通常也有帮助。

2. CC 位（图 4-4A）可以显示异常病灶位置的前后、内外侧关系，但不能区分上下侧。对于经侧方留置的导丝，CC 位可以用来评估病变深度和靠内的程度（尤其是将乳头作为参照物时）。

3. LM 位（图 4-4B）显示了病灶位置的前后、上下侧关系，但不能区分内外侧。如果还是侧方留置导丝，皮肤标志物和导丝倒钩之间的偏离可以估计导丝是向上还是向下的。

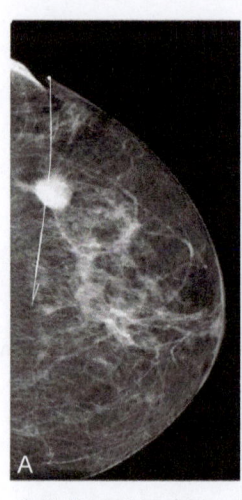

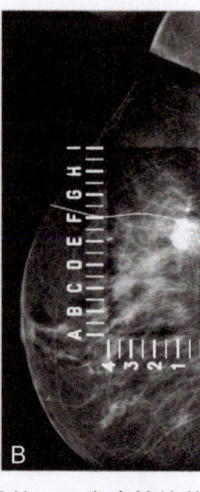

图 4-4 定位片显示了皮肤、导丝、异常病灶的关系。CC 位图（A）中，圆点是皮肤的进针点。图像显示病变靠后靠外侧，但没有提示上下位置关系。导丝倒钩和加强段在病变远端（内侧）。LM 位图（B）中，可再次看到病变靠后，但可发现其靠上侧。看起来似乎导丝穿入乳房较深的距离，但其实大部分是露在外面的部分。白色圆点是进针的位置

4. 结合两个角度，外科医师可以确立导丝和病灶之间的关系。通常，放射科医师会将导丝加强段放得尽可能接近病灶。重要的是要知道导丝和病变的相对距离及位于病变哪个方向。

（四）皮肤切口和导丝位置识别

1. 通过术前影像学检查和乳房体格检查，外科医师可以估计导丝的方向和到加强段的距离。切口可以直接设计在病变的预期位置表面（图 4-5），或者乳房外侧、环乳晕或乳房下皱襞处，这将有助于改善美容效果。但目标与切口之间的距离越大，操作通道越长，将会影响可能需要的局部麻醉药剂量和镇静药剂量。

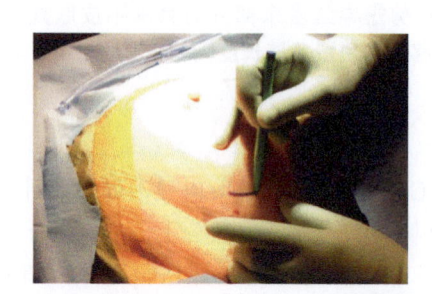

图 4-5 在预计的病变位置标记切口，要顾及若病理回报为恶性，需要再次切开行肿物切除或全乳切除

2. 标记切口时，要顾及若病变为恶性，需要返回进行再次切除甚至全乳切除的可能，因此切口设计不应妨碍后续治疗。

3. 开始时切口以小为宜，如果需要，可以再延长（图 4-6）。因为通常都只需要局部麻醉或浅镇静，进行任何切开之前，都要进行皮肤麻醉。

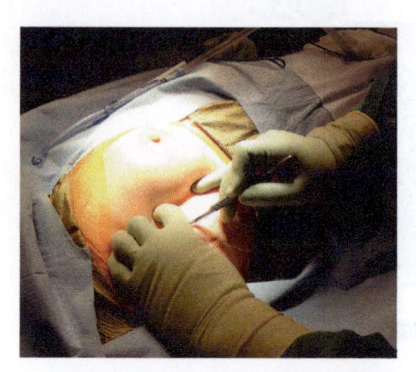

图 4-6 局部麻醉药浸润后，做一个皮肤小切口

（五）切除

1. 导丝定位切除活检的目的是切取尽量少的组织，同时完成诊断。如果 CC 位和 LM 位提示病变位置相对切口位置较深，分离时应持续向深部，避免切除病变和导丝近端的组织（图 4-7A）。对于更浅表的病变，切开后短距离内就应游离提拉皮瓣，但注意要保证足够的厚度以避免局部凹陷（图 4-7B）。

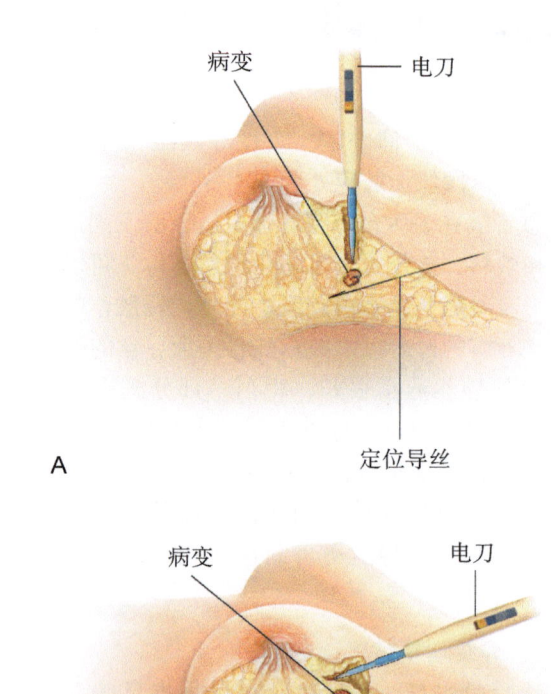

图 4-7 电烧分离皮下脂肪和乳腺实质。对于较深病变（A），向深部适当分离，避免切除病变近端的组织（会导致凹陷）；对于浅表病变（B），应在切开后短距离内游离出较厚的皮瓣

2. 如果切口不经过导丝进入点，下一步便是辨认接近病变的导丝部分。沿着导丝解剖，注意不要直接在病变表面，而要在病变邻近的导丝周围操作（图 4-8）。

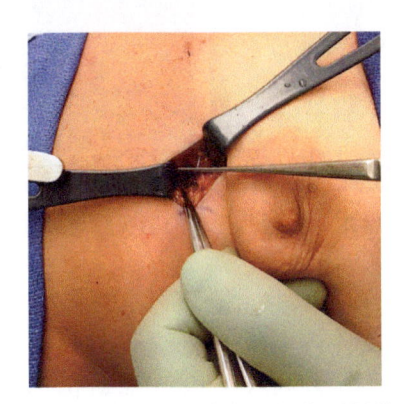

图 4-8　在预期的病变附近找到导丝

3. 一旦确定导丝位置，在其病变端夹上止血钳，将导丝尾端从皮外拉进切口。确保充分固定导丝以防脱落（图 4-9）。

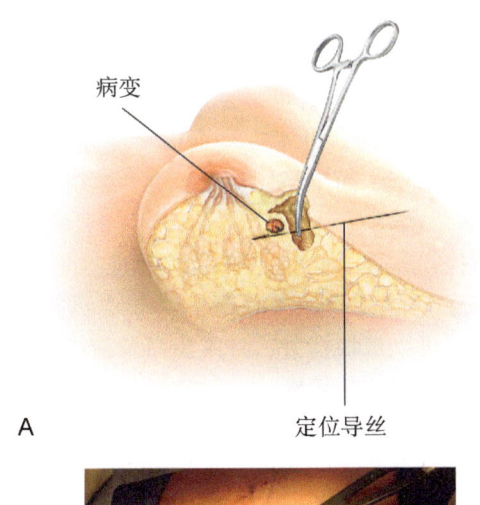

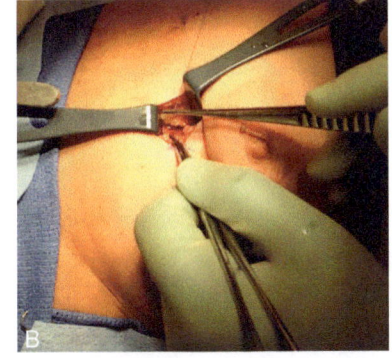

图 4-9　用止血钳将导丝固定在乳腺中（A）；用镊子将导丝外露部分从皮肤拉进去并从伤口拉出（B）

4. 在导丝进乳腺处用 Allis 钳钳住组织。注意在导丝上或下钳夹，不要直接钳夹导丝，以免导丝移位（图 4-10）。

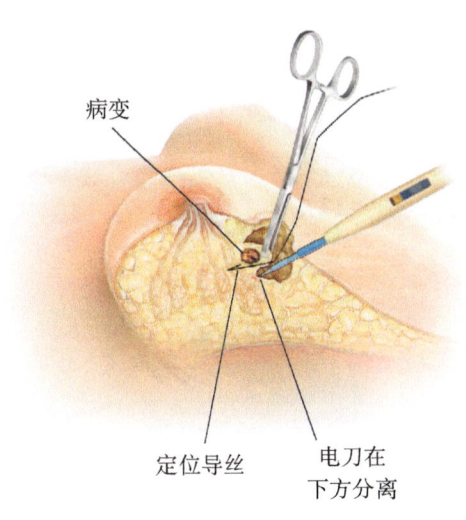

图 4-10　用 Allis 钳夹住组织（勿夹导丝），并在导丝的各个方向平行于导丝分离组织

5. 然后继续平行于导丝进行解剖，保持导丝周围有约 1cm 的乳腺组织。这可根据病变的大小和病变与导丝的关系调整。例如，对于在导丝前方 1cm 的病变，那么前侧切缘可略大，而导丝深方切缘可略小。

6. 对于乳腺 X 线摄影所见肿块，沿导丝触诊通常能让外科医师识别病变并进行切除，可简化操作。

7. 持续分离到确认超过病变并可以横断标本的位置（图 4-11）。通常，这一步骤中会遇到导丝，小心不要离断导丝，以致将倒钩端留在患者体内。如果此时发现导丝，则明确处在导丝的什么部分。如果是在倒钩处，并且影像显示倒钩在病变远端，那就可以放心。如果碰到的是导丝加强段，沿导丝方向抓住剩余组织继续分离直至超过倒钩。

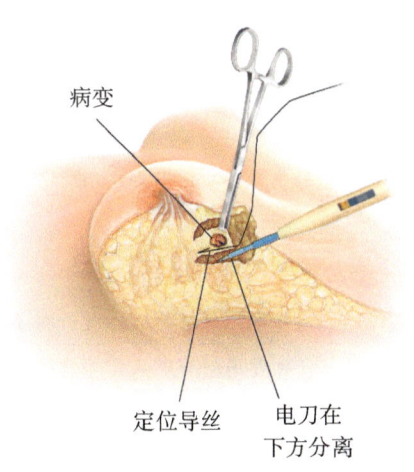

图 4-11　当估计周围的组织分离已超过病变范围时，横断标本，注意别切断导丝（遗留倒钩）

（六）定位

1. 一旦取下标本，保持原位并立即用 2-0 丝线为病理医师缝上标记。如果回报为癌，可以进行受累切

缘的单纯二次切除而不是整个残腔扩大切除。一般最好在标本完全切下之前进行 1 或 2 处定位缝线标记。

2. 推荐为病理医师正确进行 3 处定位标记以避免发生错误。我们建议上方短缝线、外侧长缝线及后方双缝线（图 4-12）。

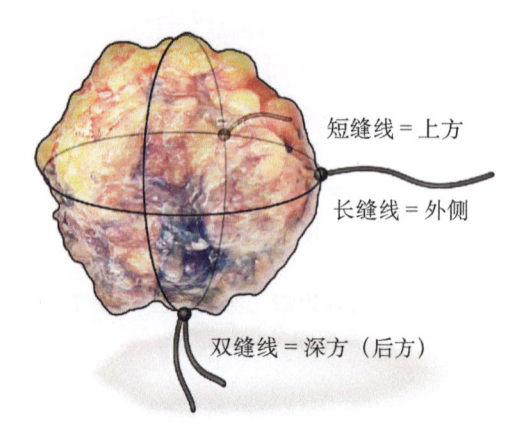

短缝线 = 上方
长缝线 = 外侧
双缝线 = 深方（后方）

图 4-12 在标本送去放射科进行乳腺 X 线摄影前，进行 3 处定位标记

3. 在标本上放置放射显影夹来定位病变在标本摄片上的位置也常有帮助。例如，如果导丝从外侧进入，在上方放置单夹、后方放置双夹就可以在摄片上定位标本了（图 4-13）。如果是导丝定位的恶性肿瘤切除术，则该方法有助于进行肿瘤邻近切缘时的二次切除。对于活检，如果异常病灶不在标本内，可帮助外科医师明确应该向哪个方向追加切取标本。

（七）标本摄影和扩切标本

1. 进行标本摄影是为了确定可疑区域已经切除（图 4-13）。标本钼靶片应见到所关注的微小钙化或者标本内放射夹。还要显示完整切除了的整个导丝。如果导丝和标本分离，将两者均送去放射科证明其已切除。

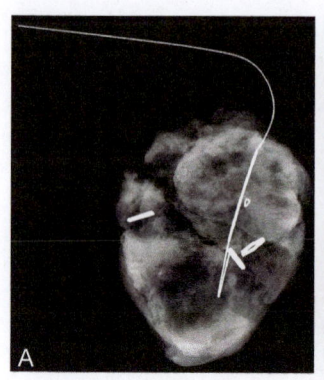

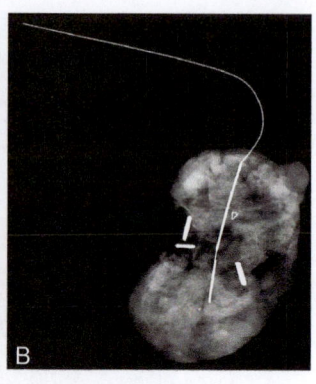

图 4-13 标本钼靶摄片显示显影夹和导丝的完整切除

2. 如果标本摄片上确认病变存在，就可以关闭切口。如果标本内不存在病变，需要追加切取标本并送去摄片。基于分离过程中导丝显露的位置，临床中常比较明确哪个区域需要追加切除。标本上放射显影夹及定位钼靶上其他标志物也都可帮助确定在何处追加切除组织。

3. 如果二次标本还没有发现病变，就该决定是继续还是放弃操作了。对于超声可见的病灶，术中超声可有助于确定病变所在。有时原本应该在标本中的显影夹可能会移位或者被吸出。过滤或对吸引桶中的液体进行 X 线摄影有时可以发现脱落的夹子。否则，停止操作是明智的，可安排复查摄片，甚至如必要，二次返回手术室，而不是切除过多的乳腺组织。

（八）关闭切口

1. 活检完成后，彻底止血并用生理盐水冲洗伤口。

2. 对于切除活检，外科医师不要尝试拉拢乳腺组织。残腔可以被血清肿、纤维蛋白及最终的纤维组织填充以保持正常的轮廓。

3. 切口用可吸收缝线真皮深层缝合，然后皮内缝合或者用黏合胶封闭切口。不放引流管。

经验与教训

适应证	影像学引导的活检是针对不可触及病变的首选方法。与放射科医师共同讨论确定是否适合。
切口位置	要考虑到如果病变为恶性，患者需要进行二次肿瘤切除甚至全乳切除，设计切口时要考虑到这点。
识别导丝	1. 在摆放体位、消毒和铺单时，小心不要移动或拔出导丝。 2. 尽早找到导丝并在将其拉进切口时固定好，这样在操作过程中导丝不会移位。
切除	1. 切除病变时注意钳夹组织而不是导丝，这样不至于意外将导丝拽出。 2. 分离时，用手触感周围以识别肿块或判断是否距导丝过近。
标本摄片	1. 利用 3 处缝线定位避免误差。 2. 放射显影夹可帮助在钼靶上定位标本及指导二次切除。
关切口	不要拉拢缝合乳腺组织或放置引流。

五、术后

1. 乳腺活检后，患者应保持 48 小时佩戴乳腺绷带或支持性胸罩。这有助于持续止血及减少因乳房重量产生的皮肤切口张力。

2. 48 小时后，患者可以拆除绷带并沐浴。我们建议患者术后 1 周内继续佩戴舒适的支持性胸罩，包括睡眠时。

六、治疗效果

对于经验丰富的医师，导丝定位活检失败率很低，约为 2.5%。与失败相关的因素包括病变类型和大小，与导丝的距离，乳房形状和大小，切除组织的体积。

七、并发症

1. 血清肿。
2. 血肿。
3. 感染（蜂窝织炎或脓肿）。
4. 气胸（罕见）。
5. 导丝片段残留。
6. 寻找病变失败。

（赵　瑾　译）

第 5 章 乳晕下导管切除术

Anneke T. Schroen, Amy C. Degnim

一、定义

乳晕下导管切除术是指手术切除乳晕下间隙的输乳管。"主导管切除"或者"中央导管切除"的概念则指将中央乳头蒂内的所有导管束切除的术式；微导管切除是指单支异常病变导管选择性切除。

二、解剖

输乳管引流汇集乳腺小叶的导管，并在哺乳期作为输送乳汁到乳头的通路（图 5-1）。大多数女性有 7~20 个导管，其是哺乳期乳汁独特且重要的输送通道。在乳头基底部，输乳管在短距离内中间增宽呈纺锤形。该部位称为输乳窦，在哺乳期其可扩张至 8mm 以蓄积乳汁。输乳管周围有平滑肌纤维系统，可在乳头受到刺激和催乳素分泌后收缩，从而促进乳汁经乳头排出。

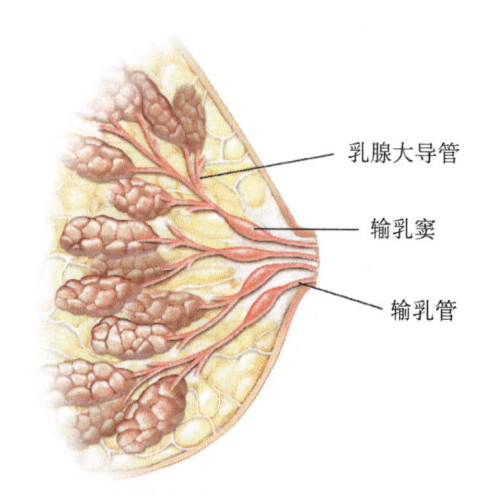

图 5-1　乳晕下输乳管和输乳窦的正常解剖

三、病史和体格检查

1. 乳晕下导管切除术在有异常乳头溢液时采用，有以下两个目的。
   （1）获得诊断所需的活检组织，除外恶性肿瘤。
   （2）解决令人困扰的乳头溢液。
2. 异常或者"病理性"乳头溢液，具有以下特点。
   （1）单支导管溢液。
   （2）自发溢液。
   （3）透明或血性溢液。
   （4）与皮肤变化或肿块相关的溢液。
3. 病史询问应集中于能判断溢液来源方向、性状及溢液是自发性还是手法挤压方可出现等方面的问题上。
4. 需要对乳房和腋窝进行充分的体格检查。
5. 此外，应详尽检查乳头乳晕复合体和乳晕下组织。
6. 观察乳头有无结痂、带血迹的乳管或者可见的瘤样突起或结节。
7. 应仔细触诊乳晕深部的组织以发现任何小结节，并判断是否对乳晕下施压或有触发点可以引起乳头溢液。
8. 应在拇指和示指间捻动乳头以便发现存在于乳头蒂中央的小结节。要先检查无乳头溢液的一侧，以便为有症状的一侧做正常对照。
9. 其他可能有助于引出溢液的动作包括顺时针从周围向乳头按摩组织或采取热敷加压。
10. 整个检查过程中，如果观察到溢液，应记录溢液的位置（几点钟方向）和液体性状。

四、影像学和其他检查

1. 有异常乳头溢液的 30 岁以上女性和所有男性都应接受诊断性乳腺 X 线摄影和超声检查。应告知影像团队乳头溢液的症状和哪侧乳房受累。如果最初的标准成像是阴性的，乳房磁共振成像（MRI）或导管造影可能会有帮助。对于 30 岁以下或妊娠的女性，仅进行超声检查是合理的。
2. 诊断性影像学检查的初衷是寻找潜在恶性肿瘤的可疑征象，并通过观察乳晕下组织发现任何可以解释乳头溢液的征象。
3. 通常情况下，除非异常扩张，否则乳晕下导管在超声下是不可见的。扩张的乳晕下导管中可见小结节提示导管内乳头状瘤可能（图 5-2）。

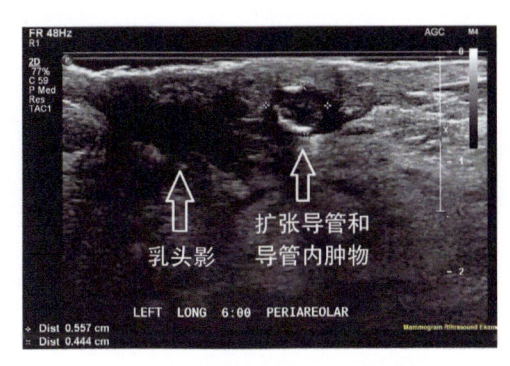

图 5-2 乳晕下结节的超声表现

4. 乳腺 MRI 已被证明对侵袭性癌检测具有较高的敏感度，但特异度相对较低。此外，乳腺 MRI 相比于中央导管切除术，导管造影或乳晕下超声能发现更靠外周的病变。当 MRI 用于乳头溢液时最好有 MRI 引导下的活检辅助。

5. 导管造影是一种需要将套管置入异常溢液的输乳管，注射造影剂并进行即时乳房摄影的放射性操作。该操作可以识别并描绘异常输乳管并发现导管内的充盈缺损，但无法提供可供诊断的组织。尽管它可有助于判断乳头溢液的原因，但并不能确切排除恶性病变，或者除外导管切除术的必要性。

6. 研究表明，与单独的导管切除相比，在影像引导下定位病变的手术更有可能识别乳头溢液的原因。

7. 另一种诊断性评价方法是通过乳管镜观察，一种显微内镜下直接观察溢液乳管的操作。其要求专门设备和技术，达到技术成熟需要一个学习曲线。乳管镜可有助于识别病变并引导切除，但尚未在大量女性人群中证明其能达到避免导管切除术的诊断水平。

五、鉴别诊断

1. 导管内乳头状瘤。
2. 导管扩张。
3. 癌，原位癌或浸润性癌。
4. Paget 病。

六、非手术治疗

1. 对于乳头溢液的以下病例，可考虑非手术处理。
（1）乳头溢液只偶发一次，并且在检查中未再重复出现。
（2）乳腺 X 线摄影和超声检查均未发现异常。加做乳房 MRI 检查可以进一步保证浸润性恶性肿瘤不被遗漏。
（3）这类病例，推荐每 3 个月进行病史和体格检查随访。

2. 如果影像学发现了良性征象的病变，经皮空芯针活检证实为良性导管内乳头状瘤，并且影像学下完整切除或接近完整切除，那么可以每隔 6 个月进行影像学观察随访。

3. 关于影像 - 病理一致的不伴非典型增生的乳头状瘤的非手术治疗实践正在形成中。

七、手术治疗

乳晕下导管切除术去除了乳头下的输乳管，其是乳头和泌乳腺叶间的主要连接，因此必须告知患者术后患侧乳房没有哺乳的可能。

单支异常输乳管选择性针对性切除术中应尽量尝试保留其他输乳管以便将来哺乳，但由于极其邻近周围输乳管，术后的瘢痕组织也有可能影响未来哺乳。

对于已过育龄期的女性，由于将来没有哺乳需求，首选切除乳晕下全部导管束的术式，并且还可减少因其他输乳管再发溢液而要在瘢痕组织区域再次手术的可能性。如果病变的位置不清楚，中央导管切除术应延伸至乳头深方至少 2～3cm，以最大限度包括引起病理性溢液的病灶。

应当告知患者诊断恶性病变的可能性，但还应使其相信良性病变的可能性还是最大的。

如果病理性溢液没有持续，局部切除远离乳头的病变而不进行导管切除是合理的。如果明确了溢液病因而没有持续溢液存在，那么关于是否需要对所有溢液导管进行真正的导管切除仍存在争议。

（一）术前规划

1. 对于不可触及而只能影像学下发现的乳晕下病变，术前要用导丝或者放射性粒子进行定位，以确保术中对切除目标的引导。

2. 术前应告知患者术后最初几周其可能会持续出现乳头溢液，因为乳晕下间隙的术后积液需要经乳头导管排出直至完全恢复。但这会在 4～6 周消失。还应告知患者乳头感觉的改变，包括高或低敏感度，并可能会持续数周。

（二）体位

1. 患者需要取仰卧位。
2. 同侧手臂通常摆放在约 90°位置，但手臂也可以与躯体夹紧。

（三）方法

常规方法是在乳晕下向乳头方向解剖，分离并切除中央导管束，完整切除任何异常导管的同时，还要切除术前影像学发现的不可触及病变。

（四）切口设计

1. 通常，切口选在乳晕边缘。
2. 如果可以,选择乳晕下缘弧形切口,这样更美观,尤其是当受累输乳管位于乳头表面中心并且影像学没有显示任何异常时（图5-3）。

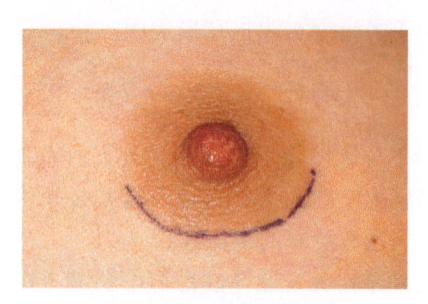

图5-3　乳晕下缘切口

3. 此外，溢液输乳管位于外周或者影像学所发现的异常距离乳头有几厘米时，也可沿着异常的部位所在那点方向的乳晕边缘做切口。
4. 切口长度应足够大以保证外科医师对乳晕下空间有充分的视野，避免过度牵拉和乳晕边缘缺血。根据乳晕的大小，切口最长可达到乳晕一周的50%，但如果可以，应选择稍短的切口，有助于保护乳头和乳晕真皮层的血供。
5. 切皮前，应与手术团队确认正确的手术部位和手术计划。

（五）套管置入

1. 术野消毒铺单，准备将导管置入受累输乳管。
2. 在挤出乳头溢液之前，操作手备好一支细的泪道探针（4-0）进行插管。
3. 用辅助手的拇指和示指捏住乳头，从乳头根部逐渐向上推挤（图5-4）。若未见溢液，可以不断加压到适当的程度。目的是在乳头表面引出一小滴溢液；较小的液滴则有助于识别异常导管的位置（图5-5）。

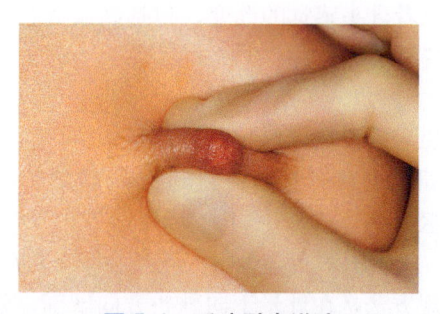

图5-4　手法引出溢液

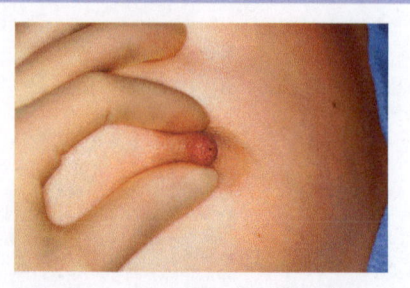

图5-5　乳头表面可见微小液滴

4. 应将乳头从乳房轻轻提起，以便延长乳晕下输乳窦，增加插管成功的概率（图5-6）。
5. 泪道探针应从溢液点处的乳头皮肤轻轻探入，以寻找到开口处，但不要弄出假道，如果位置正确，探针将很容易滑入输乳管（图5-7）。

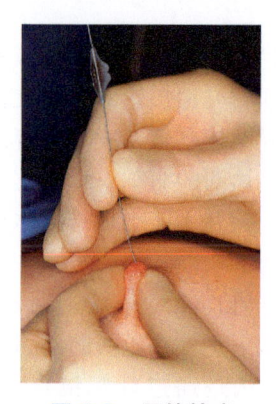

图5-6　置管技术 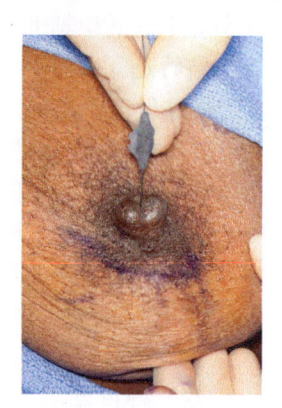　　图5-7　探针推进

6. 探针应轻轻推进至尽量远的位置直至其不再容易深入。如果在距离乳头表面皮肤还没超过1cm时就无法通过，要注意记下此时套管的深度，因为这是极浅表梗阻性病变的提示。
7. 如果多次尝试也无法确定溢液或无法完成置管，应转为切开。

（六）切开

1. 在切开之前，可以采取局部麻醉，但不可将麻醉药直接注射至乳晕下输乳管区域。如果采取局部麻醉，应在计划切口的皮内注射（不超过1ml），另外也有注射到乳腺的四个象限形成区域阻滞的外周麻醉方式。当采取全身麻醉时，也可以在关闭切口前注射局部麻醉药。
2. 皮肤应用手术刀锐性切开，注意保持刀片角度垂直于皮肤。
3. 切开应略深几毫米达皮下脂肪组织（图5-8）。

第 5 章 乳晕下导管切除术　27

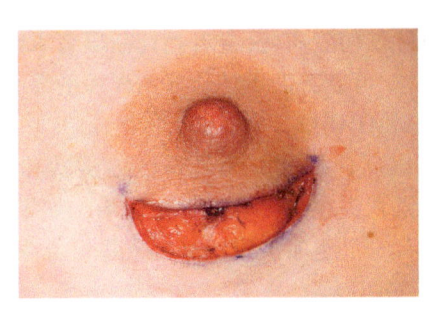

图 5-8　切至皮下组织

(七) 乳晕皮瓣游离

1. 将乳晕皮缘向上牵起（用皮肤拉钩或缝线），然后向乳头中央导管束的方向进行分离（图 5-9）。

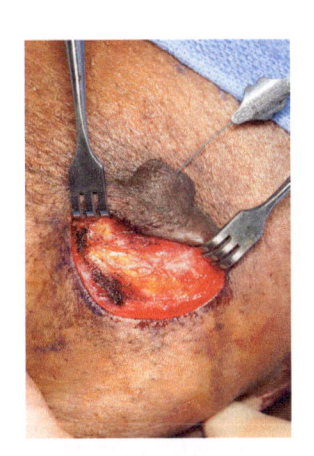

图 5-9　皮瓣牵引

2. 分离时注意小心保留一些乳晕皮下脂肪组织以帮助保护乳头和乳晕的活力。类似的，当接近中央输乳管时应缩窄分离边界（图 5-10）。

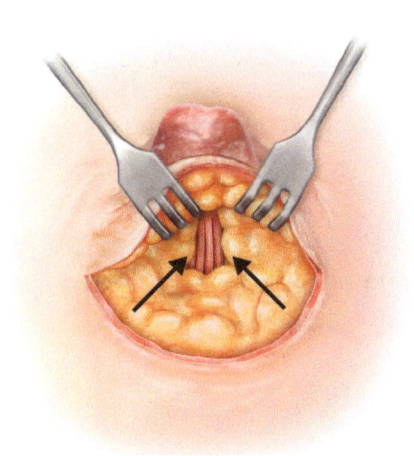

图 5-10　缩窄通往乳头的剥离区域

3. 接近乳头部位时注意剥离的位置，密切观察输乳管，其可表现为纵向狭细的管路或条索样结构。有可能看到颜色的改变（图 5-11）。

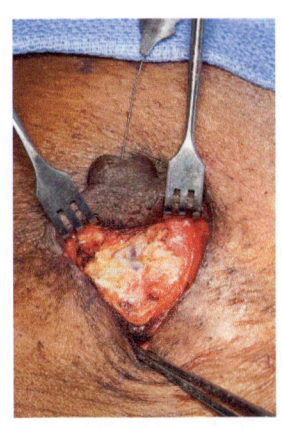

图 5-11　一支肉眼可见腔内有变色液体的异常输乳管

(八) 中央导管束的分离与切除

1. 然后在乳头下导管束的侧方垂直进行解剖。并分离到乳头另一侧（图 5-12）。

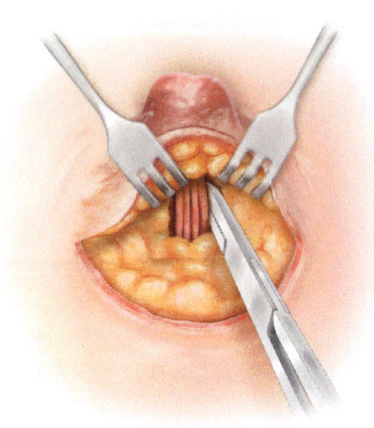

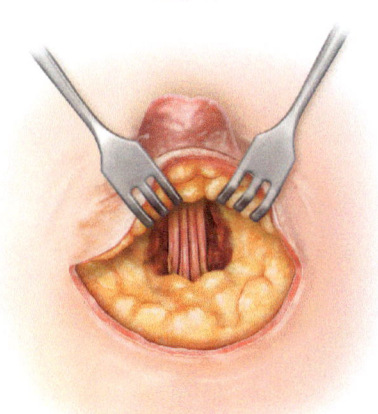

图 5-12　沿导管束的两侧垂直分离

2. 在拇指和示指间触诊导管束以确定是否存在导管探针和其他可触及小结节。

3. 中央导管束应该在乳头真皮深方切断。如果用电刀，应选择低能量"切割"模式以减少乳头真皮的热损伤。

4. 导管束横断后，就可识别套管针了。如果很难保持其在乳管中的位置，可将其拔出（图5-13）。

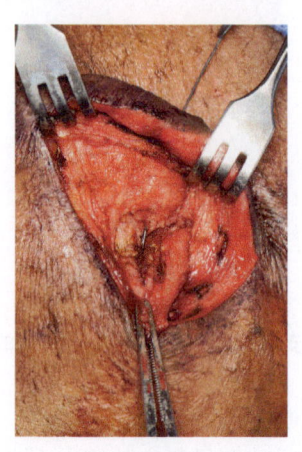

图5-13　在乳头真皮深方切断导管

5. 牵引导管束远离腺体，沿着某条特定的异常导管将导管束环周分离深3～5cm或者更远（图5-14）。

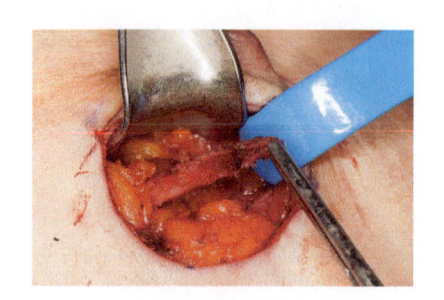

图5-14　深入乳腺实质分离导管

6. 标本应沿基底横断，然后为病理医师标记方向（图5-15）。

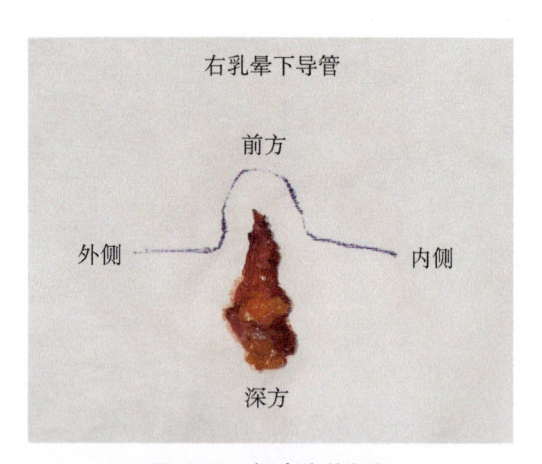

图5-15　标本定位标记

7. 开放性伤口应触诊有无异常，在拇指和示指间触诊乳头真皮，确保不存在未切除的浅表结节。若有乳头真皮内存在小结节的情况，可在乳头内做微小的皮肤切口以切除病变，或者在切断导管末端进行"挖除式"操作，可能有助于切除非常浅表的导管内病变。

（九）关闭切口

1. 止血后，必须关闭乳晕区的实质和皮下组织缺损以避免乳头在愈合阶段发生内陷。如果乳头乳晕复合体下有一个坚实的组织基础支撑，乳头便不太可能凹陷。

2. 缝合腺体实质可以在张力最小和不引起皮肤皱缩的任何方向进行单纯组织拉拢（图5-16）。如果缺损较大，则可能需要一个小的局部组织推进皮瓣或乳腺腺体与皮肤游离。在这种情况下，最好是避免继续在乳晕皮肤下分离，而从残腔的其他方向获得供体组织。

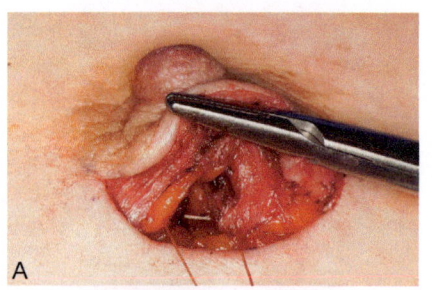

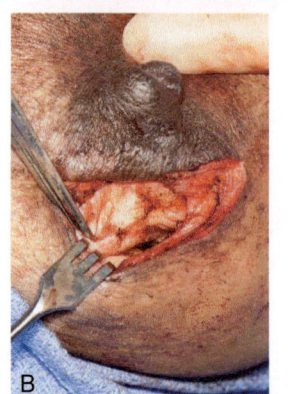

图5-16　深层组织缝合
A. 内外缝合；B. 上下缝合

3. 如果乳头变平，在乳头基底部周围的真皮深层进行荷包缝合可能有助于重建正常的乳头形状和防止在愈合期乳头回缩（图5-17）。

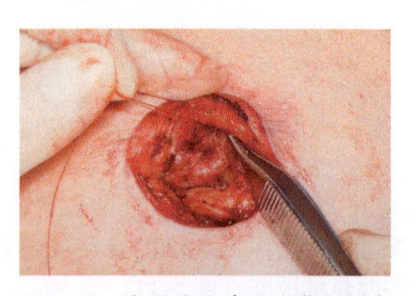

图5-17　在乳头真皮深方荷包缝合

4. 皮肤应该关闭两层，先对真皮深层和皮下组织间断内翻缝合，随后在皮缘进行连续皮内缝合。应注意的是真皮深层缝合，要使乳晕皮肤边缘恰对或略高于乳腺皮肤边缘（但不要低于）（图 5-18），否则乳头乳晕复合体外观上会有凹陷。如果乳晕小导致切口弧度较大，缝合皮肤的最后一层时应该使用短间隔多针缝合方法（图 5-19）。

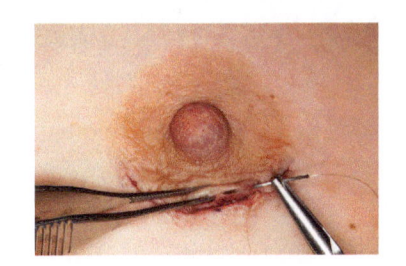

图 5-19　切口最后一层的皮内缝合

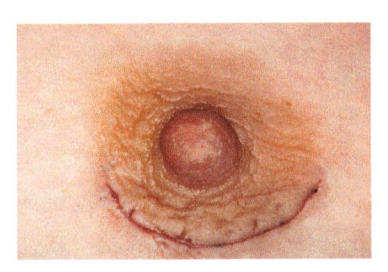

图 5-18　缝合切口真皮深层后的外观，乳晕边缘恰对或略高于乳腺皮肤

5. 应避免在乳头皮肤上粘贴敷料。如果因皮内结节而需要在乳头皮肤做切口，乳头切口应用纤细的不可吸收缝线间断缝合。

6. 避免在乳头上使用会增加额外压力的敷料。如果需要加压包扎，可以为乳头做一个"甜甜圈"样的开口。

经验与教训

术前交代	应说明的术前事项。 (1) 明确是进行病变导管切除还是全部导管束切除。 (2) 患侧乳房术后无法泌乳。 (3) 可能的病理结果。 (4) 术后恢复期可能会有乳头溢液。 (5) 乳头感觉的暂时性改变。
切口设计	首选乳晕下切缘。
乳晕下分离	小心保留乳晕皮下脂肪并尽可能缩窄分离区域以降低皮肤坏死的风险。
关闭切口	乳头乳晕复合体下深层及浅表组织的恰当缝合是避免愈合时乳头回缩的关键，可考虑荷包缝合重建正常的乳头突起。

八、术后

1. 切口应保持清洁干燥。

2. 避免在乳头上覆盖会增加额外压力的敷料，患者可以选择"甜甜圈"形状的海绵敷料解除乳头的压力。

3. 可以淋浴。

4. 如果乳头皮肤使用了不可吸收缝线，术后 1 周拆线。

九、治疗效果

1. 乳晕下导管切除术治疗异常乳头溢液成功率很高，绝大多数可以解决溢液。再发溢液的比例不超过 5%。

2. 病理结果多数常为良性（乳头状瘤或导管扩张），恶性发现率为 0～20%。

3. 关于导管切除术后成功哺乳的可能性尚无描述。

十、并发症

1. 出血和感染是每一个外科手术后可能出现的并发症，但该手术罕见。按照手术常规，避免应用抗血小板药物和抗凝药物有助于降低出血风险，并推荐术前预防性单次静脉注射抗生素。

2. 皮肤坏死也罕见，但一旦发生，便是灾难性的；鉴于此原因，要注意小心保护乳晕组织的血供，并限制乳晕下的分离范围，集中切除中央导管组织。

（赵　瑾　译）

第6章 反射器定位乳腺活检

Folasade Imeokparia

一、定义

1. 针对不可触及的乳腺病变，反射器定位乳腺活检能够获取组织用于诊断，其中包括基于雷达（电磁）技术的SCOUT反射器设备。该设备比一粒大米还小，反射器每秒发出最高5000万次雷达脉冲，设备识别范围可达60mm。SCOUT系统的反射器在体内可以多方向检测且测量距离精度可达1mm。

2. 迄今为止，导丝定位乳腺活检仍是最常用的乳腺病变定位方法，但是诸如SCOUT系统等技术的发展也促使乳腺定位迎来了"无导丝"时代。

3. 同其他定位技术一样，影像引导活检只是第一步。若活检能明确病变诊断，则可能豁免手术。若乳腺病变术前诊断为恶性肿瘤，反射器定位乳腺肿瘤切除与反射器定位乳腺活检的操作原则相同，但行肿瘤切除时应注意保留足够的切缘或术中积极行切缘评估。

二、鉴别诊断

反射器定位乳腺活检的诊断功能使很多潜在的病变会在最终的病理检查中被发现，包括良性病变、高危病变和恶性病变。最常见的良性病变有纤维腺瘤、良性叶状病变、良性黏液囊性变、假血管瘤样间质增生（pseudoangiomatous stromal hyperplasia，PASH）、良性乳头状病变、复杂硬化病变、放射状瘢痕、导管内乳头状瘤等。高危病变包括扁平上皮不典型增生（flat epithelial atypia，FEA）、不典型导管增生（atypical ductal hyperplasia，ADH）、不典型小叶增生（atypical lobular hyperplasia，ALH）及小叶原位癌（lobular carcinoma in situ，LCIS）。恶性肿瘤如导管原位癌（ductal carcinoma in situ，DCIS）、浸润性导管癌（invasive ductal carcinoma，IDC）、浸润性小叶癌（invasive lobular carcinoma，ILC）及肉瘤可能在切除后得到明确诊断。对于特定病变，需要增加检查、手术或其他治疗。

三、病史和体格检查

1. 在任何手术操作前，必须对患者进行双侧乳房检查。若拟对乳腺病变进行反射器定位活检，外科医师需要确认乳腺病变符合与导丝定位活检相同的适应证：病变不可触及、影像学表现一致、没有其他病变（特别是可触及的病变）需要进行检查或切除。

2. 经活检证实的癌症患者在开展反射器定位肿瘤切除之前需要进行彻底的病史询问和体格检查，以确保患者是否为保乳治疗（breast conservation therapy，BCT）的合适人选。保乳治疗的禁忌证包括既往放射史、胶原血管疾病、早中期妊娠、多中心癌灶或者广泛钙化（详见第9章）。

四、影像学和其他检查

1. 在进行反射器定位乳腺活检之前应回顾所有相关的影像学检查。此外，应仔细且准确地评估患者是否适宜手术干预。

2. 患者的筛选至关重要。反射器信号可及的最大深度是皮肤以下6cm，因此对于乳腺病变很深的患者，不推荐反射器定位活检，而选择导丝定位。随着操作者经验增加，反射器定位活检也可以用于较深的乳腺病变，操作者需要基于影像学检查选取适当的切口并分离组织至目标区域附近，再用探头识别来自反射器的信号。

3. 反射器可在术前置入。局部麻醉后，利用双平面钼靶或者超声将内置反射器的刚性套管针导向病变所在的位置（图6-1）。进针至顶端超过病变中心1cm。接着在乳腺钼靶引导下安放雷达反射器并确保位置无误，然后拔出套管针。

4. 在立体定位或超声引导的乳腺活检之后，若需要更多的组织进行评估（如FEA、LCIS、ADH或ALH），相较于其他切除性乳腺活检方式，则更为推荐反射器定位。

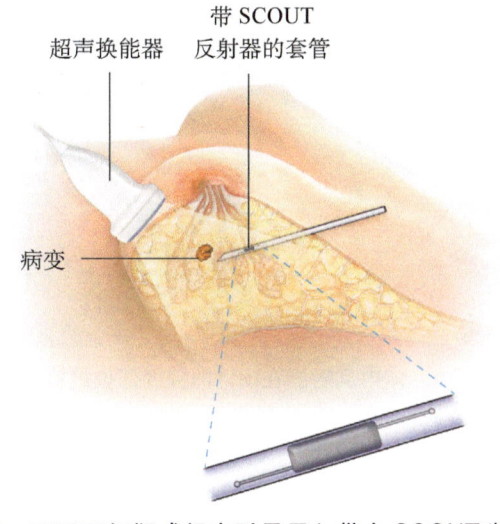

图 6-1 双平面钼靶或超声引导置入带有 SCOUT 装置的刚性套管针

五、手术治疗

（一）术前规划

1. 反射器定位乳腺活检是诊断性操作，其目的是获取足够的组织用于初步或进一步病理评估。活检结果将指导后续的治疗，包括必要的手术干预。因此，应仔细审查每位患者的适应证和最适宜的定位技术。反射器放置之后，体格检查会受限。要充分确认没有出现临床血肿。

2. 由于可以在术前放置好反射器，反射器放置后应复查乳腺 X 线摄影并在术前与放射科医师进行讨论。外科医师与放射科医师共同回顾安放报告和乳腺 X 线摄影是非常重要的一步，这样可以验证反射器已成功放置于目标区域或病变附近。在置入时检测信号以确认装置功能完好也很关键。外科医师应关注反射器与皮肤的距离、病变与皮肤的距离及反射器与病变的毗邻关系。

3. 装置可能会出现移位，这通常继发于操作引起的血肿。安放过程中放射性检查无法确认目标区域的信号或者乳腺 X 线摄影显示安放位置变化均提示出现装置移位。在这种情况下，可能需要在目标区域放置第 2 个反射器，而术中可以回收位置有问题的反射器。

4. 美国医疗机构评审联合委员会发布的患者安全指南中涵盖控制手术部位感染的相关建议。手术切开后 1 小时内预防性使用抗生素、术前使用氯已定进行外科清洁、适时清理毛发都能降低 SSI 的发生风险。

（二）体位

1. 患者应处于仰卧位，患侧上肢 90°外展。可使用合适的座椅或台面安全带将患者固定于手术台上。特别注意为了方便切除病变而倾斜手术台时，要确保患者的体位安全。

2. 当患者被固定好体位后，可利用探头精确定位反射器在皮肤上的体表位置。通过留意装置发出的最高音频，并观察或关注在 SCOUT 控制台屏幕显示的最短距离（毫米级），可以确定装置的位置。

（三）病变位置预测

1. 根据操作前后乳腺头足位（CC 位）和内外侧位（LM 位）的钼靶摄片，外科医师可以在使用手持式 SCOUT 探头前估测目标区域的大致位置。

2. CC 位（图 6-2A）可以显示病变位置的前后、内外侧关系，但不能区分上下侧位置。CC 位可以用来估测病变距皮肤的深度，同时检验医师在装置置入过程中的测量结果。

3. LM 位（图 6-2B）显示了病变位置的上下、前后侧关系，但不能区分内外侧位置，上述 CC 位摄片能够弥补该不足。

4. 为了将装置和病变一起切除，参考双平面显像判断反射器与病变之间的关系是很重要的。

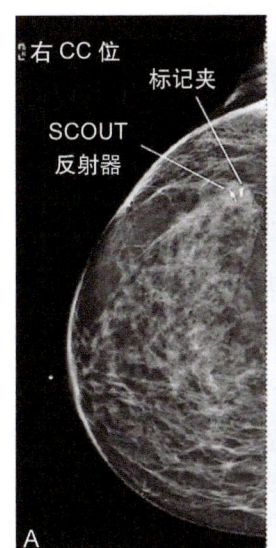

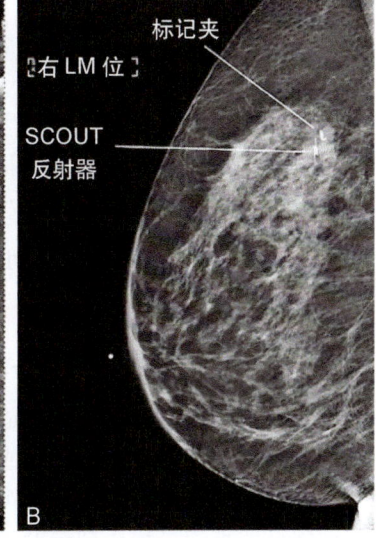

图 6-2 定位片显示了皮肤、反射器和病变的关系
A. CC 位显像。图像显示病变位于反射器后方，但没有提示上下关系。B. LM 位显像。可见病变位于反射器后方，同时也略靠反射器上侧

（四）皮肤切口和SCOUT反射器识别

1. 在切开前，外科医师可以根据辅助设备或回顾术前影像学资料寻找反射器的确切位置。通过在体表沿皮肤移动探头并关注控制台的实时反馈信息找到确切部位。该类反馈信息包括测量距离和音频。为了确认反射器的位置，外科医师应采用记录到的最小测量距离（毫米级）和收到的最高听觉信号，并在皮肤上用水性笔标记反射器的位置（图6-3）。

2. 切开之前需要进行皮肤麻醉。切口位置由外科医师判断，但是乳晕周围切口、外上象限切口或其他能隐蔽瘢痕的切口对患者更好（图6-4）。

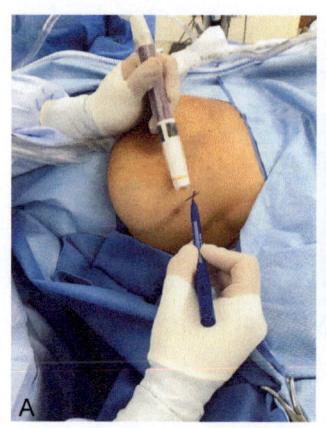

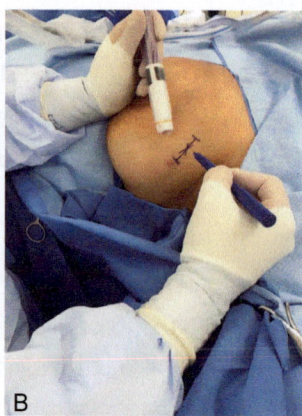

图 6-3 SCOUT探头沿体表皮肤检测反射器位置。应用水性笔标记反射器位置和预计切口

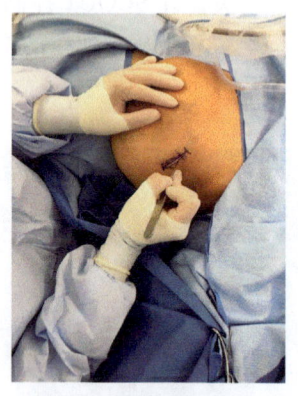

图 6-4 在局部麻醉浸润后做一小切口

（五）切除

1. 如前所述，在外科医师了解病变位置的情况下，反射器定位乳腺活检就比较合适。在组织内可以使用探头，控制台发出声音的频率或响度增高时即提示探头在位置上接近反射器。外科医师还可以通过实时观察控制台屏幕记录探头到反射器的估测距离。当手持探头时，外科医师的手掌应放于中间且指向目标，并以手作为支点转动探头以摸索出准确检测目标区域的最佳角度（图6-5）。

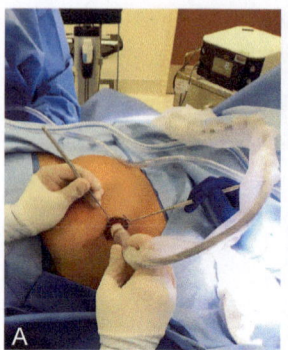

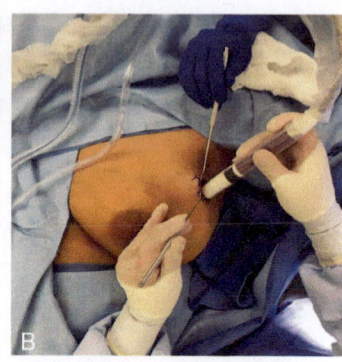

图 6-5 体内反射器在预计的病变部位被检测到

2. 如果预计目标病变较为浅表或位于乳腺组织的前1/3部分，外科医师应游离至目标病变和反射器并保证皮瓣足够厚以避免出现皮肤缺血坏死。这种细致的游离方式也可以避免在操作后出现乳房外形的改变。如果病变位于乳腺组织的中间或后1/3部分，外科医师可经表皮向下游离至能够完整切除病变和反射器的深度，游离过程中应避免形成较大的隧道或空腔。无论病变在实质内的深度如何，即便病变和反射器与切口之间有一定距离，切口也可以设计在较为美观的位置上。此时就需要使用探头进行多方位探查以明确提拉皮瓣的位置、皮瓣保留的合适厚度及与反射器的相对方位。在体表进行皮肤标记会有所帮助。

3. 外科医师需要清楚切除病变的大小、估测其与反射器毗邻关系并在体内使用探头以确保对病变进行环周分离后能够完整切除。

4. 烧灼时应注意不能太靠近反射器，因为该操作可能会使设备短路并造成探头定位困难，甚至失效。探头定位范围为距其中心12mm。当检测距离达5～6mm时说明探头已经非常接近解剖区域，此处的烧灼操作很可能会导致信号丢失。如果发生上述情况，外科医师可以使用术中超声帮助识别反射器及活检夹来完成活检。

5. 反射器从乳腺中取出前后均需要用探头确认其位于切除的组织内（图6-6）。

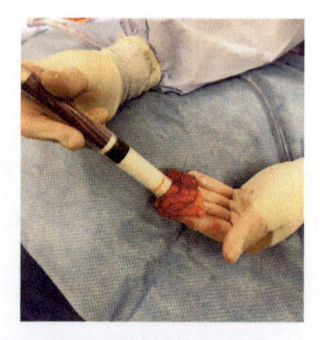

图 6-6 在进行环周分离和完整切除后，反射器被确认已去除

（六）定位

反射器定位的组织被切除后，需要明确组织标本的方向。这一步与在导丝引导活检中的步骤一致。推荐在3个相邻方向的切缘缝丝线作为标记。一般在标本完全切除离体之前进行一处或多处定位缝线标记。通常缝线标记位置为上方、外侧及后方。外科医师利用相应英文单词首字母相同的诀窍对切缘进行标记，方便病理医师定位，如上方缝短线，外侧缝长线，而后方缝双线。有些外科医师可能会使用不同颜色的缝线区分切缘。无论采用何种方法，定位可以减少病理医师的混淆和失误，而且有助于分辨出哪些部分的切缘需要追加二次切除（图6-7）。

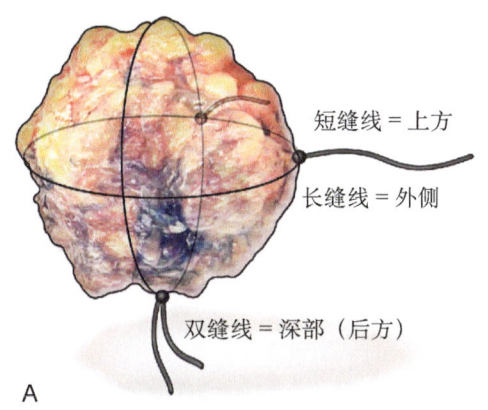

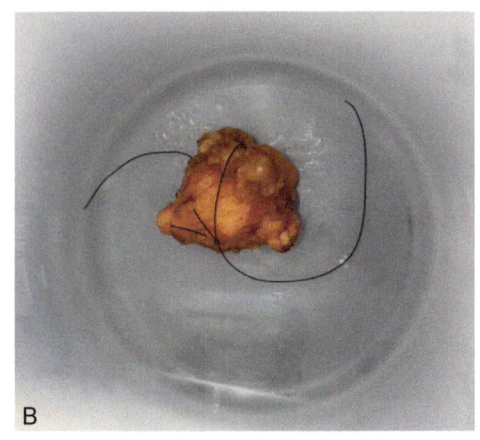

图6-7 在钼靶摄片前对标本进行3处定位标记

（七）标本摄影和验证

1. 对标本摄影是为了确认目标病变和反射器被切除（图6-8）。通常在术中进行确认。

2. 存在反射器意外移位的情况。如果在标本摄片上没有看到反射器，那么它可能仍然存在于体内。首先要仔细观察手术残腔，反射器可能存留但已离开原位。接下来用探头扫描整个手术残腔，可能会出现前述反射器的应答反应（可通过声音信号比对目测距离）。反射器一般无法通过标准的吸引器（如Yankauer吸引头和Frazier吸引头）。如取出移位的反射器，应摄片证明反射器已被完整去除，并将反射器与标本一起送病理检查。

3. 如果二次切除后普通摄片仍未发现反射器，外科医师应推迟后续操作转而依靠术后乳腺X线摄影帮助确认反射器存在。一旦明确反射器位置，可能需要再次手术取出反射器。

4. 如果放射摄片未显示目标病变，则需要追加组织切除，特别是当反射器不在或失效时，外科医师可以凭借触诊并扩大显露范围以切除病变。反射器出现短路失效时也可以利用乳腺X线摄影协助定位追加切除。

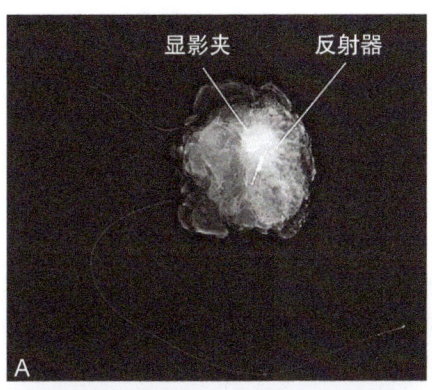

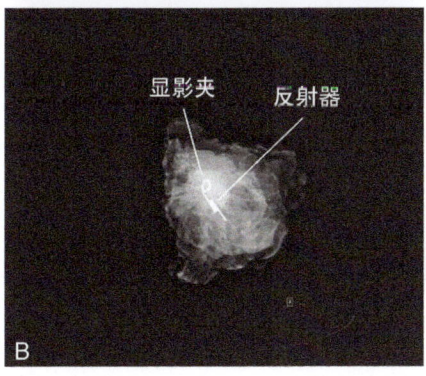

图6-8 标本钼靶摄片显示SCOUT反射器和显影夹已完整切除

（八）关闭切口

1. 标本摄片观察到病变和反射器后即应关闭切口。闭合前应冲洗创面和止血。对于大多数的切除手术，外科医师不需要为了避免外形改变尝试拉拢乳腺组织，残腔可以被血清肿填充以保持正常的轮廓。开始游离时就应设计好皮瓣使乳房术后达到较为满意的外形效果。

2. 皮肤应分两层进行闭合。皮肤切缘要保持健康和血供良好。不管出于何种原因，如皮肤切缘出现失活或损伤，均应清除相应组织以最大限度保证切口成功闭合。第一层是结缔组织和网状真皮层，用可吸收缝线间断缝合。第二层应用可吸收缝线连续皮内缝合后再用皮肤黏合胶水或胶带闭合。不进行皮内缝合而直接使用黏合胶水或胶带也是可行的。

经验与教训

适应证	影像学引导的活检是针对不可触及病变的首选方法。与放射科医师共同回顾病例，确认是否符合适应证。
切口位置	要考虑到如果病变为恶性，患者需要进行二次乳腺肿瘤切除甚至乳房切除术。
患者选择	深度超过6cm的病变放置反射器可能无法在体外识别出信号，该类患者更适合导丝定位。
识别反射器	1. 回顾术前的影像学资料，明确反射器与病变的毗邻关系。 2. 大致定位好反射器后用笔在体表皮肤做标记。
切除	利用SCOUT设备实时、多方位的反馈信号定位反射器和目标病变。
标本摄片	1. 利用三处缝线标记定位避免失误。 2. 显影夹有助于在钼靶上定位标本并指导二次切除。
关闭切口	回顾术前影像学资料，明确反射器与病变的毗邻关系。

六、术后

活检的最后患者应缠上乳房绷带或穿着支持性内衣。应提供不同的型号让患者选择最佳尺寸。这些用具作为外部支撑可以减小乳腺组织的张力，从而缓解疼痛。它们能提供压力，从而减小乳房自重产生的张力，同时不过分挤压乳腺组织，也不会令患者深呼吸困难。鼓励患者使用乳房绷带或者支持性内衣至少48小时。

七、治疗效果

反射器定位的乳腺切除成功率一般为100%。回顾本章"经验与教训"部分有助于更好地实施反射器定位。病变难以切除或无法切除的情况通常继发于反射器安放错误或移位，或乳房的形状或大小不利于切除。

八、并发症

1. 血清肿。
2. 血肿。
3. 感染（蜂窝织炎或脓肿）。
4. 放置反射器导致气胸（罕见）。
5. 反射器设备或碎片（若无意中切断）残留。
6. 病变确认或切除失败。

致谢：特别感谢Betty Fan对本部分内容的支持。

（路永衢 译）

第 7 章 磁性粒子定位乳腺活检

Michael S. Sabel

一、定义

1. 多种技术方法可用于切除查体不可触及但影像学可检查到的病变，包括导丝定位、放射性胶体引导的隐匿病变定位（radiocolloid occult lesion localization，ROLL）、红外或电磁定位、磁性粒子定位及射频识别（radiofrequency identification，RFID）定位。这些包括导丝定位在内的技术都有着相应的优点与不足。

2. 粒子定位的优势包括能够在术前放置粒子（时间安排方便），而且能够避免导丝移位或横断风险。

3. 磁性粒子定位是在目标区域放置一枚小的（5mm×1mm）、不锈钢材质的粒子（图7-1）。基于超声或立体定向的引导，粒子可以在术前的任意时间进行放置。随后可用感应磁性信号的探头定位磁性粒子并协助切除其周围的组织。

4. 磁性粒子定位是一项能够高度精准切除不可触及病变的技术。针对磁性粒子定位的系统回顾和荟萃分析显示，其放置成功率（94.42%）和定位成功率（99.86%）均达到较高水平，而在乳腺肿瘤切除的病例中，磁性粒子定位相较于导丝定位在二次切除率方面没有显著差异。

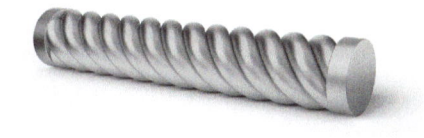

图 7-1 **磁性粒子标记**（图片由 Endomag 提供）

二、适应证

1. 针对乳腺 X 线摄影初诊的病变，首先推荐影像学引导活检（如立体定向活检、超声引导活检或磁共振成像引导活检）。这有助于让良性病变患者豁免手术，也为恶性病变患者提供术前分期信息并协助制订明确的肿瘤手术计划。切除活检应限于影像学引导活检失败或不适合的患者。

2. 磁性粒子定位切除活检也被用于诊断存疑的患者，或虽然考虑为良性病变但有升级可能的患者。

3. 本章所述技术也可用于磁性粒子引导乳腺肿瘤切除，其目的为环周切缘阴性的肿瘤完整切除。

三、设备

1. 磁性粒子为不锈钢材质，大小为 5mm×1mm（图 7-1）。粒子本身不具有磁性，但受探测器的影响会被诱导为磁体。粒子在放置前会被预装入 18G 套管针内（图 7-2）。

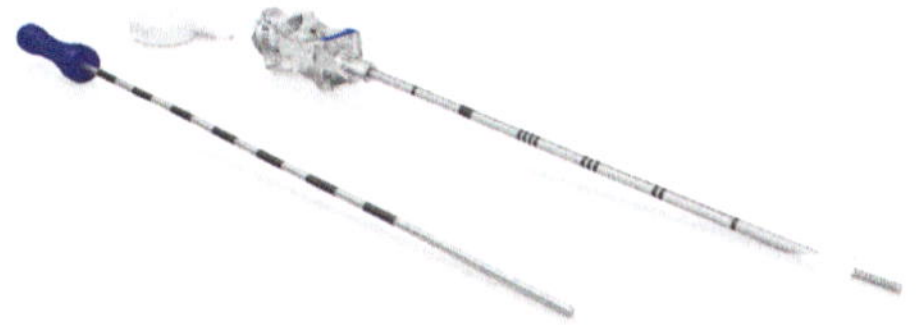

图 7-2 **用于在乳腺病变位置放置磁性粒子的可预载套管针**（图片由 Endomag 提供）

2. 相应设备产生交变磁场以瞬时磁化粒子，随后即可测量粒子的磁场范围。基础单元包括一个可拆卸的手持式探头，该探头能感应磁性信号，从而让外科医师定位磁性粒子（图 7-3）。基础单元中输出声音的音高（或音频）变化及显示数值变化提示检测到了粒子。

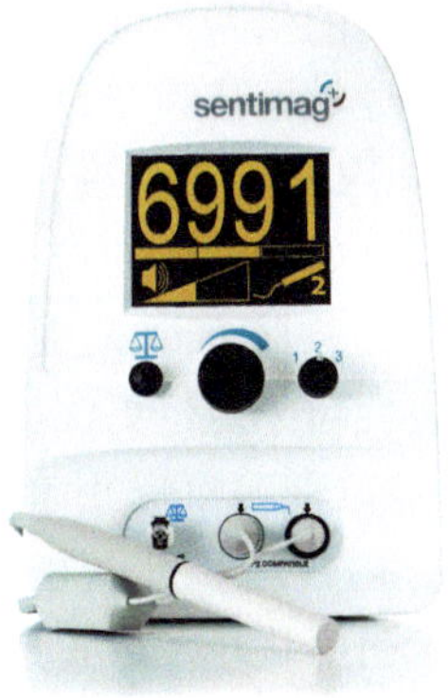

图 7-3 **Sentimag 控制台**（图片由 Endomag 提供）

3. 系统需要在开始操作时进行校正，在操作过程中可能需要再次校正。踩上连接单元的脚踏开关可以实现校正。

4. 探头会被金属器械干扰，因此需要应用塑料或钛质（不可磁化的材料）的器械牵拉和抓取组织。

四、病史和体格检查

1. 再次了解患者的过敏史、用药史（尤其是阿司匹林或抗凝药）或者是否为易出血体质。

2. 磁性粒子标记原则上不适用于对镍过敏的患者。尽管粒子钢质成分中的镍含量低于 0.23%，而且接触量低于不锈钢导丝，但仍应询问患者对镍过敏的情况并考虑替代方法。

3. 所有预计进行磁性粒子定位活检的患者均应接受双侧乳腺检查，原因有两点。首先，评估病变是否确实不可触及。如果是可触及的病变，那么定位的必要性不高。如果触及病变，那么关键便是与放射科医师再回顾确认该可触及病变与影像学建议活检的病变是否一致。其次，检查双侧乳房以确保没有其他可触及的隐匿病变需要活检。

4. 经活检证实的癌症患者在接受乳腺肿瘤切除之前需要进行详尽的病史询问和体格检查，以确认患者是否适合保乳治疗（breast conservation therapy, BCT）。保乳治疗的禁忌证包括既往放射史、胶原血管疾病、早中期妊娠、多中心癌灶或广泛钙化（详见第 9 章）。

五、影像学和其他检查

1. 术前进行影像学检查是必不可少的。在决定进行磁性粒子定位切除之前，要再次回顾乳腺影像学检查以确定患者适合置入磁性粒子。

2. 可以放置多个磁性粒子以框住较宽的微钙化区域。但是，粒子之间应至少保持 2cm 间距以便外科医师能区分出不同的信号。这种操作在技术上有难度，相对更推荐用导丝框住病变。

3. 对于位于乳腺深处的病变，信号可能相对较弱而难以检测。刚开始进行磁性粒子定位操作时，其适合于浅表病变（距皮肤 6cm 范围内）。随着熟练度的增加，可以用磁性粒子定位更深的病变。

4. 在进入手术室前，可以用套管针预加载内置的粒子（图 7-4）。磁性粒子可以在手术前预先放置，外科医师需要在术前确认粒子放置成功。

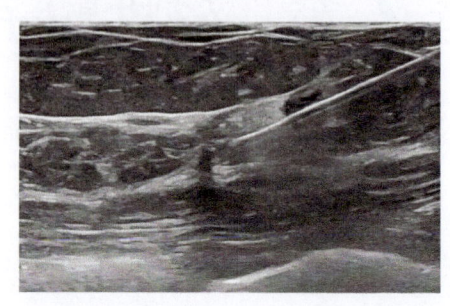

图 7-4 超声用于引导套管针指向病变部位并放置磁性粒子

六、手术治疗

（一）术前规划

1. 在将患者带去手术室之前，需要回顾患者的影像学定位资料。值得注意的是，外科医师应留意粒子与病变间的距离。通常会在影像学引导活检后再进行磁性粒子引导下切除，所以术区一般会放置显影夹，而磁性粒子应位于显影夹的附近。

2. 外科医师也应注意病变在乳腺内的相对位置。这会有助于缩小寻找信号的范围。应回顾乳腺 X 线摄影以估测磁性粒子的位置。CC 位（图 7-5A）可以显示病变位置的前后、内外侧关系，但不能区分上下侧位置。LM 位（图 7-5B）显示了病灶位置的上下、前后侧关系，但不能区分内外侧位置。

3. 外科医师还应该注意病变与皮肤的距离，因为这可能会影响麻醉强化镇静的效果。

4. 尽管乳腺术后的感染风险较低，但相较于清洁手术，乳腺术前曾进行仪器操作的感染风险还是要高一些的。数项研究表明，预防性使用抗生素可显著降低术后感染的风险。

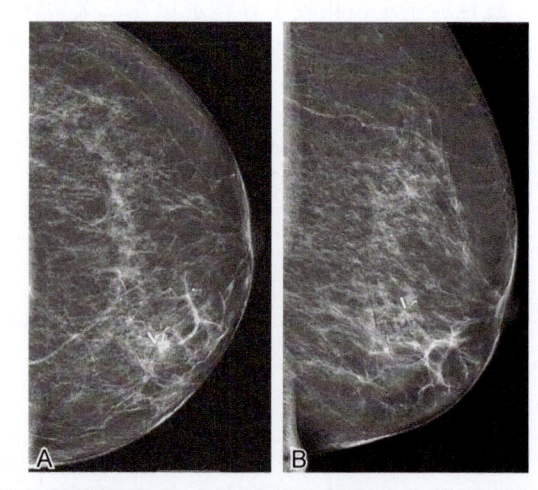

图 7-5 在头足位片（A）和内外侧斜位片（B）中，放置于初次活检显影夹附近的磁性粒子显影

（二）病灶位置预测

1. 患者应取仰卧位，同侧上肢外展略＜90°。将患者及其上肢妥善固定。手术床患侧升高。

2. 在消毒铺巾之前，应使用探头定位磁性信号并确认设备运行正常。

3. 随后消毒铺巾，并用无菌保护套包裹探头。

4. 在估测磁性粒子所在部位对应的体表位置上放置探头，四周移动探头至可识别出清晰的信号（图7-6）。当接近信号位置时，控制台上的数值显示由红（负）变黄（正）并且增大，声音的强度和音高也会升高。

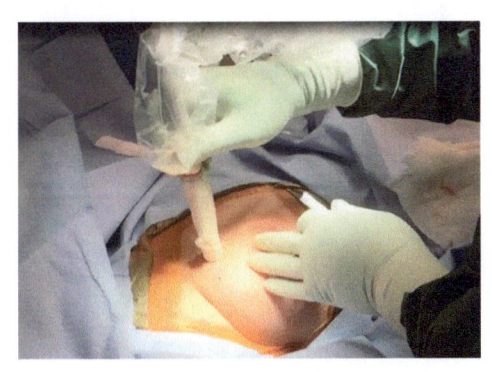

图 7-6 探头在皮肤上扫描以明确磁性标记的位置

5. 对于比较深的病变，可能需要将探头压入乳房向不同的方向进行扫描（图7-7）。随着探头靠近磁性粒子，信号和音量提示就会更加明显。一旦明确了极值就标记所指区域。

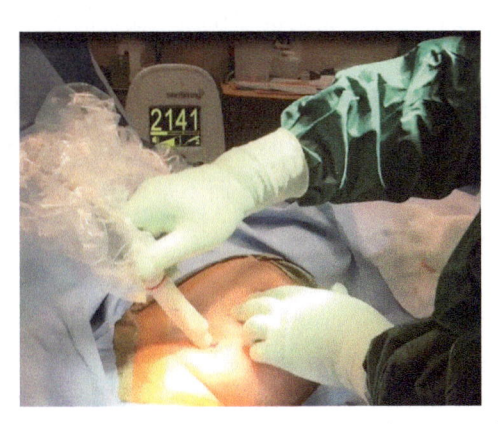

图 7-7 对于较深的病变，需要将探头轻轻压入乳房同时变换探头的角度用于找到显示数值最大时的位置

6. 值得注意的是，信号的强度反映信号来源的深度。这一点可以帮助估测探头到目标的距离。显示数值越大，距离越短。

（三）皮肤切口和皮瓣游离

1. 切口的设计要综合考虑术前影像学检查结果和常用切口位置。切口可以直接设计在信号最强处，该位置切开较为方便，考虑到外形美观，也可将切口设计于环乳晕区、乳房外侧或下皱襞处。目标位置与切口的距离越远，需要游离的组织间隙就会越多，这也会影响局部麻醉药和镇静药的用量。此外如果病变为恶性，有可能会转为再次肿物切除甚至乳房切除，因此切口设计应考虑不能妨碍后续治疗。

2. 切开皮肤后，电烧分离组织、游离皮瓣。要掀起足够皮瓣，这样在分离过程中，可以在术腔内顺畅无碍地操作探头。

3. 如果影像学检查和显示数值提示病变距离切口较深，那么在皮瓣分离前应持续向远端游离以避免切除过多的病变近端组织。对于较为表浅的病变，切开后短距离内应提起皮瓣，但注意保证足够的厚度以避免出现局部凹陷。

（四）切除

1. 提起皮瓣后，用探头识别信号最强处。应用塑料牵引器拉开皮肤和软组织，形成进入腔隙的通路。探头用于识别磁性粒子的方位和距离（图7-8）。

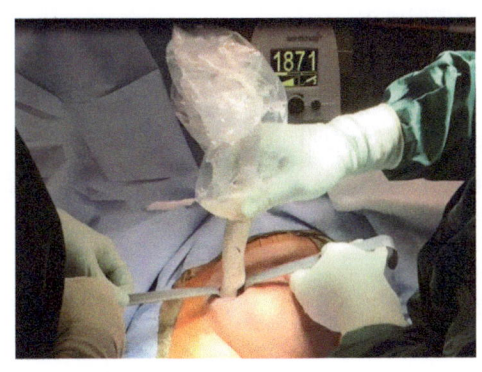

图 7-8 利用塑料牵引器牵引，探头可以在扩大的腔隙中引导组织分离并确定与标记的距离

2. 当数值显示＜2500（在设置2）时，探头距离磁性粒子仍有1～2cm。当数值显示约5000时，探头距离磁性粒子不到1cm。当数值＞9000时，提示探头正好在磁性粒子顶部。

3. 当探头接近粒子，但两者之间仍有部分组织时，需要在预计目标位置周围进行游离。探头反复扫描能确保外科医师保持正确的游离方向。

4. 需要注意的是，每次探测腔隙时都需要将所有的金属仪器移开以避免信号干扰。如果在探头扫描时需要钳夹周围组织，可以用钛质或塑料器械辅助。当不用探头时建议将其放置于远离金属处，使用探头前通常需要对其进行重置。探头保持直立并踩下脚踏以重置探头。

5. 以信号最强区域为中心，从外周向目标区域游离组织。探头有侧方感应区，所以当探头头端移动越过粒子时信号会减弱，相应显示的颜色会由黄变红（图7-9）。可以利用这一点估计探头是否越过目标。

6. 在组织分离过程中尽量避免使用吸引器，特别是Yankauer吸引头。某些情况下显影夹或粒子在标本周围可能会出现移位甚至被吸走。

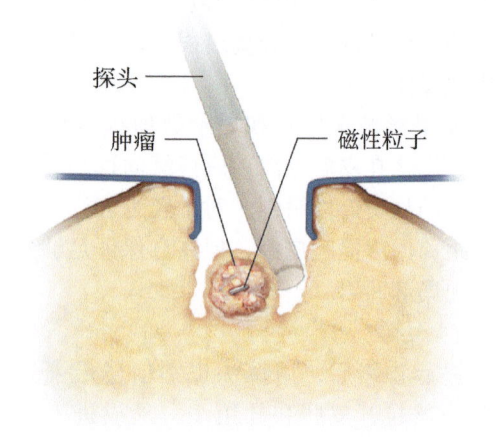

图7-9 游离过程中探头可以放置于越过目标处以判断其深面游离何时结束

（五）标记方向

1. 为了方便病理医师，取下标本后，保持原位并立即缝上3根2-0丝线标记方向。如果回报为癌，可以对受累切缘进行单纯的二次切除，而不是整个残腔扩大切除。在扫描标本找粒子之前进行缝线标记以免弄乱方位。

2. 病变标记定位后用探头明确粒子已被切除。在扫描标本时要确认标本下面没有金属以防假阳性发现。若回报为癌，标本中信号最强处（粒子附近）的定位能够指导二次切除。

3. 如果粒子没有在标本内，需要再次扫描残腔中的信号。尽管粒子很小，它还是能被发现并被确认是否遗留在残腔中。若出现上述情况，需要用抓取器械明确取出粒子并与标本一起行钼靶摄片以确认被去除。如果信号在组织内的位置较深，则需要追加切除以确保粒子周围的组织已经被切除并将所有标本送影像学摄片。

（六）标本摄影和追加标本

1. 对标本进行摄影是为了确认目标区域被切除（图7-10）。对标本进行钼靶摄片能发现病变（肿物或微钙化）、粒子及影像引导活检时放置的显影夹。确认无误后即可关闭切口。

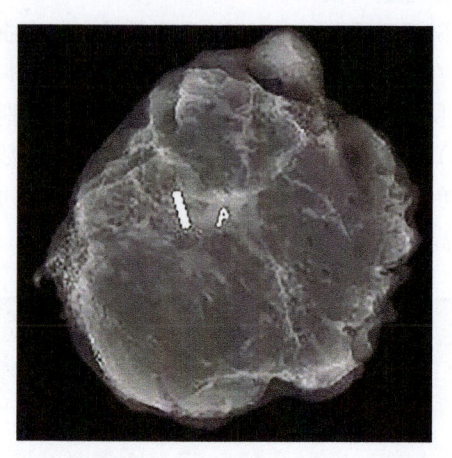

图7-10 标本钼靶摄片可见切除了肿物、活检夹和磁性粒子

2. 如果粒子显影，但没发现病变或显影夹，那么需要切除更多的组织并送影像学摄片。可以根据初始的影像学资料（显影夹与粒子之间的位置关系）和标本内粒子的位置估测病变或显影夹的位置。标本中的显影夹和其他初始乳腺钼靶摄片上的标识能帮助辨别哪些位置需要追加组织切除。

3. 如果二次标本切除后仍无法找到病变，外科医师需要抉择是否继续操作。对于超声可显影的病变，可以利用术中超声辨别病变。标本内的显影夹有时会出现移位甚至被吸走的情况。如对吸引桶中的液体进行过滤或X线摄影，则可能发现脱落的夹子。如果上述措施仍未有发现，就停止操作，可计划再摄影，必要时再返回手术室，而不是直接切除过多的乳腺组织。

（七）关闭切口

1. 活检完成后，确认病变、粒子和活检夹都已被去除，确切止血，并用生理盐水冲洗伤口。

2. 对于切除活检，外科医师不要尝试拉拢乳腺组织。残腔可以被血清肿、纤维蛋白及最终的纤维组织填充以保持正常的轮廓。

3. 切口用可吸收缝线皮下缝合，然后进行皮内缝合或组织黏合。不用放置引流。

经验与教训

适应证	1. 影像学引导的活检是针对不可触及病变的首选方法。与放射科医师共同回顾病例确认是否适合。 2. 针对较深的病变，应用磁性粒子会比较困难，需要更多的操作经验。
切口位置	要顾及若病变为恶性，患者需要进行二次乳腺肿瘤切除甚至乳房切除。要对切口有预设。
定位粒子	1. 回顾术前的影像学资料，明确粒子与显影夹（或病灶）的毗邻关系、在乳腺内的位置及其与皮肤的距离。 2. 在消毒铺巾之前使用探头扫描定位粒子位置并标记其相对位置。
切除	1. 切除过程中使用塑料牵引器和其他塑料或钛制器械。 2. 在分离组织过程中反复扫描以确认方向正确，在尽量接近病变前即游离病变周围组织。 3. 如果数值显示不是连续性的，保持探头直立并踩下脚踏以重置探头。
标本摄片	1. 利用3处缝线定位以避免差错。 2. 放射显影夹可帮助在钼靶上定位标本及指导二次切除。

七、术后

1. 乳腺活检后，患者应缠上乳房绷带或者穿着支持性内衣。这有助于持续止血并减轻乳房自重产生的皮肤切口张力。建议保持佩戴状态48小时。

2. 48小时后，患者可以去除绷带并洗浴。建议患者术后1周昼夜佩戴舒适胸罩。

八、并发症

1. 血清肿。
2. 血肿。
3. 感染（蜂窝织炎或脓肿）。
4. 气胸（罕见）。
5. 寻找病变失败。

（路永衢　译）

第 8 章 乳腺纤维腺瘤的冷冻消融

Cary S. Kaufman

一、乳腺纤维腺瘤的冷冻消融治疗

1. 冷冻消融术是一种新型的乳腺纤维腺瘤治疗手段，该治疗创伤小、门诊操作、无须全身麻醉、患者不适感低、小瘢痕甚至无瘢痕。治疗在诊室进行，无须进入手术室，是一种成本低且患者满意度高的操作。已发表的报道表明，冷冻作为乳腺纤维腺瘤初始治疗手段是安全且有效的，长期随访可见治疗区域逐渐吸收消散，有较高的患者及医师满意度（表 8-1）。

表 8-1 考虑消融技术的原因

考虑冷冻消融技术的原因
- 小切口
- 非外科手术操作
- 更小的瘢痕
- 轻度不适
- 恢复时间较短
- 创伤小
- 更新的技术
- 价格低廉

2. 美国每年约 130 万的活检中有 80% 为良性的，良性肿瘤或纤维囊性变。最常见的良性肿瘤是纤维腺瘤。

3. 尽管不危及生命，但乳腺良性肿瘤可以引起患者恐惧、焦虑及不安，因而患者常希望得到确切治疗。

4. 纤维腺瘤是由乳腺小叶中增殖的上皮和结缔组织形成的。它们常与毗邻的乳腺组织界限清楚，对应的临床和影像学表现为有包膜。

5. 纤维腺瘤通常大小为 2～3cm，并且在 20% 的女性中其是多发的。

6. 约 10% 的女性一生中会患纤维腺瘤，尽管以青年女性多见，但纤维腺瘤可发生于从青春期到八旬老人的任何一个年龄段。

7. 并非所有的纤维腺瘤患者都有症状，也不是所有的纤维腺瘤都进行性生长。

二、鉴别诊断

1. 这些乳腺良性肿瘤具备典型的查体表现：橡胶样质地、光滑、界限清楚、圆形到椭圆形，通常无痛且在腺体内活动度良好。

2. 其他可以有类似临床表现的乳腺病变包括良性叶状肿瘤、幼年纤维腺瘤、髓样癌甚至乳腺囊肿。诊断可通过影像学检查和空芯针活检确定。

3. 冷冻消融已被证明对活检证实的纤维腺瘤有效（表 8-2）。

表 8-2 已发表的冷冻消融治疗纤维腺瘤的报道

作者	纤维腺瘤例数	平均大小 (cm)	冷冻时间 (min)	皮肤损伤 (%)	任何生长 (1年) (%)	仍可触及 (1年) (%)	体积缩小 (1年) (%)	患者外观评价 (1年) (%)	患者满意度 (1年) (%)
Edwards[a]	310	1.8	N/A	0	无	33	97	92	100
Nurko[b]	444	1.8	22	0	无	35	71	82	88
Hahn[c]	23	< 3.0	10	4	无	22	76	96	96
Kaufman[d]	70	2.1	15	6	无	25	89	100	97
总计/均数	847	1.9	16	3	无	29	83	93	95

a. Edwards MJ, et al. Am J. Surg. 2004；188:221-224。
b. Nurko J, et al. Am J Surg 2005；190:647-652。
c. Hahn M, et al. Ultraschall in Der Medizin. 2013；34:64-68。
d. Kaufman CS, et al. J Am Coll Surg. 2004；198:914-923。

三、病史和体格检查

1. 大小和部位合适的纤维腺瘤可以采用冷冻消融术治疗。小到中等大小的单一肿瘤，不要太靠近皮肤或乳头的患者是冷冻的合适人选（表 8-3）。其他要求如下。

表 8-3 冷冻治疗纤维腺瘤的适应证和禁忌证

纤维腺瘤冷冻消融治疗的纳入标准
1. 病变必须超声可见
2. 纤维腺瘤的诊断必须由组织学确认
3. 病变最大径必须 < 3cm

冷冻消融治疗的禁忌证
1. 病理提示为叶状肿瘤或恶性肿瘤
2. 超声可见性差
3. 纤维腺瘤的病理诊断与体格检查和影像学检查不符合

注：冷冻消融术后，应该在术后 6 个月、12 个月、18 个月、24 个月对患者进行体格检查和超声评估随访。

（1）靶病灶必须在超声上清晰可见。
（2）靶病灶不能在距离皮肤 1cm 以内或恰在乳头深方。
（3）空芯针活检组织学诊断为无异型性的典型纤维腺瘤。至本文书写时，其他组织学病变尚不适合冷冻消融。

2. 纤维腺瘤应测量 3 个维度，用最长径计算冷冻时间，较大的肿瘤需要更长的冷冻时间（图 8-1）。

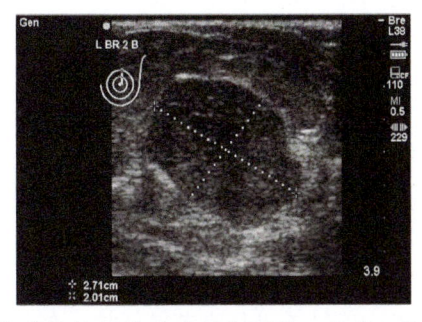

图 8-1 治疗前的纤维腺瘤超声图像。大小、部位及纵横两个维度的截图

3. 患者应充分了解冷冻消融的过程，以及随时间推移，残余坏死组织最终会逐步吸收（图 8-2）。
4. 患者不可同时患有同侧乳腺癌，且身体其他方面是健康的。
5. 如果患者处于可行乳腺 X 线摄影筛查的年龄组，治疗前应进行乳腺 X 线摄影，以排除纤维腺瘤外的可疑病变（图 8-3）。
6. 不可处于妊娠期、哺乳期或有乳房假体。

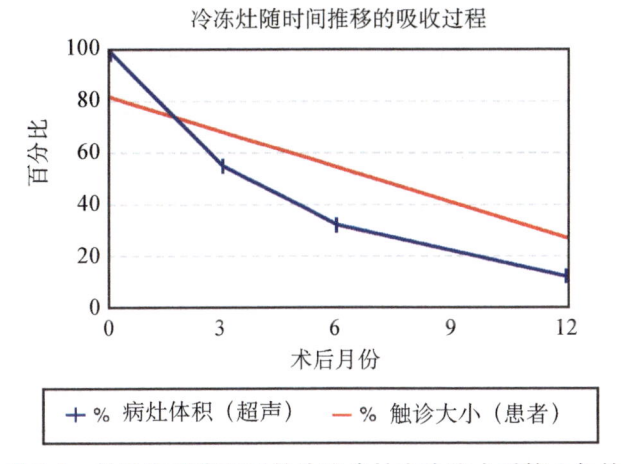

图 8-2 触诊和超声可见的冷冻病灶在冷冻术后第 1 年的变化。大部分冷冻病灶会在这一年完全消失，但 > 2cm 的肿瘤需要更长的吸收时间

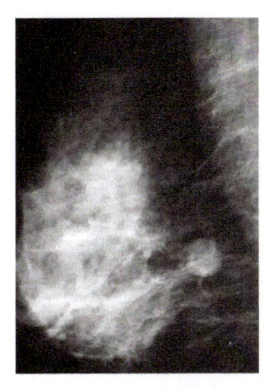

图 8-3 乳腺 X 线摄影显示卵圆形纤维腺瘤

四、影像学和其他检查

1. 即使超声、乳腺 X 线摄影都是乳腺纤维腺瘤的典型影像学表现，也需要组织学精确诊断（图 8-3 和图 8-4，纤维腺瘤的超声和乳腺 X 线摄影图像）。

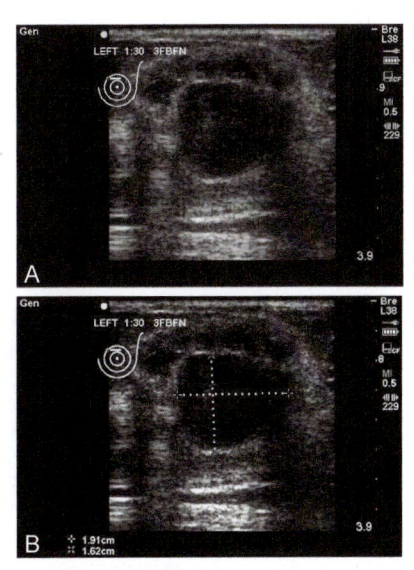

图 8-4 典型的纤维腺瘤超声图像显示边界清晰、均匀的实性肿物伴边缘声影

2. 鉴别诊断包括较大和快速增长的青春期纤维腺瘤和乳腺叶状肿瘤，但这些并不常见。

3. 大号空芯针活检是诊断的首选方法，因为一般需要高度区分良性肿瘤和恶性肿瘤，特别是乳腺纤维腺瘤与乳腺叶状肿瘤。

五、手术治疗

1. 对于确诊的纤维腺瘤，有 3 种治疗选择：①连续观察（"观察等待"）；②外科手术切除；③冷冻消融。外科切除为乳腺纤维腺瘤患者提供了确切的治疗，既能确定诊断，又消除了患者的焦虑，免除了未来的监测。手术切除的缺点包括患者不适，麻醉和手术的恢复，皮肤切口和潜在的瘢痕及手术花费。

2. 许多女性选择连续观察，因为多数病变不会随时间推移而增长。优点是无手术痛苦，避免进入手术室和麻醉，相比于手术切除成本更低，只有一个大空芯针穿刺活检留下的极小瘢痕。保守治疗的弊端包括患者持续焦虑、肿块潜在增长、连续就诊的不便，以及可能出现新发病变，因体检和钼靶误认为是原纤维腺瘤导致漏诊，从而使新发病变持续发展。

3. 冷冻消融治疗乳腺纤维腺瘤的优势在于可在诊室内操作，不需要全身麻醉，轻微不适，与空芯针活检类似的皮肤切口，整体治疗成本与手术切除相比较低。

4. 在美国和欧洲的多项研究的有利结果使冷冻消融治疗纤维腺瘤成为对患者具有吸引力的可选方案。

5. 鉴于这些研究，美国乳腺外科医师协会发表声明，支持冷冻消融术作为治疗乳腺纤维腺瘤可接受的替代方法。

手术技巧

定位和过程说明

1. 大多数冷冻消融设备都有一个自动处理程序——使用肿瘤最长径计算治疗时间。冷冻消融机应利用纤维腺瘤的最长轴进行治疗。

2. 应完成冷冻消融设备的准备工作，包括获取液氮和充填液氮罐。在使用液氮时必须小心，在填充保温罐时避免冻伤。

3. 冷冻消融是诊室进行的无菌操作，其准备工作类似于超声引导下空芯针穿刺活检。要有无菌冷冻针及按照类似空芯针活检配置器械的无菌区。除无菌器械外，要有数管注射器的无菌生理盐水，在冷冻过程中通过注射生理盐水使皮肤远离冷冻探针。

4. 冷冻针应在使用前进行测试。要准备备用的冷冻针以防测试有问题。测试过程中，探针置于无菌生理盐水中，以观察实际冰球的形成。冷冻针尖端不应有气泡冒出。

5. 将纤维腺瘤测量的尺寸输入冷冻仪器中，启动冷冻设备的自动处理程序。每台机器都有其独特的流程和计算方式。

6. 注意冷冻针越过纤维腺瘤的距离，必须形成对称分布的冷冻区域。

7. 确定一个理想的皮肤进针点，以形成沿着纤维腺瘤长轴的冷冻针道，并且冷冻针的冰球周围有充分的距离以使冰球全部处于乳腺中并远离皮肤。

8. 在皮肤内和通往纤维腺瘤的针道注射局部麻醉药。在靶病变的周围和深方注射少量局部麻醉药浸润，有时在冷冻针超过肿瘤的"超越点"进行局部麻醉也是有价值的。

9. 用 11 号尖刀片为冷冻针做一 3mm 的皮肤切口。

10. 利用超声探查引导，小心地使测试过的冷冻针沿预定轨道进入并穿过纤维腺瘤。这可能需要花费些时间确保冷冻针位于纤维腺瘤的中心。在最终路径选择之前，确保冷冻针位于病变正中心。全方位移动定位超声探头，确认冷冻针在横向和纵向都位于中心（图 8-5，在纵横两个超声切面可见冷冻针在纤维腺瘤中的位置，显示了用横截面评估位置的检查方法）。

11. 一些纤维腺瘤非常致密，会使冷冻针偏离预定的中间路径。将针置入一个非常坚韧的肿瘤中心可能需要多次努力。

12. 提示：一种可以帮助实现针的中心位置的方法是在放置冷冻针前进行空芯针活检。如果穿刺活检是按预期的中心路径完成，将治疗的冷冻针按相同的

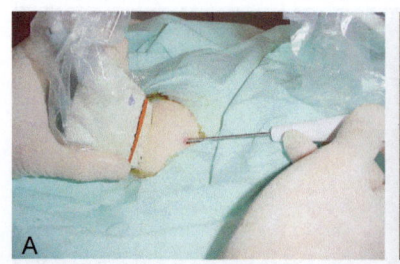

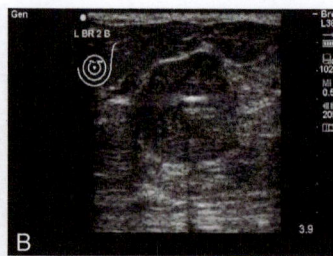

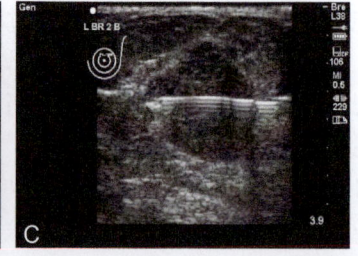

图 8-5 利用超声检查探头的位置确定纤维腺瘤的中心（A）；超声横切面上针在肿瘤中的位置（B）；超声纵切面上针在肿瘤中的位置（C）

路径放置会更容易些。

13. 一旦冷冻针已放置妥当，并且远端的"超越点"也已经测量过，可准备启动冷冻程序。

14. 按下启动按钮，使用超声装置记录冰球的进展情况。要进行多次测量，尤其是 3 个治疗阶段（初次冻结、解冻和二次冻结）结束时的冰球大小（图 8-6）。

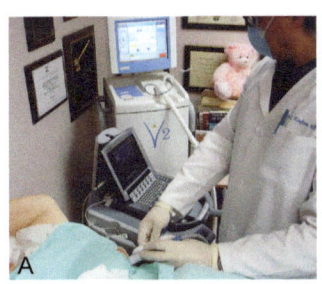

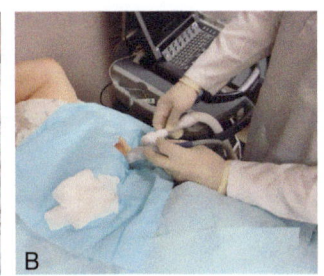

图 8-6 在操作过程中，外科医师手持冷冻针和超声探头。要求持续观察冷冻仪器和超声图像（A）。需要一直用超声监测皮桥。避免超声探头将皮肤按压得离冰球过近（B）

15. 操作过程中，要持续监测皮桥（皮肤和持续增大的冰球之间的距离）以确保皮肤不要被冻结和附着于冰球上。在皮肤和冰球之间注射大量生理盐水以"托起"皮肤而远离增大的冰球。附着于冰球上的皮肤会被冻伤而形成瘢痕。

16. 提示：避免在冷冻消融过程中损伤皮肤的提示如下：①在形成的冰球表面触摸和水平移动皮肤以确认有大量的皮下游离脂肪分隔皮肤和冰球。于冰球表面反复移动皮肤以确认其未附着于冰球。如果皮肤不能自由移动，则注射更多的生理盐水以抬升皮肤而远离冷冻的冰球（图 8-7）。②避免持续对监测超声的探头施压而把皮肤推到增大的冰球表面，缩窄皮肤和冰球之间的距离。③把冷冻针的远端压向后方（胸壁）使皮肤和增大的冰球间的距离最大化。④持续监测冰球到皮肤的距离，并在皮肤和冰球之间注射生理盐水以"托起"皮肤而远离增大的冰球。如需要，可以反复进行。始终要避免皮肤和冰球粘连。

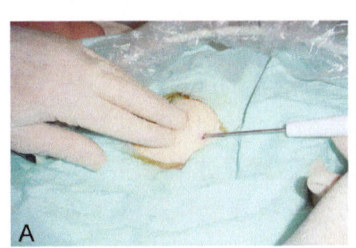

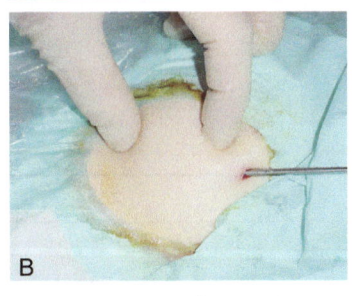

图 8-7 在冰球表面触诊确认皮肤可移动，没有冻结在冰球上，否则会引起皮肤损伤（A）；冷冻过程中触诊冰球确认皮肤没有粘连在冰球上（B）

17. 治疗由 2 个高效冻结周期组成，中间间隔 1 个解冻周期。每个周期通常时间长短一样，如每个周期 8 分钟，全疗程 24 分钟。一个冷冻周期可能只会损伤肿瘤，但两个冷冻周期会导致肿瘤坏死。

18. 冷冻设备在第 1、第 2 个冻结周期进行高效冻结。在冷冻过程中，连续超声监测将显示一个增大的冰球覆盖了目标病变。在第一次冻结期结束后，冰球会比靶肿瘤大得多，这是正常的，因为冰球的边缘只是损伤，但可能不会坏死（图 8-8）。

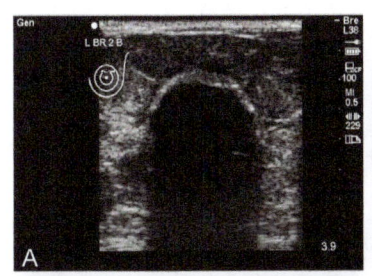

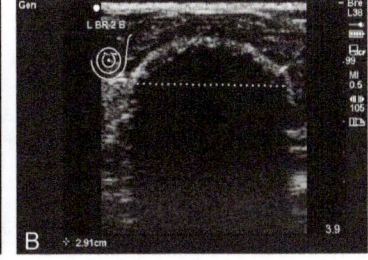

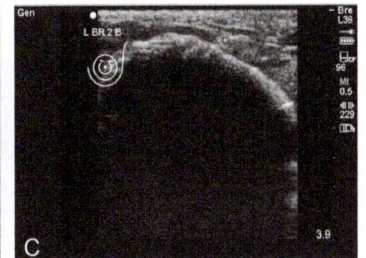

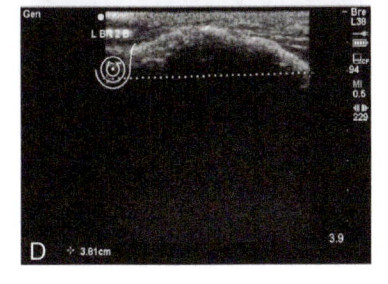

图 8-8 冷冻消融的连续超声图像
A. 冰球形成初期；B. 第一次冻结期结束时冰球的横切面图像；C. 第二次冻结期结束时冰球的纵切面图像；D. 拔除冷冻针后冰球的横切面图像

19. 当自动冷冻消融设备到达第二冻结周期结束时，会自动进入复温模式。冷冻针在冻结时无法拔出。针的尖端会在复温后 30 秒左右变暖，这样冷冻针可以轻轻拔出。

20. 治疗结束时，患者仍能感觉到一个坚硬的冻结区域，即冰球（图 8-9）。它会在 1 小时内融化，但仍可遗留一个可触及的肿块，这是残余的坏死灶。坏死灶吸收需要几个月的时间。其是正常的现象，必须和患者及其家庭医师充分沟通。

21. 在伤口处放覆盖和空芯针活检相似的无菌伤口闭合胶带。注意不要在术区使用过紧的黏合绷带，因为接下来的 2 天术区会显著肿胀，并能形成水疱。

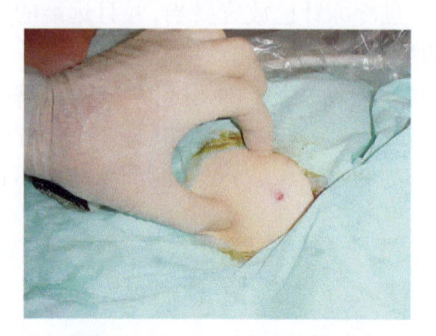

图 8-9　治疗后立即触诊冰球

经验与教训

病变位置	
非常靠近胸壁	放置好冷冻针后，在最初的冷冻阶段，直接抬起在肿瘤中的冷冻针使其离开胸壁。这可使冰球形成时不会粘连胸大肌。进入冷冻周期约 2 分钟，冰球充分形成后便可以释放这个使冷冻针远离胸壁的牵引力。
病变接近皮肤，但远离乳头	将冷冻针放入肿瘤并确认位置满意后，在皮肤和肿瘤间注射利多卡因。试着将液体扩散到皮肤和肿瘤之间的剩余空间内。在超声的"窗口"中，有超过 1cm 的液体后开始冻结。准备在冷冻期间最初的 4 分钟进一步注射生理盐水 / 利多卡因。此后，直到第二冻结周期冰球都不太可能增长过大。关键问题是冰球在进行性增大，必须频繁评估皮肤以避免冻伤。一个可以判断冰球是否距离皮肤太近的简单方法是检查冰球表面皮肤的活动度。如果皮肤可动性强（类似于手指皮肤在指关节表面活动），那么冰球就不会离皮肤过近。如果皮肤水平移动受限，那就注射更多液体。如果皮肤无法移动，暂停操作，直至能注射更多液体来创造出更好的皮肤桥。
恰在乳晕深方且接近乳头的病灶	一个关注点是肿瘤是否在乳头的正下方，特别是患者是一个希望在未来进行母乳喂养的年轻女性。冷冻过程中，周围组织会被损伤或破坏。这通常在乳腺实质中不是问题，因为在纤维腺瘤切除时少量的周围正常乳腺组织切缘也会被一并切除。但是当直接包绕病灶的组织包括大乳管时，治疗就要慎重了。尚未见治疗这类患者及日后评价这些女性哺乳能力的文献报道。笔者的习惯是避免治疗位于乳头下方和紧邻乳头的纤维腺瘤。
治疗适应人群	
除纤维腺瘤以外的良性肿瘤	目前有冷冻消融非纤维腺瘤的零星数据。虽然在我们早期的经验中，成功治疗过其他病变，但目前发表的冷冻消融适应证是纤维腺瘤。在小样本的非纤维腺瘤患者中，他们的治疗与冷冻纤维腺瘤患者相似。然而，如果非纤维腺瘤的冷冻患者出现并发症，临床医师几乎没有文献支持。因此我们将避免治疗这类患者。
妊娠患者	妊娠期进行冷冻治疗数据极少。妊娠期增长迅速和疼痛的病灶应考虑外科手术，其他可以观察。在这种情况下一定要排除恶性肿瘤。
多发肿瘤	对于在同一象限内邻近的两个肿瘤，如两者均 < 2cm，有可能将冷冻针一并穿过两个病灶同时治疗。如果不能同时治疗，那么如果进针点不变，在同一象限使用同一个冷冻针也是合理的。如果需要两个不同的穿刺点，或者病灶在同侧乳房的不同象限，那最好使用 2 个不同的冷冻针。治疗双侧乳房的纤维腺瘤，应分别用 1 个冷冻针。

技术挑战	
在致密纤维腺瘤中置入冷冻针的难点	一些纤维腺瘤十分致密，使冷冻针难以进入。最好的方法是重新评估进针点及寻找将针推进肿瘤中时原位固定肿瘤的方法。一旦针充分进入，就要谨慎操作以避免穿透或穿通肿瘤。有个技巧是针开始进入肿瘤后，操作手将针缓慢推进时用另一只手抵住肿瘤。缓缓扭动针可以帮助冷冻针进入病灶。要用足量的利多卡因。如果看起来似乎不可能进入病灶，考虑暂时拔除冷冻针，并使用弹簧空芯针在冷冻针预计进入肿瘤的路径激发弹射几下。通过利用空芯针活检装置制造的孔洞，冷冻针也许能更容易进入肿瘤。当使用空芯针活检工具时，注意保持冷冻针无菌。如果患者治疗前空芯针活检不够充分，此时可以再取空芯针活检组织送病理。
患者是否需要镇静	大多数患者仅在局部麻醉下就可以很好地耐受这种操作，类似于空芯针活检。于冷冻探针进入的轨迹进行充分麻醉浸润及在纤维腺瘤内和周围即刻注射麻醉药可加强耐受性。为了实施镇静，需要将治疗从诊室转移至门诊治疗室，需要移动设备，需要麻醉恢复时间和护士，这些使手术过程复杂化。不仅增加了总体成本，还使经济效益最小化。由于极低温的潜在麻醉特性，我们不是必须在镇静或全身麻醉下进行此手术。应用足够的局部麻醉药，但不要直接在超声窗显示的皮肤和肿瘤之间注射太多，以免妨碍超声"视野"。唯一需要镇静的情况是治疗时。有些患者想在手术过程中听音乐舒缓情绪。
治疗设备选择	市场上有几种冷冻消融设备。虽然早期设备使用过冷氩气，但目前大多数设备使用液氮作为冷却剂。其获得容易，使用简单，但液氮储存性不佳，所以需要定期更换。
术后问题	1. 患者在最初几天的疼痛比预期的要严重得多。有时，周围组织的损伤和肿胀超过预期。如果病变位于胸壁，胸肌的冷冻消融会比乳腺组织的冷冻消融更疼痛。类似于其他外科手术一样，支持性镇痛药物可以解决这个问题。在有些患者，冷冻组织本身和周围都明显肿胀。这可能是由于冷冻时间较长或冷冻了较大面积的正常乳腺组织。其常发生于消融时间较长的恶性肿瘤治疗中。发生组织肿胀后，必须在最初几天关注皮肤贴或免缝胶带。由于肿胀，胶带可能会对皮肤形成张力，皮肤会发生水疱。这明显是相对组织可能发生的肿胀程度而言胶带粘贴过紧导致的。避免在冷冻区域附近粘贴胶带。疼痛可能是胶带下面水疱形成引起的。最后，由于这本质上是一种组织烧伤，冷冻消融后最初几天使用冰袋可能会有所帮助。 2. 治疗后的瘀斑超出了预期。由于冷冻区域内所有血细胞在治疗期间都会被裂解，游离的血红蛋白会在最初的几天中渗透至体表，造成明显的瘀伤。这将在前两周内全部吸收。由于治疗区域相对较小，裂解产物的分布可能大于预期，但其是正常的（图 8-10）。

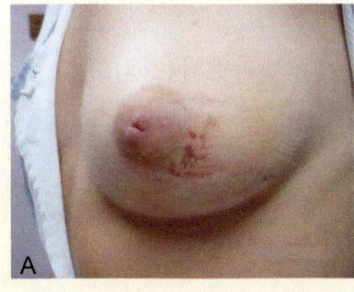

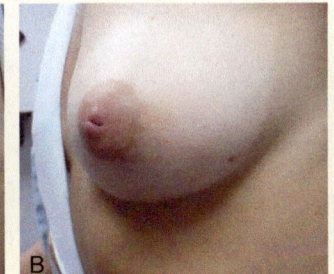

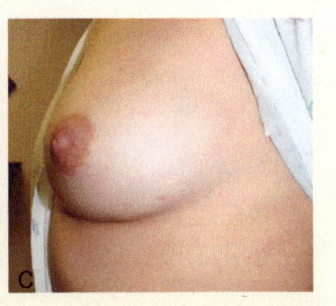

图 8-10 冷冻术后 1 周、1 个月及 6 个月时的临床图像。值得注意的是，由于治疗区域中血细胞溶解，瘀斑扩散范围远大于纤维腺瘤本身，但也会迅速消失

3. 患者在一个以前触诊无异常的区域可以触及一个很大的肿块。冰球通常比治疗的病变至少大 30%。冰球内的组织变得坚硬，比之前的肿瘤更明显。不可触及的肿瘤立即变成可触及的"冷冻肿瘤"。在前 1~2 个月，这些区域的硬度会开始下降。直到 6 个月后它们才会吸收。继续安抚患者告诉他们觉察到的硬块是正常的和符合预期的。发现一个之前不存在的新肿块（虽然是暂时的）的焦虑足以轻易抵消该操作的预期优势。

4. 患者的肿块持续了6～9个月，他和医师担心出了问题。这部分患者在后期的发现主要与初始治疗的充分性有关。如果冷冻探针放置准确，并处理恰当，这些患者只需要等待所触及肿块预期吸收。对于超过2cm的病变，需要6个月的时间才能开始明显缩小。成功冷冻消融的表现包括：在第1个月后可触及的肿块没有增大，并且在6个月后，肿块似乎有轻微软化，但有时很难注意到。"肿块"不应该有可测量的渐进式增长。在这段时间里，医师和患者都需要反复确认。到9个月时，冷冻灶很明显地缩小和变软。到12个月时，即使病灶没有消失，也已经有明显的变化。超声检查和触诊中明显可见病变在逐渐缩小。关键是耐心等待。

5. 冷冻消融术后随访超声显示可疑低回声病变，可疑为乳腺癌。冷冻消融组织的超声图像与手术瘢痕相似。典型表现为不规则的低回声肿块阴影，比冷冻消融前的超声检查明显更可疑。提示其为正常现象的线索是，整体大小没有渐进增长，而是缓慢地逐渐减小。只需要追踪这些病灶，但不必活检，除非病灶有增大。有经验的影像医师见多识广，只会跟随时间随访，而不会焦虑（图8-11，显示了纤维腺瘤冷冻消融术后4年的超声检查）。

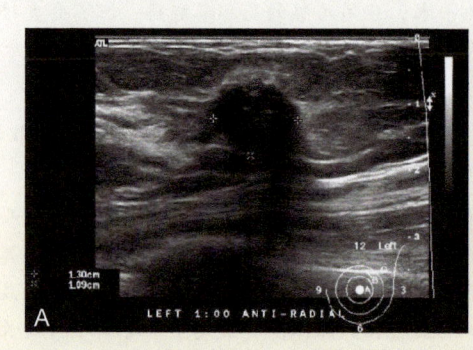

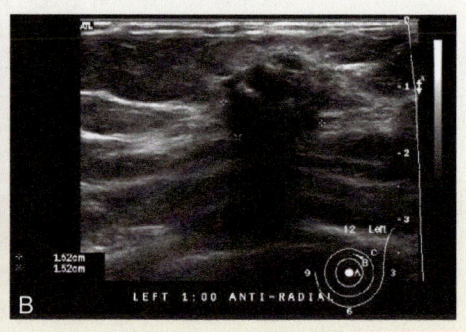

图 8-11 冷冻病灶治疗4年后的超声图像。原先的病灶处有残留的坏死组织瘢痕且较前缩小

关键点	1. 要理智选择适应人群，选择活检证实的良性纤维腺瘤及病灶远离皮肤和乳头、通常 < 2.5cm、已知晓冷冻灶需要长期缓慢吸收的有意愿的患者。 2. 确认探针放置精准度和遵循冷冻消融治疗程序。 3. 在每次术后预约随访时，要检查冷冻灶退化，关注临床表现变化，并向患者重申预期的远期临床效果。 4. 保持常规的年龄特异性乳房健康监测，其中可能包括乳腺X线摄影和临床乳房检查。

六、术后

（一）概述

1. 敷料覆盖进针点是十分重要的，以吸收可能从进针处引流出的液体。冷冻消融治疗实质上是乳房内部的损伤。与其他损伤一样，该区域会在未来2～3天肿胀。此处的敷料必须适应皮肤的拉伸和组织肿胀，否则，有胶布或其他粘合敷料的地方皮肤会有水疱。

2. 进针点可以用免缝胶带关闭伤口。在免缝胶带外可以放1对2cm×2cm的纱布块，然后全部用透明薄膜（Tegaderm）的黏性防水敷料覆盖。注意不要把黏性敷料抻开再盖在纱布上，因为组织会肿胀。如抻开皮肤再把未拉伸的敷料盖在纱布上，则接下来几天肿胀的皮肤不会因为受到紧张的透明薄膜和下方肿胀组织之间张力的影响而在敷料的边角产生水疱。不要抻开透明薄膜敷料盖在皮肤上，而是把未拉伸的敷料盖在纱布上时拉伸皮肤。告知患者当组织肿胀导致敷料边缘不适时，及时剥开敷料边缘。

3. 手术刚结束时，患者乳房上有一个区域会冷硬麻木。患者通常在穿好衣服放松几分钟后，就能够自己开车回家。

4. 告知患者未来几天内其组织会明显肿胀，也可能有触痛。局部使用冰袋和应用布洛芬治疗将有助于减少肿胀。被提醒过会有肿胀和局部触痛的患者面临这些情况时，就不太容易被吓到。

5. 由于冷冻消融靶病灶的所有细胞被完全破坏，所有的血细胞都会溶解并释放出血红蛋白进入组织。整个治疗区域将会变成深紫红色，并在1周到10天变成黄绿色，该患者没有出血，但是冷冻消融区域内的血液已经溶解。当发生这些颜色变化时，已知情的患者不会惊慌。2周后，所有的颜色都会消失。

6. 建议患者术后前5天内酌情与医师电话沟通，

以便让医师知道上述变化。几乎不可能出现术后显著的出血或感染。然而，基于冷冻消融后局部典型的变化，患者会认为这些事件都可能发生。

7. 经过这些早期改变后，患者会在冷冻区域发现有质硬的卵圆形肿块。其不会引起患者疼痛，但会大于患者的原发病灶，抑或如果它在冷冻治疗前是不可触及的，现在患者反而可以触及了。知道体格检查时会发现这些变化，有助于预防患者在初期肿胀消退后首次触诊该区域时的担忧。

（二）术后长期处理

1. 术后情况见图 8-2。
2. 经过最初恢复期之后，患者进入长期消散期。在这期间，患者冷冻治疗区域中央坏死后遗留的残余肿块会缓慢消散。消散所需时间和冷冻消融组织的大小直接相关。通常，该区域很少疼痛。在肿块消散的数月内，预先了解的患者触及持续存在的冷冻坏死肿块时就不会为此过于忧虑。
3. 门诊追踪随诊。一些临床医师治疗患者后只是简单建议患者关注乳腺局部预期的变化，而不在诊室随访患者。这不是推荐的随访方式，但某些医师只是等待患者需要时来电或者回诊。这种方式会使患者产生不必要的焦虑并降低患者满意度。我们推荐冷冻术后 1 年内定期随访体检。避免家庭医师因为在乳房中发现了一个以前没有见过的新肿块而紧张地来电询问。
4. 随着时间推移，可以减少为了确认残留肿块在缩小及患者一切安好而复诊的频率。治疗后的第 1 次回访是冷冻消融术后 2～4 周。下一次随访是 2 个月后。下一次随访是此后的 3～4 个月。此后为每 3～6 个月随访 1 次直至病灶消失。时长从 9 个月到 2 年不等。
5. 每次就诊，都要检查该区域，可用或不用局部超声测量。每次查体都要注意残余冷冻坏死灶的大小并安抚患者其正在缓慢地逐渐吸收。
6. 大部分患者＜ 40 岁，不是常规乳腺 X 线摄影筛查的适应人群。如果患者年龄＞ 40 岁，最好她们最近一次的乳腺 X 线摄影检查恰在冷冻前夕。随后可进行常规筛查。冷冻消融术后的第 1 次乳腺 X 线摄影会有治疗带来的影像学改变。如果影像人员不了解治疗情况，他们会注意到原先良性表现病变的区域出现密度增加和边界模糊的肿块效应。不了解情况的影像人员会考虑图像为乳腺 BI-RADS 分级 4 级并建议活检。然而，澄清治疗情况会将判读修改为乳腺

BI-RADS 分级 3 级或 2 级，建议连续影像随访。

7. 残余冷冻病灶的吸收速度与靶病灶的初始大小有关。＜ 2cm 的肿瘤，该区域正常会在治疗后 1 年内消失。＞ 2cm 的肿瘤，则要超过 1 年。绝大多数＞ 2cm 的肿瘤 2 年后就摸不到了。残余冷冻消融后组织的超声影像可见时期会更长，但其看起来与外科术后瘢痕的超声改变类似。3 年后超声就很难发现治疗区域的改变了。
8. 长期（＞ 3 年）的影像学改变不尽相同，从找不到治疗痕迹到类似外科活检后改变的遗留瘢痕。乳腺 X 线摄影偶尔可见该区域的局部钙化或者放射状纤维化，但最常见的乳腺 X 线摄影图像是治疗区域被脂肪替代。随着时间推移，超声成像最常显示为有些低回声瘢痕的非特异性乳腺组织。

七、治疗效果

1. 许多报道已经证实了冷冻消融术治疗乳腺纤维腺瘤的有效性。对于符合指征的患者，这些报道得出的结果是一致的。治疗后，病灶的临床和影像学痕迹缓慢吸收直至消失。目标的影像学证据也随之消失。
2. 在这项技术初期的正面报道之后，该操作被赋予现行操作术语（CPT）代码。许多支付机构将其纳入报销范围。然而，由于这种治疗方法应用范围有限，许多机构将其从支付名录剔除并重新划分其为研究项目。然而，支持大众接受该治疗方法的数据在许多地方的同行评审的文献中反复出现。仅有少数负面评价多是关于治疗后病变吸收缓慢的报道。
3. 由于这种手术是超声成像和经皮手术的结合，许多外科医师对这种手术不太感兴趣，而影像科医师则反之。随着时间推移，这种趋势似乎趋于稳定。

八、并发症

1. 大多数并发症是可以预防的，或者换种说法，大部分并发症都是医源性的。其中包括选择的患者皮肤和病变之间间距过窄，使皮肤更容易损伤。
2. 其他并发症包括免缝胶布或者透明薄膜敷料粘贴下皮肤肿胀引起的皮肤水疱。
3. 尽管淤血和肿胀是预料之中的，但明显的出血和感染罕见。
4. 感染有可能发生，若无菌技术得当，感染风险极低。

（赵　瑾　译）

第 9 章 乳腺癌保乳手术

Michael S. Sabel

一、定义

1. 乳腺癌保乳手术是周围有足够正常组织切缘的完整切除乳腺肿瘤的术式。乳腺癌保乳手术加乳房照射是保乳治疗（BCT）成功的基本要素。

2. 不可触及恶性肿瘤的切除需要一些定位方式，如导丝定位、红外/电磁或磁性粒子定位（详见第 4~7 章）。本章重点讨论可触及乳房肿块的保乳手术。

二、病史和体格检查

1. 想要保乳成功，必须有可能做到：① 获得肿瘤周围阴性手术切缘的同时保持可接受的外观；② 安全地实施放疗。必须要全面询问病史和进行体格检查以仔细选择保乳的患者。保乳的绝对禁忌证列于表 9-1。

表 9-1 保乳的绝对禁忌证

无法接受放疗
既往胸壁放疗
需要放疗时处于妊娠期
硬皮病或活动性系统性红斑狼疮
多中心病灶
乳腺 X 线摄影可见的弥漫可疑钙化灶
无法获得充分阴性切缘

2. 治疗前应全面询问病史，包括详细的既往史、目前的用药史和过敏史及个人和家族的肿瘤病史。

3. 既往的乳腺放疗史是保乳的禁忌证。对于可能既往有针对乳腺癌以外疾病（如霍奇金病的斗篷式照射放疗）的胸壁放射治疗史的患者，获得既往病历并获知当时的治疗区域是有帮助的。这些患者也可考虑进行部分乳腺照射。

4. 有自身免疫疾病或胶原血管疾病史的患者，如硬皮病、红斑狼疮、皮肌炎，可能对放疗有异常反应，这会显著损害美容效果。对于某些类型的胶原血管疾病，如雷诺现象、类风湿关节炎或干燥综合征，对放疗的反应并不严重，这些患者可考虑行保乳手术。

5. 一个详细的家族史对评估未来乳腺癌风险很关键，可考虑遗传咨询和基因检测。高风险的患者可能要考虑双侧乳房切除术，因为他们有相当大的罹患第二原发癌的风险。一项系统性综述表明，*BRCA* 突变携带者的保乳手术具有较高的同侧乳腺癌复发率（可能包括一些新的原发癌灶），但这与短期或长期不良生存结果无关。在已知 *BRCA1/2* 携带者中进行保乳手术应在与遗传咨询师进行充分讨论后再做决定。

6. 只要能达到阴性切缘，患者年龄、淋巴结状态、肿瘤组织学类型、肿瘤分级、广泛导管原位癌成分（EIC）都不是保乳的禁忌证。

7. 如果能进行可靠的保乳手术，那么之前的假体植入隆胸术病史并非绝对禁忌，并可对隆胸后乳腺使用标准的技术和剂量进行放疗。但会有包膜挛缩的风险。如果肿瘤靠近假体，植入物周围的纤维包膜需要一并切除，或许可能需要移除假体，以获得阴性切缘（肿瘤有时侵犯植入物周围的纤维包囊）。

8. 完整的双侧乳腺检查应包括重点评估保乳手术后外形效果和明确其他区域有无多中心病变。进行保乳手术之前，任何其他可疑肿块都要进行活检，以排除恶性肿瘤。

9. 应注意肿块大小、肿块的位置、肿块与皮肤的距离和所需切除的皮肤量及乳房的对称性。对于某些肿瘤相对于其乳房尺寸过大的患者，可考虑新辅助化疗以对原发肿瘤降期。另一些预计标准切除术后美容效果欠佳的患者，应考虑肿瘤整形方法（第 10~13 章）。

10. 应详细检查双侧腋窝、锁骨上、颈部淋巴结，以及术前发生的任何可疑淋巴结肿大。

三、影像学和其他检查

1. 所有患者均需要在术前 3 个月内行双侧乳腺 X 线摄影评估（图 9-1），影像酌情加压放大。接受新辅助化疗的患者在治疗完成后需要复查影像学检查。应该注意肿瘤大小、微钙化的存在及肿块以外的钙化分布。有些可触及肿物的患者可能还需要用导丝定位钙化灶以保证肿瘤切除同时完整切除钙化部分。

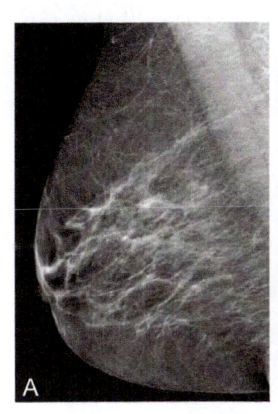

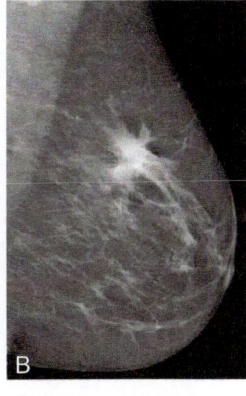

图 9-1 双侧乳腺 X 线摄影显示左乳癌
A. 右乳；B. 左乳

2. 其他区域的任何异常应检查并活检以排除多中心癌。多中心癌通常是保乳禁忌证；然而，若两肿瘤足够接近，可以在一个样本内切除并达到可接受的美容效果，仍然可以考虑选择保乳手术。

3. 在确定保乳手术是否适合方面，磁共振成像（MRI）的使用率一直在增加。尽管 MRI 可以更准确地确定肿瘤的范围，识别多发病灶，特别是在乳房组织致密的女性（其对乳腺 X 线摄影不敏感），但其使用还是存在争议的。MRI 敏感度高但特异度有限，其识别导管原位癌（DCIS）的能力有限。荟萃分析显示，没有证据表明术前 MRI 对再切除、再手术或阳性切缘率有影响，但与同侧乳房切除术和对侧预防性乳房切除术的可能性增加相关。术前 MRI 也不能降低乳腺癌复发的风险。MRI 的必要性应逐案评估。

4. 原发肿瘤的准确组织学评估，包括组织学亚型、分级及激素受体状态和（或）HER-2/neu 是否过表达，其是评估乳腺癌患者的必要条件。最好使用空芯针活检完成而不是细针穿刺术或切除活检完成。

（三）切口位置

1. 皮肤切口可以直接位于肿瘤表面，也可以设计在更美观的位置，如乳晕周围、外侧或乳房下皱襞。这个决定应该基于肿瘤和皮肤之间的预估距离，肿瘤的大小（与后续切口的大小），以及计划切口与肿瘤之间的距离，避免过长的操作隧道。

2. 通常皮肤切口还设在可触及肿块的表面（图 9-3），因为有助于避免过度潜行分离。潜行分离会破坏切缘，当因为切缘阳性或肿瘤距离切缘过近而需要再次扩切时，潜行分离会制造一些不必要的麻烦。

5. 为了较大肿瘤降期，新辅助化疗也经常用于三阴性或 HER-2 过表达的肿瘤患者。在许多病例中，在全身治疗前可触及的肿瘤在手术时不再可触及。对于在新辅助治疗后进行保乳手术的患者，一定要在计划手术前重复检查和更新影像学资料，因为定位是必要的。

四、手术治疗

（一）术前规划

1. 将患者带到手术室前，应与患者确认可触及肿瘤存在。术前应在站立位和仰卧位检查肿物。

2. 患者处于仰卧位外展手臂时仔细标记肿物。

3. 尽管乳腺癌术后的感染风险低，但其通常高于一般外科清洁操作的平均水平，许多研究表明，预防性使用抗生素可以明显降低术后感染的风险。

（二）体位

1. 保乳手术通常结合前哨淋巴结活检进行。因此，患者应取仰卧位且同侧臂与躯干成 90°。除非计划术中行前哨淋巴结分析并可能行腋窝淋巴结清扫，否则同侧手臂可以固定。

2. 如果前哨淋巴结活检与保乳手术联合进行，此时应注射蓝色染料。皮肤用乙醇消毒，将异硫蓝或亚甲蓝染料注入瘤周（第 16 章）（图 9-2）。

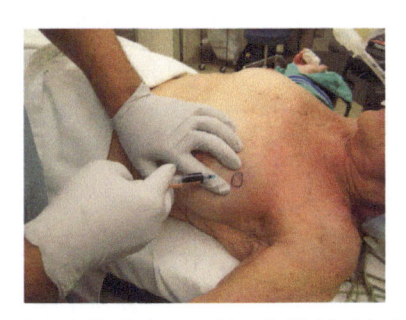

图 9-2 保乳手术前在瘤周注射蓝色染料以行前哨淋巴结（SLN）活检

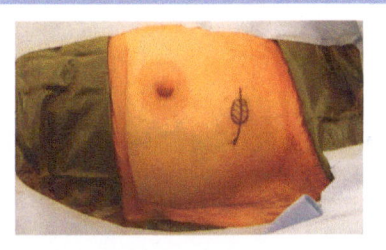

图 9-3 在可触及肿瘤表面沿乳腺皮肤 Langer 线的切口位置。切口设计要足够大以取出肿瘤而不要过度牵拉挤压

3. 皮肤与肿瘤之间有足够距离时，无须切除皮肤。然而，当肿瘤靠近皮肤时，应在切下肿瘤标本的

同时切除梭形皮肤。

4. 在乳房上半部分，沿 Langer 线（皮肤正常张力线）做弧形切口是理想的。在下半部分可以是弧形或放射状切口（图 9-4）。对于相对大乳房的较小肿瘤而言，其有充分的乳腺实质，弧形切口是可以的。但是，当要切除皮肤或相当量的组织时，弧形切口会使乳房向下方塌陷，从而乳头下移。这种情况下，放射状切口会减少乳头乳晕复合体移位。

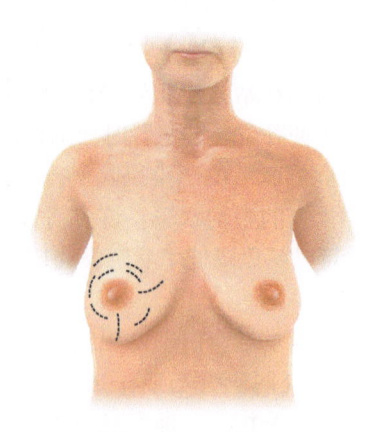

图 9-4 保乳术的可选切口。在乳房上半部分，沿皮肤 Langer 线的弧形切口最好。在下半部分，弧形或放射状切口均可接受

5. 切口设计时应考虑保乳失败时，要最终行全乳房切除术（图 9-5）。切口尺寸要足以去除肿块和周边切缘。使用小的美容切口会导致过度牵拉挤压肿瘤和切缘阳性而需要随后二次扩切。

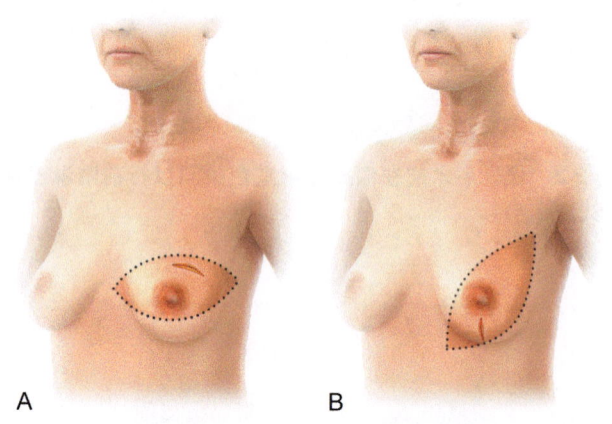

图 9-5 如果保乳失败，可选用乳房切除术切口。保乳手术的切口设计应该考虑无法达到阴性切缘时行乳房切除术的可能

（四）切开皮肤和游离皮瓣

1. 在皮肤上做一刚刚深达真皮的切口。对于接近皮肤的病变，应在肿物表面各个方向上游离皮瓣（图 9-6）。皮瓣应该留有足够的皮下脂肪，且应随着皮瓣的分离逐渐增厚。过薄皮瓣可导致过度挛缩和放疗时的凹陷，可通过切除肿物表面皮肤避免。

2. 对于深部肿瘤，切开皮肤后，可直接分离乳腺组织到肿块上约 1cm 处，然后开始沿肿瘤周围分离（图 9-7）。

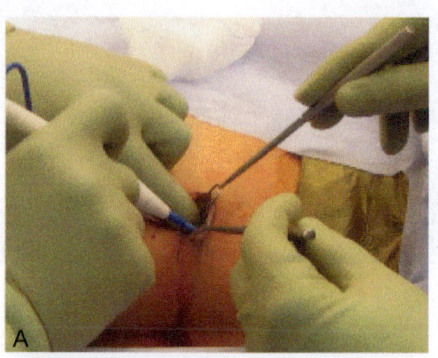

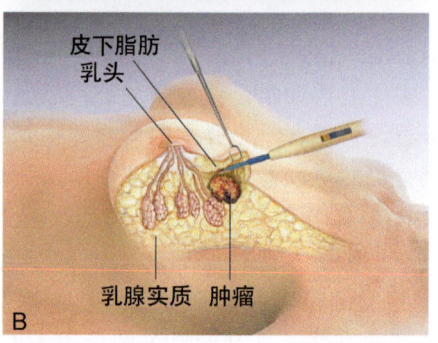

图 9-6 肿瘤表面皮瓣的游离。避免超薄皮瓣。随着皮瓣分离，增加其厚度

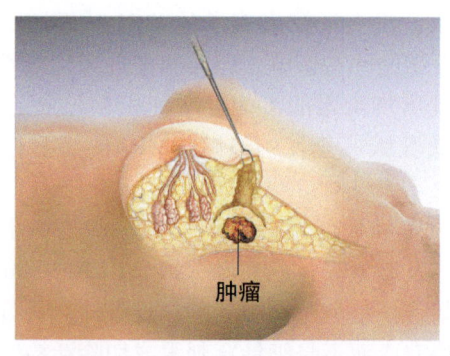

图 9-7 对于深部的肿瘤，在分离肿瘤周围之前直接分离乳腺实质到肿块上约 1cm 处，再沿肿瘤周围分离

（五）切除

1. 以保持肿块周围约 1cm 安全切缘为目标进行切除。在持续向胸壁分离时，最好用非操作手的示指牵引肿块完成操作，这样可以不断地感知边缘并保持周边有 1cm 的正常乳腺组织或脂肪（图 9-8）。

2. 沿肿瘤四周分离组织。一旦其游离了，通常可以拉出切口（图 9-9）。皮肤切口必须足够大，这样切除的部分可以很容易地被取出；通过小切口费力取出肿瘤会导致过度挤压和最终病理的切缘阳性。

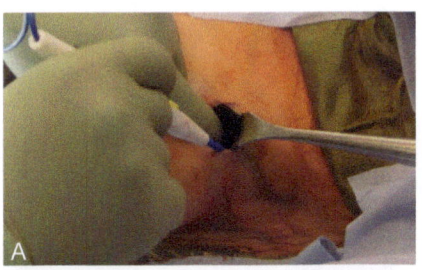

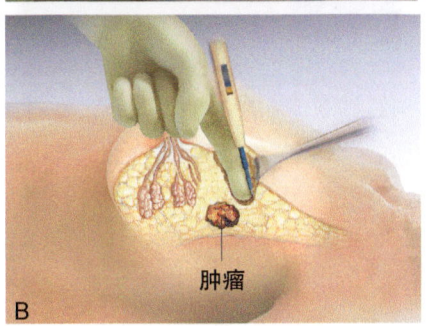

图 9-8　用示指固定并牵拉肿块，外科医师沿其周围分离，保持肿瘤周边有 1cm 的正常乳腺组织

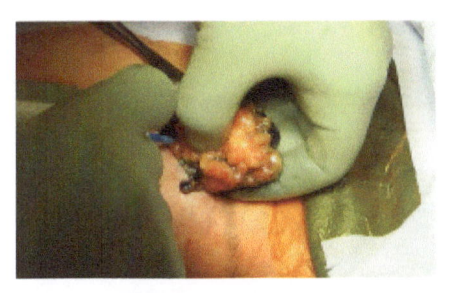

图 9-9　四周完整切除肿瘤并从切口取出

3. 在病变从体内完全取下之前，标本应用 2-0 丝线缝合标记定位。定位标记很关键，这样如果有阳性或肿瘤邻近切缘需要再次切除时，可只切除受累侧切缘（而不是整个残腔的扩大切除）。要为病理医师准确定位肿块，避免发生错误，需要用丝线进行 3 处定位标记（图 9-10）。此时我们建议上切缘一根 2-0 短丝线，外侧缘一根长缝线（图 9-11）。

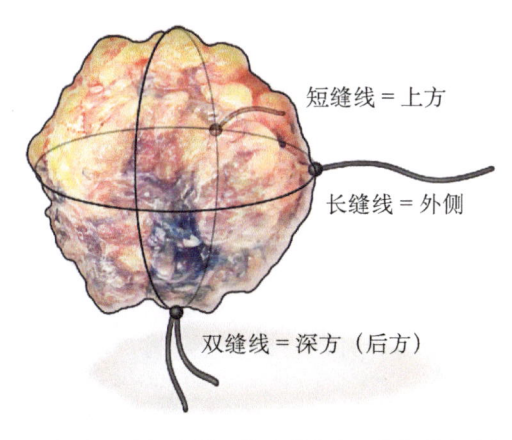

图 9-10　保乳手术标本的 3 处定位标记。上切缘 3-0 短缝线，外侧缘长缝线，深方（后方）双股缝线

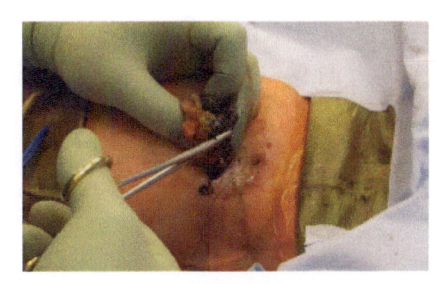

图 9-11　要在完全取下标本前留置缝线标记，这样不会迷失方位

4. 通过分离深方切缘，标本可被完全移除（图 9-12）。对于靠近胸壁的病变，深方切缘应包括胸大肌筋膜。罕见情况需要切除一些胸肌保证深方切缘阴性。一旦切下，在深方切缘进行第 3 处双股缝线标记（图 9-13）。

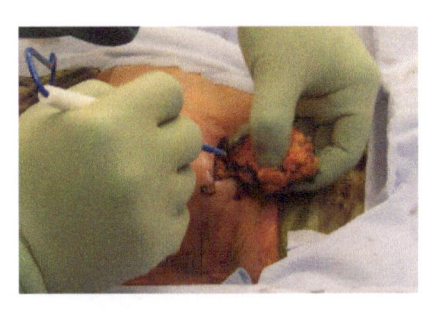

图 9-12　最后分离后方组织，完成肿物切除

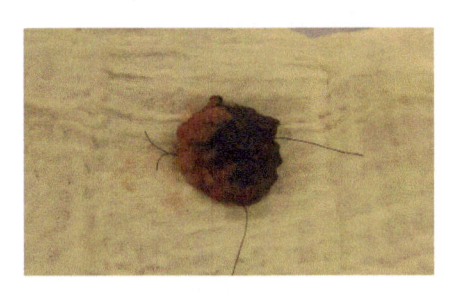

图 9-13　带有缝线标记的标本

（六）术中切缘分析

1. 如果不进行术中切缘分析，为获得阴性切缘的再切除率可高达 30%～50%。强烈建议进行术中切缘分析以减少再切除率至低于 5%。定位后，标本边缘用 6 种色素染色，然后以 2～3mm 的间隔切片（图 9-14）。

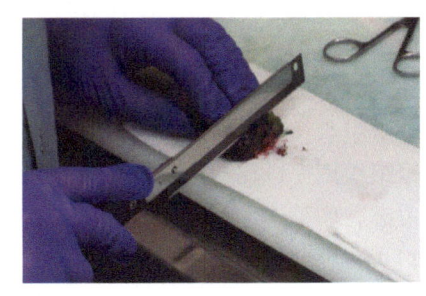

图 9-14　标本用 6 种色素染色后切片以进行术中切缘分析

2. 检查完大体标本切缘情况后，应对每个可疑的切缘进行切片（图9-15）。在-20℃的低温恒温器上切出6～7μm厚的切片，然后采用快速苏木精-伊红染色技术染色（每个组织块都要有两级医师进行检查确认）。任何浸润灶或原位癌距离切缘不足2mm都要报告给外科医师（图9-16）。

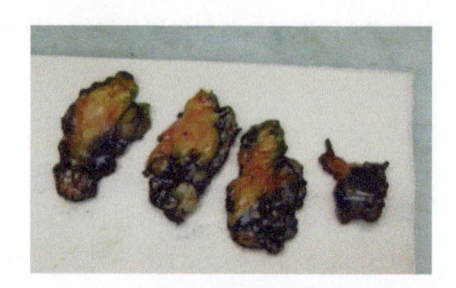

图 9-15 检查大体标本有无受累的切缘

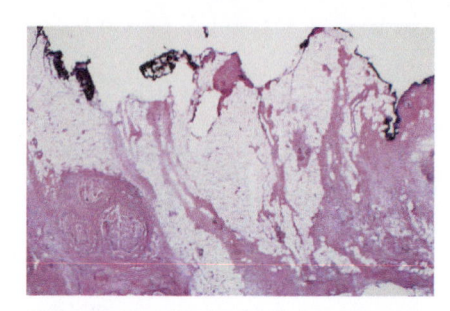

图 9-16 接近切缘处发现导管原位癌。将该信息反馈给外科医师，该切缘处会行二次切除

3. 在无法进行术中切缘分析的情况下，术中标本的大体检查可以帮助判断近肿瘤的切缘，从而进行额外切除。在某些情况下，可以在肿瘤切除时获取6个腔面切缘，以减少阳性切缘概率，但这可能会增加切除组织的体积且对局部复发的影响尚且未知。

4. 肿瘤邻近切缘的二次切除可以用组织钳夹住切缘的顶端并围绕需要切除的半球形向后再切除0.5～1cm（图9-17）。新的切缘应该为病理医师做适当标记（图9-18）。

（七）关闭切口

1. 一旦肿物切除完成，确切止血，然后在残腔的6个解剖方位（前、后、内、外、上、下）留置外科标记夹（图9-19）。这有助于设计放疗方案，特别是瘤床追加照射或部分乳房照射。

2. 对于标准的保乳手术，外科医师不必试图拉拢切开的乳腺组织。残腔可以被血清肿、纤维蛋白及最终的纤维组织填充以保持正常的轮廓。对于大的缺损，可以考虑肿瘤整形术，这将在第15章中讨论。

3. 切口用可吸收缝线缝合真皮深层，然后皮内缝合或用粘合胶粘合（图9-20）。不应放置引流管。

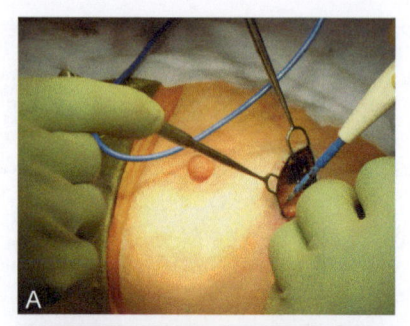

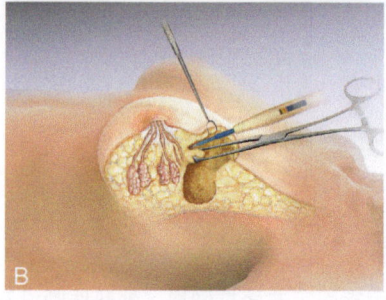

图 9-17 基于术中切缘分析结果而扩切的下切缘（A）；用组织钳夹住残腔顶端并从残腔向后约1cm处完整切除该半球形（B）

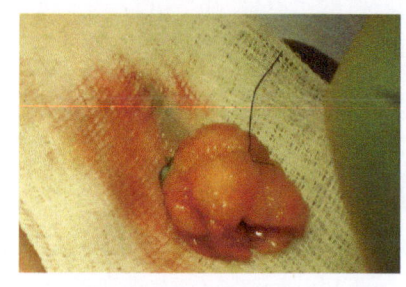

图 9-18 再切除后用标记缝线指示新的真正切缘侧

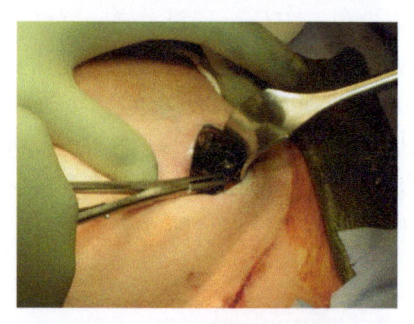

图 9-19 在肿瘤切除残腔周围留置外科标记夹以协助制订放疗计划

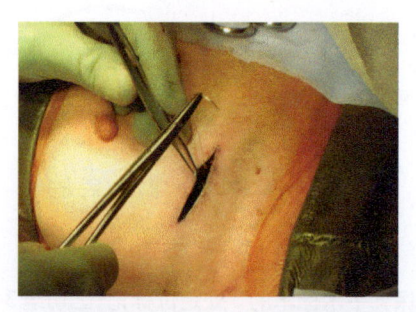

图 9-20 用可吸收缝线缝合真皮深层来对拢皮肤

经验与教训

适应证	1. 要完善全面病史询问、体格检查和乳腺影像学回顾确保患者是保乳手术的适合人选。 2. 在进行保乳术前，要对体格检查或影像学发现的可疑病变进行活检。
切口位置	1. 取切口时要考虑保乳失败患者会进行再次扩切或全乳房切除术的可能。 2. 在乳房下半部分，放射状切口可以达到比弧形切口更好的外观效果。 3. 切口要足够大，以取出肿块时不过分挤压为宜。这可减少因肿瘤邻近切缘或阳性切缘而需要再切除概率。
皮瓣游离	1. 薄皮瓣可引起放疗后的过度挛缩和凹陷，可通过在肿物切除术同时切除肿物表面皮肤来避免。 2. 皮瓣随其分离而逐渐变厚。
切除	1. 切除过程中保持肿块周围至少 1cm 的大致正常切缘。 2. 术中切缘分析可减少再切除率，带来更低的乳房切除率和更好的外观效果。
定位	1. 须用 3 处缝线定位，避免发生错误。 2. 在完整切下之前留置 2 处缝线标记以避免迷失方位。
关闭切口	不要拉拢缝合乳腺组织或放置引流。

五、术后

1. 保乳术后，患者应使用乳腺绷带或者支持性胸罩。有助于持续止血及减少因乳房重量产生的皮肤切口张力。应鼓励患者术后 1 周内昼夜佩戴支持性胸罩。

2. 术前乳腺 X 线摄影中存在延伸到肿块外微钙化的患者，应在保乳术后复查乳腺 X 线摄影，以确保微钙化完全切除。

六、治疗效果

1. 保乳术后切缘必须达到组织学阴性（墨水印染处无肿瘤）。切缘阳性的患者应返回手术室进行肿瘤切除术扩切。不再推荐在肿瘤和墨水之间获得更宽的组织学边缘（如 2mm），而将在肿瘤上没有墨水印迹作为充分边缘的标准。

2. 在一项对 1965—2013 年的 33 项符合条件的研究所进行的 Meta 分析中，保乳手术加放疗后乳腺肿瘤中位复发率为 5.3%（四分位数为 2.3%～7.6%），生存率和全乳切除是无差异的。

七、并发症

1. 血清肿。
2. 血肿。
3. 感染（蜂窝织炎或脓肿）。
4. 乳头感觉改变。
5. 肿瘤接近切缘或阳性切缘。
6. 外观效果差。

（赵　瑾　译）

第 10 章 乳房肿瘤整形手术：菱形肿块切除乳房提升术

Cary S. Kaufman

一、定义

1. 对于大多数患者来说，单纯肿块切除即可获得足够的边缘和良好的美容效果，且无须特别处理残留的血清肿（第 9 章）。

2. 对于缺损较大的患者，血清肿吸收和放疗可能会引起乳房过度收缩、局部凹陷和乳头移位。肿瘤整形切除术可以在切除肿瘤同时填充无效腔进行成形以避免这种情况发生。

3. 一种针对上象限肿瘤比较简单的肿瘤整形方法是菱形肿块切除乳房提升术，因其圆滑的菱形皮肤切口而得名。其根据 Veronesi 放射状切除全层腺体的"象限切除术"发展而来。

4. 菱形肿块切除乳房提升术可以在切除癌肿及周围较宽的边缘的同时进行提升术，上提纠正轻中度下垂的乳房（图 10-1）。

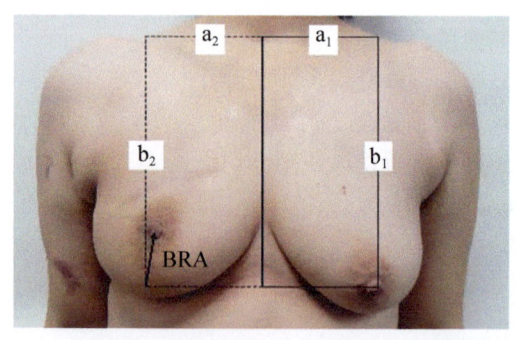

图 10-1 未处理的左侧乳房有轻、中度的乳房下垂，右侧乳房因为采用的菱形乳房提升术，既扩大切除了肿瘤，又提升了乳房（乳头）（引自 Chen CY, Wang PJ, Huang CS, et al. Increased asymmetry with larger breast size following the oncoplastic parallelogram mastopexy lumpectomy for cancer. Breast J. 2021;27:409-411. 版权 © 2021 作者. 经 John Wiley & Sons 公司许可后再版.）

5. 随后在胸壁表面潜行分离腺体后对合乳腺组织（乳房提升缝合），减小术后皮肤回缩和空腔形成的范围，但该方法可能导致双侧不对称。对于有下垂可以通过此方法纠正的患者，他们需要这种不对称。患者若无乳房下垂，乳头位置可能会提升，需要行对侧乳房提升和（或）减容以恢复对称性。

二、病史和体格检查

1. 所有接受菱形肿块切除乳房提升术的乳腺癌患者应按照第 9 章所述的方法进行详尽病史采集和体格检查。

2. 除了肿瘤学关注的问题，体格检查还应包括对乳房大小、肿瘤部位和大小及即将切除组织量（包括边缘）的评估，乳房下垂程度及患者对现乳房外观的满意度。

3. 注意标准保乳术或肿瘤整形保乳术的禁忌证，包括广泛分布微钙化和多中心癌灶。影像学提示的任何其他可疑病变均应进行活检，以排除多中心癌灶，并制订明确的手术计划。

三、影像学和其他检查

1. 通过全视野数字乳腺 X 线摄影评估病变的范围，选择性使用乳房腋窝超声（US），有的病例需要应用乳腺增强磁共振成像（MRI）。

2. 乳腺 MRI 对评估乳腺 X 线摄影阴性癌灶和浸润性小叶癌的范围尤为有用。拟行肿瘤整形切除术时，可用 MRI 观察恶性肿瘤与邻近皮肤或胸壁的毗邻关系。对评价后续新辅助化疗效果也有帮助。

3. 不可触及的病变需要用导丝或无导丝定位手段引导切除。较大的不可触及的病变，可以使用多个定位装置包围病变达到定位效果。定位技术见第 4 章、第 6 章和第 7 章。

4. 局部晚期乳腺癌（T4 或 N2 或更高）患者，可考虑利用胸、腹、盆腔 CT 和骨扫描进行分期。

5. 乳腺癌拟行前哨淋巴结活检患者，可至核医学科行术前淋巴闪烁显像，但其并非必检项目（见第 16 章和第 17 章）。

四、患者选择

1. 菱形肿块切除乳房提升术需要切除癌灶浅表部位的皮肤，多用于上极或外侧乳癌。

2. 对于内上象限病变，仅切除小块皮肤岛，或者不切除皮肤岛，单纯进行乳房组织和皮肤的对合。

3. 去除肿瘤表面潜在多余的菱形皮肤，避免切除术后留下冗余的皮肤形成"犬耳"征。

设计椭圆形切口

1. 当需要切除的皮岛较宽，可能导致乳头乳晕复合体（NAC）移位时，要仔细设计椭圆形切口。

2. 画一个双边等长、圆滑的菱形，标记拟切除的皮岛、连同深部肿瘤及周围包裹组织（图10-2）。

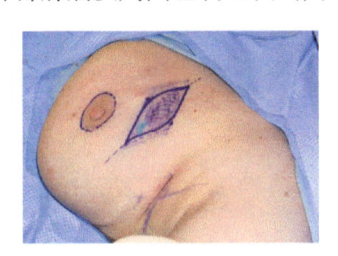

图 10-2 圆滑的菱形，双侧边等长，用来将皮岛和肿瘤整块切除

3. 对于上象限的病变，切口应为弧形，对于下象限的病变，包括3点和9点位置，切口应呈放射状。

4. 切开皮肤后继续向下切至乳腺实质（图10-3）。

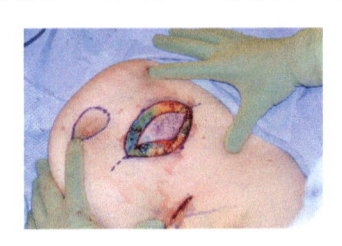

图 10-3 手术刀切开菱形皮岛后继续向下切至乳腺腺体

5. 切开皮岛后，向两侧短距离分离皮瓣。

6. 向下分离切开直至胸肌，掀起腺体将之与胸壁肌肉分离（图10-4），行标准的肿瘤切除术。

7. 在残腔的基底和周围纤维腺体放置4～6个金属夹。三维立体标记有助于为放疗医师定位瘤床。

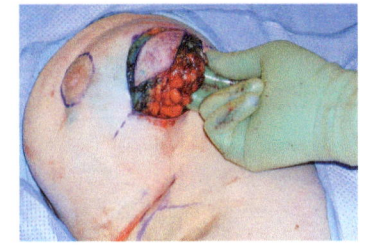

图 10-4 切除全层腺体，深至胸壁肌肉

8. 肿瘤切除并止血后，即在胸大肌筋膜水平潜行分离纤维腺体组织，使其全层组织可在胸肌表面拉拢（图10-5）。

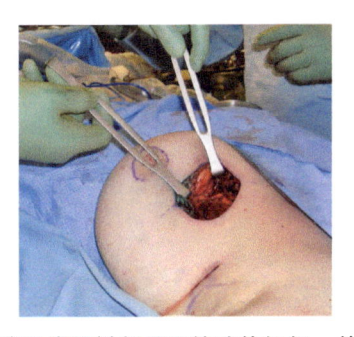

图 10-5 从胸肌表面掀起周围的腺体组织，使其可以拉拢

9. 在胸肌表面拉拢全层腺体，将残腔边缘对合，在最深层用3-0可吸收线缝合。根据缺损部位和残腔周围富余组织的方位，调整牵拉腺体的方向。乳房提升术的目的是尽可能地将胸壁肌肉覆盖，减少皮肤和深部组织直接粘连导致的凹陷（图10-6）。

10. 浅层组织用可吸收线间断缝合皮下（笔者用3-0线）。应用可吸收线常规皮内缝合皮肤（笔者用4-0线）（图10-7）。

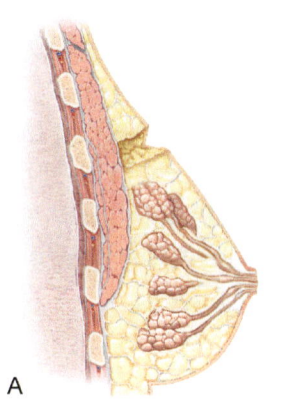

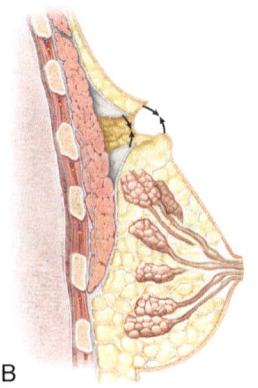

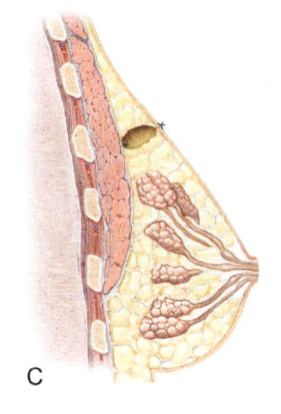

图 10-6 将腺体组织在胸肌表面拉拢，使其深部组织和皮肤不连通
A. 从皮肤到胸肌筋膜切除病变乳腺组织；B. 将周围组织从筋膜表面拉拢对合；C. 关闭伤口全层，尽量减少残腔

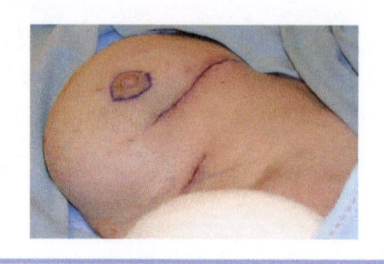

图 10-7　应用可吸收线间断缝合皮下，再用可吸收线皮内缝合

经验与教训

指征	1. 指征 （1）上象限肿瘤伴轻、中度乳房下垂。 （2）患者有意愿纠正乳房下垂。 2. 禁忌证同传统肿瘤切除术 （1）多中心病灶。 （2）有放疗禁忌。 （3）不能获得阴性切缘。
乳头乳晕上移/不对称	1. 此术式可出现该情况，需要提前告知患者。 2. 有必要行对侧乳房减容或乳头提升术。
血清肿	1. 因为此术式残腔已被闭合，故该并发症不常见。 2. 术后很少留置引流管。
切缘不充分	1. 扩大切除可以提高切缘阴性率，包括前方和深部边缘。 2. 多处切缘不净时需要行乳房全切术。
远期效果	整形效果好，局部复发率相近。

五、术后

标准的部分乳腺切除术很少放置引流管，因为残腔已经关闭，避免了血清肿形成。

六、治疗效果

1. 与传统肿瘤切除术一样，所有肿瘤整形术的主要目的是要保证切缘阴性。
2. 术中切除标本需要进行放射学检查，确认已经切除了钙化灶、肿块和靶病灶。
3. 有的医疗中心利用术中冰冻病理或细胞学检查辅助判断是否需要继续扩切。鉴于肿瘤整形术后期再次扩切有难度，故术中病理在此尤为有益。
4. 若术中病理或标本放射学检查提示有切缘不净的可能，可以在乳房提升术缝合之前额外取好该方向的切缘，降低后期再切开的可能性。标本三维断层X线成像对评估术中切缘也有帮助。
5. 若初次切除后因为切缘不净，需要再次扩切，优先使用原切口。
6. 菱形的标本易于定向，应用多根缝线或墨水染色法标记，定位可能出现的阳性切缘。
7. 若阳性切缘只累及标本的一小部分，无须整个残腔都扩切，只将受累部位的切缘扩切即可。
8. 若各切缘都不净，则需要行乳房全切术，以获得满意的外科清扫效果。此时，要将肿瘤整形的切口和乳头乳晕复合体都切除，技术上可能有一定难度，需要请整形医师会诊共同商讨一期重建。
9. 多项研究已经证明保乳手术应用肿瘤整形的方法效果良好。可以比传统方法切除更多的边缘，它在肿瘤学上的效果有待于进一步研究证实。

七、并发症

1. 应用肿瘤整形方法时，若术者没有经过相关培训，且没有整形外科咨询或术中协助时，术者需要确定采用哪种方法更适合。
2. 菱形肿块切除乳房提升术是标准肿瘤切除术的改良术式，并发症率很低。没有乳头缺血，没有皮瓣坏死。该术式最显著且特有的难点是设计切口时不能充分预测最终效果。但可随着经验积累得到解决。

致谢：作者对 Benjamin O. Anderson 和 Kristin Calhoun 在外科手术前期的工作表示感谢。

（王　宁　译）

第 11 章 蝙蝠翼乳房上提式肿块切除术

Joshua Alex Bloom, Isaac Gendelman, Abhishek Chatterjee

一、定义

1. 肿瘤整形乳房手术（OPS），为一种保乳手术（BCS），是在保证肿瘤学安全前提下的重建技术，因为之后利用容积替代或容积移位充填，故可行较大体积的部分乳房切除。其不仅可以恢复乳房对称性和总体美观性，与标准的部分乳房切除术（20%～30%）相比，其还可以降低阳性切缘率（5%～10%）。并且，这种方法的患者报告结局测量法（PROM）如BREAST-Q 评分一直高于其他各种乳房重建术。

2. OPS 根据切除组织量的百分比，分为容积替代和容积移位 2 种亚型。容积替代进一步分为 1 级（切除乳腺组织＜20%）和 2 级（切除乳腺组织 20%～50%）。蝙蝠翼乳房上提式肿块切除术就是 1 级容积替代手术，专门针对中央区上极的肿瘤。

二、病史和体格检查

1. 既然蝙蝠翼乳房上提式肿块切除术是一种BCS，那么首先必须进行详尽的病史采集和体格检查确认该患者适合保乳。

特别强调的是，应询问患者肿瘤家族史、已知的遗传疾病、放疗史，这些和广泛分布的癌灶、多中心肿瘤、弥漫微钙化、*BRCA1* 或 *BRCA2* 突变，以及既往胸壁放疗史一样，是保乳的绝对禁忌证。既往手术史、疾病史、过敏史、用药史（如阿司匹林或抗凝药）也需要询问。

2. 所有患者要进行双侧乳腺检查，包括腋窝。

除了肿块和肿大淋巴结触诊，乳房的大小和下垂程度也是关注内容。

3. 蝙蝠翼乳房上提术除了可以上提乳房的下半部分和乳头乳晕，还能够保留乳房外形，为下垂的乳房提供最佳的效果。

4. 针对患者的期望，有必要让患者理解乳房皮肤上可以见到手术瘢痕，尤其是只行单侧手术，而对侧没有进行对称性提升时，乳房不仅大小不对称，乳头位置也不一样。

5. 其实相较于环形垂直或 Wise 式（有蒂）乳房上提术，蝙蝠翼乳房上提术已经是相对快捷和简单的术式了，皮肤切口也隐藏得更好。

6. 蝙蝠翼乳房上提术对于内上象限和外上象限病变可以直接切除患处皮肤，对于该区域的表浅或溃疡性病变，可以做到前切缘干净。

7. 总之，医师应和患者共同讨论这些术式，在双方知情的基础上，决定哪种肿瘤整形方法更合适。

三、影像学和其他检查

1. 在进行任何手术操作之前需要进行恰当的规划，尤其当怀疑或确定恶性病变时。患者首先需要完善全面检查，包括双侧乳腺筛查成像、靶区诊断成像、超声、肿块空芯针穿刺活检。

2. 病理回报后，需要进行包括乳腺外科、整形外科、放射肿瘤科、肿瘤内科在内的多学科会诊以讨论该病例及治疗计划。

3. 如果病变可触及，患者可直接进手术室（OR）。若不可触及，术前需要行导丝定位。若恶性病变拟行前哨淋巴结活检，术前可考虑进行核素淋巴闪烁成像。

四、手术治疗

（一）术前规划

1. 需要患者在站立位标记病变术前所在区域。蝙蝠翼乳房上提式肿块切除术的切口包括月牙形的环乳晕中央区和向乳晕两侧延展的 2 个三角形。标记的下半部分需要包括乳头乳晕复合体（NAC）的上半部分（图 11-1）。这样可以向乳头乳晕区的内侧和外侧扩大切除。

2. 蝙蝠翼乳房上提术后乳头会上提，患侧乳头只要提升超过 1cm，就需要和患者讨论是否行对侧乳房对称性手术。

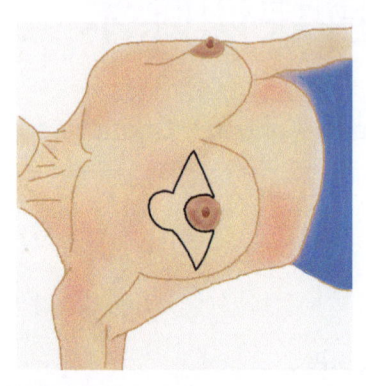

图 11-1 蝙蝠翼乳房上提术皮肤切口标记（由 Issac Gendelman 无偿提供）

3. 为了减少阿片类药物的应用，需要在肿瘤整形术前应用镇痛药和（或）区域阻滞药。切皮前预防性应用抗生素（若没有药物过敏史，最好是某种一代头孢），后续应用加压装置，考虑深静脉血栓形成可能，可以依据 Caprini 评分在麻醉诱导前预防性应用抗凝药。

（二）体位

患者取仰卧位，上肢外展 90°。广泛消毒铺单。为了术中全程能够进行对比以达到合理的对称效果，对侧乳房需要显露在术野内，尤其在对侧不做对称性手术的情况下。

（三）皮肤切口和病变切除

1. 再次确认切口标记，保证乳房在胸肌前方的中央部位。如有必要，可以插管后，对合蝙蝠翼的标线处，让患者坐位后观察，这样切开前即能合理预估乳房形状和乳头位置。

2. 然后，沿着标记的蝙蝠翼形切口向下切开腺体全层（图 11-1）。采用电烧沿着皮肤和腺体组织向下分离到病变深部，若为恶性肿瘤，则分离到胸大肌筋膜。将标本整块从胸壁表面切除（图 11-2）。

2. 在残腔壁的组织上放置金属夹，以备万一病理回报切缘阳性，可以帮助后期放疗定位。

（五）关闭切口

1. 标本去除、残腔标记后，在残腔底部向头侧和尾侧分离腺体，向中间拉拢，获得无张力的缝合缘。

2. 一般不需要引流，除非患者在治疗性应用抗凝药期间。

3. 应用可吸收缝线逐层缝合腺体组织（图 11-3）。

4. 应用可吸收缝线连续皮内缝合皮肤，并用皮肤胶及免缝胶带进一步加强。

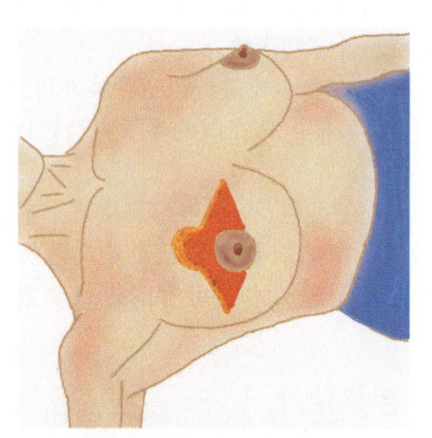

图 11-2 蝙蝠翼式切除标本后遗留残腔（由 Issac Gendelman 无偿提供）

（四）标本定向和瘤床标记

1. 标本用不可吸收线标记，短线为上，长线为外侧。

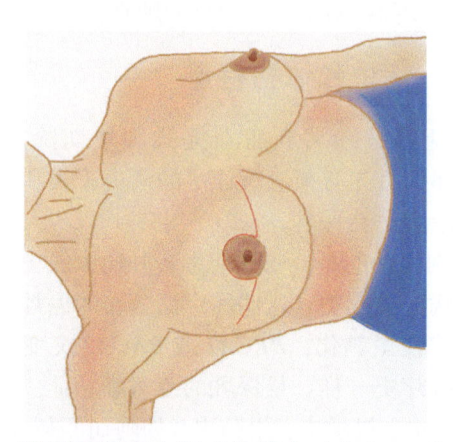

图 11-3 蝙蝠翼乳房上提术的缝合（由 Issac Gendelman 无偿提供）

经验与教训

指征	1. 蝙蝠翼乳房上提式肿块切除术适用于肿瘤位于中央区上极、有保乳指征但不能或不愿进行更复杂的容积替代手术如环形垂直或 Wise 式（有蒂）乳房上提术的患者。 2. 此术式适用于老龄和（或）体弱患者，手术时间缩短可使其受益。而更复杂的肿瘤整形手术适用于不介意乳房中央区有瘢痕的患者。 3. 此术式也适用于肿瘤位置表浅或出现癌性溃疡的患者，可以通过蝙蝠翼的设计切除该处皮肤（保证前方阴性切缘）。
切口	绕乳头乳晕复合体缘画标记线，让乳房肿块处于标记区域中心。
切除	确定或怀疑恶性肿瘤的病例，后切缘应包括胸大肌筋膜。这样更容易获得阴性切缘，尤其当存在广泛导管内癌时。
标本定向	用短线标记标本的上方，长线标记外侧。金属夹标记瘤床。
缝合	逐层缝合腺体，关闭无效腔，提升乳房下半部分和乳头乳晕。

五、术后

1. 如使用免缝胶带，则待其自然脱落。
2. 患者术后应穿外科胸衣 1 周。术后第 1 天可以沐浴，沐浴时可以脱掉胸衣。

六、治疗效果

1. 美观性优于标准的部分乳房切除术，但在乳房中央区会遗留瘢痕。若对侧不行对称性提升手术，还会有某种程度的不对称。
2. 尽管蝙蝠翼乳房上提术的设计有其相应的美观效果，但与 2 级容积替代 Wise 式术式相比，其美容效果仍逊一筹。
3. 最后，据说从肿瘤学角度有 5%～10% 的切缘阳性率，所以有二次手术扩切的可能。

七、并发症

1. 感染。
2. 血清肿。
3. 血肿。
4. 不对称 / 外形不佳。
5. 阳性切缘。

（王　宁　译）

第 12 章 双环乳房上提式肿块切除术

Dennis Ricky Holmes, Michael S. Sabel

一、定义

1. 双环乳房上提式肿块切除术是 1 级肿瘤整形容积替代术式，在文献中有不同的名称，如改良 Benelli 乳房成形术、圆切技术、乳晕缘乳房上提术、环乳晕切口乳房上提术。

2. 该术式由 Louis Benelli 提出，目的是将乳房整形瘢痕局限在乳晕周围。后来，该术式有所改进，使其可以切除良性或恶性乳腺病变，所以被当作治疗性乳房整形手术。

3. 双环乳房上提式肿块切除术用两个同心圆或者月牙形的环乳晕切口，一个在乳晕缘或近乳晕缘，另一个直径要比前者大至少 1cm，双环间的皮肤去表皮化，然后向中央或外周病变切开深入便于切除。

4. 圆切法和双环乳房上提式肿块切除术比较，一个迥然不同的特点是环扎术的应用，应用不可吸收线环形缝合并扎紧乳晕缘外圈（双环外圈）。环扎可以预防乳晕因为周围皮肤向外牵拉导致的扩大。

二、鉴别诊断

双环乳房上提法最初是一个美容手术，后来进行改进用来切除良恶性肿瘤。

三、病史和体格检查

1. 所有要进行双环乳房上提式肿块切除术的患者应进行详尽的病史采集和体格检查，同第 9 章。

2. 除了肿瘤学相关内容，体格检查还应包括乳房大小的评估、肿瘤的位置和大小、预估切除组织量（包括切缘）、下垂程度及患者对目前乳房外观的满意度。

3. 关注标准保乳或者肿瘤整形保乳术的禁忌证，包括广泛分布恶性微钙化、多中心癌灶。影像学检查显示的其他可疑病灶需要活检排除多中心癌灶，确定手术计划。

4. 双环乳房上提式肿块切除术可以用来切除不累及乳头乳晕的乳房任何象限的病变。

5. 此术式尤其适用于小到中等大小下垂乳房的患者，小型的乳房上提术即可使他们获益。

6. 作为乳房上提手术，双环法可用于维持、提升或纠正乳头乳晕复合体位置。

四、影像学和其他检查

1. 评估病变的范围用全视野数字化乳腺摄影，酌情选用乳腺腋窝超声、乳腺 MRI 增强。

2. 乳腺 MRI 对于评估乳腺 X 线摄影阴性癌灶、浸润性小叶癌的范围，肿瘤和邻近皮肤及胸壁的距离，以及肿瘤对新辅助治疗的反应，尤其有用。

3. 触诊阴性病变需要用导丝或无导丝定位的方法引导切除。范围比较大的触诊阴性病变可以用多个定位装置包围病变的方式引导手术。定位方法见第 4～7 章。

4. 术中超声也可以用来替代或者辅助定位装置，帮助切除肿瘤和评估大体切缘。

5. 局部进展期患者(T4 或 N2 或更高)可利用胸部、腹部、盆腔 CT 和骨扫描进行分期。

6. 若恶性病变拟行前哨淋巴结活检，可以考虑用核素进行术前淋巴闪烁成像。

五、手术治疗

（一）术前规划

1. 最初皮肤上的标记要在术前用不可脱色的标记笔描记。描记时最好让患者取站立位，双臂垂于两侧，术者取坐位。在这个体位，术者描记出乳晕上缘的最终位置，一般根据不同指征（如乳房上提术、乳头再中心化手术或皮肤切除），距离胸骨上窝 16～19cm。术者还需要根据患者喜好和对称性确定新乳晕直径（一般 42～50mm 或更小）。

2. 乳房的术前外观和术后效果要拍照留档，假以时日可以帮助术者评价和改进手术效果。另外，与即将进行该类手术的患者私下分享这些照片可以使患者对预期的手术效果有更清晰的理解。

3. 术前需要告知双环乳房上提式肿块切除术的患者，术后他们会看到沿着乳晕外缘的皮肤皱褶，皮肤薄的人一般在 2～3 个月后逐渐消失，皮肤厚的人会超过 6 个月。

（二）体位

1. 进入手术室，诱导麻醉后患者保持仰卧位。双上肢固定于托手板，上半身可以坐起，便于评估乳头位置、乳房形状、对称性、缝合前皮肤的对合。

2. 对侧乳房也要显露于术野，便于手术全程进行对比，达到合理的对称效果，尤其当对侧乳房没有进行相关整形手术时。

（三）设计乳头乳晕复合体的位置

1. 作为乳房上提术，双环式可以用来维持或纠正乳头乳晕复合体位置。同心双环可以维持乳头位置不变，此时如内环和外环之间等距，外环会缝合在原位乳晕边缘。这种方法适合于患者乳房没有明显下垂、术者拟降低对侧乳房对称性手术的需要，或者患者单纯不愿意纠正下垂的情况。

2. 对于小或中等大小的乳房，可以通过让双环外圈沿中线向头侧移位的方式纠正乳房下垂（图 12-1A）。通过增加头侧内外圈之间的距离和减少尾侧内外圈间的距离，内外圈之间对拢后乳头位置即向头侧提升（图 12-1B）。

3. 最好将乳头提升度（如头侧缘外圈和内圈间的距离）控制在 3cm 之内，避免内外圈缝合后出现过多的褶皱和乳房中央区过于扁平。如果下垂度决定了乳头提升需要 > 3cm，就得采用 2 级乳房整形术（如 Wise 式减容术），它可以纠正更大程度的下垂，同时改善乳房前突。除外这些限制，不希望在乳房上做长切口的患者，想避免大范围手术、缩短高危患者手术时间的外科医师，都更青睐双环式肿块切除术。

4. 双环式手术的第 3 个应用是乳头再中心化，当乳晕的内侧或外侧缘皮肤被切除导致乳头乳晕复合体向内侧或外侧移位时（图 12-1C），可以采用这种方法。偶尔，双环式也被用于乳晕较大、不对称或不规则，希望重新修正乳晕外形的患者来缩小乳晕直径。

（四）皮肤切口

1. 若要保留原生的乳晕直径，术者需要用不脱色的标记笔标记原乳晕边缘。若要做更小的乳晕，术者可以用乳晕套环（如饼干切割器）或乳晕标记定位器测量乳晕表面，用不脱色笔画线标记。这样就标出了新乳晕的周缘。外圈乳晕缘画在皮肤上，根据外科指征决定外圈的直径和位置。

2. 邻近皮肤的乳晕缘肿瘤，其浅部的皮肤应该包括在双环中，进行皮肤腺体整块切除。对于邻近皮肤的周边肿瘤，可以通过放射状延伸的双环外圈将其表浅皮肤包括在内并切除。

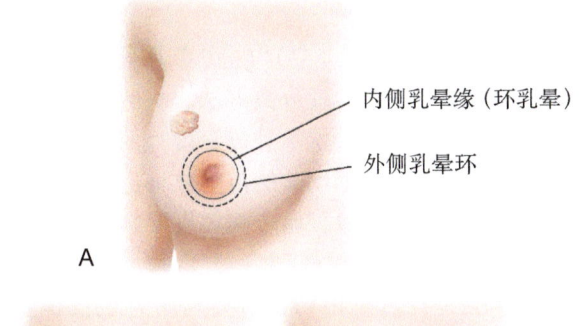

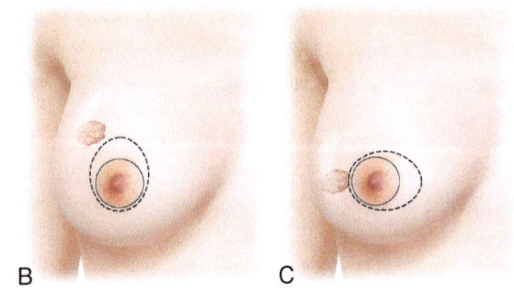

图 12-1 内侧和外侧乳晕边缘（A）；非同心圆的乳晕外圈纠正轻度下垂（B）；偏向内侧的椭圆形环用来纠正肿瘤切除后预期出现的乳头乳晕复合体外侧移位（C）

3. 助手沿着乳晕向外绷平内向收缩的皮肤，术者用手术刀切开乳晕缘外环和内环间的皮肤至深层真皮的浅部（图 12-2）。两个环形切口之间的色素性真皮按照常规方法进行去表皮化。扩大切开肿瘤处的深层真皮便于进入肿瘤部位。

4. 可以应用术中超声避免切除过多腺体和出现阳性切缘。

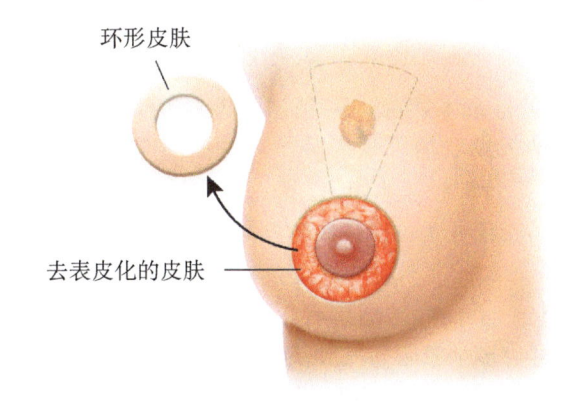

图 12-2 乳晕周围的环形皮肤去表皮化，完整保留深部血管丰富的真皮

（五）皮瓣分离

1. 通常，乳晕缘会有将近半圈将被切开以显露肿瘤，而保留下来的完整真皮部分可以作为乳头乳晕复合体的血管蒂。有些病例，在去表皮的真皮层做了多个切口以显露乳房上极和下极的肿瘤。偶尔，为了将皮肤游离重新覆盖在乳房底盘上，去表皮真皮层环周一圈会被全部打开。

2. 在皮肤拉钩和（或）皮肤牵开器的协助下，术者采用电烧分离或锐性分离方法，将肿瘤表面带着或厚或薄皮下组织（决定于肿瘤深度）的皮瓣掀起。掀起皮瓣的宽度和计划切除的范围成正比。只要可能，向外周分离范围越广，保留皮瓣厚度要越厚，以保证中央区皮瓣血供（图12-3）。

3. 在去表皮真皮内切开时要与附近表皮保持数毫米以上的距离，保护表皮缘不要被器械损伤。

4. 邻近乳头乳晕复合体的肿瘤，需要分离乳晕下皮瓣。注意乳头乳晕复合体深部保留充足的血供。

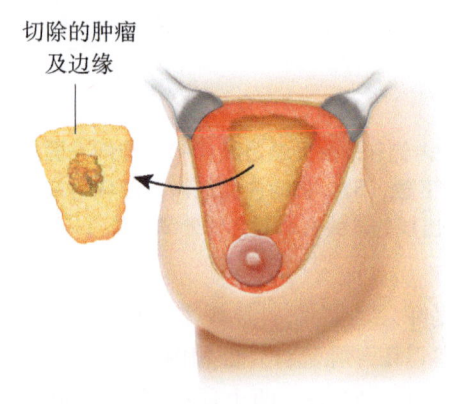

图12-3 乳腺实质从皮下组织切到并包括深部胸大肌筋膜。图片可见肿瘤部位和预计切除量

（六）肿瘤切除

1. 通过乳晕缘切口，术者可以切除肿瘤（部分乳房切除术）或进行切除活检。

2. 恶性病变切除通常包括从皮下到胸肌筋膜全层厚度的腺体切除，胸肌筋膜即是后切缘（图12-3）。贴近皮肤的乳晕缘肿瘤，浅部切缘可包括在双环内，进行神经腺体切除。贴近皮肤的外周区域肿瘤，其浅部皮肤可以包括在放射方向延伸的双环外圈之内切除。

3. 对于良性肿瘤患者，双环乳房上提式肿块切除术可为多个象限多发肿块的切除活检提供入路（如多中心纤维腺瘤）。双环式还可以在大体积良性病变切除术（如幼年性纤维腺瘤、分叶状肿瘤、乳房肥大、假性乳房肥大）后使其遗留的延展冗余的皮肤皱褶均匀分布。

4. 术中超声和标本放射学检查可在需要扩切时评估术中切缘。用缝线、金属夹或染料标记标本方向。术中病理会诊（如大体切片、冰冻切片、细胞印片）也用来评估不确定的切缘。

（七）关闭乳腺组织

1. 若术后拟行放疗，在残腔边缘留置标志物标记瘤床。

2. 在皮下和腺体下方双平面进行潜行分离，便于拉拢残腔周围组织，无张力对合全层厚度的腺体实质。单纯间断缝合或"8"字缝合可吸收缝线一层或多层，避免缝扎过紧而影响血供导致脂肪坏死。此外，脂肪型乳腺因为术后脂肪坏死风险升高，分离双平面需要更加谨慎。

3. 当皮下平面需要额外分离来松解皮肤牵拉或凹陷时，此时表现得比较明显。

4. 将皮肤暂时钉合或应用缝线拉拢，患者取坐位，观察评估皮瓣位置和乳房外形并进行调整，再正式缝合切口。

（八）皮肤缝合

1. 先沿着外圈乳晕缘切口在深部真皮层用不可吸收透明单股丝线或白色缝线（如Gore-Tex）进行荷包缝合，使其尽量不能透过皮肤看见，尤其是皮肤菲薄或苍白的患者（图12-4A）。用4-0缝线或更粗的缝线可以降低张力下缝线断裂的风险。

2. 助手在乳头处固定饼干切割器，术者收紧荷包缩减外圈到饼干切割器边缘，获得理想的乳晕直径（图12-4B）。将荷包缝合多重打结避免滑脱。线结深埋进皮内，避免腐蚀伤口后显露。

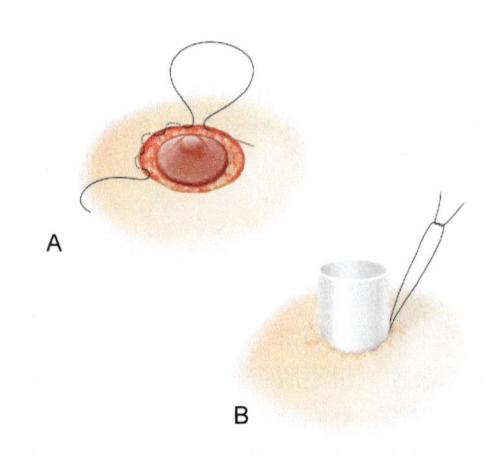

图12-4 乳晕外圈皮缘荷包缝合（A）；在乳头乳晕复合体和乳晕套环外周拉紧荷包缝线并打结（B）

3. 在12点、3点、6点和9点4个点位的乳晕内缘和外缘，钉合皮肤或应用可吸收缝线缝合深部真皮层，对合乳头乳晕复合体至外圈切缘。在双环内圈

和外圈的深部真皮，沿着乳晕，环周用可吸收缝线将内外圈间断缝合对拢。另有一种缩窄外圈、对合乳头乳晕复合体的方法是"车轮"缝合（图12-5）。

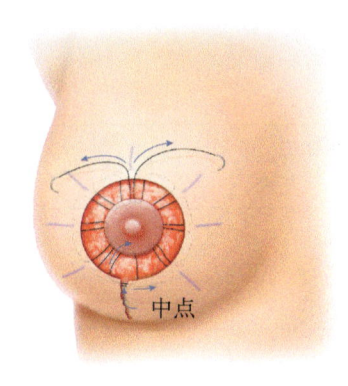

图 12-5 乳头乳晕复合体的"车轮"缝合

4. 最后，应用一根可吸收线皮内缝合对合表皮，内圈皮肤进针跨度要小于外圈进针跨度，弥补内外圈皮缘长度差。

（九）对侧乳房的处理

1. 肿瘤整形保乳手术后导致的双侧乳房不对称，可以通过对侧乳房上提术、乳房减容术，或对侧双环乳房上提式肿块切除术伴或不伴镜像样切除，缩小或纠正其差异。

2. 对称性手术可以和肿瘤整形手术同时进行，可以在得知外科边缘是否干净后二次手术，也可以后期根据医疗条件、患者意愿、外科医师技术配备，和（或）整形外科的专业可及性再决定。

3. 图12-6列举了双侧双环乳房上提式肿块切除术的关键步骤。

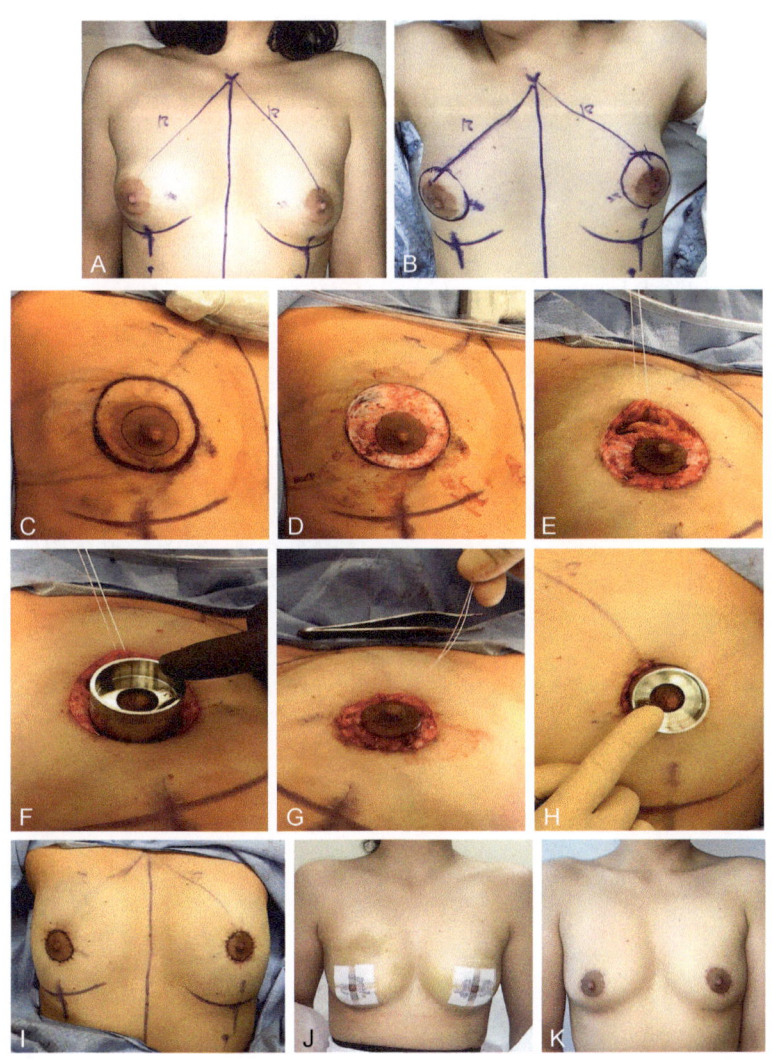

图 12-6 34岁女性，A罩杯，双侧乳房自体脂肪注射后出现双侧乳房可触及包块，右侧乳房为5.1cm×3.2cm，左侧乳房为5.3cm×4.4cm，用双环乳房上提术行双侧肿物切除活检

A和B. 术前皮肤标记；C. 外圈和内圈（新乳晕）乳晕皮肤边缘；D. 外圈和内圈之间去表皮化；E. 肿块切除，游离组织，对拢腺体后，用Gore-Tex缝线荷包缝合；F. 用乳晕套环限定右侧乳房乳晕外圈；G. 调整左侧乳房乳晕外圈，将乳头乳晕复合体缝合其上；H. 组织切除后乳晕套环限定左乳晕外圈；I. 关闭双侧乳晕，乳晕周围可见皱褶；J. 术后1周乳房外观；K. 术后4个月乳房外观

经验与教训

适应证	1. 任何象限，包括乳晕后的乳房病变，都可采用肿瘤整形切除术切除。 2. 紧邻皮肤的肿瘤可以用放射性延伸的双环外圈切除表面皮肤。 3. 邻近或者侵犯乳头乳晕复合体的肿瘤可以考虑其他肿瘤整形切除术式。 4. 此术式可用来纠正＜3cm 的乳房下垂。
皮肤切口	1. 外形和外圈的距离由多种因素决定，包括肿瘤部位和下垂程度。 2. 注意双环内仅去表皮，限制环乳晕全层厚度的皮肤被切开的范围。
肿瘤切除	1. 在受累象限潜行广泛分离皮瓣。 2. 肿瘤周围的腺体组织进行全层厚度的楔形或区段切除。 3. 强烈推荐术中切缘病理分析。
缺损填充	1. 放置金属夹辅助放疗定位。 2. 掀起胸肌筋膜表面的组织瓣便于组织瓣翻转。 3. 拉拢乳腺实质，逐层关闭。 4. 外圈用不可吸收缝线荷包缝合关闭，避免后期乳晕拉伸扩张。
术后管理	1. 确认病理切缘阴性和切除所有的微钙化。患者有二次扩切或乳房全切的可能。 2. 许多患者为了对称，对侧乳房需要提升或减容。最好延期进行。

六、术后

1. 双环乳房上提式肿瘤切除术是门诊手术。
2. 根据分离范围，酌情进行引流。
3. 外科胸衣或运动胸衣的应用减少了术后疼痛、肿胀和淤青的出现。
4. 术后恢复的第 1 个月要限制运动强度。

七、并发症

1. 任何一种保乳手术都可能出现感染、血清肿、血肿、不对称、缩小和阳性切缘。

2. 吸烟、糖尿病、肥胖、慢性阻塞性肺疾病（COPD）、手术时间长、凝血功能障碍是肿瘤整形术后 30 天内恢复不良的非独立预测因子。

3. 尽管双环乳房上提式肿块切除术需要分离的范围比 2 级乳房成形术小，其分离范围总体仍较大，需要认真处理。

4. 脂肪型乳腺的广泛潜行分离增加脂肪坏死或血清肿的风险。乳头乳晕复合体深部广泛分离增加乳头乳晕缺血、坏死、乳头敏感性丢失的风险。

5. 若不进行环扎，容易出现乳晕扩大和乳头回缩。

（王　宁　译）

第13章 减容式乳房整形肿块切除术

Janie G. Grumley

一、定义

1. 肿瘤整形手术已经成为乳腺癌手术中的常规，广义指乳腺癌手术中利用了一些操作达到美学效果。该定义下，肿瘤整形手术涉及的操作既可用于乳房全切中，也可用于保乳治疗（BCS）中。肿瘤整形保乳手术特指联合乳房部分切除术（肿块切除或象限切除）和整形手术提升美学效果的术式。

2. Chatterjee 等将肿瘤整形 BCS 分为两个种类。

（1）容量移位：游离乳腺组织移位充填肿块切除术后的缺损以保留乳房外形的方法。其进一步细分为 1 级（切除乳腺组织量 < 20%）和 2 级（切除量 20%～50%）。

（2）容量替代：用组织瓣或移植物补充容量来纠正部分乳房切除术后缺损。

3. 减容乳房整形肿块切除术利用传统的减容术切口，进行肿瘤学意义的乳房部分切除术，属于 2 级肿瘤整形保乳手术。

二、病史和体格检查

1. 完善详尽的病史采集和体格检查评估病情，确保患者适合保乳。详细内容见第 9 章。

2. 详细询问肿瘤家族史，尤其是乳腺癌、卵巢癌、结肠癌、胰腺癌、前列腺癌和甲状腺癌病史，有助于判断患者是否需要评估遗传风险和进行基因检测。具有乳癌遗传易感性的患者在乳腺癌治疗中可以选择不同的手术。

3. 因为乳腺血供的不可预知性，既往乳腺手术史可能会限制该类术式的应用。同样，存在既往放疗病史者也不适合行保乳手术。

4. 体格检查重点关注肿瘤部位、范围及乳房大小、下垂程度，这些都会影响此术式的应用。

三、影像学和其他检查

1. 术前需要完善标准的乳腺成像。

（1）双侧乳房成像确定病变数量和位置。

（2）若乳腺片可见结构紊乱或带毛刺的肿物，还需要完善超声检查。

2. 经皮穿刺活检明确诊断并获得预后指标。

3. 可以考虑行乳腺 MRI 确认没有其他可疑的病变区域，尤其适用于不均质致密乳腺患者。

四、多学科会诊

1. 多学科会诊可以为乳腺癌患者提供最好的治疗效果。需要内科、外科、放射肿瘤科讨论出最可行的方案达到个体化治疗。

2. 治疗小组制订治疗方案时，患者的治疗意愿必须考虑在内。有的患者不能接受放疗，那么保乳就不是理想方案。反之，有意愿保乳但肿瘤体积大的患者就需要考虑新辅助化疗或大范围肿瘤整形保乳手术。

3. 肿瘤整形保乳手术除了常规外科训练外还需要额外的技术。有的医师已经在乳腺肿瘤外科学会中接受了培训，可以进行高阶的肿瘤整形手术，大部分医师接触这些技术的机会有限。对于有意愿学习肿瘤整形技术的医师，很多国家级协会已经设立了相关的教育课程，以帮助那些感兴趣的人。

4. 没有经过肿瘤整形技术培训的医师可以寻求与整形医师合作，为患者进行肿瘤整形保乳术。

五、手术治疗

（一）术前规划

1. 为肿瘤整形切除术进行术前规划从体格检查和乳腺影像学检查开始。了解乳腺解剖和血供对获得满意的效果十分关键。拟行肿瘤整形部分乳房切除术时，肿瘤部位、病变范围及乳房大小、下垂程度（图 13-1）都需要考虑在内。

2. 选择切口

（1）肿瘤整形乳房肿物切除术有多种切口可以选择（图 13-2）。

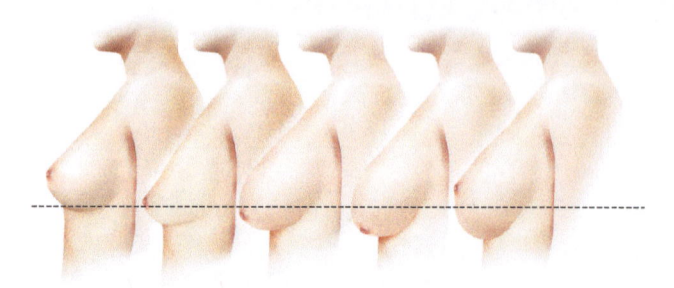

正常　　1级下垂　2级下垂　3级下垂　假性下垂

图 13-1　乳房下垂分级

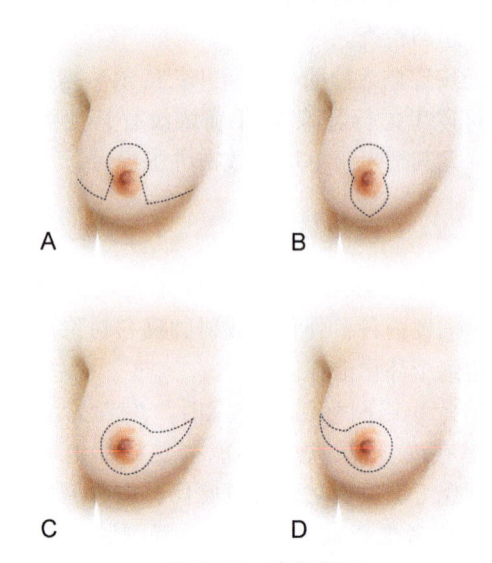

图 13-2　常见切口
A. Wise 式乳房成形术；B. 垂直乳房成形术；C. 内侧乳房成形术；D. 外侧乳房成形术

（2）Wise 式手术切口是最常用的切口。这种方法术后就是我们常见的倒"T"形切口。

1）优点：这种多变的切口可用于任何象限的肿瘤。

2）缺点：乳晕下方长切口和"T"形切口相接的部位血供受损。

（3）垂直乳房成形术切口可以切除大部分象限的癌灶，尤其适用于病灶位于 6 点的患者。

1）优点：乳房下缘没有切口及"T"字形的交叉部位，减少了缺血风险。

2）缺点：对于癌灶位于上极的患者，该切口应用受限。在垂直切口下端会遗留冗余皮肤，需要修整。

（4）内侧乳房成形术切口可以切除表浅的乳房内侧病变。

1）优点：可同时切除乳房内侧肿瘤表面的皮肤。

2）缺点：切口向乳房内侧延伸，只限于切除内侧病变。

（5）外侧乳房成形术切口可以切除乳房外侧病变。

1）优点：可同时切除乳房外侧肿瘤表面的皮肤，没有乳房下缘切口和高并发症风险的"T"字形交叉部位。

2）缺点：向外侧延伸的切口有少许乳头乳晕复合体向外侧移位的风险，其只限用于乳房外侧病变。

（二）选择组织蒂

1. 肿瘤整形减容式乳房成形术可以用于任何象限的乳腺癌；但是，了解减容整形的组织蒂对取得良好的术后效果至关重要。

2. 乳头血供丰富，组织蒂可以根据癌灶的位置来设计。既往有乳腺手术史的患者，需要重点了解哪处供应乳头的血供会被既往手术损伤，不要将组织蒂设计在该处。

3. 乳腺的主要血供（图 13-3）

（1）胸廓内动脉的分支。

（2）腋动脉的分支。

（3）胸外侧动脉。

（4）肋间动脉穿支。

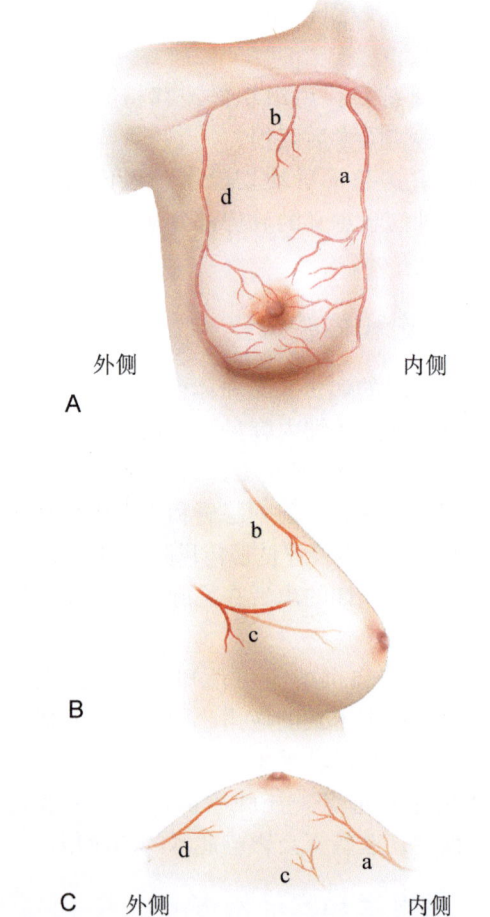

图 13-3　乳房血供
a. 内乳（胸廓内）动脉分支；b. 锁骨上分支；c. 肋间系统穿支；d. 胸外侧系统

4. 下方组织蒂是最常用的组织蒂之一（图 13-4A）

(1) 优点

1) 具有供应乳头的血供和神经。

2) 除了 6 点位置，任何象限的病变都可以应用此种方法。

(2) 缺点

1) 其会导致乳房上部不够饱满。

2) 边界清楚的组织蒂会在放疗后沿着蒂的内侧和外侧面出现凹痕。

5. 内上组织蒂是另一种常用的组织蒂（图 13-4B）

(1) 优点

1) 可以长期保持美容效果。

2) 可以切除内上象限之外的任意象限的肿瘤。

3) 其尤其适用于位于 6 点位置的肿瘤。

(2) 缺点

1) 术后 6 点位置明显空虚，导致瘢痕和鸟嘴样凹陷的外观。

2) 对于下垂严重或巨乳的患者，该术式具有挑战性。

6. 外上组织蒂是不太常用的组织蒂（图 13-4C）

(1) 优点：可以切除除外上象限之外任意部位的肿瘤。

(2) 缺点

1) 血供不足。

2) 术后外侧饱满。

7. 其他组织蒂：以上组织蒂的任一种联合应用，为患者达到广泛切除和外形美观的效果。

（三）术前标记

1. 在患者立位或坐位时给患者画术前标记线非常关键（图 13-5）。任何乳房整形术切口都需要的重要体表标记如下。

(1) 胸骨上窝。

(2) 中线。

(3) 锁骨中点乳头连线。

(4) 预设的乳晕或乳头部位。

(5) 根据所选的切口类型标记乳房整形术的切口。

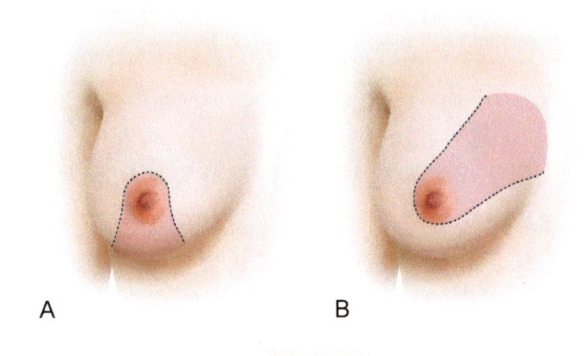

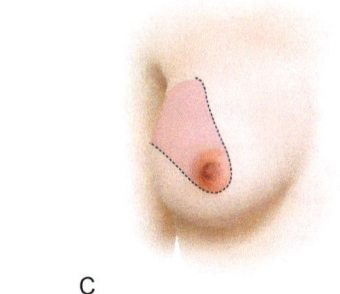

图 13-4 腺体组织蒂的选择
A. 下方蒂；B. 内侧（内上蒂）；C. 外侧（外上蒂）

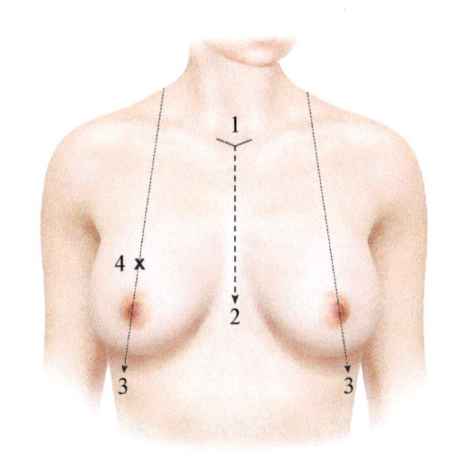

图 13-5 术前体表标记
1. 胸骨上窝；2. 中线；3. 锁骨中点乳头连线；4. 预设的乳晕或乳头部位

2. 有很多商业化工具可以用来辅助设计乳房整形术切口。简单的分度器和预制模具或模板可以用来标记切口线。

定位是保乳手术中很重要的部分。行肿瘤整形保乳术时可以使用手头可提供的任意方法定位。巨乳患者的肿瘤可以随着体位变化而移动，可靠的定位更加重要。

（四）体位

患者取平卧位，上肢外展固定于托手板。肘部垫软垫，避免神经受压。因为术中可能需要足低头高或坐位来评价对称性，双上肢要固定得安全可靠。

（五）确定组织蒂

1. 患者麻醉成功后，消毒铺单，乳晕用乳头测定器标记。典型的用来标记乳晕的乳头测定器为 34～50mm。选择适合该乳房最终大小的尺寸。局部麻醉或者再加上瘤周注射麻醉药来尽量减少疼痛。

2.标记好乳晕后,标记预设的乳房蒂并去表皮化。电烧游离组织蒂。

(六)进行乳房部分切除

1.组织蒂游离之后,再行部分乳房切除术时要注意保护组织蒂。

2.用预定的定位技术,确认好切除范围。时刻记住切除组织的形状和术后周围组织对合的能力。

3.然后行部分乳房切除,标本标记好方向,并进行放射学检查,确认目标部位和边缘都已经切除。如果还需要扩切边缘,切除边缘并标记方向。

4.大多数患者,如果需要进行腋窝分期,可以通过乳房整形术的切口,在乳腺实质和胸大肌前筋膜之间的平面打通隧道直到腋窝,以进行该操作。

(七)完成乳房整形术

1.如果拟行 Wise 式乳房成形术（图 13-6），乳头上三角、内三角、外三角区域需要额外切除部分组织,以完成该术式。

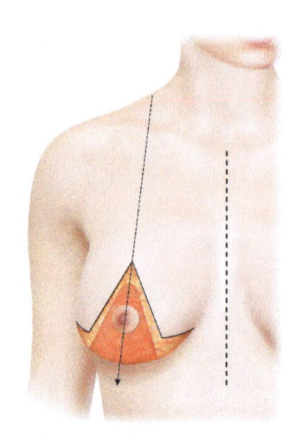

图 13-6　Wise 式减容乳房整形术,为了关闭切口,切除额外组织

2.对于垂直乳房成形术（图 13-7），在部分乳房切除术和腋窝分期完成后,需要将成形部分上面的多余组织切除,使乳晕组织蒂可以转移至此处。

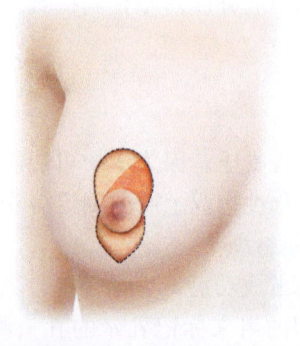

图 13-7　垂直乳房整形术,为了关闭切口,切除额外组织

3.无论采取哪种切口,与部分乳房切除术的部位相关的额外切除组织的位置、关系和方向都是我们重点关注的目标,以利于充分评估切缘状态。若拟行对侧乳房对称性手术,患侧切除标本需要称重并记录,作为对侧乳房切除量标准。

(八)关闭切口

1.乳房整形术关闭切口前,要在部分乳房切除术的部位进行标记,指导后续放疗。可以单纯用外科金属夹标记周缘。

2.如果可以,将部分乳房切除术的残腔边缘重新对合。有时,需要将乳腺实质从胸大肌表面掀起,拉拢,关闭缺损。

3.为了关闭 Wise 式乳房成形术的切口,需要向外上和内上分离皮瓣,再在乳房下皱襞倒"T"形关闭切口（图 13-8）。

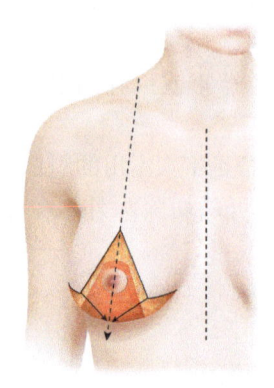

图 13-8　Wise 式乳房成形术关闭皮肤切口

4.如果术前标记是用简单的分度器做的,倒"T"形切口关闭后,在预设的乳晕新部位处用与手术初始标记乳晕同等大小的乳头测定器标记。切除圆形皮肤片后,拉出乳头乳晕复合体并固定于皮肤。

5.如果已用模板预先标记了乳晕部位,乳晕就固定于已标记的乳晕处（图 13-9）。

6.将周缘组织对合,有的病例还需要将乳头乳晕复合体翻转填充最终的乳晕区,然后关闭垂直、外侧或内侧乳房成形术切口（图 13-10）。

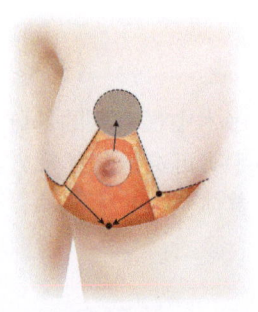

图 13-9　将乳头乳晕置于最终位置

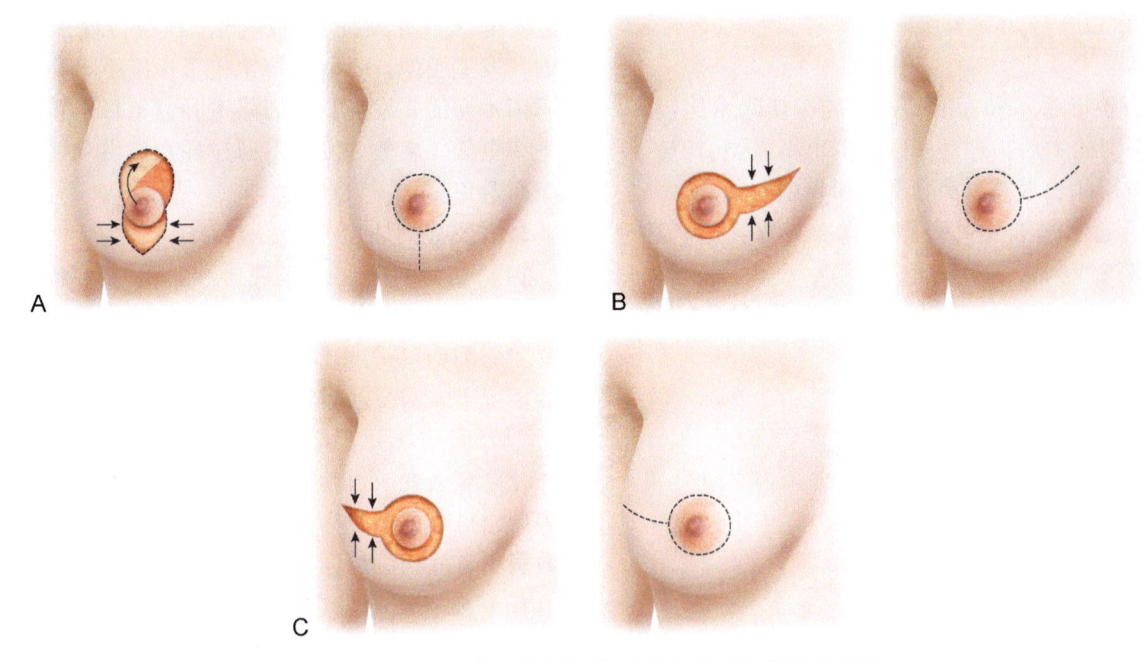

图 13-10 垂直、外侧和内侧乳房成形术关闭皮肤切口

A. 关闭垂直乳房成形术切口；B. 关闭内侧乳房成形术切口；C. 关闭外侧乳房成形术切口

经验与教训

外科经验	1. 减容式乳房整形肿块切除术是一个复杂的肿瘤整形手术。医师经验很关键。 2. 强烈推荐多与上级医师合作，学习肿瘤整形课程，或者与整形医师配合工作。
患者选择	1. 既然减容式乳房成形术可以切除多个部位较大量的乳房组织，对于病变范围广泛或多区域病变的患者，若其有保乳意愿，可以考虑采用该方法。 2. 对于合适的患者，可以采用新辅助化疗缩小肿瘤，达到保乳条件。不过，对于激素受体阳性、低级别乳腺癌患者，新辅助化疗的效果可能欠理想。所以，肿瘤整形乳房减容术允许患者可以在不行新辅助化疗的情况下选择保乳术。 3. 对于之前有乳房整形史或移植物隆乳的患者，关注之前的切口，如果可能，取得既往详细的手术记录，便于更好地评估乳头乳晕的血供。遇到这些更加复杂的病例，最好与患者之前的整形医师合作，为患者达到最佳的治疗效果。 4. 肥胖、糖尿病或存在既往放疗史的患者，伤口出现并发症的风险增加，所以，讨论这类患者应用何种方法时，需要请专科会诊。 5. 这些术式常使患者出现双乳不对称。应告知患者有不对称可能性，并提供一期或延迟的解决对称性的手术方法。
肿瘤切除	1. 仔细设计切除区域，既能切除肿瘤，同时可以完成乳房成形术。 2. 限制标本数量，标本准确定向，以免给切缘评估带来困扰。 3. 进行术中切缘病理检查可以降低二次手术扩切的概率。
组织蒂形成	1. 广基的组织蒂成形效果佳，并为乳头乳晕保留了良好的血供和神经支配。 2. 进行放疗的患者，狭窄的下方组织蒂术后会出现明显的瘢痕和内外侧缘凹陷。可以用宽基底的组织蒂充填于整个下皱褶减少前述并发症发生。

六、术后

1. 肿瘤整形手术和标准的部分乳房切除术比较，并不需要特别的术后护理。多数病例也不需要引流。
2. 伤口用闭合胶或外科自黏绷带覆盖包扎。
3. 术后通常需要穿外科塑形胸衣支撑乳房。建议患者穿支持性胸衣2～4周。
4. 术后镇痛尽量应用非甾体抗炎药（NSAID）和非麻醉镇痛药。

七、并发症

1. 与这些手术方法相关的并发症并不多见。报道最多的并发症如下。
  （1）伤口裂开（4.6%）。
  （2）脂肪坏死（4.3%）。
  （3）感染（2.8%）。
  （4）部分或全部乳头丧失（0.9%）。
  （5）血肿（0.9%）。
  （6）血清肿（0.6%）。

2. 总之，并发症发生率低，且与传统保乳术相关的并发症类似。Crown等比较了标准手术和肿瘤整形术围术期的并发症。他们报道肿瘤整形术总并发症发生率更低。多数并发症可通过注意血供和妥善处理组织而避免。

3. 并发症的处理

（1）伤口裂开、皮肤缺血和乳头坏死都可以通过局部伤口护理来处理。如大范围裂开或坏死，可能需要数周的伤口护理才可以长出肉芽组织而愈合。极少数情况下，需要通过植皮促进伤口愈合。

（2）脂肪坏死不需要介入。随着时间延长，脂肪坏死区域会变成可触及的实性包块。有时，影像学会表现出可疑征象，需要活检排除肿瘤复发。还有极少数病例有症状，可以考虑切除。

（3）血肿很罕见。早期发现的大血肿可以引流排出。小点的血肿会随着时间延长自行消散。

（4）术后可以出现血清肿。小的血清肿随着时间延长而吸收。大点的血清肿需要抽吸。

（王　宁　译）

第14章 纠正乳房肿瘤切除术缺损的技术

Jessica Jen-Tau Hsu, Paige L. Myers

一、定义

1. 大部分乳腺癌患者都适合保乳治疗，包括肿瘤切除术或部分乳房切除术联合乳房放疗。这允许乳腺癌女性患者在不影响生存的情况下避免乳房切除。对于很多女性来说，简单的乳房肿瘤切除术（见第9章）可以获得阴性切缘和良好外形。

2. 对于一些女性，相对于乳房的体积，肿瘤较大，有几种简单的肿瘤整形切除技术，可以在切除更多组织的同时，通过组织重排保持乳房的轮廓。其中一些方法在前面的章节描述（菱形切口、蝙蝠翼切口、双环法和缩乳提升术）。

3. 其他患者可能需要更复杂的组织重排和置换技术纠正肿瘤切除术的缺损，以减少体积损失和放疗导致的不对称。

4. 也会有部分女性在放疗后出现局部凹陷、体积减小或明显的不对称，这些可能需要手术来纠正肿瘤切除术的缺损。

二、病史和体格检查

1. 对于肿瘤相对乳房较大的患者，如果预计会有明显的缺损，建议术前由乳腺外科和整形科医师共同进行术前评估，以设计可能的即刻或者分期乳房重建。

2. 完成保乳治疗后，患者也可以转诊给整形外科医师，以解决乳房畸形、体积减小和（或）乳头乳晕复合体移位。

3. 应获得既往和（或）预期的手术和非手术干预的详尽乳腺和肿瘤病史。应该注意原发肿瘤的大小，在乳房的位置，以及是否邻近皮肤（乳头乳晕复合体）和肌肉。应了解分期，包括区域转移，以及需要淋巴结清扫、辅助化疗及放疗的可能性（或者是否已经接受这些治疗）。病史还应该包含以前接受的乳腺手术，如良性肿瘤切除活检、隆胸手术、缩乳手术和乳房提升术。

4. 应考虑可能影响手术计划和效果的患者因素，包括目前正在使用尼古丁、血管痉挛药物、免疫抑制剂，以及存在合并症，如糖尿病。这些因素可以影响乳头灌注、组织活力和伤口愈合。

5. 详细的乳房检查应该记录乳房大小、乳房覆盖区、整体轮廓、乳头位置、乳房下垂程度、乳房下皱襞位置及乳房上或乳房周围的瘢痕。整形科医师应该测量并比较双侧乳房胸骨切迹到乳头和乳头到下皱襞的距离。应该注意任何和对侧乳房的不对称。

6. 对于计划进行保乳手术的患者来说，面对预期的手术和放疗，与患者讨论对理想乳房形状和大小的预期非常重要。如果患者有较大的下垂乳房，患者可能适合肿瘤整形缩乳术或者需要对侧乳房的对称性手术。

7. 对于保乳手术后可能会出现大量体积缺损或者乳房畸形的患者而言，多学科会诊非常重要。对于这些患者来说，最好在肿瘤切除术前与乳腺外科医师及放疗科医师沟通确定最佳入路，理解预期切除的位置和体积，讨论可能的重建选择，以及理想的重建时机。讨论乳房切除加即刻或者延期重建，替代大量组织切除后组织重排的可能性也很重要。

三、影像学和其他检查

1. 对于预期或以前做过保乳手术的患者来说，肿瘤学检查包括双侧乳腺X线摄影（图14-1A），部分患者还包括乳腺MRI（图14-1B）。

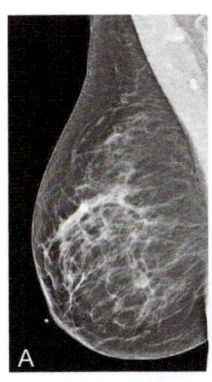

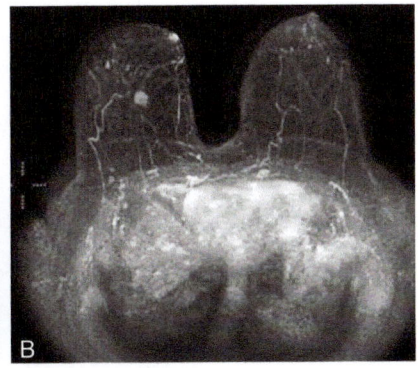

图14-1 右侧乳腺癌患者5点位置1.1cm×1.0cm×0.8cm肿瘤的X线摄影（A）和MRI（B）

2.应该获得乳房和潜在供区位置的标准临床照片。

3.可能需要其他检查，如CT血管造影，进一步描绘血管解剖，这取决于重建计划。

四、目标和期望

1.时机：对于计划行保乳手术的患者来说，患者与乳腺外科医师，偶尔与放疗科医师的讨论非常重要。肿瘤整形重建的时机可能取决于临床情况。某些情况下，重建需要分步开展，以确保在进行乳腺组织重排之前获得阴性切缘，或者彻底切除钙化灶。在这种情况下，整形外科医师和乳腺外科医师应该一起设计切除方案，并考虑最终的重建。

2.分期重建可以减少因残余病灶而行乳房切除术的风险，而在肿瘤切除术后立刻行肿瘤整形重建手术可以减少手术次数。

3.对侧乳房的对称性手术也可以立即或延期进行。一些外科医师更喜欢在保乳手术的同时缩小和（或）上提对侧乳房。这需要估计放疗后乳房的外观，由于放疗后乳房体积经常会缩小，可能需要让受累乳房稍大一些。立即行对侧手术的另外一个缺点是，如果切缘阳性或者有钙化灶残留，一些患者可能需要二次手术扩大切除乳腺。由于这些原因，很多外科医师宁愿推迟对侧手术，直至放疗结束。

4.目标：肿瘤整形重建手术的目标是，通过肿瘤切除术在肿瘤学角度安全保乳的同时，获得最佳的美学效果。这需要清除无效腔，维持乳头乳晕复合体灌注，优化乳头乳晕复合体位置，以及处理被覆软组织。

5.手术方法：肿瘤整形重建有以下3个基本原则。

（1）容积移位技术利用残余的实质重建美观的乳房外形。

（2）容积替代技术利用局部、区域和远处的组织恢复体积。除了组织皮瓣以外，脂肪移植是一种纠正局部或者广泛体积缺损和轮廓/形状不平整的替代技术。它可以作为保乳术后瘢痕松解的辅助治疗。

（3）肿瘤的大小和位置是重要的考虑因素。如果有足够的残余实质和乳头乳晕区灌注，可以应用容积移位技术（如内部组织重排、缩乳术和乳房提升术）（图14-2）。如果没有足够的组织，需要采用容积替代技术。

五、手术治疗

（一）术前规划

1.术前要检查患者，外科医师应该注意乳房大小、整体轮廓、乳头位置、下垂程度和下皱襞位置。

2.整形外科医师应该标记胸骨切迹到乳头及乳头到乳房下皱襞的距离。

（二）体位

患者取仰卧位，手臂固定于带有衬垫、可调节的托手板上（图14-3）。如果患者在肿瘤整形术中要坐起来，要确保将髂前上棘对准床裂处。肩部展平。

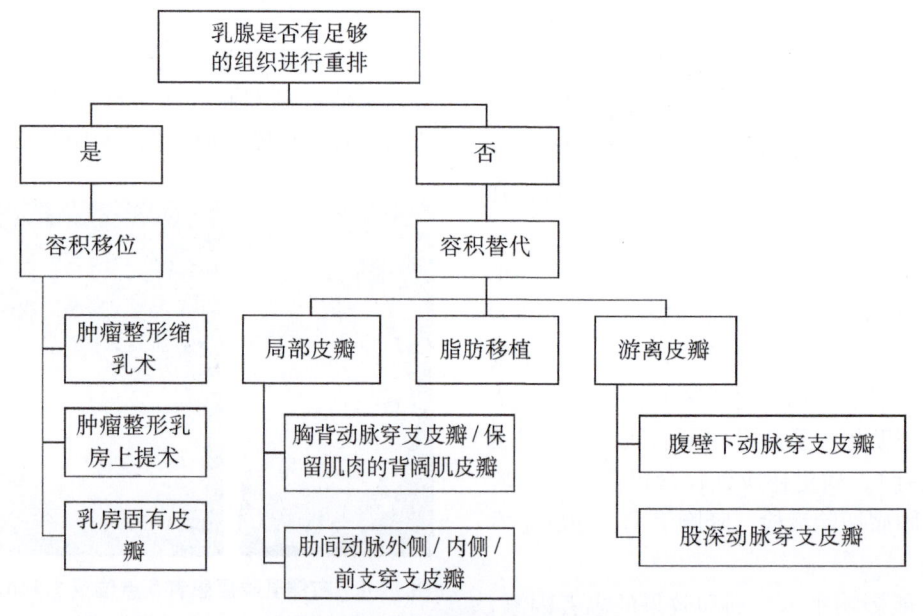

图 14-2 肿瘤整形手术流程

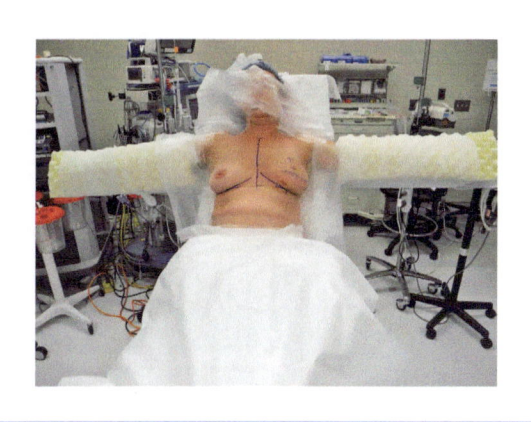

图 14-3 患者双上肢外展，垫棉垫并固定好，术中允许患者坐起以评估重建后是否对称

（三）评估缺损

1. 在手术室，无论在保乳手术当时还是以延期的方式，都要检查肿瘤切除术后的空腔，清除血清肿。最初，血清肿会掩盖缺损，所以这是了解所需重建程度的必要步骤。

2. 评估乳头乳晕复合体的灌注和乳头乳晕后方的软组织。通过临床检查（边缘出血，毛细血管再灌注）或吲哚菁绿荧光血管造影确认灌注。如果在手术中，乳头乳晕复合体下方破坏严重，可以进行游离乳头移植：切除乳头乳晕复合体并去除脂肪，同全厚皮肤移植一样，固定在乳房上合适的去表皮化的位置上，并用衬圈保护。

（四）容积移位手术

自由选择的乳房固有皮瓣

（1）真皮腺体瓣可以维持对乳头乳晕复合体的支撑，消除无效腔，尽可能减小肿瘤切除术放疗后的畸形，在皮肤与下方肌肉之间实质很少时特别有用。

（2）乳腺外科医师完成肿瘤切除术，或打开以前肿瘤切除术的空腔清除血清肿后，测量缺损的大小，评估剩余的乳腺实质是否可以用于乳房固有皮瓣重建。

（3）皮瓣设计应该按照随意皮瓣设计的原则（图 14-4A）。将乳房实质从表面的皮肤和深方的胸大肌之间分离出来（图 14-4B）。

（4）皮瓣应设计为随意皮瓣（尽管它们可以有基于穿支的血液供应，但在解剖中不能识别），确保有宽阔的基底以最大限度灌注到皮瓣远端。然后将皮瓣推进或者旋转以填充肿瘤切除术的空腔，并维持对乳头乳晕复合体的支撑（图 14-4C）。

（5）切除多余的皮肤，缝合伤口。伤口缝合不应太紧，以免影响皮瓣的血液灌注。多次试行闭合伤口并观察，以确保没有乳房意外变形。

（五）针对下方缺损的垂直乳房成形术技巧

1. 术前标记

（1）这种方法适用于乳房较大，中度下垂，肿瘤切除术的缺损位于乳房下方的患者。

（2）患者取站立位，画好体表标记，如胸骨切迹、中线和乳房中垂线（从锁骨中点到乳房中点的一条线）。乳头乳晕复合体的新位置标记于皮坦基（Pitanguy）点（沿着乳房中垂线，从乳房下皱襞到乳房前面的点）。

（3）乳房向外移动，并在内侧画一条垂直线。然后向内侧移动乳房，在外侧画一条垂直线。然后用一条在乳房下皱襞上方 2～4cm 的曲线将这些垂直线连接起来。标记乳头乳晕复合体的位置（图 14-5）。这些标记可能会根据乳房的不对称而稍作调整。

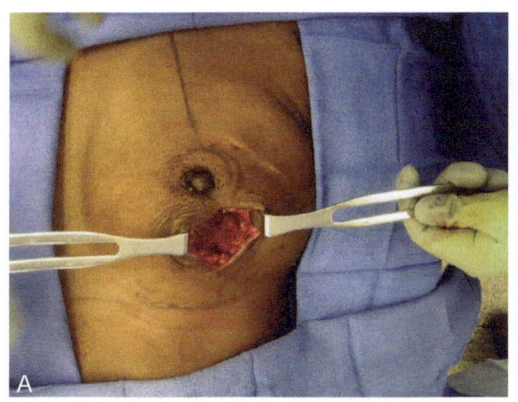

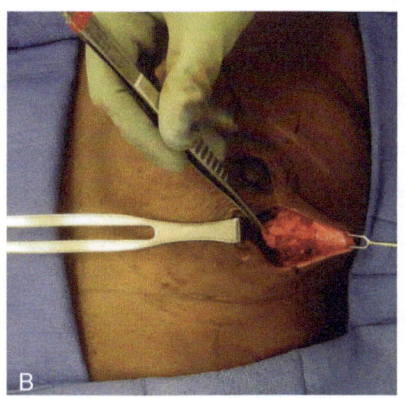

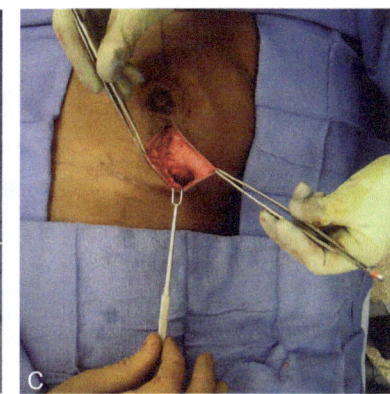

图 14-4 检查肿瘤切除术后的空腔和周围的乳腺组织（A）；将皮肤从乳腺表面游离并将乳腺组织从下面的肌肉游离，形成乳房固有皮瓣（B）；皮瓣推进到缺损处并固定，消除无效腔（C）

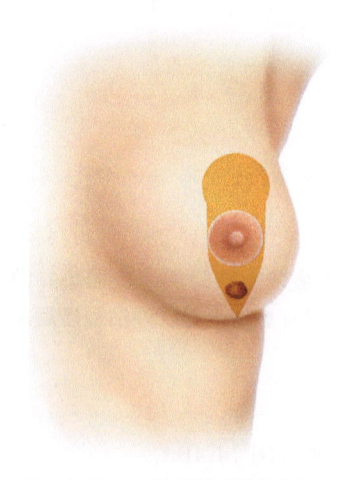

图 14-5 一种垂直的缩乳方式

2.转变为垂直缩乳

（1）可以按照需要切除多余的乳腺组织，让最终的外形可以接受。只有下方的乳腺组织受到破坏。在垂直切口附近切除乳腺组织，形成内侧和外侧的"桥墩"样腺体组织，然后将它们向中央拉拢。

（2）用标准的方法缝合皮肤。如果需要去掉更多的皮肤，可以沿着乳房下皱襞做小的水平切口。

（3）这种方法开始可能会导致圆锥形乳房，下方凸起并且平坦。重要的是患者和工作人员要理解在接下来的几周乳房会逐渐下垂，从而形成美观的外形。

（4）这种方法通常会造成容积损失，所以对侧乳房以后经常要做缩乳术。这可以同时或者延期进行。对于尚未接受放疗的患者，最好在放疗结束后 6 个月左右返回手术室做对侧乳房缩乳术，这样可以更好地评估患侧乳房的最终外形。

（六）针对上方缺损的带下蒂的 Wise 式缩乳术

1.术前标记

（1）患者站立位进行体表标记，包括胸骨切迹、中线和乳房中垂线。乳房中垂线是从锁骨中点到乳房中点的一条线。乳头乳晕复合体的新位置标记于皮坦基点（沿着乳房中垂线，从乳房下皱襞到乳房前面的点）。

（2）为了标记皮肤切除范围，乳房向外移动，在内侧画一条垂直线。接着向内侧移动乳房，在外侧画一条垂直线。根据乳房的大小和形状，这个距离通常为 8～10cm。用一条曲线将这些垂直线连接到乳房下皱襞上（图 14-6）。此时，注意可能影响这些标记的不对称性非常重要。

2.创建下蒂　标记 8cm 的下蒂，用 42mm 的乳晕大小测定仪标记乳头乳晕复合体后，下蒂去表皮化。将下蒂沿着内侧、外侧和上方边缘从周围组织中剥离，直到胸壁。

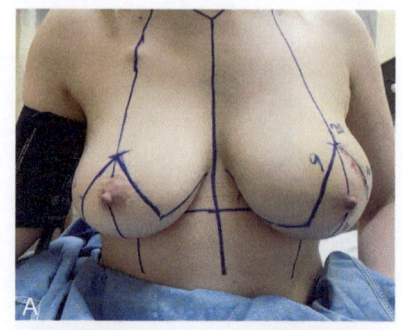

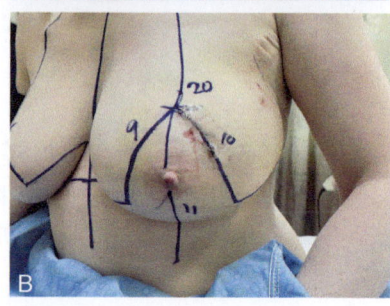

图 14-6　带有下蒂的 Wise 式乳房缩小上提术，肿瘤切除术后的照片。注意之前的肿瘤切除术切口隐藏在 Wise 式缩乳术切口中

3. Wise 式缩乳术

（1）沿着 Wise 式上方的切口游离皮瓣，根据患者解剖的不同，皮瓣厚度为 1～2cm。切除中间的软组织，通常包含了肿瘤切除术的空腔。

（2）如果下蒂很长并且下垂，可以将下蒂沿水平方向叠瓦式缝合，固定于胸壁中间。

（3）两条垂直线的末端沿着乳房下皱襞的切口固定在准确的位置，向内到乳房中垂线。然后临时钉合乳腺皮肤。

（4）于患者坐位检查乳腺整体大小和形状。如果同时做对侧乳房缩乳术，还要评估对称性。

（5）标记新的乳头乳晕复合体的位置，用标准的方式缝合。

（七）容量替代技术

带蒂皮瓣

（1）当乳房缺损较大，不能通过组织移位修复时，组织替代技术可能是必需的。一般来说，推荐用带蒂皮瓣。某些情况下，可以考虑游离组织替代；然而，必须考虑到，如果患者肿瘤复发或有新的原发肿瘤，可能需要切除乳房，此时将面临乳房重建的挑战。

（2）虽然有几个局部穿支皮瓣，最常用的还是胸背动脉穿支皮瓣，它基于胸背血管降支或者水平支的穿支，用于修复上外侧缺损（图 14-7）。其他的局部穿支皮瓣如肋间动脉外侧穿支皮瓣、肋间动脉前支穿支皮瓣或者腹壁上动脉穿支皮瓣使用较少，超出了本章的范围。

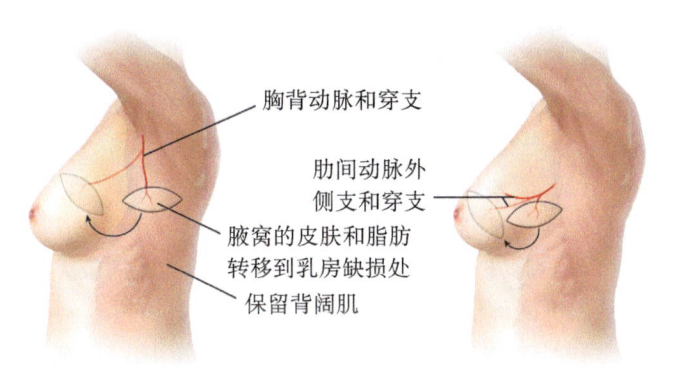

图 14-7 胸背动脉穿支皮瓣和保留肌肉的背阔肌皮瓣

（八）胸背动脉穿支皮瓣或保留肌肉的背阔肌皮瓣

1. 术前标记

（1）于患者站立位标记体表标志，包括胸骨切迹、中线和乳房中垂线（从锁骨中点到乳房中间的一条线）。

（2）如果需要，根据对侧乳房的位置标记新的乳头乳晕复合体的位置。如果计划行对称性手术，可能需要相应调整。

（3）识别并标记肩胛骨尖端及背阔肌前缘。

（4）捏起供区，确定多余的皮肤量以决定皮瓣的大小。

（5）利用多普勒超声确定并标记穿支的位置。穿支大概在腋后襞下方 8～10cm，背阔肌前缘后方 2cm（图14-8）。

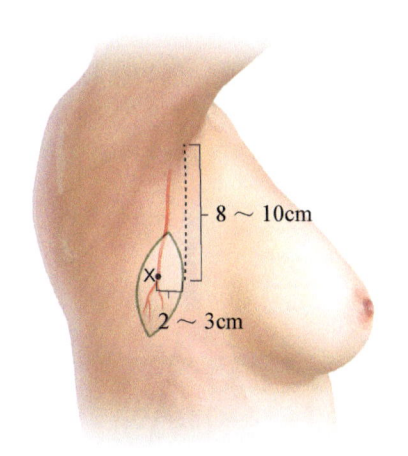

图 14-8 患者取侧卧位，定位穿支并设计皮瓣。虚线是背阔肌的前缘。"X"是皮瓣的主要穿支，距离背阔肌前缘 2～3cm，腋后襞 8～10cm

（6）根据穿支的位置，多余软组织的数量及缺损的大小，外科医师可以设计出不同方向的皮瓣。

1）水平（或文胸线）方向可以有更好的美容效果，因为它经常会隐藏在衣服中。

2）皮肤张力线是斜形的，这种切口沿着皮肤张力线可以切除更多的皮肤，缝合时张力更小。

3）垂直方向，沿着背阔肌前缘，更容易在解剖中寻找穿支。

2. 经乳房空腔创建外侧隧道

（1）应该将患者放于软垫上。开始，患者取仰卧位。双侧乳房和上腹部都要消毒，进行手术准备。

（2）评估肿瘤切除术后的空腔，然后从肿瘤切除术的空腔建立隧道直至背阔肌前缘。

（3）识别背阔肌后，皮缘暂时用皮肤钉拉拢，应用敷料覆盖伤口。

3. 获取皮瓣

（1）患者位置调整为侧卧位。

（2）用手提式多普勒超声仪识别穿支血管的位置，它们可能会随着体位变化而变动。识别穿支后，皮瓣的方向根据需要调整。

（3）用手术刀切开皮瓣的皮肤，再斜形向下，以获得所需的 Scarpa 筋膜下脂肪。然后向下剥离至肌肉。

（4）从中线向前在筋膜下平面剥离，直至发现穿支（图14-9）。皮瓣应该包括背阔肌筋膜。彻底解剖以分离出穿支。

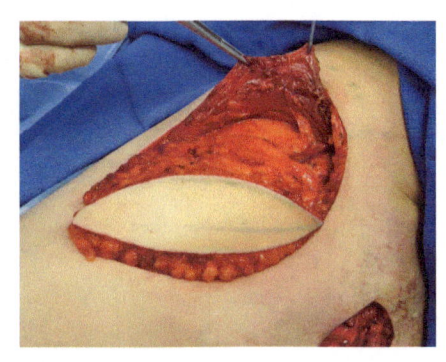

图 14-9 为了识别穿支，将背阔肌从前缘到中线彻底剥离

（5）这时，需要根据组织灌注特别是静脉回流决定是选择胸背动脉穿支皮瓣还是保留肌肉的背阔肌皮瓣。

1）对于胸背动脉穿支皮瓣，只需游离一个穿支。然后劈开肌肉，解剖胸背动脉降支直至胸背动脉横支起始部。

2）对于保留肌肉的背阔肌皮瓣，需要在肌肉内获取背阔肌前缘 1～3cm 的多个穿支。在横支的起点获取胸背动脉降支。

（6）游离好皮瓣后，通过隧道放入乳房空腔（图14-10）；用标准的方法缝合皮肤，放置负压引流管。

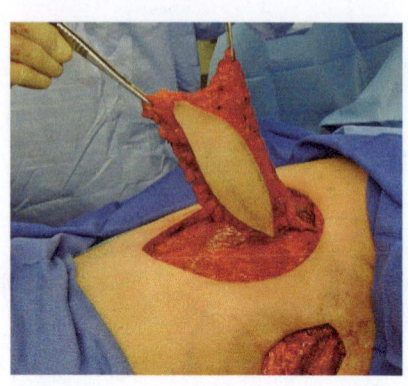

图 14-10 皮瓣游离以后,放置引流管,拢合皮肤。患者调整体位为仰卧位

4. 置入皮瓣

(1) 患者调整体位为仰卧位,上半身坐起来比较双侧乳房。置入皮瓣填充容量缺损并支撑乳头乳晕复合体。

(2) 经常需要将皮肤去表皮化,但是应该保留小的皮肤岛以监测皮瓣。术后患者应该在院观察1~2天(图14-11)。

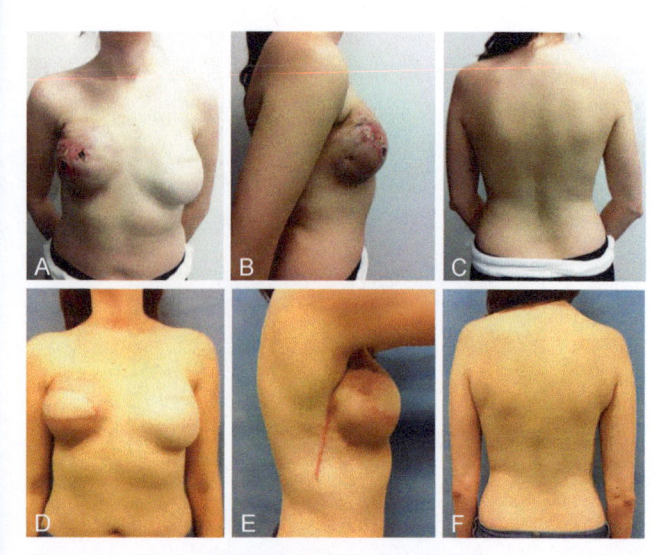

图 14-11 外上象限肿瘤切除术后外观不佳(A~C),采用胸背动脉穿支皮瓣修复(D~F)

(九)脂肪移植

1. 术前评估和标记

(1) 通常建议在放疗或者最近的手术后至少4~6个月再进行脂肪移植。

(2) 需要进行体格检查以确定存在体积不足,不足的位置,并确定轮廓畸形的面积。

(3) 此外,检查患者以确定潜在的供区部位。最常见的供区部位包括腹部、胁腹、大腿和臀部。

(4) 术前标记双侧乳房的解剖标志,同时分别描绘受区体积不足和供区体积过剩的轮廓线(图14-12)。

2. 技术

(1) 由利多卡因和肾上腺素的稀释溶液构成的膨胀液通常会注射于供区部位,以达到止血和术后镇痛的目的。这可以在获取脂肪之前或者之后进行。

(2) 手动或者真空辅助吸脂术,使用大口径钝头套管从供区获取脂肪。避免从表面抽取脂肪,以防止供区部位轮廓不平整。

(3) 有多种技术用来处理获取的脂肪以进行移植,包括滚动、沉淀、洗涤和离心。商业化的脂肪处理系统可以使脂肪的处理更便利。这对大量的脂肪移植特别有用。

(4) 通过很小的切口,使用钝头注射套管将脂肪移植至受区部位。

(5) 脂肪移植应该少量、多次进行,以最大程度让移植的脂肪接触到周围有血供的组织(图14-12C)。

(6) 要考虑获取脂肪和移植脂肪的深度,以避免产生新的轮廓畸形。

(7) 通常要过度矫正,因为脂肪移植物存活率和保留率约为50%。在以前接受过放疗的区域可能更少。

(8) 在瘢痕松解的区域进行脂肪移植可能有助于减少瘢痕挛缩复发。

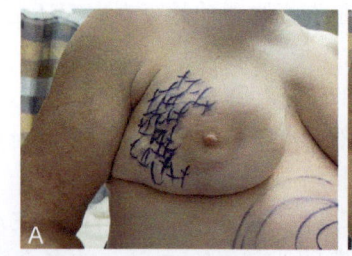

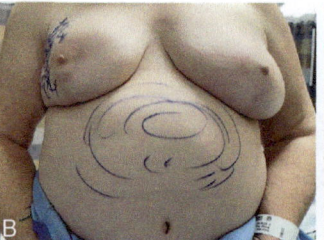

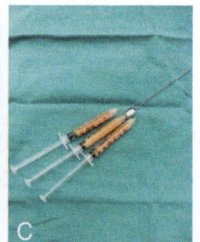

图 14-12 放疗后乳房肿瘤切除术缺损处瘢痕,以及脂肪移植和抽脂处的标记(A和B);获取的脂肪准备分成小份移植(C)

经验与教训

时机（即刻乳房肿瘤整形重建）	1. 在肿瘤切除术前评估患者。 2. 切除和重建方式应同时设计。 3. 风险在于可能需要切除乳房。
时机（延期乳房肿瘤整形重建）	1. 放疗后等待6个月以上。 2. 在手术之前，评估放疗后的乳房组织是否恢复充分。
患者因素	1. 考虑伤口延迟愈合和影响组织活力的危险因素。 2. 避免可能导致延迟放疗的手术。
术前咨询	1. 管理期望值是关键：最终的重建可能需要多次手术，患者应该做好准备。 2. 让患者参与到共同决策中。 3. 预期会有不对称，随着时间延长会加重。接受过放疗和没有接受过放疗的组织表现不同。
辅助治疗	1. 可以在重建前，于肿瘤切除术的缺损处放置夹子，以指导放疗。 2. 由于接受放疗的植入物重建会有相对较高的并发症，因此一般推荐自体移植技术。
固有皮瓣	1. 如果有足够的组织，这是理想的选择。 2. 避免额外的供体部位。
肿瘤整形缩乳术	术前与外科肿瘤学家沟通，其是确保肿瘤切除术的切口包含在乳房缩小术切口中的关键。
皮瓣重建	1. 评估第1次手术中乳房肿瘤切除术的缺损，以规划皮瓣的类型/设计。 2. 如果担心皮瓣灌注、乳头活力或皮肤坏死，术中利用吲哚菁绿荧光血管造影评估灌注是一个有用的方法。 3. 对于穿支皮瓣，用手持式多普勒超声仪识别和监测穿支是关键。
脂肪移植	1. 柔和的操作，少量、分散的移植可以增加存活率。 2. 由于移植物存活率不同，通常需要多次移植，特别是在接受放疗的区域。 3. 将脂肪组织注射到放疗区域的瘢痕下方，可以减少瘢痕挛缩复发。

六、术后

1. 接受肿瘤整形缩乳术或者脂肪移植的患者可以当日出院。接受皮瓣重建的患者可能需要观察1~2天。

2. 佩戴外科支持胸罩，但要避免过度压迫皮瓣或者脂肪移植的区域。脂肪移植供区加压可以减少术后瘀斑和水肿。

3. 任何术后伤口问题或者感染都要及时处理，以避免延迟放疗。

4. 引流可以减少术后血清肿和水肿的风险。

5. 告知患者脂肪移植经常会引起乳腺X线摄影和其他乳腺检查的异常，这可能导致患者焦虑和额外的活检。

七、并发症和注意事项

1. 脂肪坏死和积油囊肿可能会形成，它们常见于大量脂肪移植，以及单次注射过量脂肪时。

2. 全部/部分皮瓣丧失可能导致脂肪坏死，可能需要修复。

3. 伤口愈合的并发症或者感染可能导致延迟放疗。

4. 如持续不对称，则未来可能需要修整。推荐脂肪重复移植到同一位置要间隔3个月以上。

5. 将脂肪注射到大血管中会导致脂肪栓塞，这在使用钝头、合适大小的注射套管时罕见。

6. 如果发生乳头乳晕复合体丧失，可能需要重建或游离乳头移植。

致谢：感谢Julie E. Park、Jonathan Bank和David H. Song的贡献，他们编写的章节部分保留在这次修订中。

（刘　军　译）

第 15 章 乳腺癌冷冻消融术

Michael S. Sabel

一、定义

1. 冷冻消融术是一种利用低温来破坏肿瘤的经皮手术。其已成功用于治疗多种肿瘤，包括乳腺癌（图 15-1）。

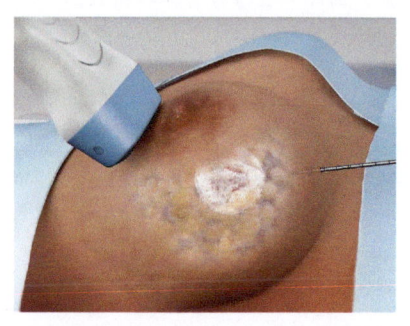

图 15-1 冷冻消融术涉及在超声引导下经皮将探针放置于肿瘤中心并冷冻肿瘤和肿瘤周围正常乳腺组织的边缘（由 IceCure Medical，LTD 提供）

2. 冷冻消融术作为一种癌症治疗方法是基于冷冻温度对细胞结构的即时和延迟损伤。当组织被冷冻至低于 −40℃ 的温度时，细胞外液冻结，细胞内的渗透压增加，水从细胞中渗出，导致细胞脱水。在解冻过程中，情况相反，细胞膨胀并破裂。此外，冰晶还会损害细胞器和质膜。冷冻消融术还会导致内皮功能障碍、血栓形成、缺血和血小板聚集。

3. 一旦受到冷冻损伤，组织就会更有效地传导低温。第二次冷冻增强了这些致命作用，并扩大了肿瘤坏死的面积。因此，乳腺癌的冷冻消融术应用了 2 个冻融循环。

4. 有用冷冻消融术替代早期乳腺癌肿瘤切除术的二期临床试验，提供了一些新的乐观的数据。然而，肿瘤切除术（或乳房切除术）仍应被视为标准治疗。对于不适合手术或拒绝手术的患者，可以考虑冷冻消融术。

二、病史和体格检查

1. 患者的初始检查应与任何早期乳腺癌患者相同。

2. 冷冻消融术通常适用于激素受体阳性、HER-2/neu 阴性乳腺癌的老年患者。因此许多考虑进行冷冻消融术的患者可能不需要放疗（RT）。然而，如果计划将消融后放疗作为局部治疗的一部分，则应排除放疗禁忌证。这包括既往接受过乳房或胸壁放疗的患者，或有硬皮病、狼疮或皮肌炎等胶原血管疾病史的患者。

3. 详细的家族史对确定是否需要进行遗传咨询和检测非常重要。高风险患者可能需要考虑双侧乳房切除术，以治疗已知的癌症并降低风险。

4. 应进行全面的双侧乳房检查，以确定肿块的特征，且可能发现提示多中心癌灶的其他病变区。累及或非常接近皮肤或乳头的病变可能不适合冷冻消融。

5. 应对腋窝、锁骨上和颈椎进行体格检查，以排除淋巴结受累的可能性。可疑的淋巴结肿大应进行适当的影像学检查和活检。

6. 对于淋巴结阴性的患者，应确定患者是否需要前哨淋巴结（SLN）活检。冷冻消融术不需要静脉（IV）镇静或全身麻醉。如果需要进行 SLN 活检并且需要冷冻消融，则可以在手术室（OR）与 SLN 活检同时进行。或者，如果这些信息可以指导局部治疗决策，SLN 活检可以在冷冻消融之前进行。

三、影像学和其他检查

1. 为了确定患者是否适合冷冻消融术，乳腺 X 线摄影和超声检查至关重要。磁共振成像（MRI）也可能有用，一些临床医师认为 MRI 是术前检查的重要组成部分。

2. 肿瘤必须在超声下可视才适合冷冻消融术。原发肿瘤 < 15mm 时可获得最佳临床效果。

3. 除了病变的大小外，还应注意病变与皮肤和胸壁的接近程度。虽然很少报道，但低温损伤（冻伤和可能的皮肤坏死）是冷冻消融术最令人担忧的并发症。太靠近皮肤的病变可能不适合冷冻消融。同样，靠近胸大肌的病变也可能不太合适，但一些肌肉冷冻可以耐受。

4. 空芯针活检对确定患者是否适合冷冻消融术至关重要。冷冻消融术依赖于影像学检查，某些组织学的病变范围在影像学检查中可能会被低估。冷冻消融术的初步试验表明，冷冻消融对小叶癌或广泛导管内癌（EIC）的患者效果欠佳。

5. 选择冷冻消融的患者时，除了组织学之外，还应考虑分级及 ER、PR 和 HER-2/neu 的状态。大多数关于冷冻消融术疗效的数据都是针对 1 级或 2 级、激素敏感、HER-2/neu 阴性肿瘤。虽然其他亚型的患者可以考虑冷冻消融术，但有关结果的数据较少。

（一）房间设置和预处理计算

1. 冷冻消融术是一种场地依赖性的手术，要求使用超声引导放置探头并监测冰球的形成。房间的设置应使医师能够使用超声和冷冻探头并看到两台监视器（图 15-2）。

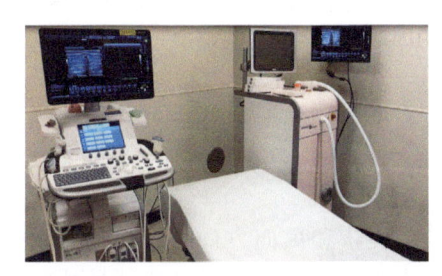

图 15-2　乳腺癌冷冻消融室的设置。医师可以使用 2 个探头，看到 2 个监视器

2. 在准备和铺巾之前，确保冷冻消融机功能正常，并且有足够的液氮供应。冷冻消融系统通常具有自检流程，包括将冷冻探针置于无菌水中以观察探针尖端结冰的情况。

3. 在准备和铺巾之前，应进行超声检查，以确认病变在超声上仍然可见，并且大小没有增加到超过最大尺寸。应确保探头可以轻松放置，并且可以注射生理盐水；否则，患者的体位需要重新调整。

4. 应该测量肿瘤的长度和宽度、皮肤到肿瘤顶部的距离及肿瘤底部到胸壁的距离。

5. 根据肿瘤的大小，计算从探头尖端到肿瘤远端的必要距离。探头有一个固定的冻结段（图 15-3）。

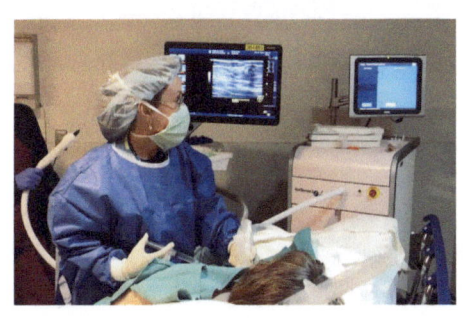

图 15-3　利多卡因在插入点和肿瘤之间浸润麻醉。还应在肿瘤的上方和下方注射，以进行麻醉，并增加肿瘤与皮肤和（或）胸壁之间的距离

（1）形成的冰球通常呈沿着探针长度的椭圆形，肿瘤的中心应该是冷冻段的中心。公式是冷冻段长度减去肿瘤的宽度，再除以 2。

（2）例如，如果有 4cm 冷冻段和 1.8cm 宽的肿瘤，则探头尖端应距离肿瘤远端（40－18）/2，11mm。

6. 由于冷冻消融术的最佳人选通常是老年女性，因此可以计算在此时可以使用的利多卡因的最大量。对于纯利多卡因，最大剂量为 4.5mg/kg。体积取决于浓度。建议使用 1% 的利多卡因，即每 1ml 含 10mg，因此将最大剂量除以 10 即可计算最大体积。

例如，患者体重为 68kg。因此，最大剂量为 68×4.5=306mg，即 1% 利多卡因的最大体积约为 30ml。

（二）体位

1. 患者的体位应满足以下条件。

（1）冷冻探针可平行于胸壁插入，以便可以轻松地穿过肿瘤中心。通常，核心针活检切口的瘢痕是冷冻探针的最佳插入部位。

（2）在肿瘤和皮肤之间或肿瘤和胸壁之间注射利多卡因或生理盐水。

2. 患者可以仰卧，也可以稍微倾斜，将楔形物放置于肩部下方。在极少数情况下，患者处于侧卧位。

3. 手臂的位置不要干扰探头的放置，可能在头顶上方。重要的是要记住，患者需要保持这个姿势 30～40 分钟，因此在开始之前要确保患者感到舒适。这可能需要外物支撑手臂。

（三）准备和铺巾

1. 无菌装置应包括无菌凝胶、注射器和注射利多卡因的针头，注射生理盐水的注射器、针头和延长管及 11 号手术刀片。

2. 整个乳房消毒，铺无菌单，术野充分显露。超声探头置于无菌套中。

（四）局部麻醉和探头放置

1. 整个过程在超声监视下进行。使用 25 号针，用利多卡因在穿刺部位注射并形成皮丘，该部位通常是先前核心活检留下的瘢痕。然后使用 11 号刀片在皮肤上切出一个小切口。然后可以使用稍大的针（21G）麻醉通向肿块的乳腺组织（图 15-3）。

2. 然后应在病变上方和下方注射利多卡因。除了局部麻醉外，还可用于增加冰球与皮肤和（或）胸壁之间的距离。

3.对于靠近胸壁的病灶，在肿瘤下方注射可以使肿瘤远离胸壁。然而，肌肉可能会出现一定程度的冻结，因此肿瘤下方的肌肉也应该被麻醉。

4.麻醉充分后，冷冻探头就会穿过皮肤切口，并在超声引导下向肿瘤推进。最安全的方法是保持探头与胸壁平行，这可以通过合适的患者体位来实现。

5.然后将探针穿过肿瘤的中心。应在矢状和横向两个方向上观察，以确保探针位于中心位置，并且探针的远端距肿瘤远侧边缘有适当的距离（图15-4）。

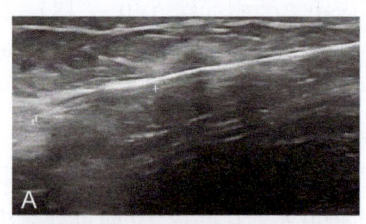

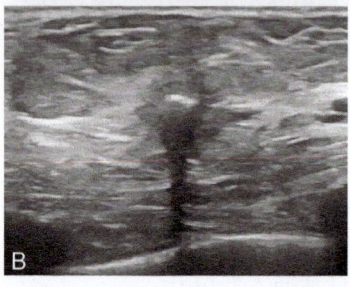

图15-4 确认探针在矢状方向（A）和横向方向（B）上均位于肿瘤的中心。探针尖端需要经过肿瘤的距离计算为探针冻结段与肿瘤大小之间的差值的1/2

（五）冷冻消融术

1.一旦确定冷冻探针的位置正确，就开始冷冻。冷冻消融涉及2个冻融循环。循环的时间长度取决于肿瘤的大小和必要的边缘。

2.在第1个冷冻周期中，通过超声可以轻松观察到肿瘤周围冰球形成（图15-5）。

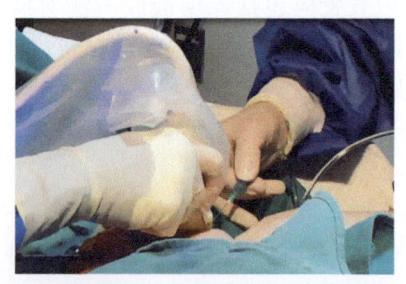

图15-5 在手术过程中，在肿瘤和皮肤之间注射生理盐水，以避免上面的皮肤冻伤

3.冷冻消融术最令人担忧的并发症是对皮肤的低温损伤，可以通过使用水分离将皮肤"推离"不断扩大的冰球来预防。在超声的引导下，将一根连接到延长管和一个大的生理盐水注射器的针头推进至冰球和皮肤之间（图15-6）。或者，可以使用三通旋塞阀和更大的生理盐水袋避免不断更换注射器。随着生理盐水缓慢注入，可以观察到冰球与皮肤之间的距离增大。随着冰球变大，此操作可能需要反复进行。

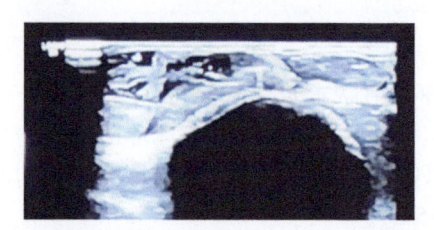

图15-6 超声显示肿瘤上方皮下组织中生理盐水浸润及皮肤与膨胀的冰球之间的距离在增加

4.对于靠近胸壁的病灶，可以在肿瘤下方注射生理盐水。或者，一旦出现冰球，就可以翘起探头以将冰球移离胸壁。

5.应在矢状和横向方向上监测冰球。在第1个冷冻周期即将结束时，应记录冰球尺寸的测量结果（图15-7）。

6.在第1个冷冻周期结束时，启动被动解冻周期。在此期间，更换或重新填充含有液氮的杜瓦瓶，以免在第2次冷冻循环期间用完。

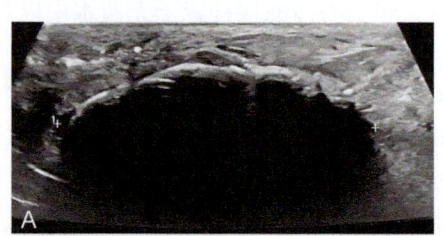

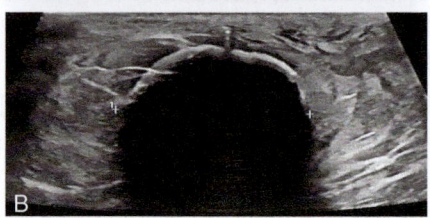

图15-7 通过超声可以轻松看到包围肿瘤的冰球。第1次冻结完成后，在横向视图（A）和矢状视图（B）中获得测量结果

7.在第2次冷冻周期中，仍然需要在皮肤和冰球之间注入生理盐水，以防止低温损伤。第2个冰球的形成速度会比第1个冰球稍快一些，也更大一些。

8.在第2次冷冻循环之后，在主动回温之前不能移除探针。轻轻扭转探头以确保其松动，然后即可将探头抽出。保持压迫几分钟以确保止血。

经验与教训

患者选择	1. 虽然最初的数据令人鼓舞，但肿瘤切除术和乳房切除术仍然是乳腺癌的标准治疗方法。手术风险高者或拒绝手术的患者可以考虑冷冻消融术。 2. 冷冻消融术的研究表明，≤1.5cm 的浸润性导管癌的成功率很高。小叶癌、导管原位癌和广泛的导管内癌可能会超出影像显示范围，并且可能无法完全消融。 3. 迄今为止，大多数详细说明冷冻消融成功的数据都是针对激素敏感、HER-2 阴性、淋巴结阴性癌症的老年患者。
肿瘤位置	1. 靠近皮肤的肿瘤因冷冻消融而有冻伤的风险。在肿瘤和皮肤之间注射生理盐水可以避免这种情况，但距离皮肤太近的肿瘤，尤其是乳头乳晕复合体，不适合冷冻消融。 2. 靠近胸壁的肿瘤也可以通过将肿瘤抬离胸壁成功治疗，并且胸肌可以耐受一定程度的冷冻，但毗邻或累及胸壁的肿瘤不适合冷冻消融。
影像	对于单探针冷冻消融术，必须通过乳腺 X 线摄影和超声检查确认肿瘤＜1.5cm。超声用于指导手术，因此病变在超声检查中清晰可见至关重要。MRI 可用于确认患者是否适合冷冻消融术。
术前准备	1. 在准备和铺巾之前，确认病变是超声可见的，并进行再次测量，因为有时可能与活检前的测量结果不同。 2. 计算使用多少利多卡因及探针尖端需要经过肿瘤边缘的距离，以确保完全消融肿瘤并具有足够的边缘。 3. 确保患者处于舒适的体位，便于操作。
过程	1. 冰球变大时，在皮肤和肿瘤之间注射大量生理盐水，以保护皮肤（或在肿瘤下方注射以保护肌肉）。 2. 冰球开始形成后，通过调整探针角度，可以将深部肿瘤移离肌肉。 3. 进行 2 次冻融循环。第 1 次解冻是被动的，第 2 次解冻是主动的，以便移除探针。 4. 在第 2 次冷冻期间，冰球会膨胀得更快，并且会更大，因此在开始之前，请确保有足够的生理盐水用于皮下注射。
随访	1. 手术后，在 1 周内进行随访，以评估并发症，然后利用影像学检查进行短期监测。由于冷冻消融无法进行边缘分析，因此密切随访至关重要。 2. 根据临床情况，应转诊患者接受辅助治疗。 3. 随访影像将显示消融区域脂肪坏死的典型迹象。随访影像中的任何异常发现或疑虑都应进行影像引导活检。

四、术后

1. 直接施压后，可使用免缝胶带拉拢皮肤切口。应将无菌纱布固定在其上，因为该部位可能会流出一些液体。

2. 在接下来的几天中，患者的该部位会出现肿胀、红斑和压痛。通常使用对乙酰氨基酚或布洛芬可以很好地控制这种情况。如果部分胸大肌被冻结，会增加术后疼痛，不过很少使用麻醉镇痛药。

3. 应告知患者肿胀情况及冷冻消融后皮肤可能会出现一些颜色变化。

4. 患者应在 1 周内返回病室进行治疗后访视。通常，患者在诊断时可能还触不到肿瘤，但现在消融部位会出现可触及的肿块，应让患者意识到，可能会在至少 6 个月内可以触及肿物，并且可能＞1 年。

5. 在术后就诊时，应安排患者接受密切监测，若病情需要，转诊至放射肿瘤科或肿瘤内科，这些与接受肿瘤切除术的患者没有区别。

（孙 征 译）

第 16 章　乳腺癌的前哨淋巴结活检

Anees B. Chagpar

一、定义

前哨淋巴结活检（SLNB）是为乳腺癌患者进行腋窝准确分期的微创方法。

二、病史和体格检查

一如既往，全面的病史采集和体格检查必不可少。如果体格检查发现明显的临床肿大淋巴结，超声和（或）细针针吸活检或核心针活检可以提供诊断信息。若活检淋巴结阳性，需要进行新辅助化疗。过去针吸活检证实淋巴结阳性的病例都需要腋窝淋巴结清扫（ALND），目前有试验如美国外科医师学会肿瘤学组（ACOSOG）Z-11 试验发现这样的患者若只有 1 或 2 个阳性淋巴结，也可以进行前哨淋巴结活检。若针吸活检阴性，也需要进行前哨淋巴结活检，以进行确定的淋巴结分期。

三、影像学和其他检查

乳腺癌患者前哨淋巴结活检之前通常要通过注射放射性示踪剂获得淋巴闪烁成像；但是，对于大部分乳腺癌患者，这并不是必需的检查。很多医师不选择淋巴闪烁成像，而是在手术室内亲自注射放射性示踪剂。对于既往做过前哨淋巴结活检和（或）腋窝淋巴结清扫的患者，出现单侧复发或新发原发病变时，可以考虑再次行前哨淋巴结活检进行分期。这时，有可能出现别样的淋巴引流方式，所以术前淋巴闪烁成像可供参考。

四、手术治疗

前哨淋巴结活检适用于浸润性乳腺癌患者和导管原位癌行乳房全切患者的腋窝淋巴结分期。

（一）术前规划

众所周知，腋窝淋巴结临床阴性的患者进行新辅助化疗后，利用前哨淋巴结活检也可以进行准确腋窝分期，尤其应用双示踪剂可以获得数个前哨淋巴结时。这样使病理完全缓解的患者可以避免腋窝清扫的创伤和并发症。对于新辅助化疗前淋巴结临床阳性的患者，应该规划靶向淋巴结切除活检。

（二）体位

1. 患者取仰卧位。患侧肩下垫圆枕使背阔肌抬高。注意用折叠布单托住上肢，避免臂丛牵拉伤（图 16-1）。
2. 如可能，静脉通路、指氧监测装置、血压袖带置于另一侧肢体。

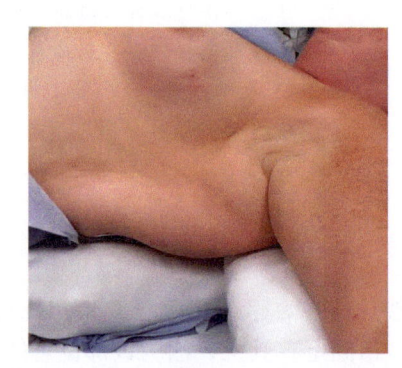

图 16-1　患者患侧肩部背阔肌下垫枕，折叠布单托起上肢

（三）注射放射性示踪剂和（或）蓝色染料

双示踪剂的应用可以提高辨识率并降低假阴性率；不过，尤其是对于保留皮肤的乳房全切患者，术者并不愿用蓝色染料，因为染料使皮肤变色，不易于评估皮肤缺血或坏死。

1. 常用的放射性示踪剂是锝 -99m 硫胶体。一般在淋巴闪烁成像之前，在核医学科于乳晕周围注射。但是，淋巴闪烁成像不是绝对必需的检查，所以也可以在手术室中诱导之后注射。因为注射很痛，这样可以使患者受益。常用剂量为 0.5mCi。

2. 异硫蓝和亚甲蓝都曾应用于前哨淋巴结活检；它们的颜色、并发症、花费不同。异硫蓝接近天蓝色（易于与血管分辨），但有不足 1% 的过敏的风险，与亚甲蓝比也更加昂贵。亚甲蓝颜色更暗，有稍高的皮肤坏死概率，但是便宜。蓝色染料常用量为 5ml。

3. 蓝色染料可以注射于肿瘤周围，或者乳晕下，后者可以使多发肿瘤和触诊阴性的患者淋巴道显影（图 16-2）。

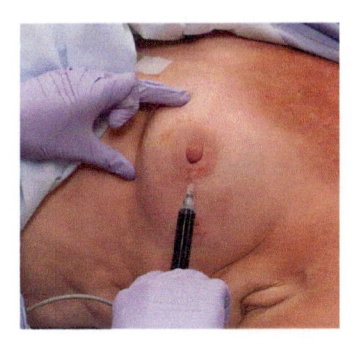

图 16-2　于乳晕后方注射蓝色染料

（四）消毒铺单

胸部消毒，上肢环形消毒。上肢用无菌单包裹，以游离状态保留在术野内，使术者术中可以在无菌状态下移动上肢（图 16-3）。

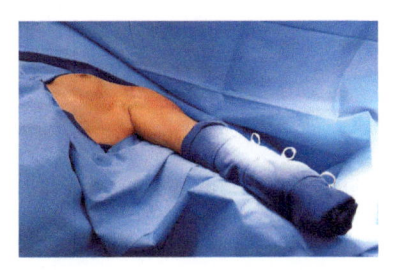

图 16-3　患者消毒铺单后，胸部和腋窝显露；同侧上肢无菌单包裹后显露于术野

（五）切口

1. 用手持 γ 探测器确定放射性最强的区域即为前哨淋巴结位置，定位该处为切口。
2. 标记出胸大肌和背阔肌外缘线，其为腋窝清扫切口边缘，前哨淋巴结活检切口是清扫切口中的一段（图 16-4）。平缓的"S"形切口既美观，还可以按需向上下延长切口，达到最佳显露效果。如果拟行传统的乳房全切术，可以从全切切口外侧进行前哨淋巴结活检。

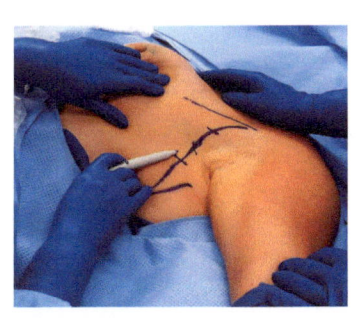

图 16-4　切口设计。标记出胸大肌和背阔肌边缘。用"X"标记放射性最强的区域。经过"X"画一个平缓的"S"形切口，以备腋窝清扫用。画线其中的一段（叉号经过处）为前哨淋巴结活检切口

第 16 章　乳腺癌的前哨淋巴结活检　83

3. 可以采用局部麻醉进行预镇痛。切开后逐层进入皮肤、皮下组织、锁胸筋膜。

（六）寻找前哨淋巴结

1. 注意切除热点值最高的淋巴结和所有放射性计数大于前述淋巴结在体热点值 10% 以上的淋巴结。另外，所有蓝染的淋巴结和蓝染淋巴管进入的淋巴结都要切除（图 16-5）。

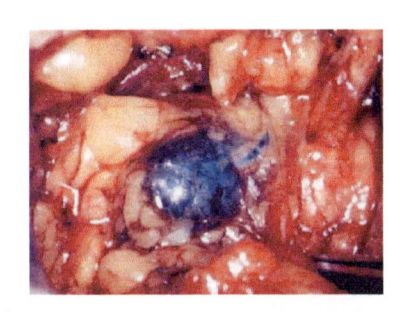

图 16-5　蓝染淋巴管末端的蓝染前哨淋巴结

2. 仔细触摸找到临床可疑淋巴结，无论其蓝染与否或热点值高低都需要切除。因为当淋巴管道被肿瘤细胞阻塞时，示踪剂无法到达阳性淋巴结。
3. 有学者认为切除 3 个前哨淋巴结活检手术就算完成，但其他人支持符合以上标准的全部淋巴结都要切除。不过平均水平是找到 2 个前哨淋巴结。

（七）术中病理

1. 术中病理，无论细胞印片还是冰冻切片，都具有较高的特异度和敏感度（图 16-6）。
2. 有的术者即使知道前哨淋巴结活检结果也不愿在同期进行腋窝淋巴结清扫，也就不会进行术中病理检查。符合 Z0011 试验标准的患者，如果只有 1 或 2 个前哨淋巴结阳性，且拟行保乳后续需要全乳放疗，可以豁免腋窝淋巴结清扫。

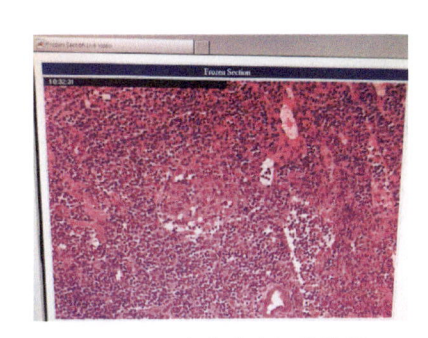

图 16-6　术中冰冻切片结果

（八）关闭切口

一般来说，如果没有进行腋窝清扫术，不需要留置引流管。常规皮下及皮内缝合后，用免缝胶带拉拢皮缘。如果需要行腋窝清扫，则按照前文所述延长切口。

五、术后

如果单纯行前哨淋巴结活检（未行腋窝淋巴结清扫），患者术后可以正常活动。不用特殊锻炼，也无须应用预防淋巴水肿的压力套袖。

六、治疗效果

单纯前哨淋巴结活检术后效果显著，未降低整体生存率，未提高局部复发率。副作用小，尤其与腋窝清扫术比较时。

七、并发症

1. 出血/血肿。
2. 感染。
3. 血清肿。
4. 麻木/感觉异常。
5. 淋巴水肿。
6. 对异硫蓝过敏。
7. 注射蓝色染料后"蓝乳房"。
8. 亚甲蓝导致的皮肤或脂肪坏死。

（王　宁　译）

第 17 章 前哨淋巴结活检同时切除病理确诊的转移淋巴结（靶向腋窝淋巴结切除术）

Robert M. Pride, Judy C. Boughey

一、定义

1. 新辅助化疗已成为乳腺癌患者治疗方案中一个常见的组成部分，尤其是肿瘤生物学更具侵袭性（三阴性和 HER-2 阳性乳腺癌）及晚期的患者。

2. 在新辅助化疗后，约 40% 的淋巴结阳性乳腺癌患者达到腋窝淋巴结病理学完全缓解（pCR）。pCR 率因生物学亚型而异，HER-2 阳性患者在接受新辅助化疗联合抗 HER-2 靶向治疗后，pCR 率甚至可高达 70%。

3. 越来越多的证据表明，在经过活检病理证实为腋窝淋巴结阳性的患者接受新辅助化疗后，前哨淋巴结有可能转阴，故而可以免除腋窝淋巴结清扫手术。

4. 最近的研究焦点集中于降低新辅助治疗后腋窝前哨淋巴结活检的假阴性率。在新辅助治疗前将已穿刺证实转移的腋窝淋巴结放置标记夹标记，并在治疗后的前哨淋巴结活检时将该淋巴结一并准确切除的技术，称为靶向腋窝淋巴结切除术（TAD）。这种技术可以有效降低新辅助化疗后前哨淋巴结活检手术的假阴性率。

5. 靶向腋窝淋巴结切除术能够评估新辅助治疗的反应，可以识别出淋巴结转移灶完全消失（即淋巴结 pCR）的患者群体。这些患者因此可以避免进行腋窝淋巴结清扫手术，从而显著降低发生远期并发症风险。

6. 对于初始诊断时确诊淋巴结转移，而新辅助治疗明显有效的乳腺癌患者，这种技术已成为腋窝清扫手术的合理替代。

二、患者选择

1. 应考虑对初诊为浸润性乳腺癌、经活检证实有淋巴结转移、接受了新辅助化疗的患者进行前哨淋巴结活检或靶向腋窝淋巴结切除术。其主要适用于 cN1 患者；然而，也可以推广到腋窝肿瘤负荷较轻且腋窝将接受放疗的 cN2 甚至 cN3 患者。

2. 对于通过影像学临床诊断为淋巴结阳性的患者，如果只接受了新辅助内分泌治疗而无化疗，也可以进行前哨淋巴结活检或靶向腋窝淋巴结切除术。然而，内分泌治疗后的淋巴结 pCR 率较低，因此前哨淋巴结阴性的可能性也较低。

3. 目前，不建议对炎性乳腺癌患者进行靶向腋窝淋巴结切除术。

4. 尽管在一些个案中将此技术推广应用于复发性乳腺癌患者，但目前缺乏有力数据。

5. 对于患者选择和治疗前咨询，提前了解哪些患者最有可能对新辅助化疗有良好反应也很重要。与淋巴结 pCR 相关的因素包括：① 初诊时临床 N 分期较低（cN1 或 cN2～3）；② HER-2 阳性；③ 三阴性。

三、初诊乳腺癌患者病史和体格检查

1. 对乳腺癌患者进行初诊时，应进行全面的病史采集和体格检查。采集病史应详细，包括一般健康状况、用药情况、既往手术史和过敏史等。询问是否存在可能影响手术体位的肌肉骨骼系统疾病。是否存在与乳腺癌或卵巢癌有关的家族史也很重要。

2. 美国乳腺外科医师学会的指南建议，应该向所有被诊断为乳腺癌的患者建议并提供基因检测。如果患者亲属中有聚集出现的乳腺癌或卵巢癌的家族史，则更应强烈建议进行遗传咨询和基因检测，因为这不仅可能影响手术术式选择，还可能影响系统性治疗方案的制订。

3. 体格检查应从双侧乳房的视诊开始。不但要观察患者的手臂放于身体两侧时的乳房外观，还须查看双臂举高姿势下的乳房。应重点关注任何不对称的部位、乳头内陷、陈旧的瘢痕或皮肤变化。

4. 乳房触诊应分别在坐位和仰卧位进行，可以采用顺逆时针或垂直交叉的顺序检查。如果触及肿块，应该测量其长短径、评估是否与胸壁粘连及其与皮肤的距离。记录肿块和乳头的距离和"时钟"方向。应该拍照记录下所有可见的异常表现。上述特征须被详细记录，这对后续准确评估治疗反应有重要意义。

5. 区域淋巴结也需要仔细检查，包括腋窝、颈部、锁骨上和锁骨下的淋巴结。

四、新辅助治疗前的影像学检查和其他诊断性检查

术前影像学检查如下。

1. 在开始任何新辅助治疗之前，应进行全面的乳腺影像学检查。其目的是确定疾病的范围、病灶局部的分期和进行对侧乳房筛查。

2. 应完善患侧乳房的诊断性乳腺 X 线摄影检查，包括头尾位、内外侧斜位和内外侧位，重点部位应进行局部加压或放大摄影。对侧乳房也需要拍摄头尾位、内外侧斜位。数字乳腺断层融合成像技术也许可以在诊断评估中发挥一定作用。

3. 应进行有针对性的乳腺超声检查，以明确各种肿块的特征。

4. 随后可以在超声、X 线检查或 MRI 引导下对乳腺肿块进行空芯针穿刺活检。组织样本应进行病理学评估，分辨出原位癌或浸润性癌。还应进行免疫组化分析，以评估受体状态，特别是雌激素受体、孕激素受体和人表皮生长因子受体 2（HER-2），并在激素受体阳性、HER-2 阴性疾病中考虑进行 Ki-67 检测。

5. 所有经活检证实为浸润性乳腺癌的患者应进行同侧腋窝淋巴结超声检查。一些医学中心还会常规对锁骨下和内乳淋巴结进行影像学检查。异常淋巴结的特征为具有偏心性皮质增厚 > 3mm、边缘不规则或淋巴门脂肪消失。

6. 应对最为异常的淋巴结进行病理学检查。如果证实有转移，应标记该淋巴结（使用钛夹、文身或其他标记设备）。最常见的做法是将钛夹放入被取样的淋巴结中。建议使用体积较大、超声可见的钛夹，以便于在新辅助治疗后进行辨认。可以通过 X 线检查确认钛夹的位置正确（图 17-1）。

7. 如果在检查中发现存在淋巴结转移，应及时组建多学科团队，讨论是否应该进行新辅助治疗。

8. 对于将接受新辅助治疗的患者，应进行双侧乳腺 MRI，以在治疗之前进一步确定疾病的范围。乳腺 MRI 还可以评估腋窝区的病灶情况，可用作评估治疗反应的参考基线。

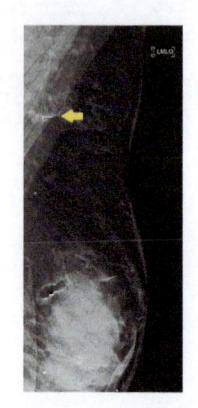

图 17-1 放置标记夹后，通过 X 线检查确认标记夹已放置在异常腋窝淋巴结内。黄色箭头所指处为内含"X"形钛夹的淋巴结

9. 如果存在肿瘤远处转移的任何体征和（或）症状，建议进行更全面的检查，包括实验室检查和更广泛的影像学检查（PET/CT 或胸腹盆腔骨骼 CT）。对已评估为Ⅲ期肿瘤，或存在多发异常淋巴结且肿瘤生物学高危的病例，建议检查是否存在远处转移。

五、新辅助治疗后的评估和影像学检查

（一）概述

1. 目前，尚没有足够可靠的检测手段可以在非手术的情况下确定淋巴结是否 pCR。然而，将体格检查和影像学检查结合起来，就能够大致推测新辅助治疗后发生 pCR 的可能性。这一信息可以指导外科手术决策，尤其是对于是否可以进行前哨淋巴结活检/靶向腋窝淋巴结切除术的判断。

2. 在完成新辅助治疗后，应对患者进行再次检查，以评估乳腺和腋窝的治疗反应。应进行如前所述的全面体格检查，并与初诊时的检查结果进行比较。在新辅助内分泌治疗或化疗后，依据临床查体推测 pCR 的总体准确率约为 50%，阴性预测值（正确预测 pCR 的能力）仅约为 30%。

3. 也应再次进行乳腺 X 线摄影和超声检查。它们的总体准确率较体格检查更高，分别为 74% 和 79%，阴性预测值也较高，分别为 41% 和 44%。

4. 在新辅助治疗完成后，许多医师会安排 MRI 检查。据报道，其准确率为 84%，阴性预测值为 65%。大多数时候，用于评估治疗效果的最佳影像学检查方法通常是初始诊断时显示疾病范围最好的影像学检查。

5. 需要强调的是，新辅助治疗后应进行腋窝超声检查，以评估腋窝淋巴结的治疗反应，并确认被标记的淋巴结是否可见。据报道，在新辅助化疗后进行腋窝超声检查，可以降低前哨淋巴结活检时的假阴性率；腋窝超声检查结果未见异常的患者，假阴性率能

降至 10% 以下。

6. 乳腺内病灶和腋窝内病灶的治疗反应通常是相似的；因此，在权衡是否进行前哨淋巴结活检时，外科医师应结合查体和影像学检查，综合评估乳腺和腋窝的反应。如果乳腺中的病灶有进展或乳腺中仍有显著残余的肿瘤，那么腋窝淋巴结 pCR 的可能性就会很低。

7. 前哨淋巴结活检只利于已经转变为病理学阴性淋巴结（即淋巴结 pCR）的患者。因此，在新辅助治疗后仍有肿瘤残留的情况下，前哨淋巴结活检很难获益。尽管不是绝对禁忌，但此时大多数外科医师都不建议进行前哨淋巴结活检。

（二）术前定位带标记夹的淋巴结

在手术前，需要识别并定位被标记夹标记的腋窝淋巴结。有下面几种方法。

1. 碘 -125 粒子

（1）可以在影像引导下将放射性碘 -125 钛粒子放入淋巴结中，之后通过 X 线检查就可以定位（图 17-2）。

（2）这些粒子的半衰期为 60 天，但通常在活检术前 5 天内放置到位，具体取决于规范。

（3）大多数情况下，粒子是在超声引导下放置的。然而，当标记夹在超声下不显像时，可以用 CT 引导替代。

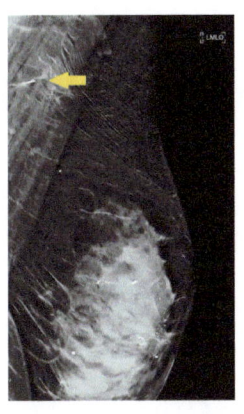

图 17-2 经新辅助治疗后，放置放射性粒子，再次行 X 线检查，确认之前放置了标记夹的腋窝淋巴结内放射性粒子位置正确。黄色箭头所指处为既含放射性粒子又含"X"形钛夹的淋巴结

2. 可以不用放射性粒子，而是放置金属导丝引向标记夹。

3. 目前市场上还提供了多种其他方法，包括 SAVI SCOUT 和 Magseed 等方法，其中一些方法可以在诊断同时放入淋巴结，无须额外的术前定位操作。

4. 染色：在初次活检时，对淋巴结进行碳粉或木炭粉染色标记也是很成熟的方法。这种方法可以省去手术前的额外定位程序，让外科医师能够直接看到染色的淋巴结。

（三）术前放射性核素注射

1. 多项研究结果表明，在新辅助化疗后，双示踪剂淋巴结定位可以提高前哨淋巴结的识别率，并且降低前哨淋巴结活检术的假阴性率。因此，对于初诊为淋巴结阳性乳腺癌、接受新辅助治疗并随后接受前哨淋巴结手术的患者，应该采用双示踪剂标示作为标准方法。

2. 双示踪剂定位是指在手术时注射放射性核素和蓝色染料的方法，目的是使前哨淋巴结至少吸收其中一种试剂。这样可以提高识别前哨淋巴结的概率。

3. 常用于前哨淋巴结活检手术的标准放射性核素是锝 -99m 硫胶体。它的半衰期约为 6 小时，因此通常在手术当天早晨或前一天下午注射到乳晕边缘或乳晕下。

4. 注射性核素示踪剂后，还可以进行淋巴系闪烁显像，不但可以确认腋窝内淋巴结的摄取情况，还能追踪腋窝外的淋巴引流区。不过，在没有进行过前述乳腺或腋窝手术的情况下，通常不需要进行此项检查。

六、手术治疗

（一）术前规划

1. 在手术前，应仔细阅片，包括初始诊断时和新辅助治疗后的所有影像学资料。

2. 安排术前合适的时机，放置放射性粒子辅助指示标记夹的位置。放置完成后再进行影像学检查，确认标记夹和放射性粒子在乳房和淋巴结中的位置。

3. 术前应取得患者充分的知情同意，应告知患者预计将实施的手术的各种风险、益处和替代方案。应明确提到，即使术前检查和影像学检查都表明新辅助治疗的效果良好，也仍然存在淋巴结中残留癌细胞的可能性，如果在前哨淋巴结活检或靶向腋窝淋巴结切除术中发现阳性淋巴结，则建议进行腋窝淋巴结清扫。

（二）体位

1. 患者应处于仰卧位，术侧腋窝靠近手术台边缘。气管插管应固定在口腔的对侧。为防止臂丛神经损伤，手臂伸展不应超过 90°。手臂应固定于带有软垫的手臂托板上，并尽量分散着力点的压力。

2. 血压袖带和静脉通路应布局于对侧上肢上。

3. 应放置抗血栓压力梯度设备。

4. 如果预计手术时间将超过 4 小时，应放置 Foley 导尿管。而时间较短的手术，应让患者在进入手术室前进行排尿。

88　第一部分　乳腺手术

手术台和麻醉设备之间应有足够的空间，以便手术助手可以从容地站于手臂上方。

（三）注射蓝色染料

1. 如果使用亚甲蓝染料，稀释方式如下：将0.5ml染料与3.5ml葡萄糖溶液混合在5ml注射器中（1：8稀释）。

1%的异硫蓝是亚甲蓝的一种替代染料。它不会导致乳头坏死，但更容易出现过敏反应。

2. 应在术区消毒铺巾之前注射蓝色染料。如果手术预计将保留乳头乳晕复合体，则应在乳晕下间隙注射染料，以尽可能降低乳头坏死的风险（图17-3A、B）。如果手术计划切除乳头乳晕复合体，则可以直接在乳头内注射蓝色染料（图17-3C～E）。

3. 通常使用22号针头，也可以用更细的针头。

（四）消毒铺巾和切口

1. 术区消毒范围应包括乳房和腋窝，向内超过中线至对侧，向下至腹部，向上至颈部和上臂，向外达手术台平面。铺巾应做到能保持一个可以完整显露乳房和腋窝的无菌区。

2. 在标画腋窝切口之前，先用设置为碘-125模式的伽马探头探测整个腋窝区域，以确保放射性粒子位于预想的位置。这样可以给腋窝切口位置和切开方向的选择提供大致指示。

3. 同样，设置为锝-99模式时，伽马探头可用于寻找摄取了锝的腋窝前哨淋巴结。

4. 靶向腋窝淋巴结切除术的切口和入路选择因

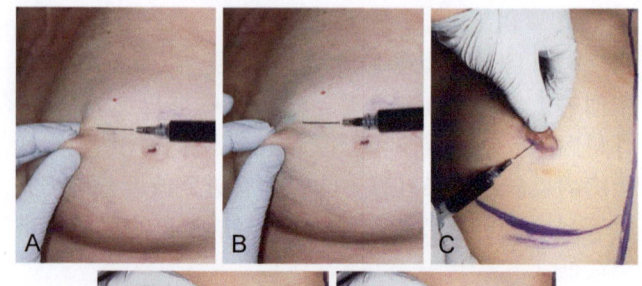

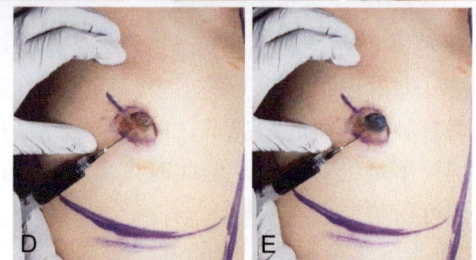

图17-3　对于保留乳头乳晕复合体的手术，将蓝色染料注射至乳晕下间隙，以减少乳头坏死的风险（A）；可以看到乳晕下有淡蓝色区域，表明染料注射的深度适当（B）；如果乳头乳晕复合体将被切除，蓝色染料可以直接注射到乳头内（C）；乳头开始变蓝，表明染料注射位置正确（D）；随着更多染料注入，乳头完全变成蓝色（E）

手术方式不同而异。如果计划进行保乳手术，则通常是在腋窝的毛发线下画3～4cm的腋窝切口。此切口与通常用于前哨淋巴结活检的切口一致。如果需要进行腋窝淋巴结清扫，直接延长此切口即可。

5. 如果计划进行乳房切除术，则可以通过乳腺切除术切口进行前哨淋巴结活检或靶向腋窝淋巴结切除术，而无须在腋窝单独取切口。

（五）目标淋巴结的识别

1. 如果做单独的腋窝皮肤切口，需要逐层切开皮下组织、锁胸筋膜，然后进入腋窝。利用设置为碘-125模式的手持式伽马探头指引切开方向，找到目标淋巴结。它可能被蓝染，也可能未被蓝染，可能存在锝-99放射性，也可能没有，因为近25%的目标淋巴结并非前哨淋巴结。使用精细的手术器械将周围的脂肪游离，显露带有粒子的淋巴结。可以使用小型钛夹或缝线结扎肉眼可见的毛细血管和淋巴管。理想情况下，应识别并结扎前哨淋巴结的流出和流入淋巴管。

2. 经乳房切除术切口时，同样参照上述技术（图17-4）。

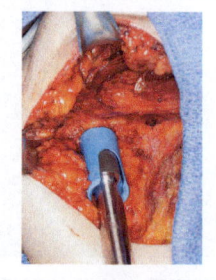

图17-4　使用伽马探头在腋窝内探测，指示切开方向

3. 最好评估并记录定位的淋巴结是否蓝染，是否具有锝-99放射性。

4. 切除目标淋巴结后，使用术中标本X线摄片确认并记录切除的淋巴结标本中是否同时包含了术前放置的标记夹和放射性粒子（图17-5）。

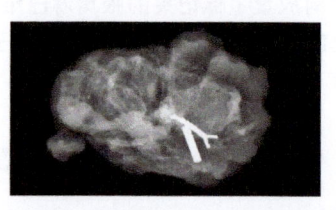

图17-5　术中X线确认切除的淋巴结标本内含有放射性粒子和钛夹

5. 之后，将含有定位粒子的淋巴结送病理学检查。标本名称中一定要注明"含有放射性粒子"。要确保病理学团队知晓样本中包含放射性粒子，以免在处理

第 17 章 前哨淋巴结活检同时切除病理确诊的转移淋巴结（靶向腋窝淋巴结切除术） 89

过程中不小心切开或意外丢弃放射性材料。正确处理和处置用过的放射性粒子至关重要。

（六）前哨淋巴结切除

1. 双示踪剂淋巴结示踪已被证实可以提高前哨淋巴结的识别率、降低靶向腋窝淋巴结切除术的假阴性率。

2. 在切除目标淋巴结后，伽马探头应切换设置为探测锝 -99。

3. 将伽马探头设置为锝 -99 模式后，切除所有额外探出的前哨淋巴结。

4. 通常会遇到染成蓝色的淋巴管。这些管道非常有用，追踪它们指向的方向，通常就是前哨淋巴结（图 17-6A ～ C）。

5. 所有染蓝的淋巴结都应被切除，并送病理学检查（图 17-6D）。此外，即使淋巴结本身没有染蓝，也应将蓝色淋巴管末端存在的所有淋巴结切除并视作前哨淋巴结。

6. 所有具有放射性核素摄取（大于最高摄取量淋巴结的 10%）的淋巴结都应切除，并作为前哨淋巴结送病理学检查。

7. 所有可触及的可疑淋巴结（或大，或坚硬）也应切除，并作为前哨淋巴结送病理学检查。

（七）腋窝淋巴结清扫术的适应证

1. 目前，建议在新辅助治疗后的前哨淋巴结活检或靶向腋窝淋巴结切除术中，只要发现任何淋巴结中存在肿瘤残留，即应进行腋窝淋巴结清扫术。

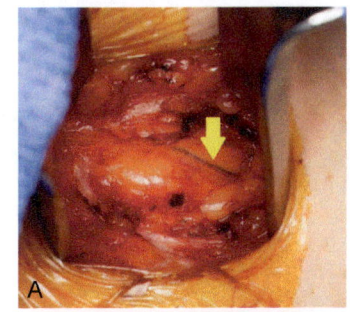

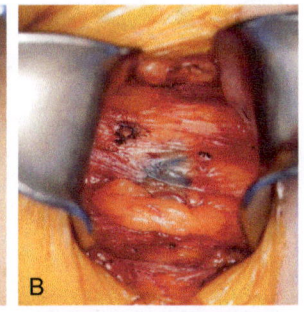

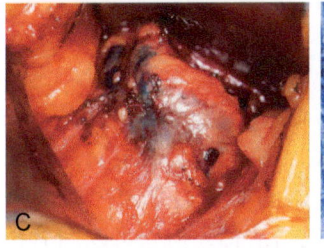

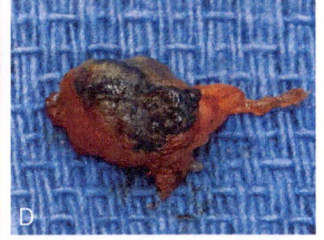

图 17-6 腋窝内蓝染的淋巴管（A）；可以透过表面覆盖的组织看到深处蓝染的腋窝前哨淋巴结（B）；进一步解剖显露蓝色淋巴结（C）；切除后，将蓝色淋巴结送病理学检查（D）

2. 对于淋巴结定位失败且未检出前哨淋巴结的情况，建议进行腋窝淋巴结清扫术。

3. 如果只检出单个前哨淋巴结，且该淋巴结上没有钛夹标记或没有被穿刺活检过的痕迹或不存在治疗反应，则建议进行腋窝淋巴结清扫术。

4. 如果检出单个阴性淋巴结，其中含有标记钛夹或存在被穿刺活检过的痕迹，通常不需要进行腋窝淋巴结清扫术，因为在这种情况下，假阴性率仍然足够低。

经验与教训

1. 多项临床试验已经证明，对于临床上淋巴结阳性的乳腺癌患者，在新辅助治疗后进行前哨淋巴结活检是可行的。
2. 降低转移淋巴结评估的假阴性率，是腋窝淋巴结手术得以降级的关键因素。
3. 靶向腋窝淋巴结切除术，即在前哨淋巴结活检时将已穿刺证实转移的腋窝淋巴结一并准确切除的手术方式，可以有效降低假阴性率。
4. 其他能够降低前哨淋巴结活检假阴性率的因素如下。
（1）使用双示踪剂识别前哨淋巴结。
（2）至少切除 2 个前哨淋巴结。
（3）新辅助治疗后、筛选患者时、手术之前分别进行超声检查。
（4）对切除的前哨淋巴结进行免疫组化检测，可以发现微小转移灶。

七、术后

1. 如果在前哨淋巴结活检或靶向腋窝淋巴结切除术中切除的所有淋巴结均为阴性，患者可以豁免腋窝淋巴结清扫，因此淋巴水肿的风险显著降低。其他可能出现的并发症与前哨淋巴结活检手术相同。

2. 术前需要告诉患者，由于注射过亚甲蓝或异硫蓝，术后 48 小时内尿液可能会呈蓝绿色。

3. 有可能遇到一种很少见的情况：被标记夹夹住的淋巴结无法通过放射性粒子或前述任何方法进行定位找到。这时可以尝试在术中触诊和利用超声寻找。此外，带标记夹的淋巴结有 75% 的可能是前哨淋巴结之一。此外，如果切除了 3 个或更多淋巴结，那么找到标记淋巴结的概率为 88%。

（刘 辛 译）

第18章 单纯乳房切除术

Michael S. Sabel, Lisa A. Newman

一、定义

单纯乳房切除术通常也称为乳房全切除术，是指手术切除全部乳腺组织，包括乳头乳晕复合体，同时切除表面适当的皮肤，让伤口变得平整。单纯乳房切除术并不包括腋窝淋巴结清扫，但它可以同时行腋窝前哨淋巴结活检。整块切除乳腺组织及腋窝淋巴结，称为乳腺癌改良根治术（第20章）。单纯乳房切除术的演变包括保留皮肤的乳房切除术，即切除乳头乳晕复合体，但是保留皮肤，以及保留乳头乳晕的乳房切除术，即保留乳头乳晕复合体及皮肤，通常同时行即刻乳房重建。上述将在第19章介绍。

二、病史及体格检查

1. 在临床上，早期乳腺癌的生存率主要取决于远处器官微转移的风险，以及系统的辅助治疗控制或消灭这些疾病的能力。乳腺及腋窝的局部疾病通常可以通过手术及放疗控制。因此，多项前瞻性随机对照临床试验证实了，对于浸润性乳腺癌及导管原位癌，保乳手术和乳房切除术的生存率是一样的。乳腺癌行肿块切除术后，通常要行放疗以消灭剩余乳腺组织中微小的或者隐匿的病灶，这样可以减少同侧乳腺癌复发。尽管如此，很多女性接受乳房全切除术作为主要的乳腺手术方案，这可能由于个人意愿、有乳房放疗禁忌证，或者由于疾病特点不能在切缘干净的前提下获得满意的外观（如乳腺X线摄影显示弥漫分布可疑微钙化，多发的乳腺肿瘤不能通过一次肿块切除术切除干净，肿瘤与乳房的大小比例不适合）。临床医师必须牢记，美容效果是否满意必须由患者确认。为了预防乳腺癌，高危患者若为存在遗传易感性的患者，乳房全切除术也是一种经典的外科术式。

2. 在这些患者第一次就诊时，必须详细询问病史并进行体格检查。另外，除了乳腺癌诊断的细节以外，病史询问应该包括内科合并症、用药史、手术史、过敏史。此外，肌肉骨骼方面的病史也应该询问，它可能会影响手术体位和（或）放疗计划。以前接受过胸壁放疗（由于霍奇金淋巴瘤，或者以前同侧乳腺癌保乳治疗）是再次放疗及新发或者复发乳腺癌保乳手术的禁忌证。结缔组织病如干燥综合征或者硬皮病可能导致严重的放射相关毒性，即使肿瘤发现时很小，大小适合行保乳手术，伴有这些疾病的患者也需要接受乳房切除术来治疗乳腺癌。不能将手臂抬高至肩部以上的患者可能很难耐受乳房放疗的体位。

3. 所有乳腺癌患者都应详细询问家族癌症病史，包括父系及母系双方的家族。有癌症家族史，特别是乳腺癌及卵巢癌家族史的患者，应该接受遗传咨询。这些患者可能考虑行双侧乳房全切除术以预防第二次患癌。

4. 双侧乳腺及淋巴结的检查，包括腋窝、颈部及锁骨上淋巴结，是极其重要的。任何有明显肿大淋巴结的患者应该接受进一步评估，包括腋窝超声及细针穿刺术。

5. 乳腺检查应该重点关注肿瘤的大小和位置，与深方的肌肉及表面的皮肤是否固定，以及皮肤改变，特别是炎性乳腺癌（红斑、水肿、橘皮征）或局部晚期疾病（肿瘤巨大，肿瘤伴随继发炎症改变，或者伴随淋巴结肿大融合的乳腺癌）的表现。这些患者可能需要新辅助化疗来降低癌症的临床分期，并提高切除率。诊断乳腺癌以后，迅速进行包括肿瘤内科及放射肿瘤学专家在内的多学科会诊，对高效制订治疗计划非常重要，也是成功治疗这些患者所必需。

6. 临床腋窝检查阴性的早期乳腺癌患者在接受乳房全切除术时需要进行腋窝分期，通常采用淋巴显影和前哨淋巴结活检。乳房全切除并且经过针吸活检或者前哨淋巴结活检证实腋窝转移的患者需要进行标准的Ⅰ、Ⅱ组腋窝淋巴结清扫，也就是乳腺癌改良根治术。然后根据乳房及腋窝组织病理学上的病变范围决定是否需要行乳房切除术后区域放疗。

7. 应该告知全部计划接受乳房切除术的患者行即刻乳房重建的选择，并由整形外科医师会诊。选择进行即刻重建手术的患者可能会适合保留皮肤或者保留乳头乳晕的乳房切除术。如果考虑在全乳切除术后放疗，可能会影响即刻重建手术近期及远期效果。

三、影像学及其他检查

1. 乳腺影像学检查在乳腺癌筛查及诊断中起着重要的作用。它可以确定病变范围，并且帮助评估对侧乳腺的异常。双侧乳腺 X 线摄影对于任何乳腺癌患者都是必要的。在做出最终的手术决策以前，必须评估对侧所有可疑的病变。

2. 活检证实为浸润性癌的患者，很多都可以通过腋窝超声辨别区域受累的可疑淋巴结。腋窝超声可疑的淋巴结应该接受超声引导下细针穿刺术。

3. 不能假定所有可触及的或超声怀疑的淋巴结都是恶性的，它们常是反应性增生。这样的淋巴结应该采用细针穿刺术来验证；如果细针穿刺术阴性，接下来应该行前哨淋巴结活检以完成确定的腋窝分期。在进行淋巴管显影及前哨淋巴结活检时，不管是否有可察觉到的放射性胶体或蓝染，切除任何可触及的或者可疑的淋巴结非常重要。如果当地医疗资源允许，通过冰冻切片分析对前哨淋巴结进行术中评估也是有用的。如果确定有淋巴结转移，患者可以即刻进行腋窝淋巴结清扫术。如果能提供冰冻切片分析并计划实施，必须在术前获得这些患者的知情同意，因为术式可能由全乳房切除术更改为乳腺癌改良根治术。

4. MRI 的应用是有争议的。对于接受乳房切除术的患者来说，MRI 可能发现乳腺 X 线摄影识别不到的对侧乳腺癌。对于希望接受保乳手术的患者，术前 MRI 可能发现乳房上可疑的病灶，从而可能会建议行乳房切除术。因此，MRI 的应用增加了双侧乳房切除术。然而，MRI 很敏感，但是特异性不强，可能导致假阳性发现，这使额外的活检成为必需。此外，在患癌的乳腺中通过 MRI 检查发现的多中心或者多灶病变的自然病程仍不清楚，因为在切除已知的乳腺癌后，这些隐匿的病变所在区域通常会接受放疗。在接受保乳手术患者预后的前瞻性及回顾性研究中，无论是否做乳腺 MRI，在癌症相关预后中未显示任何显著性差异。我们不推荐常规行 MRI，而是应该根据患者情况应用。

5. 在没有局部晚期表现时（累及皮肤或肌肉，多发的融合淋巴结，以及炎性乳腺癌），不推荐做胸、腹、盆腔 CT，骨扫描或 PET 等常规的分期检查。

四、手术治疗

（一）术前规划

1. 术前，准备切除的乳房应该清楚地标记并让患者确认。

2. 已经证实预防性应用抗生素可以减少术后感染，建议使用。为了预防静脉血栓形成，应该在全身麻醉开始之前应用梯度压力治疗装置。

（二）体位

1. 患者取仰卧位，手臂外展，注意不要让手臂外展超过 90°，这可能会损伤臂丛神经。对于单纯乳房切除术，没有必要对患侧上肢行消毒并用无菌巾包裹。然而，如果计划前哨淋巴结活检，术中做冰冻切片检查，可能行腋窝淋巴结清扫术，对患侧手臂进行消毒并用无菌弹性绷带缠绕是合理的。气管内插管应该朝向健侧。

2. 调整好手术台和灯光的位置，给助手留足够的空间站在手臂上面。

3. 如果准备做前哨淋巴结活检，可以在这时注射蓝色染料。依照外科医师的偏好，可以在乳晕下、乳晕旁或者肿瘤周围注射异硫蓝或亚甲蓝。考虑到使用异硫蓝可能会有过敏的风险，笔者更喜欢用亚甲蓝。亚甲蓝的风险之一是皮肤坏死，所以笔者更喜欢在乳晕下或者乳晕周围注射，以避免在皮瓣内残留蓝色染料。

4. 胸壁、腋窝及上臂应该行术前准备。范围要足够大，应该超过中线，延伸到腹部及颈部。

（三）切口的选择

1. 单纯乳房切除术的标准切口是经典的 Stewart 切口，从内侧到外侧的椭圆形，包括乳头乳晕复合体及以前的活检瘢痕（图 18-1），或者是改良的 Stewart 切口，指向腋窝。有学者提出，由于改良的 Stewart 切口能够切除更多的流向腋窝的真皮淋巴管，可能提供更好的局部控制。

2. 除了 Stewart 及改良的 Stewart 切口以外，单纯乳腺切除术的切口还有其他选择。切口的位置和方向必须取决于活检的切口和（或）肿瘤的位置。对于可触及的肿瘤，特别是肿瘤离皮肤很近时，肿瘤表面的皮肤必须包含在切除的范围内。对于接受保留皮肤的乳房切除术及即刻乳房重建的患者而言，与整形科医师共同设计皮肤切口非常有帮助。如果患者有外科活检切口，手术瘢痕必须同下面的乳房一并切除。位于乳头乳晕复合体附近的切口可以同中央的椭圆形皮肤一起切除。远离中央乳头乳晕区的切口有时可以通过一个单独的椭圆形皮肤切口切除，只要剩下的皮桥

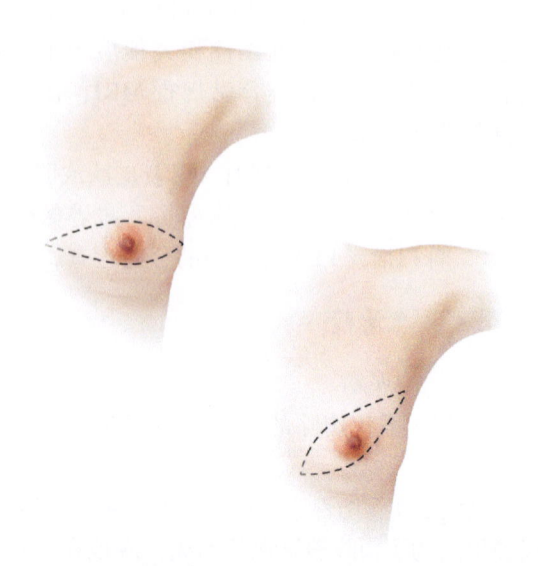

图 18-1 单纯乳房切除术的标准切口，Stewart 切口（左侧）是水平的椭圆形，包含了乳头乳晕复合体和适量的皮肤，使切口平整缝合。改良 Stewart 切口向同侧腋窝倾斜

足够宽，能够保持活力。原来的外科肿瘤活检瘢痕不能留在乳房切除术后保留的皮瓣中，因为从肿瘤学角度上会担心这些皮肤可能有癌细胞残留（肿块切除术后，切除乳房后保留的皮肤通常不接受放疗）；并且从伤口愈合的角度来看，经历创伤的切口皮下脂肪更不健康，更容易出现坏死。以前的与肿瘤诊断无关的外科活检瘢痕可以在原位保留。此外，经皮穿刺活检伤口也可以在皮瓣上保留，因为没有证据表明它们会增加局部复发的风险。

3.去掉足够的皮肤确保皮肤没有冗余是很重要的，另外也不能去除过多皮肤导致伤口张力过大。一种确定切口上方和下方位置的有用方法是在乳头上方拿着标记笔，在向下牵拉乳房的情况下，在皮肤上标记切口上方的位置，然后将乳房向上方牵拉以标记下方的边界（图 18-2）。

4.设计椭圆形切口时，切口上缘和下缘等长可以使缝合简单（图 18-3）。这可以很容易地使用 3-0 丝线评估。

5.切开皮肤之前，标记好乳腺的边界。尽管从人体解剖来看，乳房是一个明显的浅表器官，但它在皮肤深方的边界却不太明确。由于缺少明确的被膜来区分乳腺组织与周围的脂肪组织和皮下组织，外科医师必须识别适当的并且相对恒定的结构作为解剖标志，在此解剖标志之外，不能找到明显的乳腺组织。皮瓣的这些边界就像是图片的框架，一旦皮瓣游离结束，乳房就连带胸大肌筋膜从胸大肌表面整块切除了。通常乳房切除术皮瓣的周围边界如下：上界为锁骨或第 2 肋骨（通过触诊确定）；下界

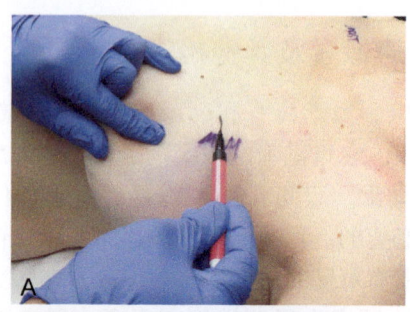

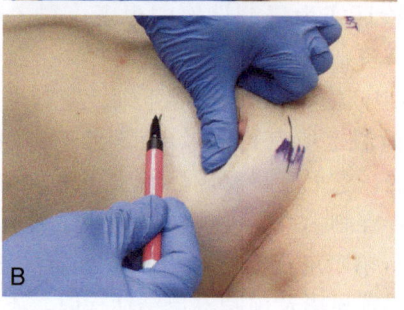

图 18-2 在乳头上方拿着标记笔，乳房向下牵拉（A）标记上方皮瓣的位置。然后将乳房向上牵拉（B）标记下方的边界。这样允许外科医师预估切除皮肤的量，既去掉多余的皮肤，又没有过度的张力

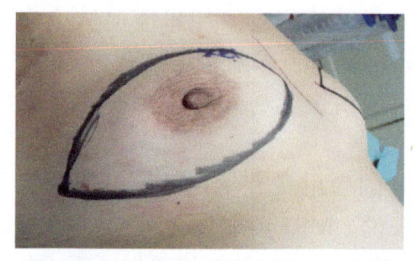

图 18-3 确认切口上缘和下缘等长可以使缝合切口容易

为乳房下皱襞；内侧边界为胸骨外侧缘（通过触诊确定）；外侧边界为乳腺组织的外侧边缘（可以标记在皮肤表面）或背阔肌的边缘（是一个有用的垂直方向的边界），乳房切除术野中它可以通过肉眼识别（图 18-4）。

（四）手术切口和皮瓣游离

1.皮肤切口在乳房上标记后，用手术刀切开表皮和真皮。然后用电刀止血。在开始游离皮瓣时进入正确的层次非常重要。最开始切口应该延伸至全层皮肤，几乎不显露皮下脂肪。切开深层的皮下脂肪向外延展，在病理实验室进行染墨和分析时，这些深部组织看起来像是前切缘。实际上乳房切除标本的前切缘（在切除的包含乳头乳晕复合体的椭圆形皮肤之外）应该由外科医师通过解剖适当厚度的皮瓣确定。未能保留真皮下少量组织可能导致缺血和伤口并发症，在涉及即刻乳房重建的病例中可能特别让人担心。相反，过厚的皮瓣将增加患者胸壁残留乳腺组织的概率，从而增加了局部复发的风险。

第 18 章 单纯乳房切除术　93

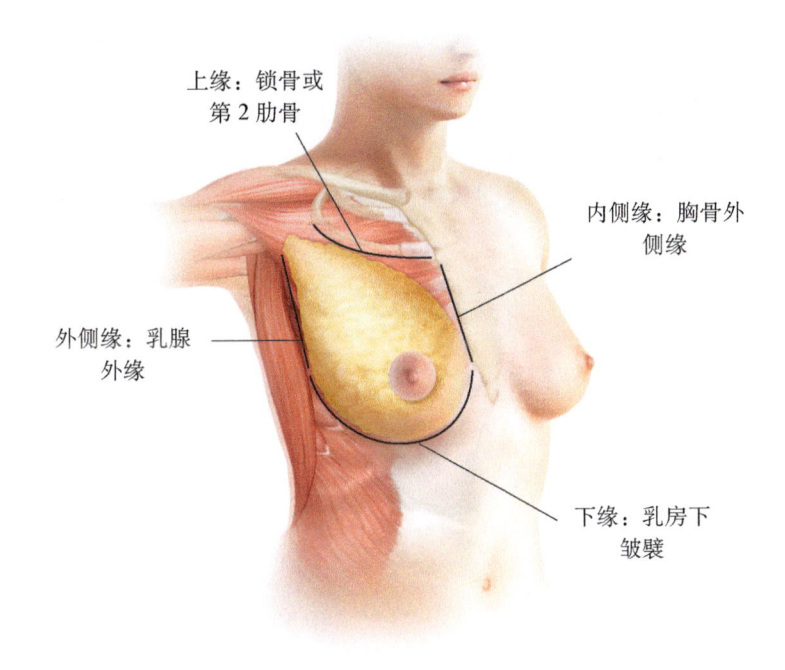

上缘：锁骨或第 2 肋骨
内侧缘：胸骨外侧缘
外侧缘：乳腺外缘
下缘：乳房下皱襞

图 18-4　为了确保切除了所有的乳腺组织，上方剥离到锁骨或者第 2 肋骨，下方到乳房下皱襞，内侧到胸骨外侧，外侧到乳腺组织外缘或背阔肌边缘

2. 从上面的皮瓣开始游离，应用皮肤拉钩提起皮肤，并为皮瓣游离提供足够的张力（图 18-5）。游离适当的皮瓣，关键在于乳腺组织的张力。开始，使用手术钳牵拉进入正确的层面；但是一旦辨认清楚层次，借助乳腺组织上的大纱垫，外科医生用对侧的手反向牵拉将非常关键。随着皮瓣逐渐向上提起，相应地调整对侧手的位置。

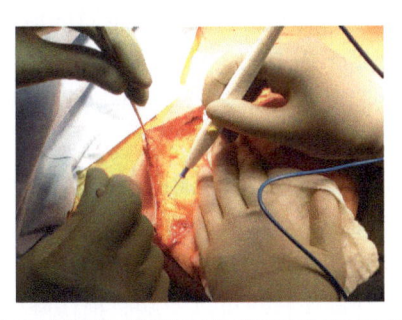

图 18-5　外科医师用对侧的手为乳腺组织提供充足的张力，以使上面的皮瓣在正确的层次向上游离

3. 助手必须拿着皮肤拉钩维持垂直向上牵拉（图 18-6）。通常，住院医师或医学生会向自己的方向牵拉，这样他们能够更好地观察解剖过程。然而，这可以导致显露真皮，从而可能引起皮肤纽扣样损伤。

4. 正确的层面在真皮下留下少量的皮下脂肪，这样可以保留血液供应，又不会残留乳腺组织。这个层面通常是没有血管的（图 18-7）。间断地检查和触摸皮瓣可以确认正确的厚度。老年女性（乳腺大多被脂

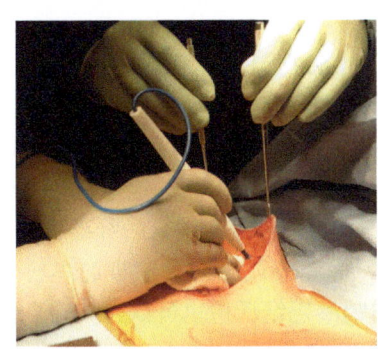

图 18-6　游离皮瓣时，助手垂直向上牵拉是非常重要的；否则，容易显露真皮或损伤皮瓣

肪替代）及超重的患者经常会有较厚的皮瓣，下方的乳腺实质与皮肤之间的皮下脂肪较厚。相反，年轻及消瘦的患者乳腺组织可能离真皮更近，游离皮瓣时，不容易出错。

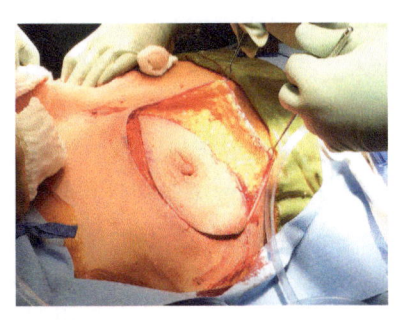

图 18-7　如果操作准确，在真皮下会留有少量皮下脂肪以保留血液供应

5. 可以使用电刀、剪刀或者手术刀游离皮瓣。电刀可以在操作过程中帮助止血。如果采取锐性分离，用大纱垫在乳房上加压可以帮助止血。

6. 当到达锁骨时，上面的皮瓣游离结束。要在这个位置辨别出胸肌，胸肌筋膜应该沿着皮瓣的长轴分离（图 18-8）。

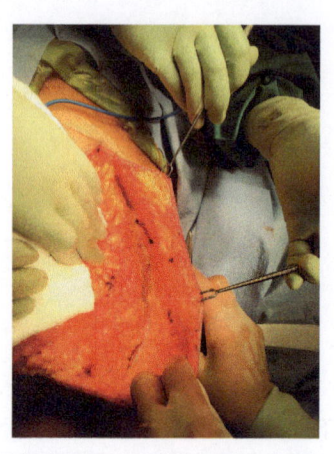

图 18-8　在上面的边界（锁骨或者第 2 肋骨），沿着皮瓣长轴分离胸肌筋膜

7. 对于准备进行前哨淋巴结活检，术中病理分析，并且可能会改为乳腺癌改良根治术的患者，这时可以进行前哨淋巴结活检，这样可以有充分的时间进行术中病理分析。辨别胸肌外侧的边缘，接着识别并分开锁胸筋膜。这样就能够进入腋窝的纤维脂肪组织。现在，可以通过 γ 探测器或者沿着蓝染的淋巴管识别前哨淋巴结。前哨淋巴结活检也可以在切除乳腺后进行。

8. 内侧边界应该延伸至胸骨外缘。过于靠近内侧可能导致明显的"犬耳朵"，可能需要切除，并因此延长了切口。在双侧乳腺切除时，过于靠近中央偶尔会使两个切口相通，这可能会污染预防切除侧，并使重建手术复杂化。

9. 然后用同样的方式游离下方的皮瓣，直至乳房下皱襞。做好标记很重要，因为在游离皮瓣时不容易确定下界。到达乳房下皱襞时，助手可以提醒外科医师。游离皮瓣超过乳房下皱襞不仅仅没有必要，也会使重建手术复杂化，迫使整形外科医师重新修复它以确保两侧对称。

10. 最后，游离侧方边界。由于这不是乳腺癌改良根治术，没必要彻底游离背阔肌，但是识别肌纤维的边缘可以使外侧皮瓣游离充分（图 18-9）。在接受全乳房切除即刻乳房重建手术的患者中，避免没必要的背阔肌游离特别重要，因为在外侧组织过度剥离皮瓣可能影响整形外科手术的美容效果。

11. 切除乳腺组织的外侧很重要。这包括乳腺的腋尾，它从胸肌的上方延伸到锁胸筋膜。识别锁胸筋膜有助于确保切除乳房组织的外侧部分，同时保留含有淋巴结的腋窝脂肪。

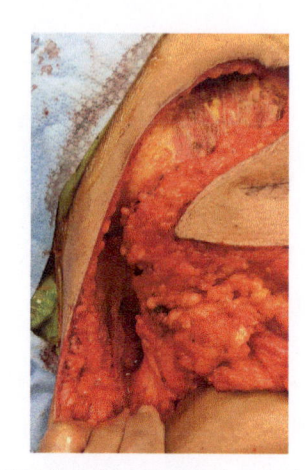

图 18-9　看到背阔肌的边缘确定外侧皮瓣游离结束

（五）切除乳腺组织

1. 皮瓣游离到适当的边界后，接下来应该切除胸大肌表面的乳腺组织和胸肌筋膜。连同乳腺标本一起切除胸肌筋膜以保证切缘阴性非常重要。没有随着乳腺标本一起切除胸肌筋膜可能导致深部切缘阳性，这可能导致术后放疗或者增加胸壁复发。在肿瘤深方，切除少许胸肌纤维（标记为扩切的后缘标本）可能有助于从病理上证明乳房切除标本包含胸肌筋膜。一些患者可能有弥散的导管内癌，遍及乳腺直到后缘。但是从定义上来说，这种疾病的本质是非侵袭性的，切除胸肌筋膜范围就足够了，进一步局部治疗即乳房切除术后放疗是不需要的。可触及的乳房肿瘤如果邻近胸壁，应该同乳房标本一起整块楔形切除病变所在位置的胸肌。

2. 向下牵拉乳房组织。通常由对侧手做这个动作，但是用直角钳抓住筋膜可以使操作更容易。沿肌纤维方向来回移动电刀，将筋膜从肌肉表面向上游离（图 18-10）。这种操作技巧可以使胸肌损伤降到最低。

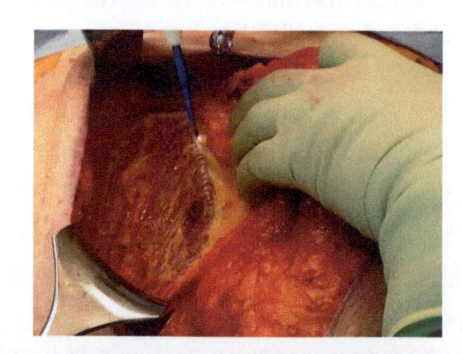

图 18-10　向下牵拉乳腺，乳腺组织和胸肌筋膜从胸肌表面提起。在肌纤维的方向上来回移动电刀

3. 从胸肌到乳房的小的穿支血管应该用止血钳或者镊子夹住并电凝。在内侧有稍大的穿支血管，如果可能，最好保留它们。如果不保留，应该钳夹它们并电凝，或者缝扎（图 18-11）。如果它们意外断裂，经常会回缩到肌肉中，止血可能很困难。

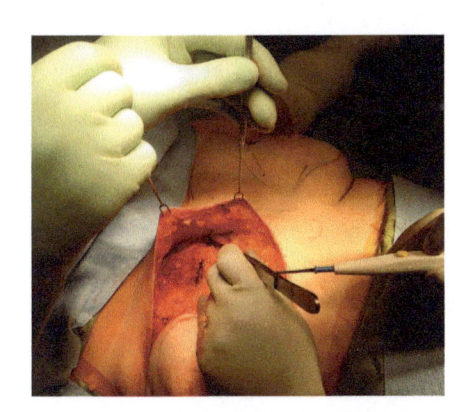

图 18-11　钳夹并电凝内侧的穿支

4. 有些患者 [特别是老年和（或）体弱患者] 胸肌可能减弱、菲薄，被脂肪替代。在这些病例中，向外侧牵拉乳腺必须非常小心，因为过度牵拉乳腺可能导致胸肌从肋软骨和胸骨的附着点撕裂。

5. 接着将乳腺从胸肌表面剥离，向下至乳房下皱襞，然后向外侧剥离。切除胸肌筋膜有肿瘤学上的意义，然而，前锯肌表面的筋膜可以保留（图 18-12）。解剖过深到达这层筋膜，并且显露前锯肌，可能导致没必要的出血，并可能增加胸长神经损伤的风险。因为除非患者接受腋窝淋巴结清扫术，这个重要的运动神经并不需要常规显露辨别。

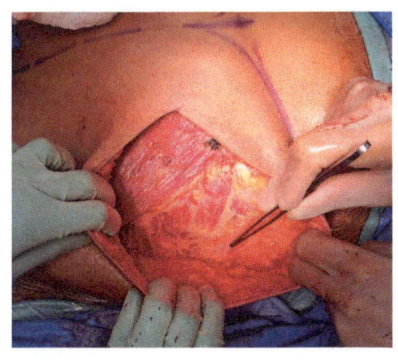

图 18-12　胸肌筋膜通常同乳腺组织一同切除，相反，保留前锯肌表面的筋膜

6. 肋间神经阻滞：术中在胸肌外侧第 2～3 肋间注射 5ml 0.5% 罗哌卡因可以使很多接受乳腺切除的患者从中获益。外科医师预先告知麻醉医师，接着，麻醉医师将给患者几次深呼吸。在最大呼气末，患者脱离呼吸机，这时外科医师在选定的肋骨下缘注射长效麻醉药阻断相应的肋间神经。然后重新开始呼吸机辅助呼吸。如果计划行肋间神经阻滞及在切口注射长效麻醉药，那么应该计算安全麻醉的最大给药量（基于患者的体重）。

（六）引流管的放置

通过一个单独的穿刺孔将一个封闭的负压引流管放于胸大肌表面，并用单股缝线缝合固定在合适的位置（图 18-13）。当通过皮瓣插入引流管时，要留意背阔肌的位置。不慎将引流管穿过这个肌肉可能导致引流口出血。当引流口出血过多时，最佳的补救方法是拔除引流管，局部加压，并更换位置放置引流管。

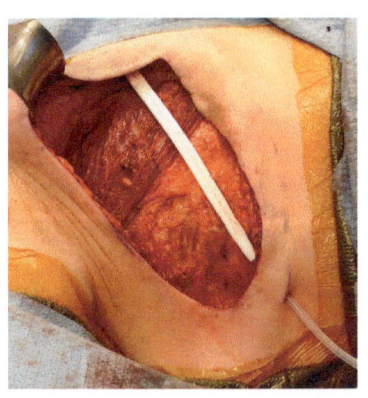

图 18-13　在关闭切口前将一个扁平的引流管通过一个单独的穿刺孔放于胸大肌表面

（七）缝合切口

1. 如皮肤过少，则切口张力过度，可能导致伤口并发症，如皮肤过量，则将导致皮瓣冗余，其可能引起患者不适。另外，这些患者可能不易监测局部复发，并且可能影响佩戴义乳。计划接受全乳切除术后放疗及延迟乳房重建时，皮瓣稍松弛可能会有所帮助，但是松弛的皮瓣很难看，并且容易反复蓄积血清肿。切除多余的皮肤，让伤口平坦地贴附于胸壁表面。要记住患者在术中是平躺的，一旦醒来，将轻微前倾，这样少量的张力就被释放。

2. 通常，切口内侧和外侧将形成"犬耳朵"。一般而言，可以简单地切除它们，形成一个椭圆形。有时，特别是在老年、肥胖女性，切除侧方的"犬耳朵"只是将"犬耳朵"后移。在这些情况下，可以采用鱼尾形的成形术（图 18-14）。

3. 应该用可吸收线间断缝合真皮深层。因为杰克逊 - 普拉特（JP）引流管将排空术后血清肿，乳房切除术的皮瓣张力很小。因此，另一种可选的缝合方法是采取少数间断缝合对齐皮肤切口，然后用可吸收线连续缝合真皮深层。皮肤可以用 4-0 可吸收单丝缝线连续皮内缝合，或者用外科黏合剂。

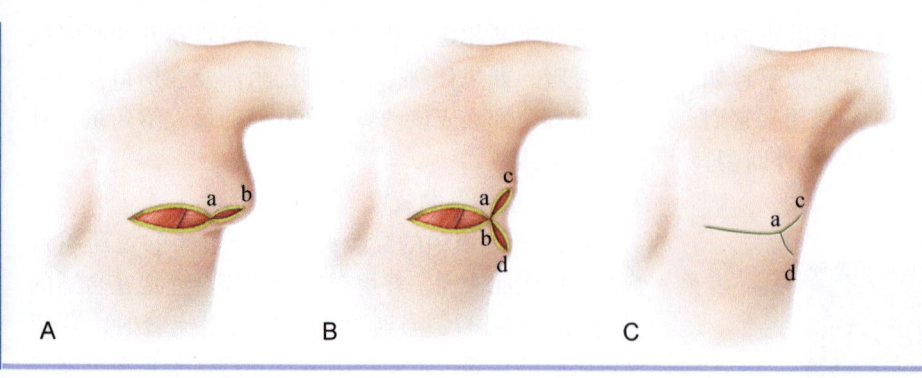

图 18-14 对于外侧组织过多，并且不能做一个简单的椭圆形切除的患者，可以采用鱼尾形成形术
A. 对拢皮肤，适当缝合内侧切口；B. 外侧的"犬耳朵"中央对齐，形成上方和下方两个小椭圆，然后分别切除这两个椭圆，并缝合切口；C. 伤口外侧呈"Y"形

经验与教训

患者预期	1. 准备进行保乳手术的患者应该理解乳房切除术在生存率上没有提高。 2. 所有接受乳房切除术的患者都应该由整形外科医师会诊，讨论乳房重建。 3. 患者可能关心乳房切除术后美容及性别认同，这些问题应该在术前解决。 4. 患者应该理解乳房切除术后可能出现皮肤冗余或切口边缘"犬耳朵"，以及怎样解决这些问题。
设计切口	1. 在椭圆形切口中，包含切除活检的瘢痕。对于可触及的肿瘤，包含肿瘤表面的皮肤。 2. 设计椭圆形切口，让皮瓣平坦，既不过度松弛，也不过于紧。 3. 测量上面和下面的切缘，确定它们大致等长。
游离皮瓣	1. 确认在最开始切开时进入正确的平面，不过多进入皮下脂肪。 2. 助手应该垂直向上提起皮肤拉钩。皮肤向后弯曲可能会导致不经意显露真皮或皮肤纽扣样损伤。 3. 对侧的手保持反向张力是进入正确平面的关键。随着手术进展，相应调整手的位置。 4. 在游离下方的皮瓣时，注意不要超过乳房下皱襞。
切除乳房	1. 向下牵拉乳房，从内侧向外侧移动电刀，与胸大肌纤维平行。 2. 同标本一并切除胸肌筋膜。 3. 用钳子或者镊子夹住穿支血管并电凝，而不是直接电凝。 4. 不要过度向外侧牵拉乳腺，这可能使胸肌从胸骨的附着处撕裂。
关闭切口	1. 切除过多的皮肤，使皮瓣平坦地附着于胸壁上。 2. 应该切除内侧和外侧的"犬耳朵"，但是不要反复调整"犬耳朵"的位置使其更靠后。成形术可以消除"犬耳朵"，但是会使重建手术更困难。"犬耳朵"总是可以后期在局部麻醉下纠正。

五、术后

1. 伤口表面可以放置非黏附性敷料。患者可以用带有散纱的胸带提供均匀的压力。这可以帮助预防血肿，但是不应该过紧。

2. 患者不需要在医院过夜，她们可以安全地出院回家。安排1名家庭随访护士有助于管理引流管和检查伤口。

3. 当引流液连续2天< 30ml/24h，可以拔除引流管。

六、治疗效果

1. 总体来说，乳房切除术后局部（胸壁）复发率很低，为0.6%～9.5%，分期较晚、淋巴结有转移及阳性切缘患者复发风险较高。然而，局部复发率看起来也随着系统治疗进步而减少。局部复发率也与组织学分型有关，乳房切除术后 Luminal 型肿瘤（ER/PR 阳性）比 HER-2/neu 过表达或者三阴性乳腺癌复发率低。

2. 由于淋巴结阳性或者切缘阳性的患者局部复发率仍然较高，在这些情况下应该考虑乳房切除术后放疗。乳房切除术后放疗非常适用于切缘阳性或淋巴结转移患者。

七、并发症

1. 血清肿。
2. 伤口感染。
3. 血肿。
4. 伤口裂开。
5. 皮瓣坏死。
6. 切缘阳性。

（刘　军　译）

第 19 章 保留皮肤和保留乳头/乳晕的乳房切除术

Eleni Anastasia Tousimis

一、定义

1. 保留皮肤的乳房切除术指为了行即刻乳房重建，在切除乳腺组织的同时保留表面的皮肤。对于手术可切除并且没有累及皮肤的乳腺癌患者而言，这是一种有效的治疗选择。通过采用较小的切口保留皮肤，可以显著改善乳房重建术的美容效果。

2. 为了进一步提高美容效果，在选择的患者中可以在切除乳房的同时保留乳头和乳晕，称为保留乳头/乳晕乳房切除术，或者保留乳头的乳房切除术。保留乳头的乳房切除术的适应证已经扩大了，包括没有乳头乳晕累及的任何乳腺癌患者。乳头乳晕复合体被认为和其他边缘一样，只要没有肿瘤，从肿瘤学角度就可以安全地保留。

二、解剖

1. 就各种类型的乳房切除术而言，彻底理解乳腺、胸壁和腋窝的解剖是必需的。乳房切除术的目的是切除乳腺组织，同时保留皮肤的活力。

2. 乳腺组织被附着于皮下的浅筋膜包裹，形成许多小叶（图 19-1）。这使得在乳房切除术中切除所有的乳腺组织并保持皮肤的活力很困难。

3. 乳房（图 19-2）的边界定义为上至锁骨，内至胸骨，下至第 6 肋骨，以及外至背阔肌。

4. 乳腺的腋尾从乳腺的外上象限向上向外延伸至腋窝。后方，乳腺附着于胸大肌表面，并通过乳腺的深筋膜与胸壁隔开（图 19-1）。

5. 保留皮肤的乳房切除术保留皮肤，通过一个小的切口切除乳头乳晕复合体和下面的乳腺（图 19-3）。保留乳头的乳房切除术是指保留全部皮肤的乳房切除术，同时保留乳头乳晕复合体。有几种可行的手术切口，包括乳房下、环乳晕和侧方切口。切口的选择通常是由乳腺外科医师和整形科医师共同决定的。保留乳头的乳房切除术通常尽可能采用乳房下切口完成。

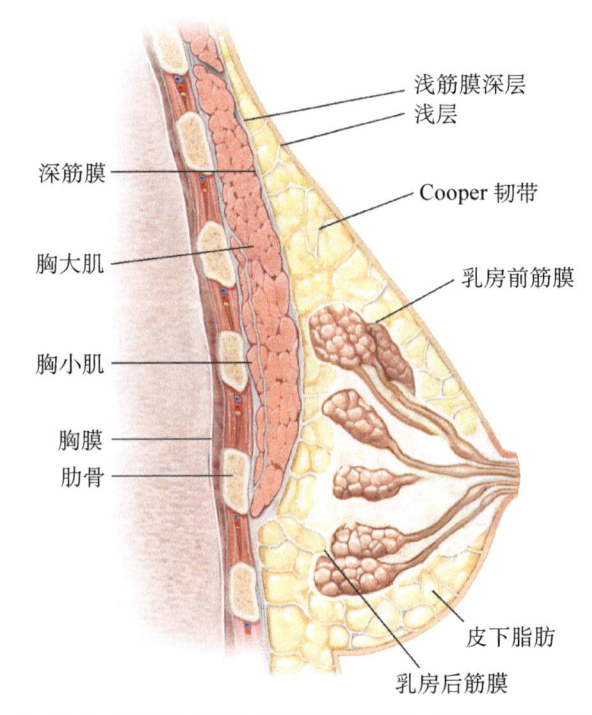

图 19-1 乳房的横断面展示了浅筋膜，包括浅层和深层

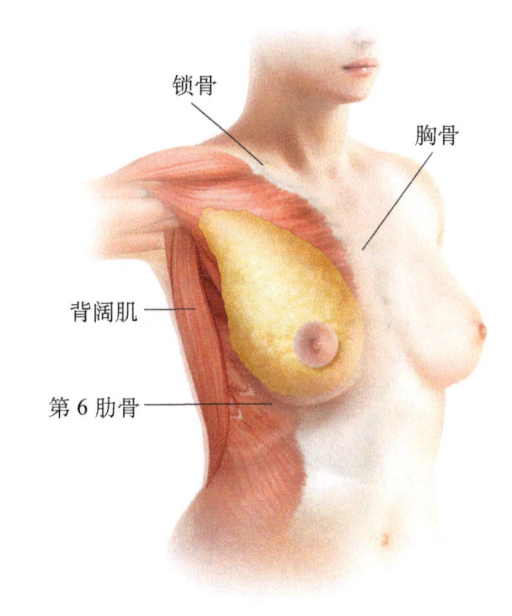

图 19-2 乳房的解剖学边界

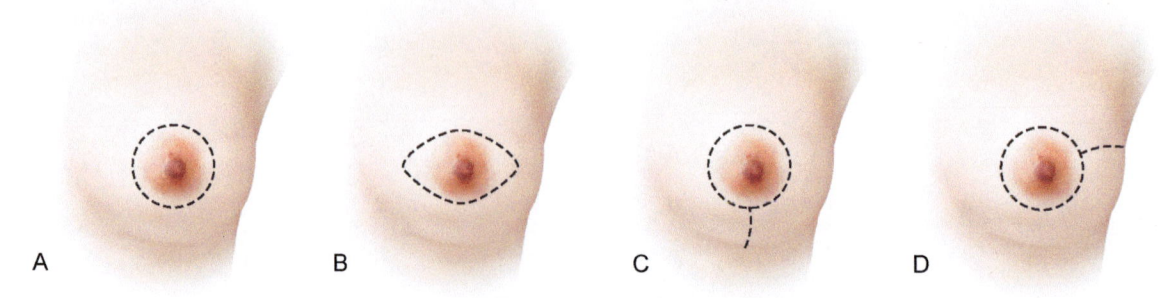

图 19-3 保留皮肤的乳房切除术的外科手术切口
A. 圆形的环乳晕切口；B. 小的经乳晕的椭圆形切口；C. 环乳晕切口向下方延伸；D. 环乳晕切口向外侧延伸

6. 在进行保留皮肤的乳房切除术时，切除尽可能多的乳腺组织并保持皮肤活力非常重要。从肿瘤学角度来看，既要尽可能切除乳腺组织，皮瓣又不能过薄而导致皮肤坏死和皮瓣损失，要从中找到平衡。隔开皮下组织和其下方乳腺实质的解剖平面是由乳腺的浅筋膜构成的。这是一个边界不清的薄层，看上去是薄弱的白色筋膜线（图 19-1）。在这个层面小心剥离。剩余的皮下组织厚度通常为 2～5mm，这取决于患者的体重指数和解剖。

7. 保护皮下静脉丛及第 2 肋间动脉穿支穿过肋骨进入上内侧皮瓣的分支，对维持皮瓣活力至关重要。其是皮瓣最大的血液供应（图 19-4）。

8. 皮瓣上方游离至锁骨并且包括 Spence 腋尾，内侧游离至胸骨外侧缘，外侧游离至背阔肌，向下到第 6 肋骨，接着在后方胸大肌表面切除乳腺及胸肌表面的深筋膜。在向内侧游离皮瓣时，不要超过胸骨延伸至对侧乳腺。

三、病史和体格检查

1. 可切除的乳腺癌患者可以考虑行保乳手术及做或者不做乳房重建的保留皮肤的乳房切除术。对于患者来说，理解保乳手术和乳房切除术的生存率一样非常重要。然而，乳房切除术后 10 年局部复发率比保乳手术稍低，分别为 2% 和 5%。

2. 两种外科治疗另外一个重要的不同之处是乳房切除术通常不需要术后放疗。为了加强局部控制和提高生存率，主要推荐下述患者行乳房切除术后放疗：肿瘤超过 5cm，乳房切除术后切缘阳性或者符合条件的伴有腋窝淋巴结转移的患者。

3. 在决定 1 名患者适合行乳房切除术还是保乳手术之前，应该进行详细的病史采集和体格检查。

4. 病史采集应该注意了解患者一级亲属乳腺癌和亲属卵巢癌的家族史。具有乳腺癌或者卵巢癌家族史的患者、绝经前患乳腺癌、双侧乳腺癌、男性家庭成员患乳腺癌、德系犹太人后裔患有乳腺癌，以及有乳腺癌病史的乳腺癌患者应该接受遗传学咨询，并检测 *BRCA1* 和 *BRCA2* 基因突变。病史采集中，外科医师也应该询问易患乳腺癌的个人高危因素，如月经初潮时间早、绝经晚、乳腺活检发现非典型增生、小叶原位癌、以前因为霍奇金淋巴瘤行胸壁放疗，以及应用激素替代治疗。很多决定接受乳腺切除术的高危患者也选择同时切除对侧乳房以降低将来患乳腺癌的风险。最近对侧预防性乳房切除术增加的另一个原因是患者焦虑、恐惧及希望降低将来复发的风险和外形对称。

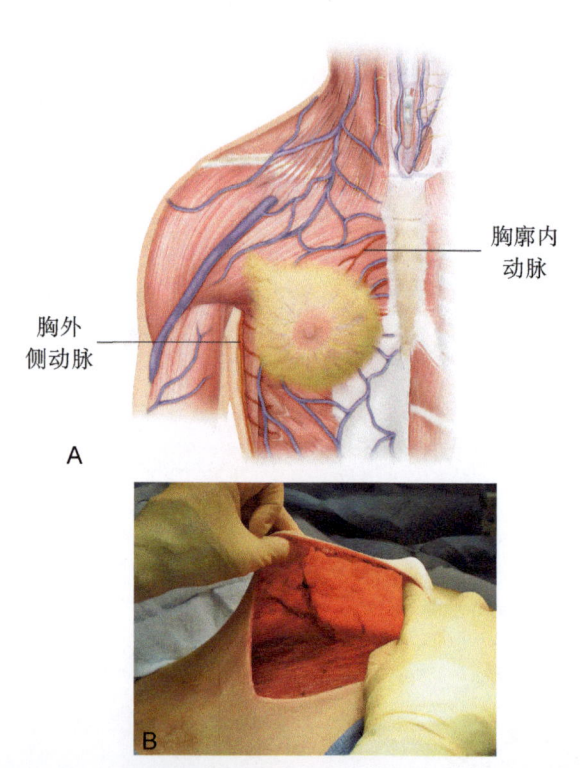

图 19-4 A. 乳腺的血液供应主要来自胸外侧动脉、胸廓内动脉及肋间动脉。为了维持皮瓣活力，保留内上方皮瓣第 2 肋间动脉的分支至关重要。B. 皮瓣保留了皮下静脉丛及第 2 肋间动脉的分支

5. 获得详细的病史后，细致的体格检查应包括患者站立位和仰卧位的查体（表 19-1）。当患者取站立位，双手放于髋部时，可以通过视诊检查患者乳房是否对称，有无皮肤改变及局部凹陷。通过触诊颈部和腋窝检查肿大淋巴结，然后检查双侧乳腺。让患者取仰卧位，双手举过头顶。再次检查乳腺有无可触及的包块和乳头溢液，将手臂放至侧面，再次触诊腋窝。最后检查腹部有无肝脾大。

表 19-1 检查乳房和特异病征的方法

检查	方法	分级	意义
乳房检查	站立位	对称性	肿瘤导致增大
	仰卧位	皮肤改变	橘皮征，与炎性乳腺癌相关，或者深方的肿瘤牵拉 Cooper 韧带
		可触及的包块	癌、良性肿块或囊肿
		淋巴结肿大	淋巴结转移癌或淋巴结反应性增生
		乳头溢液	血性或者清亮的自发性单侧溢液与患癌风险相关

四、可手术乳腺癌的术前影像学和其他检查

1. 术前影像学检查的目的是判断患者的临床分期，决定是否可以手术，协助确定手术决策及评估通过术前化疗降期的必要性。所有患者在乳房切除术前都要有近期的双侧乳腺 X 线摄影图像，包括轴位和内外侧位。在乳腺 X 线摄影图像上，医师应该寻找有毛刺的肿块，判断肿瘤的大小，距离皮肤和乳头的相对位置，其他的肿瘤，皮肤和（或）乳头乳晕复合体是否受累及伴随的钙化（图 19-5）。

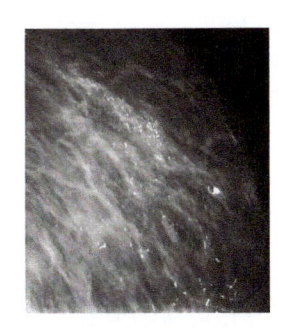

图 19-5 乳房放大 X 线摄影显示可疑癌变的多形性钙化

2. 对于乳腺组织致密或年轻患者来说，乳腺超声可能会有所帮助，可以评估致密乳腺组织中其他病变的存在及肿瘤的范围和深度。

3. 超声也有助于从影像学角度评估腋窝。可疑的淋巴结有特征性表现，淋巴门消失，边界不清楚。可以在手术前对可疑的淋巴结行超声引导下细针穿刺术（图 19-6）。

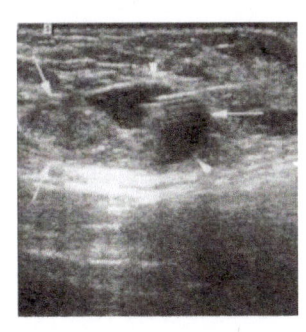

图 19-6 超声引导下腋窝转移淋巴结细针穿刺术。箭头指向腋窝淋巴结

4. 乳腺 MRI 可有选择地应用于接受乳房切除术的患者。MRI 适用于浸润性小叶癌患者，因为她们对侧乳腺癌的发生率较高。

5. 术前 MRI 也可以用于高危患者，如伴有 *BRCA1* 或者 *BRCA2* 基因突变、有明确的家族史、乳腺组织密度高、乳房查体困难、肿瘤体积大并伴可疑皮肤受累或者接受新辅助化疗的患者。接受术前化疗的患者，MRI 有助于监测对治疗的反应。在治疗前进行乳腺 MRI 检查，然后在系统治疗中或者结束后再重复做 MRI 以作对比。MRI 很好地显示肿瘤与皮肤和乳头乳晕复合体的相对位置，有助于设计治疗方案和选择乳房切除术的手术切口（图 19-7）。

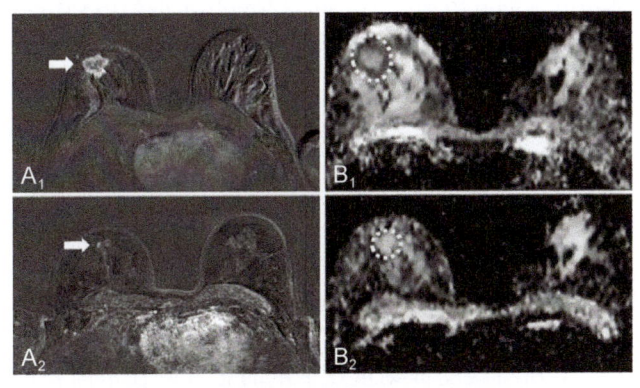

图 19-7 MRI 显示出肿瘤对化疗的反应
A₁、B₁. 治疗前的肿瘤；A₂、B₂. 化疗后的肿瘤

6. 腋窝淋巴结转移，肿瘤巨大，或者有可疑转移的症状或体征的患者，应该做检查以除外远处转移，如 PET/CT，胸、腹部和盆腔 CT，以及骨扫描（表 19-2）。

表 19-2 术前行 PET/CT 的指征

检查	术前指征
PET/CT	肿瘤直径大
	有淋巴结转移证据
	有症状（如骨痛）
	局部进展乳腺癌

注：PET/CT. 正电子发射计算机体层显像。

五、手术治疗

保留皮肤的乳房切除术的指征包括巨乳症或乳房下垂患者，选择乳房切除术以减少将来局部复发风险，伴有 BRCA 基因突变的患者，以及其他的高危患者如有明确的乳腺癌家族史或者年轻乳腺癌，必须是可以手术的乳腺癌患者，并且没有广泛的皮肤受累或者蕈伞状、溃疡性病变。

保留乳头的乳房切除术的指征包括接受预防性手术的患者，BRCA 基因突变携带者，以及距离乳头较远的可切除乳腺癌患者。不应该接受保留乳头的乳房切除术的患者包括乳腺癌病灶位于乳头下，有乳头受累的影像学证据，或者有可疑的乳头溢液或乳头内陷的患者。必须告知患者，不可能去除乳头下所有的组织，以及已经报道有乳头复发的风险，乳头坏死的概率 < 5%。

希望接受保留乳头的乳房切除术的巨乳症或乳房下垂的患者可能也适合接受保留乳头的乳房切除术，特别是如果她们能先接受肿瘤整形将乳头提高到乳房下皱襞以上，然后在第 1 次手术后 10 ～ 12 周接受保留乳头的乳房切除术。乳腺外科和整形科医师密切合作确定患者是否适合两步法保留乳头的乳房切除术非常重要。

（一）术前规划

1. 应该在术前仔细研究所有的术前影像学检查以确定肿瘤位置、大小和深度。

2. 乳腺外科医师和患者要在术前讨论保留皮肤的乳房切除术的最佳方式，并确定患者是否适合保留皮肤的乳房切除术或保留乳头的乳房切除术。

3. 所有接受即刻重建手术的患者应在术前咨询重建手术医师以制订术前计划。在重建手术医师检查完患者并根据患者的体型、乳房大小及临床分期确定最佳的重建方式以后，重建手术医师和乳腺外科医师合作选择美容效果最好的肿瘤学角度最理想入路。

4. 当患者可切除的肿瘤距离皮肤近或考虑行保留乳头的乳房切除术并且肿瘤距离乳晕近时，这些患者可能从术前乳腺 MRI 中获益，MRI 可以确定肿瘤到皮肤或者病变到乳头乳晕复合体的距离。这可能会改变治疗计划，如可能会采用新辅助化疗以获得阴性切缘，以及影响外科决策的制订。

（二）体位

1. 对于所有接受保留皮肤的乳房切除术的患者来说，最理想的手术体位是仰卧位，上肢外展约 45°。预料手术时间较长时，要小心不要让上肢过度外展。手臂下方要垫垫子以保护肘部不受压迫，从而避免正中神经损伤。

2. 在术前穿加压靴，不需要额外抗凝，除非患者有深静脉血栓的高危因素，包括肥胖，深静脉血栓个人史，或者心脏瓣膜病变需要预防抗凝。

3. 在诱导时，如果患者接受即刻乳房重建，患者应该接受治疗剂量的覆盖革兰氏阳性菌的静脉抗生素，通常使用第一代头孢菌素，如头孢唑林。

4. 如果预期行持续时间很长的皮瓣重建手术，在麻醉诱导后置入 Foley 导尿管。

5. 如果准备利用双示踪剂识别前哨淋巴结，在给患者做手术准备前，要在乳晕下注射亚甲蓝（图 19-8）。

6. 做好手术准备后，如果已知腋窝淋巴结转移，预期行腋窝淋巴结清扫，用单独的敷料包裹患者的手臂，否则，用治疗巾将手臂与手术区域隔开。

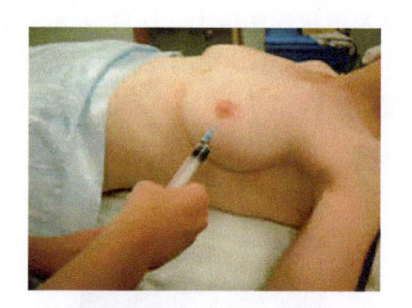

图 19-8 患者体位及术前乳晕下注射蓝色染料

（三）保留皮肤的乳房切除术

1. 术前，整形重建外科医师及乳腺肿瘤外科医师共同标记患者的皮肤。通过一个小的椭圆形皮肤切口切除乳头乳晕复合体。根据乳房的大小、肿瘤的位置及重建手术的类型，有很多切口可以选择（图 19-3）。

2. 用 15 号手术刀将乳头乳晕复合体以椭圆形切开至真皮层。皮肤拉钩放于皮瓣上，由第一助手向上牵拉。注意要让第一助手垂直于胸壁向上牵拉，以避免皮瓣上不经意的纽扣样损伤（图 19-9）。

第 19 章 保留皮肤和保留乳头 / 乳晕的乳房切除术   101

如果没有张力，可以通过乳房切除术的切口完成。如果腋窝距离过远，可以另取单独的腋窝切口。

（四）保留乳头的乳房切除术

1. 保留乳头的乳房切除术与保留皮肤的乳房切除术过程相似（图 19-11），但是保留了乳头乳晕复合体。这可以通过不同的切口完成（图 19-12）。

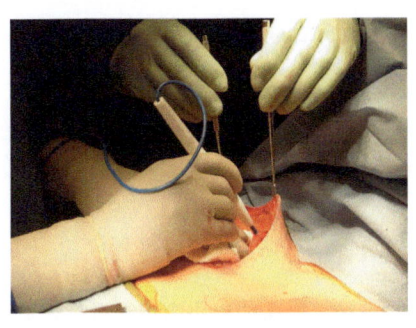

图 19-9 皮肤拉钩放于皮瓣上，由第一助手向上牵拉。注意要让第一助手垂直于胸壁向上牵拉，以避免皮瓣上不经意的纽扣样损伤

3. 通过向下牵拉乳房，向上牵拉皮肤，可以辨别浅筋膜层面。外科医师用电刀游离皮瓣，在浅筋膜浅方解剖以尽可能切除乳腺组织。或者，一些医师可能用手术刀或剪刀游离乳房切除术的皮瓣。只要外科医师在正确的解剖层面游离，其就应该是相对的无血管区。

4. 当外科医师游离皮瓣较远时，换用中等大小的 Richardson 拉钩或有光源的拉钩以帮助牵拉。因为皮肤椭圆形切口可能会非常小，外科医师螺旋式地游离皮瓣直至见到胸肌。

5. 然后外科医师用手检查皮瓣。如果在正确的层面，皮瓣将只有几毫米厚，各处都很平坦。小心确认乳腺的腋尾已经被充分游离，并随标本整块切除。

6. 接着，整个乳房从胸肌上切除。用中等或大号的理查森拉钩向上牵拉皮肤，Kelly 钳钳夹在乳房的上面以帮助向下牵拉。

7. 然后用电刀从内向外平行于肌纤维将乳房从胸肌表面分离（图 19-10）。所有的穿支血管在切断前都应该小心电凝，以避免血管缩回肌肉及出血。

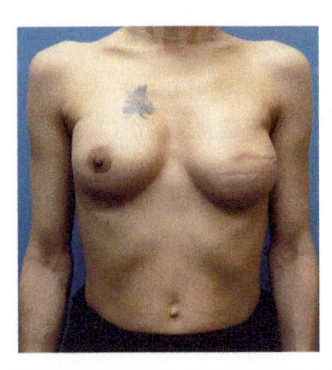

图 19-11 乳房下皱襞皮肤切口行保留乳头的乳房切除术与对左侧位于中央的肿瘤行保留皮肤的乳房切除术的对比（由 Sherman J，MD. 提供）

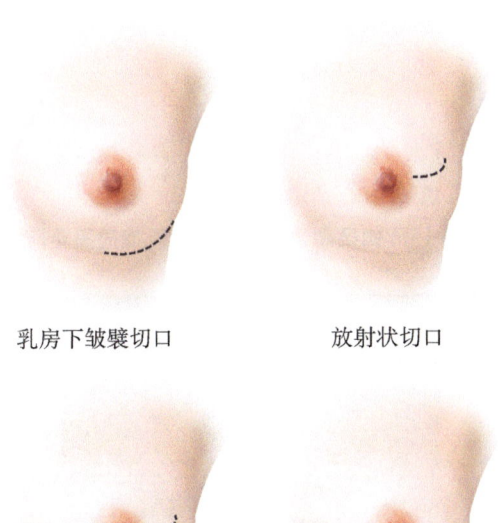

乳房下皱襞切口   放射状切口

经乳晕切口   垂直切口

图 19-12 保留乳头的乳房切除术皮肤切口的选择

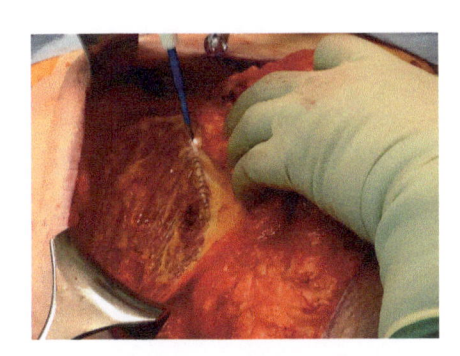

图 19-10 应用电刀将乳房及胸肌筋膜从下面的肌肉表面分离。电刀平行于肌纤维从内向外移动

8. 将乳房从胸壁切除后，用丝线缝合腋尾为病理科医师标记方向。移除乳房行石蜡病理检查，注意要根据肿瘤分期行前哨淋巴结活检或腋窝淋巴结清扫。

2. 美容效果最好的途径是乳房下皱襞皮肤切口，并且由于没有破坏乳晕周围血供，乳头乳晕区坏死风险可能更小（图 19-13）。下起乳房下皱襞，上到锁骨完成整个皮瓣游离。这种长皮瓣最好应用于小到中等大小的乳房。可以做宽大的乳房下皱襞切口以获得充分显露。这种切口在技术方面最具挑战的是要向上充分牵拉皮肤以在正确的平面游离皮瓣。

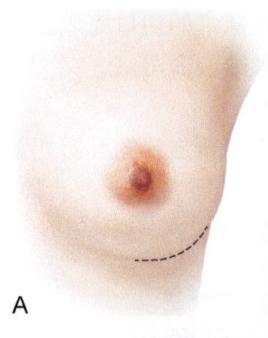

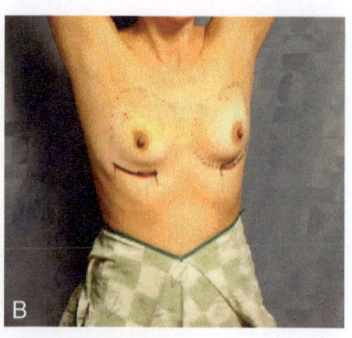

图 19-13 通过乳房下皱襞切口行保留乳头的乳房切除术（A）；术前标记乳房下皱襞皮肤切口（B）

3. 与传统的保留皮肤的乳房切除术一样，应用皮肤拉钩向上牵拉。然而，当到达乳头乳晕复合体时，最好让第一助手向上牵拉乳头，并在乳头乳晕复合体的下方应用带光源的拉钩以充分看清术野（图19-14，图19-15）。

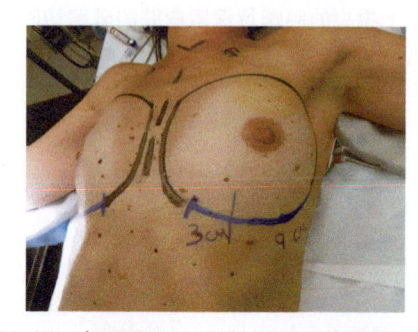

图 19-14 如果需要，延长切口以使显露更清楚

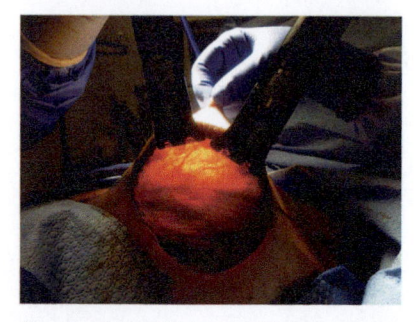

图 19-15 第一助手轻柔地向上牵拉乳头以在乳头后方建立正确的解剖层面

4. 乳头后的导管组织通常更致密，颜色更亮（图19-16）。经过这个区域后，可以将带光源的拉钩向前推进以充分游离皮瓣上部直至锁骨。第一助手可以将手掌放于皮瓣上并向患者头侧轻轻牵拉。这种沿着曲线向上的牵拉形成一个垂直的平面，使游离更容易。

5. 为了游离的皮瓣平坦，术者和第一助手提供稳定、均衡的牵拉，并避免反复调整很重要。

6. 乳房从胸壁切除后，注意应该单独取乳头下切缘。

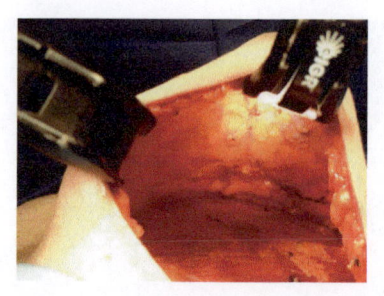

图 19-16 乳头内比周围组织看起来更亮

7. 外科医师的手指放在乳头的外面，内翻乳头。然后用 Allis 钳夹住乳头内的组织，用 15 号刀片将乳头内残余的导管组织刮取活检。然后将组织送石蜡病理检查。不鼓励行乳头切缘的冰冻病理检查，因为很难冰冻这么小的标本，而且结果可能不准确。

8. 如果石蜡病理显示乳头切缘阳性，标准的治疗就是让患者返回医院切除乳头乳晕复合体（图19-17）。

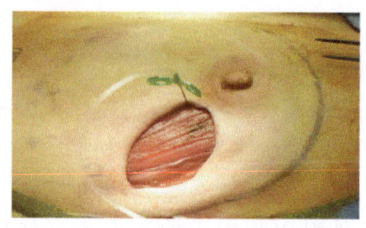

图 19-17 在保留乳头的乳房切除术和即刻乳房重建后，扩张组织扩张器

9. 对于不适合行保留乳头的乳腺切除术的乳房下垂患者，笔者推荐 Spear 及其同事推荐的两步法手术。患者先做肿瘤切除乳腺成形术，然后在 10～12 周后做保留乳头的乳房切除术（图19-18）。

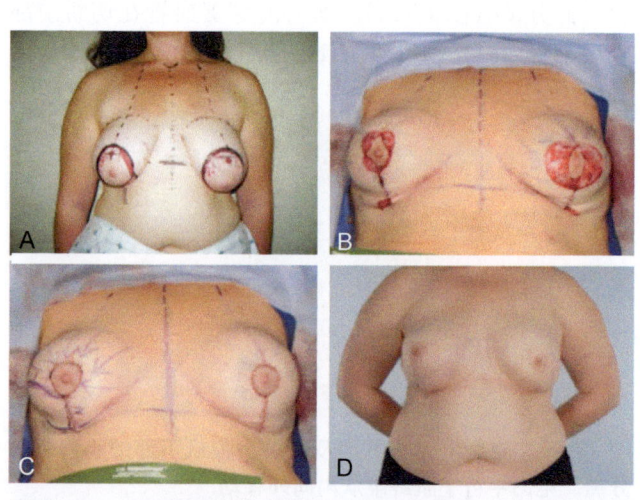

图 19-18 巨乳症或者乳房下垂患者乳房缩小术后行分期保留乳头的乳房切除术 [引自 Spear S, Rottman S, Seiboth L, et al. Breast reconstruction using a staged nipple-sparing mastectomy following mastopexy or reduction. Plast Reconstr Surg. 2012;129(3):572-581.]

（五）乳房切除术后镇痛

乳房切除术在全身麻醉下进行，按照快速康复外科的方案减少了麻醉药使用。术中可以在乳房切除术伤口边界、切除筋膜的下方注射长效局部麻醉药。术后给予患者抗炎药，口服镇痛药以缓解疼痛。地西泮可用于放松肌肉，预防胸肌后乳房重建术后肌肉痉挛和强直。对于胸肌前重建，并按照快速康复外科方案注射了局部麻醉药的患者，如果患者符合麻醉恢复室出院标准，可以当日出院。我们发现术前咨询和引流管宣教有助于胸肌前乳房重建术患者当日出院。

经验与教训

保留皮肤的乳房切除术可能的缺陷	经验
皮瓣坏死	1. 辨别皮下组织下方的筋膜层，在其上方游离皮瓣。 2. 维持均衡的牵拉/对抗牵拉以获得平坦的皮瓣。 3. 保留皮下静脉丛和第2肋间穿支以预防皮瓣坏死。 4. 避免裸化皮肤。
乳头坏死	1. 不要裸化乳头。 2. 避免长时间过度牵拉乳头。 3. 避免在乳头下电灼。
感染	1. 接受重建手术的患者术前静脉应用抗生素，术后口服抗生素直至拔除引流管。 2. 乳房切除术后，用生理盐水彻底冲洗。 3. 仔细止血。

六、术后

1. 接受胸肌前重建手术的患者如果符合麻醉恢复室标准，可以当日出院。
2. 接受皮瓣重建手术的患者依照重建皮瓣类型的不同，住院时间相应延长。
3. 持续口服第一代头孢菌素直至拔除Jackson-Pratt（JP）引流管。
4. 患者出院时穿戴外科手术胸罩，JP引流管系在胸罩上。
5. 48小时后可以淋浴，指导患者如何排空引流和记录引流量。
6. 患者1周后复查。如果每个引流管每天引流量都 < 30ml，拔除引流管，并且讨论病理报告。
7. 然后将患者转至肿瘤内科进行辅助治疗，如果有指征，推荐放射肿瘤学专家。
8. 切除乳房时，皮肤的感觉神经也被切除了，造成感觉丧失。由此产生的麻木范围随着时间延长会变得越来越小，但是永远不会彻底消失。
9. 乳房切除术后，术后5年内患者每6个月由乳腺外科医师或者高级执业医师随访1次，检查皮肤有没有复发，然后每年1次。
10. 拔除引流管后，指导患者乳房切除术后进行功能锻炼，这样可以增强运动灵活性，预防冰冻肩。对于术后运动能力下降的患者，将其转诊给经过专门培训的物理治疗师治疗。

七、治疗效果

如适用，包括功能和假体存活率数据。

八、并发症

1. 皮瓣坏死（图19-19和图19-20）。
2. 乳头坏死。
3. 感染。
4. 血清肿。
5. 血肿。

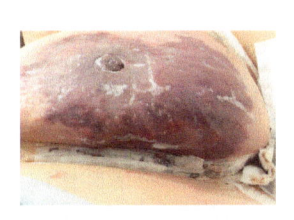

图19-19 经乳房下皱襞切口行保留乳头的乳房切除术，术后乳头和皮瓣坏死

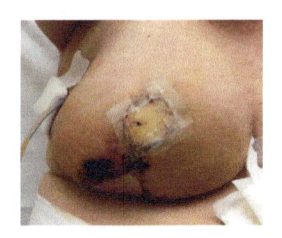

图19-20 行保留皮肤的乳房切除术后下方皮瓣坏死，应用腹壁下动脉穿支皮瓣重建

（刘　军　译）

第 20 章 乳腺癌改良根治术

Tiffany A. Torstenson, Judy C. Boughey

一、定义

乳腺癌改良根治术是指切除全部乳腺组织及腋窝淋巴组织的外科术式。手术切除乳头乳晕复合体、大部分多余的皮肤及腋窝第一、第二站淋巴结，但是保留胸大肌。此术式又称为全乳房切除及腋窝淋巴结清扫术。

二、病史和体格检查

1. 多年来，乳房切除术的方式有了很大的变化。我们已经从乳腺癌根治术转变为美容效果更好的手术方式，如单纯乳房切除术、保留皮肤的乳房切除术及保留乳头和乳晕的乳房切除术。接受乳房切除术的患者如果淋巴结有转移，通常会建议行腋窝淋巴结清扫。

2. 接受乳腺癌改良根治术的患者通常在术前穿刺或者术中前哨淋巴结活检中诊断腋窝淋巴结转移，患者或者选择乳房切除术，或者需要乳房切除术（如不适合保乳手术），并且不愿意或者不适合乳房重建术。诊断为炎性乳腺癌的患者也应该根据美国国立综合癌症网络（NCCN）指南在新辅助化疗后行乳腺癌改良根治术。

3. 对于肿瘤巨大或累及皮肤的患者而言，在开始治疗前判断患者是否适合手术，以及是否要考虑新辅助治疗（化疗或内分泌治疗）在手术前控制疾病非常重要。这些患者治疗成功的关键为多学科会诊。在这些患者的管理过程中，尽早请肿瘤内科及放射肿瘤科的专家会诊，有助于制订治疗计划，并简化患者的医疗照护。所有炎性乳腺癌患者都应该接受新辅助化疗。

4. 在第一次会诊这些患者时，必须进行全面的病史询问和体格检查。病史询问必须非常详尽，包括医疗条件、用药史、手术史、过敏史及肌肉骨骼情况，其可能会影响手术体位。了解乳腺癌或者卵巢癌的家族史非常重要。

5. 如果患者有明确的乳腺癌或者卵巢癌的家族史，必须提供遗传学咨询及可能的基因检测。然而，考虑到基因检测的广泛可及性，成本降低，以及对用药和外科手术的潜在影响，应该向所有乳腺癌患者提供基因检测。

6. 体格检查首先要视诊双侧乳房，手臂先自然下垂，然后抬高，注意观察任何不对称情况、乳头回缩与否、以前的瘢痕或皮肤改变。

7. 应该在坐位和仰卧位用环形或者垂直的方式触诊双侧乳腺。可触及的肿块应该测量两维的大小，并且评估是否与胸壁粘连，与皮肤和乳头是否接近。任何与影像学检查不符的可触及肿块都需要进一步检查及组织活检。

8. 应该彻底检查区域淋巴结，包括腋窝、颈部、锁骨上和锁骨下淋巴结。如果触诊淋巴结肿大，患者应该接受诊室或影像科的超声检查。任何影像上可疑的淋巴结都应该接受细针穿刺术或者空芯针穿刺活检。患者的阳性淋巴结（或者对高度可疑阳性的淋巴结进行活检时）应该放置一个定位夹，以确保该淋巴结在手术中被切除。这对炎性乳腺癌患者并不重要，但对于考虑接受新辅助治疗，并且新辅助治疗可能会使腋窝降期，从而可能避免腋窝淋巴结清扫的患者，应该放置定位夹（第 16 章）。

9. 影像学结果和病理诊断应该告知患者并进行解释。术前标记切口并让患者看到是有帮助的。向患者解释需要进行新辅助化疗或者辅助化疗，以及伴有淋巴结转移的患者可能需要进行术后放疗。

10. 新辅助化疗可以提高保乳率，并且可能避免腋窝淋巴结清扫。

11. 淋巴结有转移的患者行乳房切除术后放疗降低了局部复发率，并提高了无病生存率和乳腺癌特异生存率。

12. 询问患者是否想做即刻重建手术，或者希望保持胸壁平坦。炎性乳腺癌患者不适合行即刻乳房重建。

13. 与患者应有充分的时间沟通以回答患者的所有问题，在这个共情的时刻要设身处地地体会患者的需要，尽量减少手机等外界干扰。

三、影像学和其他检查

1. 乳腺的影像学检查对乳腺癌的筛查和诊断非

常重要。影像学检查可以协助确定病变范围，并评估对侧乳腺是否存在异常。术后其也可以用于监测局部复发。

2. 乳腺 X 线摄影是诊断乳腺癌最基本的检查。乳腺 X 线摄影对检测异常结构非常敏感，能够降低约 30% 的乳腺癌死亡率。没有症状的女性从 40 岁开始应该每年行乳腺 X 线摄影筛查。

3. 任何考虑行乳腺癌改良根治术的患者都应该做诊断性乳腺 X 线摄影（图 20-1）。局部加压放大成像有助于聚焦异常结构并加以鉴别。有假体的患者应该行植入物移位成像（Eklund 成像）。如果乳腺 X 线摄影是在外院做的，要看胶片。超声也应该做，用于进一步评估肿瘤大小，是否靠近皮肤和胸壁。超声和（或）乳腺 X 线摄影可疑的病变应行经皮空芯针穿刺活检。

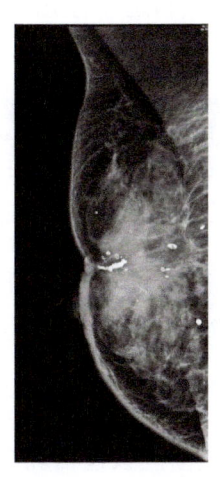

图 20-1 乳腺 X 线摄影显示右侧浸润性导管癌，侵及皮肤并造成皮肤凹陷

4. 活检证实为浸润性乳腺癌的患者应该行腋窝超声检查。其可以评估淋巴结大小、形状及形态。影像上可疑的淋巴结或者临床上能够触及的淋巴结应该接受超声引导下细针穿刺术或者空芯针穿刺活检（图 20-2）。

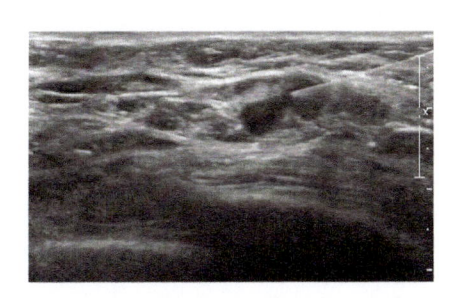

图 20-2 超声引导下腋窝淋巴结细针穿刺术发现 1 名男性乳腺癌患者有腋窝淋巴结转移，此患者接受了乳腺癌改良根治术

5. MRI 的应用仍然有争议，但是它可以作为补充方法，用于乳腺癌高危人群的筛查、已知乳腺癌的分期及评估对侧乳房。MRI 敏感性高，但是特异性差，导致假阳性率增加。研究也证实了接受 MRI 检查的患者乳房切除率增加。决定进行 MRI 检查应该基于推荐的指征，并且应该是个体化的。

6. 依照 NCCN 指南，正电子发射计算机体层扫描（PET）可以用于评估ⅢA 期以上乳腺癌的远处转移，但是只是ⅡB 级别的推荐。没有症状的早期乳腺癌不推荐做全身检查分期。

7. 在影像上发现可疑病变时，需要行组织活检以区分其良恶性。经皮穿刺活检优于切除活检，后者可能导致没必要的对良性病变的手术。首选空芯针穿刺活检进行组织学分析，区分原位癌和浸润性癌，并且有足够的组织评估受体状态（雌激素受体、孕激素受体和 HER-2 表达）。大部分乳房内的病变需要接受超声引导下或者乳腺 X 线摄影引导下空芯针穿刺活检。当超声和乳腺 X 线摄影不能识别病变时，也可以进行 MRI 引导下空芯针穿刺活检，但是它在技术上更具挑战。如果发现癌症，应该进行详细的病理学评估，包括亚型及激素受体状态（雌激素受体、孕激素受体和 HER-2 状态）。如果超声发现形态异常的淋巴结，应该对最为异常的淋巴结进行细针穿刺术或者空芯针穿刺活检。

8. 任何经皮活检都应该放置标记夹，对于接受新辅助化疗的患者来说，尤其重要。

四、手术治疗

（一）术前规划

1. 术前，应由外科医师和麻醉科医师慎重考虑是否行区域阻滞。椎旁神经阻滞有时会应用于乳腺外科，比硬膜外阻滞更受青睐。它们可以在单平面或多平面进行，可以用导管连续注入。已经证明椎旁神经阻滞可以缩短恢复时间和住院时间，减少阿片类药物的使用，并且减少呕吐的发生率。也有一种假说认为这种区域阻滞可能保护免疫系统，从而减少转移。

2. 区域阻滞比硬膜外阻滞更优先考虑，因为它较少引起低血压，尿潴留发生率较低，技术上更容易学习，严重的副作用较少。有凝血功能障碍患者，或者有肌肉骨骼畸形，如脊柱后凸或脊柱侧弯的患者不应该行椎旁神经阻滞。

3. 椎旁神经阻滞可能的并发症包括气胸、误入血管、脓毒症和血肿。与单平面注射相比，多平面注射时气胸发生率更高。患者取坐位，脊柱向后凸，或者采用侧卧位（图20-3）。局部麻醉药注射至胸椎神经所在的椎旁间隙。

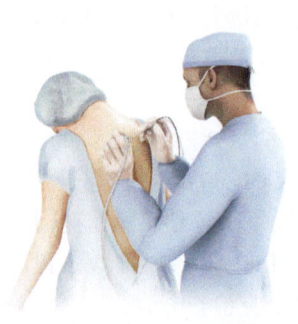

图 20-3 进行椎旁神经阻滞时，患者取坐位，脊柱向后凸（引自 Kopp SL, Smith HM. ParaVertebral block. In: Hebl JR, Lennon RL, eds. Mayo Clinic Atlas of Regional Anesthesia and Ultrasound-Guided Nerve Blockade. Mayo Clinic Scientific Press and Oxford University Press; 2010:323-330.）

4. 超声有助于准确注射局部麻醉药。应用超声时，患者更舒适，并且由于胸膜可以直接看到，气胸的发生率降低了。

5. 椎旁阻滞越来越多地选用胸肌神经阻滞这种技术。

6. 在患者进入手术室以前，应该在术前标记以确定正确的手术部位。在手术之前应该仔细回顾影像学资料，以确定肿瘤的位置和离皮肤的距离。

7. 已经证实预防性应用抗生素可以减少术后感染，应该在切开皮肤之前应用。大部分外科医师喜欢在乳腺癌改良根治术中避免肌肉松弛以帮助辨别重要的运动神经，但是不应该过度牵拉神经以预防轴突损伤。

8. 应该考虑预防性应用抗凝药以预防深静脉血栓形成，如皮下注射肝素。为了预防深静脉血栓形成，应该在全身麻醉开始前应用梯度加压装置。

（二）体位

1. 乳腺癌改良根治术患者保持正确的体位至关重要。患者应该取仰卧位，患侧靠近手术台边缘。气管插管应该从患侧朝向健侧。为了预防臂丛神经损伤，上肢不要外展超过90°。手臂应该垫起并固定在托手板上，局部压力不要过高。特别是对于淋巴结肿大的患者，患侧上肢消毒并用无菌弹性绷带包裹经常会有帮助（图20-4）。这样允许术中移动上肢，可以使胸肌放松，从而更容易清扫腋窝淋巴结。

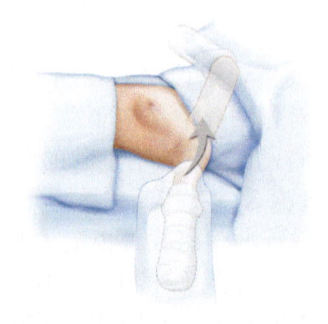

图 20-4 乳腺癌改良根治术的体位和铺单（引自 Donohue JH, Van Heerden J, Monson JRT, eds. Atlas of Surgical Oncology. Cambridge, MA: Blackwell Science; 1995.）

2. 手臂应该固定于托手板上。测血压袖带和静脉通路应该在对侧上肢（图20-5）。在手术台和麻醉医师的工作台之间要留足够的空间以允许助手站在患者手臂头端。

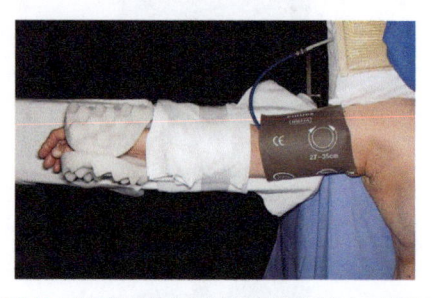

图 20-5 静脉通路和血压袖带应该在对侧手臂

3. 手术消毒范围应该包括乳房和腋窝，并超过中线，下至腹部，上至颈部和上臂，侧方至手术台。铺单应该确定保护好无菌区，同时保证整个乳房和腋窝充分显露（图20-6）。

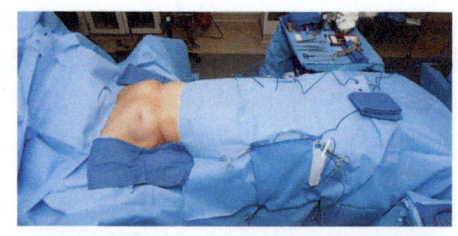

图 20-6 铺单应该在保证无菌区的同时充分显露整个乳房和腋窝

（三）切口位置

1. 依照肿瘤位置不同，全乳房切除术可以有多种不同的切口。对于乳腺癌改良根治术而言，充分显露腋窝，减少冗余的皮肤很重要。如果肿瘤距离皮肤近，切口应该包括肿瘤表面的皮肤，以及肿瘤周围1～2cm皮肤，理想状态下还应该包含原先的活检切口。

2. 经典的Stewart切口是一个横向的椭圆形切口，通过此切口能够清扫腋窝，对于寻求延期乳房重建手术的患者来说，其是很多整形外科医师首选的切口

（图20-7）。

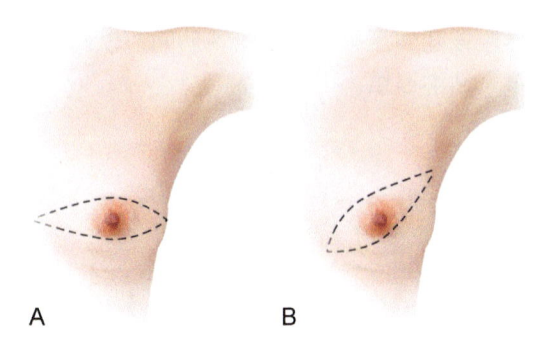

图20-7 乳腺癌改良根治术2个最常见和首选的切口，它可以提供腋窝良好显露
A. Stewart切口；B. 改良Stewart切口（引自Donohue JH, Van Heerden J, Monson JRT, eds. Atlas of Surgical Oncology. Cambridge, MA: Blackwell Science; 1995.）

3. 设计切口时，确定剩余的皮肤适当，既可以无张力缝合切口，又不会有过多的冗余皮肤（图20-8）。这些患者大多将接受术后放疗，这可能导致伤口裂开，切口有张力时风险增大。乳房的边界（上起锁骨，下至乳房下皱襞，内至胸骨，外至腋中线）确定了皮瓣的剥离范围。

4. 测量设计切口上缘和下缘的长度以确定等长，有助于指导切口调整，让皮瓣上下等长。

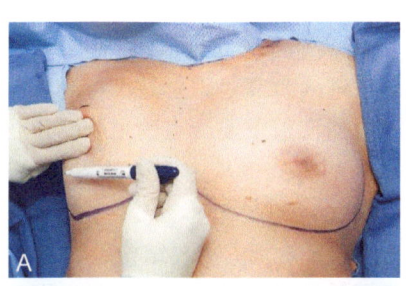

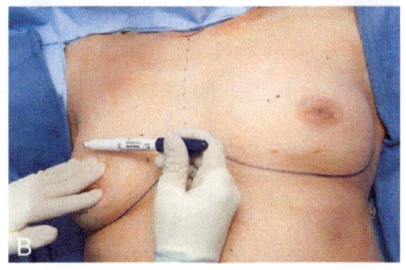

图20-8 用标记笔测量切口上界到下界的距离有助于无张力缝合并减少皮肤冗余

（四）皮肤切口和游离皮瓣

1. 在乳房上标记切口后，用手术刀切开皮肤和真皮。游离皮瓣时，真皮下留有少许组织（图20-9）。在向上游离皮瓣时用皮肤拉钩提供牵引，随着皮瓣扩展，用深部拉钩或有光源的拉钩代替（图20-10）。

术者向上方游离皮瓣时，下方的手用垫子向下牵拉；向下方游离皮瓣时，上方的手用垫子向上牵拉，来提供必要的张力以使在正确的层面剥离。皮瓣的解剖可以采用锐性分离或电灼，但是电灼在解剖时止血效果更好。

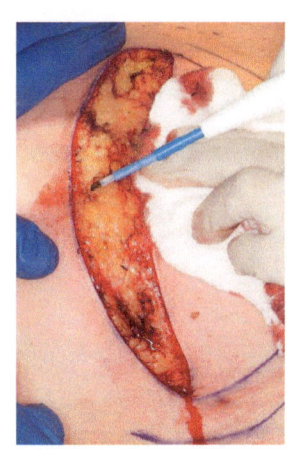

图20-9 将真皮下的组织向上提起以开始解剖皮瓣，对侧手用垫子提供张力，这有助于皮瓣游离

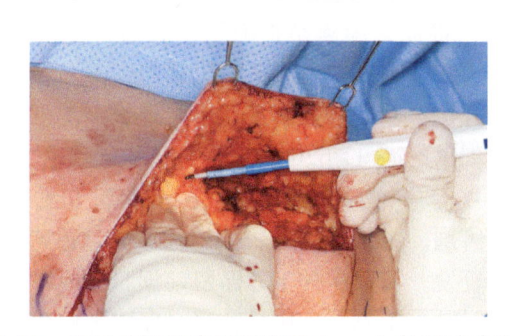

图20-10 在开始解剖皮瓣时应用Joseph拉钩或皮肤拉钩牵引，随着剥离扩展，应该用深部拉钩代替

2. 游离皮瓣的目的是切除所有的乳腺组织，同时保留皮瓣的血液供应。剥离层面应该在乳腺组织和皮下脂肪之间建立。通常，会有一个无血管的层面，它可以帮助指引剥离。保持乳腺张力以帮助找到正确的层面，间断触摸皮瓣以确定正确的皮瓣厚度很重要。不同的患者皮瓣的厚度不一样，取决于患者的体型。

3. 皮瓣上方应该游离至锁骨下缘，内侧应该解剖至胸骨边缘（图20-11）。当游离内侧皮瓣时，要注意内侧的穿支血管。尽可能保留这些血管以维持皮瓣血供。当这些血管需要牺牲时，用夹子夹闭或者缝扎止血以确切止血。皮瓣外侧应该延伸至背阔肌，下方皮瓣应该剥离至乳房下皱襞（图20-12）。在剥离时避免过度牵拉以避免皮瓣缺血很重要。剥离的下界是乳房下皱襞，在这个区域不应该有任何组织残留。术前标记乳房下皱襞有助于指导这一过程。

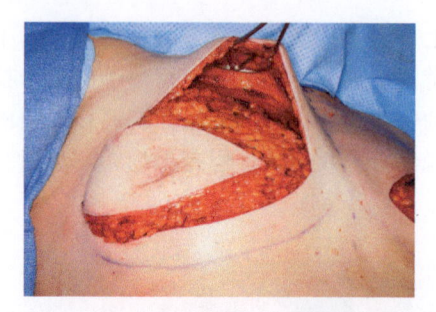

图 20-11　皮瓣上方解剖至锁骨，在这里显露下面的肌肉

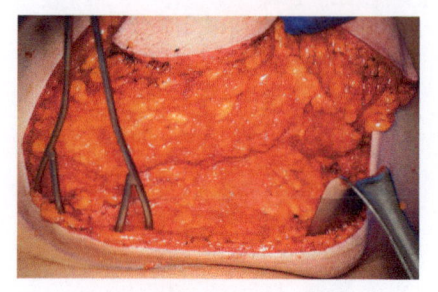

图 20-12　皮瓣下方游离至乳房下皱襞

（五）从胸肌剥离

1. 当将皮瓣游离至正确的位置后，使用电刀将胸肌筋膜和乳腺组织一起从胸肌表面剥离。剥离应该从上方开始，起于锁骨水平。用对侧手提供牵引以帮助分辨剥离层面（图 20-13）。

2. 接着应该继续向下剥离，沿着肌纤维方向从内到外解剖。应该将胸肌筋膜与乳腺一起剥离，以预防局部复发。注意在外下方保留前锯肌筋膜，下方保留腹直肌鞘。不离断乳房的腋尾以保持乳房和腋窝组织为整块病理标本，并帮助指引腋窝淋巴结清扫。

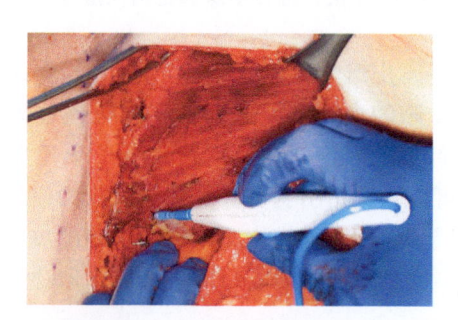

图 20-13　应该用电刀从内到外将乳腺组织与胸大肌筋膜一起从胸肌表面剥离

（六）清扫腋窝

1. 腋窝呈锥形，位于上臂和胸廓之间。上界是腋静脉，前界是胸肌，内界是前锯肌，后外侧是背阔肌。

2. 将乳腺组织向外侧提起，并在胸大肌下方继续剥离，就可以到达腋窝（图 20-14）。应该沿着胸大肌的边缘切开锁胸筋膜，这可以将胸大肌和胸小肌与淋巴结组织分开（图 20-15）。注意识别胸内侧血管神经束。它经过胸小肌外侧，应该小心保护。剥离的下界应该延伸至第 4 肋或第 5 肋间，以确保切除所有的第一站淋巴结。

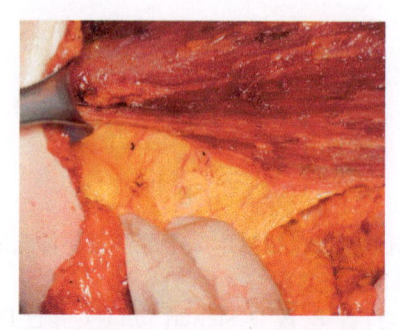

图 20-14　将乳腺组织向外侧牵拉，在胸大肌下方继续剥离就能到达腋窝，在这里显露出锁胸筋膜

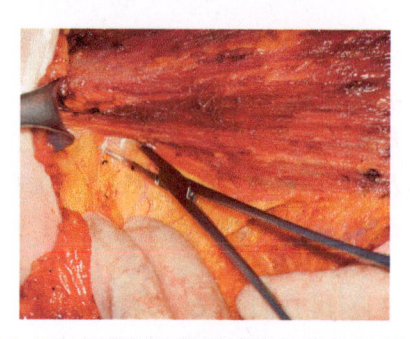

图 20-15　切开锁胸筋膜后进入了腋窝脂肪垫

3. 遇到腋窝脂肪垫时，皮下脂肪看起来更暗，更反光。一旦进入腋窝，识别解剖标志以指引剥离并预防血管神经损伤很重要。在这里腋窝淋巴结清扫描述了从外到内的方式。从内到外的方式将在第 34 章描述。

4. 第一个需要辨别的重要结构是胸背血管神经束，通过显露背阔肌外缘可以使辨别容易（图 20-16）。胸背神经大概是在腋静脉下方 4cm 汇入，血管神经束可以向上追踪直至其进入腋静脉后方（图 20-17）。

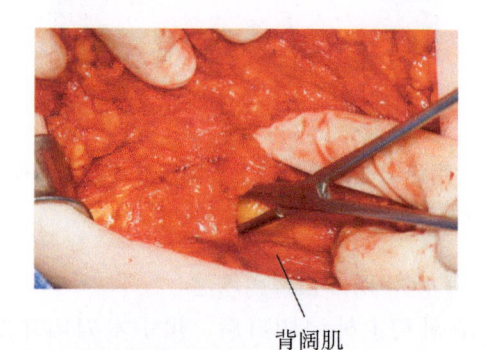

背阔肌

图 20-16　向外侧剥离识别背阔肌，然后在背阔肌前面进入腋窝寻找胸背血管神经束

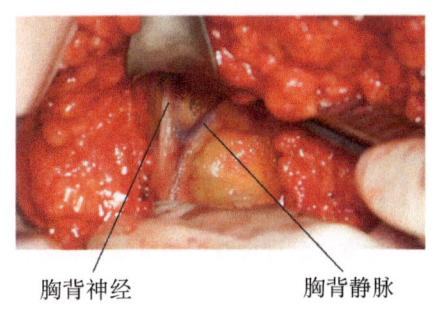

图 20-17　胸背血管神经束
（标注：胸背神经、胸背静脉）

5. 下一步是识别腋静脉。用 Richardson 拉钩拉开胸肌以显露腋静脉（图 20-18）。分开锁胸筋膜后，钝性剥离腋窝脂肪可以很容易地识别腋静脉。找到腋静脉后，继续向下剥离。腋静脉上方的淋巴组织应该保留，这样可以减少淋巴水肿和臂丛损伤。胸腹壁静脉是腋静脉唯一的浅表分支，应该夹闭或结扎（图 20-19）。在结扎此分支前，一定要仔细辨认，不要将其误认为胸背静脉，胸背静脉在胸腹壁静脉的深方。所有其他的淋巴管都应该夹闭并用剪刀剪断，腋静脉的浅表分支也应该在夹闭或结扎后锐性离断。

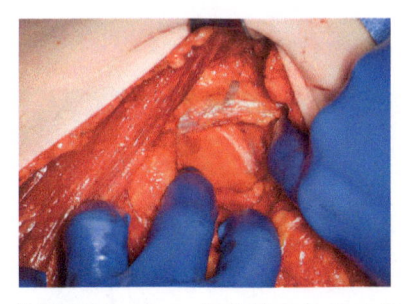

图 20-18　使用 Richardson 拉钩拉开胸肌以显露腋静脉。胸背血管神经束在腋静脉后方

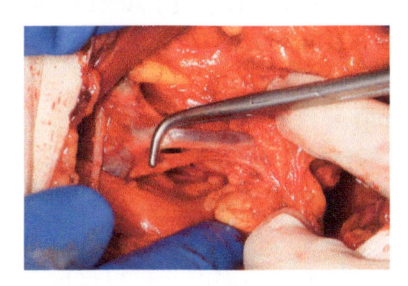

图 20-19　胸腹壁静脉是腋静脉唯一的浅表分支，应该夹闭或结扎

6. 第二站淋巴结在胸肌后方，第三站淋巴结位于胸肌内侧。大部分乳腺癌很少会有第三站淋巴结转移，在传统的腋窝淋巴结清扫术中不需要切除。为了清扫第二站淋巴结，用 Richardson 拉钩向内侧牵拉胸肌。当将拉钩放置于胸肌深方时，要注意避免损伤胸内侧束（图 20-20）。沿着腋静脉继续向内侧解剖，淋巴组织向下外侧牵拉。淋巴组织从胸壁

剥离时，应该夹闭或结扎淋巴管断端以预防淋巴漏。

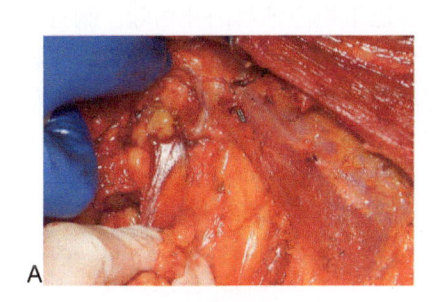

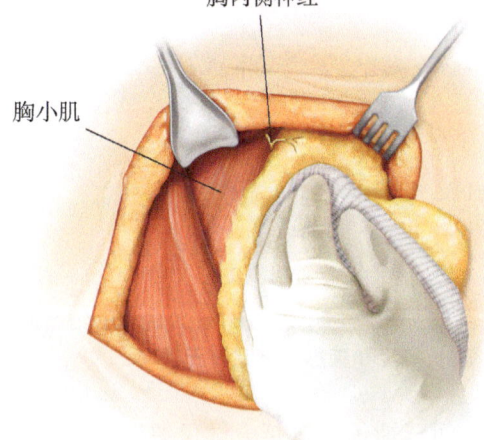

（标注：胸内侧神经、胸小肌）

图 20-20　当将拉钩放在胸肌深方时，要注意避免损伤胸内侧束。胸内侧神经环绕胸小肌下方（引自 Donohue JH, Van Heerden J, Monson JRT, eds. Atlas of Surgical Oncology. Blackwell Science; 1995.）

7. 胸长神经沿着胸壁下行，位于前锯肌筋膜浅方（图 20-21）。此神经可能很难辨别，触摸神经有助于识别它。当用一个手指沿着前锯肌滑动时，此神经摸起来像弓弦。小心不要将神经与标本一起从胸壁向外牵拉。如果不小心损伤了此神经，将导致患者出现翼状肩。神经旁的淋巴组织应该锐性分离而不是电刀剥离。

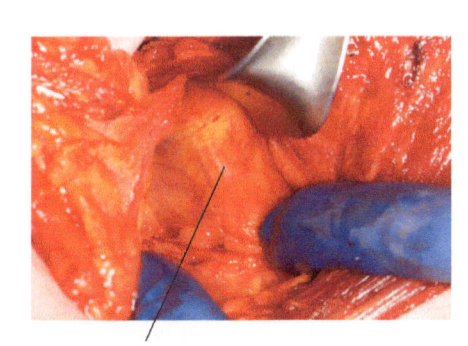

（标注：胸长神经）

图 20-21　胸长神经沿胸壁下行，位于前锯肌筋膜浅方。在清扫腋窝淋巴结时小心不要将神经向外牵拉。此神经可能难以识别，有时只能通过触诊辨别。用一个手指沿着胸壁滑动有助于辨别神经

8. 胸背血管神经束在胸长神经的外侧。两条神经之间的淋巴组织应该解剖并切除。胸背血管神经束应该骨骼化。任何淋巴管或浅表分支都应该夹闭或结扎。胸背动静脉向内进入胸壁的分支应该尽可能保留（图20-22）。

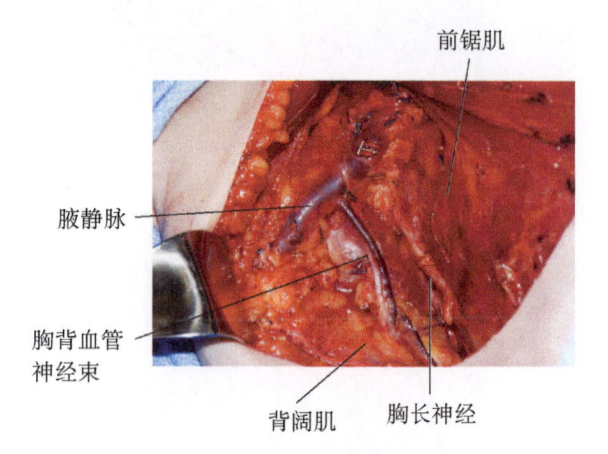

图20-22 清扫第一站淋巴结和第二站淋巴结后的腋窝，胸背束、胸长神经和腋静脉都完整无损

9. 肋间臂神经也应该尝试保留，但是如果神经直接穿过标本，也可以结扎（图20-23）。术前患者应该知道肋间臂神经有可能损伤，并向患者解释结扎神经可能导致上臂内侧感觉丧失。

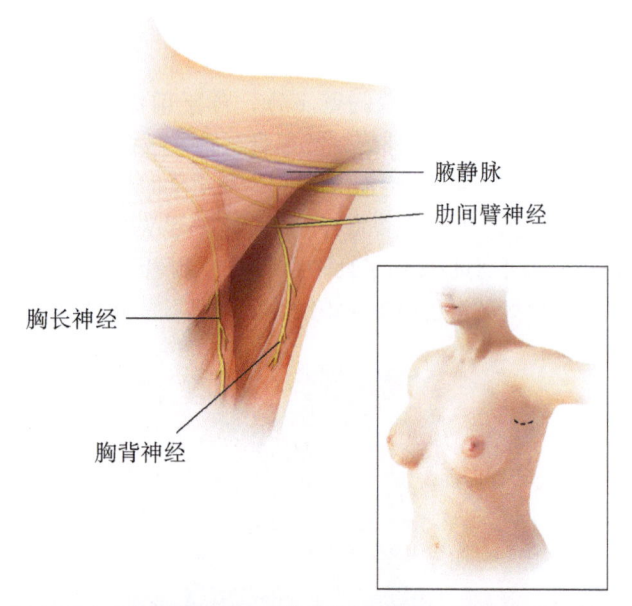

图20-23 腋窝神经相互关系的示意图。如果可能，保留肋间臂神经（经梅奥医学教育和研究基金会许可使用。保留所有权利）

10. 乳腺和附着的淋巴组织通过离断外侧剩下的组织整块切除。标本应该用缝线标记方位并送去病理检查（图20-24）。

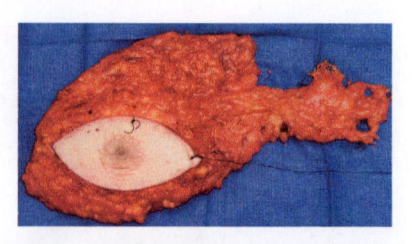

图20-24 在标本送病理检查前用缝线标记方向。短线标记上方，长线标记外侧

（七）引流管的放置

1. 应该放置2个闭合负压引流管以预防血清肿形成。研究表明，2个引流管比1个引流管效果好。一个引流管应该放于胸大肌表面，另一个应该放于腋窝（图20-25）。引流管应该用单丝缝线固定，并按照外科的偏好适当覆盖敷料。

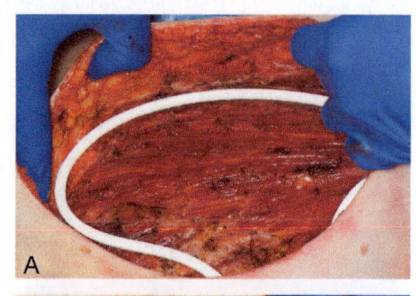

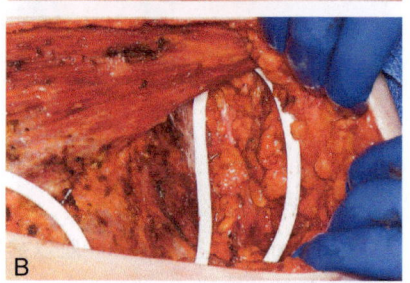

图20-25 A.一个引流管应该放于胸大肌表面；B.另一个应该放于腋窝。引流管应该固定于皮肤上

2. 局部麻醉药对术后镇痛很重要。局部麻醉药有很多不同的选择。

（1）采用椎旁阻滞的患者，不需要额外的局部麻醉药。

（2）未采用椎旁阻滞时，可以像区域阻滞一样，在切皮之前在皮肤切口注射局部麻醉药，并在缝合切口前在皮瓣的基底注射局部麻醉药，这样有助于缓解术后早期疼痛。

（3）另外一种能够提供良好术后镇痛的方式是使用长效脂质体布比卡因。这种方式可以提供术后72小时镇痛。对于单侧患者，可以用30ml脂质体布比卡因和20ml布比卡因制成50ml溶液，注射于皮瓣基底、低位腋窝（避免将溶液注射于臂丛附近）、肌肉，另外也要确保在引流管的位置注射麻醉药。

3. 将乳房切除术皮瓣与下面的肌肉缝合固定可以减少血清肿发生。这种缝合改善了乳房切除术皮瓣与下方肌肉的愈合，将一个大的无效腔转变为多个小腔。这种缝合方法可以按照外科医师的喜好用于全部乳房切除术患者，或者选择性用于血清肿高危患者，如使用类固醇激素的患者、体重指数高者及糖尿病患者等。

（八）缝合切口

1. 由于心理上的原因，美容效果满意的缝合非常重要。目的是缝合之后让胸壁有非常平坦的外形，没有过多的皮肤冗余。

2. 如果皮肤的边缘受损，应该用剪刀或手术刀切除。很多时候，在切口内侧或者外侧会出现"犬耳朵"。应该切除这些"犬耳朵"让切口更光滑和平坦。真皮层应该用可吸收线间断内翻缝合。皮肤应该用可吸收 4-0 单丝缝线连续缝合皮内来对齐（图 20-26）。不应该用订书钉缝合乳房切除术的切口。

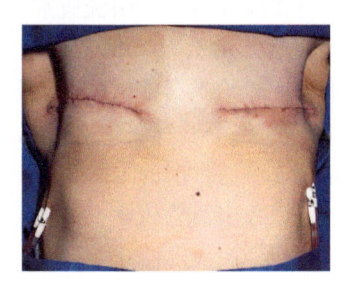

图 20-26 缝合美容效果好，胸壁平坦没有皮肤冗余是最终目的

经验与教训

指征	1. 详细询问病史及进行体格检查，回顾乳腺和腋窝的影像学检查及所有活检的病理结果。不适合行保乳手术或选择乳房切除术的淋巴结转移的乳腺癌患者都适合行乳腺癌改良根治术，包括单纯乳房切除术和腋窝淋巴结清扫。 2. 一旦癌症诊断明确，多学科会诊对设计成功治疗的计划非常重要。
切口位置	1. 选择乳腺癌改良根治术的切口时，目的是能够充分显露腋窝，并有良好的外观。 2. 切口应该包括肿瘤周围 1～2cm 的皮肤（如果肿瘤距离皮肤近），并包括以前的活检切口。 3. 经典的 Stewart 切口是乳腺癌改良根治术的首选切口，它可以提供必需的显露和良好的外观。
游离皮瓣	皮瓣应游离至乳腺组织的边缘。需要小心以确保切除了所有的乳腺组织，并保留了皮瓣的血液供应以避免皮瓣坏死。
腋窝淋巴结清扫	1. 小心辨别重要的结构，腋窝的边界限定了解剖的范围。 2. 在清扫过程中，必须小心保护腋静脉、胸背束及胸长神经。
缝合	目的是去除冗余的皮肤并使切口光滑平坦。避免切口内侧和外侧的"犬耳朵"。应该放置 2 个闭合负压引流管以避免血清肿。
康复	1. 患者应该有途径获得咨询或治疗，以帮助解决身体形象问题。不愿意接受重建手术的患者也适合佩戴义乳。 2. 如果需要，所有的患者都应该得到淋巴水肿专家的配合以制订功能锻炼计划，并按需获得紧身衣。理想的首次会诊应该是在手术前。

五、术后

1. 接受乳腺癌改良根治术的患者应该在术后用 ACE 绷带缠绕乳房（图 20-27）。这可以提供良好的压力以预防血肿。无菌切口胶带或者 Xeroform 敷料可以直接覆盖在伤口上。碎纱或纱布可以放在伤口上方，以隔开伤口和 ACE 绷带。

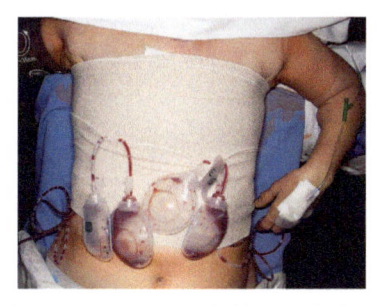

图 20-27 患者应该用 ACE 绷带缠绕乳房来提供压力。引流管应该显露以监测排出量和性状

2. 接受乳腺癌改良根治术的患者将面临淋巴水肿、体型及性功能障碍等很多康复问题。要在术前、住院期间或者在随诊期间解决所有这些问题。腋窝淋巴结清扫术最可怕的并发症是淋巴水肿。所有的患者应该在术前及术后约2周或者拔除引流管后和淋巴水肿治疗师再次见面。治疗师会教育患者什么是淋巴水肿，如何避免此并发症并给患者提供避免肩膀运动受限的锻炼方法。

3. 对于接受乳腺癌改良根治术并没有接受重建手术的患者，应该在引流管拔除及水肿消退后告知可以佩戴义乳。

六、治疗效果

1. 接受乳腺癌改良根治术的患者有继发淋巴水肿的风险。这是许多乳腺癌幸存者最害怕的问题之一，并且很多女性术前并没有接受这个并发症的宣教。

2. 许多接受乳腺癌改良根治术的患者需要术后放疗。淋巴结清扫后附加的放疗可以显著增加淋巴水肿的发生率至40%以上。对于承受淋巴水肿的患者，成功的诊断和治疗应该聚焦于减少风险的治疗及终身的自主的护理。

3. 接受乳腺癌改良根治术的患者的生存结果不仅取决于手术过程，而且决定于肿瘤的分期、淋巴结的分期及肿瘤的生物学特性。研究已经证实淋巴结有转移的患者中，淋巴结转移的数目、患者的年龄、肿瘤分级及种族可以显著影响生存。

七、并发症

1. 血清肿。
2. 伤口感染。
3. 血肿。
4. 伤口裂开。
5. 皮瓣坏死。
6. 切缘阳性。
7. 臂丛神经损伤。
8. 神经损伤。
9. 翼状肩。
10. 腋静脉血栓形成。
11. 淋巴水肿。

（刘　军　译）

第二部分 乳房重建

第 21 章 即刻假体置入乳房重建

Amy S. Colwell, Roberto D. Lorenzi Mendez

一、定义

乳房切除术是乳腺癌治疗及高风险患者降低风险的主要手段。乳房重建的目的是重塑乳房外形，恢复正常感观。

二、解剖

乳腺组织向上延伸至锁骨，向下至乳房下皱襞（inframammary fold，IMF），内侧至胸骨，外侧至背阔肌（图21-1）。保留皮肤或者保留乳头的乳房切除术，切除腺体组织的同时保留了皮肤或乳头，使即刻置入乳房重建成为可能。在胸肌下置入假体乳房重建中，需要在胸大肌后方建立一个间隙，同时松解前锯肌，前锯肌有助于重建乳房外缘的定位（图21-2）。在胸肌前乳房重建中，假体置于肌肉上方。

三、发展历程

乳房切除术为乳腺癌患者提供了治愈的可能，同

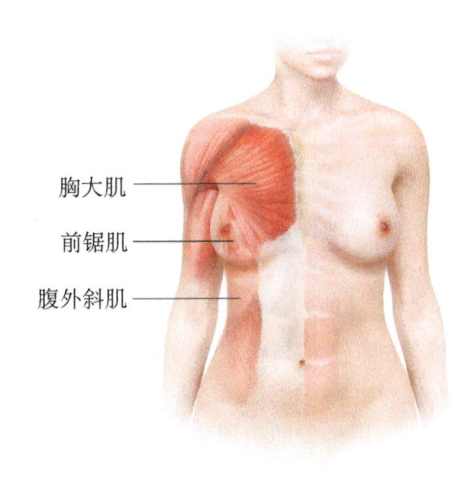

图21-2 在胸大肌后间隙创建一个有利于假体置入的平面。胸大肌因此覆盖于假体的前面和中间部分。前锯肌有时被抬起覆盖边缘或起支撑作用

时也为乳腺癌高风险患者提供了预防治疗的手段。即刻乳房重建改善了健康相关的生活质量，提高了接受乳房切除术患者的满意度。

四、病史和体格检查

在即刻假体置入乳房重建中，患者的选择是成功与否至关重要的因素。采集病史时应判断是否存在已知会增加并发症的病史，包括吸烟史、糖尿病史、体重指数（BMI）增高史和乳腺放射史。体格检查时需要评估皮肤质量、尺寸、手术后瘢痕、对称性、IMF位置及行保留乳头乳房切除术后乳头的位置。

五、其他手术治疗选择

1. 二期扩张器置入重建。
2. 利用自身组织的自体移植重建（横行腹直肌肌皮瓣；腹壁下深动脉穿支皮瓣；腹壁下浅动脉皮瓣；臀上动脉穿支皮瓣；臀下动脉穿支皮瓣；横向股

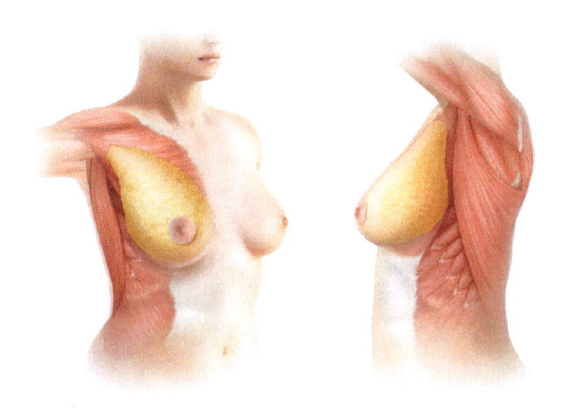

图21-1 乳房的解剖学边界分别为锁骨、胸骨、乳房下皱襞和背阔肌

薄肌皮瓣；以及背阔肌皮瓣）。
3. 脂肪移植。
4. 不重建或延迟重建。

六、非手术治疗

乳房重建是一种选择，而行乳房切除术的患者不一定都选择重建术。如果不行乳房重建，则将乳腺皮肤闭合，胸部在外形上保持平坦。如果有需求，可以在穿衣服时佩戴一个外在的乳房假体以呈现一个乳房的外形。

七、手术治疗

根据乳房重建的目标对重建进行设计，增大、缩小或维持现在乳房的大小。通常情况下，如果患者想要乳房显著增大，行二期手术更安全，先利用组织扩张器扩张，然后二期手术换成假体（见第 22 章）。对于即刻假体重建，假体直接置于胸大肌后间隙使其前面由肌肉组织覆盖，从而避免假体周围挛缩。假体位于皮下，能更自然地保持水滴状。假体通常由脱细胞真皮基质（acellular dermal matrix，ADM）或网状结构支撑。现在最常用的 ADM 是人造真皮，但是还有一部分 ADM 或者网状材料来源于人皮、猪皮、牛心包、胎牛皮、丝、钛合金、聚 -4- 羟基丁酸及可吸收聚羟基乳酸网。用部分肌肉覆盖的即刻假体置入重建具有良好的长期效果。然而，一个潜在的缺点是肌肉收缩引起假体临时移动（动态畸形）。或者，假体可以放置于肌肉的上方（胸肌前），最常见的是由 ADM 或网状物支撑。胸肌前即刻假体置入大多可避免移动；然而，由于假体的软组织覆盖较少，因此更容易出现波纹畸形。

（一）术前规划

即刻假体重建，将假体（置入体）置入乳房切除术后部分无血管的皮肤间隙内。因此，无菌原则在术前准备及操作过程中具有重要意义。术前嘱患者坐直并进行标记。重要的标记包括 IMF 位置，其与对侧乳房 IMF 的关系，以及乳房的外侧缘。先行乳房切除，然后再行重建。

（二）体位

患者取仰卧位，双臂固定于侧方托手板，与身体成 80°～85°（图 21-3）。该体位有利于乳房切除术中行腋窝淋巴结活检。双侧乳房均行术前准备，并显露于术野中。

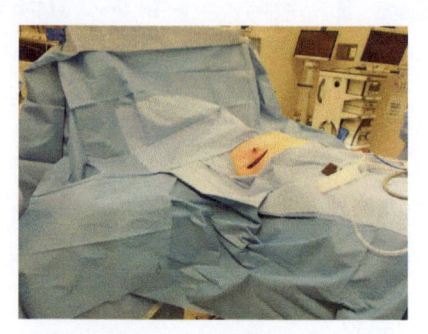

图 21-3　患者取仰卧位，双臂固定于托手板，与身体成 80°～85°。双臂需要固定牢固，因为麻醉中操作台会升起使患者呈坐位以观察假体在乳房囊袋中置入的位置

（三）手术操作

乳房切除术和重建术可以选取多种切口。如果选择了保留乳头的术式，则最安全的选择是利用放射状侧切口，从乳晕延伸至腋窝，而非乳头周围的全厚切口。为了达到最大的美容效果，则应选取乳房下方下侧切口或标准的 IMF 切口。对于保留皮肤的乳房切除术，切口应选在乳晕周围，必要时延伸至侧方。对于较大的乳房，应选择在垂直或者水平方向切除多余的皮肤以减少皮肤。因其皮肤坏死和并发症发生率较高，避免选择倒"T"形切口、Wise 切口、锚状切口。如果预计行胸肌后置入，则部分松解胸大肌后方，为假体创建间隙以呈现更自然的乳房外形。即刻假体置入乳房重建的挑战在于假体与代替的乳房在基底直径上能完美匹配，使乳头位于中心位置，同时对乳房皮肤又不会造成过大的压力。如果这一要求在一期难以满足，则需要置入组织扩张器作为过渡，二期再行乳房重建。

（四）用部分胸大肌覆盖和脱细胞真皮基质的胸肌后即刻假体置入乳房重建

1. 乳房切除术后，使患者肌肉松弛，更利于解剖，在胸大肌后创建囊袋间隙。观察皮肤颜色及皮瓣的厚度，从而决定患者是否适宜行即刻假体置入重建。如果粉色或者蓝色变色笔标记的皮肤出现缺血改变，或者皮瓣特别薄，真皮层直接显露于表皮下，那么一期皮肤难以支撑附加压力及整个假体的重量。如果皮肤颜色良好，皮瓣有均一的皮下脂肪层，那么患者适宜行即刻假体置入重建。皮下囊袋内置入试模，充起后决定假体体积，从而确定即刻假体置入重建的备选假体。乳房基底的直径和体积决定置入体大小和形状。

2. 游离胸大肌：利用乳房切除术原切口，在胸大肌后方从外向内游离胸大肌直达胸骨。然后将胸大肌和腹外斜肌腱膜、腹直肌鞘分离。利用电刀在胸壁约 4 点和 8 点的位置继续游离胸大肌的内侧（图 21-4）。内侧游离不充分会导致假体向外偏移。其余附着于胸骨上的胸大肌则保留。必要时可进一步游离 3 点或 9 点位置的胸大肌以利于内侧定位，但是这样会导致更多的胸大肌回缩使覆盖于假体表面的胸大肌变少。胸大肌是假体囊袋的上缘和内侧缘。

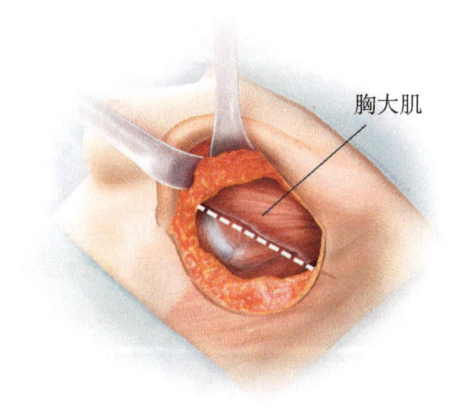

图 21-4 从下面 4 点或 8 点的附着位置游离胸大肌，使假体可以置入内侧

3. 创建囊袋：胸大肌组成了囊袋的上缘和内侧缘，ADM 则构成了囊袋的下缘和外侧缘。根据说明书冲洗 ADM 并将其再水化。第一针将 ADM 缝于游离胸大肌的内侧缘（图 21-5）。如果 IMF 是完整的，利用单纯内翻间断缝合将 ADM 缝于 IMF 上。但是术后 4～6 周，假体会下降 2～3cm。或者利用不可吸收缝线（0 号）将 ADM 缝于 IMF 位置对应的胸壁上。应注意保持 ADM 中间宽松，足以置入一个假体。在侧方，将 ADM 缝于术前标记的外侧缘胸壁上，比永久假体的宽度窄 1cm。如果 ADM 的水平长度不够，则将 ADM 缝于掀起的前锯肌边缘。然后再次将试模置入胸肌、ADM 后囊袋内，从胸肌到 ADM 缝 1～2 根缝线用来固定囊袋内的试模。将皮肤钉合，让患者在手术台上坐直，观察乳房重建的形状和对称性。

4. 应用三联抗生素溶液（头孢唑林、庆大霉素和杆菌肽）充分灌洗囊袋。外科医师更换手套，将假体置入新建的胸大肌 -ADM 囊袋中。利用 2-0 薇乔可吸收缝线从外到内水平褥式或 "8" 字缝合关闭囊袋（图 21-6）。放置两根引流管，一根沿着 IMF 置于 ADM 囊袋内，另一根置于囊袋外的腋窝处。修整皮肤边缘，关闭两层。利用外科胶关闭切口（多抹棒），半透性敷料（透气胶膜）覆盖伤口。引流管周围可用氯己定浸泡过的海绵覆盖。在侧方和下方可利用微泡沫胶带帮助支撑假体。

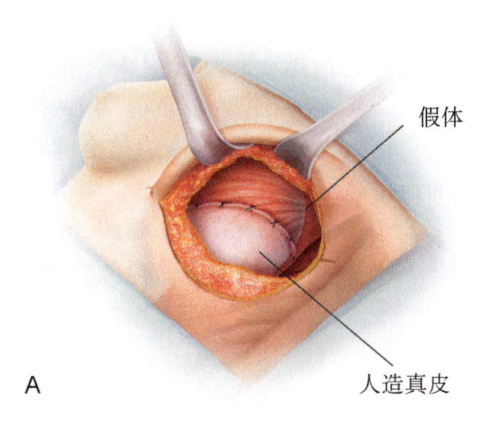

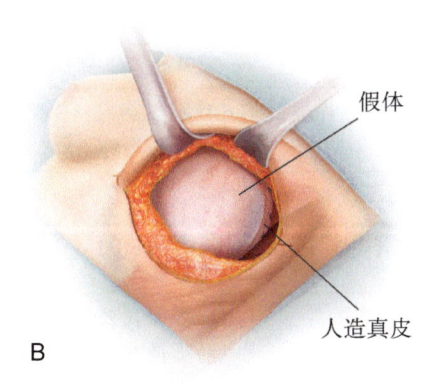

图 21-5 将 ADM 或者网状材料缝于 IMF 或者下胸壁和侧胸壁，创建假体囊袋的下部和外侧部。将假体置于囊袋内，然后用可吸收缝线关闭胸大肌 -ADM 囊袋（A）。用一片大的 ADM 或者 2 片小的 ADM 覆盖整个假体的前面用于长期支撑（B）

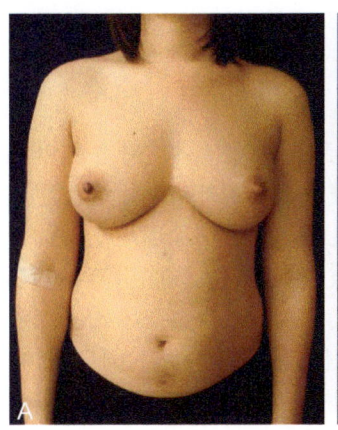

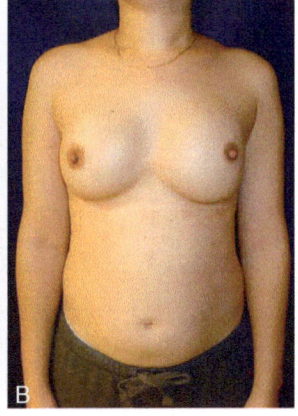

图 21-6 34 岁女性，乳腺癌患者，行双侧保留乳头的乳房切除术，通过下方 IMF 切口行即刻假体置入重建
A. 术前照片；B. 术后照片

（五）胸肌前即刻假体置入乳房重建

乳房切除术后，与部分肌肉覆盖类似，评估皮肤活力及是否可行即刻假体置入重建术。置入试模确定备选 DTI 及永久假体。

为了辅助固定假体，使假体与胸壁过渡更平滑，

胸大肌上面的小部分肌纤维会被掀起嵌入 ADM 或网片。外科医师可能选择一张大的 ADM，根据假体的形状进行裁剪。或者根据作者的偏好，用两张等高的 ADM 精确匹配假体，留有调整张力的空间，能置入戴着手套的一指即可。

囊袋比假体直径窄 1cm。用 0 号 Ethibond 缝线将下边的等高 ADM 缝至胸壁上，内侧缝至皮瓣上，使假体在内侧可以放置到位。上边的 ADM 内侧缝至皮瓣上，上方缝在掀起的小部分胸大肌上，外侧缝至胸壁。

然后放置引流管及进行抗生素灌洗。一旦假体放置好，用 2-0 薇乔线或 PDS 缝线从外侧至内侧将两张 ADM 缝合在一起，设置张力。皮肤边缘去表皮化并闭合。

经验与教训

假体侧方位置不正	检查侧方缝线的位置，明确外侧缘是否应向内侧移动，从而移动假体的位置。如果位置合适，检查假体的基底直径以确保恰好置入囊袋内。确保胸大肌充分游离至胸骨的内侧起点，至胸壁 4 点或 8 点位置。
IMF 位置的不对称	术前标记确定双侧乳房 IMF 位置是否接近。如果不对称，术中应调整 IMF 位置使一侧与另一侧对称。对于双侧重建，应检查下部缝线的位置以确保缝线在胸壁或者 IMF 类似的位置上。
保留乳头的乳房切除术中乳头向外侧偏斜	对于较大的乳房，假体向内侧置入可能导致乳头向外侧偏斜。术前谈话中应与患者讨论其预期，决定为了达到更好的效果是否行保留皮肤的乳房切除术作为替代。下方放射状切口能更好地保持乳头位置，但是皮肤张力会更大，不宜行即刻重建。
假体选择	对于保留皮肤的乳房切除术，外形中等偏大或者大的假体在大多数患者中能恰好匹配乳房基底的直径及突度。行保留乳头的乳房切除术时，对于小到中等大小的乳房，为了向中间聚拢乳头，偏小或者中等轮廓的假体更为常用。
学习曲线	外科医师如开展这一技术，则需要一个学习曲线，首先评估乳房皮瓣血供的能力。如果超过了皮瓣血供的范围，皮肤就会坏死。利用该技术的经验、乳腺外科医师的经验及评估皮肤血供的新仪器应用都会降低该技术并发症的发生率。
脂肪移植	脂肪移植越来越多地应用于假体的乳房重建，用于填充假体周围的凹陷。在即刻假体乳房重建中其不推荐应用，二期应用更为安全。

八、术后

如果疼痛和恶心得到了有效控制，患者可以在手术当天出院。出院前佩戴宽松的外科胸罩。注意避免胸罩过紧或者加压包扎影响乳房切除术后皮瓣的血流。患者每周复查直到拔除引流管。拔除引流管的标准是每天引流量 < 30ml。如果出现皮肤坏死，应积极治疗，彻底清创并关闭创口。对于光滑的圆形假体，术后 4 周开始温柔地向内按摩假体有助于防止假体挛缩。

九、治疗效果

乳房切除术后即刻乳房重建的患者与不选择重建的患者相比，具有更好的社会心理状态和患者满意度。

十、并发症

即刻假体置入重建术后总并发症发生率为 3%～15%。假体取出率为 1%～4%。最常见的并发症是皮肤坏死。其他并发症包括感染、皮下积液、血肿、乳头坏死、假体位置不正及深静脉血栓。最常见的远期并发症为包膜挛缩。

（张　洁　译）

第22章 两步法置入体乳房重建

Eric G. Halvorson

一、定义

1. 两步法置入体乳房重建可以在乳房切除术后即刻或延迟进行。

2. 两步法置入体乳房重建的优点（较自体重建）包括手术时间短、没有供体区、住院时间短、康复时间短、患者可以控制最终乳房体积大小并对结果更加满意。

3. 两步法置入体重建的不足包括为了扩张术后需要多次复诊，与扩张过程相关的不适，二次手术（尽管是门诊），以及置入体的永久性风险 [包膜挛缩、破裂、皱缩、感染、移位、显露及乳房假体相关疾病（BII）、乳房假体相关的间变性大细胞淋巴瘤（BIA-ALCL）]。

二、病史和体格检查

1. 独立于癌症相关多学科会诊的初次咨询是有帮助的。在这些癌症相关多学科会诊后，患者通常呈现给整形科医师的状态是信息过载，对所有和重建相关的选择及信息感到难以抉择。这些关键信息包括：确定患者重建的目标，以及对乳房体积、形状的偏好，是否愿意承担手术风险，是否愿意接受供区并发症发生、手术时间、住院时间、恢复过程、术后随访流程、二次手术和长期并发症。

2. 在医师与患者交流前，熟悉各重建选项的医师助理与患者会面，向患者展示图片，会产生非常好的效果。

3. 依据乳房切除术后放置扩张器的6个确定风险因素对患者进行筛选：体重指数（BMI）> 30kg/m²，吸烟，放疗史，近期化疗，糖尿病，自身免疫性疾病。

4. 对乳房进行体格检查，评估肿物情况及是否累及皮肤，或者是否存在"橘皮"征。记录整体大小及下垂程度。有明显下垂的患者通常要切除皮肤。如果行倒"T"形切口或者Wise式切口，乳房切除术后皮瓣坏死的风险会显著增加。另一种选择是行常规的水平椭圆、垂直椭圆、斜椭圆或者两步法Wise式切除，即第一步先行垂直切口，3～6个月后在乳房下皱襞（IMF）处再水平切除。

5. 以厘米为单位测量乳房宽度、高度和前凸度。利用这些参数选择组织扩张器（如下文所述）。

三、手术治疗

两步法置入体重建的理想候选人是行双侧乳房切除术后还没有并且不打算行放疗的瘦体型非吸烟患者。吸烟患者容易发生乳房切除术后皮瓣坏死和感染。放疗增加了感染、置入体显露和包膜挛缩的风险。前期受过照射的皮肤扩张会受限。

没有乳房下垂的患者想要更大的乳房通常需要扩张。尽管需要扩张，但是大多数行保留乳头的乳房切除术患者进行了即刻置入乳房重建。行保留皮肤的乳房切除术同时想要更大乳房的患者需要扩张。有轻度乳房下垂并且想要和原乳房相似大小的患者适宜行同期置入重建。乳房大并且下垂的女性通常需要二期置入重建，需要阶段性地处理皮肤囊袋。

尽管肥胖增加了任何重建类型并发症发生的风险，但是肥胖患者自体重建后的美容效果比置入体重建后好。因为单侧乳房切除术后置入体重建与对侧乳房很难匹配，或者行双侧乳房切除术后置入体很难提供足够的体积/下垂度。

胸肌前置入体重建在一些中心是目前最常用的术式。通常需要脱细胞真皮基质（ADM）至少完全覆盖扩张器的前方，因此具有增加ADM相关并发症风险的患者（肥胖、吸烟、放疗史）谨慎使用。尽管胸肌前重建血清肿风险高，但是对早期疗效的研究结果表明其他并发症发生率相似。对于乳房切除术后皮瓣厚度至少1cm且没有放疗史的非吸烟患者，笔者会考虑胸肌前重建。对于乳房切除术后皮瓣厚度＜1cm，胸肌前重建后上极会出现特别明显的置入体边界，与胸肌后重建相比，胸肌前重建通常还需要脂肪移植。特别关注胸肌功能的患者可能会要求胸肌前重建。

(一) 术前规划和选择置入体

1. 与乳腺外科医师进行良好沟通，以确保肿瘤治疗目标不变，并在合适时重建。进展期乳腺癌、需要立即行术后辅助治疗、有多种风险因素、有不稳定的社会环境和（或）对重建目标不确定的患者适宜行延迟重建。

2. 对于患者的选择，不同外科医师会有不同的风险承受力；但是笔者的建议是对具有 0 或 1 个风险因素的患者进行即刻重建，对于具有 2 个风险因素的患者，考虑延迟重建，对于具有 3 个及以上风险因素的患者，只进行延迟重建。

3. 在行乳房切除术前，患者必须站立位进行标记。标记双侧的 IMF，在胸骨切迹和剑突之间画中线。标记乳房的整体轮廓。虽然围绕乳头乳晕复合体（nipple-areola complex，NAC）的横向椭圆形切口是乳房切除术的常用切口，但是笔者更喜欢用与胸大肌纤维平行的斜椭圆形切口（图 22-1）。这样内侧瘢痕在着装后就不易被看见，更好地覆盖切口下肌肉，有利于更换假体过程中的手术入路为阶梯样进入（如下文所述）。一旦和乳腺外科医师建立好联系，他们会学着标记患者，这样会节省时间，使整形外科医师在乳房切除术时可以安排其他步骤。

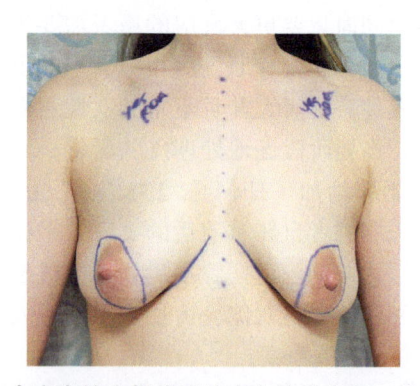

图 22-1 本章中的大部分图片来自这个患者。其是一名 20 多岁的青年女性，具有遗传倾向（*BRCA* 基因突变），行双侧预防性乳房切除术和两步法置入体重建。图示为乳房切除术前标记，为笔者所惯用的斜椭圆形切口

4. 根据患者乳房的宽度在术前选择组织扩张器。有很多种组织扩张器可供选择，但是大多数是解剖型的，下极外凸。考虑 BIA-ALCL，光面扩张器更受欢迎，其具有多个缝线固定端口，能防止旋转。但是目前尚无放置临时毛面扩张器后更换为光面扩张器的病例报道。因此，笔者在实践中使用毛面解剖型扩张器。一些扩张器的高度大于宽度，一些宽度大于高度（笔者的习惯），一些是半圆形或新月形，重点在于下极扩张。当在厚皮瓣（如肥胖患者的背阔肌皮瓣）下放置扩张器时，一个远端注射港很有用，但是大多数扩张器是一体化的具有磁铁附着的金属注射港。在这些患者中，找到磁铁附着的注射港有困难，需要长针辅助，这样扩张器就有破裂的风险。目前有一种双注射港的扩张器，同时具有一体化的引流管，可以吸引或冲洗液体，在发生血清肿或者感染时，可以采取补救措施保留扩张器。

5. 术中，用尺子测量手术创建的置入体囊袋宽度，这个囊袋最终决定了要使用的扩张器。或者可以创建一个足够宽的囊袋以容纳所需的扩张器。置入体内侧边界应该比乳房的内侧边界靠外约 1cm，置入体的外侧边界应该比乳房的外侧边界靠内约 1cm。经常出现乳房的外侧边界不清晰的情况，可以使用腋前线，或者选择与计划放置的最终置入体相对应的宽度。

6. 在扩张器更换假体手术前，再次在站立位对患者进行标记。标记中线，记录置入体位置不对称之处。标记最终置入体的理想轮廓。

7. 美国食品药品监督管理局（Food and Drug Administration，FDA）现在要求外科医师与要求放置置入体的患者核对"患者意愿清单"，再次确认置入体风险，包括 BII 和 BIA-ALCL。置入体生产商只允许出售置入体给有执照的外科医师。

8. 尽管宽度需要考虑在内，但是主要基于体积选择最终的置入体。此章不对置入体类型进行充分讨论。大多数外科医师使用光面、圆形、高型的黏性硅胶置入体进行重建。尽管毛面解剖型置入体可以呈现更自然的外形，但是也会感觉更僵硬，位置更固定。也会出现小概率的旋转风险及极低概率发生 BIA-ALCL 的风险。胸廓很宽的患者需要一个中型的置入体，这个置入体对于指定的体积（尽管突度较小）会有一个更大的基底直径。现在的大部分光面置入体具有相似的包膜挛缩率。传统单腔盐水置入体通常破裂的风险更高，但是新型的双腔"结构性"盐水置入体具有与硅胶置入体相似的破裂风险。笔者的习惯是向患者提供所有类型的置入体，在理解了下述优缺点后由患者自主选择。

（1）盐水置入体

1）优点：假体破裂会被即刻发现；破裂假体取出更简单。

2）缺点：如果假体破裂不能被迅速置换，可能需要再次扩张；没有硅胶感觉自然；如果充盈不足，更容易皱缩；破裂风险更高。

（2）硅胶置入体

1）优点：更软，感觉更自然。

2）缺点：在包膜挛缩或包膜外破裂出现前，一般临床上不易察觉破裂发生，破裂假体的取出也很困难（尤其和原假体及包膜外破裂一起），美国 FDA 推荐的 MRI/ 超声监测假体破裂也具有假阳性。

（三）放置组织扩张器

1. 第一步：伤口评估

（1）乳房切除术后，冲洗伤口并充分止血。通过检测乳房切除术皮瓣厚度、颜色及毛细血管充盈评估皮瓣。从内部看有真皮裸露的区域时应在外部进行仔细评估。外部皮肤发灰无毛细血管充盈的区域应考虑切除。激光辅助吲哚菁绿荧光显影检查已用于乳房切除术皮瓣灌注评估；但是其应用指南及解释还没有确立。

（2）外科医师进行乳房切除术时使用肿胀液增加了皮瓣评估的困难，一些研究显示，这与乳房切除术后皮瓣坏死更高的发生率相关。

（3）如果高度怀疑乳房切除术后皮瓣会坏死，或者切除有问题的组织会导致切口闭合有张力或者不能闭合，那么强烈建议中止重建。

（4）如果有必要，采取间断缝合重建 IMF；但是扩张器的下缘位置将最终决定 IMF，如果有需要，在置换过程中可以进一步修正。一些外科医师试图在初始操作中应用自然的 IMF（可能使置换过程更简单），但是其他外科医师有意将扩张器置于 IMF 下方以增加下极的扩张和突出度（那么就需要在置换过程中用缝线重建 IMF）。笔者的习惯是行即刻置入体重建时，或者置入初始填充体积明显的扩张器时，或者当 IMF 已经很低时，保留自然 IMF。当行延迟两步法置入体重建时，或者置入初始填充体积很小的扩张器时，笔者更倾向将置入体置于 IMF 以下，以扩张下极，而且外科医师可以在置换过程中制造很小的下垂（正如下文所述）。

2. 第二步：创建置入体囊袋 组织扩张器不能仅被乳房切除术的皮瓣覆盖，这样太薄，软组织覆盖不足。理想情况下，外科医师应该用胸大肌和前锯肌及其筋膜完全覆盖置入体（图 22-2），或除胸大肌之外应用 ADM（或其他产品）覆盖，或者在胸肌前重建时用 ADM 覆盖整个扩张器。

（1）胸肌后置入

1）外科医师用示指和拇指捏住胸大肌外侧缘并从胸廓拉开，显露出胸大肌和胸小肌之间的疏松间隙。用电刀在这个平面开始分离，不过进入胸大肌后间隙后，置入体囊袋上方和内侧的大部分可以用手指钝性分离开，然后再用光源拉钩直视下操作。光源拉钩在完成内侧分离时很有帮助，因为结扎或电凝胸廓内血管的肋间穿支必须非常小心（图 22-3）。

（二）体位

全身麻醉下患者取仰卧位，手臂周围包裹固定，与躯体成 < 90°。乳房切除术后，此体位可使胸骨与地板平行。

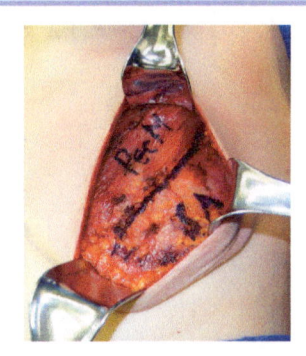

图 22-2 乳房切除术后，可见全胸肌下置入中用于覆盖扩张器的胸大肌和前锯肌。如果乳房切除术损伤了这些肌肉，胸大肌不能延伸至 IMF，初始填充体积大，或者拟行胸肌前置入，则考虑使用 ADM

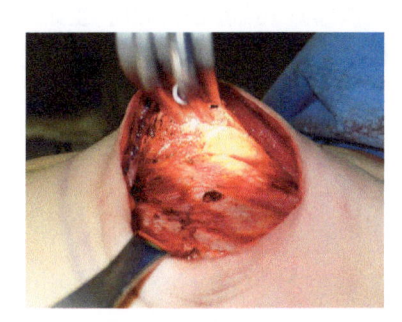

图 22-3 在扩张器置入和置入体更换过程中应用光源拉钩帮助很大。在此，展示了在上内侧创建胸大肌下方囊袋过程中的光源拉钩，此时小心解剖使肋间穿支可以显露，并在必要时小心结扎

2）在外部，内侧界由术前对患者自然乳房轮廓的标记线来限定。在内部，通常需要松解胸大肌的内下及内侧起始处。值得注意的是，不要过度松解此处，因为这样会导致双侧乳房汇聚而且很难纠正。

3）在胸大肌后平面游离后，检测胸大肌下面的附着情况（图 22-4）。如果患者肌肉到达了 IMF，那么可以创建肌肉下囊袋至 IMF，表面覆盖的柔软充足的软组织将对扩张有良好的反应（图 22-5）。然而更为常见的是胸大肌附着在 IMF 上方。在这种情况下，为了在下方提供自体置入体覆盖，必须继续解剖胸大肌附着处及腹直肌前鞘下直到刚好在 IMF 下面。从胸大肌平面下过渡到腹直肌前鞘下在技术上有时有些困难，并且可能导致覆盖组织上有一些空隙，这些空隙在囊袋完全建立好后可以关闭。在这部分操作时有必要应用光源拉钩。腹直肌前鞘很硬，不能很好地扩张，除非在 IMF 下方的腹直肌前鞘上做横跨前鞘的切口，进入皮下平面（图22-6和图22-7）。如果腹直肌前鞘在 IMF 上方被松解，很明显就会进入置入体囊袋。这些操作的目的是在胸大肌和 IMF 之间提供完整柔软的肌肉筋膜下覆盖，且没有空隙。

4）这个方法对于有多个 ADM 相关并发症风险的患者有益。

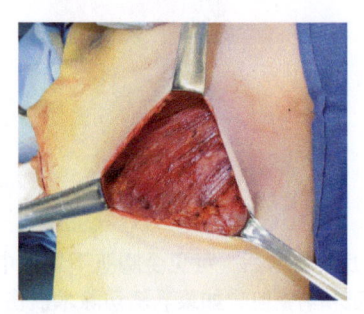

图22-4 胸大肌尾侧最末端的边界与 IMF 之间的关系决定了是否需要腹直肌前鞘给扩张器提供完整的胸肌筋膜下覆盖。如果胸大肌起源于或者低于 IMF，正如图所示，那么就没有必要掀起腹直肌前鞘

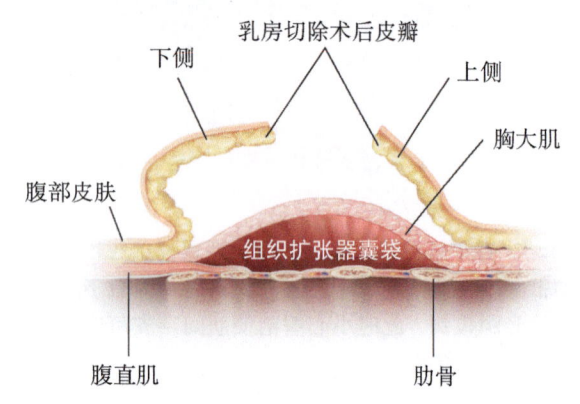

图22-5 胸大肌起源于或者低于 IMF 时患者解剖的结构示意图。在这种情况下，可以在 IMF 下创建肌肉下囊袋，使覆盖柔软并且对扩张反应良好

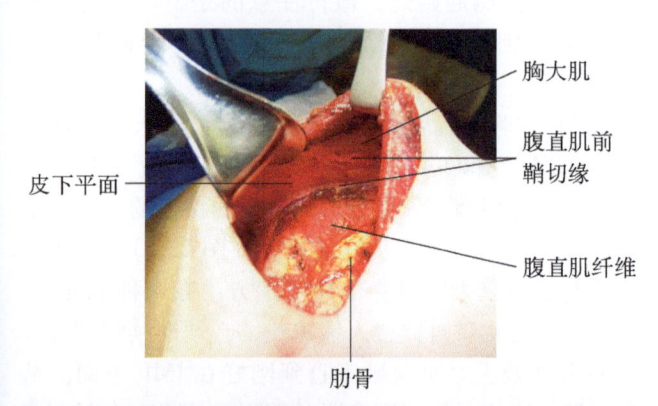

图22-6 在 IMF 水平或者 IMF 以下，将腹直肌前鞘水平分开，从而进入皮下平面。如果不进行此操作，下极的扩张将被坚韧的腹直肌前鞘限制

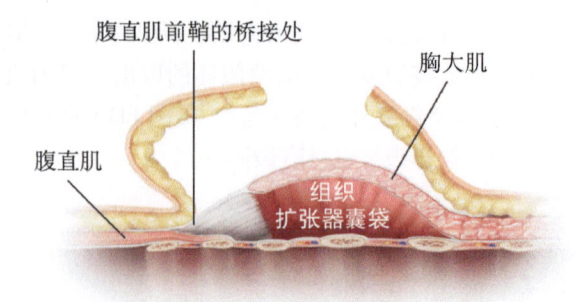

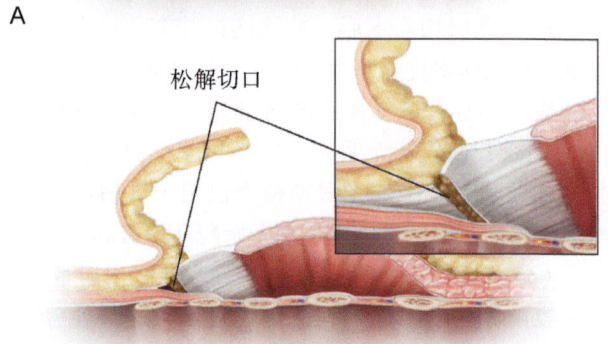

图22-7 胸大肌起点在 IMF 上方时患者解剖结构示意图。在这种情况下，胸大肌尾部边缘与 IMF 之间的空隙由掀起的腹直肌前鞘连接。在 IMF 水平或者 IMF 下方，必须水平切开前鞘才能进入皮下空间；否则，囊袋下方不能被很好地扩张。或者用 ADM 桥接这一间隙

5）包含或者不包含腹直肌前鞘的胸大肌后方囊袋创建完成后，必须提供下外侧覆盖。如果筋膜强健，则通过掀起前锯肌筋膜覆盖，如果筋膜较薄或者乳房切除术时受损，则掀起部分肌肉瓣建立自体覆盖。在前锯肌内做位于胸大肌下外侧缘水平并与其平行的切口，将筋膜或者肌肉筋膜瓣掀起至腋前线（图22-8）。另外，根据拟放组织扩张器的宽度决定置入体囊袋的宽度，当囊袋的宽度已经足够（通常比组织扩张器宽 1cm），即可停止外侧缘的分离。此时，下缘和外侧缘的分离已经完成，但是前锯肌下缘及腹外斜肌上外侧仍然与胸壁附着。通过向下侧和外侧牵拉，可以显露此平面，将肌肉掀离胸壁，从而打开下外侧囊袋（图22-9）。

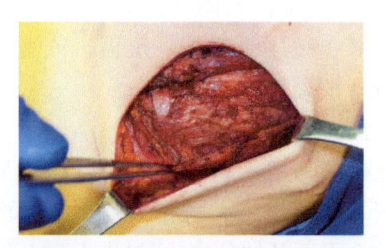

图22-8 胸肌后置入中的外侧缘和下外侧缘覆盖，图中显示了掀起的部分前锯肌瓣。如果筋膜强健完整，则可以单独使用；但是这种情况很少。做与胸大肌下外侧缘平行的前锯肌切口，向外掀起皮瓣直到腋前线或者足以容纳所选扩张器

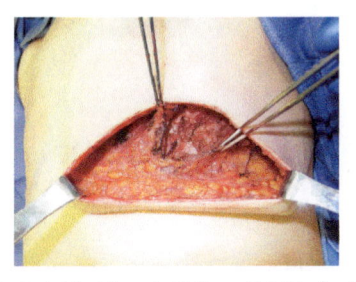

图 22-9　前锯肌掀起后，囊袋的下外侧仍与胸壁相连。将牵开器置于胸大肌和前锯肌下方，显露该区，向下外侧游离，将前锯肌和腹外斜肌从胸壁掀起，完成置入体囊袋的分离

（2）应用 ADM 的胸肌后置入

1）分离胸大肌的下侧及下内侧起始处，从胸壁上松解肌肉。在下方将 ADM（或其他产品）缝至 IMF 上，在上方缝至松解的肌肉边缘。

2）这个方法可以增加初始填充体积，因此在有多余皮肤的大乳房女性中经常应用。

3）如果应用 ADM，将胸大肌的起始处从下外侧开始松解，逐渐向内，沿着胸骨，向上至约第 3 肋或者第 4 肋（图 22-10）。ADM 提供置入体的下外侧覆盖，并且没有必要掀起前锯肌。这种情况下，在里面标记 IMF 和腋前线，并且沿着 IMF 向腋前线移行弧形线缝合 ADM（图 22-11）。或者，根据拟用组织扩张器的宽度标记外侧乳房边缘，并将 ADM 缝于此线上（图 22-12）。在单侧重建中，可以修整手术创建的 IMF 以匹配对侧自然的 IMF。如果行双侧重建，那么必须创建对称的 IMF。

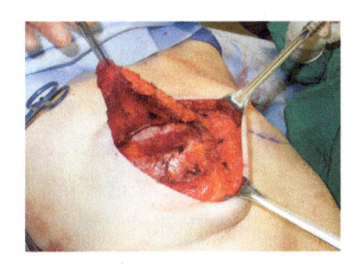

图 22-10　如果应用 ADM，通过分离胸大肌下缘和下内侧起点将胸大肌从胸壁上掀起

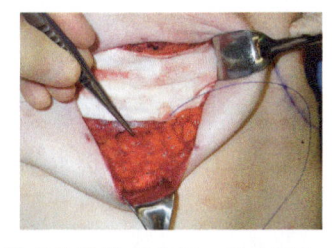

图 22-11　根据产品说明书准备一片 ADM，表面面向扩张器缝合。修剪 ADM 的下内侧和下外侧角成为弯曲的边缘（或者应用成型的产品），并用 2-0 可吸收编织线间断缝合固定于 IMF 和外侧囊袋上。从 IMF 到外侧囊袋的过渡必须是与对侧类似的圆滑弧形

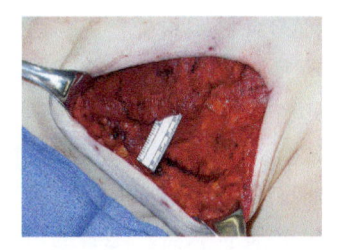

图 22-12　用尺子测量手术创建的囊袋的宽度。由患者的解剖（如腋前线）或者所需扩张器的尺寸决定合适的囊袋宽度

4）使用 ADM 的优点在于其可以避免任何与掀起腹直肌鞘和前锯肌相关的并发症，使起始填充体积更大（术后需要扩张的体积更小），达到对 IMF 的精准控制，减少手术时间并且可以保持下极饱满。缺点包括费用高和血清肿、感染及在有高危因素的患者中重建失败的发生率增加。这些高危因素包括肥胖、吸烟和（或）放疗。一些外科医师常规应用 ADM，其他人则不用，笔者的习惯是有选择性地用 ADM（图 22-13）。胸肌前重建（如上所述适应证）需要使用 ADM。如果乳房切除术损伤了腹直肌前鞘或前锯肌，并且不能提供足够的覆盖，假使患者没有前期照射、肥胖或者吸烟的高危因素，那么 ADM 是一种选择。对于有多余皮肤的患者，外科医师可以利用这一优势放置更大起始填充量的扩张器，这就需要利用 ADM 帮助实现（再次假设患者没有前面提到的高危因素）。当有多余皮肤并且没有高危因素的患者的胸大肌没有向下延伸至 IMF 时，ADM 是一个不错的选择。但是，对于没有多余皮肤、要求小乳房的患者及只能置入很小起始填充量的扩张器的患者，肌肉筋膜下覆盖已经足够而不需要 ADM。

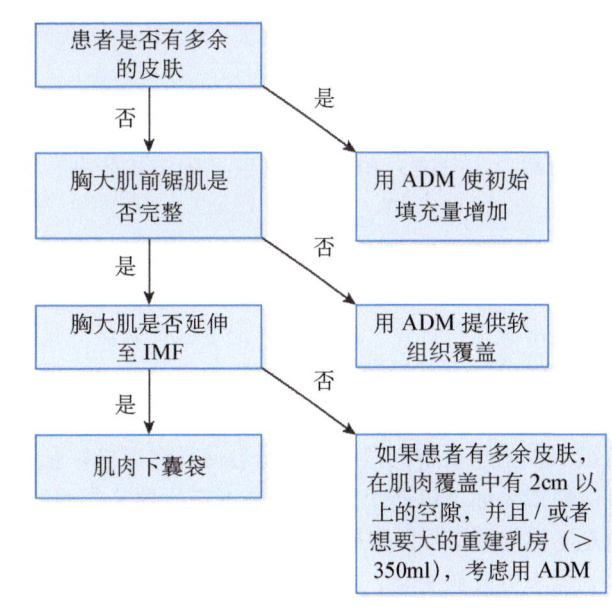

图 22-13　决定何时应用 ADM 的流程图

IMF. 乳房下皱襞

(3) 应用 ADM 的胸肌前置入

1) 外科医师可以在置入前或者置入后用 ADM（或其他产品）覆盖扩张器。笔者的理念是只有前方需要覆盖；因此，先放置 ADM，然后在其下方放置扩张器。一些外科医师喜欢在进行乳房切除术的同时，在体外用 ADM 包裹扩张器。笔者的习惯是进行乳房切除术时，笔者在其他手术间同时进行其他安排的手术（图 22-14，图 22-15）。

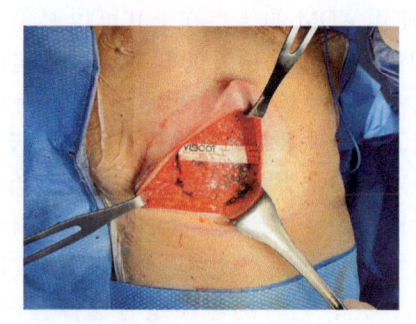

图 22-14 将一个尺子置入胸肌前囊袋内，根据拟用扩张器的宽度标记囊袋的外侧界

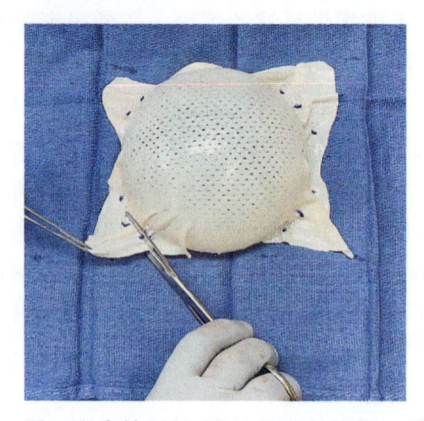

图 22-15 用一张大的网状 ADM 覆盖扩张器，进行相应修剪，去除多余的 ADM

2) 将置入体放置于胸壁的理想位置上。缝合一体化的端口和（或）ADM 于胸壁上固定扩张器，防止旋转。

3. 第三步：准备组织扩张器

（1）组织扩张器内自身存在气体以防止内壳萎缩。通常有定位标记，但是用标记笔在扩张器上画一条垂直线仍然有利于扩张器在囊袋内定位。向注射港内插入一根针（通常 23 号），排出所有空气。最常用的组织扩张器是解剖型的（扩张后使乳房下极扩张），所以做成毛面（以防止旋转）。或者扩张器是光面的，但是一体化端口可以将扩张器固定于胸壁上防止旋转。扩张器下方壳膜更多，当扩张器放气后，要让多余的外壳向内折叠而非向上折叠遮盖自身，向上折叠可能覆盖注射港，从而会被刺穿（图 22-16）。

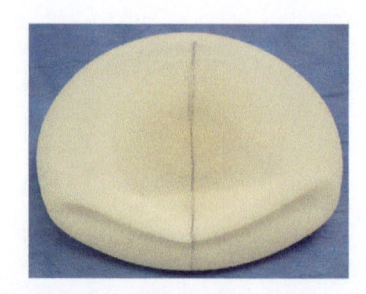

图 22-16 组织扩张器用垂直线标记方向。排出所有气体后，如图所示，多余的下侧置入体向内折叠以防术后门诊置入穿刺针扩张时刺破下侧置入体。至少注入 60ml 被亚甲蓝染色的盐水。这样若伤口关闭时置入体不慎破裂，能迅速识别，以及在后续扩张过程中门诊工作人员可以以此确认注水针的位置

（2）笔者的习惯是在置入扩张器前向内注入 60～180ml 的无菌盐水，使前壳从硬质的背部脱离。控制背部的位置很重要，因为它决定了扩张器的最终位置。

（3）将 1ml 亚甲蓝溶于 1L 注射用生理盐水作为扩张器的起始液体。如果在关闭时扩张器被刺破，由于染料的作用，其将很容易被发现。此外，在门诊扩张期间，蓝色染料会帮助确认注射港的位置。

4. 第四步：组织扩张器的置入和关闭

（1）将胸大肌和（或）ADM 拉离胸壁，将扩张器置入囊袋内，注意正确的方向。重要的是注意扩张器硬质的背部，并将其尾部边缘置于 IMF，或者如果需要，将其置于 IMF 下方。一定要展开扩张器的所有边缘。如果行双侧重建，通过触摸双侧扩张器注射港并确保水平位和垂直位对称，确认扩张器置入的对称性。如果一个扩张器需要调整位置，关键要控制置入体硬质的背部，然后调整位置。如果只调整了注射港或前壳的位置，通常对背部的位置没有影响。扩张器一旦完全充满，背部的位置决定了置入体的位置。

（2）用 2-0 可吸收编织缝线将胸大肌下外侧缘连续缝合至前锯肌的前内侧缘，关闭囊袋。在上外侧留一个小开口，允许液体流出。或者如果使用了 ADM，用 2-0 可吸收编织缝线 8 字缝合将胸大肌间断缝合至 ADM（图 22-17）。如果进行胸肌前置入，在置入前进行 ADM 覆盖，然后只需要将扩张器置入相应的位置，并固定于胸壁上。或者，放置好扩张器，然后用 ADM 覆盖，再将端口和（或）ADM 固定于胸壁上（图 22-18，图 22-19）。

（3）笔者的习惯是在软组织（肌肉/皮肤）允许的张力下向组织扩张器中注入尽量多的无菌盐水。一般注入 180～240ml，但主要取决于患者的身体情况。

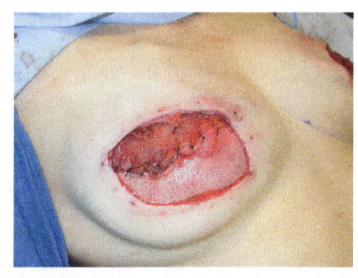

图 22-17 将胸大肌下外侧缘与前锯肌上内侧缘用 2-0 可吸收编织线间断水平褥式缝合（下侧）和 8 字缝合（外侧）覆盖假体。如果使用 ADM，用 2-0 可吸收编织线间断水平褥式缝合（下侧）和 8 字缝合（外侧）以将胸大肌与 ADM 边缘缝合，如图所示。基于胸大肌纤维的走向，下侧采用水平褥式缝合，外侧采用 8 字缝合，这样缝线不会撕脱

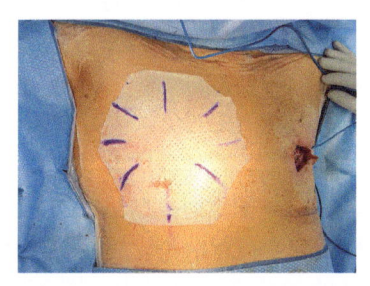

图 22-18 在 ADM 上标记了方向，置入囊袋内，表皮面向扩张器。用 2-0 可吸收编织线在标记处间断缝合将 ADM 固定于 IMF 和胸壁上

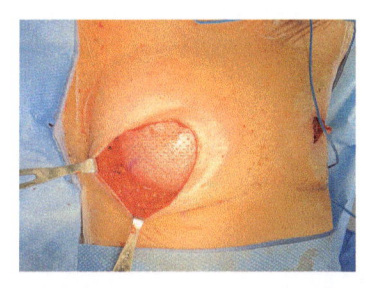

图 22-19 在放置引流管和关闭皮肤之前放置好的扩张器，表面有 ADM 覆盖

在关闭皮肤之前进行这一操作很关键，因为针穿过肌肉偶尔会引起出血，可以直接控制。否则，血肿会在皮下空间扩展而毫无察觉，直到患者手术结束。对皮肤血供有明显顾虑的情况下，建议仅填充 0～60ml。

（4）皮下放置 2 根负压引流管。一根向上，另一根向下。间断缝合真皮深层，用可吸收单丝缝线连续皮内缝合关闭皮肤（图 22-20）。笔者的习惯是单独用皮肤胶作为敷料，不需要佩戴外科胸罩，外科胸罩会对薄弱的乳房切除术皮瓣施加压力，并且会成为体格检查的障碍。每侧切口周围涂一支硝酸甘油，用密封的敷料覆盖。48 小时后去除。

（5）术后持续静脉给予抗生素至少 24 小时。延长术后抗生素的使用似乎并不能防止感染，但是单次

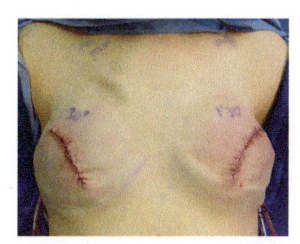

图 22-20 组织扩张器置入后患者，每侧放置 2 根引流管负压引流。内部用可吸收线缝合，仅用皮肤胶作为敷料。每侧用一支硝酸甘油油膏，用闭合性敷料覆盖（在 48 小时内淋浴前去除）。胸罩可能会对薄弱的乳房切除术皮瓣产生压力，因此没有用胸罩

术前抗生素的使用还是不够。理想的术后预防性抗生素使用时间还没确定，可以根据患者风险因素的不同而不同。连续 2 天 24 小时引流液 < 30ml 可以拔除引流管。除非在放疗前着急扩张，否则一般在术后 4 周开始扩张。每周 1 次或每 2 周 1 次持续扩张，患者无不适可以耐受的情况下注入尽可能多的液体（通常 60～120ml）。一些外科医师会扩张到患者理想的体积（请谨记最终置入体的体积应该稍微大点儿，以达到扩张器加一体化注射港的体积），但是其他外科医师会过度扩张产生多余的皮肤从而允许有轻微的下垂（如下文描述）。

（四）更换置入体

1. 第一步：取出组织扩张器

（1）如前所述，患者在站立位时进行标记。注意不对称性，并对最终置入体的理想位置进行标记。

（2）在扩张过程中乳房切除术的瘢痕通常增宽，以后可以切除。如果扩张器在胸肌下，采用阶梯式入路进入置入体囊袋，此时任何单层伤口裂开都不会显露其他层的缝线。如果瘢痕的方向斜行（图 22-21），上内侧皮肤掀起 2～4cm 就会显露胸大肌，可以平行于肌纤维切开皮肤（图 22-22 和图 22-23）。如果使用横向切口，那么需要掀起上外侧和下内侧皮肤以显露胸大肌，并且做平行于肌肉纤维的切口。从皮肤通过肌肉向下直达置入体的切口会由于挛缩而产生凹陷的瘢痕。

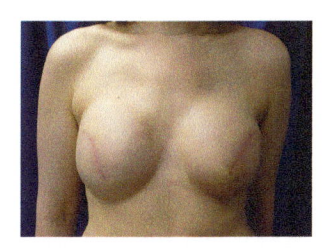

图 22-21 更换操作之前的患者，门诊最后一次扩张后 1 个月。患者要求 550ml 以上的假体，目前已经扩张到 600ml

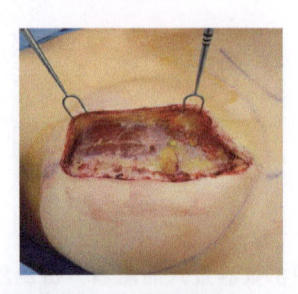

图 22-22 如果乳房切除术采用斜切口，那么置换手术时掀起上内侧皮瓣显露胸大肌就会变得容易，此处肌肉已经逐渐变厚。这样即可采用阶梯式入路进入置入体囊袋。使一个层面的任何伤口愈合问题都不会显露其他层面的缝线

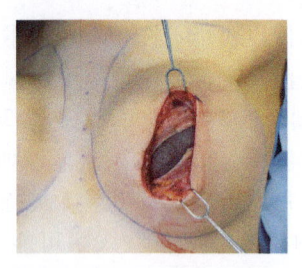

图 22-23 做与胸大肌纤维平行的肌肉切口进入置入体囊袋。包膜也用电刀切开，将扩张器与被膜钝性分离开

(3) 对于胸肌前重建，也可以采用阶梯式入路；但是在低风险患者中，具有足够的皮瓣厚度，直接向下穿过同种异体移植物直达置入体囊袋也可以是安全的。

(4) 进入置入体囊袋，将包膜与扩张器钝性分离，然后取出扩张器。如果扩张器太大，可以用针或者手术刀刺破以帮助取出。如果对最终扩张器体积有疑问，此时可以测量。

2. 第二步：创建置入体囊袋

(1) 理想情况下，取出扩张器，置入永久假体后再无其他干预；但是这种情况几乎不存在。通常需要行上方包膜切开术以软化从胸壁到假体的过渡区或者提升囊袋（图 22-24）。在胸肌前重建过程中，可以选择不行包膜切开术，这样就可以在假体上方边界的皮下间隙进行脂肪移植，而不会将脂肪注射入置入体囊袋。

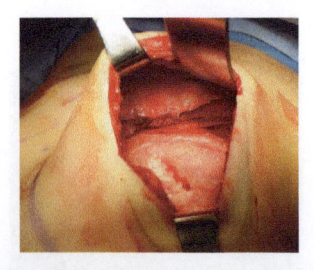

图 22-24 利用光源拉钩在胸壁上行上内侧和上侧被膜切开术。这样会软化胸壁向置入体的过渡区，并且使置入体在囊袋内的活动度增加。如果打算在此处行脂肪移植，有的外科医师不会做上侧包膜切开术

(2) 囊袋可能需要向内侧、外侧、上侧或下侧移动。这些都可以通过包膜切开术来实现，伴或不伴包膜缝合术。如果最终假体的宽度与扩张器宽度大致相同，那么需要相应地行囊袋对侧包膜缝合术。使用隔热的镊子夹住包膜，将电凝设定为 50，利用热量（又称"爆米花"）包膜成形术可以使囊袋轻微变紧。这一方法可以引起包膜全层烧灼，使包膜挛缩及置入体囊袋变紧。热量包膜成形术的持久性还没有正式地评估过。如果需要更紧，那么需要联合热量和缝线包膜成形术。如果假体比扩张器宽，则不必进行上述操作，因为包膜切开术会增大囊袋直径。

(3) 如果扩张器置于 IMF 以下，或者需要提升 IMF，可以用 0 号编织可吸收线 8 字间断缝合完成这一要求，然后进行热量包膜成形术。患者坐起（图 22-25）并将乳房切除术下侧皮瓣从胸壁上抬起，通常可看见旧的 IMF 并进行标记（图 22-26），或可以标记新的 IMF。针穿过胸壁包膜，注意看外部的 IMF 标记。针尖应刚刚挂上深部真皮，打结固定时皮肤只能看见一个小凹痕。这些凹痕在几周后会自行消失。针穿过包膜/真皮后，通过检查外部的皱褶来调整张力（图 22-27）并按照设计将皮瓣掀起。缝线拉紧状态下检查内部，可以看出哪里需要将对应的缝线缝至胸壁上。要避免缝至肋骨上，因为其会导致疼痛。第一针位于 IMF 的中间，然后 1 或 2 针分别缝于内侧和外侧直到形成一个完整的皱褶（图 22-28 和图 22-29）。

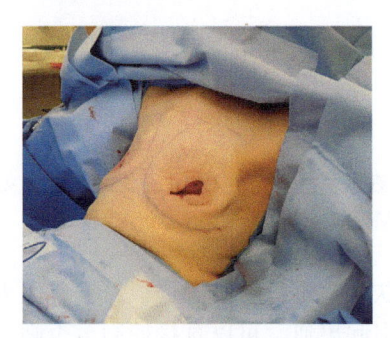

图 22-25 患者坐直，双上肢下垫衬垫并固定于托手板上，与躯身夹角 < 90°

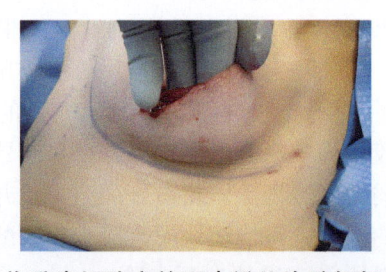

图 22-26 将乳房切除术的下皮瓣从胸壁轻轻提起，通常患者的原始 IMF 仍然可以看到，可以用来标记重建自然的 IMF。也可以创建高一些或低一些的 IMF

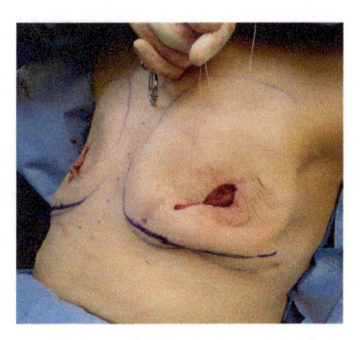

图 22-27 在 IMF 中间留置缝线，穿过包膜刚刚挂住真皮深层。将缝线向上提，按要求调整 IMF 水平以创建一个明显并且明确的 IMF。置于合适位置后，再检查内部会明确缝线应缝在胸壁的何处。为了减少疼痛，尽可能避免缝于肋骨上。如果扩张器的下部置于 IMF，并且下极扩张良好，IMF 位置良好，那么不必要行这一操作

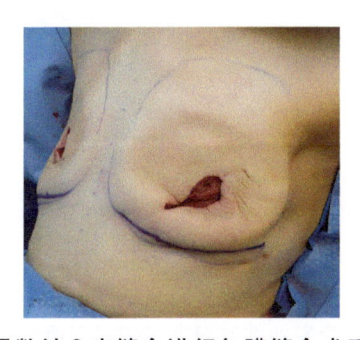

图 22-28 用数针 8 字缝合进行包膜缝合术重建 IMF，从 IMF 中间开始并向内侧和外侧延续，直到重建出完整的 IMF。在这一过程中临时的置入体试模有助于评估再造的 IMF

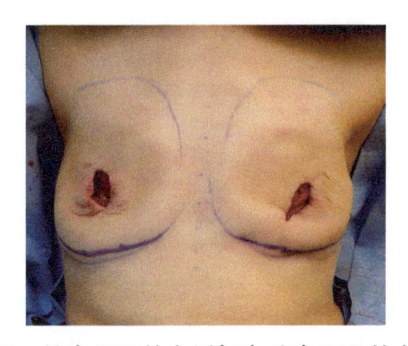

图 22-29 重建 IMF 的左侧与未重建 IMF 的右侧对比

（4）一些外科医师喜欢在手术一开始就创建 IMF，他们可能使用了 ADM 以增加初始填充量。初始填充量越高就能越好地保留下极的饱满度。在置换操作时不要在 IMF 重建上浪费时间。尽管这可能是个更简单的办法，但是这可能导致 IMF 变钝。笔者的习惯是个性化对待每一个病例，如果有必要，就在更换操作时手术创建 IMF。例如，行延迟重建的患者会从充分的下极扩张中获益，因此扩张器可置于预期 IMF 以下，更换操作时再重建 IMF。有下垂的患者行

即刻重建将会从 ADM 中获益，使初始填充量最大化（保留下极饱满度），创建了 IMF，并且避免了在更换过程中再行下极包膜缝合术。

（5）为了进一步扩张下极，并制造轻度下垂，可以进行囊袋下侧包膜切开术。在乳房切除术下侧皮瓣的一半行横向包膜切开术，距离胸壁至少 4cm，将会扩张囊袋的下极（图 22-30）。可以额外放射状切开包膜以进一步扩张下极或者在其他处创建对称性囊袋。

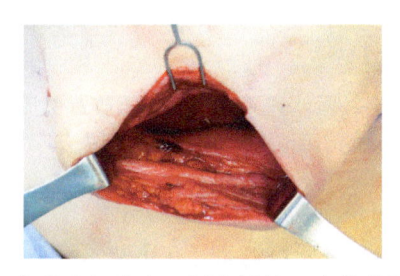

图 22-30 在乳房切除术下侧皮瓣约一半的位置行水平包膜切开术以进一步扩张囊袋的下极，并制造轻微的下垂。多处放射状切开包膜（和水平线垂直的包膜切开术）将会进一步扩张下极

（6）在创建囊袋过程中，临时试模很有用，可以将它放入置入体囊袋内评估位置、形状和体积。

3. 第三步：选择假体和关闭切口

（1）订购置换假体时，笔者的建议是选择比患者满意的充填量略大的假体，因为扩张器已经包含了比该体积大的容量。

（2）当置入传统的盐水置入体时，选择假体容量范围的上限是预期的假体容量。例如，预期体积为 380ml，用体积范围为 360～390ml 的假体。这就避免了假体起皱，但是假体会略显坚实。事实上一些外科医师会过度填充假体（10%）以防止起皱。新型的双腔盐水假体通常不会被过度填充，因为它本身就不易起皱。

（3）如果需要进行脂肪移植，通过现有的切口或者额外的穿刺切口在关闭切口前进行。脂肪移植后，需要取出假体以确认它们的完整性，并灌洗囊袋去除漂浮游离的移植脂肪。也可以在置入试模或没有任何置入体的情况下进行脂肪移植。

（4）冲洗囊袋，充分止血，并打开最终的置入体。尽管许多外科医师会重新消毒、铺单，在消毒液中浸泡牵开器，并更换新手套处理置入体，但是并没有数据支持这些操作。笔者不做任何特殊的预防措施，因为整个操作过程是清洁无菌的。置入置入体，用 2-0 编织类可吸收线连续缝合关闭肌肉（或者真皮同种异

126　第二部分　乳房重建

体移植物）。无须放置引流管。间断缝合真皮深层，并用 3-0 单丝可吸收线连续行皮内缝合关闭皮肤切口（图 22-31）。应用皮肤胶，只有在需要将假体固定于特定位置时才用胸罩。

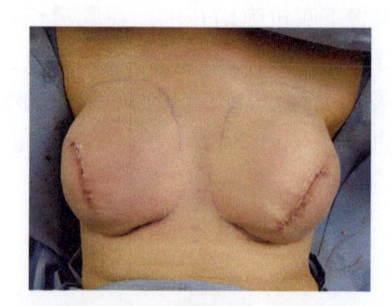

图 22-31　置入假体并关闭切口，不放置引流管。应用皮肤胶。IMF 处的小凹陷在几周后将会消失

4. 附加操作：乳头重建和修复　当以挑剔的眼光检查时，几乎所有的患者在重建术后都会有一定程度的不对称性或者轮廓变形（图 22-32）。约 30% 或者更多的患者会要求第三次修正手术。修正置入体乳房重建的不满意结果是一个复杂的过程，包括改变置入体位置、乳房形状、置入体类型和软组织特征。许多患者最终选择了乳头乳晕复合体（NAC）重建（图 22-33）（第 26 章）。在许多情况下，在行 NAC 重建时可以进行小的修正；但是只有在乳房确定了最后位置才能创建乳头，因此不推荐在调整置入体囊袋的手术同时进行乳头重建。

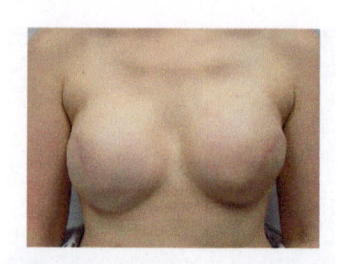

图 22-32　置换操作 3 个月后，患者对效果满意，有意愿行乳头重建。右侧 IMF 比左侧 IMF 低了 2cm，但是患者不要求纠正。在乳头重建前确定置入体最终的位置很重要；否则，后期置入体位置改变会影响乳头在乳房上的位置。从胸壁到置入体边缘的交界区有点儿突兀，因为乳房切除后软组织缺失，再行置入体重建后对比明显。通过脂肪移植可以进行纠正，但该患者拒绝了脂肪移植

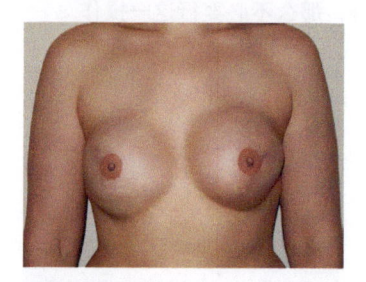

图 22-33　乳头乳晕复合体（NAC）重建的选择包括单纯纹色、乳头重建加乳晕纹色及乳头重建加乳晕移植。此患者选择了由一个专业的文身艺术家行三维文身，这正在成为一种标准治疗方法。尽管患者的右侧乳房外侧有些慢性不适，置入体位置不对称，置入体上方的边界很明显，但患者对美观结果很满意。假体有轻度下降导致了假体与胸壁之间更明显的凹陷，通过提升假体（将会影响 NAC 在乳房上的位置）或者脂肪移植可以纠正

经验与教训

适应证	1. 有放疗史的患者不宜行置入体重建。 2. 感染和伤口愈合并发症的高危因素包括吸烟、放疗和肥胖。
切口位置	1. 与胸大肌纤维平行的斜切口美容效果最好，使更换操作最容易。 2. 多余皮肤可以仅通过线形切口切除，增加切口会有损循环，从而增加乳房切除术皮瓣坏死的风险。对于有多余皮肤的患者，通常需要为此多做操作。
扩张器选择	基于乳房的宽度而不是体积选择扩张器。
扩张器置入	1. 标记扩张器有助于纠正方向。 2. 去除所有空气并注入含有亚甲蓝染料的盐水不仅有助于发现置入体破裂，而且有助于医务人员进行扩张时确认注射港。 3. 术后抗生素使用至少 24 小时。
假体选择	主要根据体积选择假体，乳房的宽度也是考虑因素。通常使用高外形的假体，胸廓很宽的患者适宜选择更宽的假体。
患者预期	1. 两步法移植物乳房重建通常需要 1 年时间完成。 2. 一般以裸体对称性为目标，但是很少达到。能达到穿衣后的对称是最合理的预期。

四、术后

1. 乳房切除术及组织扩张器置入术后，患者静脉应用抗生素持续 24 小时（如果患者出院，则开具短期口服抗生素）。引流管保留至少 5～7 天，当引流液量连续 2 天每天＜30ml，拔除引流管。每次只拔除一侧的一根引流管。因为有时在拔除第一根引流管后第二根引流管的引流液会增加。尽管有数据建议第 2 天淋浴是可接受的，但笔者的习惯是 48 小时后允许患者戴着引流管淋浴。许多整形外科医师仍然禁止他们的患者戴着引流管淋浴，基于 100 多年前建立的无菌原则，这一实践毫无意义。1～2 周评估术后感染和（或）乳房切除术皮瓣坏死情况，如果可以，则拔除引流管。术后 4 周开始扩张并持续每 2 周进行 1 次，直到患者和外科医师对最终的体积都满意为止。如果乳房切除术后需要放疗，那么扩张计划要提前，约术后 2 周开始，持续每周 1 次。置换操作至少在初始手术 3 个月后及最后一次扩张 3 周后进行，使组织能够康复和软化。

2. 置换操作 48 小时后患者可以洗澡。尽管笔者强烈建议延长患者乳房切除术及扩张器置入术后预防性应用抗生素时间，但是置换操作是清洁手术，并且乳房切除术皮瓣术后存活已经有一段时间且有充足的血供，因此通常术后不用抗生素。没有数据支持一些操作如患者重新消毒、重新铺单，更换手套或在消毒液中浸泡牵开器，但在置入假体时外科医师普遍进行这些操作。

五、治疗效果

1. 如果在术前咨询时明确了患者关于重建选择的优先事项、目标及偏好，并讨论了实际的期望，患者对置入体乳房重建的满意度会很高（图 22-34～图 22-36）。一些研究结果表明患者行假体重建的满意度不如行自体组织重建的满意度。其他研究结果表明无论何种类型重建都能明显改善患者的社会心理结果。

2. 通常要告知行置入体重建的患者，每 10～15 年她们需要某种形式的手术。这些手术可能是针对对称性、感染、破裂或者包膜挛缩的操作。尽管一些外科医师每 10 年更换 1 次硅胶假体，因为老化的假体包膜外破裂的风险更高，但是大多数医师只在确定有问题时才手术。一项研究评估了自体重建对比置入体重建的长期效果，结果表明 90% 的自体重建稳定存在而置入体重建的存在率逐渐下降至 70%。一般情况下，自体重建随着时间延长逐渐改善或保持稳定，但是置入体重建则随着时间延长越来越差。

3. 行治疗性乳房切除术和置入体重建的患者的乳腺癌复发风险没有增加。当发现复发时，对复发的检测和疗效不受置入体重建的影响。

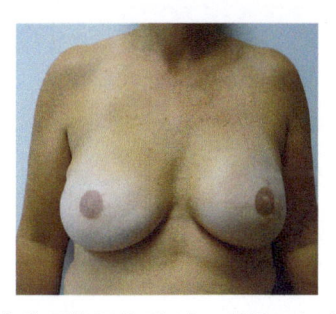

图 22-34　患者为置换操作后 1 年，利用局部皮瓣重建乳头，乳晕纹色，行 NAC 重建后 6 个月。患者的体重指数很高，而且有更多的皮下脂肪，并且乳房切除术没有向上扩切很多。因此从胸壁到假体有一个平滑的过渡

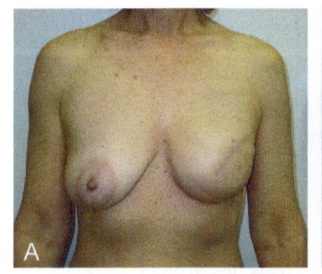

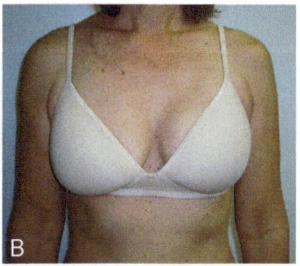

图 22-35　该患者是单侧重建后 6 个月。患者没有要求行 NAC 重建或对侧的对称性乳房提升术。佩戴胸罩后外观很满意

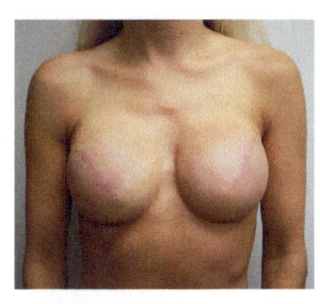

图 22-36　该患者是置换操作后 9 个月。患者前期曾行丰胸手术，并且下侧软组织覆盖很薄；因此使用 ADM 增加扩张器的软组织覆盖

六、并发症

1. 出血。
2. 感染。
3. 周围结构损伤（如皮神经）。
4. 乳房切除术皮瓣坏死。
5. 置入体的长期风险：包膜挛缩、破裂、皱缩、感染、移位及显露，BII，BIA-ALCL。
6. 不对称性，未达到预期的美观效果。

（张　洁　译）

第 23 章 乳房切除术后带蒂背阔肌肌皮瓣乳房重建

Nishant Ganesh Kumar, Adeyiza O. Momoh

一、定义

1. 背阔肌肌皮瓣最初由 Iginio Tansini 在 1906 年用于根治性乳房切除术后的胸壁重建术。但是当乳房切除术和植皮术兴起后，这种术式逐渐减少。尽管背阔肌肌皮瓣仍然是前胸壁重建的一个可靠选择，但是直到 1977 年才第一次报道了其与人工置入体相结合的真正乳房重建术。

2. 背阔肌肌皮瓣乳房重建目前仍然是一个可行的和常用的乳房重建的选择。通常情况下，需要进行胸壁照射的患者，以及不愿或者不能（缺乏供区组织量）行其他自体皮瓣乳房重建的患者会选择这一方法。此外，此肌皮瓣在先天性乳房缺陷重建中也有应用，如波伦综合征。

3. 这一技术用于行乳房重建，通常需要先行组织扩张，再永久置入盐水假体或硅胶假体，并结合皮瓣转移。仅用背阔肌肌皮瓣而无置入体的乳房重建也可行，但是由于皮瓣体量有限，而并不常用。最近有背阔肌肌皮瓣联合皮瓣内即刻脂肪转移用于完全自体乳房重建。在谨慎选择的患者中可以作为其他自体乳房重建的可行的替代方法，具有满意的长期效果。

4. 背阔肌肌皮瓣重建的相对适应证和禁忌证是存在的。相对适应证包括既往放疗史的置入体重建，对于期望行自体重建的患者，在其他选择 [如腹壁下动脉穿支皮瓣（DIEP）、深动脉穿支皮瓣（PAP）、横行股薄肌皮瓣（TUG）] 不可行时，用于重建小体量肿物切除术或者乳房切除术后的缺损。相对禁忌证包括：既往的腋窝淋巴结清扫对蒂或者神经血管束造成了损伤，影像学检查显示蒂损伤或者皮瓣血供受损，背阔肌薄弱，吸烟多，以及在获取皮瓣的区域（如从外侧的胸廓切开术）有之前的手术切口（这可能引起肌肉或者蒂损伤）。

二、解剖

1. 背阔肌是背部的一块宽大扁平的三角形肌肉，大小约 25cm×35cm，其与前方的胸大肌相对应。

2. 肌肉的起点是一个宽阔的腱膜，这个腱膜跨越下 6 个胸椎（上内侧区棘突）、棘上韧带（中央内侧区）、胸腰筋膜（下内侧区）和髂后上棘（下侧）。

3. 背阔肌的外侧缘和前锯肌前缘分离，形成一个游离的潜在空间，止于第 10~12 肋的肌束起点，在此处，背阔肌与腹外斜肌和前锯肌的起点相互交错。

4. 背阔肌的上缘与肩胛骨下角有部分连附区域，否则和深部层次之间会存在游离的潜在间隙。

5. 肌肉覆盖腋窝止于肱骨小结节。

6. 背阔肌内收、外展、内旋肱骨（引体向上、划船、自由泳动作）。

7. 背阔肌肌皮瓣是 Nahai-Mathes 分型 V 型肌皮瓣，这就意味着其只依靠胸背动脉或肋间动脉和腰动脉的节段穿支就可以存活。

8. 胸背动脉（起自腋动脉的肩胛下分支）在肌肉进入肱骨处的下方约 10cm 和肌肉外缘的内侧约 2.6cm 处，在腋窝后壁进入背阔肌深面（图 23-1）。

9. 动脉然后分为内侧支（横向分支）和外侧支（垂直或下降支）。内侧支位于腋窝上缘下方 3.5cm，与上缘平行。外侧支位于背阔肌外缘内侧 2.6cm，与外缘平行。前锯肌分支（支配前锯肌的动脉）在进入背阔肌前由胸背动脉分出，其是一个有用的标记，因为它直接进入胸背蒂。胸背动脉一般有 1 条伴行静脉。

10. 对胸背动脉血管分支类型的认识支持了乳房重建中保留肌肉的背阔肌肌皮瓣的应用，这一应用依赖动脉的下降分支。这一方法功能缺陷微小，瘢痕效果也可接受，也支持了保留肌肉的背阔肌肌皮瓣在乳房重建中的应用。

11. 胸背运动神经与血管蒂伴行进入肌肉。皮肤感觉神经起自腋中线和椎旁区的肋间神经。

三、病史和体格检查

1. 在准备重建过程中，详尽的病史询问和体格检查至关重要。在术前需要与参与患者管理的医师进行

第 23 章 乳房切除术后带蒂背阔肌肌皮瓣乳房重建 129

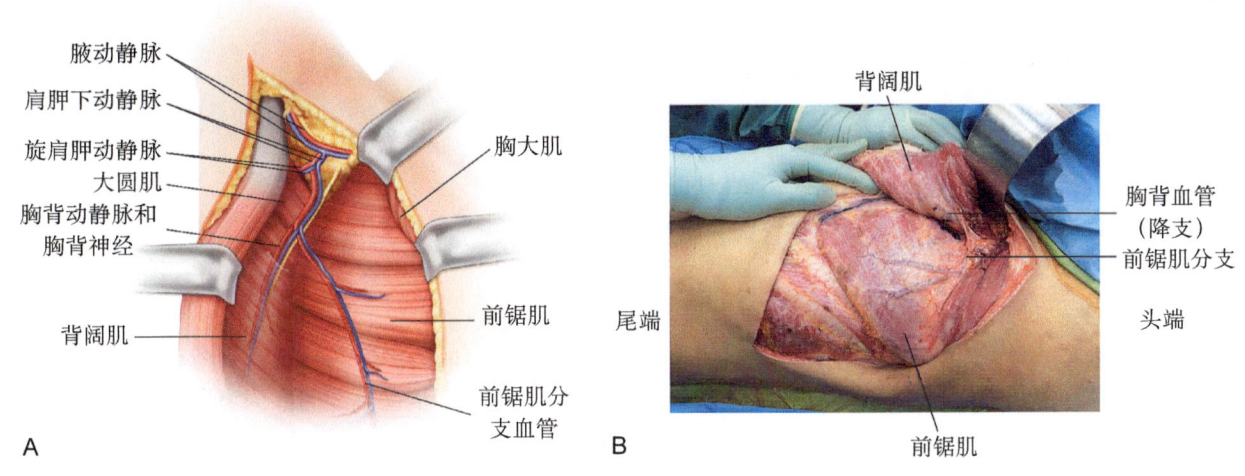

图 23-1 示意图（A）；背阔肌的血管解剖和胸背神经血管束的术中所见（B）

适当协作。

2. 相关的病史包括前期的腋窝手术或者胸部手术（如淋巴结切除或活检，外侧胸切开术）和可能影响患者耐受中等时长全身麻醉的医疗情况。

3. 特殊患者（如不能承受任何肩部力量的截瘫患者或者依靠轮椅的患者）不能行背阔肌乳房重建。因为有些人术后可能会出现肩部功能缺陷（见下述治疗效果）。

4. 因为瘢痕会妨碍肌皮瓣使用或者影响皮肤垫放置，所以应对腋窝和背部瘢痕进行重点检查。

5. 通过将手放在患者的背阔肌肌腹并用力推刺激肌肉而确定有活力的受神经支配的肌肉的存在。然而，强烈的肌肉收缩也并非意味着完整胸背动脉蒂存在。因为神经与邻近肩胛下动脉分支点的胸背动脉完全分离，并且即使胸背动脉被结扎，神经仍可能被保留下来。

四、影像学和其他检查

1. 对于没有手术史的患者，术前影像学检查并非绝对必要；但是有助于术前决策。

2. 对于有前期手术史的患者推荐对供区（图 23-2）行术前 CT 血管造影，因为前期手术有可能损伤胸背动脉蒂（如腋窝淋巴结切除或改良根治术）。

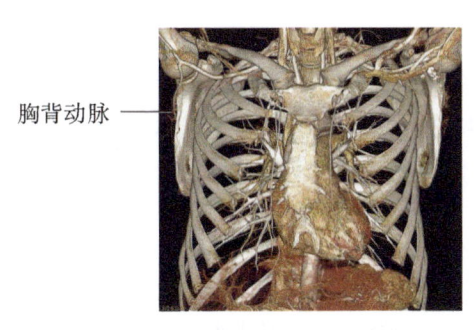

图 23-2 术前胸背血管的 CT 血管造影

五、手术治疗

（一）概述

与患者谈话过程中，综合考虑患者因素和肿瘤特征因素决定重建时机（乳房切除术后即刻或延迟）及重建的类型（如置入体为基础或者完全自体，胸肌前或者胸肌后置入体置入）。

1. 患者的关键因素如下：①患者的偏好；②吸烟史；③损伤供区血管蒂的前期腋窝手术史；④限制患者行中等时长手术的医学合并症。

2. 与下列相关的肿瘤特征：①乳房切除术后放疗的必要性；②重建前对乳房切除术后严密随访的需要；③一般情况下，需要行乳房切除术后放疗的患者行延迟乳房重建，以避免放射对皮瓣皮肤的损害，放疗史也是应用自体组织重建的相对适应证，因为放疗后仅用置入体重建术的并发症发生率更高而且容易失败。

3. 计划行背阔肌肌皮瓣重建的目标

（1）患者需要对乳房重建的目标及最终乳房大小、形状和凸度有清晰的认识。此外，患者在综合考虑了风险因素、长期监测和重建目标之后对完全自体或使用置入体重建的偏好，医师需要明确理解。

（2）患者需要理解背阔肌肌皮瓣合并或者不合并置入体乳房重建在可能大小和形状上的限制。这些限制包括乳房基底宽度和置入体大小，对组织扩张器的需求及最终使用的永久置入体的类型。

（3）背阔肌肌皮瓣合并置入体重建的最新进展是胸肌前平面置入且完全背阔肌覆盖。在背阔肌重建中支持胸肌前置入的理由包括：避免了胸肌后置入术中扩张放射后的胸大肌，减少了背阔肌和胸肌后置入相关的功能损伤，如肩关节力量减弱和僵硬。

（4）因此，外科医师和患者应该在进行背阔肌肌皮瓣乳房重建术前就可能的重建选择进行充分讨论。

（二）术前规划

1. 术前进行实验室检查及从患者的医疗保险获得合理的审核批准。

2. 与患者的主要责任医师和专科医师讨论，术前应该停用所有抗凝药和抗血小板药物。如果必须继续抗凝治疗，可以考虑桥接或者入院前进行抗凝滴注检测。

3. 吸烟者至少提前 4 周戒烟。在术前通过尿检可替宁确认没有尼古丁。

4. 患者术前使用抗生素，术中追加 1 次。如果患者术后在院，笔者的实践是围术期 24 小时静脉应用抗生素。如果置入扩张器或者永久置入体，在出院时是否开具短期术后口服抗生素取决于外科医师的实践。正在进行的临床调查试图确定置入体乳房重建术后口服抗生素的效果。

5. 一开始就使用气体压缩装置预防深静脉血栓（DVT）。可以术前给予肝素皮下注射，但是不常规推荐。

6. 考虑手术时长，需要插导尿管。

7. 头灯在获取背阔肌肌皮瓣时可能会有帮助。

8. 侧卧位时需要垫气垫。

9. 在操作过程中如果对胸背血管蒂的位置或者完整性有疑问，可以使用无菌多普勒超声探头辅助判断。

（三）标记与体位

1. 术前标记

（1）患者直立位标记乳房下皱襞（IMF）、内侧界、外侧界。

（2）于患者坐位刺激背阔肌（将手放在背阔肌肌腹并咳嗽或者用力推肌肉），标记肌肉的前外侧缘。

（3）背阔肌边界的其他重要标记是肩胛骨尖、脊柱和髂后上棘。同时将肌肉方向也标出来。

（4）肌皮瓣的轴心是蒂的大概位置：应该标记在腋窝顶以下 9cm 和背阔肌外缘向内 2~3cm 处。

（5）术前应根据乳房切除术后预期皮肤缺损的大小估计梭形皮肤的大小。在延迟重建中，需要考虑切除挛缩的瘢痕或者继发于放疗的局部受损皮肤，因为受损皮肤可能会影响最终重建效果。

（6）8~10cm 的梭形皮肤通常可以彻底闭合（通过捏确定皮肤松弛度是否足够）。皮瓣必须处于背阔肌的肌肉部分，因为胸腰筋膜上的皮肤血管匮乏。在大多数患者中，必须保持在髂后上棘上至少 8cm 以避开胸腰筋膜（图 23-3）。

（7）通过测量估计蒂轴点到梭形皮肤的下侧尖端的距离，检验设计的梭形皮肤是否可以刚好旋转到预设的前方位置。这一距离必须与从轴点到拟行乳房

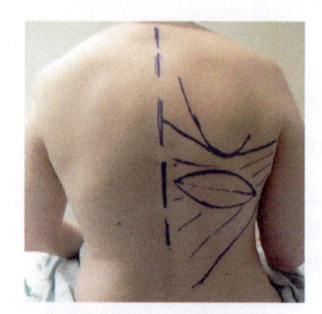

图 23-3 皮瓣标记

切除术切口的内侧界之间的距离相等。

（8）梭形皮肤轴线的方向可以改变，通常为水平或斜行方向（图 23-4）。水平取向的梭形皮肤可以将瘢痕隐藏在胸罩带内，但是限制了所取皮肤的大小。斜向可以获取更大的皮肤瓣，但是瘢痕外露。

（9）如果使用扩张器或者永久置入体，需要测量乳房基底宽度以指导选择组织扩张器。

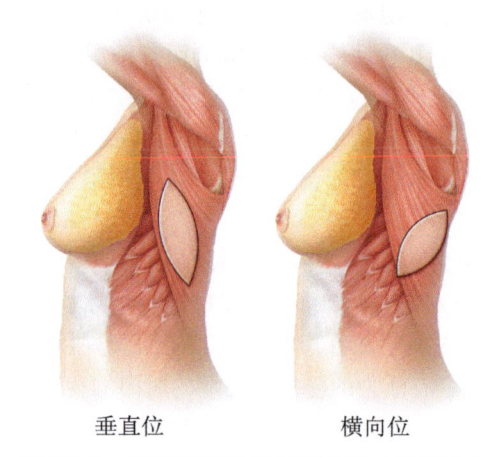

垂直位　　横向位

图 23-4 背阔肌肌皮瓣梭形皮肤的可能走向

2. 体位

（1）因外科医师习惯的不同，患者采用的体位也不同。获取全背阔肌肌皮瓣要求侧卧位，同侧臂固定于一个特殊的臂支架，对侧腋窝下垫衬垫预防臂丛受压损伤。下肢也需要充分垫衬垫。

（2）根据外科医师的习惯及重建的偏侧性（单侧还是双侧），在手术操作的早期或者后期将患者置于仰卧位。双侧手术必然要调整体位。

（3）在双侧背阔肌重建中，为了充分获得双侧皮瓣，需要患者取俯卧位。在单侧重建中，推荐侧卧位。

（4）充分垫衬垫和取适宜体位很关键，通常需要袋子、泡沫垫、枕头或布巾卷一起用。

（5）为了将手术各步骤描述清楚，下文将介绍多种体位变化。此外，还会介绍在胸肌前和胸肌后囊袋中应用组织扩张器的重建。手术顺序及是否创建置入扩张器的囊袋可以酌情调整。

第 23 章 乳房切除术后带蒂背阔肌肌皮瓣乳房重建　131

(四) 受体区的准备 (仰卧位或侧卧位)

1. 患者仰卧位时准备受体区：在延迟重建中，从胸大肌上掀起皮肤皮下皮瓣以重建乳房切除术后的缺损；对于即刻重建，乳房切除术皮肤皮瓣已经由乳腺外科医师准备就绪。任何貌似不可存活或者有张力的皮肤都应该切除。测量预期皮肤缺损的大小以确定适宜的皮瓣大小。

2. 应保留乳房的自然边界，包括乳房下皱襞 (IMF) 和沿中线皮肤与胸骨的附着线。在延迟重建中可能有个例外，即下界要分离到比 IMF 低 0.5～1cm，使背阔肌置入后扩张器刚好位于 IMF 处。

3. 如果可能，外侧分离要终止于腋前线，只在其间继续打通 3～4 指宽的隧道用于转移皮瓣。隧道要避开 IMF。确保隧道足够大以避免蒂挤压或扭转。

4. 在隧道内向外分离时要在筋膜上平面进行，并延伸至背阔肌的外侧缘。

5. 越过背阔肌的边缘后，在其深面再解剖 2～3cm，以利于患者变换体位时能掀起皮瓣 (图 23-5)。

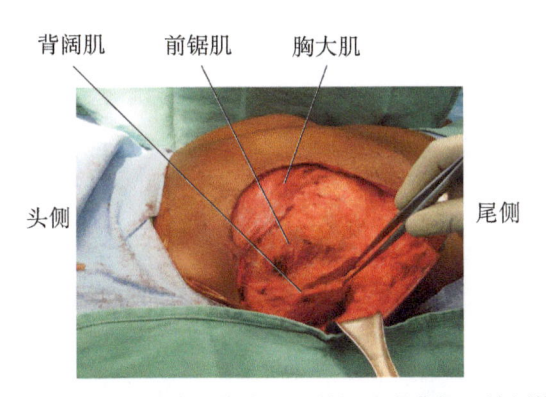

图 23-5　胸壁结构：胸大肌、前锯肌和背阔肌外侧缘

6. 然后将胸大肌掀起，在 IMF 处将肌肉从其肋骨附着处剥离，至胸骨外侧缘为止。

7. 然后用开腹探查的湿垫子填塞胸前手术部位，在背阔肌外侧缘下面填塞一块垫子。这也有助于侧卧位获取皮瓣时确认皮瓣边缘。然后用无菌单覆盖乳房切除术的缺损。

(五) 皮瓣获取

1. 获取单侧皮瓣时患者取侧卧位 (图 23-6)，获取双侧皮瓣时患者取俯卧位。

2. 每次变化体位时都需要术区重新消毒铺单。

3. 按照设计的皮肤上的标记线切开皮肤。只要看到皮下脂肪解剖平面就斜向外侧以保留尽可能多的血管穿支。有时可以利用临时固定的缝线将皮瓣固定于肌肉上防止剪切或者无意中将皮瓣从肌肉上撕脱。

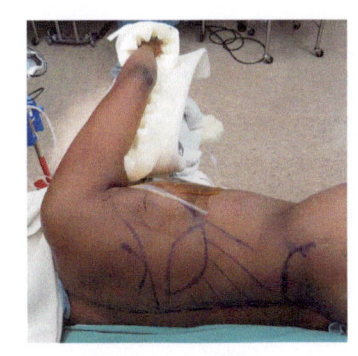

图 23-6　获取肌皮瓣时患者的体位 (侧卧位)

4. 掀起背阔肌上的皮肤和皮下组织直到看见肌肉的上界、内侧界和下界。在正确的平面小心解剖，观察肌纤维的方向有助于避免不慎掀起了内侧的斜方肌、深部的前锯肌和外侧的背阔肌。

5. 牵拉显露是该步骤中的难点。用 Deaver 拉钩或 Harrington 拉钩牵拉和 Bovie 电刀延长刀头会有帮助 (图 23-7)。

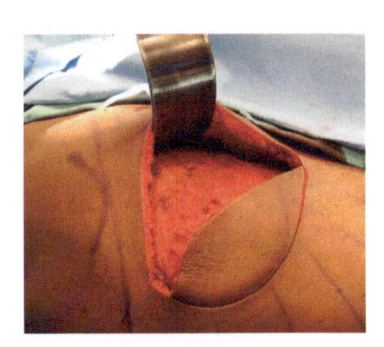

图 23-7　在获取肌皮瓣时显露肌肉表面

6. 然后在背阔肌外侧缘下游离，从外下区开始。注意肌肉的前缘通常接近于腋中线。

7. 如果在患者仰卧位时即已顶起了肌肉，如前所述，已经在肌肉缘下留置了一块腹垫，那么很容易就可以找到肌肉的外侧缘。

8. 用电刀仔细向深部解剖蒂附近的背阔肌，使蒂的损伤概率降到最低。确认蒂和神经血管束位于肌肉深层平面并被脂肪组织包围，这一点很重要。

9. 对于大部分的带蒂肌皮瓣不需要看到蒂，除非需要劈开肌肉止点或者需要去神经的皮瓣。

10. 注意前锯肌分支动脉 (图 23-1)，其可引导你从前锯肌到其上方的胸背血管。考虑到在胸背血管近端受损的情况下，它可能会维持皮瓣血供，因此保留前锯肌分支是个好的临床实践。

11. 在椎旁区会遇到支配皮肤的外侧和内侧节段性穿支血管，应该仔细电凝止血。

12. 在肌纤维转为胸腰筋膜处背阔肌分为内侧支

和下支。

13. 在背阔肌深部，仅解剖肌肉，将其与脂肪组织分离，因为脂肪组织内有很多淋巴管，保留淋巴循环可以降低血清肿风险。

14. 然后将完全掀起的肌皮瓣（图 23-8）通过已创建好的胸壁隧道转入乳房切除术后的缺损内。

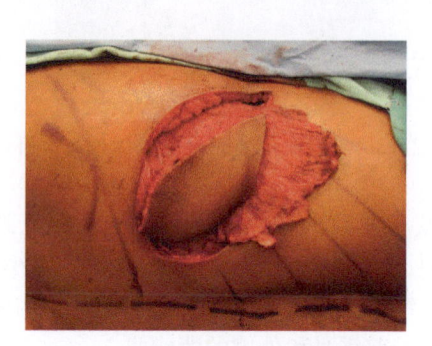

图 23-8　掀起的背阔肌肌皮瓣

15. 在皮瓣皮肤内侧缘用丝线固定一针，将皮瓣固定于隧道内，以便之后可以将皮瓣从皮下隧道内拉出。

16. 在皮瓣放置和向隧道内转移过程中要避免不慎将蒂卷曲、扭转或挤压。

17. 在后背供体区放置 1 根或者 2 根引流管。

18. 在充分灌洗和止血后，逐层关闭后背供体区。

19. 一些外科医师主张在后背关闭时采用渐进性张力缝合或褥式缝合，有助于减少血清肿形成。

20. 在关闭之前，可在供体区注入纤维蛋白封闭剂如纤维蛋白。虽然不是绝对必要，但是这一操作可以降低血清肿风险。

21. 然后在缝线上覆盖皮肤胶样敷料、创可贴或软膏。

（六）置入皮瓣

1. 患者变换体位为仰卧位。如果需要，酌情再次消毒和铺无菌单。

2. 将背阔肌移入受体区。任何束缚蒂轴点的组织条索都应该仔细松解，使皮瓣更好地旋转，使蒂处于理想的位置。

3. 蒂不必要进行完全骨骼化。将肌肉与肱骨的附着点松解可以再得到几厘米的游离度。如果需要更大的旋转弧度，不用担心胸背血管蒂，可以考虑牺牲前锯肌分支以增加旋转弧度。

4. 肌肉收缩会对一些患者造成困扰，结扎胸背神经可以消除肌肉收缩。但是对有运动神经支配的肌肉转位后产生的持续肌肉收缩，大部分患者并无不满。

5. 然后将背阔肌置于 IMF，用可吸收线间断缝合。

6. 在胸肌后方法中，根据患者胸壁尺寸（主要是乳房基底的宽度）选择组织扩张器，并将其放置于囊袋内，其上方是胸大肌皮瓣，下方是背阔肌皮瓣（图 23-9）。通过用可吸收线间断缝合或者连续缝合将胸大肌和背阔肌连在一起。

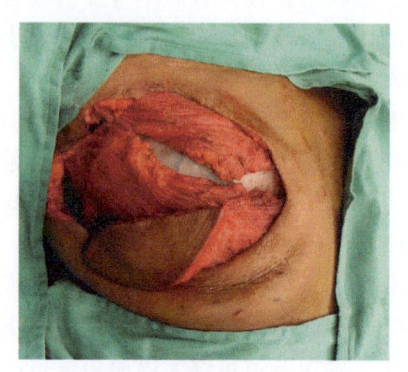

图 23-9　组织扩张器置于乳房切除术后缺损内，位于胸大肌（上侧）和背阔肌（下侧）后

7. 在胸肌前方法中，不需要掀起胸大肌。根据患者胸壁尺寸（主要是乳房基底的宽度）选择组织扩张器，并将其固定，只用背阔肌覆盖（图 23-10）。

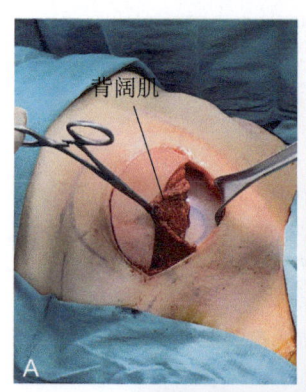

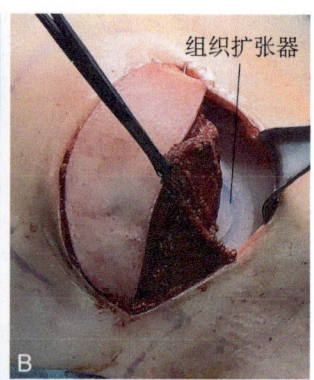

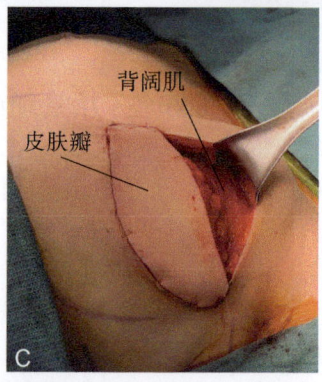

图 23-10　利用背阔肌肌皮瓣行乳房重建中，组织扩张器胸肌前覆盖的术中图片

A. 背阔肌肌皮瓣置入乳房缺损区，下方是组织扩张器；B. 背阔肌覆盖组织扩张器的放大图片；C. 背阔肌完全置入后覆盖扩张器（不可见），皮瓣无张力固定，毛细血管充盈良好

8. 可以使用带有缝线端口的组织扩张器，因为它们可以将扩张器暂时固定于胸壁上，防止移动，从而在理想的乳房区域达到最佳扩张。

9. 如果皮瓣的张力可疑，则推迟向组织扩张器中注水（图 23-11）。

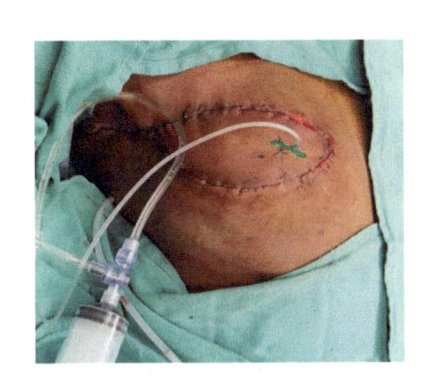

图 23-11　术中组织扩张器注水

10. 闭合开口朝向组织扩张器囊袋侧方的皮下隧道，以防止置入体向侧方移位。

11. 建议使用无菌技术（如无接触技术、碘伏和抗生素灌洗）置入组织扩张器或置入体。

12. 引流管置于乳房下缘，肌肉表面，皮肤瓣深处，从胸壁侧方引出。

13. 逐层关闭皮肤，真皮深层用可吸收线间断缝合，皮内连续缝合（图 23-12）。

14. 在缝线上覆盖皮肤胶、创可贴或软膏。

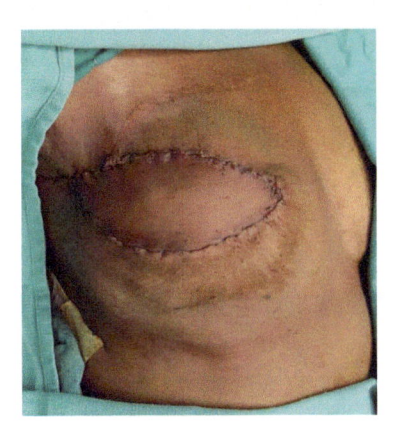

图 23-12　嵌入的梭形皮瓣

经验与教训

术前准备	1. 如果前期已行腋窝淋巴结清扫或者术前放疗，需要行术前 CT 血管造影。在腋窝清扫时有可能会结扎胸背血管，或者血管管径可能受术前放疗的影响。 2. 要合理设计供区梭形皮肤的位置和方向，确保其经过预期角度的翻转后可以覆盖乳腺癌术后的缺失皮肤。
体位	1. 减少体位变化会缩短手术时间。例如，受体区准备和供体区获取采取侧卧位，然后利用一次体位调整，在平卧位进行皮瓣嵌入和扩张器置入。 2. 如变换体位，则需要调整标记，尤其需要注意，与术前站立位标记相比，肌肉的方向和表面皮肤的位置会改变。
游离背阔肌	1. 当患者取仰卧位时，找到背阔肌外侧缘并在其底部开始游离，使患者变为侧卧位时皮瓣更容易掀起。 2. 当从内侧向外侧掀起皮瓣时，确保皮瓣深处的脂肪组织保留在胸壁上，从而避免不小心掀起前锯肌。 3. 在不确定胸背血管的血供是否足够的情况下不应该结扎前锯肌分支。 4. 松解附着于肱骨上的肌肉改善肌肉的游离度。 5. 确保隧道的大小足以容纳皮瓣，避免无意中挤压皮瓣蒂。
供区处理	1. 避免过早拔除供体区引流管，因为皮瓣掀起后血清肿比较常见。 2. 考虑应用辅助措施，如渐进性张力缝合或促凝产品，从而使血清肿和血肿的发生率降至最低。

六、术后

1. 患者可以从手术室直接转入麻醉恢复室或者直接转入护士能监测皮瓣的病房。

2. 前 4 小时每小时检测 1 次皮瓣的物理特征（颜色、温度、毛细血管再充盈情况），然后在住院期间检测皮瓣时间可延长至每 2 小时 1 次、每 4 小时 1 次。

3. 常规仅用抗凝药预防 DVT。在笔者的实践中，在术后 6~8 小时根据体重使用依诺肝素（如果依诺肝素禁忌，则换用肝素）。

4. 术后第 1 天饮食从清水逐步过渡到正常饮食；对咖啡因无限制。

5. 术后第 1 天患者可以在辅助下行走。

6. 术后第 1 天停导尿及静脉（IV）液体；将静脉用药物/患者自控镇痛泵转换为口服药物。

7. 患者通常术后 2~4 天准备出院回家。

8. 基于多模式镇痛和严格选择患者的近期研究进展,一些外科医师也主张在门诊行基于背阔肌皮瓣的乳房重建。

9. 引流液连续 2 天少于 30ml,可以拔除引流管。

10. 限制活动量,术后 6 周内禁止提重物。

11. 出院 1 周后进行第 1 次术后随访。

12. 经放疗的患者行左侧延迟乳房重建术的术后效果如图 23-13 所示。

七、治疗效果

1. 总而言之,使用背阔肌肌皮瓣可以达到很好的效果,患者满意度很高,而没有背部和肩部的不良功能损害。

2. 患者满意度测评结果显示,背阔肌乳房重建的患者通常满意他们的决定,80% 的调查患者表示愿意向其他患者推荐该手术,如果再次选择,其仍然愿意再次行该手术。超过 70% 的调查患者对重建相关的大小、形状和瘢痕评价为"好"或者"优秀"。然而,与以前的认知相反,超过 1/3 的患者质疑曾报道的肩部力量和功能的中重度丧失。通过严格的物理测评,术后 1 年与术前相比,肩部活动范围相当,肩部力量有轻度下降。这一改变对大部分患者来说并没有显著影响日常活动的能力。此外,平均随访 14.9 年后,假体相关问题导致的再手术率为 50%。

3. 一些研究已经阐明了背阔肌乳房重建的功能结果。Blackburn 等的一篇综述发现功能恢复在不同研究中有差异,在长期功能效果方面有相互矛盾的结果。在患者疗效经过验证的前瞻性研究中,Yang 等发现进行背阔肌乳房重建的女性在术后 1 年,尽管肩部力量和运动幅度恢复到了基线水平,但是用上肢、肩部和手失能测量仪器衡量,还有些持续的功能受损。利用机器人辅助测量肩部力量和僵硬度,根据多名患者的疗效调查问卷,Leonardis 等发现与单纯胸肌后置入和腹壁下动脉穿支皮瓣患者相比,背阔肌结合胸肌后置入可显著改善肩部力量和僵硬度。此外,Leonardis 等发现在背阔肌重建中,是背阔肌剥离,而不是胸大肌剥离或者放疗,引起的力量受损。

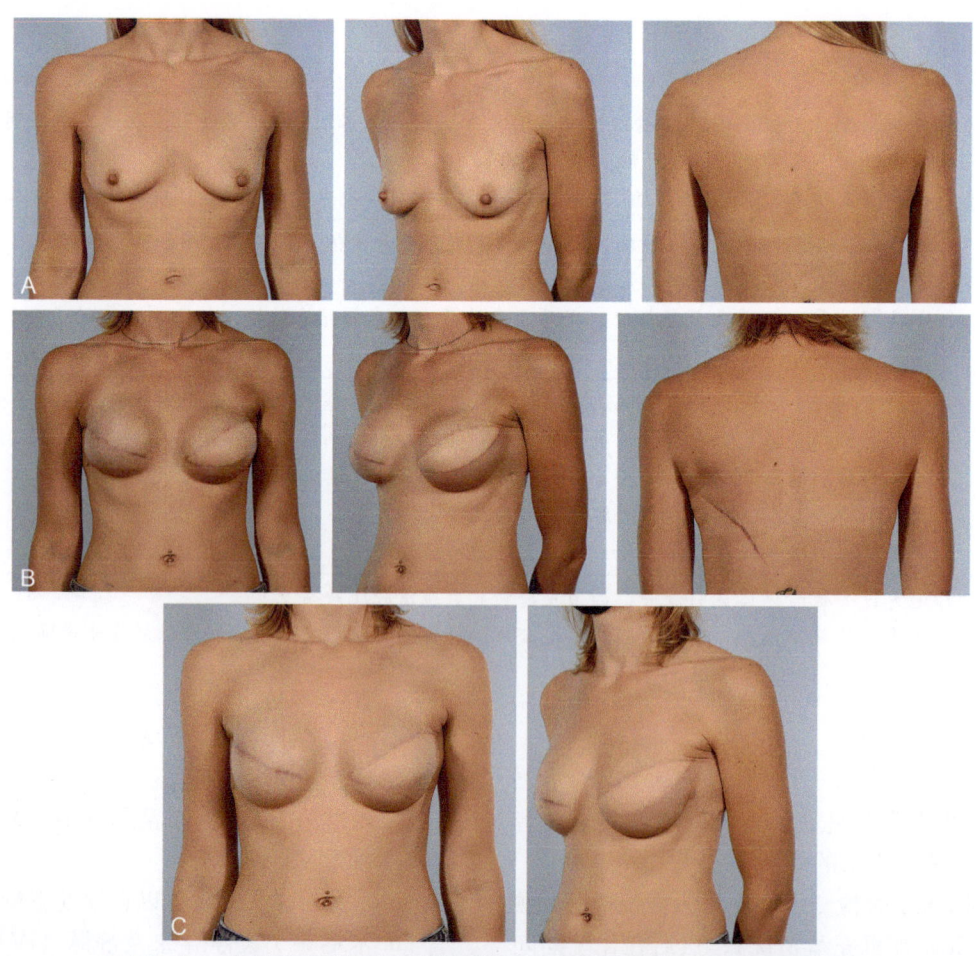

图 23-13 左侧乳腺浸润性导管癌患者行双侧乳房切除术和左侧胸壁放疗
A. 术前照片;B. 完成组织扩张术后 4 个月;C. 置入体更换组织扩张器术后约 9 个月

4. 因此，当讨论基于背阔肌的重建时，肩部功能应该是患者讨论和决策过程中的重要部分。

5. 乳房重建的患者短期内（<5年）普遍对他们不选择置入体乳房重建而行自体组织重建表示满意。

6. 长远来讲（>8年），患者对腹部皮瓣重建仍比较满意，但是对置入体重建的满意度逐渐下降。

7. 研究还表明，行单侧自体组织重建的患者满意度更高。这可能是与对侧自身正常乳房具有更好的对称性导致的。

8. 在双侧重建中，两侧用相同的技术进行重建，因此无论采取何种技术，患者的满意度都类似，再次强调了对称性的重要性。

八、并发症

（一）皮瓣相关的并发症

1. **感染/置入体外露** 在放射区进行单纯置入体重建，可使这一风险增高。在放疗区行自体组织转移覆盖假体重建比单纯假体置入重建增强了对感染或者假体外露的抵抗力。

2. **伤口延迟愈合** 这一并发症通常发生于乳房切除术后皮瓣和背阔肌皮瓣梭形皮肤之间的界面。其通常是乳房切除术后边缘皮瓣皮肤血流灌注差导致的，在吸烟者和前期经过照射的乳腺皮肤中更易发生。

3. **部分皮瓣损失** 这一并发症不常见（≤3%），也与血流灌注差有关，由皮瓣设计不佳导致，在肥胖或者高 BMI 患者或者背阔肌明显薄弱的重建患者中比较明显。通常需要切除坏死部分。

4. **全皮瓣损失** 是最具破坏性的并发症，发生率不到1%。

5. **包膜挛缩** 基于最新一代置入体的近期研究结果表明其发生率约为16%。

（二）供体区并发症

1. **血清肿** 约9%的背阔肌肌皮瓣供体区会发生血清肿，一些研究报道可高达34%。

2. **伤口延迟愈合** 病态肥胖、糖尿病和吸烟患者通常会发生伤口愈合问题。通过清创和换药处理，达到二期愈合。

（张　洁　译）

第24章 带蒂横行腹直肌肌皮瓣乳房重建

Shoshana Woo Ambani, Erika King

一、定义

所有已经行或正在行乳房切除术的患者都是乳房重建的潜在候选人。乳房重建的选择是个性化的，它受个人解剖条件限制、手术史、放射史及个人的偏好影响。必须考虑患者目前乳房的大小及目标乳房大小，以及外科医师的技术习惯和围术期情况。

1982年Hartrampf首次介绍了带蒂横行腹直肌肌皮瓣（pTRAM），几十年来其被认为是自体移植乳房重建的"主力军"。然而，随着显微外科手术的出现，即游离组织移植或游离皮瓣的出现，pTRAM已经不再受欢迎。目前，在显微外科手术条件允许的情况下，首选腹壁下动脉穿支皮瓣（DIEP）、腹壁浅动脉皮瓣（SIEA）和保留肌肉的腹直肌肌皮瓣（ms-TRAM），因为这些供体部位的发病率更低，患者满意度更高。在双侧自体组织乳房重建术中，它们也是首选，以降低术后腹壁无力和肿胀或疝的风险。不过，与游离皮瓣相比，pTRAM因为成本低，利用资源少，术后并发症少，得以在许多医院继续开展。

pTRAM在很多情况下仍然是乳房重建的可行选择：①当显微外科手术资源不可用时，如在发展中国家如加纳和印度资源有限的地区；②当患者有合并症，无法耐受游离皮瓣相关的长时间手术时；③患者更喜欢使用自己的组织而不是置入体；④患者先前有放疗史。一般来说，自体组织，无论是带蒂的，还是游离的，在有放疗史的情况下都是首选，放疗史与置入体周围包膜挛缩的高风险有关。

二、病史和体格检查

（一）概述

1. 必须详细询问患者的病史和手术史。明确既往史并进行术前麻醉评估。

2. 相关病史也应该包含肿瘤分期、BRCA状态、其他基因检测（如有）及乳房肿瘤切除术、乳房或者淋巴结活检、新辅助化疗和放疗等乳房前期治疗情况。

3. 准确记录任何前腹部、骨盆、腹股沟和心脏手术，这些可能导致腹直肌血管破坏，是评估pTRAM候选性的必要条件。

4. 糖尿病患者、吸烟者、体重指数（BMI）升高或脱垂的血管翳患者发生皮瓣失败的风险更高。

5. 妊娠史或妊娠计划也应考虑在内。有妊娠史的患者取pTRAM后腹部隆起的风险比取DIEP后略高。无妊娠史的年轻患者术后腹部隆起发生率较低。

6. 目前，乳房的大小、患者对乳房大小的目标及检查时脐下腹部软组织量也将指导手术计划的制订。

7. 也要考虑对侧乳房对称性手术的需求。

8. 术前影像学检查包括CT或CT血管造影有助于制订手术计划，特别是既往有腹部手术史者。这使外科医师可以评估腹壁肌肉的厚度及皮瓣供血血管的路线图。超声检查也可以作为一种经济有效的方法替代CT用于肌肉厚度的横截面积分析，并已在发展中国家使用。

9. 在获得手术同意之前，必须与患者一起评估风险、受益和替代疗法，包括其他自体皮瓣（游离的和带蒂的）和基于置入体的重建。

（二）解剖

1. 无论采用何种手术方法，都必须对胸腹壁的解剖及变异有彻底的了解。乳房的主要血供来源于内乳穿支血管。其次来源于胸外侧动脉、胸动脉、胸廓内动脉和外侧肋间动脉穿支。乳房切除术会损伤这些血管，从而影响乳房切除术皮瓣的血供。乳房切除术的皮瓣血供由走行至真皮深部的皮肤及皮下血管组成。

2. 腹壁由皮肤、不同厚度的皮下脂肪组织、腹直肌前鞘和其覆盖的成对的腹直肌组成（图24-1）。

3. 肌肉深部是腹直肌后筋膜，弓状线以上由腹横筋膜和腹内斜肌筋膜组成，弓状线以下由腹横筋膜组成。

4. 成对的腹直肌起自耻骨，延伸到第6～8肋软骨。腹直肌有两个蒂：主要的腹壁下深血管和腹壁上深血管（图24-2）。此外血供还来源于伴随第8～12肋间神经血管束的后侧穿支血管。

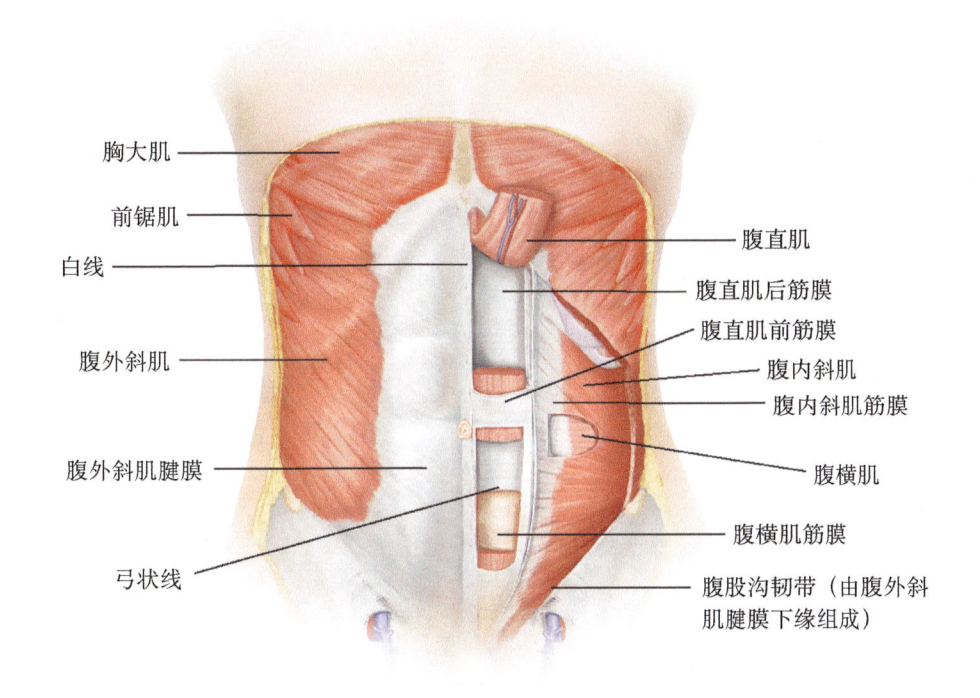

图 24-1 腹壁肌肉组织

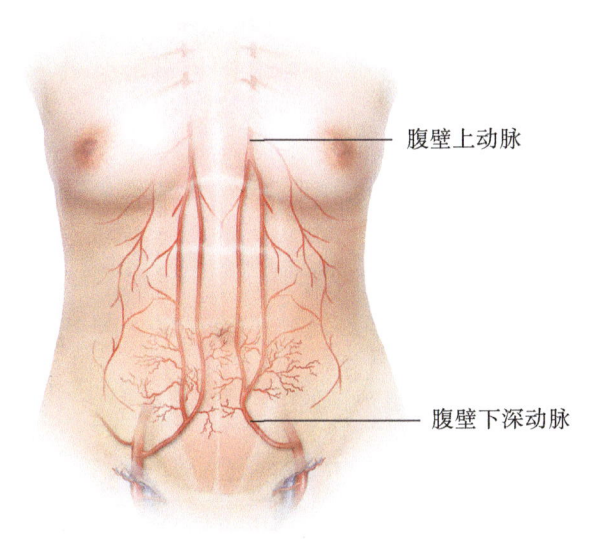

图 24-2 腹壁的血液供应

5. pTRAM 以腹壁上血管为基础，结扎腹壁下深血管，离断下方肌肉的附着，使皮瓣转移至乳房。

6. 腹壁上深动脉与腹壁下深动脉与腹直肌之间的吻合模式如下：Ⅰ型是指单支腹壁上深动脉和腹壁下深动脉（29%）；Ⅱ型包括双分支系统（57%）；Ⅲ型包括3个或更多主要分支系统（14%）（图 24-3）。这些连接是通过手术延迟技术促成或加强的——在皮瓣转移前几周结扎腹壁下深动脉。

7. 肌皮穿支穿过肌肉和腹直肌前筋膜供应覆盖其上的皮肤（图 24-4）。一般其汇聚于脐周。穿支的内侧排和外侧排之间的距离为 1.5～2cm。

8. 下腹部皮瓣的 Hartrampf 传统灌注分区用于帮助皮瓣组织的选择：随着分区数增加，血管供应减少（图 24-5）。随着 DIEP 和 SIEA 及其变体的出现，新的分类系统已经开发出来。

三、手术治疗

术前规划

1. 对于皮瓣坏死风险高的患者，应考虑延迟手术（即结扎腹壁下深动脉和静脉）。至少在乳房切除术前 10～14 天进行。通常在前哨淋巴结活检时进行，以减少麻醉次数。

2. 在重建的当天，首先在患者站立位时进行标记。

3. 在乳房上标记乳房下皱襞（IMF）、中线和中线旁 1cm 标记线、乳房外侧缘、预设的或者前期乳房切除术的皮肤切口。测量拟重建乳房的宽度以获得腹部皮瓣的理想宽度，在延期乳房再造中由于乳房皮肤不足，这一点尤为重要（图 24-6）。

4. 在腹部，标记中线，并标记包括脐在内的皮肤梭形切口。进行捏压试验估计梭形最大的高度，同时供体部位还可以一期闭合，通常约为 13cm（图 24-6）。

5. 然后将患者置于坐位，将切口标记向外侧延伸，以去除任何突起的皮肤畸形。在仰卧位时也评估软组织和标记，因为这最能代表术中手术视野，此时可以对标记进行任何调整。

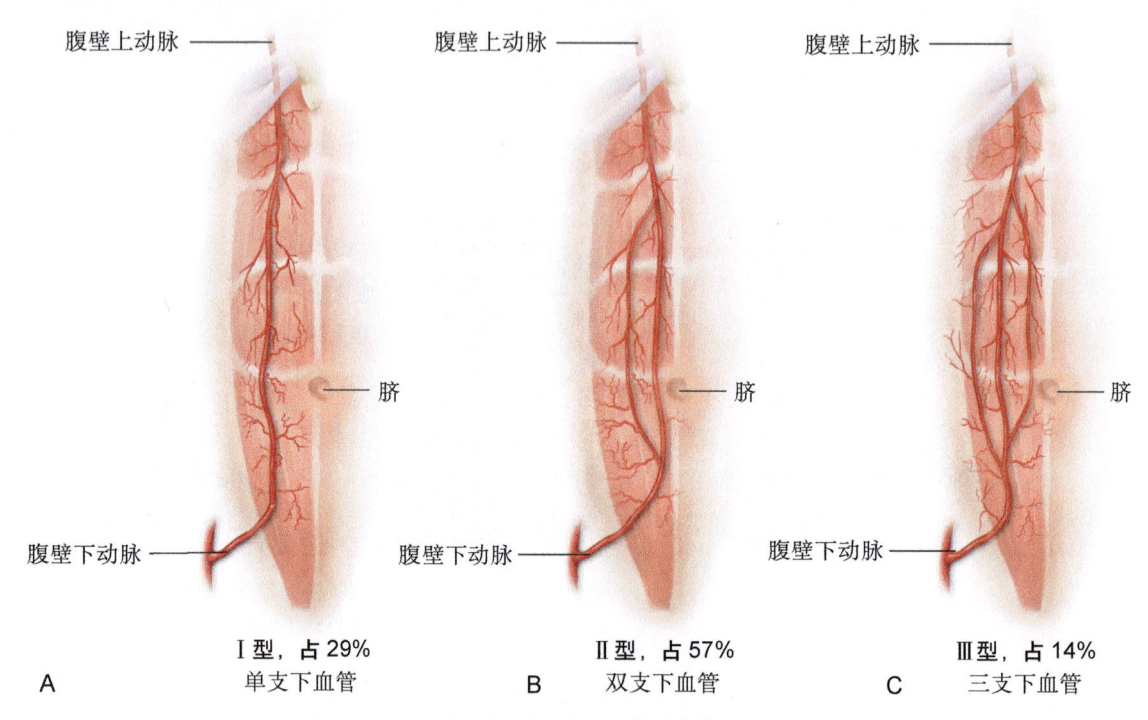

图 24-3 腹直肌的血液供应有 3 种类型，Ⅰ～Ⅲ型

A. Ⅰ型；B. Ⅱ型；C. Ⅲ型（引自 Moon HK, Taylor GI. The vascular anatomy of rectus abdominis musculocutaneous flaps based on the deep superior epigastric system. Plast Reconstr Surg. 1988;82(5):815-832. doi:10.1097/00006534-198811000-00014）

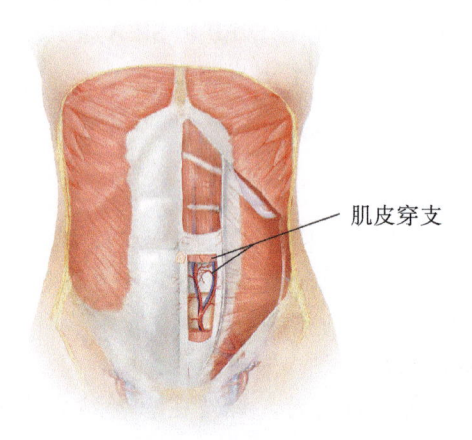

图 24-4 至少在 pTRAM 转移前 10～14 天进行延迟手术，即结扎腹壁下深动静脉，以改善皮瓣血供

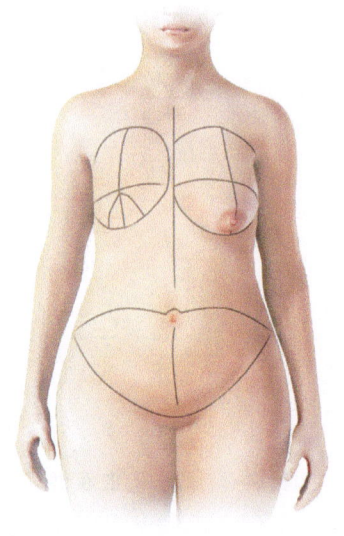

图 24-6 站立位胸腹部的术前标记。注意预设的乳房侧方维度应与预设的 pTRAM 的高度相关。pTRAM 以脐周最大的穿支为中心

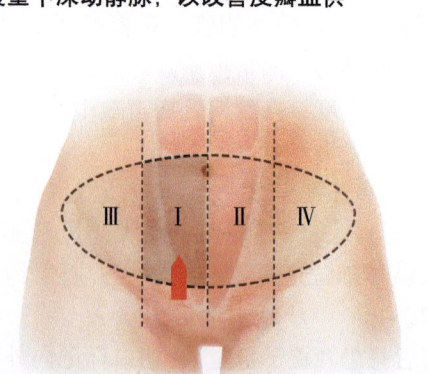

图 24-5 pTRAM Hartrampf 灌注分区的数字 Ⅰ～Ⅳ 表明软组织的血管供应，Ⅰ区（蒂所在区域）血液供应最丰富，Ⅳ区血液供应最弱。红色箭头表示蒂的位置

1. 围术期应用抗生素。留置导尿管，应用梯度压力装置。必须使用加热装置保持体温正常。

2. 在行乳房切除术时将皮瓣掀起。用 11 号刀片和组织剪将脐部游离至筋膜。接下来做腹部皮瓣上缘切口，将上腹部皮瓣从前筋膜上掀起，分离至肋软骨的水平。在计划重建的一侧，通过 IMF 建立一个隧道进入乳房切除术囊袋，其宽度足以置入预设的皮瓣。

3. 然后做腹部皮瓣下缘切口。用电刀将腹部皮瓣从外侧向内侧从筋膜上掀起，直到看到腹直肌外侧边界。此时，使用低能量电刀进一步找到内侧和外侧穿支（图 24-7）。如果计划进行双侧重建，则在中线切开，以方便剥离（图 24-8）。此时不应该牺牲穿支。

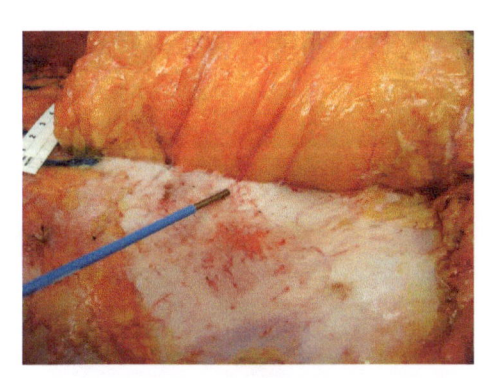

图 24-7 外侧皮瓣掀起：从外侧到内侧，在筋膜上用电刀将皮瓣游离掀起，直到看见腹直肌的外侧缘。此时，用低能量电刀找到全部内侧和外侧的穿支血管

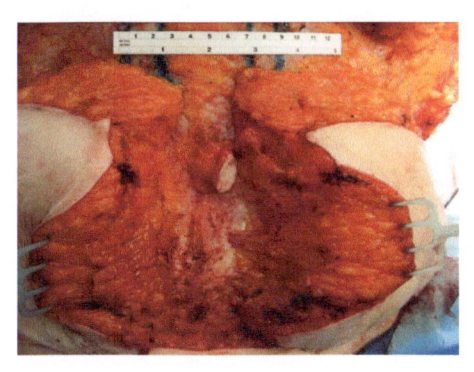

图 24-8 如果预行双侧重建，也需要行中线切口以利于显露和分离

4. 找到所有穿支后，临床评估皮瓣的血液供应。术中吲哚菁绿（ICG）血管造影通常用于评估乳房切除术皮瓣灌注，此时也可用于评估皮瓣活力。然后可以对缺血区域进行部分清创。值得注意的是，在单侧重建病例中，要选择血液供应较充足的皮瓣，无论是同侧，还是对侧。研究表明，同侧 pTRAM 通常有更好的血液供应和更小的坏死风险。

5. 然后标记预行的腹直肌前方的筋膜切口，包括每排穿支血管和其间的筋膜。使用 10 号刀和肌腱剪切开筋膜，显微镜下在每排内侧和外侧穿支血管的周围进行锐性分离（图 24-9 和图 24-10）。其间约 2cm 宽度的筋膜也留在皮瓣上，向上直到肋软骨水平（图 24-10）。用 3-0 薇乔线将腹直肌固定于腹直肌前筋膜和覆盖于其上的 Scarpa 筋膜，以防止皮瓣从肌肉上撕脱。

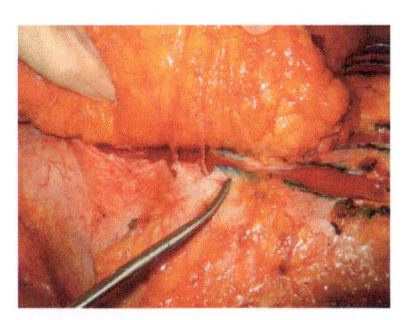

图 24-9 用亚甲蓝标记预行的筋膜切口，包括每排的穿支及介于中间的筋膜

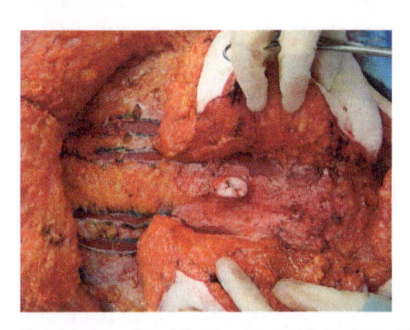

图 24-10 穿支游离。用 10 号刀和肌腱剪切开筋膜，在显微镜下在每排内侧和外侧穿支血管的周围进行锐性分离

6. 然后进行周围肌肉游离，找到腹壁下深动脉并结扎，用电刀将肌肉的下半部分横断。然后将皮瓣从下向上掀起，小心结扎沿途所有的后穿支和伴随的肋间神经（图 24-11）。在筋膜切口的上缘，做一个向后的切口使皮瓣能无张力或者血供不扭转地翻转。然后将皮瓣经隧道置入乳房切除术后的囊袋内。

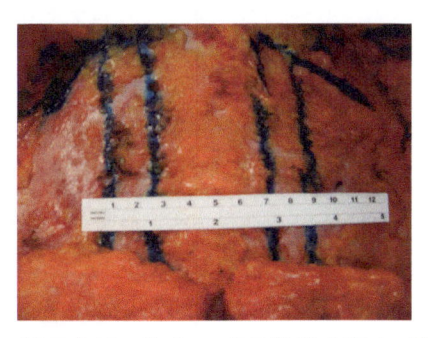

图 24-11 掀起皮瓣：约 2cm 宽的筋膜也留在 pTRAM 上，向上直到肋软骨水平

7.供体区充分止血,尤其是腹壁下深动脉结扎处。用 0 号薇乔线和 0 号 PDS 缝线关闭腹直肌前筋膜的空隙(图 24-12)。在单侧乳房重建中,在对侧筋膜制造一个皱褶以将脐恢复到中线。这个皱褶和闭合线应从肋软骨缘延伸至耻骨以制造平滑的令人满意的腹部轮廓。可以考虑用补片加强筋膜修复。然后将床在髋部折起,并放置 2 根引流管,通过下外侧穿刺口引出。然后用 0 号薇乔线将 Scarpa 筋膜缝合,用 3-0 薇乔线内翻缝合真皮深层,用 4-0 缝线皮内缝合并用皮肤胶黏合。

24-13)。然后用薇乔线将皮瓣的内侧缘和上缘固定于胸大肌筋膜。沿着 IMF 放置 1 根引流管,通过外侧穿刺切口引出。如果行腋窝淋巴结清扫术,则放置第 2 根引流管。用 3-0 薇乔线关闭真皮深层,用 4-0 单乔缝线皮内缝合,然后用皮肤胶黏合(图 24-14)。

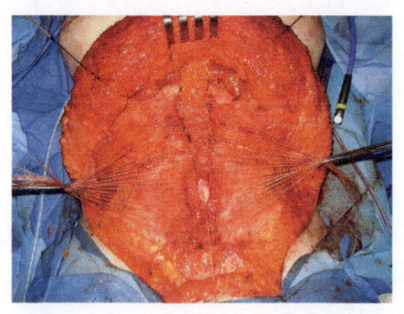

图 24-12 筋膜关闭:用 0 号 PDS 缝线连续缝合和 0 号薇乔线间断缝合关闭腹直肌前筋膜。后鞘不受影响

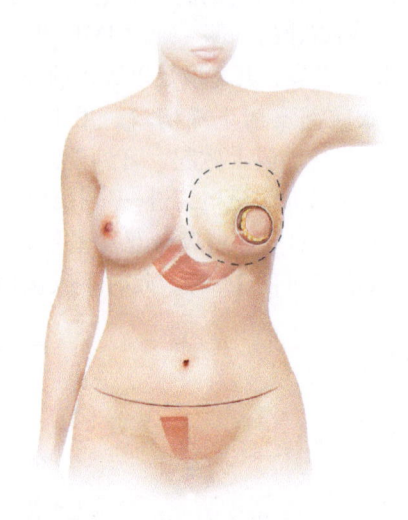

图 24-13 皮瓣置入:通过先前的隧道将皮瓣旋入身体同侧或对侧乳房切除术后的缺损内

8.在腹部皮肤上开一个小的椭圆形或倒"U"形孔,将脐送出来。脐部嵌入后,用 3-0 薇乔线缝合真皮深层,用 5-0 单乔缝线皮内缝合。

9.此时,可以临床评估乳房切除术皮瓣的活力。外科医师自主决定是否利用 ICG 血管造影。如 pTRAM 或者乳房切除术皮瓣活力可疑,可以延迟置入,3~5 天后进一步行皮瓣清创术。如果通过环乳头乳晕复合体(NAC)切口行保留皮肤的乳房切除术,对 pTRAM 进行除了 NAC 区的去表皮化。对于行保留乳头的乳房切除术,皮瓣全部去表皮化并包埋(图

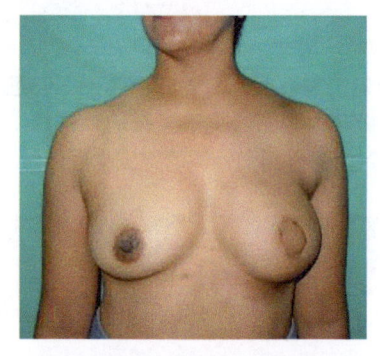

图 24-14 左侧保留皮肤的乳房切除术后的即刻 pTRAM 乳房重建

经验与教训

术前准备	1. 必须与患者充分讨论手术目标和合理的预期。 2. 对于高风险患者,为了使皮瓣血供最好,可以考虑在 pTRAM 转移前行手术延迟措施。 3. 强烈建议停止吸烟。 4. 如果有腹盆或者心脏手术史,可以利用术前影像学检查评估腹直肌的血供。
患者的标记	必须在患者站立位和坐位时认真标记。
术中技巧	1. 应用双极或者低能量电刀以防止损伤内侧和外侧排的穿支。 2. 仔细评估乳房切除术皮瓣的活力,切除可疑的区域或者考虑延迟皮瓣置入。使用硝酸甘油膏促进血流。

四、术后

1. 从手术台转移至住院床时，保持屈曲体位，避免腹部闭合处有张力。
2. 最初不穿胸罩以防止皮瓣蒂受压。如果乳房切除术皮瓣愈合好，第 1 次复诊时即在门诊为患者佩戴没有钢圈的外科胸罩。
3. 在患者走动时需要绑腹带，但在坐位时不需要，以避免压迫皮瓣蒂。腹带建议用 6～8 周，用于支撑并减轻水肿。
4. 术后常规护理包括手术当天晚上拔除导尿管，穿 SCD 靴子，术后早期（包括术后当晚）下床活动，以及根据 Caprini 风险评估量表，于术后 6～8 小时开始应用药物预防静脉血栓。每小时鼓励刺激肺活量。
5. 患者术后 1～3 天出院或在延迟置入术的当天出院。

五、并发症

1. 年龄 > 60 岁的患者和吸烟者发生即刻并发症的风险增加。BMI > 30kg/m² 的患者出现晚期并发症的风险增加。通常，术后并发症的评估和早期识别是至关重要的。
2. 乳房切除术后皮瓣坏死是乳房重建的常见并发症。在进行肿瘤学上合理的手术同时，保持乳房切除术皮瓣尽可能厚是重建成功的关键。当乳房重建即刻进行时，给缺血的乳房切除术皮肤使用硝酸甘油膏剂，可以帮助降低坏死的风险。
3. 术前戒烟至少 2～4 周，和（或）为 pTRAM 转移做准备时进行手术延迟操作，可以减少部分皮瓣损失或脂肪坏死。完全皮瓣损失并不常见。
4. 腹部隆起、疝和背痛也是所报道的取 pTRAM 患者的并发症。当关闭 pTRAM 供体部位时，使用补片支持腹直肌鞘，腹部隆起和疝的发生率可以减少近一半（从 8% 降至 4.5%），并且已被证明是一种经济有效的技术。笔者会对双侧带蒂 TRAM 重建提出警示，因为据报道，腹部隆起或疝的发生率高达 48%。在这些情况下，保留肌肉的游离组织移植技术是首选。
5. 深静脉血栓和肺栓塞是危及生命的并发症，与癌症患者手术时间长有关。遵循最新的静脉血栓栓塞指南并进行适当的 Caprini 风险评估对患者安全非常重要。

六、治疗效果

1. 患者对 pTRAM 乳房重建术普遍满意。
2. 常见的二次手术包括 NAC 重建、瘢痕修复以解决突起的皮肤畸形、脂肪移植以改善轮廓或增加乳房体积，以及对侧对称手术，如乳房缩小、乳房上提术和（或）隆胸（图 24-15）。

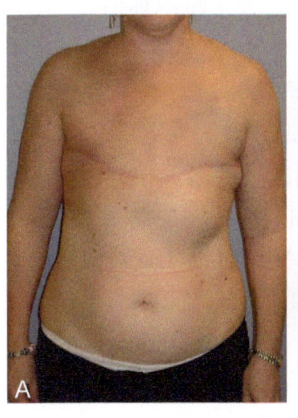

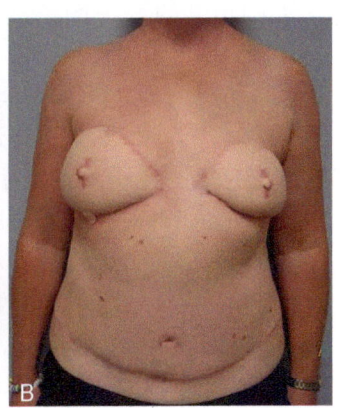

图 24-15 二期 TRAM 皮瓣乳房重建的术前、术后图片

（张　洁　译）

第 25 章 乳房全切术后腹壁下深动脉穿支皮瓣乳房重建术

Theodore A. Kung, Adeyiza O. Momoh

一、定义

1. 腹壁下深动脉穿支皮瓣（DIEP）一直是自体乳房重建最常见的选择。尽管许多其他自体皮瓣乳房重建称为游离皮瓣乳房重建，但 DIEP 由于可靠的血管条件、足够的软组织量、可接受的供区部位，一直是大多数乳房全切患者的最佳选择。与移植物重建相比，腹部皮瓣如 DIEP 具有不一样的优势，包括更自然的外形、对称、重建乳房外观和更高的患者满意度。此外，DIEP 的另一个优势是改善了腹部外形。

2. Hartrampf 等于 1982 年第一次报道了带蒂横行腹直肌肌皮瓣（TRAM）乳房重建术的应用及其优势：柔软，下垂，美观，接近自然的乳房。之后，随着微创技术的持续发展，为减少供区创伤，Koshima 和 Soeda 在 1989 年报道了腹壁下深动脉穿支皮瓣（DIEP）乳房重建术。之后 Allen 和 Treece 于 1994 年进行普及。进一步的技术改善使腹壁薄弱、腹壁隆起和腹壁疝的发生率降低。若腹部供区条件合适，DIEP 近来被当作乳房切除患者自体乳房重建的首选。

二、解剖

1. DIEP 是基于腹壁下深动脉（DIEA）和腹壁下深静脉（DIEV）肌间穿支的脂肪皮瓣。

2. DIEA 和 DIEV 来源于腹股沟区的髂外血管，向上内走行，至腹直肌外侧缘。

3. 腹壁下深部血管系统的结构根据主干数目进行分类：Ⅰ型，脉管有一个主干；Ⅱ型，脉管在弓状线附近分 2 支；Ⅲ型，分 3 支（图 25-1）。在脐部上方，这些血管和腹壁上血管的终端吻合。

4. 最常见的分支结构是Ⅱ型。供应下腹部皮肤和脂肪组织的穿支，源于主干蒂部不同水平的分支，称为穿支的内侧列或外侧列，以上表明了它们在腹直肌内的相对位置和进入 DIEP 的点位。最可靠的穿支

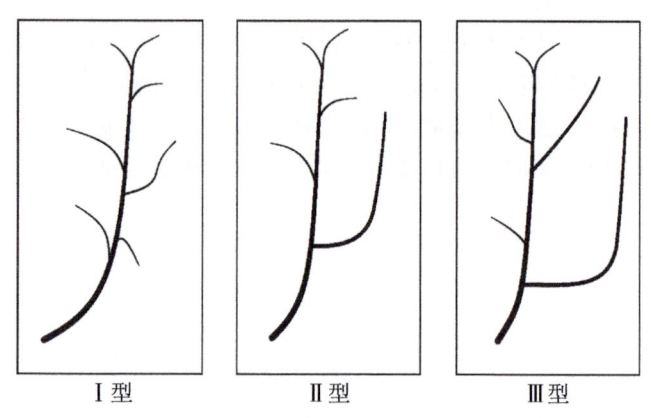

图 25-1　Ⅰ型、Ⅱ型、Ⅲ型血管分支结构

位于脐周围 10cm 半径内。图 25-2 为根据荧光灌注研究而做的灌注分区。Ⅰ区是 DIEP 在它的腹直肌和蒂部（左侧或右侧）表面的区域；其他区域以Ⅰ区为核心。

5. 一般来说，进入腹部皮瓣穿支同侧的灌注（Ⅰ区和Ⅱ区）比其越过中线进入对侧腹部皮瓣（Ⅲ和Ⅳ）灌注要更稳定。

6. 然而，内侧列穿支较外侧列穿支，有更大的可能性越过中线灌注对侧组织。对于需要越过中线（进入Ⅲ区）的以尽可能多获取组织的扩大 DIEP，保留一个或多个内侧列穿支可以提高皮瓣的存活率。

7. 反过来，外侧列穿支比内侧列穿支有更大的可能性灌注同侧腹直肌最外侧区（Ⅱ区）。

8. 内侧列穿支和外侧列穿支通过皮下血管网互相沟通。

9. 深部腹壁下血管和浅部腹壁下血管之间也有沟通。

10. 有的患者，腹壁下静脉浅支（SIEV）是 DIEP 的主要回流血管。术前成像可以帮助我们筛出这类转移皮瓣时需要 SIEV 以保证足够静脉回流的患者。

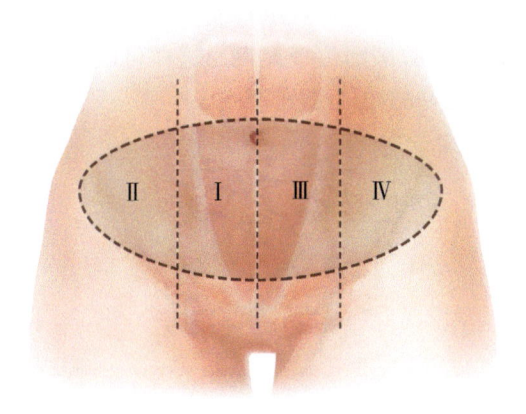

图 25-2 根据荧光灌注研究所做的下腹部灌注分区。此图可见，这些分区以右侧蒂部灌注区为核心

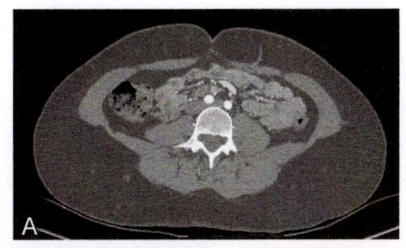

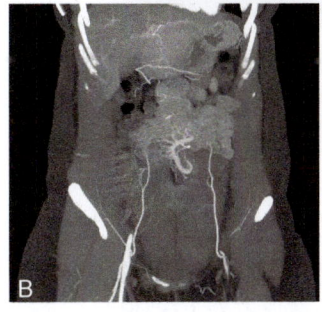

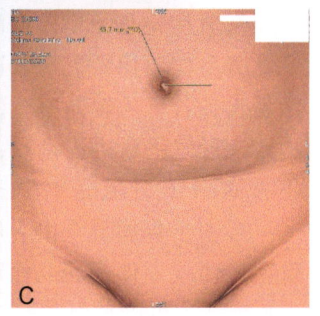

图 25-3 下腹部术前 CT 血管成像（A 和 B）；腹壁软组织的三维成像。穿支轴向断面在皮肤表面的投影，有助于规划手术（C）

三、病史和体格检查

1. 相关病史包括既往腹部或胸壁手术史，患者不能耐受长时间全身麻醉手术的疾病史。

2. 腹部检查重点是评估下腹可供乳房重建的脂肪组织和皮肤的量。腹部任何存在的外科瘢痕都要注意到。通常，腔镜手术的小瘢痕问题不大。其他切口如 Kocher 切口或 McBurney 切口会影响 DIEP 或者腹部供区的血液灌注。

3. 胸壁放疗史是自体乳房重建的相对适应证。

4. 笔者的实践中，因为吸烟者伤口愈合不良的风险更高和供区并发症严重，故不行 DIEP 重建。

5. 致病性肥胖（BMI > 40kg/m²）不是 DIEP 重建术的绝对禁忌证。但是，这类患者应针对其致病性肥胖导致的额外的手术风险进行会诊，术者需要考虑在获取皮瓣时取更多的穿支以保证皮瓣灌注良好。

6. 明确血栓的风险因素，如有可能，进行干预使其缓解。是否为已知有血栓风险（如杂合因子 V Leiden 突变）的患者行 DIEP 手术尚有争议。也许可以在血液科医师协助下安全手术。

四、影像学和其他检查

1. 近几年，人们提倡在术前行供区 CT 血管成像。术前扫描可以提供皮瓣穿支的路径，以及穿支部位、大小和分布等相关信息（图 25-3）。

2. 既往有腹部手术史的患者，术前成像可以确定腹壁下深部血管系统是否完整。

3. 虽然扫描收集的信息可以缩短手术时间。但是，CT 不是必需的术前检查。

4. 同时，也有学者根据磁共振血管成像进行 DIEP 重建的术前准备。

五、手术治疗

（一）概述

1. 与患者共同讨论，根据重建时机（乳房全切后即时重建或者延期重建）和患者偏好做决定，根据个性因素制订个体化的手术计划。

2. 乳腺癌治疗的多个方面会影响乳房重建。

（1）对于曾接受过胸壁放疗的患者，移植物重建有更高的并发症发生率和手术失败率；所以，放疗史是自体重建的相对适应证。

（2）患者全乳切除术后是否需要放疗也要纳入考虑。因为基因突变而行预防性乳房全切的患者和原位癌患者，乳房全切后放疗的概率很低。反之，进展性浸润性乳腺癌或者已知淋巴结转移的患者则很可能需要放疗。

（3）保留乳头的乳房全切术越来越常见。从整形手术的观点，最适合行保留乳头的乳房全切术的患者是乳房尽量不下垂，乳头对称良好，乳房切除术后皮瓣健康的女性。

（二）术前规划

1. 除了获取基本的实验室检验结果，还应对患者进行归类和筛查，尤其是双侧乳房重建病例。

2. 所有的抗凝药和抗血小板药应在术前 1 周停用，华法林可以在术前 1 周用依诺肝素桥接。

3. 吸烟者要求在术前至少 4 周开始戒烟。

4. 术前应用抗生素，若有必要，术中追加一剂。

5. 可以通过应用气体加压装置和初始皮下注射肝素预防深静脉血栓（DVT）形成。

6. 除非具有心血管相关指征，否则不必为 DIEP 手术放置动脉导管。

（三）标记/体位

1. 要在患者取站立位时进行乳房术前标记。

2. 关键的标记线包括胸部中线、乳房下皱襞、腋前线。还需要测量乳房基底宽度（图 25-4A）。

3. 乳房全切术有不同的切口。对于很多患者，如果乳房全切不保留乳头，适合采用环乳晕切口伴或不伴延长。若乳房轻微下垂，选择向外侧延长。若下垂明显，可以垂直方向延长；这种方法可以并入后期描述的 Wise 式乳房提升术。

4. 对于保留乳头的乳房全切术，可以采用乳晕下缘切口伴或不伴延长。而对于小乳房（B 罩杯或者更小）患者，可以采用乳房下缘或者外下缘切口。

5. 腹部皮瓣的上缘标线画在脐部或者紧邻脐部的上方。利用术前成像确认脐周穿支包括在术区。用乳房基底宽度标记腹部从上缘标线到下缘标线之间可能的垂直距离。然后画出下缘标线，形成一个完整的梭形（图 25-4B）。

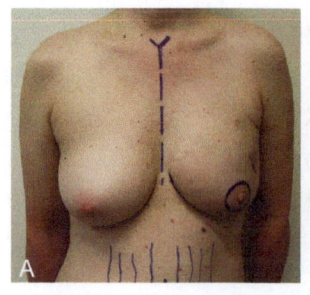

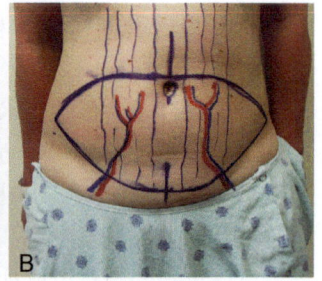

图 25-4 乳房术前标记（A）；腹部术前标记（B）

6. 患者在手术室（OR）取仰卧位，手术床旋转 180°，使麻醉医师位于尾侧，这样可以让两个手术团队都有更好的站位（图 25-5）。

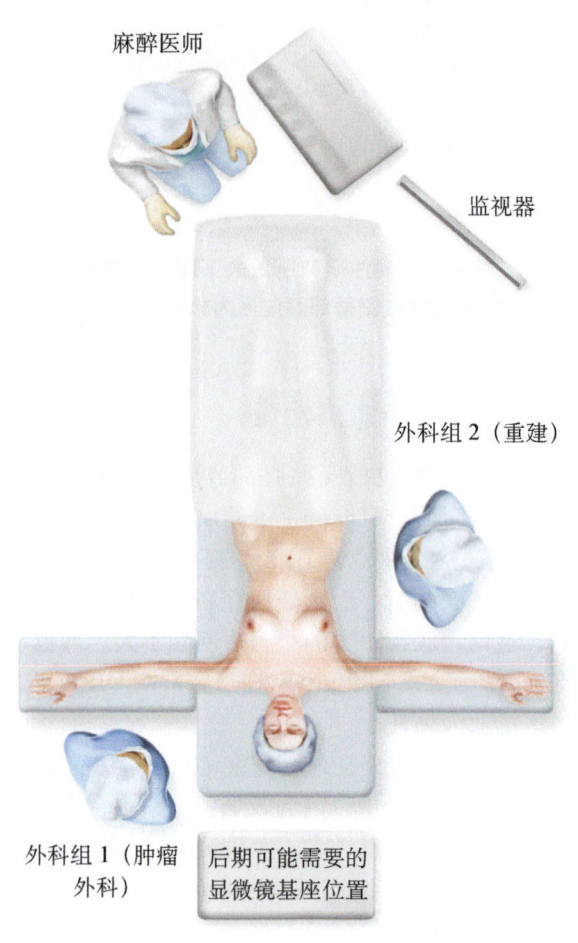

图 25-5 患者在 OR 内的体位

（四）获取皮瓣

1. 乳房和腹部消毒铺单。

2. 用手术刀取上腹部切口，用电刀经过脂肪组织向下分离至腹壁前筋膜。若有必要，分离面可向外倾斜，通过包含更多的 Scarpa 下脂肪，尽可能多地获取皮瓣组织量。

3. 将腹部的脂肪皮瓣向头侧掀起，用电刀分离，中央区至剑突，外侧至肋缘。皮肤松弛宽大的患者分离范围可以小一些。

4. 手术床的上半部分折起，将掀起的上腹皮瓣向下拉，评估皮缘和下腹标线是否能够对合。下腹标线此时可以按需调整，然后复位手术床。

5. 手术刀切开下腹切口浅表，仔细分离脂肪组织，找到 SIEV，一般位于 Scarpa 筋膜之上（图 25-6）。如果 SIEA 出现且口径足够，可以在其近端游离，考虑采用 SIEA。

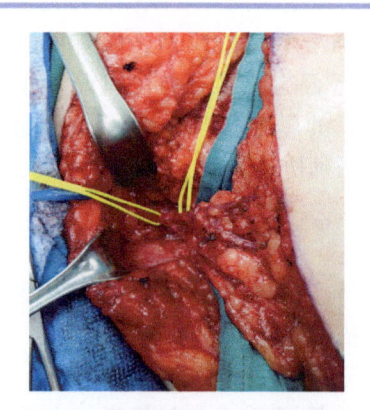

图 25-6 在下腹切口内游离 SIEV

6. 见到腹壁表浅血管后，可以用 Weitlaner 牵引器牵拉以完成进一步显露。用肌腱剪和双极电凝向髂外血管方向游离血管。对于不适合 SIEA 重建的患者，只要有可能，也要保留一段 SIEV，以备需要用其加强静脉回流。

7. 用电刀完成向腹壁前筋膜的分离。

8. 用电刀在筋膜浅层平面从外侧到中央进行分离，掀起皮瓣，直至在腹直肌筋膜缘内侧见到外侧列穿支（图 25-7）。

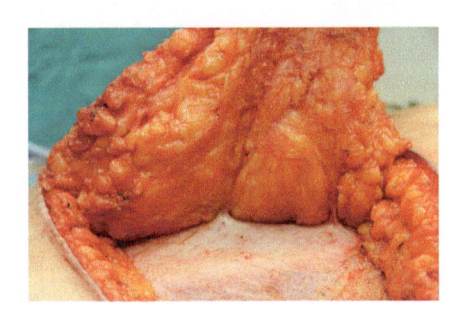

图 25-7　掀起筋膜上方皮瓣，可见外侧列穿支

9. 对于双侧重建病例或半边腹部皮瓣足够做单侧重建的病例，在环脐周和皮瓣中线做切口。

10. 用钝头剪刀分离出脐的蒂部，用电刀沿中线分开皮瓣游离脐。在脐部蒂周围保留一圈脂肪以增强其血供。

11. 单侧重建时，皮瓣中线对侧的组织量也需要保留，所以分离脐部时不要劈开皮瓣。

12. 用电刀在筋膜浅层将皮瓣从内侧缘掀起，直至见到内侧列穿支。

13. 用低能电刀环绕所有的穿支完成分离，评估皮瓣内所有穿支的大小和位置。

14. 用血管夹结扎小穿支（直径＜ 1.5mm），无论内侧列或外侧列，选择一个或多个穿支备用。

15. 此时可以用吲哚菁绿荧光染色激光血管成像辅助选择穿支。除了选中的穿支，其他所有穿支留置 Acland 夹，静脉注射染料。注射数分钟内，皮瓣的实时灌注图像即在屏幕出现（图 25-8）。

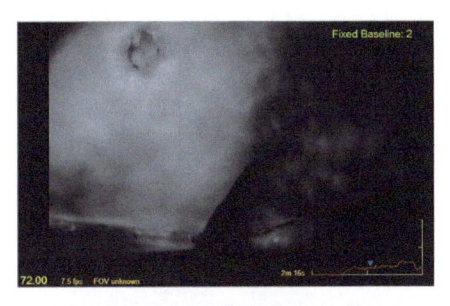

图 25-8　激光辅助吲哚菁绿荧光染色的灌注图，可见灌注不足的暗区（左侧半腹部的外侧面）

16. 也可以在 Acland 夹保持数分钟后，通过判断皮瓣在数个选中穿支配下灌注是否充足来评估毛细血管再灌注水平。

17. 选中列穿支的相邻腹直肌前筋膜用电刀沿头尾方向切开（图 25-9）。

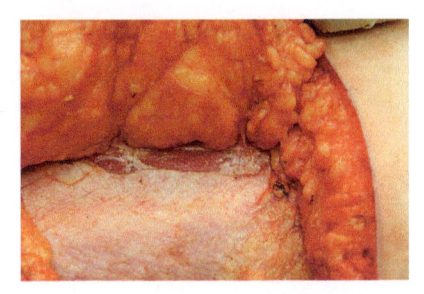

图 25-9　显露筋膜下皮瓣穿支

18. 环绕穿支的筋膜用肌腱剪修成一小段套袖，将其和周围腹直肌前筋膜分离。

19. 将 2 ～ 3ml 肝素盐水用橄榄头导管注射至每个穿支旁边的腹直肌内。这样用肝素盐水可以将穿支和周围软组织进行水分离，帮助显露穿支全程。在肌间分离的全程按需重复该操作（图 25-10）。

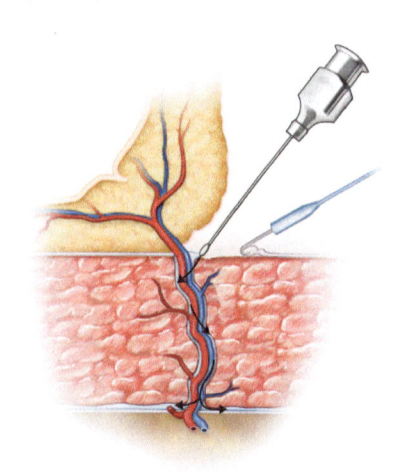

图 25-10　肌间穿支的水分离技术。在穿支周围注射肝素化盐水，于穿支和肌肉之间制造分离平面。箭头指示肝素化盐水的路径，其随着每次注射沿穿支扩展

20. 用双极电刀经腹直肌全层分离穿支，直至肌肉下表面走行的更粗大的腹壁下深部血管。

21. 腹壁深部脉管向上延续，在最头侧的穿支上方和腹壁上脉管连通，这些血管在穿支头侧 1 ～ 2cm 用血管夹夹闭。

22. 向盆腔髂外血管方向分离肌肉后方。将腹壁下深部血管分离至其长度和大小能和胸部受区血管匹配的节段（图 25-11）。

23. 即将转移至胸部时，用血管夹先夹闭动脉远端，再夹闭静脉。

24. 用肌腱剪分离血管夹近端的血管。

25. 在后台处理皮瓣（图 25-12），从动脉端灌注肝素盐水直至静脉流出液变得清亮。

5. 用剥离子或窄骨膜剥离器将软骨膜从软骨表面环形剥离（图25-13）。

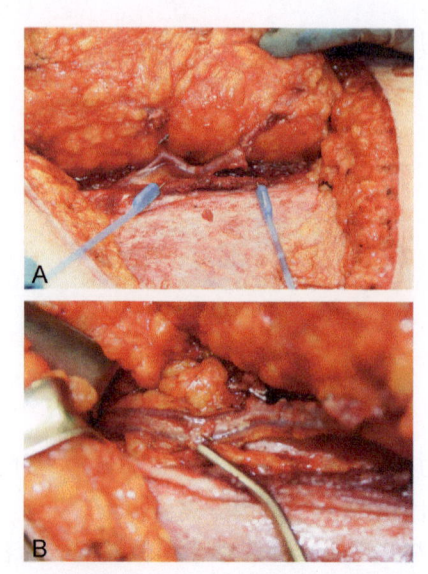

图25-11 A.肌肉间和肌肉下方穿支与血管蒂的分离；B.结扎前DIEP的蒂部

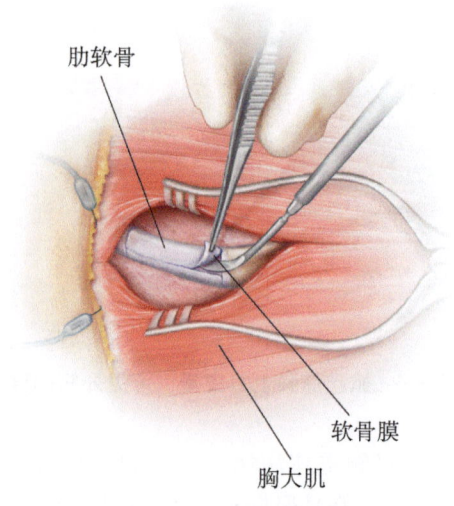

图25-13 掀起肋软骨膜

6. 用咬骨钳从外侧到内侧将软骨去除，显露后方软骨膜。有时在此处可以透过后方软骨膜看到胸廓内动静脉。

7. 垂直于第1把放入第2把Weitlaner牵开器，将肋骨的外侧断端作为牵开器的一个锚点，牵开器另一端将乳房切除后的内侧皮瓣拉到视野之外。

8. 用手术刀在后方软骨膜的外侧做一个切口，在软骨膜后用剥离子向下推开所有软组织和受区血管。

9. 将后方软骨膜从外向内劈开，显露下方胸廓内动静脉[胸廓内动脉（IMA）、胸廓内静脉（IMV）]。

10. 用剥离子将后方软骨膜从下方血管表面钝性剥离后全部切除，显露受区血管。根据需要，肋间肌可以和后方软骨膜一齐切除，为第2和第4肋之间的胸廓内血管提供最佳显露。

11. 环周分离IMA和IMV，血管后方放置一个吸附性衬垫（图25-14）。

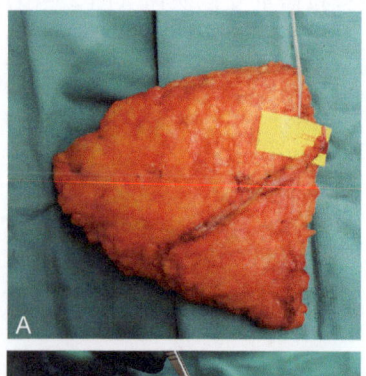

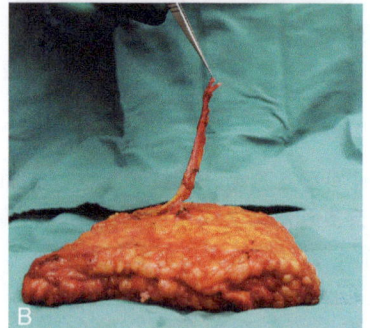

图25-12 取皮瓣，台上备用

（五）受区血管显露（内乳区）

1. 最常用和笔者偏好的受区血管是胸廓内动静脉。胸背动静脉也可以。

2. 乳房全切完成后，冲洗伤口，按需电凝止血。

3. 通过胸大肌触摸第3肋内侧软骨端，电刀劈开肋骨内侧表面的肌纤维（最好顺着肌纤维方向），将Weitlaner牵开器置入肌纤维之间牵拉显露深部。将肌纤维从胸骨外缘开始向外劈开约6cm。

4. 用电刀在前肋软骨膜沿着长轴做标记，在所显露软骨的内侧和外侧边做垂直于长轴的标记。

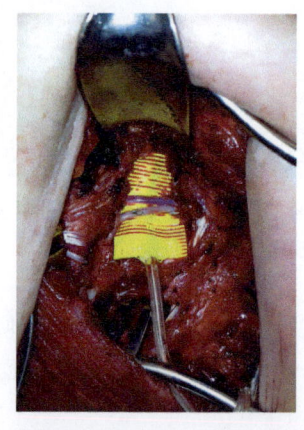

图25-14 显露IMA和IMV，后方放置吸附性衬垫

（六）微血管吻合

1. 将 DIEP 转移至胸部，用缝线将其固定于胸部。

2. 利用外科显微镜，修整皮瓣血管断端，将不规则的血管断端和疏松的动脉外膜锐性切除。

3. Achland 夹放置于 IMA 和 IMV 的近端，远端夹闭，分离。血管断端用肝素盐水冲洗。

4. 动脉和静脉吻合的先后顺序以术者的习惯为准，笔者喜欢先吻合静脉，再吻合动脉。

5. 可以用血管筛选器判断皮瓣静脉和 IMV 直径是否接近。两个血管越小，越需要用相应尺寸的连接器。

6. 皮瓣静脉首先置于连接器一端，IMV 置于另一端，两侧血管无张力情况下关闭连接器。将先前放置的 Achland 夹从 IMV 去除。通过皮瓣动脉用肝素盐水冲洗，确认盐水流过血管连接器。

7. 动脉吻合时，可以用相对的 Achland 夹对齐动脉端。

8. 应用 8-0 或者 9-0 尼龙线采取间断或连续缝合方式进行动脉断端的端端吻合（图 25-15）。

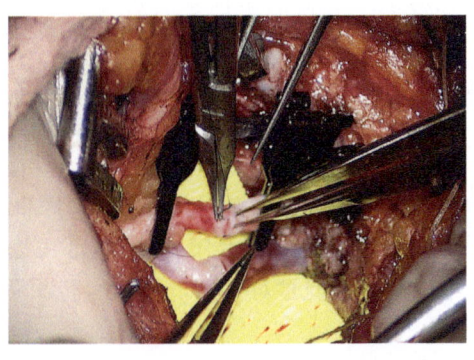

图 25-15　外科显微镜下的微血管吻合。两头相对的 Acland 夹置于动脉末端，应用 8-0 尼龙线采取间断缝合方式进行动脉断端端端吻合。背景可见 DIEV 已经和 IMV 桥接

9. 吻合一完成，马上去除 Achland 夹，再去除 IMA 上的夹子。

10. 随着血流再通，用罂粟碱浸润动脉外膜，预防血管痉挛。

11. 用温生理盐水给皮瓣和吻合血管保温，保持再灌注数分钟。

12. 利用多普勒超声在皮瓣皮肤确认皮瓣血流，并用缝线标记。

13. 如果应用了血流连接器，将多普勒探头套入无菌套，置于血管连接器表面，听到血流信号确认有血流经过连接器。

14. 无论从腹部供区还是皮瓣边缘获取的脂肪移植物，都可以置于吻合周围，确保血管保持在预定位置，减少移位。

（七）皮瓣置入 / 供区关闭

1. 去除灌注欠佳的皮瓣外周区。

2. 将皮瓣置入全乳切除后的缺损区，应用可吸收线采取间断缝合方式将皮瓣固定于胸壁的内侧区（内侧化）。

3. 标记出拟保留皮肤的形状，周围区域的所有皮肤（表皮和真皮）用电刀去除（图 25-16）。去表皮化也可以。

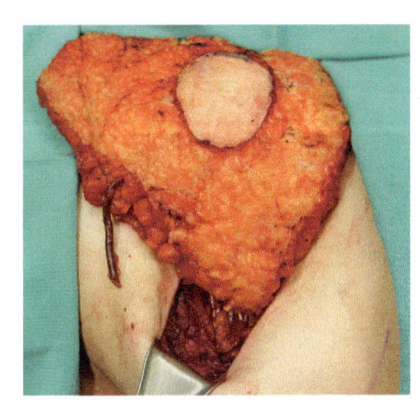

图 25-16　除需要保留的皮肤外，周围皮肤已被去除的皮瓣，皮瓣内侧可见保留的 SIEV

4. 乳房切除缺损区的下缘留置引流管，从腋前线经皮引出。

5. 皮瓣置入部位逐层缝合，用可吸收线间断缝合真皮深层，皮内连续缝合。

6. 腹壁筋膜切口用 2-0 薇乔线 8 字缝合。用 1 号 PDS 线缝合加强。

7. 有的患者，脐部下方筋膜关闭后会使脐上相对隆起。这时，可行脐上腹直肌折叠术以避免术后出现预期外的上腹饱满。

8. 折起手术床，便于关腹。腹部供区留置 2 根引流管，对合 Scarpa 筋膜、真皮深层，然后连续缝合皮内，关闭腹部缺损。在上腹皮瓣中垂线处做一个和脐部尺寸差不多的卵圆形，全层切开，将脐部从此处垂直穿出。逐层缝合固定脐部。

9. 用皮肤黏合胶、免缝胶带或药膏等微型敷料覆盖所有伤口。

经验与教训

术前评估	1. 术前CT血管成像是帮助选择穿支的有效检查，可提供穿支定位和大小的相关信息，但是无法提供灌注信息。 2. 数支穿支支配的皮瓣灌注最好通过激光辅助吲哚菁绿荧光染色成像的方法评估，或者通过保留有限的选中穿支、夹闭其他穿支的方法进行物理检查。
患者体位	患者取仰卧位，手术床旋转180°，麻醉医师位于尾侧，为两个手术组提供更佳的手术站位。
血管分离	1. 尽可能保留1根足够长的SIEV（≥5cm），皮瓣被掀起或转移至胸部时淤血肿胀，该血管可提供更多回流。 2. 水分离技术用来进行肌间穿支分离，简化了该处手术的难度，建立了分离平面，可以更好地显露穿支和小血管分支。

六、术后

1. 患者可以从手术室转运至麻醉恢复室或者直接转运至监护室，该监护室的护士要受过皮瓣监测培训。

2. 术后24小时内，每小时检查1次皮瓣（颜色、温度、毛细血管充盈情况、手持多普勒的信号），之后在院期间可以每2～4小时1次。

3. 术后还可以用连续近红外线光谱组织血氧测定法或有声血流多普勒超声监测皮瓣72小时。

4. 常规应用抗凝药预防DVT。

5. 病床一直保持抬高（患者处于半卧位）。

6. 术后第1天，饮食从清淡流食过渡到规律进食，控制咖啡因摄入。

7. 术后第1天辅助患者下床坐到椅子上，术后第2天下床走动。

8. 术后第2天，拔除导尿管，停止静脉输液，静脉镇痛/患者自控镇痛泵改为口服。

9. 术后第3～5天患者可以准备出院。

10. 连续2天引流量少于30ml即可拔除外科引流管。

11. 术后6周限制活动、限制举重。

12. 出院1周进行术后第1次复诊。

13. 图25-17A和图25-17B为选择DIEP重建的左侧乳房浸润性癌患者的术前照相。

14. 图25-17C和25-17D为该患者行双侧DIEP即刻乳房重建术后的效果，即将进行后续修整。

七、治疗效果

1. 乳房重建的目的是恢复乳房形状，在美学上可以使患者满意，其与对侧对称，在外观和手感上和自然乳房类似。

2. 患者满意度是评价重建效果的重要指标。

3. 无论移植物重建还是自体组织重建，在短期内（＜5年）乳房重建患者通常对其重建的选择非常满意。

4. 随着时间延长（＞8年），对腹部皮瓣重建的满意度维持不变，但是对移植物重建的满意度趋向于下降。

5. 研究显示，自体组织重建在需要单侧重建的患者中具有更高的满意度，可能是因为自体皮瓣具有更好的对称性和手感，与对侧自然乳房很像。

6. 对于双侧乳房重建的患者，若双侧采用同一种重建技术，则各种技术都可使患者具有类似的满意度，再次突出了对称性的重要。

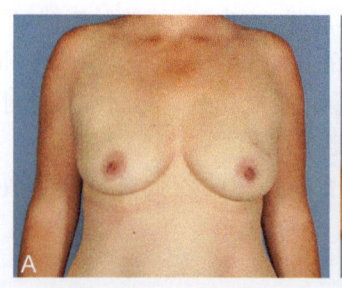

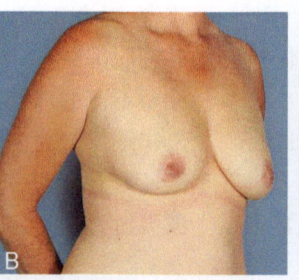

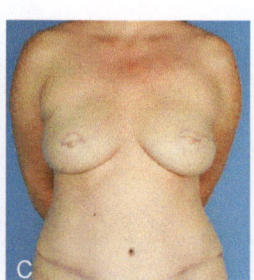

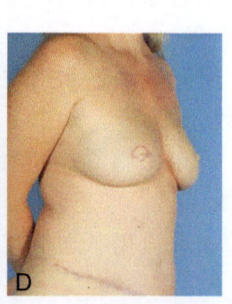

图25-17 左侧乳房浸润性癌患者术前照片（A和B）；一期双侧DIEP重建及之后的包括双侧乳头重建的修整术后，乳房和腹部供区照片。最后患者将进行乳头纹色（C和D）

八、并发症

(一) 皮瓣相关并发症

1. **感染** 外科手术部位感染在这些Ⅰ类手术切口中很罕见。自体组织移植至胸部与移植物重建相比，对感染具有更强的抵抗力。

2. **伤口延迟愈合** 这种并发症多发生于乳房切除的皮瓣和DIEP保留的皮肤之间。通常是乳房切除术后皮瓣因为血供不足出现边缘坏死。最容易出现在吸烟者和既往放疗史患者的乳房皮肤上。

3. **脂肪坏死** 10%～15%的自体重建有不同程度的脂肪坏死。其多发生于相对小的外周区段，此处皮瓣脂肪组织血供不佳。此并发症在术后几周内明显，表现为质硬可触及的结节，偶尔导致不适。这些区域的坏死可以直接切除或于修整手术时吸脂（超声辅助或负压辅助）去除。

4. **部分皮瓣丧失** 一种不常见的并发症，与供血不足相关。这里指皮瓣的一个区段丧失了。其可能是由于穿支选择不佳，或所选穿支的一支或多支血栓形成。通常需要切除坏死区段。

5. **全部皮瓣丧失** 是后果最严重的并发症之一，发生率低于重建病例的2%。皮瓣丧失的原因是血管蒂血栓形成（动脉或静脉）。其可以和不同因素相关：从技术问题到高凝状态。若早期发现血栓形成，及时回手术室二次手术，纠正激发因素，则多数病例的皮瓣可以得到挽救。

(二) 供区并发症

1. **疝/局部隆起** 此并发症的原因是DIEP取走后腹壁薄弱。与肌肉筋膜连同皮瓣一起取走的TRAM手术相比，该并发症已经很少见。随着TRAM术中用补片加强腹壁的应用，此并发症发生率已经降低。

2. **伤口延期愈合** 伤口愈合问题常见于致病性肥胖患者、糖尿病患者、吸烟者。有的患者向腹部供区脐下部分灌注的血管属于边缘血管；该处发生脂肪坏死，最终导致伤口裂开。通过清创和换药处理伤口可达到二期愈合。

（王　宁　译）

第26章 乳头乳晕复合体重建

Haripriya S. Ayyala, Anita R. Kulkarni, Evan Matros

一、定义

乳头乳晕复合体（NAC）重建通常是乳房全切后乳房重建的最后一步，其对完成一个美观的乳房非常关键。

二、病史和体格检查

1. 一个理想的重建NAC重塑了突出的乳头和环绕的乳晕，并和对侧NAC对称。

2. NAC重建在乳房重建（自体和移植物重建）完成后约3个月进行。这样在NAC重建之前乳房最终的外形和位置已经稳定，而NAC的位置在术后是很难移动的。也可以根据患者意愿在后期随时进行，包括乳房重建后的数月或数年。

3. 拥有NAC可以提升患者满意度，提供对称感、完整感和完结感。

三、手术治疗

（一）概述

1. 乳头重建有多种技术，包括对侧乳头分享、局部皮瓣法、软骨移植、真皮移植、假体。局部皮瓣法是最常用的方法，这一章将详细介绍。

2. 重建的乳头缺乏自然乳头坚实的导管和平滑肌成分；所以，NAC重建最大的挑战一直是乳头突起的长期维持。

3. 多种自体和假体材料（耳软骨、肋软骨、足趾趾节、脱细胞真皮基质及钙羟基磷灰石、聚四氟乙烯移植物等）被尝试用于提供乳头的永久支撑；但是，没有哪种技术显示出确切的优越性。

4. 乳晕重建主要通过皮肤移植、纹色完成，或者两种方法兼有。

5. 本章介绍的第一项技术是冰刀皮瓣+全厚皮肤移植乳晕重建。这种方法要在手术室于镇静或全身麻醉下进行。

6. 介绍的第二种方法是CV皮瓣乳头重建，此法可以和乳晕纹色联合应用，可于局部麻醉下在处置室进行。

7. 一种替代的非手术恢复NAC的方法为三维纹色。此法没有恢复乳头的解剖性突起，不需要外科介入，不需要麻醉。

（二）术前规划

1. 设计单侧NAC重建时，除了解剖学标志外，对侧乳头的位置、大小、形状都要纳入考虑。双侧重建时，根据解剖学标志和标准化测量定位和设计NAC。

2. 解剖学上，NAC定位在乳房最前端突起的部分，乳房下皱襞水平，重建乳房的中央。

3. 乳头平均突起5mm，乳晕平均直径为35～45mm。

（三）体位

1. 在手术室，患者取仰卧位，双上肢外展90°固定于托手板。双侧胸部消毒铺单显露于手术野，便于评估对称性。将患者固定于手术床，可于术中使其坐起便于观察。

2. 在门诊，患者取仰卧位，双上肢自然放于身体两侧。

（四）冰刀皮瓣（乳头）+全厚皮肤移植（乳晕）

1. 患者取仰卧位，双上肢外展90°，固定于托手板。

2. NAC的位置选择于患者站立位时重建乳房突起部分的最前端。单侧乳头重建时，NAC选择于和对侧乳头对称的部位（图26-1）。

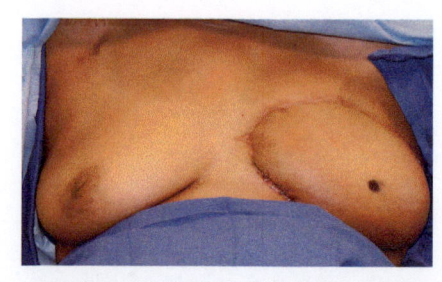

图26-1 选择和对侧自然乳头对称部位作为乳头位置

3. 选择供区做全厚皮肤移植以重建乳晕。最常用的部位包括下腹和腹股沟皱褶。另外，移植皮肤可以从患者现存的任何部位的瘢痕周围取。

4. 用 38mm 或 42mm 的乳头适配器标记乳晕皮肤移植区，与移植区乳晕缘相切画一个梭形，使供区可以线性缝合。

5. 取下移植乳晕皮肤前先用刀沿预设乳晕边缘划开。再将梭形皮肤全层切除（图 26-2）。

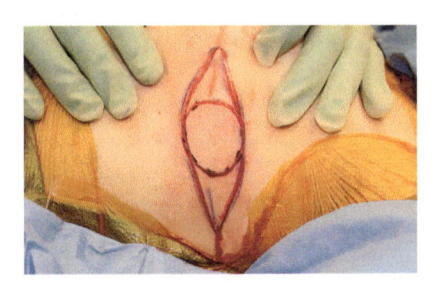

图 26-2　用 38mm 的乳头适配器标记乳晕皮肤移植区。切线位画一个梭形便于线性缝合

6. 移植乳晕用锋利的小剪刀去除脂肪，只留下全层皮肤（图 26-3）。

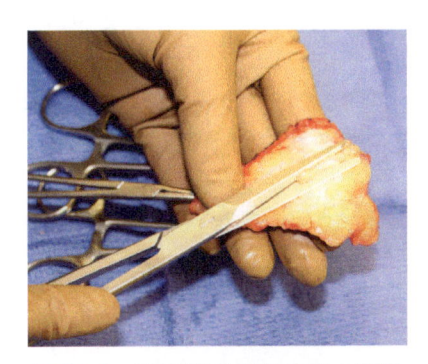

图 26-3　拟移植乳晕的皮肤去脂肪

7. 在预先标记部位设计冰刀皮瓣（图 26-4）。

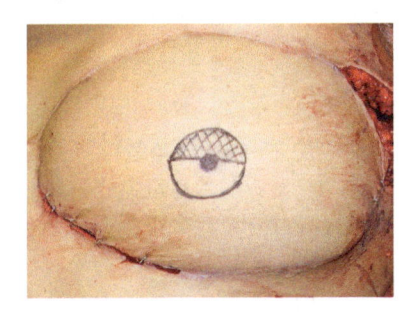

图 26-4　设计冰刀皮瓣

（1）在预计乳头处画 1～1.5cm 的圈。

（2）用 38mm 或 42mm 的乳头适配器以乳头为中心标记乳晕。

（3）在标记乳头的上缘画一条横切圆圈的水平线。

（4）在圈内的上半部分画交叉阴影线，表示此处即将去表皮化。

（5）圈内的下半部分将被掀起作为冰刀皮瓣制作新乳头。

8. 用手术刀沿所有的切口标线划开表皮。

9. 阴影区的半圈去表皮化（图 26-5）。

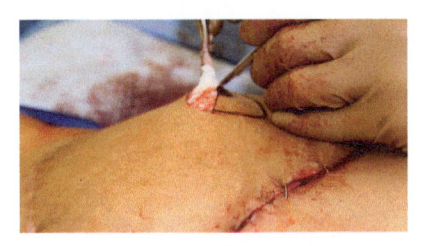

图 26-5　阴影区去表皮

10. 在真皮中层水平从边缘掀起皮瓣。真皮最深层留下为移植的乳晕皮肤提供血管床（图 26-6）。

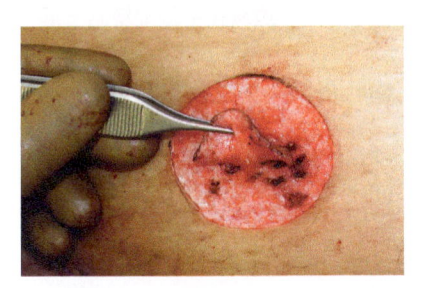

图 26-6　在真皮中层掀起皮瓣，只有中央区相连

11. 皮瓣在标记乳头处仍然附着于其深层真皮。在中心处分离皮瓣时层次略加深使皮瓣上保留部分脂肪，为乳头提供体积（图 26-7）。

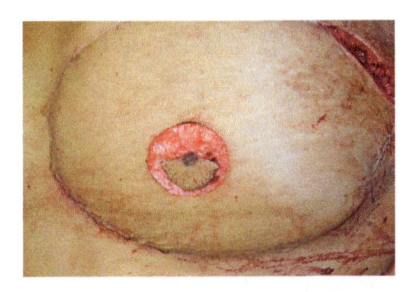

图 26-7　已经掀起的皮瓣

12. 皮瓣的边角拢到中间，用 5-0 Rapide 线将其和深部真皮缝合（图 26-8）。

13. 皮瓣的边缘用 Rapide 线间断缝合到一起（图 26-9）。

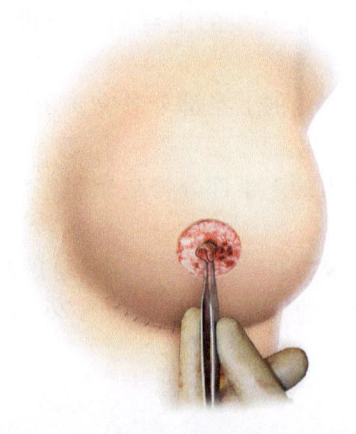

图 26-8　将冰刀皮瓣的边缘拢到中间制造新乳头

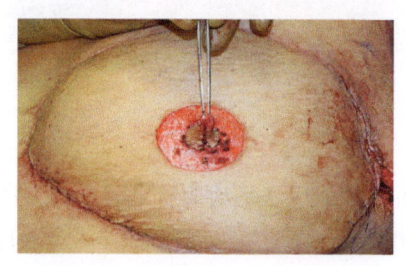

图 26-9　边缘在中线处缝到一起

14. 将帽状皮肤向下缝合使乳头闭合（图 26-10）。

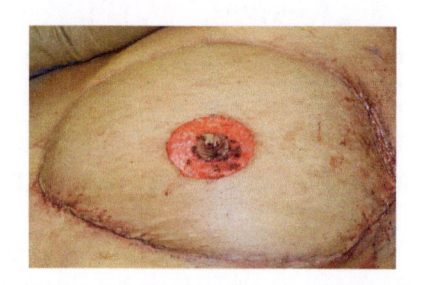

图 26-10　乳头开放端像帽子一样向下缝合

15. 将全厚皮瓣的移植乳晕皮肤用 4-0 铬线半内翻水平褥式缝合至底部。缝线内翻部分埋在乳房皮肤之下避免乳房瘢痕形成（图 26-11）。

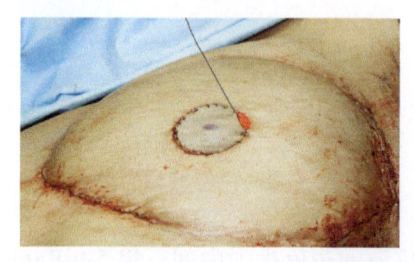

图 26-11　移植的乳晕皮肤缝到皮肤边缘

16. 移植乳晕中央剪一个 1cm 的洞，露出乳头（图 26-12）。

17. 移植乳晕用 5-0 铬缝线间断缝合固定于乳头。

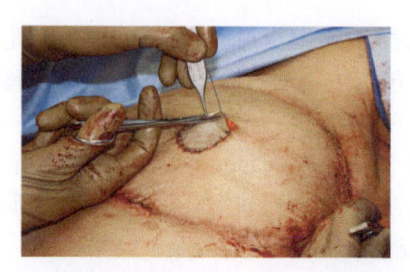

图 26-12　移植乳晕皮肤的中央剪个洞让乳头突出

18. 用 4-0 铬缝线对合乳头和移植乳晕，移植乳晕上行饼皮样切口（图 26-13）。

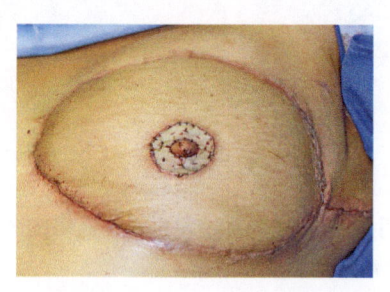

图 26-13　粗针对合，饼皮样切口置于移植乳晕上

19. 用乳香液体胶（Eloquest Healthcare, Ferndale, MI, USA）涂抹于乳房上，用交叉免缝胶条（3M, Two Harbors, MN, USA）、2×2 松散纱布和泡沫胶覆盖伤口（图 26-14）。覆盖敷料的目的是保护乳头乳晕重建区，避免在皮瓣上施加任何压力。

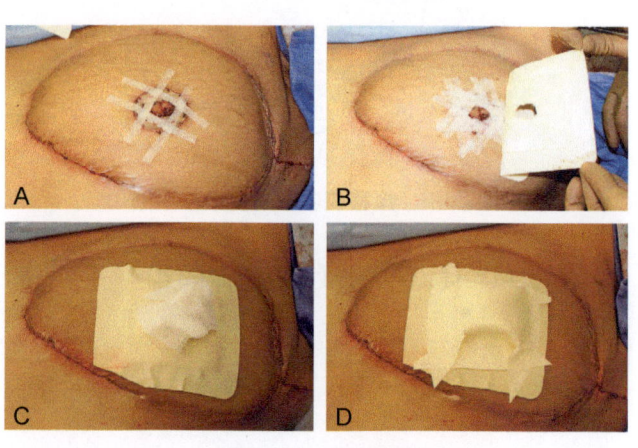

图 26-14　衬垫敷料
A. 周围乳腺皮肤涂抹乳香，然后用免缝胶条交叉紧密黏贴以给移植乳晕施加压力；B. 泡沫胶覆盖于十字交叉的免缝胶带上，中央留孔露出乳头；C. 2×2 的松散纱布覆盖在乳头上；D. 再用泡沫胶像帐篷一样覆盖于松散纱布上，不要在重建乳头上施加任何压力

20. 术后敷料覆盖 5～7 天，然后可以去除。

（五）CV 皮瓣

1. 此方法可以在局部麻醉下患者清醒时进行。

2. 患者取坐位，在乳房最前突的部位标记 NAC 的位置（图 26-15）。

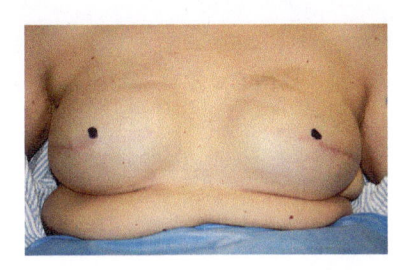

图 26-15　双侧乳头位置标记在乳房全切瘢痕旁最前突的部位

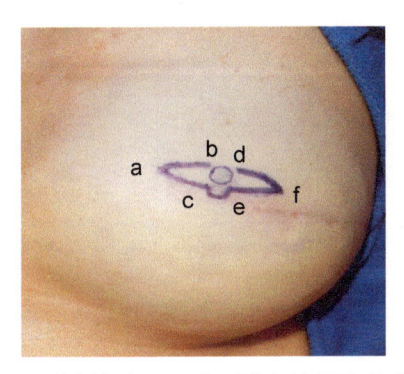

3. 如图所示画出 CV 皮瓣。皮瓣的长度约为 5cm（a 点至 f 点），宽度约为 1.5cm，皮瓣的宽度（bd 到 ce）决定了乳头的凸度（图 26-16）。

图 26-16　CV 皮瓣标记。a 点到 f 点的长度约为 5cm，bd 到 ce 的宽度约为 1.5cm

4. 皮下用含 1∶100 000 肾上腺素的 1% 利多卡因浸润麻醉（图 26-17）。

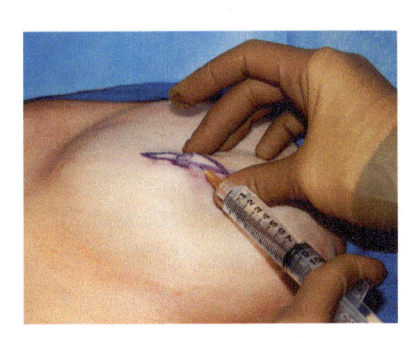

图 26-17　含 1∶100 000 肾上腺素的 1% 利多卡因皮下注射

5. 除了乳头基底的 b 点到 d 点外，其他所有标线都切开。b 点到 d 点区仍和深部相连为皮瓣供血（图 26-18）。

6. 在皮下脂肪平面从两端掀起皮瓣（图 26-19）。

7. 按照 b 点到 c 点、d 点到 e 点关闭伤口（图 26-20）。

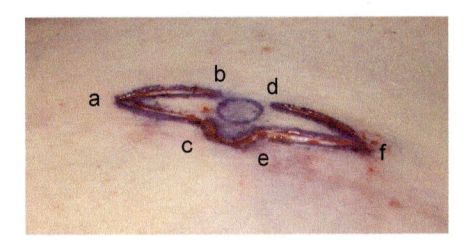

图 26-18　除了点 b 到点 d，切开 CV 皮瓣至脂肪层

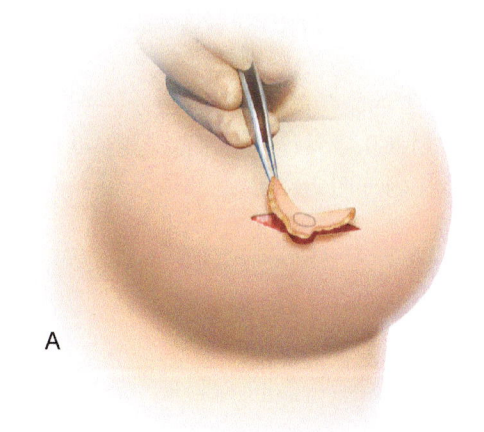

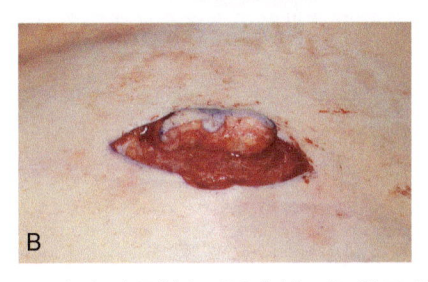

图 26-19　A. 在脂肪层掀起 CV 皮瓣；B. 图示 CV 皮瓣掀起后

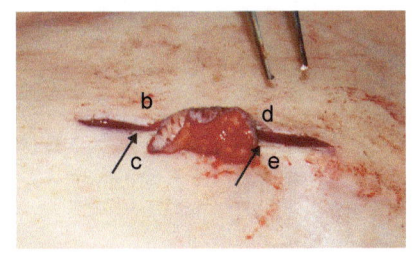

图 26-20　关闭伤口（b 点到 c 点和 d 点到 e 点）

8. 将皮瓣的一边（a 点）拉到中间，用 5-0 可吸收线缝合（图 26-21）。

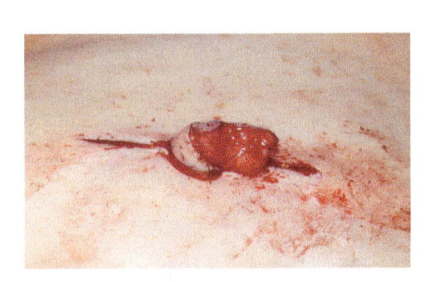

图 26-21　将皮瓣的一边（a 点）拉到中间和下方皮肤缝合

9. 对侧皮瓣缘（f点）拉到中间，和第1个皮瓣边缘缝合（图26-22）。

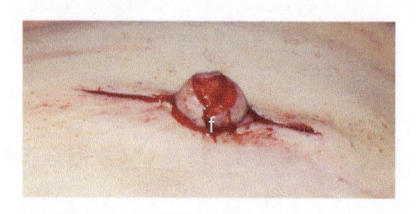

图26-22 将皮瓣另一边（f点）拉到中间与a点皮瓣边缘缝合

10. 上方的帽状皮瓣和下方缝合，关闭乳头顶部，剩下切口用4-0薇乔线缝合深部，用4-0单股薇乔线连续缝合皮内（图26-23）。

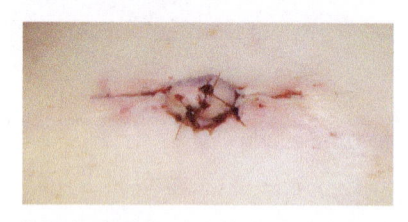

图26-23 将帽状皮肤和下方缝合形成完整乳头。间断缝合所有切口

11. 图示为重建全部完成后乳头突起效果（图26-24）。

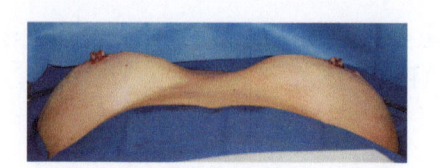

图26-24 双侧CV皮瓣最终的前突效果

（六）三维纹色

1. 此操作可由有经验的乳头纹色者在无麻醉情况下进行。没有额外切口及瘢痕。
2. 在给双侧纹色病例选择色料或给单侧病例匹配对侧乳头颜色时，要考虑患者自身的基础皮肤颜色。
3. 用针头纹色，用阴影技术制造NAC的三维效果，达到NAC的视觉美感（图26-25）。

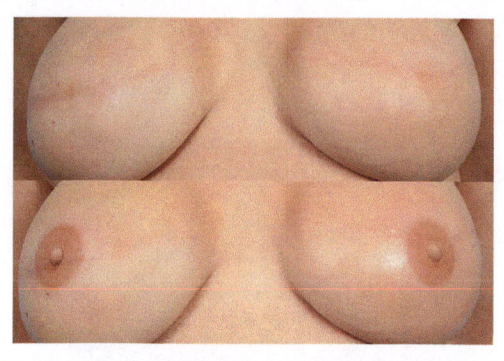

图26-25 乳头乳晕复合体三维纹色的最终效果

经验与教训

指征	乳头乳晕重建需要在乳房已经获得最佳外观，最终形状稳定之后进行。
切口位置	只要允许，皮瓣都要位于全切瘢痕旁，避免制造额外瘢痕，确保重建复合体存活。
突起	1. 乳头突起将在第1年缩小50%；所以，重建时乳头突起要做得比预期大。 2. 后期可以通过真皮填充剂如胶原或玻尿酸等填充乳头使其增大。
乳晕	1. 乳晕纹色通常作为皮肤移植的补充治疗或乳晕重建的基本处理。 2. 纹色经常需要不止一次，每次间隔数月，以达到最终预期效果。

四、术后

1. 乳头重建后，表面覆盖了保护性敷料，需要保持1周。术后前6周不穿胸衣避免乳头皮瓣受压。
2. 如果没有植皮，术后1周去除敷料后，患者可以淋浴。
3. 如果应用植皮进行的乳晕重建，术后1周去除衬垫，每天换药更换油纱，持续1周。2周后，患者可以淋浴，移植皮肤上涂抹润肤膏。

五、治疗效果

1. 任何类型的乳头重建，都会随着时间延长出现不同程度的突起度丧失，最大超过50%，大多数出现于前3个月内。乳头的形状和大小最后固定约需要1年。CV皮瓣一般比冰刀皮瓣损失更多的突起度。
2. 可以通过向乳头注射真皮填充剂如胶原和玻尿酸增大突起。

六、并发症

1. 乳头突起度丧失。
2. 部分或全部皮瓣坏死。
3. 部分或全部移植乳晕皮肤损失。
4. 感染。

（王　宁　译）

第三部分 皮肤肿瘤学

第27章 皮肤和软组织病变的切除活检和切取活检

Cindy Eliana Parra, Alison B. Durham

一、定义

1. 椭圆形切除是一种用途多且简单的操作，可以在门诊中开展。合理的规划和技术可以达到良好的美容效果，且患者的风险最小，因为该过程在局部麻醉下便可进行。椭圆形切除应被更恰当地称为梭形切除，因为切口末端是尖的而非圆的。这种形状用一个切口，沿着已切除病灶的两端去除多余组织或"犬耳朵"，用最小的切口，最大程度改善美容效果。

2. 设计传统的梭形形状时，可以将椭圆的长轴设计为拟切除病变直径的3倍，如果需要可以加上适当的边缘。

3. 理想的尖端角度通常为30°，但这在实际情况中可能会有所不同。切口可以很容易地设计成将最终的缝线和后期瘢痕隐藏在皮肤张力线内，并通过良好的对合产生良好的美容效果。

4. 切除活检可用于皮肤和皮下组织的良恶性病变的诊断和治疗。切除活检指的是将整块病变从皮肤上切除的技术。相比之下，切取活检是一种仅切除部分病变以进行诊断的技术，也可用于切除良性病变并尽量减小最终外观上的瘢痕。

二、鉴别诊断

1. 若要合理规划和实施切除术，需要了解病变类型（即良性与恶性）和病变位置（即位于皮肤内或皮下组织内）。

2. 良性病变可包括表皮囊肿、毛发囊肿、瘢痕疙瘩等。

3. 恶性病变可包括黑色素瘤、非黑色素瘤皮肤癌、隆突性皮肤纤维肉瘤等。此外，在设计和实施之前，还需要了解切除的目的，因为以诊断病变性质为目标的切除和为最终治疗而进行的切除不同。

4. 例如，如果要进行椭圆形切除以诊断怀疑为黑色素瘤的病变，则首选的切除方式为对整个病变进行保留狭窄切缘（0.2cm）的切除活检。这种方式使组织病理学家能够评估整个病变，并提供准确的预后信息，以确定最佳的最终治疗方案。

5. 对于无法进行完全切除的大范围病变，如果疑似黑色素瘤，建议在临床上怀疑病变最深的区域进行切取活检。如果进行了切取活检，而病理结果未报所怀疑的恶性肿瘤，应考虑行再次活检以排除取样误差。

6. 一般来说，在疑似恶性肿瘤的病变诊断明确之前，切除活检不应包括标准治疗切缘。如果为诊断进行窄切缘切除活检的病变位于四肢，则方向应最好沿肢体长轴，以便在进行确切的宽距局部切除时闭合皮肤。且在前哨淋巴结活检拟成为治疗的一部分时，可以尽量减少对真皮淋巴管的破坏。

三、病史和体格检查

1. 计划开展病变切除所涉及的要素包括体格检查或对病变本身、其确切位置和大小所进行的充分描述。

2. 在规划切除术之前，有必要掌握皮肤外科解剖学和解剖学危险区域的知识。例如，切除靠近太阳穴的病变可能会损害面神经颞支，沿外侧下颌线切除病变可能会损伤面神经下颌缘支。

3. 沿着游离边缘生长的病变，其位置也要纳入考虑。因为病变切除后的皮肤若未能事先做好规划和操作，缝合后会使局部解剖扭曲。眼附近颊部病变的切除，若没有进行恰当的设计，会引起睑外翻。

4. 因此，应注意使椭圆形切口的张力方向垂直于游离边缘。沿着松弛的皮肤张力线设计切口的长度线，使最终的瘢痕平行于自然运动线。

5. 确保最后的瘢痕落在美容亚单位的边界，而不是穿过美容亚单位，这也有助于改善美容效果。

6. 在涉及黑色素瘤、梅克尔细胞癌、鳞状细胞癌或其他可能转移至区域淋巴结的癌症病例中，应进行临床淋巴结检查，以评估区域淋巴结受累情况。当怀疑为恶性病变时，如临床检查发现可触及的淋巴结，需要进一步行超声和细针穿刺术（FNA）进行评估。

四、影像学和其他检查

在某些情况下，在行椭圆形切除之前可以考虑先进行影像学检查，这样可以更好地描述病变的临床范围，或有助于确定是否蔓延至周围结构（如肌腱甚至骨）或与之粘连。MRI 可用于评估软组织受累情况，而 CT 可帮助确定骨骼受累情况。影像学检查也可以帮助确定脂肪瘤等病变是位于肌肉上方还是下方，从而有助于手术前进行规划。其他成像方法，如太赫兹脉冲成像技术和反射共聚焦显微镜，已被提出用于检查非黑色素瘤皮肤癌的边缘。反射共聚焦显微镜也被认为可在皮肤手术前更好地评估黑色素瘤的边缘，但目前还没有常规使用。

五、手术治疗

（一）术前规划

1. 术前计划（表 27-1）应包括一次详尽的患者病史询问，其中包括当前的用药情况、过敏史、心脏病史、关节置换史或关节感染史。在进行椭圆形切除术之前，应先改善患者的基础疾病，如未控制的高血压。患者的功能状态、理解和遵循基本指导的能力及忍耐手术过程的能力也应被考虑在内。妊娠并不是门诊皮肤手术的禁忌；然而，如果可能，手术应在妊娠中期或产后进行，以避免在妊娠早期对胎儿器官发育造成影响或在妊娠晚期诱发早产。椭圆形切除术的绝对禁忌证很少，但手术部位感染是一个相对禁忌。

表 27-1 相关的健康史及术前检查

术前健康史检查清单
是否对局部麻醉药过敏或敏感
是否对抗生素过敏
是否对乳胶过敏或敏感
是否对黏合剂敏感
是否感染人类免疫缺陷病毒/肝炎
是否有出血性疾病、血小板减少症或未控制的高血压
是否正在服用抗凝药
是否正在服用布鲁顿酪氨酸激酶（BTK）抑制剂
是否装有心脏起搏器/除颤器
是否有其他置入电子装置
是否接受过心脏瓣膜置换
是否接受过关节置换
当前是否处于妊娠期

2. 服用口服抗凝药或抗血小板聚集药的患者，如阿司匹林、华法林，或直接作用的口服抗凝药，可以安全地进行椭圆形切除。患者可以放心停用可能增加出血风险的非临床需要的补剂（如鱼油、大蒜、生姜、银杏、丹参）。通常不建议暂停使用临床需要的口服抗凝药，因为停用这些药物的风险通常高于术中出血的风险。

3. 布鲁顿酪氨酸激酶（BTK）抑制剂是一种用于治疗慢性淋巴细胞白血病和成熟 B 细胞恶性肿瘤的新药，并与严重的出血事件相关。BTK 和 TEC（在肝细胞癌中表达的酪氨酸激酶）在血小板中表达，在参与胶原介导的血小板聚集的糖蛋白（GP）Ⅵ信号转导下游发挥作用。在皮肤手术前应慎重考虑停用这类药物（伊布替尼、阿卡替尼、替拉鲁替尼和泽布替尼），以避免患者的不良结局。在停用任何药物之前，应向开具处方的医师进行咨询，因为停用时间可能因应用的药物类型而有所不同。

4. 血小板减少症患者应针对个体病例进行评估，以确定进行皮肤手术的安全性。血小板减少症被定义为血小板计数低于 150×10^9/L，是围术期的常见问题之一。根据手术目的的不同，血小板减少症可分为轻度（100×10^9/L）、中度（50×10^9/L）和重度（$< 50 \times 10^9$/L）。这种分类方法在临床上实用性有限，因为血小板计数与出血风险之间的关系是非线性的，并且取决于血小板功能和其他与患者有关的变量。在血小板计数降至 10×10^9/L 以下之前，很难预测自发性出血的风险。目前有关血小板减少症患者围术期管理的数据也很有限，关于阈值的建议是在低质量证据、专家意见或实践回顾的基础上给出。在皮肤科手术中，通常使用 20×10^9/L 作为下限。对于血小板水平较低且需要进行皮肤手术的患者，通常会咨询血液科医师，以便在手术前改善血小板水平。

5. 术前计划应包括回顾对局部麻醉药、防腐剂、乳胶、口服抗生素和黏合剂的过敏情况。真正由 IgE 介导的局部麻醉过敏反应罕见，大多数关于真正局部麻醉药速发型超敏反应的报道是由酰胺类麻醉药（阿替卡因、布比卡因、左布比卡因、依替卡因、利多卡因、甲哌卡因、丙胺卡因和罗哌卡因）引起的。据推测，这种倾向是由于在目前的临床实践中优先使用酰胺类超过酯类局部麻醉药，而不是由于酰胺类比酯类的致敏性更强。

6. 其他由局部麻醉药引起的非 IgE 介导的不良反应常有报道，包括迟发型超敏反应、肾上腺素反应、血管迷走神经反应、针刺伤引起的局部反应或罕见的麻醉药毒性反应。在术前计划阶段，重要的是要鉴别所报告的过敏事件是否是真正的过敏。如有必要,检测不良反应的过敏试验可以通过皮肤点刺或皮内试验(速发型超敏试验)或贴片试验(迟发型超敏试验)进行。

7. 在真实记录的速发型超敏反应的情况下,使用替代类别的局部麻醉药是一种合适的选择(酰胺类和酯类)。在一项涉及 2978 例患者的病例系列研究中,只有 29 例(0.97%)患者被发现是真正由 IgE 介导的局部麻醉药过敏。在普通人群中,对乳胶发生即刻超敏反应的比例为 1%～5%,这一现象目前比局部麻醉药过敏更常见。

8. 对于高危人群,如果手术会破坏口腔黏膜,或计划在感染的手术部位进行切除,可以考虑围术期预防性应用抗生素,以预防感染性心内膜炎或假体关节感染(表 27-2)。尽管尚无针对皮肤外科手术的循证指南,但美国心脏协会(AHA)、美国牙医协会(ADA)和美国骨科医师学会(AAOS)已提出一致建议,指导接受牙科治疗的高危患者预防性使用抗生素。这些建议已经延伸应用于皮肤外科手术。

表 27-2 可能造成感染性心内膜炎和假体关节感染的高危因素

感染性心内膜炎的高危因素	可能造成假体关节感染的高危因素
人工心脏瓣膜 既往曾患过感染性心内膜炎 未修复的发绀型先天性心脏病 使用假体材料对先天性心脏缺损进行完全修复,术后 6 个月内 经修复治疗的先天性心脏病,但在假体装置部位或附近有残留缺损 有心脏瓣膜病的心脏移植受者	进行关节置换术后的 2 年内 既往有过假体关节感染 处于免疫功能低下状态(如器官和骨髓移植、正在接受化疗和长期使用类固醇激素)

经许可引自 Bae-Harboe YSC, Liang CA. Perioperative antibiotic use of dermatologic surgeons in 2012. Dermatol Surg. 2013; 39(11): 1592-1601.

9. 存在起搏器、除颤器或其他植入式装置(如人工耳蜗、植入式药物泵等)的情况下应进行详细讨论。虽然现代起搏器通常有抗干扰系统,防止在电灼过程中传导中断,但仍应保持小心。不建议直接在起搏器或导线上或在距离植入装置 15cm 以内的区域进行长时间的电外科手术。

10. 电灼术可以代替典型的电外科。电灼器用加热的电线封闭小血管,不产生电流或高频电磁干扰。双极电凝是植入式除颤器患者的另一种选择,因为电流集中于两个电极尖端之间。这最大限度地减少了电流在远端的播散和对植入设备的干扰。使用其他类型植入设备的患者也应考虑采用电灼,以避免对植入设备造成干扰或损伤。

(二)体位设计

1. 完成病史采集后,应在手术部位进行椭圆形标记,并与患者共同确认。椭圆的设计应使椭圆的长度与皮肤张力线平行,以尽量降低切口闭合过程中对皮肤边缘的张力(图 27-1)。在设计椭圆时,患者的体位应允许外科医师进行体格检查,并正确评估皮肤张力线(如果病变位于背部,患者应直立坐着或站立,手臂置于躯体两侧)。在可能的情况下,应注意避免设计跨越多个美容单位的椭圆,以改善最后的美容效果(图 27-2)。

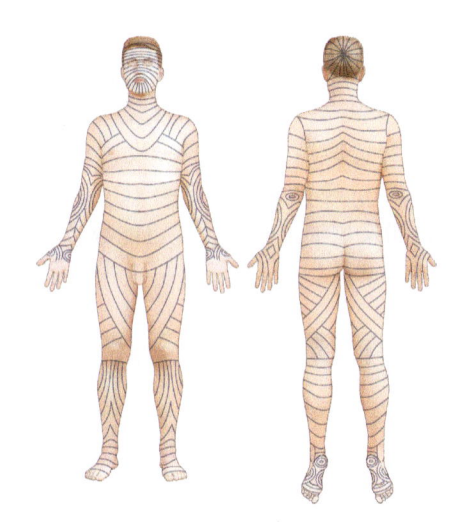

图 27-1 图为松弛皮肤张力线。在确定梭形椭圆的方向时,应牢记松弛皮肤张力线(Langer 线)

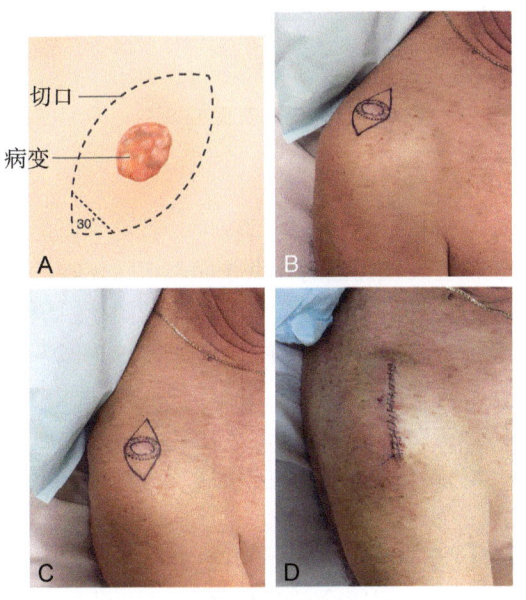

图 27-2 梭形或椭圆形切口设计
A. 梭形切口设计,长宽比为 3:1,顶端角度为 30°; B. 术中椭圆形切口的设计,前视图; C. 术中椭圆形切口的设计,侧视图; D. 术后,最后的表皮连续缝合位置

2. 手术过程中，应将患者摆放成最方便外科医师进行切除的体位。在患者摆放体位过程中，外科医师应谨记人体工程学，以降低工作带来的损伤。在2010年的一项由Liang及其同事对354名皮肤科医师开展的调查中，90%的外科医师报道了肌肉骨骼损伤情况，其中最常见的是颈部、肩部和背部，超过50%的外科医师反馈他们在疼痛时继续工作，以不影响工作质量。Chan等建议，通过改变诊室布局、结构、仪器和工作流程、患者体位及外科医师的力学和姿势优化皮肤外科的人体工程学。特殊情况下，患者会坐在椅子上，使外科医师保持直立姿势，脊柱和前臂成90°，且整个手术过程中肘部靠近身体。患者应尽可能平躺，以实现手术平面与地面平行而不是垂直，以尽可能获得活动自由度和中立的体位。无影灯应该集中于手术台上，这样容易被够到并调整位置以照亮手术部位，从而做到阴影最小，视野最佳。弹力袜和抗疲劳垫的使用也可以帮助外科医师减轻疲劳和肌肉骨骼损伤。

（三）皮肤切口

1. 切开皮肤时，手术刀应与皮肤表面呈90°切开皮肤，以便在缝合过程中对齐皮肤（图27-3）。当手术刀突破皮肤时，应在周围的皮肤施加三点对抗张力。切口从一端的顶点开始，延伸到对面的顶点，并向下深入切除病变所需要的解剖深度。用手术刀以<90°或>90°的角度切开皮肤会形成一个斜面的边缘，为对合切缘增加了难度，并可能导致最终的美容效果不尽如人意。

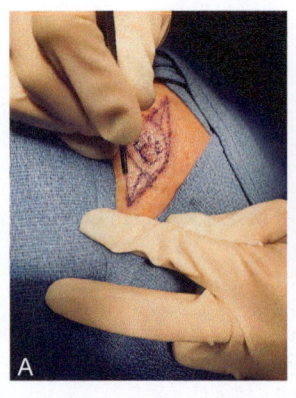

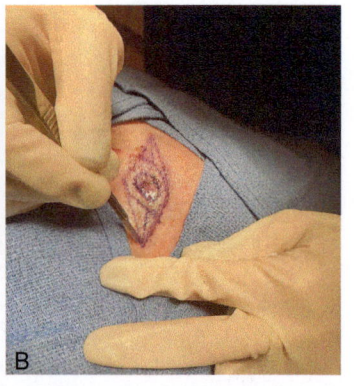

图 27-3　A. 手术刀应与皮肤表面成90°；B. 呈斜面的手术切口

2. 一旦切口达到所需的深度，就可以使用皮肤钩或镊子轻轻夹住椭圆的顶点并提起切除标本，以保持对抗张力。当用手术刀或剪刀切除椭圆形组织时，深部切缘的分离平面要保持均匀、连续（图27-4）。切除的标本被去除后，应仔细烧灼任何活动性出血的血管，充分止血。为了便于组织定位，可以考虑在病理标本上留置标记缝线，以方便病理医师指出阳性边缘的位置。

（四）关闭切口

1. 切口两侧闭合的目标是伤口边缘外翻，精准对合。应进行锐性或钝性潜行分离，使周围皮肤可以在切除的缺损部位上滑动。潜行分离的深度通常与切除组织的深度相对应，并可能因解剖部位不同而不同。

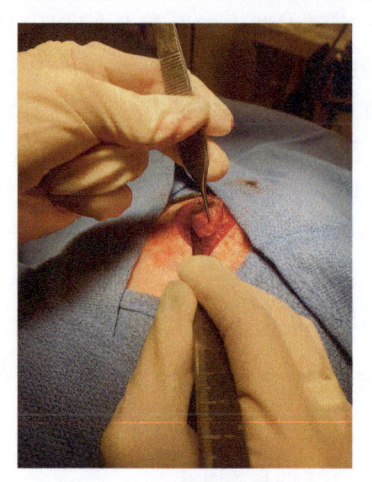

图 27-4　去除切下的标本

例如，对于躯干或四肢上小或浅表的病变，最佳分离平面是中层脂肪-深层脂肪。头部和颈部的最佳分离平面取决于不同美容亚单位。面颊、太阳穴和前额中部应沿皮下平面分离，能避免切断面神经分支，而头皮切除应沿无血管的帽状腱膜下平面分离，优点在于能够减少出血。

2. 层次正确的皮肤切开和潜行分离能为伤口的深层缝合和浅表缝合做准备。使用内翻垂直褥式缝合可减少无效腔，最大限度降低真皮和表皮边缘的伤口张力，在正确操作下可形成切口边缘外翻。缝合应从切口潜行边缘的底部开始，并在距离切口边缘几毫米的真皮中层或真皮乳头层处达到最高点（图27-5）。然后缝针应该稍微向下旋转，在真皮网状层稍深的深度出针。针的路径应该形成一个类似于半心环的形状。在切口对侧完成镜像对称的环路，进针后在网状真皮形成初始稍微向上的角度，在距离切缘几毫米的位置达到缝针路径的最高点。然后旋转针，以便在皮肤潜行切缘的底部出针。针的轨迹最终构成的形状应该是一个心形的环，缝线的线结埋于切缘深层。在缝合过程中对皮肤进行无损伤处理对于实现最佳美容效果至关重要。在使用组织钳引导缝针进入皮肤时避免压榨表皮边缘可实现这一目的。使用齿镊或皮肤钩牵

第 27 章 皮肤和软组织病变的切除活检和切取活检 159

拉皮肤边缘也可用于避免造成能影响伤口愈合的皮缘损伤。

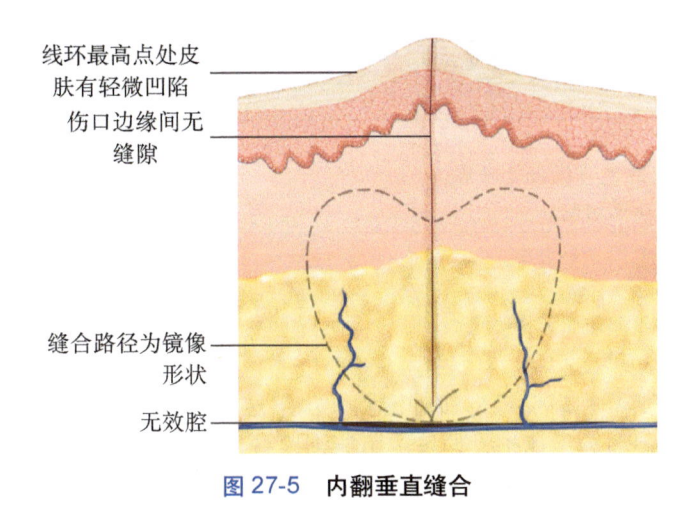

线环最高点处皮肤有轻微凹陷
伤口边缘间无缝隙

缝合路径为镜像形状
无效腔

图 27-5 内翻垂直缝合

3. 最后，进行表皮缝合有助于准确对合伤口边缘。如果深层缝合不满意造成了皮缘高度差，将表皮缝合好仍可以纠正（图 27-6）。一般的规则是"高侧咬高，低侧咬低"。在切口皮缘更高的一侧，应在靠近伤口边缘的真皮乳头层较浅地进针。然后压低伤口边缘以匹配高度较低的另一侧。然后对侧进针时，针头应更深、更宽地进入对面的下侧，以实现表皮精准对合并纠正皮缘高度差异。

4. 可以采用不同的表皮缝合方式（图 27-7），但由于简便性和效率的原因，单纯缝合是最常使用的方法。其他技术可用于相应的特定情况下。例如，当需要额外止血时，可采用连续锁边缝合方式。如果需要额外达到口外翻或止血需要，可采用水平褥式缝合。如果有额外的外观需要，也可以采用连续皮内缝合。虽然与皮肤手术中使用的单纯缝合技术相比，最终瘢痕的宽度没有明显变化，但连续皮内缝合消除了顶层缝线穿过皮肤表面产生的痕迹。

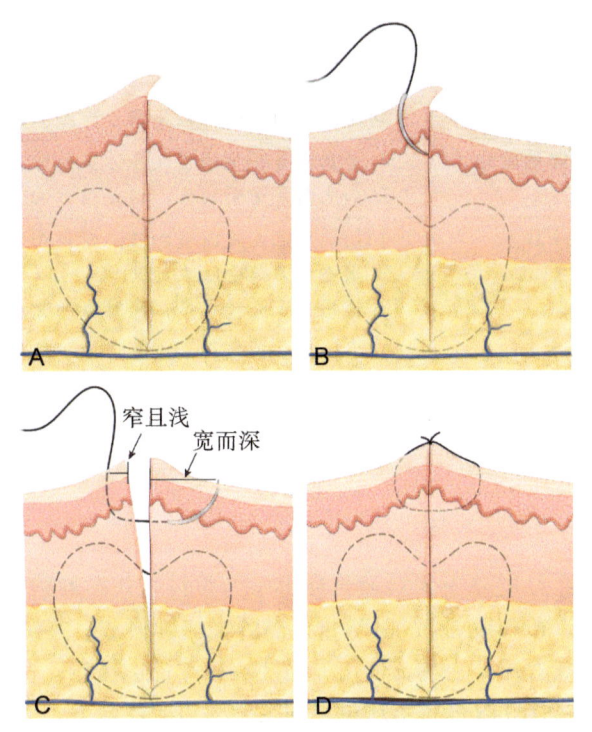

窄且浅 宽而深

图 27-6 纠正切口两侧高度差异的缝合方法

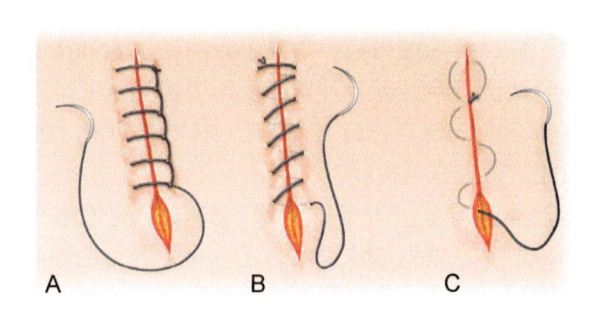

图 27-7 表皮缝合的类型
A. 连续锁边缝合；B. 连续非锁边缝合；C. 皮下连续缝合

5. 缝合类型和针的型号的选择取决于进行切除的解剖位置。皮肤外科中最常用的针是 3/8 号圆形反三角针（表 27-3）。

表 27-3 不同缝合部位和拆线时间选择的缝线类型

部位	深层缝合	浅层缝合	拆线时间
面部	4-0/5-0 Polyglactin 910 可吸收缝线；聚卡普隆 25 可吸收缝线	5-0/6-0 尼龙线、聚丙烯线或肠线	7～10 天
颈部	4-0/5-0 Polyglactin 910 可吸收缝线；聚卡普隆 25 可吸收缝线	5-0/6-0 尼龙线、聚丙烯线或肠线	7～10 天
躯干和四肢近端	3-0/4-0 Polyglactin 910 可吸收缝线；聚卡普隆 25 可吸收缝线	3-0/4-0 尼龙线、聚丙烯线	2～3 周
黏膜	无	5-0 丝线或 Polyglactin 910 可吸收缝线	

表格改编自 Bologna J, Jorizzo JL, Schaffer JV, eds. Wound Closure Materials and Instruments. 4th ed.

经验与教训

适应证	切除活检和切取活检是用于诊断和治疗皮肤和皮下组织良性和恶性病变的技术。
椭圆的方向	1. 考虑沿着松弛的皮肤张力线切除或将切除区域置于美容亚单位内。 2. 如果需要重新切除，请记住方向。
切除技术	1. 切割顶点皮肤时施加三点对抗张力。 2. 用手术刀与皮肤表面呈 90°切开皮肤，以避免边缘出现斜角。 3. 使用镊子夹持标本，同时在所需的解剖平面上切除。
缝合	1. 通过内翻垂直褥式缝合可以实现精确的侧向闭合和外翻。 2. 确保对皮肤进行无损伤处理。 3. 表皮缝合可用于对合表皮伤口边缘或纠正两侧高度差异。

六、术后

1. 皮肤手术后通常使用压力敷料（非黏性敷料、干纱布和胶带），以防止血清肿或血肿形成。在缝合区域涂抹凡士林，使用非黏性敷料和棉球覆盖，并用几层弹性胶带将上述材料固定到旁边的皮肤上。对于四肢，还应采取适当压力进行包裹。通常指导患者在手术后 24 小时内保持压力绷带固定，并在此期间保持敷料干燥。拆除绷带后，指导患者用肥皂水和生理盐水轻轻清洗缝合区域，注意不要用力擦洗或长时间浸泡该部位。应每天在伤口上涂抹凡士林以帮助伤口愈合，并用绷带覆盖直至拆线。

2. 应指导患者注意，如果切口位于有毛发的皮肤上，不要在缝合部位剃毛。还应与患者讨论限制活动的问题，以防止伤口裂开或血肿形成。这些限制包括尽量减少举起重量超过 5 磅（1 磅 =0.45kg）的物体，限制有氧运动，以及会给缝合区域带来过度张力的活动。拆线时间取决于手术部位。面部的缝线通常在切除后 7～10 天拆除，而躯干和四肢的缝线通常在手术后 14～21 天拆除。

七、并发症

1. 术后可能会出现并发症，包括出血和血肿形成、过敏反应和感染。术后的出血首先可以通过直接加压 20～30 分钟控制，通常可以止住轻微的出血。如果形成血肿或出现持续性皮下出血，并且按压无法改善，则可能需要进行血肿清除。虽然这种情况相对罕见，但血肿迅速扩大的情况可能需要将伤口拆线、找到活动性出血的来源并进行细致止血。稳定且非扩张的血肿可以通过沿伤口边缘插入 18 号针引流皮下液体来减压。如果血肿稳定、不扩张，且不会对伤口造成过度张力，可能会自行吸收。

2. 如果在术后 24 小时内开始出现瘙痒、假性水疱或明显水疱，患者有过敏史时发生得更迅速，则应怀疑过敏性接触性皮炎。通常，这些早期反应是清洁剂（即氯己定、碘）或术中使用的其他材料作为变应原造成的。术后使用绷带或局部抗生素也可能在后期出现几何形状的红斑或水疱。对以上情况的管理包括及时识别术中或术后变应原，如果可能，则及时去除变应原，以及避免之后的接触。

3. 如果术后 4～8 天开始出现发热、疼痛、化脓或伤口硬结，则应怀疑感染（表 27-4）。对于皮肤椭圆形切除术，术后伤口感染的风险一直很低，为 1%～3%。从手术伤口感染中分离出的最常见微生物包括对甲氧西林敏感的金黄色葡萄球菌。如果发生手术部位感染，则应给予经验性口服抗生素治疗，建议选用能够覆盖对甲氧西林敏感的金黄色葡萄球菌的抗生素，或第一代头孢菌素，如头孢氨苄。可以留取伤口培养物，以帮助指导进一步口服抗生素治疗或对经验性治疗无反应的患者。对于全身症状加重、怀疑有菌血症或无法耐受口服抗生素的患者，可以考虑静脉注射抗生素。

表 27-4 皮肤手术部位感染的可能风险因素

伤口特征	宿主因素	身体部位	手术复杂程度
细菌污染	免疫抑制	膝关节以下	手术时间延长
	糖尿病	鼻和耳	鼻部皮瓣
	吸烟	黏膜部位	移植物修补
		腹股沟	鼻和耳的楔形切除术

改编自 Harlan C, Nguyen N, Hirshburg J, Hirshburg JM. Updates on recommendations for prophylactic antibiotics in dermatologic surgery.

(李淳钰　译)

第28章 原发性皮肤黑色素瘤的广泛切除

Roi Weiser, Russell S. Berman, Jeffrey E. Gershenwald

一、定义

1. 原发性皮肤黑色素瘤的广泛切除（WE）是用于描述处理原发性黑色素瘤部位明确的手术治疗方式的术语。广泛切除被定义为经手术切除原发肿瘤和（或）活检部位，包括正常外观皮肤的外周边缘及深部的皮下组织。合适的切除边缘由原发肿瘤的 Breslow 厚度决定，本章即将展开叙述。

2. 根据原发肿瘤特征和临床淋巴结状态，广泛切除可以与术中淋巴成像和前哨淋巴结活检（SNB，针对临床淋巴结阴性和原发肿瘤提示有足够的风险出现隐匿性区域淋巴结转移的患者）或区域性淋巴结清扫术（针对临床上累及区域淋巴结且无远处转移的患者）同时进行。（见第 33～40 章）。

3. 广泛切除的主要目标是切除原发肿瘤及附近的任何微小黑色素瘤细胞，从而最大限度降低局部复发的风险。除了遵循肿瘤学外科原则外，外科医师还应力求同时减少术后功能障碍或外形受损。该手术也称为广泛局部切除。

二、鉴别诊断

除非获得黑色素瘤的明确病理诊断，否则不应进行广泛切除。

三、病史和体格检查

1. 新诊断为黑色素瘤的患者应接受全面的病史评估，包括评估年龄、性别、黑色素瘤或其他恶性肿瘤的个人史及家族史，以及任何痣综合征的病史。还应评估患者是否有任何其他重要的既往史和手术史、用药情况和过敏史。

2. 如果有，还应该采集日晒史和是否进行过日光浴的相关问题。完整的病史可以为确定疾病范围提供临床线索。进行性加重的头痛或腹部绞痛等症状可能提示远处转移性疾病，需要进一步检查。

3. 体格检查对新诊断的黑色素瘤患者极为重要。如果已进行活检，则应记录活检的解剖部位和方向，以及是否存在任何残留的色素性病变。

4. 必须对需要治疗的任何原发性黑色素瘤的具体部位进行确认。尽管这看起来是毋庸置疑的，但许多患者有同时的和（或）既往的皮肤活检，因此有必要进一步明确来源信息，包括查看活检前皮肤部位的照片，抑或直接询问当时接诊的医师。因为活检部位可能在本次治疗前已经愈合，所以最理想的情况是保留照片图像以记录所有计划治疗或可能开展治疗的活检部位。这将有利于外科医师在切除前进行确认，也有利于核医学科医师在行核素淋巴显像时因地制宜地进行放射性示踪剂注射。这种对活检部位的记录在新辅助治疗的新兴时代尤其重要。新辅助治疗策略目前主要集中于临床阳性的区域性转移的患者，其中一些患者因为并存的原发肿瘤可能已被确诊。新辅助治疗可以使肿瘤完全消退；因此，除了照片记录外，一些临床医师可能会选择在原发肿瘤的位置进行文身。

5. 应检查原发灶和淋巴回流区域之间的皮肤和软组织是否有任何卫星灶或移行转移的迹象。黑色素瘤最常通过区域淋巴管转移至区域淋巴结。尽管如此，由于黑色素瘤可能转移至局部和远处淋巴结，因此对于新诊断的黑色素瘤患者，应仔细检查所有可触及的淋巴结区，包括颈部、锁骨上、腋窝、滑车上、腹股沟和腘窝淋巴结。位于淋巴回流不明确区域（通常认为是头部、颈部和躯干区域）的黑色素瘤，可以回流至多处淋巴结区。鉴于淋巴系统在黑色素瘤中的重要性，要细致而重点地关注淋巴系统的检查。还应关注黑色素瘤所在的肢体是否存在淋巴水肿，这也可能提示区域淋巴结病变及血管问题。

6. 临床医师应记录所有肿大的淋巴结及质地、固定程度、粗糙程度等详细特征。临床特征可疑的淋巴结应通过细针抽吸和（或）空芯针活检（通常在超声引导下进行）及细胞学和（或）病理学检查进行评估。对于由于身体因素而触诊淋巴结受限的患者，以及临床检查淋巴结阴性但原发肿瘤具有高风险特征的患者，可以对潜在的淋巴结区域进行超声检查，并对任何可疑的淋巴结进行活检。经淋巴结活检证实区域转移，使得无须进行前哨淋巴结活检，即可在受累区域达成

Ⅲ期疾病的诊断。

7. 重要的是，原发性黑色素瘤进行活检后，有时可能会出现可触及的"反应性"淋巴结，因此，在最终进行淋巴结切除或新辅助全身治疗前，应强调对转移性黑色素瘤进行病理确认的重要性。

8. 新诊断的黑色素瘤患者还应该接受从头到足的皮肤检查，以确定是否存在其他可疑的皮肤病变。尽管对活检技术展开叙述超出了本部分的范围，但适当的活检范围应包括表皮、真皮和至少一层皮下脂肪。这使皮肤病理学家能够准确地报告原发性黑色素瘤肿瘤组织病理学显微分期的基本组成部分，这将在本章后面部分展开讨论。

9. 当体征及症状提示存在其他疾病时，进行充分体格检查后可能会怀疑有远处转移。应特别注意神经系统检查，评估是否存在任何局部症状或精神状态变化。如果发现肝大、腹部肿块或直肠指检发现明显肿块或隐血，也应进一步检查。若发现远处真皮或皮下结节，或远处淋巴结肿大，也需要行进一步检查。

四、影像学和其他检查

1. 原发性黑色素瘤患者的治疗计划主要基于原发性肿瘤的组织学显微分期。

2. 在没有症状的情况下，使用影像学检查作为分期检查的一部分，尚未被证明其会显著影响初诊临床淋巴结阴性黑色素瘤患者的生存或治疗方案。对于无症状的术前Ⅰ期和Ⅱ期黑色素瘤患者，术前断层扫描成像的检出率非常低。在一项研究中，对ⅠA至ⅡC期患者进行515项术前影像学检查，其中132项是高级成像，只有7项有可疑的影像学发现。值得注意的是，这些表现最终都没有被证明是黑色素瘤，并且术前影像学结果并没有改变临床治疗方案。尽管如此，一些临床医师确实选择对有原发性皮肤黑色素瘤高危风险的患者进行术前断层扫描成像检查。

3. 在无症状隐匿性Ⅲ期（即前哨淋巴结阳性）的患者中，断层扫描成像检查很少发现远处转移性黑色素瘤。然而，随着更有效的全身辅助疗法最近已被批准用于Ⅱ期和Ⅲ期黑色素瘤患者，且临床试验正在进行中，需要在开始辅助治疗之前使用断层扫描成像排除全身转移；关于此类影像学检查的实用性的更多细节尚处于研究阶段。

4. 尽管PET/CT通常包含了四肢图像，但对于常规CT及MRI不进行扫描的区域，常规进行PET/CT检查的益处尚未在该患者群体中得到证实。

5. 在临床上可触及淋巴结肿大的无症状患者中，无症状远处转移的检出率更高，为4%～16%，需要进行治疗前的基线影像学检查以辅助分期。多项研究已显示PET/CT表现出更高的敏感性和特异性，但目前的指南支持使用PET/CT或胸部/腹部/盆腔CT检查，以及脑部MRI辅助进行术前分期。

6. 目前还没有特定的肿瘤标志物或生化指标被证实可应用于黑色素瘤筛查或复发。血清乳酸脱氢酶（LDH）水平升高是远处转移性黑色素瘤患者的不良预后因素，并被纳入美国癌症联合委员会（AJCC）第八版中的Ⅳ期疾病分期系统。LDH水平升高的患者M分期被列为（1），LDH水平不升高的患者M分期被列为（0）；例如，合并非中枢系统的远处脏器转移且LDH水平升高的患者被分期为M1c（1）。

五、手术治疗

（一）术前规划

1. 活检

（1）大多数可疑黑色素瘤的皮肤病变在转诊至外科治疗之前已由皮肤科医师或其他医疗人员进行了活检。

（2）如果尚未对疑似黑色素瘤的病变进行活检，外科医师应计划并开展活检，以对病变进行适当的镜下分期（如果确认为黑色素瘤），以给出明确的组织学诊断，同时提高后续开展广泛切除后实现一期闭合的可能性（见第27章）。

（3）切除活检应包括可疑病变周围1～3mm的正常皮肤边缘及其下的皮下脂肪，以便为皮肤病理学家提供足够的取材完善诊断，如果是黑色素瘤，则可以对原发肿瘤进行组织学镜下分期。

（4）位于四肢的切除活检通常平行于四肢长轴（图28-1）。在躯干、头部和颈部，活检的方向最好与受累皮肤的淋巴引流保持一致，同时还要注意皮肤张力线的方向，以实现伤口的最佳闭合。

（5）对于大范围病变，尤其是在美容外观重要区域，有时切取活检可作为首选。这种活检方法不能保证完全反映病变的真正镜下病理分期，包括边缘评估，在确定治疗计划期间需要考虑这种局限性。

（6）当皮肤病变怀疑为黑色素瘤时，通常不建议进行浅层刮取活检，因为活检可能无法包括病变的全部范围（尤其是Breslow厚度），从而导致对镜下分期的判断不准确。美国皮肤病学会将这种浅层刮取活检与深层刮取活检或碟状手术区分开。后者是皮肤科医师最常用的诊断技术，通常会深达病变平面下方的深层网状真皮。

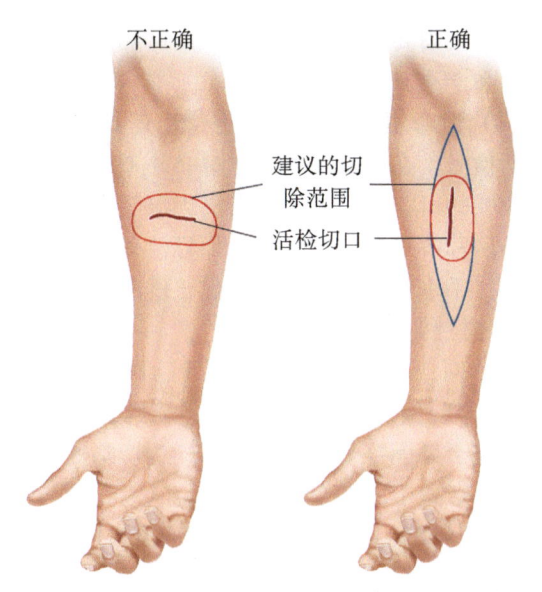

第28章　原发性皮肤黑色素瘤的广泛切除　163

图28-1　切除活检方向的重要性。四肢的切除活检通常平行于四肢的长轴（右图）。在此例病例中，不正确的方向（左图）可能会导致需要皮肤移植闭合切口，而如果活检方向正确（右图），则可能实现一期闭合。请注意，在右图示例中，整体切除范围已经延长以达到一期闭合。进行活检时要注意始终需要考虑后续步骤

（7）如果活检结果不佳（如深部活检边缘呈阳性），不建议在广泛切除手术之前，仅根据之前的深部活检阳性边缘对剔除活检部位进行扩切活检。不过，如果存在明显完整的残留色素成分，则通常会进行扩切活检以排除临床上一些少见情况，即扩切的组织病理学结果将改变治疗计划，可能是更大的切除范围、拓展了对原发肿瘤发展程度的认知，或建议进行前哨淋巴结活检。

（8）在任何计划的最终治疗之前，必须进行黑色素瘤活检部位的确认。

2. 原发性黑色素瘤的组织病理学分期

（1）为了确定原发性黑色素瘤患者合适的手术范围（包括广泛切除的切缘范围及是否推荐术中淋巴成像和前哨淋巴结活检），对原发性肿瘤的几种组织病理学特征进行评估至关重要。

（2）Breslow厚度（以毫米为单位）、是否存在原发肿瘤溃疡及切缘活检状态（周边和深层边缘）对确定T分期和指导合适的手术方案都是至关重要的，并且应由皮肤病理学家进行评估。其他可能对手术外科医师的治疗计划有所帮助的原发性肿瘤信息包括有丝分裂率（以"有丝分裂数/mm^2"表示），是否存在淋巴血管侵犯、神经周围侵犯、显微镜下卫星灶、肿瘤消退、肿瘤浸润淋巴细胞的范围和组织学亚型。

3. 切除范围

（1）广泛切除包括皮肤和深部皮下组织的周围边缘，其边缘的厚度与肿瘤的厚度相对应。

（2）切除的切缘选择基于原发肿瘤（Breslow）厚度。过去30年中至少进行了6项前瞻性随机试验，为循证方法提供了依据。虽然详细的讨论超出了本部分的范围，但美国国立综合癌症网络（NCCN）对周围切缘的建议如下。此处推荐的切缘是指外科医师在手术时从活检边缘和（或）完整的残留部分测量的边缘，而不是由组织病理学家在标本上测量的边缘。

1）原位黑色素瘤：切缘0.5～1cm。

注意：对于大的或边界不清的原位黑色素瘤、恶性雀斑样痣或肢端雀斑样痣亚型，可以考虑切缘＞0.5cm，以充分治疗隐匿的早期侵袭性肿瘤。

2）肿瘤厚度≤1.0mm的肿瘤（T1）：1.0cm边距。

3）肿瘤厚度1.0～2.0mm（T2）：1～2cm边距。

4）肿瘤厚度2.0～4.0mm（T3）：2cm边距。

5）肿瘤厚度＞4.0mm（T4）：2cm边距。

(二) 体位

1. 摆放体位总体策略

（1）根据原发肿瘤特征和其他考虑因素，可能需要进行淋巴成像和前哨淋巴结活检。在这种情况下，应争取与原发肿瘤广泛切除共同进行。因此，正确的患者体位应考虑原发黑色素瘤的位置和引流区域淋巴结区的位置。当原发性黑色素瘤流向多个淋巴结区和间隔、异位和（或）移行转移位点时，这可能变得具有挑战性。此外，在考虑针对个体患者的最佳手术体位策略时，应考虑前哨淋巴结活检时放射性示踪剂从原发肿瘤注射部位的潜在"穿透"效应。

（2）对于具有临床阳性淋巴结的初诊Ⅲ期患者，通常需要进行区域淋巴结清扫和原发性肿瘤广泛切除，无论是最初还是在新辅助全身治疗后（后者最好在临床试验中开展）。外科医师应设计最佳体位以适应同时进行2个手术的需要。不太常见但类似的情况包括计划同步进行局部/移行/区域淋巴结转移灶切除。

（3）当不重新摆放体位便无法同时切除时，或者尝试在单个位置切除多个部位会影响手术质量时，应考虑术中给患者重新摆放体位。

（4）在设计患者体位时还必须考虑皮肤移植供体部位或其他重建问题。

2. 近端肢体

（1）对于上肢近端病变，广泛切除和前哨淋巴结活检一般采用仰卧位。对于肩部附近更靠后位置的病变，肩部垫枕或侧卧位的改良仰卧位有利于广泛切除进行和切口缝合，也便于在腋窝淋巴结、颈部淋巴结和锁骨上淋巴结处进行操作。环周消毒的上肢应进行支撑，以防止对肩部和臂丛神经造成损伤。

（2）对于近端下肢病变，仰卧位可以很好地显露前部或侧面部位，从而允许开展广泛切除和前哨淋巴结活检，甚至在需要时可以进行腹股沟解剖。当黑色素瘤位于下肢后侧近端或臀部时，广泛切除可以在患者侧卧位或俯卧位时开展。身体受压点需要放置衬垫，腋窝和胸部需要适当固定。一些外科医师能够轻松地在患者取侧卧位下施行广泛切除和腹股沟前哨淋巴结活检；该体位的一个潜在优点是不需要重新摆体位。或者，前哨淋巴结活检可以在患者取仰卧位时进行，然后为患者重新摆放体位以进行广泛切除。

3.远端肢体

（1）一般来说，仰卧位适合大多数远端肢体病变手术。如果还要进行前哨淋巴结活检或淋巴结清扫，则可以轻松进入腋窝、滑车上和腹股沟淋巴结区。如果患者的黑色素瘤回流至腘窝淋巴结，则应考虑除仰卧位外的其他体位，包括蛙式位、侧卧位和俯卧位，具体体位根据外科医师的偏好和患者特征确定。当需要进行腘窝切开时，最常采用的是俯卧位。

（2）足跟部位的黑色素瘤不仅有可能转移至腘窝淋巴结，而且可能需要专门的重建方法 [如伤口应用真空辅助闭合（VAC）装置、旋转皮瓣和（或）带血管的游离皮瓣]。在这种情况下，在手术台上使用沙袋可以按需要重新摆放体位。

4.躯干部位

（1）当对躯干黑色素瘤进行广泛切除及前哨淋巴结活检时，在设计手术体位时必须考虑多种淋巴结回流模式的可能性。术前核素淋巴显像将显示向主要淋巴结区和少见淋巴结区的（如异位、间隔）淋巴引流方式。手术开展前应复习术前核素淋巴显像，以确定手术体位和总体手术策略。

（2）对于大多数前侧躯干黑色素瘤（如胸部和腹部），仰卧位方便对原发灶及引流区域淋巴结进行操作。对于外侧躯干黑色素瘤，广泛切除的理想体位包括将患者置于部分或完全侧卧位（需要适当垫衬垫和保护臂丛神经）。该体位还有助于同时进行引流区域淋巴结的操作。

（3）仅进行广泛切除时（如对于没有不良风险特征的薄黑色素瘤），可以根据外科医师的判断以俯卧位或侧卧位进行背部黑色素瘤切除。此时必须垫合适的衬垫保护臂丛神经，并且气道保护至关重要。如果在相同的手术条件下进行前哨淋巴结活检，患者的体位必须便于接近引流淋巴结区，包括多个淋巴结区域或异常位置的淋巴结区域。有时可以通过侧卧位来实现，但可能需要在前哨淋巴结活检后和广泛切除之前重新调整体位（图 28-2 和图 28-3）。

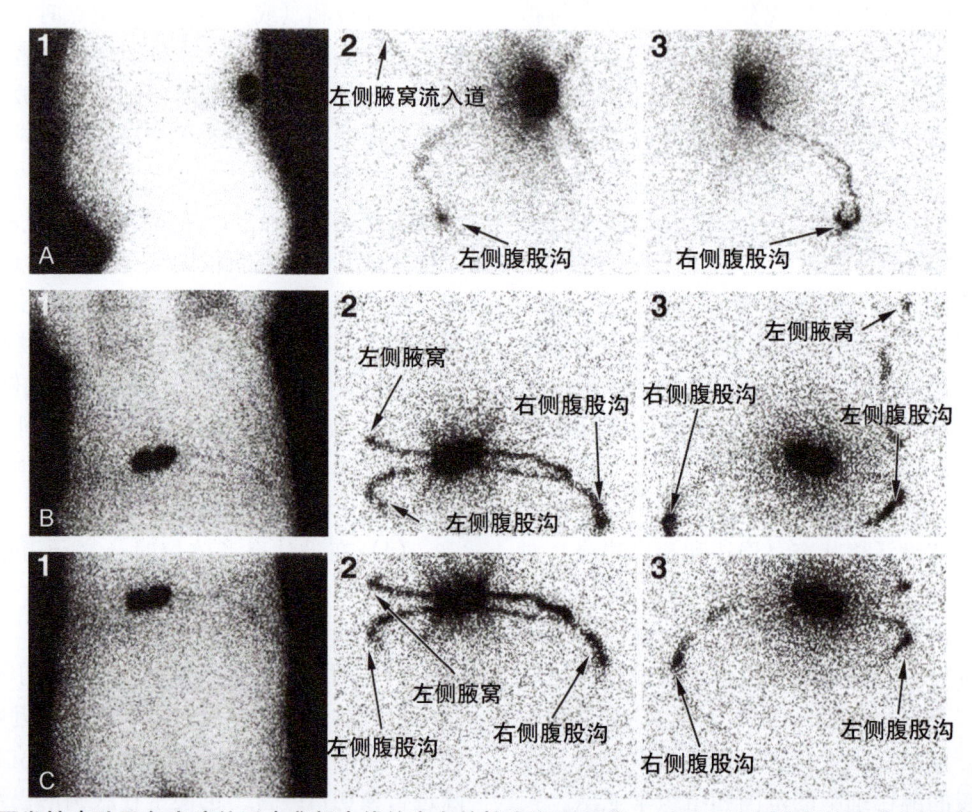

图 28-2 1名原发性皮肤黑色素瘤位于中背部中线的患者的核素淋巴显像，显示了双侧腹股沟和左侧腋窝的放射性示踪剂摄取活动

A. 侧面视图；B. 前后位和后前位，上部；C. 前后位和后前位，下部

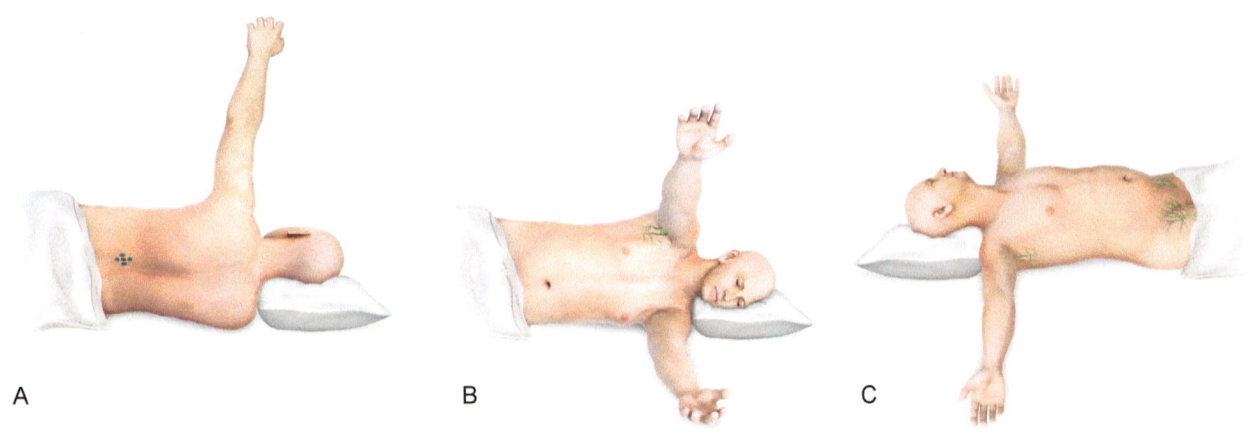

图 28-3　中背部中线黑色素瘤患者的手术体位示例。在同一手术过程中接受广泛切除、淋巴成像和前哨淋巴结活检（注意双侧腹股沟区域和左侧腋窝的核素淋巴显像引流，如图 28-2 所示）。由于放射性示踪剂从背部中线的主要注射部位"穿透"，患者被置于侧卧位，以处理左侧腋窝淋巴引流和原发肿瘤（中线背部）（A 和 B）。然后将患者重新摆放为仰卧位，以进行双侧腹股沟前哨淋巴结活检（C）。请注意，如果放射性示踪剂透过不是问题，则患者最初可以置于仰卧位（在中背部病变周围皮内注射异硫蓝染料和放射性胶体后）以处理双侧腹股沟淋巴结区及左腋窝淋巴结区，然后重新摆放为侧卧位进行背部黑色素瘤广泛切除。无论采用哪种方法，重要的是用伽马探针扫描原发肿瘤和引流淋巴结区之间的区域

5. **头部和颈部**　头颈部黑色素瘤患者必须仔细摆放体位，要考虑开展广泛切除、重建的需求，如果要进行前哨淋巴结活检，还要兼顾引流区域淋巴结。无论是仰卧位、俯卧位还是侧卧位，头部和颈部都必须得到适当的支撑和垫衬垫。此外，必须保护呼吸道、眼和耳。

（三）广泛切除边缘

原发性黑色素瘤的计划切除边缘是基于前面所述的 Breslow 肿瘤厚度，指需要切除的正常皮肤的周围边缘。如果原发性黑色素瘤完整或部分完整，则应从肉眼可见病变的周边测量边缘。当先前的活检已切除整个色素病变时，则应从活检瘢痕的外围测量边缘。

（四）切口的位置和方向

1. 正确规划切口至关重要。外科医师必须考虑所需的周围边缘（即切除边缘）、涉及的具体原发解剖部位及局部软组织的质和量。

2. 因为最终的切口可能比患者预期的要长得多，基于活检部位通常较"小"，我们强烈建议将此话题纳入手术咨询和术前知情中：在初次就诊或术前谈话时向患者展示"比例"示意图通常很有意义。

3. 建议的切除边缘通常会产生皮肤上标记的圆形或椭圆形缺损（图 28-4）。当计划进行一期缝合时，可以在行广泛切除之前将圆形或卵圆形修整为椭圆形，以改善美容效果，并促进一期缝合（图 28-5）。切除椭圆形组织会使伤口轮廓过渡得更加自然，并最大程度减少切口两端的"犬耳朵"。

4. 教材上经常建议设计一个长度约为宽度 3 倍的椭圆；外观上可接受的切口通常可以用更小的比例实现，并且应该个体化分析。

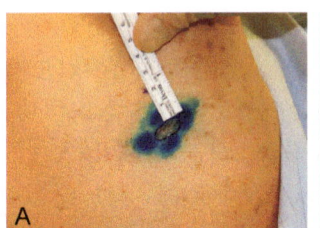

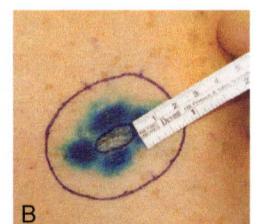

图 28-4　在此示例中，患者已在活检部位周围皮内注射了锝 -99m 硫胶体和异硫蓝，以在广泛切除时同时进行淋巴造影和前哨淋巴结活检。建议的切除边缘是依据原发肿瘤厚度，从完整的黑色素瘤或活检瘢痕的边缘开始测量，通常会在皮肤上画出圆形或椭圆形标记

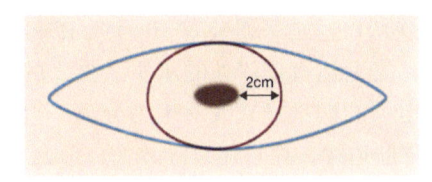

图 28-5　当计划进行一期缝合时，通常会在广泛切除之前将圆形或卵圆形修整成椭圆形，以改善美容效果，并促进一期闭合

5. 或者，可以在对肿瘤行广泛切除后去除可能形成"犬耳朵"的组织。根据皮肤的张力线，改良的椭圆形切口如平缓的"S"形切口或旋风形切口（图 28-6）可能有助于伤口闭合，通常为切除三角形的皮肤部分和其深部的皮下组织。

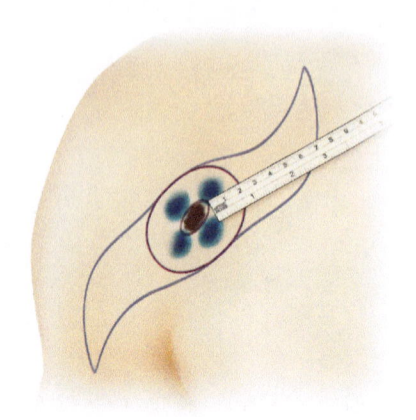

图 28-6 根据皮肤的张力线，改良的椭圆形切口如平缓的"S"形切口或旋风形切口可能有助于闭合

6.如果可行，切口的方向应有利于一期闭合。例如，在四肢上，广泛切除的切口通常平行于肢体的长轴。这有利于切口一期闭合，从而使有形成黑色素瘤细胞瘤栓风险的淋巴管能够更多被切除，并可能减少其后出现的淋巴水肿。

7.原发部位的特殊考量因素

（1）乳房：乳房皮肤的原发性皮肤黑色素瘤的治疗原则应与其他地方的皮肤黑色素瘤类似。不需要行乳房切除术控制肿瘤。

（2）手、足和指（趾）：应遵循指南中对皮肤黑色素瘤的切缘要求，同时应最大限度考虑保留功能。作为一般原则，通常不需要去掉骨骼以控制原发性黑色素瘤。然而，当不进行部分指甲切除时，行广泛切除后没有足够的软组织维持手指的功能，如甲下或远端手指浸润性皮肤黑色素瘤，则通常需要截肢（第 31 章）。保留指骨的术式有时可用于远端指下/甲下原位黑色素瘤。对于蹠部病变，通常也可以实现指骨保留。

（3）肛周皮肤黑色素瘤应按皮肤黑色素瘤治疗。

（五）皮肤切口

1.皮肤切口通常采用装有 10 号或 15 号刀片的手术刀切取，先到达真皮深处的水平。真皮的其余部分可以使用电刀的切割模式或手术刀分离。需要小心以避免烧灼皮肤边缘，这可能会导致伤口愈合不佳。

2.继续切除，将皮下组织的初始切口扩大至肌肉筋膜水平；必须注意保持穿过皮下组织的进刀角度垂直于皮肤表面。因黑色素瘤原发灶的解剖位置不同，实际切除深度会根据情况不同而有所不同。通常不需要在广泛切除时包含筋膜，这并不会降低局部复发率；一个例外情况是，如果之前的手术部位包括或邻接筋膜，导致本次切除中无法得到清晰的切缘，或者在筋膜明显受肿瘤累及的罕见临床情况下，可以将筋膜同时切除。

3.外科医师应该了解浅表（皮下）运动神经（如腓浅神经或脊髓副神经）的情况。头颈部病例尤其如此，特别是当需要进行颈部解剖时。在这种情况下，应与麻醉团队讨论尽量减少使用肌松药，以确保保留神经功能并完成手术区域的探查。

（六）标本切除

1.一旦切除深度达到深部的肌肉筋膜，就可使用电刀从深部筋膜分离皮肤和软组织来完成广泛切除（图 28-7）。

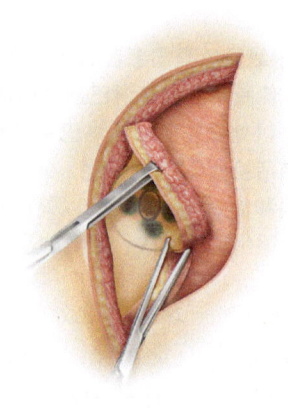

图 28-7 展示了向下至肌肉筋膜的广泛切除深度。一旦达到这个深度，皮肤和软组织就会从深部的筋膜上解剖下来，达到广泛切除

2.广泛切除的标本通常会进行石蜡病理切片分析；术中冰冻切片分析很少用。当重建可能明显受到受累切缘影响时，可能需要与病理团队协调进行"加急"的石蜡病理分析（所需时间为 24～48 小时）（另见本章中的"伤口延迟闭合"）。

3.如果最终的受累切缘需要再次扩大切除（通常作为单独的手术程序），则在提交病理评估之前正确标记标本的方向非常重要（图 28-8）。

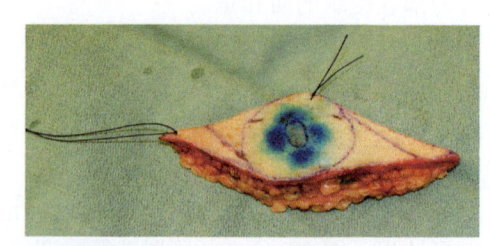

图 28-8 仔细定位切除的标本，以确保病理学家准确评估切缘。同样重要的是，以这样的方式进行定向，以便可以将受累的切缘准确地在患者身体上定位

（七）关闭切口

1.大多数 1cm 边缘的缺损和许多 2cm 边缘的缺损可以行一期闭合。通过分离出局部皮瓣对拢相邻组织通常有利于原发切口闭合，也取决于原发肿瘤的位

置、边缘和邻近皮肤的松弛程度。手术缺损通常可以通过移动组织皮瓣来闭合，这些组织皮瓣是通过潜行分离筋膜上平面而形成的，包括全层皮肤和下面的皮下脂肪（图 28-9）。

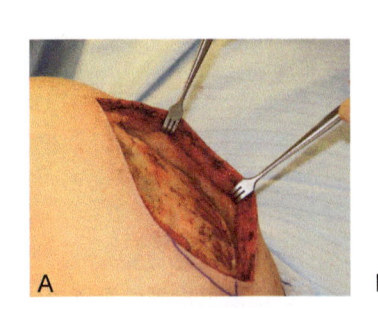

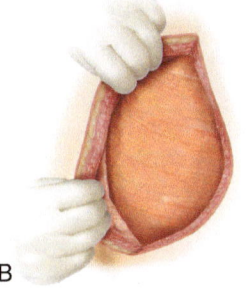

图 28-9 照片（A）和示意图（B）展示了通过在肌肉筋膜表面潜行分离的全层皮肤和皮下脂肪构成组织瓣

2. 广泛切除缺损的复杂闭合包括一层或两层深部可吸收线缝合（图 28-10），然后在皮内层进行内翻可吸收线缝合。皮肤闭合可以使用多种方式进行，具体取决于组织张力、解剖部位、活动性和外科医师的习惯偏好。表皮下皮肤闭合可使用可吸收单丝缝线缝合或应用需要拆线的不可吸收线行贯穿缝合。根据外科医师的偏好，也可以使用不可吸收缝线进行间断或连续缝合，也可使用皮肤钉（图 28-11）。可以使用皮肤黏合剂或黏合带直接覆盖皮肤。

3. 当潜行分离范围广或皮瓣较大，或在分层闭合后仍存在相当大的无效腔时，根据外科医师的考量，可以进行闭式负压引流。如果使用引流管，出口部位一般应与切口处对齐，以便可以再次切除任何潜在的复发病变，而不会危及随后的伤口闭合。或者，有时可以使用将较表层组织缝合到下面的筋膜上的方法，这样即使使用较大的皮瓣，也可以避免引流的需要。

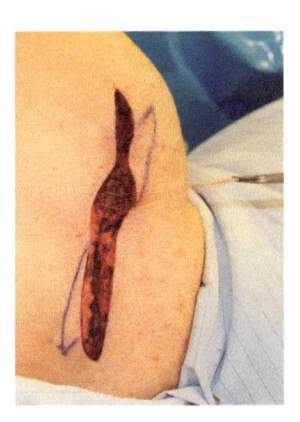

图 28-10 照片展示的是深层可吸收线缝合的方式，以达到广泛切除的复杂一期闭合。通常进行一层或两层深层可吸收线缝合

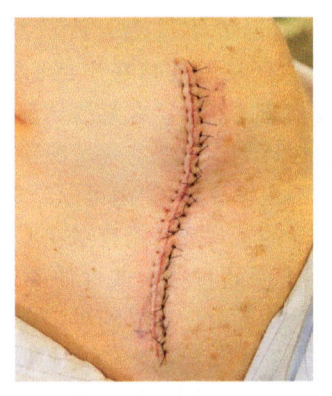

图 28-11 在深层组织对合之后，可以根据部位、张力和外科医师的偏好使用多种不同的技术和缝合方式闭合皮肤。在该照片中，采用了间断垂直褥式缝合

（八）重建

1. 当一期闭合不可行时，应考虑植皮或使用局部组织瓣。植皮的优点是，其是一种相对简单的手术，可以最大限度减少邻近组织的操作，且可以轻松地长期监测原发黑色素瘤部位，并且不会破坏淋巴引流途径。然而，移植的皮片没有感觉功能，对下面的组织几乎无法提供保护，并且可能导致更明显的外形缺陷。此外，与局部组织瓣相比，植皮可能会导致更多的外貌缺陷和更长的愈合时间，以及需要更长的时间将远端肢体固定在夹板上以防止过早运动（如旋后或旋前），否则剪切活动可能会导致移植效果不佳。皮肤移植将在第 30 章中详细讨论。

2. 通常，分层皮片移植物取自大腿后部或近端外侧。当下肢黑色素瘤需要植皮闭合时，应注意从对侧肢体获取移植物。

3. 可以从多个部位获取全厚皮片移植，从而使皮肤颜色和质感与黑色素瘤切除附近的皮肤更好地匹配。全厚皮片移植物可以从腹股沟皱褶、锁骨上方的下颈部区域或耳后获取。将适当大小的椭圆形皮肤切除到皮下脂肪后，供体部位一期闭合，从而比典型的分层皮片移植的供体部位损伤风险率低。将获取的全层皮片去除脂肪并固定到待植皮位置作为移植皮片。

4. 应仔细评估局部肿瘤的特征（包括卫星灶转移或移行转移的风险、从功能和美观角度对患者的潜在益处、患者的其他合并症、可选择使用的局部组织）后再决定是否使用局部组织皮瓣或旋转皮瓣。局部皮瓣的优点包括耐用、具有感觉、厚度相似和有良好质感的皮肤。缺点包括区域软组织会重新排列，有发生移行转移或卫星灶的风险。推进皮瓣和旋转皮瓣将在第 29 章中详细讨论。

（九）伤口延迟闭合

1. 大多数广泛切除切口在广泛切除同期操作过程中被闭合或重建。然而，在某些情况下，延迟重建是最合适的治疗计划。这些特殊情况包括在重建之前需要进行准确的边缘评估，原因可以是重建的复杂性，以及对再次切除的美观或功能有潜在不利影响，也可以是因为黑色素瘤的直径大或性质不明确（性质不明确指在行广泛切除时，边缘的界定在临床上尚不明确）。与常用于评估非黑色素瘤皮肤癌的边缘不同，黑色素瘤使用术中冰冻切片作为边缘评估时与标准石蜡包埋切片相比并不准确，因此术中冰冻病理很少用于原发性黑色素瘤行广泛切除时的术中边缘评估。

2. 当肉芽床需要一定时间形成以促进皮瓣移植时，延迟重建也可能是有益的，如在切除足跟黑色素瘤后，通常以这种方式将皮肤移植至肉芽床上（图28-12）。

3. 当伤口闭合延迟时，伤口覆盖的选择包括需要常规换药的临时伤口敷料或真空辅助海绵敷料装置[如真空辅助闭合（VAC）装置]。有时，在确认切缘病理学阴性之前，不能使用VAC装置。

4. 在这种情况下，可以提前与病理团队协调对广泛切除标本进行加急病理学检查，从而在手术室和重建团队的人员合作下提前执行手术计划（通常在术后48小时）。此时通常使用临时封闭敷料保护广泛切除部位，直到最终确认切缘性质。

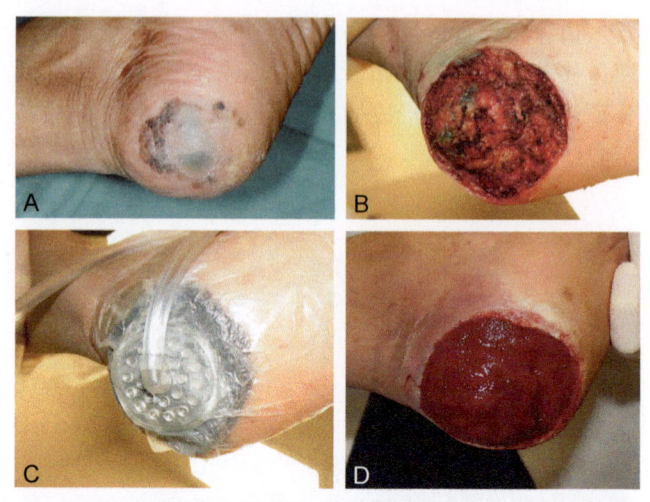

图 28-12　照片展示了在足跟大范围黑色素瘤的案例中进行延迟重建的情况（A）。完成广泛切除（B）后，术中放置真空辅助海绵敷料装置（C）。受区肉芽床，此处显示的是在使用真空辅助设备约3周后，现已为皮肤移植创造了条件（D）

经验与教训

术前策略	1. 无论何时进行手术，活检切口的方向都很重要。 2. 利用照片对活检部位进行记录对手术团队在之后进行部位确认至关重要。由核医学人员进行核素淋巴显影，以确保找到正确的淋巴部位。 3. 完整的病史采集和体格检查对找到其他可疑的原发灶及潜在的移行转移、卫星灶转移和临床淋巴结病变至关重要。
手术体位	1. 在所有受压点放置衬垫。 2. 如果要进行前哨淋巴结活检，术野应包括潜在间隔和（或）移行的淋巴引流部位。 3. 不要从移行区域（即原发肿瘤和引流淋巴结区域之间）获取皮肤移植物；实践操作中，从同侧肢体获取皮肤移植物一般来说是欠考虑的。
切口设计	1. 四肢：切口通常平行于四肢的长轴。 2. 在规划广泛切除切口时要始终想到有重建的选择。 3. 设计适合肿瘤厚度的周边边缘。 4. 掌握浅表（皮下）运动神经的情况（如腓浅神经和部分副神经）。
术中注意事项	1. 切除层面应达到但不包括深部的肌肉筋膜，除非筋膜本身受肿瘤或先前的活检操作的累及。 2. 穿过皮下组织时保持方向垂直。 3. 采用冰冻切片进行切缘的病理分析不可靠，很少在原发性黑色素瘤的广泛切除中应用。 4. 将广泛切除的标本正确标向有利于在必要时重新切除受累的切缘。
切口缝合	1. 使用任何范围广泛的重建方案时，都要考虑局部转移和其他转移的总体风险。 2. 考虑在适当的情况下关闭无效腔，以降低血肿形成的可能性。

六、术后

1. 具体的术后护理取决于切口缝合类型、是否使用可吸收或永久性缝合材料、伤口的张力程度及是否存在引流管。

2. 一般情况下，除非进行了植皮手术，患者在 24～48 小时即可淋浴。

3. 如果使用了引流管，通常要保持引流直到引流量连续 2 天达到或＜ 30ml。

4. 根据解剖位置（如足底表面黑色素瘤对承重的限制）和闭合类型（如植皮），可能会对肢体活动有特定的限制。

5. 建议在 4～6 周逐渐增加活动、负重和举重。

七、治疗效果

1. 根据肿瘤厚度进行适当广泛切除后，真正的局部黑色素瘤复发并不常见，可能会表现为淋巴道瘤栓。一些"局部复发"是由原发性黑色素瘤切除不完全或不充分造成的。

2. 功能效果至关重要，鼓励在适当的时候尽快开展康复治疗。

八、并发症

1. 感染（蜂窝织炎或脓肿）。
2. 皮下积液。
3. 血肿 / 出血。
4. 伤口裂开或分离。
5. 取皮片或皮瓣失败。
6. 功能或美容效果不佳。
7. 麻木、感觉过敏、疼痛。
8. 水肿 / 淋巴水肿。

（李淳钰　译）

第29章 推进皮瓣和旋转皮瓣

Jeffrey H. Kozlow

一、定义

1. 推进皮瓣转移术和旋转皮瓣转移术是重建手术中用于闭合后天缺损的组织转移技术。

2. 皮瓣是用于转移至另一个区域同时保持血液供应的组织块。这与移植物形成对比。移植物以非血管化的方式转移，且仅通过局部长合和血管新生而实现血供重建。

3. 推进皮瓣和旋转皮瓣都属于局部皮瓣，因为它们借用了缺损部位的邻近组织。远位皮瓣使用远离缺损部位的组织，游离皮瓣则通过显微外科吻合术从远处转移组织。

4. 局部皮瓣可以通过其血管分布定义。随意皮瓣基于皮下血管网的血流，为皮瓣远端提供血供（图 29-1）。轴型皮瓣是基于纵向血管设计的，可以延长皮瓣的有效长度（图 29-2）。穿支皮瓣是基于进入皮瓣中心区域的肌间隙或肌皮穿支血管（图 29-3）。

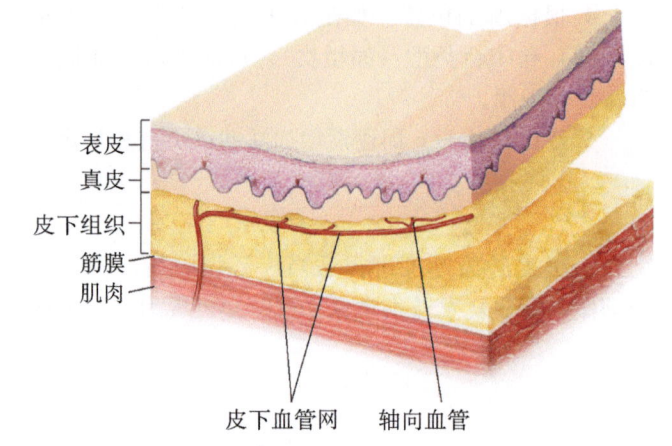

图 29-2 轴型皮瓣示意图。皮瓣设计包含了一个沿着皮瓣长轴的命名动脉作为血液供应。与随意皮瓣相比，轴型皮瓣增加了皮瓣远端的灌注

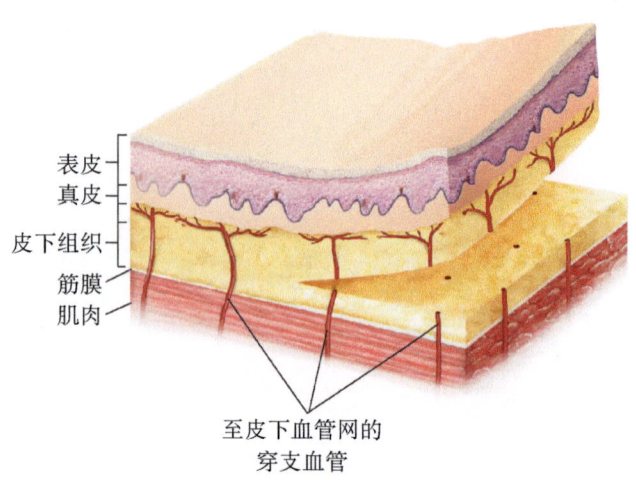

图 29-1 基于皮下血管网的"随意"皮瓣示意图。皮瓣的远端仅通过真皮下方的小血管供血。随着皮瓣长度增加，通过皮下血管网的血流量减少

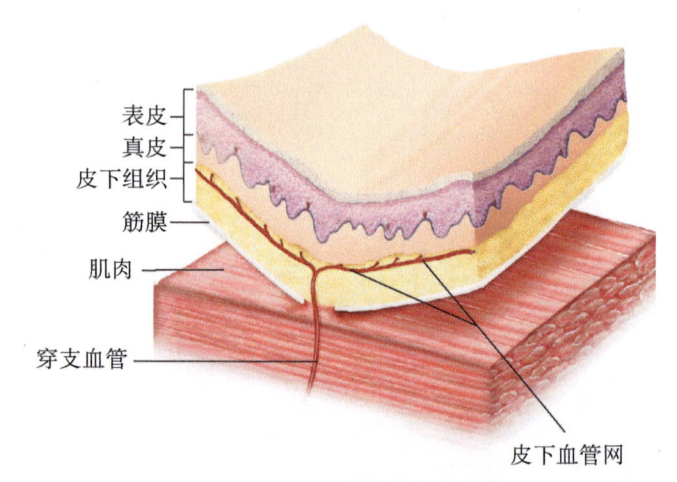

图 29-3 穿支皮瓣示意图。皮瓣以单根血管为中心，该穿支血管从下面的肌肉或肌间隔穿过筋膜层，然后供应皮下血管网

5. 局部皮瓣也可以根据切口的几何形状确定，下文将对常见的设计方式进行示例。

6. 皮瓣设计也包括评估组织松弛度、优化瘢痕位置及处理突起的皮肤畸形。

二、病史和体格检查

1. 局部皮瓣的选择和设计取决于多种因素，包

括身体上需要重建的区域、局部和区域软组织松弛度、其与关键解剖结构的关系、瘢痕形成的皮肤张力松弛线及潜在的皮瓣血管分布。

2. 缺损附近的组织质量差可能会影响局部皮瓣的使用。

3. 局部放射损伤通常会限制组织移动的柔韧性并降低组织的愈合能力。

4. 每个患者都是有差别的，皮瓣的选择必须根据个体情况、缺损的大小和缺损的位置进行规划。

5. 通常有多种不同的皮瓣都足以重建缺损；对于任何特定的情况都没有"唯一正确答案"。

6. 皮瓣设计还应考虑潜在的肿瘤学影响，包括监测肿瘤复发、行二次重建及切除后立即进行重建但切缘性质无法确认时的切缘管理。

7. 对于下肢有组织缺损的患者，应考虑评估是否存在动脉问题和静脉功能不全。

三、影像学和其他检查

1. 一般来说，局部皮瓣不需要术前影像学检查或其他诊断性研究。

2. 如果有临床指征，可利用多普勒超声找出轴向血管或穿支血管。

四、手术治疗

（一）术前规划

1. 只有在设计切除方案后才能制订重建计划。如果可能需要整形外科医师提供先进的重建技术，最好提前做好相应的计划，而不是在术中咨询。

2. 术前标记需要包括重要的区域解剖标志（如面部皱纹），这些标志可能会因术中注射局部麻醉药而模糊不清。

（二）体位

1. 患者的体位不仅要易于协助进行肿瘤切除，还要便于处理任何后续可能进行重建的区域。

2. 所有手术区域都应做到广泛消毒，以方便选择所有可用的局部皮瓣和区域皮瓣。所有肢体均应做好消毒并环周包裹。对于对称性很重要的区域（如面部或乳房），对侧也要位于手术区域中。

（三）概述

1. 有多种局部皮瓣可用于重建，在本文中无法全部详述。最常用于重建的皮瓣将在下文中描述。在某些病例中，需要用到多种局部皮瓣，并可以结合多种方式闭合缺损。

2. 在多数情况下，皮瓣区域常使用局部麻醉药浸润，麻醉药中加入 1 : 200 000 ~ 1 : 100 000 浓度的肾上腺素，以帮助止血，并且最大限度减少电灼对皮缘的损伤。然而，局部麻醉药注射过多会导致组织水肿，从而降低皮瓣的活动性。

3. 皮钩用于在皮瓣边缘进行操作；不鼓励使用镊子，因为用力过度会损伤皮瓣边缘。

4. 除非皮瓣很大，否则通常不使用引流管。

5. 围绕关节设计的皮瓣应在关节最大张力的情况下植入，以避免术后皮瓣裂开。

（四）单纯推进皮瓣

1. 皮瓣设计

（1）皮瓣的设计可以基于皮下血管网作为从皮瓣基部到远端的血管供应，也可以包括一个轴向血管，使皮瓣具有更大的长度和自由度。

（2）切口设计成一对平行线，间距和缺损的维度相等（图 29-4，图 29-5A）；根据局部组织松弛度决定皮瓣所在方向。

（3）当皮瓣基于皮下血管网供血时，传统观点认为皮瓣的长宽比最大不超过 3 : 1。

2. 掀起皮瓣

（1）切口以平行线方式从缺损处延长至皮瓣基底部。

（2）皮瓣解剖深度应与缺损区域一致或更深，以匹配重建的体积。

（3）皮瓣的中央部分在皮下深处还是筋膜下方的层次进行分离，具体取决于皮瓣的设计方式，以及血供方式是仅依赖皮下血管网还是基于轴向血管（图 29-4，图 29-5B）。

3. 关闭缺损

（1）皮瓣掀起后需要确保仔细止血；皮瓣下的血肿会影响血供和总体效果。

（2）当皮瓣充分推进并填充缺损时，通常从皮瓣底部开始缝合，以将皮瓣"推"入缺损区域，这有助于减轻远端闭合的张力（图 29-4C）。

（3）当皮瓣底座前移时，可能会出现突出于皮肤平面的畸形。这些部位可以用垂直于皮瓣方向的切口切除。

（4）使用可吸收线进行真皮缝合，然后进行皮内缝合或外层单纯缝合（图 29-5C）。

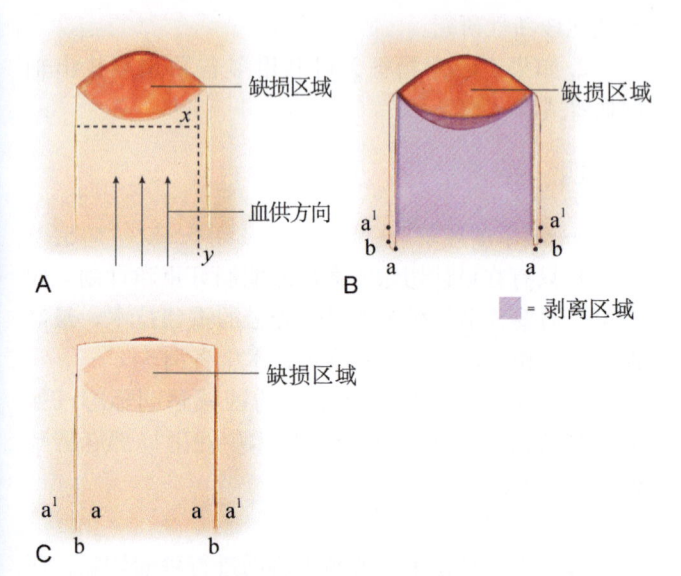

图 29-4 根据皮瓣基底部的皮下血液供应设计推进皮瓣。以伤口边缘为起点做平行线切口（A）。推进皮瓣部分剥离至基底部，仅保留皮下血液供应为远端组织供血（B）。然后将皮瓣向前推进并进入缺损区域。此时皮瓣先前的底角（a 点）已向前移动并接近 a¹ 点（C）

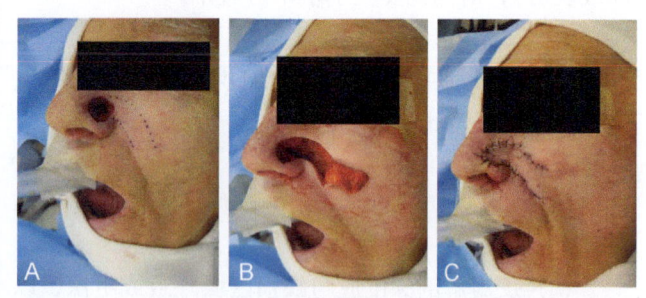

图 29-5 在本案例中，在设计用于鼻重建的轴向推进皮瓣时包含了角动脉，以增加皮瓣长度（A）。在图 B 中可以看到皮瓣的剥离面，因为皮瓣在推进之前向其基底部翻起。图 C 示意了推进皮瓣推进完成和缺口关闭

（五）旋转皮瓣 / 易位皮瓣

1. 皮瓣设计

（1）设计为从缺损一角延伸出的半圆形（图 29-6，图 29-7A）。

（2）皮瓣的方向和走行决定于周边区域的皮肤松弛度。

（3）基于皮瓣"基底部"的轴心点，确定皮瓣可用的旋转量。

2. 掀起皮瓣

（1）从切口向下经过皮肤和皮下组织，到达与缺损部位同样的深度或更深。

（2）皮瓣在相同或更深的平面上被剥离松解直至皮瓣基底部（图 29-6B）。

（3）确保分离区域仔细止血，避免出现可能损害皮瓣的血肿。

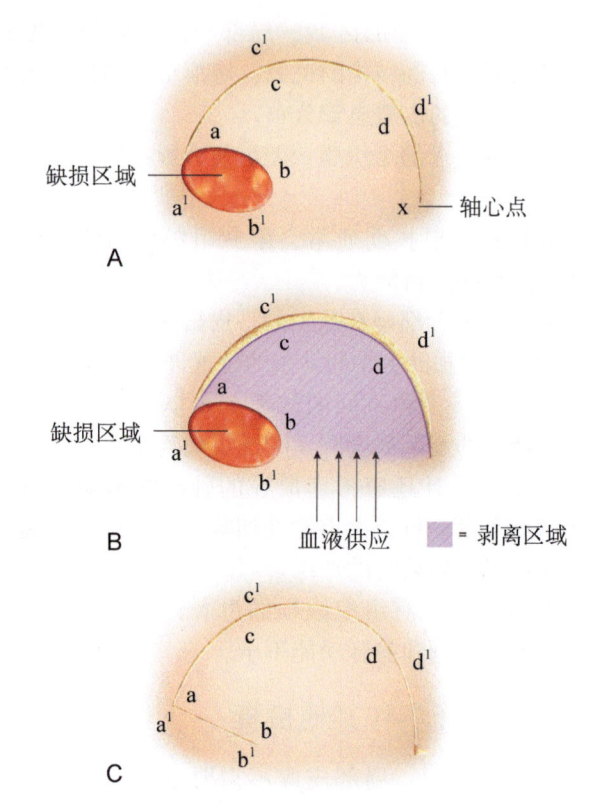

图 29-6 展示了旋转皮瓣的半圆形区域。通过 a、b、c、d 点分别移动至 a¹、b¹、c¹ 和 d¹ 实现皮瓣推进（A）。对旋转皮瓣向后剥离松解直至半圆形的基底部分，组织的远端部分由皮下血管网进行灌注。慎重进行皮瓣基底部多余的逆切，避免损伤皮瓣血供（B）。将皮瓣旋转覆盖缺损处进行缝合。通过 c、d 点与 c¹、d¹ 点都不再对应可知皮瓣相对于邻近皮肤产生了移动。皮瓣底部的小型突起皮肤畸形可能需要切除（C）

3. 闭合缺损

（1）将皮瓣推进并旋转至缺损部位，通常从皮瓣的基底部开始缝合，以帮助将皮瓣推入并旋转至缺损处（图 29-6C）。

（2）使用可吸收线缝合真皮，然后行皮内缝合或单纯缝合（图 29-7B）。

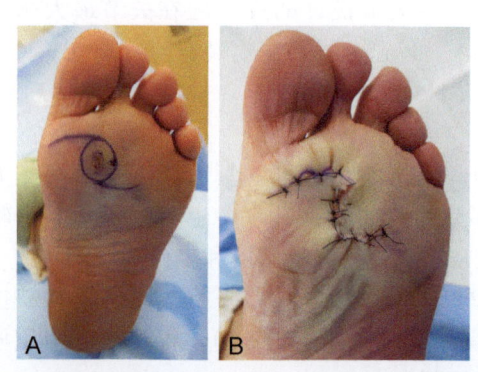

图 29-7 在此临床病例中，设计了相对的推进皮瓣以重建足底伤口（A）；在此临床病例中，两侧的皮瓣都被推进以重建缺损区域（B）

(3) 切除突起皮肤畸形时应远离皮瓣基底部，以避免影响皮瓣血供。

4. 附加设计　皮瓣设计时常使用多种变化形式，但需要基于与之前相同的原则。

(1) 双叶瓣使用两个相邻的旋转皮瓣/易位皮瓣。与缺损区域直接相邻的皮瓣用于闭合主要缺损区域，再使用另一个皮瓣闭合第一个皮瓣的供体部位（图 29-8）。

(2) 沿着缺损区域的较长边缘设计菱形皮瓣，并将皮肤从松弛区域移位至缺损处，同时实现供体部位的一期闭合（图 29-9）。

（六）V-Y 推进皮瓣

1. 皮瓣设计

(1) V-Y 推进皮瓣的血管分布依赖于中央穿支血管。

(2) 皮瓣方向取决于周围区域的松弛度和活动度。

(3) 切口从缺损的较宽边开始，然后逐渐变细，形成方向与缺损垂直的三角形（图 29-10A，图 29-11A）。

(4) 注意设计的皮瓣应足够大，以允许在皮瓣基底部适当剥离，从而进一步推动皮瓣，在此同时与更深的组织保持中心相连以保证血供。

2. 掀起皮瓣

(1) 切口向下经过皮肤和皮下组织。分离皮下组织时应向深部倾斜远离皮瓣，以增加中央皮瓣受下层穿支血管供血的面积。

(2) 也可将筋膜分离以给皮瓣增加更多的活动性。

(3) 可以分离皮瓣远端和近端的 1/4，以允许皮瓣进一步推进，但不得剥离皮瓣中心区域，因为该区域是血管分布的关键部位（图 29-10B）。上述操作通常使用剪刀于垂直方向钝性分离完成，以保留任何进入皮瓣的潜在血管。

3. 闭合缺损

(1) 皮瓣掀起后确保仔细止血；皮瓣血肿形成会损害血供和总体效果。

(2) 缝合从三角形的顶点开始，皮瓣原本部位的切口在此处关闭，主要形成"Y"的竖直部分。这也有助于将皮瓣向前推入缺损处（图 29-10C）。

(3) 然后将皮瓣向前推入缺损，关闭三角形的边（图 29-11B）。

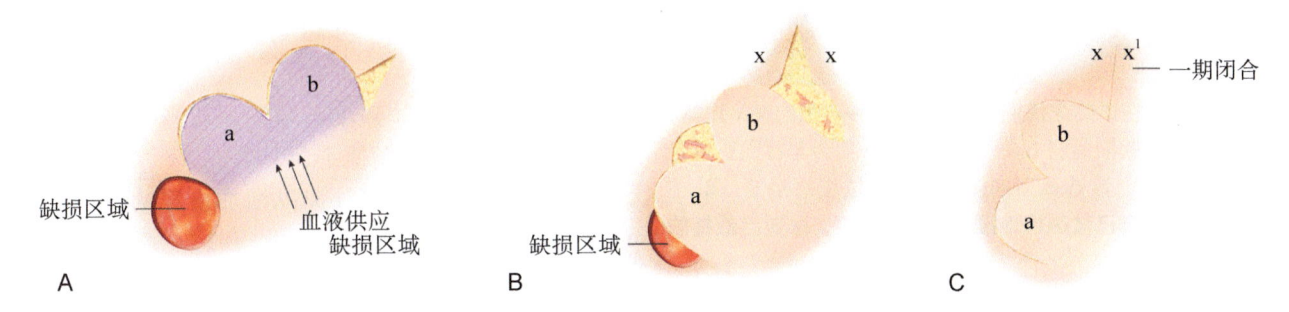

图 29-8　双叶皮瓣使用 2 个旋转 - 易位皮瓣关闭缺损部位
A. 皮瓣 a 用于覆盖原本的缺损区域，皮瓣 b 用于覆盖皮瓣 a 的供体部位；B. 在皮下组织层掀起皮瓣，由两个"叶"基底部的皮下血管网为皮瓣提供血液供应；C. 然后将皮瓣易位，通过将 x 点与 x^1 点对合，对皮瓣 b 的供体部位实现一期闭合

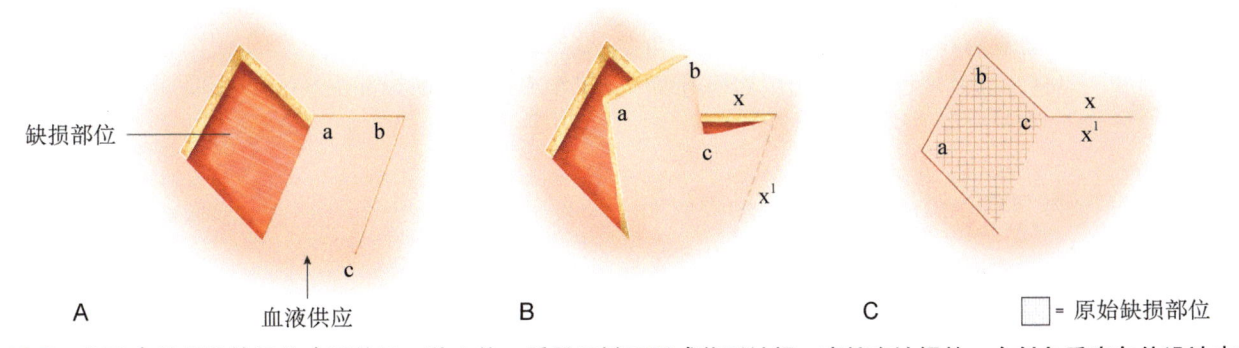

图 29-9　菱形皮瓣是旋转易位皮瓣的另一种变体，适用于椭圆形或菱形缺损。直接在缺损的一个斜角垂直向外设计皮瓣，再做一个切口平行于缺损的一个边，皮瓣和缺损的共同边界与该平行切口共同为缺损部位创建一个"镜像"区域（A）。然后在皮下组织中分离掀起皮瓣，保留皮下血管网的血液供应（B）。皮瓣旋转移位填充缺损，皮瓣供体部位同时闭合，此时 x 点与 x^1 点对合（C）

174　第三部分　皮肤肿瘤学

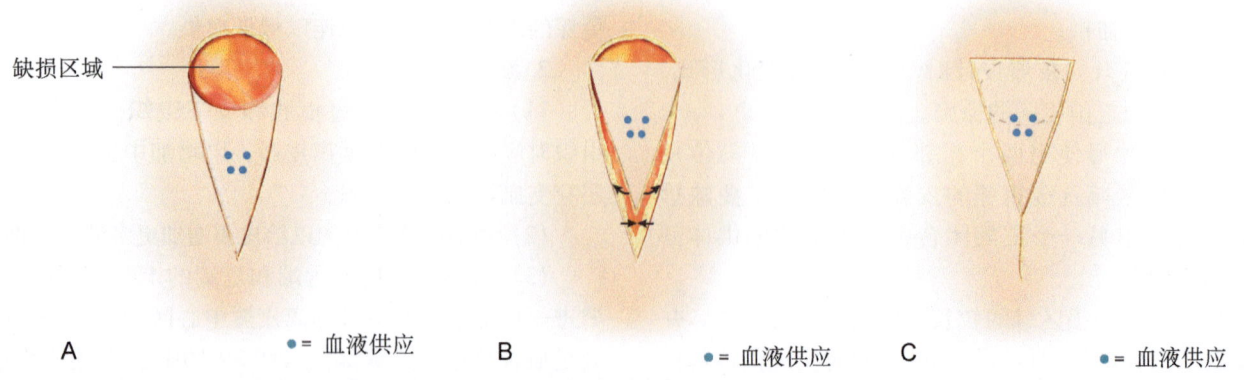

图 29-10　将 V-Y 皮瓣设计成三角形，其底边与缺损部位的宽度保持一致，随后三角形宽度逐渐变细。该皮瓣的血液供应来源于皮瓣中央部位与深部肌肉或筋膜连接处（A）。将 V-Y 皮瓣掀起分离，随着连接处变细，逐渐远离皮瓣中央区，以增加潜在的血液灌注。如果需要，可以在三角形的底部或三角形的尖端进行适当剥离，但不能在皮瓣中心位置进行剥离。当皮瓣推进至缺损部位时，先将皮瓣供体部位闭合（B），随后将 V-Y 皮瓣推进至缺损部位。缺口关闭后，形成"Y"的竖直部分，并将皮瓣像拉链一样向前推入缺损部位（C）

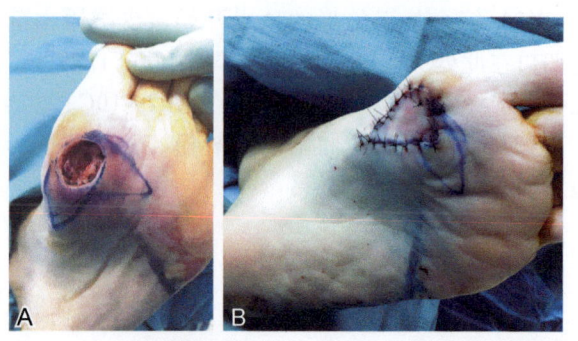

图 29-11　A. 在该临床病例中，设计了 2 种可用的 V-Y 皮瓣，最终决定使用朝向后跟方向设计的皮瓣。因为与横向穿过足底的皮瓣相比，该选择下的皮瓣供体部位相对松弛。B. 在本病例中，皮瓣已被很好地推进至缺损部位，呈现出最终的"Y"形闭合

（七）梯形皮瓣

1. 皮瓣设计

（1）皮瓣设计基于中央穿支血管，利用"V-Y"形缝合将局部的皮瓣组织推进至缺损部位。

（2）手持式多普勒超声可用于识别特定的大型中央穿支血管，以便在需要进行额外的组织移动时保护穿支。

（3）皮瓣通常从缺损区域的较长边开始，首先如图所示，以与缺损成 90°标记出皮瓣的左右边界（图 29-12A）。

（4）当缺损范围不大时，皮瓣宽度至少与缺损区的宽度相等，且沿着皮瓣全长，到皮瓣侧边都保持该宽度（图 29-12B，图 29-13A）。

2. 掀起皮瓣

（1）切开皮肤和皮下组织，切开时方向垂直于皮肤，使切口的斜角最小。

（2）也可将筋膜分离以增加皮瓣的活动性，这点对于较大的皮瓣尤其有帮助。

（3）可以在皮下或筋膜下进行少许的潜行分离，但必须保持谨慎，除非设计皮瓣时刻意包含较大的穿支动脉。

3. 闭合缺损

（1）在缝合深层真皮时将皮瓣的前缘推进至缺损处。在最初缝合时，张力可能较高，此时可以避开这些区域，由从外周到中央的顺序进行缝合，以帮助推动皮瓣到达缺损部位（图 29-12C）。

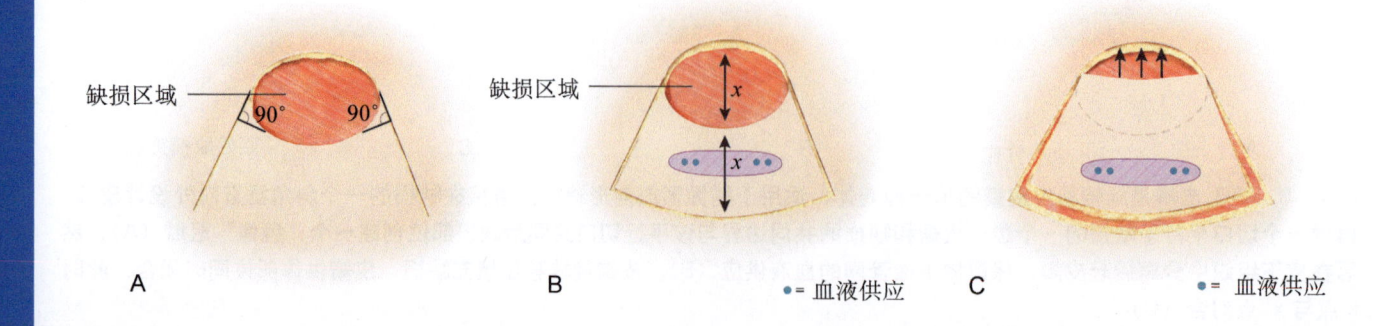

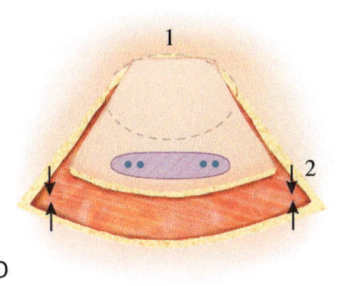

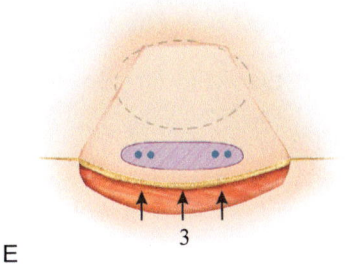

图 29-12　设计梯形皮瓣的第一步是从缺损区域的转角处垂直于缺损设计切口（A）。接着，设计的皮瓣宽度应至少与缺损的宽度一致，由来自深层组织的中央穿支血管提供血供（B）。通过切开皮肤、皮下组织和筋膜抬升皮瓣。然后将皮瓣推进至缺损部位，并且首先在张力最大区域进行缝合（C）。将皮瓣推进至缺损处后，皮瓣供体区域的两角以 V-Y 形状缝合，这也有助于将皮瓣推入缺损处，并使皮瓣区域转变为更接近圆形的形状（D）。最后，通过推动邻近的皮肤闭合初始缺损对面的皮瓣边缘的切口，该处通常已事先进行潜行分离（E）

（2）皮瓣对面的缺损边缘也可以进行分离，从而提供一些推动的空间。或者也可以沿着该边界设计一个相对的梯形瓣，以提供额外的组织松弛度。

（3）然后，皮瓣供体部位的侧边界以 V-Y 方式缝合，向中央提供更多的组织，帮助皮瓣由半弧形转变为椭圆形（图 29-12D）。

（4）最后，将与缺损相对的皮瓣后缘与供体部位的边缘缝合。这可能需要潜行分离邻近的皮瓣组织以减轻缝合后的整体张力（图 29-12E，图 29-13B）。

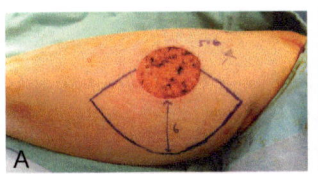

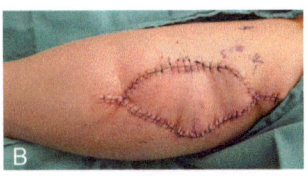

图 29-13　在本病例中，设计了一个 6cm 宽的皮瓣匹配 6cm 宽的缺损部位（A）。在图 B 中，皮瓣已被推进并实现了缺损部位重建。皮瓣供体部位的两角以 V-Y 方式关闭，并且皮瓣形状已从"梯形"或半弧形变得更接近于圆形（B）

经验与教训

皮瓣选择	当缺损区域的边缘状态未知时，应考虑没有潜行分离的皮瓣（如梯形皮瓣）。
皮瓣设计	皮瓣应足够大以便必要时重新推进。
皮瓣分离	使用基于穿支血管的皮瓣时必须小心，以避免破坏中央区域，因为皮下血管网在皮瓣周围已被横断。
缺损关闭	1. 必须注意避免血肿或感染，以免损害皮瓣。 2. 对于活动部位周围的皮瓣，应考虑术后制动。 3. 切除遗留的突起皮肤畸形时要小心，避免皮瓣血供受损，必要时可后期行择期手术。

五、术后

1. 靠近关节的皮瓣应使用夹板固定，以防止皮瓣受力裂开。

2. 对于四肢皮瓣而言，肢体抬高对控制术后水肿至关重要。

六、治疗效果

1. 由于身体部位多样化、皮瓣技术和外科医师的习惯不同，皮肤重建的结果数据缺乏同质性。

2. 一般来说，主要并发症的平均发生率较低，但会随着缺损和重建的面积增大而增加。轻微并发症包括伤口愈合延迟、不需要手术处理的感染及需要二次修整手术。

3. 当遵循了合理的重建原则时，皮瓣完全失活的发生率很低。

七、并发症

1. 皮瓣边缘缺血。
2. 伤口愈合延迟。
3. 感染（蜂窝织炎或脓肿）。
4. 血肿。
5. 美容效果不佳。
6. 皮瓣失活。

（李淳钰　译）

第 30 章 皮肤移植

David L. Brown, Paige L. Myers

一、定义

1. 皮片与皮瓣有所不同，因为皮片在移植至受体部位时不会带来独立的血液供应，而是依靠局部创伤床的血液供应。

2. 皮肤移植是将皮肤组织从身体的一个部位转移至另一个部位，通常用于覆盖较大的皮肤缺损。在烧伤、外伤、重建和其他较大的伤口愈合过程中，皮肤移植是具有多种功能的伤口闭合辅助方法。移植的皮肤愈合后提供与正常皮肤类似的保护作用，能够防护创面免受环境、病原体、热量和水分流失的侵害。皮肤移植在修复阶梯中处于原发闭合和次级愈合之上、皮瓣重建之下的位置（图 30-1）。通过正确的缺损评估、重建规划和术前、术中、术后的细节关注，可以实现使用皮肤移植技术达到最佳整形和功能修复效果。

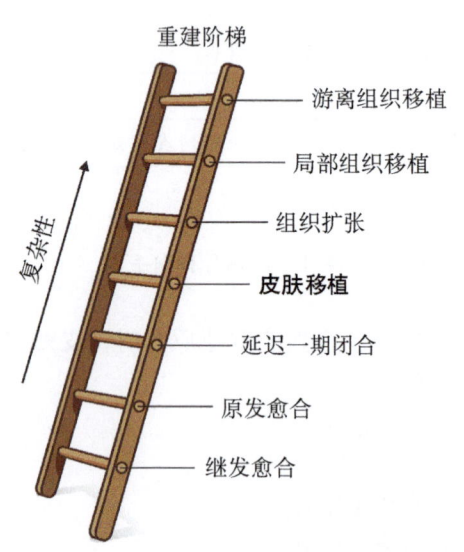

图 30-1 重建阶梯。皮肤移植在闭合技术的复杂性层次结构中处于中间位置

3. 浅层皮肤移植：包含表皮和不同深度的浅表至真皮乳头层。真皮乳头层中的真皮附属物有助于供体部位在 2～3 周再上皮化。

4. 全层皮肤移植：包括全部真皮及表皮，供体部位必须通过原发性闭合或皮肤移植进行闭合。

5. 自体移植：将一个人身体的一部分转移至同一个人身体的其他部位。

6. 同种异体移植：供体和受体个体基因完全相同，如人类的同卵双胞胎。

7. 异种移植：从一个物种的个体中取出，并移植至不同物种的个体身上。

二、患者病史或适应证

1. 皮肤移植的主要适应证包括无法进行原发闭合，局部皮瓣覆盖组织不足，以及因伴随病症不能进行更广泛的重建（如自体游离组织移植）。这符合重建阶梯原则：选择最简单、最快速和最美观的选项。

2. 皮肤移植用途广泛，移植皮肤基本上可以放置于任何有血管的伤口床上：深部部分厚度的缺损、全层厚度的缺损、肌肉、肌腱（带有完整的腱旁组织）、软骨（带有完整的软骨膜）、骨骼（带有完整的骨膜）、血管化的生物敷料。皮肤移植在急性皮肤损伤（烧伤、创伤、感染）、慢性皮肤损伤（静脉淤血性溃疡）和有计划的辅助重建（覆盖肌肉瓣）中都有应用价值。

3. 绝对禁忌证包括任何不利于成功愈合的环境情况。这些情况包括活动性感染（通过定量培养菌计数为 10^5 CFU/g）、受体床血供不佳（即该区域接受过放疗，显露出骨骼、肌腱或神经而无必要的血供层）及预期还需要进行深部结构重建（如神经或肌腱移植）。

4. 相对禁忌证对成功愈合可能会构成风险，但可能仍需要皮瓣移植。历史上，如果伤口床可能残留癌细胞，在等待病理切缘结果时，皮肤移植曾用来覆盖创面，作为进行最终重建的桥接。随着新型伤口敷料技术的出现，如 Integra 皮肤再生模板（Integra LifeSciences, Princeton, NJ），这种情况变得不太常见了。此外，皮肤移植可以更便于监测高风险肿瘤切除后的复发情况。

三、影像学或其他检查

皮肤移植手术通常不需要辅助检查。

四、手术治疗

(一) 术前规划

1.患者咨询　患者应被告知，在术后短期内，供体部位可能会比创伤部位引起更多疼痛。术后护理，包括移植部位和供体部位的愈合阶段都在讨论范围内。预计会有一定程度的移植片损失，特别是在移植面积较大和（或）不平整的表面上。

2.移植片厚度选择

(1) 浅层皮肤移植（STSG）：标准厚度是 12/1000in（1in=2.54cm），特殊情况下可使用（6~16）/1000in。较薄的皮片在受体部位更容易"扎根"（吸收营养更成功），并且可留下更多的真皮以备后续采集。STSG 表现出较少的原发性收缩和更明显的继发收缩。较厚的皮片更耐用，因为具有更多的真皮。

(2) 全层皮肤移植：原发性收缩较多，但继发收缩较少，使其成为关节、颈部、眼睑等部位的良好选择。

3.网状移植片选择

(1) 未网状处理的移植片具有更美观的优势，但更容易在下方形成血清肿或血肿，可能导致失败。

(2) 网状处理的移植片增加了表面积，对于大面积创伤有优势。从皮桥开始生发上皮。如果需要网状处理，先测量缺损的大小，然后考虑哪种比例的网状处理，如 1∶1、1∶1.5、1∶2、1∶4。移植片的网状处理主要有以下 2 个优点。

1) 使用较少的供体移植片就可以覆盖较大的受体表面积。1∶1.5 和 1∶2 的比例比较常用。更大的扩展比例会使覆盖更为脆弱，导致更明显的继发收缩。

2) 利于引流伤口床，从而预防血清肿或血肿形成，将移植片失败的风险最小化。

(二) 器械

1.皮肤可以使用手术刀（通常用于全层皮肤移植）、振动型 Goulian 刀或气动电动的皮肤切割器（图 30-2）采集。皮肤切割器的优点包括一致性和能够选择特定的移植片厚度和宽度（护板宽度为 1~4in）。

2.采集好皮肤后，就可以进行网状处理（图 30-3），使移植片可以展开。

3.可以用矿物油润滑供体部位（图 30-4）。

4.皮肤移植应使用光滑的工具进行操作，如 Adson 组织镊。

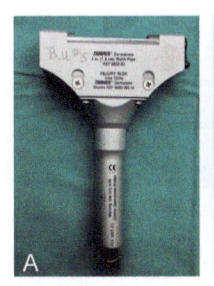

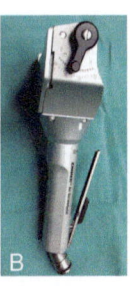

图 30-2　皮肤切割器的底部，带有刀片和 3in 的护板。刀片和护板与机器在一个水平高度（A）。皮肤切割器设置为 12/1000in 的厚度（B）

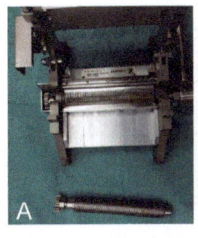

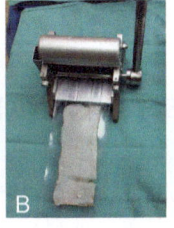

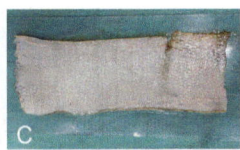

图 30-3　打开的网状处理器的视图，可见待放选定切割轮（在这种情况下为 1∶1.5 比例）的空间（A）；移植片将真皮侧向上放置在载体上，载体位于网状处理器入口处（B）；网状处理后的移植片（C）

(三) 体位

1.将患者放置在一个可以最容易处理伤口和供体部位的体位。前外侧大腿通常是首选，因为它通常是一个平坦而宽阔的区域。从更外侧部位获取移植皮片可以使供体瘢痕远离患者的大腿前部。在股骨粗隆以下到膝关节上方标出大致的供体位置（如果需要更小的表面积，就标小些），确保足够的距离，避开骨突起部位。如果伤口在后方，背部和臀部也是可接受的供体部位。由于行走时的摩擦，应避免将内侧大腿作为供体部位。

2.在供体部位用 22 号脊髓针在皮下注射局部麻醉药。笔者喜欢使用 0.5% 利多卡因与 1∶200 000 浓度肾上腺素和 0.25% 布比卡因的混合物，以提供止血和术后镇痛效果（图 30-4）。在供体部位涂抹矿物油，以确保皮肤切片器在皮肤上平滑移动（图 30-4）。供体部位在重新上皮化后可以多次使用。

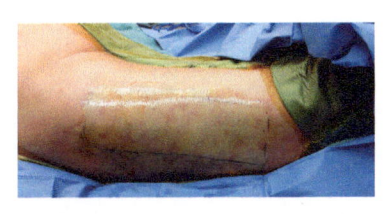

图 30-4　俯卧的患者，从臀沟（左）到膝关节（右）展示了外侧大腿。注意皮肤因注射肾上腺素而出现苍白及矿物油润滑后的光泽感

手术技巧

1. 很多学者认为最重要的部分是充分准备伤口床接受移植片。伤口必须清洁并进行机械清创（手术刀、皮肤切片器、水刀手术设备），直到伤口床显露出有活力、有点状出血的底部。伤口边缘必须没有失活组织、脓液、生物膜和渗出物。

2. 组装皮肤切割器，并安装适当宽度的护板（图30-2A）。通常根据缺损部位大小和患者供体部位的大小使用3~4in的护板。确保刀片在机器中的位置合适并在护板下方，安装不均匀可能会导致一侧的皮片过薄而另一侧过厚。通过侧面的旋钮选择所需的皮肤厚度（这里显示12/1000in，图30-2B）。

3. 为了获取皮片，外科医师（使用非惯用手）和助手反向手动撑开皮肤（图30-5A）。皮肤切片器以45°角压在皮肤上，适度向下施压，沿着收获皮片的长度缓慢而均匀地向前推进（图30-5B、C）。为完成获取并将皮片与患者切离，外科医师将皮肤切割器的手柄向患者方向降低（减小角度），缓慢地从皮肤表面抬起（图30-5D）。

4. 如果需要进行网状化处理，需要组装网状处理器，并选择适当的切割轮。一般标准比例为1：1.5（图30-3A），但根据供体区域面积和需要覆盖区域面积的对比量，这个比例可以变化到1：4。将移植片真皮层向上放在载体上，并通过网状处理器处理（图30-3B、C）。

5. 将移植片放置在伤口床上，适当修剪，并用外科皮钉或可吸收线(如4-0铬线)固定在伤口边缘(图30-6A、B)。然后敷上防黏敷料。外科医师可以放置一个被油纱包裹的湿润棉球，用不可吸收线系在伤口边缘（图30-6C、D）。这样可以对移植物施加一定的压力，在血管生成期间保持移植物湿润（对于非网状化移植片的表面切槽处理并没有成功地避免积液或血肿形成，甚至与网状化相比，美观效果也不佳。一个良好的衬垫敷料应该足够）。另外，也可以用在油纱上加负压的治疗法，促进伤口愈合。

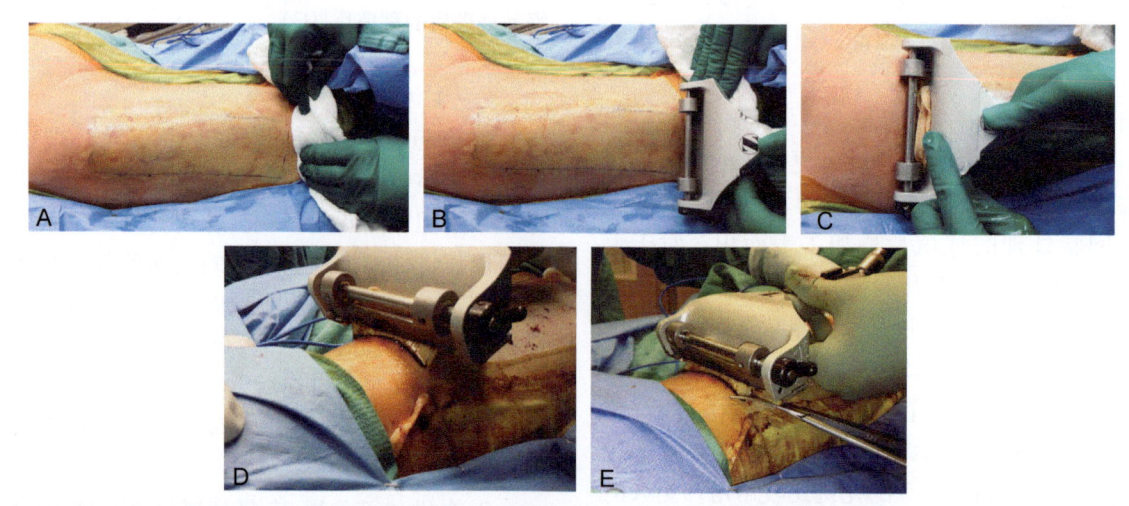

图30-5 助手使用大纱垫在皮肤上施加反张力（A）。皮肤切割器以45°放置在皮肤上（B）。在沿供体部位移动皮肤切割器时施加恒定的压力（C）。在收获皮片结束时，外科医师应评估从供体部位取下移植皮片的横断部位（D）。请注意持续牵附通常需要锐性器械切断（E）

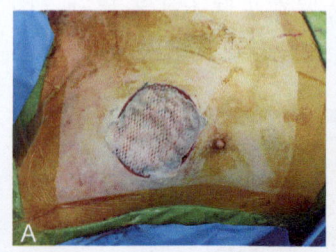

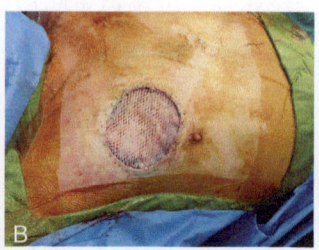

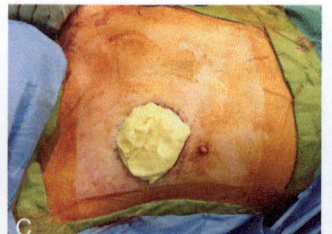

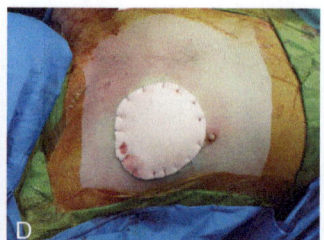

图30-6 患者右上胸部伤口。将网状移植片放置在伤口内，真皮层向下，并进行轻微扩张（A）。将移植片适当修剪后用不锈钢夹固定（B）。用矿物油和生理盐水浸泡的棉垫包裹，形状适应伤口大小（C）。使用泡沫垫固定敷料在移植片上方（D）

经验与教训

受区准备	没有充分的创面清创，移植片将无法成功。
获取移植片	1. 供体部位的优化是关键。选择大腿上最平坦、没有突出骨骼的部位，并由助手在4个方向施加张力。建议使用矿物油润滑，既在皮肤上，也在刀片和皮肤切割器之间，以确保皮肤摩擦最小。 2. 应确保刀片正确安装在护板下的机器上，不均匀安装可能导致移植片的边缘一侧过薄另一侧过厚。 3. 如果在皮肤切割结束时移植片没有立即与供体部位分离，外科医师应停止刮削器供电，并将其悬停在皮肤上，以便助手使用Metzenbaum剪刀将其剪断。否则，移植片可能会被拉回刀片入口处，损坏移植片。 4. 冲洗移植片会冲走活性凝血因子，如果可以，应避免冲洗。
植入移植片	1. 为了确保移植片真皮面向下，连续贴合在伤口表面，且转移时不皱缩，将其放置在载体上，真皮向上。 2. 如果移植片暂时不需要用于伤口覆盖，可以将其放置在手术台上（适当标记以避免误丢），用湿纱布覆盖，或者放在载体上并用相同的方式覆盖。 3. 应注意避免在不平整的伤口表面植入移植片。应放置更多移植片以确保完全接触所有轮廓面。 4. 进行网状移植时，不需要完全展开移植物，在未全展开时会使伤口液体排出，同时加快愈合。
术后护理	尽管皮肤移植可能看起来是一个相对直接的手术，但是针对术后恢复过程和伤口护理与患者进行适当交流，可以帮助缓解患者出院后的并发症。

五、术后

1. 在对浅层皮肤移植的供体部位进行覆盖时，可以选择油纱或闭合敷料。患者反映使用油纱时更疼痛；然而，闭合敷料可能会渗漏或成为感染源。

2. 移植片上的衬垫敷料通常在4～6天后拆除，如果怀疑感染，需要更早拆除。

3. 在拆除衬垫敷料后，使用油纱换药，每天1次或2次，直至移植片充分愈合（通常再需要7～10天）。在此之后，患者应每天2次给移植片（和供体部位）涂抹润滑剂，持续数月，以防止干燥，因为油腺和汗腺没有随移植片一起转移。

4. 根据移植片的位置决定具体的固定程度。对于小腿上的移植物，不需要对足部进行夹板固定，但患者应该保持肢体抬高，以防止肿胀和水肿，从而避免移植片损失。

六、并发症

1. 皮肤移植失败最常见的并发症是血肿或积液。液体会隔离移植片的下表面，阻隔皮片吸收营养，也抑制了受体部位内皮芽形成，从而无法重建血管。如果不及时处理，将导致移植片损失。

2. 非创伤性组织处理，淋巴管电凝，移植皮片区域限制电刀使用，以及轻压敷料可最大程度降低移植片下液体积聚的风险。

3. 感染会破坏移植片，特别是在术后早期血运重建之前。通过仔细清理伤口床、缝合固定皮片、网状化或沿着移植片表面做细小切口，以允许下方液体排出，可以降低这种风险。在出现无法解释的术后发热时，应及早更换敷料，检查感染情况，及时处理，以挽救移植片。

4. 移植皮片越薄，网状移植皮片扩张越广，皮肤移植的继发收缩越明显。这可以潜在影响关节的活动性和美观性。

5. 清创不完全或供血不足的伤口床会导致移植片无法黏附和最终损失。

（杨景舒 译）

第31章 手指截肢

Steven C. Haase

一、定义

1. 手指截肢是指手指或拇指切除，最常见的是在指骨或指间关节水平（图31-1）。包括相当大部分掌骨的更近端的截肢称为肢芽截肢。本章描述的技术主要适用于手部，但在许多情况下，类似的手术方法也可用于足部。

2. 手指或肢芽截肢适用于多种诊断：恶性肿瘤、感染、创伤、烧伤、冻伤、血管功能不全和其他慢性疼痛疾病。在黑色素瘤的情况下，手指截肢通常用于甲下黑色素瘤或其他大的侵袭性手指黑色素瘤。

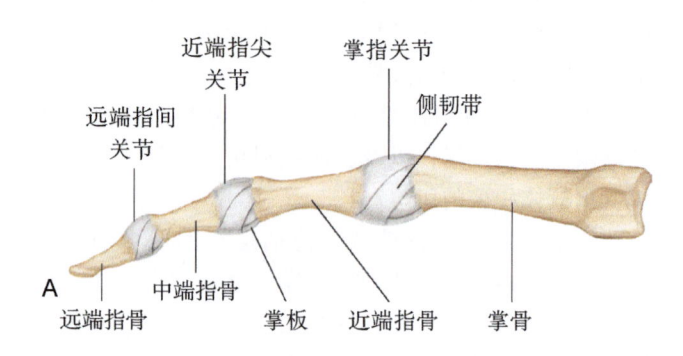

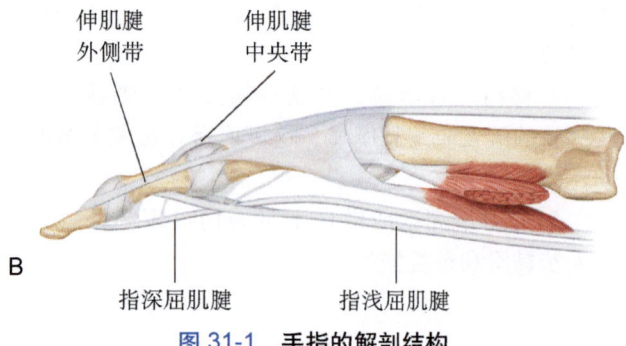

图 31-1 手指的解剖结构

二、病史和体格检查

1. 在计划进行可能会严重影响患者功能的手术时，应仔细考虑患者的年龄、用手习惯、职业和业余爱好。在某些情况下，术前咨询理疗师或职业治疗师可以帮助患者为手术做好心理准备。

2. 在肿瘤病例中，评估病变存在的时间、增长速度及是否有溃疡、出血或疼痛，是非常重要的。与其他相比，病变呈现出快速增长的趋势需要更积极的治疗。

3. 体格检查应包括评估滑车上淋巴结和腋窝淋巴结。对于足趾上的病变，检查应包括腘窝和腹股沟区域。对于厚度≥1mm的黑色素瘤或厚度不大但具有其他危险组织学特征的病变，临床无淋巴结转移的患者可能符合截肢时行前哨淋巴结活检的条件（见第33章）。有临床淋巴结受累的患者应进行细针穿刺术和远处转移分期。这些患者可能需要在截肢时进行淋巴结清扫。

三、影像学和其他检查

1. 可疑病变需要进行活检以确立诊断。这包括对皮肤或指甲基质进行全层取样，以准确评估病变的深度。侵袭越深，预后越差。

2. 对于较大或固定的病变，应对手指进行X线检查，以评估是否累及骨骼。如果X线检查显示明显的骨破坏，可能需要进行MRI以评估肿瘤在手部扩散的全部范围。

四、手术治疗

（一）体位

手部手术时，患者取仰卧位，患侧上肢外展置于托手板上。

（二）手指截指术

1. 皮肤切口

（1）皮肤切口应设计成"鱼嘴"形状，即背侧和掌侧皮瓣可以形成一条相对横向的闭合线，使截肢残端呈现平滑、圆润的轮廓。

（2）皮瓣设计应具有足够的松弛度，以覆盖需要保留的骨骼。通常，骨关节截面应稍微低于皮肤切口几毫米。

（3）理想情况下，掌侧皮瓣应设计得比背侧皮瓣稍长（图31-2A），以便使用更厚、神经分布更密集的掌侧皮肤对指尖的整个对抗面（接触面）进行重塑。

2. 软组织解剖
分离软组织时要将对软组织或皮瓣血供的影响降至最小。背侧和腹侧都可以用锋利的手术刀直接切割骨骼，分开神经血管束、肌腱和骨膜。

3. 骨的分离和切开

（1）用骨膜起子或手术刀将骨膜向近端锐性分离，沿着手指周围一圈。这样可以使骨切面位置略低于软组织分离部位。

（2）使用小型振动电锯能够高效完成骨骼切割。不推荐使用骨刀或骨钳等工具，因为这些工具容易压碎和断裂近端骨。

（3）如果计划从关节进行分离，应将侧韧带从关节的近端分离，以便将这种血供不良的组织与截肢部分一起丢弃。

4. 牵引神经切断术
仔细解剖找到神经血管束。可以将动脉凝断；将神经从动脉旁分离，向近端延续数毫米。牵拉神经，在近端切断，使其回缩（图31-2B）。这将确保每个指神经末端形成的神经瘤位于指尖接触表面的近端。

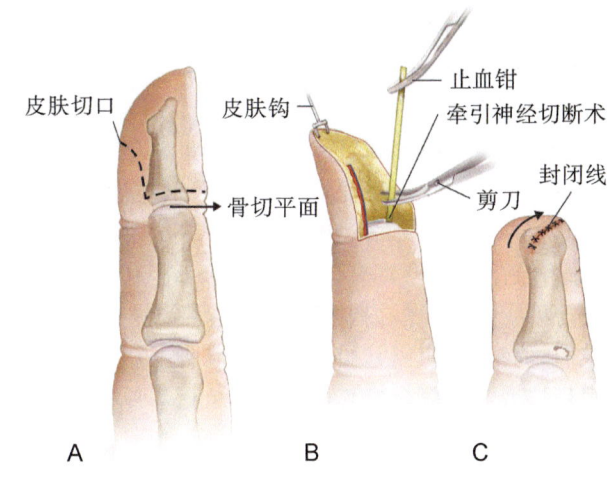

图 31-2 手指截肢术
A. 皮肤切口设计在计划骨切除或关节离断部位的远端。掌侧皮瓣要设计得比背侧皮瓣更长，以便用更结实、有丰富神经的掌侧皮肤覆盖指尖。B. 切除骨骼和指甲后，在掌侧皮瓣处找到神经血管束，并轻柔地向近端解剖神经，最终在牵引下切断神经，使神经残端向近端回缩。C. 将掌侧皮肤前移覆盖伤口，形成平滑、圆润的闭合口

5. 闭合术
通常使用一层非可吸收缝线进行闭合（图31-2C），约2周后拆线。不要在显露的骨骼末端上将伸肌腱和屈肌腱缝合；这会导致该手指的屈肌腱在功能上变短，因为"四指联动效应"引起握力变弱。

（三）肢芽截肢术

1. 皮肤切口

（1）设计切口要避免在指蹼处形成瘢痕。从概念上讲，目的是保留一个指蹼，切除另一个指蹼，而不是在手术部位有一个指蹼，中间是一条收缩瘢痕（图31-3）。

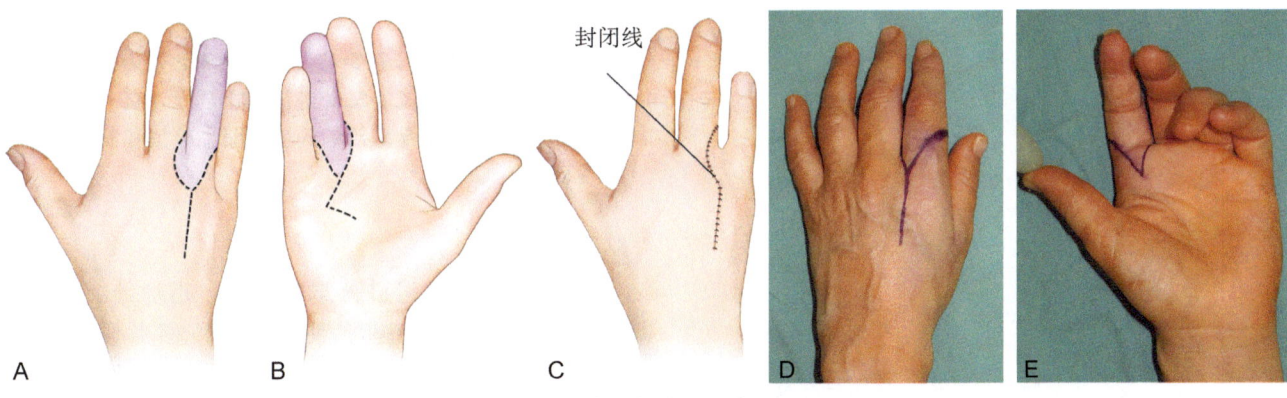

图 31-3 肢芽截肢术的皮肤切口
A. 背侧切口的近端可以设计成直线或锯齿形，向远端延伸，环绕待切除的手指基部。注意保留完整的指蹼以便闭合，而不是在指蹼做切口。B. 掌侧切口必须是锯齿形或人字形切口，避免纵向瘢痕横穿手掌的屈曲掌纹。C. 闭合后所见，保留了光滑细腻的指蹼皮肤。D、E. D图（背侧）和E图（掌侧）展示示指肢芽截肢的皮肤标记

(2) 通常情况下，切口主要为背侧切口，该切口自指根沿纵向延伸。掌侧切口要控制长度，以避免在该位置产生敏感的瘢痕。

2. 背侧解剖

(1) 在可能的情况下，尽量保留皮下组织中的主要感觉神经。在近端切断背侧肌腱，显露出掌骨。

(2) 纵向切开掌骨骨膜，沿骨干环周进行骨膜剥离。这种解剖会破坏固有肌肉的附着点；其中大多数不需要转移或修复，唯独拇内收肌的起点除外（图31-4）。截肢时，将这块肌肉起始点从中间掌骨上切除后，应使用骨锚或经骨缝合将其重新连到示指掌骨上。

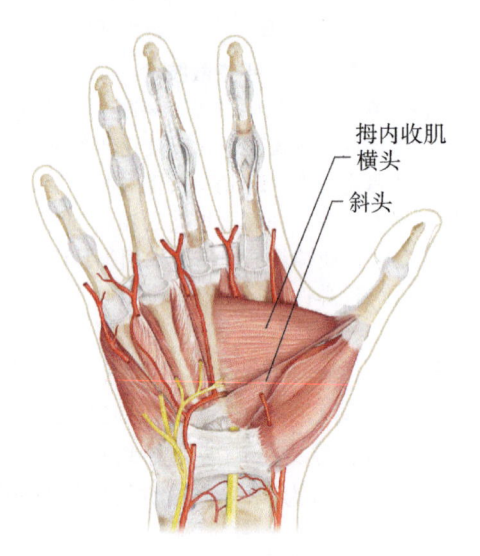

图31-4 拇内收肌解剖

3. 骨解剖

(1) 对于示指、中指和小指的肢芽截肢，骨切割应该在腕伸肌的止点的远端进行：示指对应桡侧腕伸肌长肌、中指对应桡侧腕伸肌短肌、小指对应尺侧腕伸肌（图31-5）。

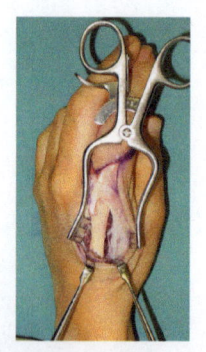

图31-5 将掌骨在近端骨干处切断，保留基底及其肌腱附着部分，这样完成背侧解剖

(2) 对于无外在肌腱附着的环指掌骨，可以在基底处完全离断关节并切除（如果没有计划进行移位）。

(3) 对于中指或环指的肢芽截肢，应该努力消除可能产生后续问题的手指间隙。这可以通过以下两种主要方法实现。

1) 仔细修复软组织，包括在掌骨间韧带处使用永久缝线及术后小心固定（图31-6）。

2) 若将相邻的边缘指骨移位，则需要掌骨固定，术后制动时间更长（图31-7）。

(4) 骨骼切断后，围绕掌骨头的一侧或两侧继续分离，切开掌骨间韧带。

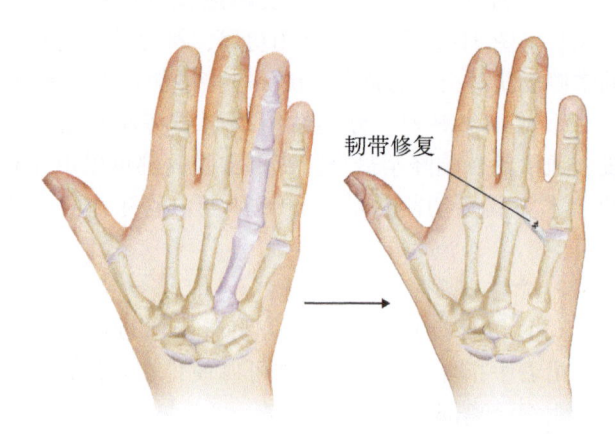

图31-6 进行肢芽切除时无须移位。通过使用永久缝线对合掌骨间韧带，对皮肤进行仔细缝合，指间的"间隙"通过软组织修复即可闭合

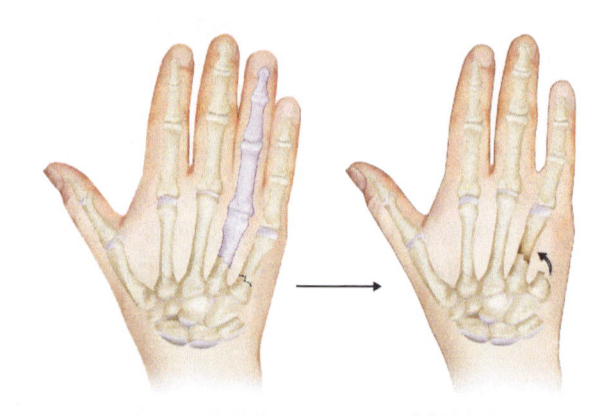

图31-7 肢芽切除伴掌骨移位。移位需要使用钢丝、钢针或钢板和螺钉对涉及的掌骨进行骨接合术。有一个优点是通过多保留环指掌骨基部的长度，缩小小指和其他手指的长度差异，如图所示

4. 掌侧解剖

(1) 通常最后进行掌侧解剖。指神经血管束被分离出并在远端切断，使它们保持相当长的长度，与指骨水平截肢时缩短神经的做法相反（图31-8）。

(2) 肢芽截肢完成后，将指神经向背侧反折置入掌骨切除后留下的骨膜鞘中（图31-9）。这些神经置于深层软组织区，并被健康的骨间肌包围，在日常手部活动过程中得到保护，避免受伤。

5. 闭合伤口　皮肤闭合时应仔细操作，处理过度松弛的皮肤或出现的皮肤畸形（"犬耳朵"）（图31-10）。尤其是背侧皮肤闭合时的相对松紧，可以帮助保持相邻手指的正确位置，避免排列不齐或"剪刀样"畸形发生。

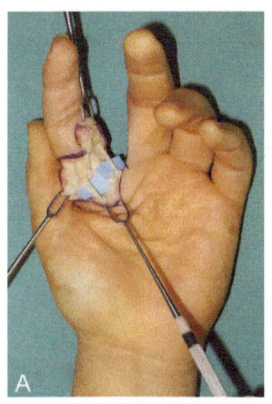

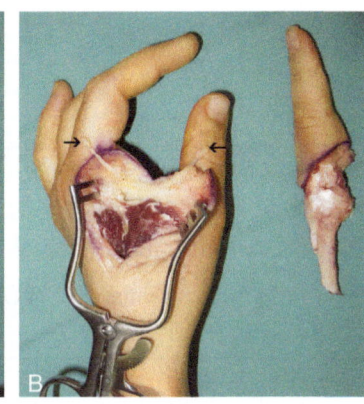

图 31-8　掌侧解剖，找出指神经，并保留一定长度，使其在关闭伤口时能够置入至较深的背侧组织中（A）；肢芽切除完成，指神经被切断（黑色箭头）（B）

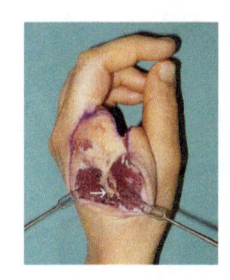

图 31-9　指神经（白色箭头）被移到骨膜套的深层，位于骨间肌之间

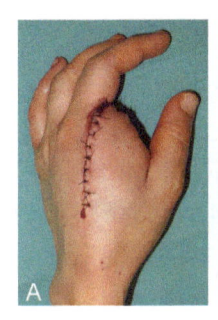

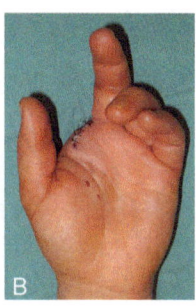

图 31-10　最终伤口闭合，避免了在敏感的掌部皮肤上做大切口

经验与教训

手指截肢	当需要时，只用皮钩拉开皮肤边缘。这样可以避免用镊子反复夹持组织造成组织损伤。
四连瘫效应	因为指深屈肌腱源于一块肌肉，缩短任何一个肌腱都会导致整体握力降低。在产生力量时，缩短的肌腱提前拉紧，阻止力量传递到相邻的手指。
神经瘤检测	有症状的神经瘤和手指截肢后普通的过敏反应很难鉴别。将局部麻醉药注射至神经瘤特定区域，以单独麻醉神经，可以确认神经瘤的诊断。

五、术后

1. 手指截肢术后，术后敷料应垫得足够厚，给术后肿胀留出空间。如果需要，可以短时间（1周或2周）使用手部夹板。应避免长时间固定，以免剩余的手指关节（包括相邻的手指）变得僵硬。

2. 对于肢芽截肢术后的手部，前2周应进行夹板固定，注意保持夹板中手指的整齐排列，以避免术后手指在截肢部位的任何一侧张开或聚拢。有时，需要暂时固定手指，使其在软组织愈合的术后早期阶段能对合良好。为了保持舒适和提供保护，2周后可能仍需要夹板固定，但矫形器的使用不应干扰指间关节和掌指关节的早期活动，因为长时间制动可能会使这些关节永久僵硬。

3. 在所有情况下，请有资格的手部治疗师会诊对患者有益，可以帮助制作矫形器、控制水肿、进行关节活动、瘢痕按摩、脱敏及为截肢指头制作模具佩戴假肢。

六、治疗效果

与对侧手相比，长期随访中，单个肢芽截肢患者平均减少13%的夹持力，减少26%的对抗力和28%的握力。

七、并发症

1. 急性并发症不常见，如出血、感染和延迟愈合。
2. 慢性并发症包括幻肢痛和痛性神经瘤。
（1）截肢部位的持续感觉是常见的（在一项前瞻性研究中超过80%），但并不总是疼痛。
（2）分离的神经断端会形成神经瘤，如果神经末梢得到适当衬垫并远离皮肤接触面，通常不会出现症状。

（杨景舒　译）

第 32 章 头颈部黑色素瘤的切除

Scott A. McLean

一、定义

1. 头颈部黑色素瘤切除术的手术切缘较宽，旨在实现切缘组织学阴性。目前关于大范围切除原发病变的指南，是基于原发病变浸润深度的考虑，所谓大范围切除指将手术切缘扩大至周围足够的正常皮肤和深部软组织，以实现手术切缘的安全（表 32-1）。然而，鉴于头颈部复杂的解剖学和功能性质，有时会调整切缘以保留正常功能。头颈部复杂缺损的重建通常要到最终的切缘组织病理学评估结果为阴性之后再进行。重建可以通过一期缝合、分层或全厚皮肤移植、局部或区域邻近组织移植，或游离组织移植来完成。

表 32-1 皮肤黑色素瘤手术切缘建议

原发肿瘤厚度	临床测量的手术切缘
原位	0.5～1cm
≤1mm	1cm
1.01～2.0mm	1～2cm
> 2.0mm	2cm

2. 无区域转移临床证据的侵袭性黑色素瘤患者可能需要通过前哨淋巴结活检（SLNB）评估区域淋巴结。SLNB 已被证明对头颈部黑色素瘤的治疗既准确又能预测预后。目前关于使用 SLNB 的建议是基于原发病变的浸润深度及是否存在不良组织学特征如溃疡和有丝分裂率的考虑（表 32-2）。

表 32-2 前哨淋巴结活检建议

SLN 状态是原发性皮肤黑色素瘤患者疾病特异性生存率、无复发生存率和总生存率最重要的预后指标

原位黑色素瘤或病变≤1mm、不伴溃疡且有丝分裂率 < 1/mm²（T1a 病变）的患者不建议进行 SLNB

应与原发病灶为 0.8～0.9mm 且伴有溃疡或有丝分裂率 ≥ 1/mm²（T1b 病变）的患者讨论 SLNB

续表

如果患者的原发病灶≤ 0.8mm，伴有溃疡或有丝分裂率增高，并有其他不良指征，如血管淋巴浸润、深部边缘阳性或年轻，也可以考虑 SLNB

对于肿瘤厚度 > 1.0mm（T2 或以上）的原发病灶患者，应考虑 SLNB

3. 对于在 SLNB 上发现有微小转移的患者需要给予密切的临床观察，通常每 4 个月对区域淋巴结区域进行 1 次超声检查，如果只有区域复发而无远处转移，则进行淋巴结清扫。前哨淋巴结活检阳性的患者应考虑立即进行选择性颈部清扫术（第 37 章）。

4. 对于出现区域转移临床证据的患者，应进行区域淋巴结清扫术（LND）。根据原发病变部位，进行 LND 的淋巴结区域一般包括耳后和枕下淋巴结、腮腺及其相关淋巴结及颈部淋巴结Ⅰ～Ⅴ级（表 32-3）。

表 32-3 治疗性淋巴结清扫术（TLND）中涉及的淋巴结

原发性皮肤病变位置	TLND 涉及的淋巴结
头皮前外侧、颞部、额部外侧、颊部外侧、耳：均在经外耳道冠状面的前方	腮腺和颈淋巴结Ⅰ～Ⅴ区
下颌和颈部	颈淋巴结Ⅰ～Ⅴ区
冠状面（通过外耳道）后方的头皮与枕部	耳后、枕下和颈淋巴结Ⅱ～Ⅴ区

二、鉴别诊断

头颈部皮肤黑色素瘤通常表现出大小、形状和颜色不相同的色素性疾病改变。其他良性和恶性皮肤病变也可能出现类似的表现，包括脂溢性角化病、交界痣、复合痣、真皮痣、血管瘤、蓝色痣、化脓性肉芽肿、斯皮茨痣、色素性光化性角化病、色素性或非色素性基底细胞癌、鳞状细胞癌。

三、病史和体格检查

1. 应详细询问有关病变的完整病史，包括临床症状的持续时间、是否出现瘙痒和出血，并注意病变大小、形状和颜色的改变。

2. 大多数皮肤黑色素瘤表现为新的色素性病变或在现有病变的基础上发生改变，这些改变多表现为黑色素瘤 ABCDE：A，不对称；B，不规则边界；C，多变的颜色；D，直径 > 6mm；E，进行性变化。

3. 详细、完整地记录既往病史是十分必要的，病史应包括以下有关信息：既往恶性肿瘤病史、既往手术史、当前用药情况和过敏史、癌症家族史、麻醉问题和个人史。个人史包括吸烟史、职业、日照暴露史和水疱性晒伤史。

4. 还应完成专门的系统回顾，包括组织、肌肉骨骼、神经系统、呼吸系统、胃肠道、肝、皮肤和淋巴结的体征或症状。

5. 所有新诊断的黑色素瘤患者都应接受全身皮肤情况评估。

6. 每位患者都应接受全面的头颈部检查，包括全面的皮肤检查和枕下、耳后、腮腺和颈淋巴结区域的触诊，以排除临床上可触及的区域转移性疾病。

7. 应进行详细的脑神经检查以评估、记录术前脑神经功能。

四、影像学和其他检查

1. 不建议新诊断局限性皮肤黑色素瘤的患者进行远处转移检查。在没有疾病远处转移的临床体征或症状的情况下，没有影像学检查方式被证明可用于检测隐匿的转移性疾病，事实上，这会经常导致假阳性结果，继而导致不必要的有创操作。

2. 胸部 X 线检查和血清乳酸脱氢酶检测对隐匿的转移性疾病也不敏感。

3. 绝大部分患者都需要术前胸部 X 线检查、全血细胞计数和心电图检查，具体取决于年龄、健康状况和全身麻醉的需求。

五、手术治疗

（一）术前规划

1. 在前往手术室之前，应重新检查原发性皮肤病变并与患者确认。也应重新检查周围皮肤以确保没有新的病变。另外，关于手术计划（手术切缘，一期缝合，还是延期重建），应与患者确认。手术区域的所有脑神经功能也应在手术前重新检测。

2. 计划施行 SLNB 联合原发性皮肤病变切除的患者应在确定性切除之前进行淋巴系统闪烁显像。这项检查在核医学部门完成，其显像可以通过单光子发射及 X 线计算机断层扫描（SPECT/CT）增强。在进入手术室之前，应查看 SPECT/CT/淋巴系统闪烁显像，以确定前哨淋巴结的可能位置（图 32-1，图 32-2）。然后应与患者讨论这些位置并进行适当标记。如果前哨淋巴结的可能位置靠近脑神经，应与患者商议，并记录好脑神经功能。

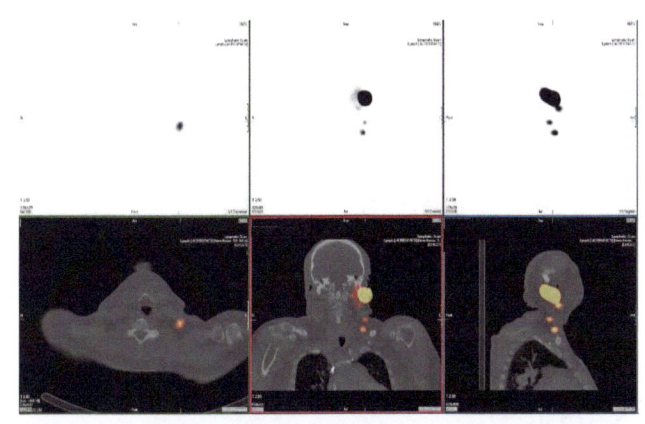

图 32-1 左耳后原发性黑色素瘤部位注射药物后的淋巴闪烁造影的 SPECT/CT 显像。检查显示左侧Ⅱ区淋巴结及左侧Ⅴa 和Ⅴb 区的次级引流

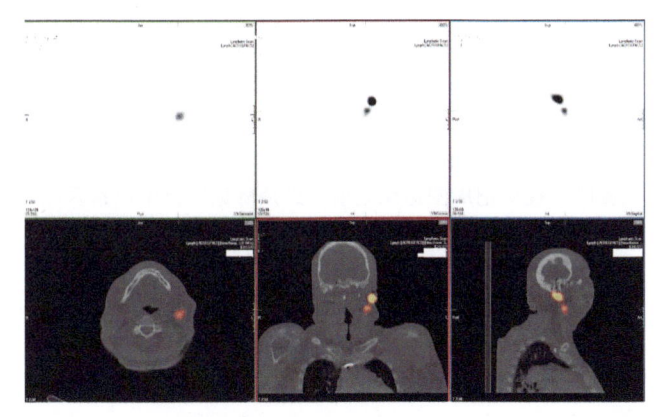

图 32-2 左耳后原发性黑色素瘤部位注射后的淋巴闪烁造影的 SPECT/CT 显像。仔细观察发现Ⅱ区淋巴结位于腮腺尾部下方，胸锁乳突肌前方。这可能是颈外淋巴结

3. 在前往手术室之前，还应讨论使用合适的抗生素和如何预防深静脉血栓形成（DVT）。

4. 此外，至关重要的一点是，应与麻醉团队就长效肌松药的使用进行充分讨论。如果脑神经可能在手术区域，麻醉团队需要注意避免使用长效肌松药，这种情况在头颈部黑色素瘤切除术中是十分常见的。

（二）体位

1. 计划单独进行广泛局部切除（原位黑色素瘤或 T1a 病变）的患者通常可以耐受镇静加监护下的手术。在这些情况下，床头通常与麻醉车成 90°，以

便于进入手术区域。供氧通路应避免穿过手术区域，可以用鼻导管，也可以用面罩。在氧气自由流动的情况下，整个手术室团队都应重视火灾风险。整个面部和颈部都消毒置于术野之内。大铺单，但是注意避免用无菌单围成帐篷样的空间，这会使氧气积聚在手术区域（图 32-3）。

2.几乎所有计划在初始切除的同时进行前哨淋巴结活检术的患者，都需要在全身麻醉下的状态进行相关操作。同样的，必须避免使用长效肌松药。床头应旋转 180°，远离麻醉车，以使术者操作方便。大多数原发性病变应在患者仰卧位切除。极少数情况下，患者需要俯卧，以便于到达头皮后侧或枕下淋巴结区

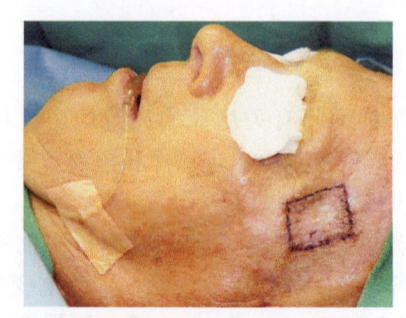

图 32-3 患者在镇静状态下进行整个面部的准备和消毒，备大铺单，并避免手术区域内氧气聚集

域。在患者插管的情况下，可以根据手术入路的需要给一半的面部和颈部或整个面部和颈部消毒铺单。

手术技巧

1.切口位置的选择

（1）原发性病变切除位置

1）仔细检查原发病变并用湿海绵清洁。标记病变，注意要包括所有有皮肤蔓延证据的区域。这可能包括任何从原发病变蔓延出来的苍白、红斑或浅色素沉着区（图 32-4）。

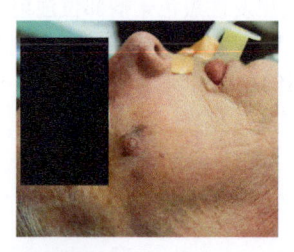

图 32-4 主要病变呈粉红色，隆起。注意色素蔓延至周围的皮肤。在标记周围边缘之前，必须标记出整个色素区域

2）标记了原发病变之后，在可见病变周围标出适当的边缘。切除边缘通常为 1～2cm，具体取决于原发病变的浸润深度。

3）在某些功能区域，切除边缘的宽度需要略低于标准边缘宽度。例如，如果下眼睑病变需要 2cm 的边缘，但在 1cm 处切除会越过眼睑边缘，则使用 1cm 应该也是可以接受的。在这种情况下，如果最终组织病理学检查结果呈阳性，外科医师必须考虑重新切除该边缘（图 32-5）。

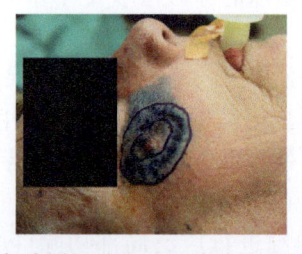

图 32-5 在这个计划好的切除手术中，下眼睑边缘留得有点窄，其是希望能避免术后外翻。病理科必须仔细检查切缘，如果呈阳性，则必须重新切除

（2）注射亚甲蓝染料

1）为了帮助识别前哨淋巴结，于原发病变周围的真皮注射亚甲蓝染料。通常仅注入 1ml 或 2ml 染料（图 32-6）。

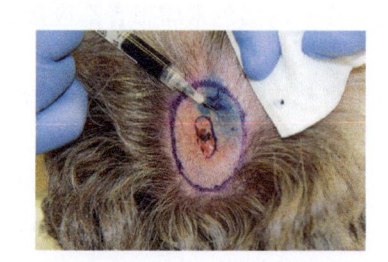

图 32-6 向病变周围的真皮层注入亚甲蓝染料。使用 30 号针头，并尽量直接注射至真皮层

2）注射是用 30 号针头进行的，针头的斜面向上。注入染料时应有轻微阻力，并且在视觉上真皮应该开始变蓝。如果真皮没有变蓝或注射没有阻力，则针头可能太深。这将导致皮下组织变蓝，并使组织平面的识别更加困难。

3）应多次注射至原发病变周围的真皮中，直到病变被蓝色染料包围（图 32-7）。

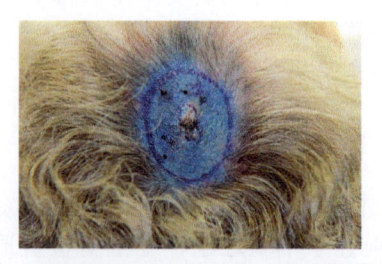

图 32-7 将亚甲蓝染料注射至病变周围的真皮层

（3）SLNB 切口的位置

1）在手术前再次回顾淋巴闪烁显像/SPECT/CT，以帮助确定前哨淋巴结相对于可见或可触及的

解剖结构的大致位置。术中可以使用伽马探头确认前哨淋巴结的位置。位置确认后，标记切口，切除前哨淋巴结（图32-8）。

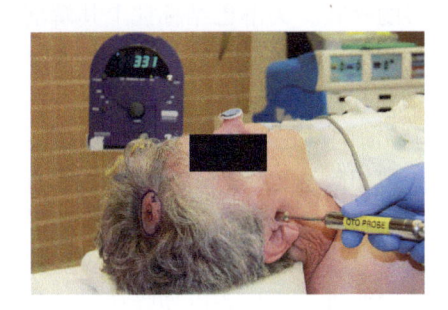

图 32-8　术中应用伽马探头找到潜在 SLN 的位置

2）标记计划的切口时应考虑沿着松弛的皮肤张力线标记。此外，应考虑任何之后可能采取的手术术式，如旋转皮瓣重建部位或是否需要进行腮腺切除术和颈部淋巴结切除术（图32-9）。

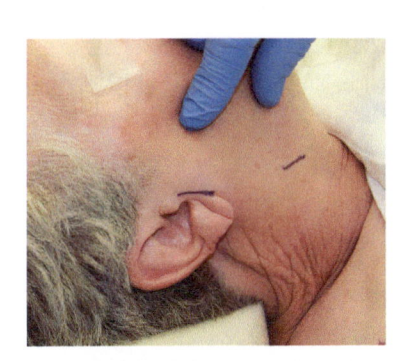

图 32-9　沿着松弛的皮肤张力线设计出小切口

3）此时，所有计划的切口通常都注射局部麻醉药。通常情况下，使用 1% 利多卡因和 1∶100 000 肾上腺素溶液。药量要小，以避免靠近手术部位的脑神经意外麻痹。

2. 切除原发病变

（1）皮肤切口：小心地循着之前准确的标记，精准切开原发病变周围的皮肤。在切至皮下组织时要注意避免切口向原发病变部位倾斜。

（2）确定切除的深度

1）在原发病变周围进行环周切开后，需要确定切除的深度。在一般情况下，切除的深度需要达到皮下组织深处的筋膜平面。切除的深度与原发病变的位置、病变的大小和深度及病变深处的皮下组织量高度相关。

2）对于面部病变，切除最常需要达到面部肌肉表面的平面（图32-10）。

3）耳前病变需要切除至腮腺筋膜的深度（图32-11）。

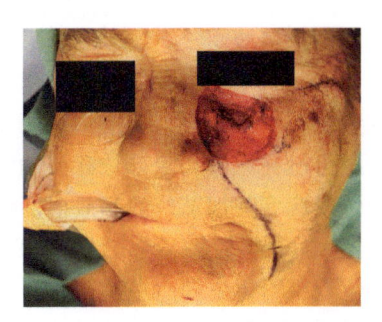

图 32-10　面部病变已被切除，深度刚好在面部肌肉组织上方

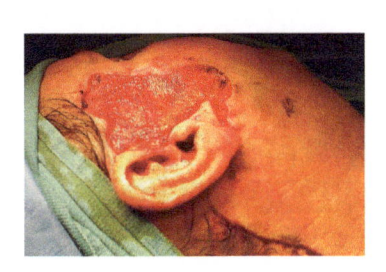

图 32-11　耳前病变切除深度刚好在腮腺筋膜上方

4）鼻部病变在鼻软骨水平以上切除。

5）根据原发病变的大小，决定是否在切除耳部病变时同时切除深部软骨。在很多情况下，应切除深部软骨以确保切缘阴性。

6）头皮病变通常在帽状腱膜下平面切除，并且保持下面的颅骨膜完整。在大块病变中，也可以切除下面的颅骨膜，以得到更宽的安全边缘（图32-12）。

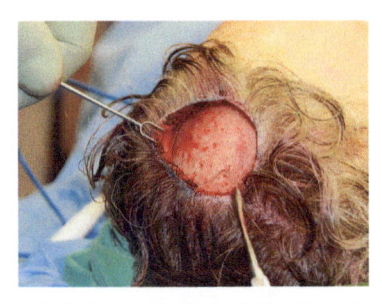

图 32-12　头皮病变通常在帽状腱膜下平面切除，下面的颅骨膜保持完整

7）颈部皮肤可以切除，是否切除下方的颈阔肌取决于病变的大小。如果担心病变有深部浸润，切除颈阔肌亦非难事。

8）进行所有切除操作时，必须注意避免损伤任何深部的脑神经。

（3）标记方向：原发病变被完全切除后，必须仔细定向和标记以备大病理检查用。标记缝线应易于理解，使外科医师和病理学家之间可以顺畅沟通。在病理申请单中还要标注任何特别关注的区域，如当由于功能考虑切缘小于理想宽度时。

3. 前哨淋巴结活检

(1) 术中伽马探头：术中伽马探头用于确认前哨淋巴结的位置。在某些情况下，应检查原发病变切除部位，以寻找可能在原发切除部位深层的潜在前哨淋巴结。由于原发病变注射部位的高放射活性造成的阴影，这些淋巴结可能不会出现在 SPECT/CT 上。有时在切除部位边缘可以看到蓝色淋巴管，并可追踪到前哨淋巴结（图 32-13）。

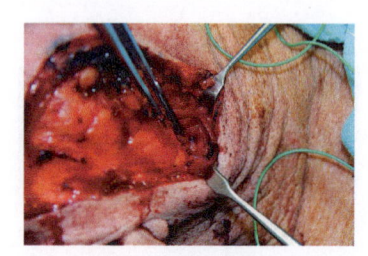

图 32-13　SLN 位于原发病变切除部位的深处

(2) 切口和淋巴结清扫

1) 在进行淋巴结清扫之前，要确认患者没有应用任何肌松药。

2) 在用伽马探头确认先前标记的前哨淋巴结部位后，切开进入深层软组织。通常 2～3cm 的切口就足够用于解剖和观察了。

3) 切开皮肤后，用皮肤拉钩拉开皮肤边缘。钝性分离进入深部软组织。在颈部，分离至颈阔肌层。在耳前区域，分离通常深达腮腺筋膜并进入腮腺实质。

4) 术中伽马探头经常用于帮助确定进一步解剖方向。随着探头尖端越来越接近前哨淋巴结，伽马计数将会增加。

5) 通常可以识别出蓝色淋巴通路，然后可以追踪到前哨淋巴结（图 32-14，图 32-15）。

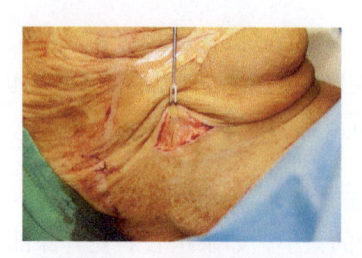

图 32-14　通常情况下，可以发现 1 个蓝色的淋巴管

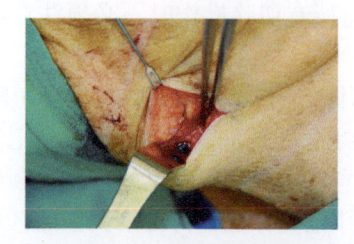

图 32-15　然后可以追随淋巴管到达 SLN

6) 找到淋巴结后，就通过钝性分离和双极电凝将其小心切除。

7) 然后将淋巴结拿到体外检查，确定伽马计数和蓝色染料的存在。为淋巴结标注上其解剖位置、γ 计数和是否蓝染，将其送去进行组织病理学检查。

(3) 确认和闭合

1) 切除前哨淋巴结后，使用伽马探头重新检查手术区域。与切除淋巴结之前的计数相比，切除淋巴结的区域现在的计数应该非常低。通常情况下，计数应降至切除淋巴结前计数的 10% 以下。如果计数仍然升高，则需要进一步探查以切除任何其他潜在的前哨淋巴结。

2) 所有潜在的前哨淋巴结被切除之后，应用生理盐水冲洗伤口。应进行 Valsalva 操作以确认没有活动性出血。切口可以以标准方式闭合，用一块小敷料加压覆盖。

4. 原发区域的一期缝合和延迟重建

(1) 一期缝合

1) 在切除原发病变并完成前哨淋巴结活检后，确定关闭原发部位的最佳方法。如果闭合时原发部位的创缘不会变形，不需要使用旋转皮瓣或移植物就可以立即闭合伤口。即使切缘的石蜡病理回报阳性，也很容易返回进行扩切。

2) 一期缝合多见于小病变或颈部病变，因为颈部皮肤松弛冗余容易拉拢。

3) 在这些情况下，可以沿着松弛的皮肤张力线的方向在两侧行三角形挖掘式分离。皮肤被潜行分离后拉拢，深层用可吸收线缝合，皮肤边缘浅表层缝合。

4) 然后用小的压力敷料包扎伤口，24 小时后可以去除。

(2) 延迟重建

1) 在许多情况下，重建切除的原发部位需要大量的组织重排、皮肤移植甚至游离组织转移。在这些情况下，最好等待最终组织病理学确认手术切缘阴性之后，再进行确定性手术切缘重建。

2) 通常可以采用环形荷包缝合减小伤口的大小（图 32-16）。

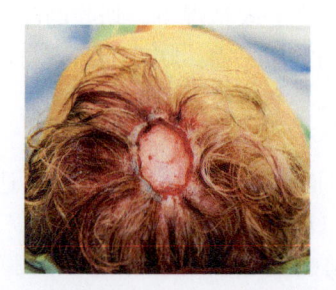

图 32-16　采用环形荷包线缝合减小伤口大小

第 32 章 头颈部黑色素瘤的切除　189

3）然后可以使用加厚湿润的敷料包扎伤口，敷料可以使用凡士林或干仿纱布、杆菌肽、棉球或任何泡沫型敷料制作。可以用丝线或手术钉固定敷料（图 32-17 和图 32-18）。

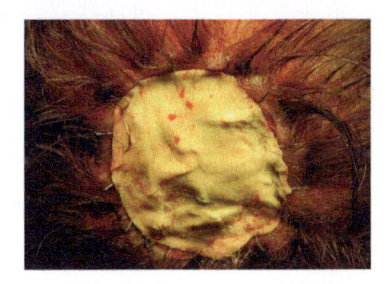

图 32-17　切除部位放置一块干仿纱布敷料

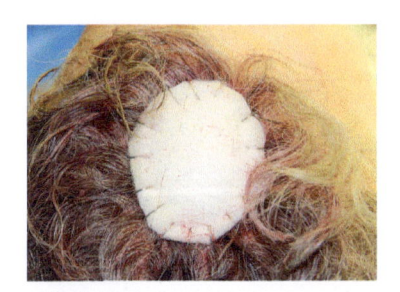

图 32-18　在切除或植皮重建后，将 Reston 泡沫垫固定在头皮上以施加压力

4）头颈部伤口感染罕见，因此术后抗生素并不常规使用，即使在开放性伤口上放置敷料的情况下。在某些情况下，如免疫抑制或既往感染，可能需要使用抗生素。

（3）皮肤移植和旋转皮瓣重建

1）最终手术切缘病理回报阴性后，即可进行明确的重建术。如何选取重建方法取决于缺损的部位和患者的目标。复杂的面部缺损应由具有面部整形和重建手术经验的同事处理。

2）面部皮肤和耳前皮肤缺损经常通过使用颈面部旋转皮瓣和转位皮瓣进行关闭。切口尽可能沿着皮肤松弛张力线设计，并延伸至耳后和颈后部皮肤。需要切除这些皮瓣沿旋转弧产生的突起皮肤畸形。即便是非常大的缺损，也可以闭合，并获得极佳的外观效果（图 32-19 ～图 32-21）。

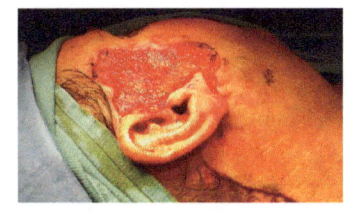

图 32-19　面部大面积缺损，同时颈后部做切口以行颈面部旋转皮瓣重建

3）眼睑缺陷很难在不造成明显外翻的情况下修复。眼睑拉紧术可与皮肤移植、转位皮瓣和旋转皮瓣一起进行。如果担心术后眼睑功能，则应邀请眼部整形外科医师一起进行手术（图 32-22 ～图 32-24）。

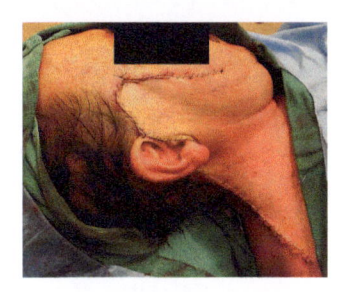

图 32-20　颈面旋转皮瓣就位

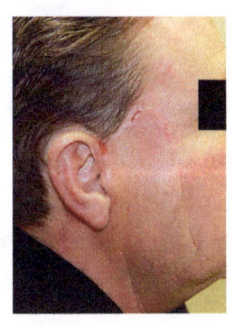

图 32-21　大面积面部缺损的颈面重建数周后美容效果极佳

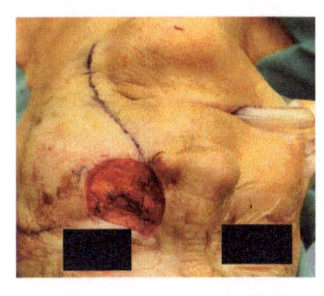

图 32-22　设计用于下眼睑缺损重建的大型旋转皮瓣

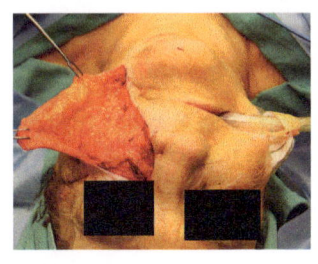

图 32-23　游离掀起的皮瓣足够多，以便于无张力闭合

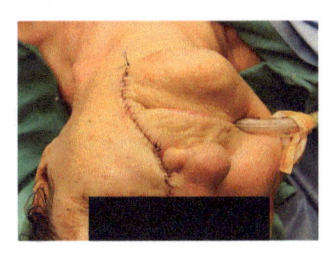

图 32-24　将旋转皮瓣缝合到位，下方无张力，从而避免术后外翻

4）鼻缺损可通过植皮、复合移植、转位皮瓣、推进皮瓣和正中旁前额皮瓣闭合。每种技术在适当的临床环境中使用都可以达到出色的效果（图 32-25～图 32-27）。

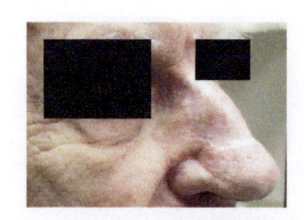

图 32-25　鼻背全层植皮重建后的效果

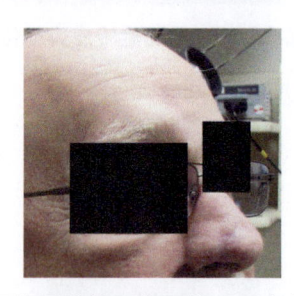

图 32-26　将耳软骨移植至鼻翼缘，对右鼻壁和鼻翼缘进行旁正中前额皮瓣重建的术后效果（侧视图）

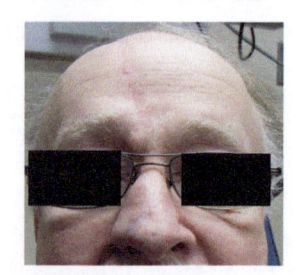

图 32-27　将耳软骨移植至鼻翼缘，对右鼻壁和鼻翼缘进行旁正中前额皮瓣重建的术后效果（正视图）

5）耳郭缺损最容易采用楔形切除后的推进皮瓣闭合。转位皮瓣可用于重建大缺损并达到可接受的美容效果（图 32-28 和图 32-29）。

6）全层或分层皮肤移植是头皮缺损闭合最容易的治疗方式。在老年患者中，可以获取大量的锁骨上皮肤用于移植而闭合大面积头皮缺损。将皮肤削薄到真皮层以确保去除所有皮下组织。可将皮肤移植到完整的骨膜上，也可以移植到直接显露的骨骼上。在这种情况下，可用钻子沿着骨骼向下钻刺，直到看到点状血供。然后用加厚敷料固定植皮，并保持 7～10 天。

7）如前所述，颈部皮肤缺损都可以通过邻近组织转移重建术闭合。

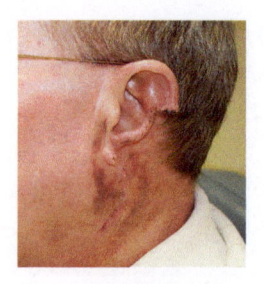

图 32-28　左侧耳垂和耳轮切除术

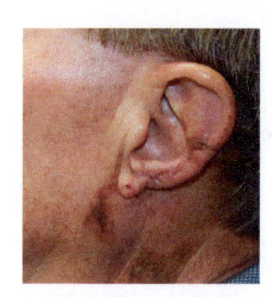

图 32-29　耳后转位皮瓣的左耳重建

经验与教训

适应证及术前检查	1. 应进行全面病史采集和体格检查，包括全身皮肤检查。 2. 如果需要进行 SLNB，则应在手术前复习淋巴闪烁 SPECT/CT 成像检查。 3. 术前应完成详细的脑神经检查。
切除原发病灶	1. 应标记原发病灶，包括任何苍白、红斑或色素沉着的邻近皮肤。 2. 根据原发病灶的侵犯深度和其与周围结构的接近程度，标记 1～2cm 的环状边缘。 3. 切除深度需要包括足够的正常组织，以确保手术切除彻底。 4. 用缝线标记清楚标本方向，以便进行确切的切缘分析。
前哨淋巴结活检	1. 复习术前淋巴闪烁造影 /SPECT/CT，确定前哨淋巴结的可能位置。 2. 在原发病灶周围的真皮层中环周注射亚甲蓝染料。 3. 在进行淋巴结切除之前，确保麻醉没有使患者肌肉松弛。 4. 沿着松弛的皮肤张力线做切口，并牢记有做旋转推进皮瓣重建或未来腮腺 / 颈部清扫切口的可能。 5. 利用术中伽马探头定位前哨淋巴结，并确保切除所有可能的前哨淋巴结。
闭合与延迟重建	1. 如果伤口可以通过简单的推进皮瓣缝合，而无须调整边缘方向，那么就可以一期缝合伤口。 2. 如果需要旋转 / 转位皮瓣或植皮，最好推迟重建，直到最终病理确定手术边缘干净。 3. 在缝合复杂伤口时，应请面部整形和眼部整形医师会诊。

六、术后

通常在小的推进皮瓣重建部位和前哨淋巴结活检部位使用小块加压敷料，并保持 24 小时。较大的颈面部推进皮瓣重建部位覆盖 Jobst 压力敷料，并保持 2～3 天。取下敷料时，应用半稀释过氧化氢保持切口清洁，并用凡士林湿润切口。外用抗生素软膏，可使用 2～3 天，但长期使用会刺激皮肤。如果进行了皮肤移植，敷料应保持 7～10 天。取下敷料后，用凡士林湿润植皮 1～2 周，或者直到伤口完全愈合。

七、治疗效果

1. 如经验丰富的头颈部外科医师治疗，几乎可以找到所有患者的前哨淋巴结。在 Breslow 深度 ≥ 1mm 或 Breslow 深度为 0.75～0.99mm 的皮肤黑色素瘤患者中，约 20% 的前哨淋巴结阳性。

2. 在接受超声定期复查进行密切观察的前哨淋巴结阳性患者中，约 25% 的患者会出现淋巴结复发。同样，约 25% 的前哨淋巴结阳性并立即接受 CLND 治疗的患者，仍会被发现另外有至少一个阳性的非前哨淋巴结。约 4% 的前哨淋巴结阴性患者会在前哨淋巴结区域内复发。

3. 前哨淋巴结阳性状态是与低无复发生存率和低总生存率相关性最强的因素（风险比 4.23 vs 3.33）。前哨淋巴结阴性患者估计 4 年总生存率接近 84%，而前哨淋巴结阳性的患者则减少至 58%。

八、并发症

1. 前哨淋巴结活检部位出现血清肿或血肿。
2. SLNB 或原发切除部位感染。
3. 旋转皮瓣重建部位出现伤口裂开或表皮松解。
4. 任一手术部位感觉减退。
5. 脑神经损伤的理论风险。
6. 美容效果不佳。

（徐灏文　译）

第33章 黑色素瘤前哨淋巴结活检

Merrick I. Ross

一、定义

前哨淋巴结是指接受原发性黑色素瘤皮肤部位直接（传入）淋巴引流的第一个淋巴结，也是最有可能发生微小转移的淋巴结。对于早期[美国癌症联合委员会（AJCC）分期Ⅰ和Ⅱ期]黑色素瘤患者，可采用淋巴显像和前哨淋巴结（SLN）活检技术确定早期患者的区域淋巴结组织学状态，而无须进行淋巴结清扫术。Morton及其同事首先研究并详细报道了有关SLN的概念及微创手术技术，最初仅在皮内注射必要的蓝色染料（图33-1），后来发展为将放射性标记的胶体注射液注射于原发性黑色素瘤的部位，并在大量原发性黑色素瘤且区域淋巴结阴性的患者身上证明了这一概念。这项研究及随后的多项研究证实，皮肤特定区域的淋巴引流方式是明确的，SLN最有可能是原发黑色素瘤区域淋巴结转移的首要位置，如果SLN的组织学为阴性，则定位到的区域内的剩余淋巴结不太可能会出现转移。SLN活检的准确度（敏感度）为95%，"活检"这个术语用在这里似乎不是很合适（特别是对患者），因为活检过程本质上是切除，即切除整个SLN并进行严格的组织学分析。"前哨淋巴结切除术"相对而言可以更准确地描述手术范围。

二、临床重要性

1. 改善预后和降低发病率：一个严峻的事实是，当黑色素瘤患者出现临床上明显（可触及的）的区域淋巴结转移（进展性AJCC分期Ⅲ期）时，尽管进行了正规的治疗性淋巴结切除术，但这之后发生远处Ⅳ

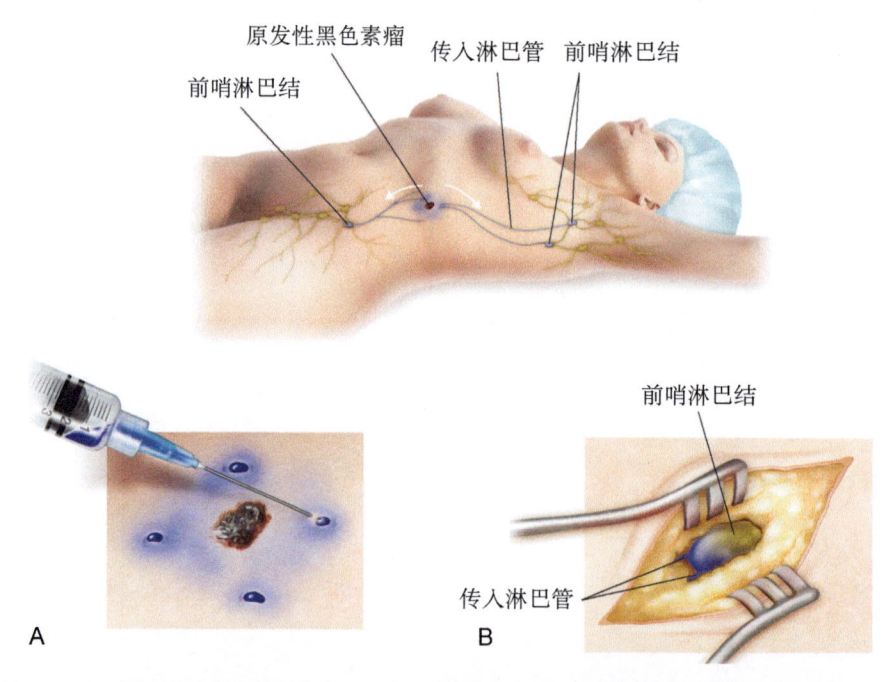

图33-1 用注射蓝色染料的方法进行前哨淋巴结定位。图中描述了前哨淋巴结的概念和传入淋巴管引流模式。在早期皮肤黑色素瘤周围皮内注射蓝色染料后（左腹壁，A），显示了左侧腹股沟前哨淋巴结和两个左侧腋窝前哨淋巴结的淋巴引流。B图显示使用自固定牵开器对左侧腋窝2个前哨淋巴结中的第1个进行手术显露。注意进入前哨淋巴结的2条传入淋巴管。腋窝的2个淋巴结都被定义为"哨兵"，因为它们都接受来自特定传入淋巴管的第一（初始）梯队引流。需要切除腋窝的2个淋巴结和腹股沟的SLN，才能完成SLN活检的手术过程

A. 注射部位；B. 手术显露前哨淋巴结

期转移和复发性淋巴结转移的风险分别为至少 50% 和 15%～50%。因此，研究 SLN 活检的最初动机是建立一种有效的方法，早期（镜下可见）识别淋巴转移，并通过淋巴结清扫术（CLND）治疗淋巴结转移，这种方法称为选择性淋巴结切除术，不要与上述前哨淋巴结切除术混淆，后者特指 SLN 活检术。这种方法可以防止大多数患者发生临床上可触及的淋巴结转移，进而有可能在区域疾病控制和生存方面改善淋巴结阳性患者的预后。选择性淋巴结切除术多中心试验（MSLT）-1 将厚度＞1mm 的原发性黑色素瘤患者随机分配为广泛局部切除（WLE）加 SLN 活检和单独 WLE，比较两组的差异，旨在直接验证这一假设：与发生临床受累淋巴结疾病的患者相比，淋巴结转移的早期手术治疗可以改善预后。这项试验的最终结果和 SLN 活检的综合经验表明，这一假设是成立的，并实现了在淋巴结阳性亚组中改善区域疾病控制和黑色素瘤特异性生存期这两个目标。

2. 从 MSLT-1 及 SLN 活检阳性后进行 CLND 的实际经验中获得的其他有价值的数据表明，总体而言，只有 10%～20% 的患者被发现还有微小淋巴结受累，即非 SLN，而常规公认的 CLND 做法使绝大多数患者承受了不必要的 CLND 并发症。随着越来越多的人提出关于 CLND 对黑色素瘤特异性生存期影响的问题，研究者设计并完成了 2 项随机临床试验。最近发布的这两项试验的结果比较了 SLN 阳性患者接受 CLND 治疗或超声监测淋巴结系统观察患者的结局，结果表明区域疾病控制率有所增加，但 CLND 总生存期无明显改善。试验之一，MSLT-2 也从多变量分析中提供了压倒性数据：非前哨淋巴结受累是预后不佳的最强相关因素，即使后来受累淋巴结的数目会有所修正，这部分解释了为什么通过 CLND 切除了其余阳性淋巴结后，对黑色素瘤特异性的长期生存期影响很小。这些结果证实：之前报道的关于非前哨淋巴结转移和预后相关性的发现，决定了全球医疗实践的改变，即用淋巴结区观察（包括淋巴结区超声监测）或选择性进行 CLND，完全替代了常规 CLND。前述 2 项随机试验结果公布之后，辅助靶向（BRAF 阳性患者）和免疫治疗被批准用于所有淋巴结阳性的患者，进一步支持了不常规进行 CLND 的临床管理实践。总之，这些有近期证据支持的改变已经减少了手术相关并发症，却没有损害长期黑色素瘤特异性生存期。

3. 分期和预后：临床 Ⅰ 期和 Ⅱ 期黑色素瘤患者群体（临床淋巴结阴性）至少占新诊断患者的 85%。这部分患者的预后差异很大，取决于多种原发肿瘤因素，特别是肿瘤厚度、溃疡和有丝分裂率，最重要的因素可能是，隐匿性淋巴结受累的存在。SLN 活检作为分期工具的作用已得到充分证实，几项已发表的多变量分析表明，SLN 的组织学状态是 Ⅰ 期和 Ⅱ 期生存的最有力的独立预测指标，这也是 SLN 活检的另一动机。该手术还旨在识别不需要再做手术的病理学淋巴结阴性患者，使这些患者免于不必要的手术并发症。病理分期为 Ⅰb～Ⅱa 的黑色素瘤患者预后良好，因此无须接受额外治疗，但可考虑进行长期监测。然而，病理分期为 Ⅱb～Ⅱc 的患者因为原发肿瘤厚并具有溃疡性原发性肿瘤组织学特征，总体预后相对较差，因此可根据已完成的 Ⅲ 期随机试验的最新结果为他们提供辅助免疫治疗。

4. 鉴于上述随机试验和实际经验相结合的数据优势，可以得出以下结论，即前哨淋巴结切除术在临床区域淋巴结阴性的黑色素瘤患者的手术治疗中可以实现的目标。

（1）前哨淋巴结切除术提供准确和关键的区域淋巴结分期信息。

（2）从黑色素瘤特异性生存的角度来看，去除所有微小受累的 SLN 具有治疗作用。

（3）与淋巴结区域观察相比，对 SLN 阳性患者进行 CLND 可改善区域疾病控制，但与前哨淋巴结切除术相比，CLDN 并未带来额外受益。

（4）在不影响长期生存结局的前提下，减少手术，从而降低整体手术并发症发生率。

5. 在对经合理筛选的黑色素瘤患者进行手术治疗时，SLN 活检仍被视为一种标准治疗方法。这种微创方法想要取得成功，进而实现之前所述的分期和治疗目标，关键在于准确地找到并完全切除所有 SLN。

6. 虽然从最简单的字面意思看，SLN 活检是一种单纯的外科手术，但实际上，整个手术方法包含了几个必要的组成部分：确定合适的患者，对有转移风险的潜在淋巴结区域进行仔细的体格检查，术前评估淋巴引流模式，术中定位并切除所有 SLN，并对 SLN 进行仔细的组织学评估。

三、确定合适的患者

1. 原发性黑色素瘤的组织学评估：应由经验丰富的皮肤病理学家查看所有与黑色素细胞病变相关的有问题的病理切片，以确认黑色素瘤和组织学亚型的诊断，并提供显微镜下分期（肿瘤厚度和溃疡状态）信息和存在的其他相关不良组织学特征（见下文讨论）。然而，在某些情况下，原发病灶基本完整，诊断性活检仅代表整个病变的一小部分样本并且采样的深度可能非常浅，因此不能反映肿瘤的真实生物学特性。这种类型的活检可以准确地做出黑色素瘤的明确诊断，但可能缺乏推荐 SLN 活检所需的组织学特征。在这种情况下，应对整个病灶进行严格的切除活检，以进行完整的组织学评估。

2. 原发性浸润性皮肤黑色素瘤：确定 SLN 活检合适患者的选择标准基于新诊断的原发性黑色素瘤和临床阴性淋巴结患者存在镜下淋巴结受累的潜在风险。这一般由各种原发性肿瘤因素决定，包括肿瘤厚度和溃疡（这些因素定义了原发黑色素瘤 8 版 AJCC 分期中 I 期 II 期中的 5 个亚阶段）、有丝分裂率、淋巴血管浸润和微小卫星病灶。共识建议，只要是安全的可手术患者，对于任何原发性肿瘤 T 分期在 T1b 及以上的（定义为厚度为 ≥ 0.8mm）和厚度 < 0.8mm 伴溃疡（T1b 类型）的患者，应进行 SLN 活检。对于原发性黑色素瘤厚度为 < 0.8mm 的患者，如果至少存在以下不良预后特征之一，也应考虑进行 SLN 活检：垂直生长期每平方毫米有 2 个或 2 个以上的有丝分裂图像、淋巴血管浸润或微小卫星灶。对于厚度为 < 0.8mm，与上述不良危险因素之一相关的患者，预计 SLN 受累的风险为 8%～12%，与肿瘤厚度为 0.8～1.0mm 的 T1b 原发病灶患者相似。

3. 虽然这些患者总体上代表了绝大多数将接受 SLN 活检的患者，但其他各种临床情况也经常遇到，也可以考虑 SLN 活检。在接下来的 6 个要点中将介绍这些情况。

4. 原发性真皮黑色素瘤：结节性黑色素瘤病变已被报道，其在组织学上的表现为细胞局限于真皮层，没有明显的表皮交界成分，这增加了来自未知原发灶的单个部位转移的可能性。或者，这种临床情况可能是原发性结节性黑色素瘤失去其原发交界成分，或是一种称为"原发性真皮黑色素瘤"的实体。尽管诊断不明确，但这些患者的自然病程最符合原发性病变而非转移的特征。因此，外科医师已经达成共识，在没有区域淋巴结肿大且影像学检查中没有发现转移的情况下，对这些患者进行根治性治疗，这与我们采用 WLE 和 SLN 活检治疗原发性结节性黑色素瘤的方式相似。

5. 结缔组织增生性黑色素瘤：5%～10% 的原发性黑色素瘤组织学上具有一些结缔组织增生成分。真正的混合性组织学变异（占主体的上皮和梭形细胞 / 结缔组织增生成分共存）预示着与常见的原发性组织学亚型相似的预后，因此此类患者是 SLN 活检的良好适配者，但纯结缔组织增生病变（> 90% 结缔组织增生）似乎具有较低的镜下受累 SLN 的发生率，总体预后更佳。根据肿瘤厚度，这些肿瘤通常为高 T 分期，但通常不存在其他不良原发性肿瘤因素，如溃疡和淋巴血管浸润。因此，许多外科医师并不把 SLN 作为纯结缔组织增生性黑色素瘤患者的常规选项。

6. 原发性黑色素瘤位于淋巴引流不明确的部位（即头颈部或躯干），并证实至少 1 个（但不是全部）潜在区域淋巴结系统有同时受累风险：这些患者可能适合进行 SLN 活检，以对经证实直接接受原发部位淋巴引流，但无临床淋巴结受累的其他区域淋巴结进行分期。一般来说，这些患者将接受包括原发性黑色素瘤和涉及淋巴结在内的广泛切除和同期进行的治疗性淋巴结切除术。如果术前淋巴闪烁显像（图 33-2）显示淋巴引流至另一个临床阴性的区域淋巴结，在这种情况下，SLN 活检可以同时进行，以尝试纳入所有受累淋巴结的治疗之中，无论宏观转移还是微观转移。

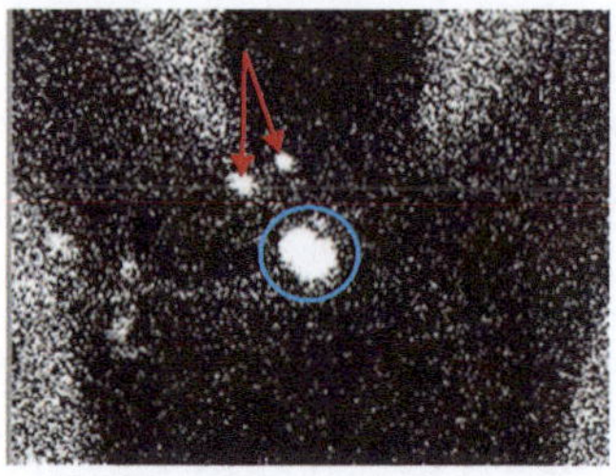

图 33-2 淋巴系统闪烁造影显示淋巴引流至多个淋巴结区域。所示为淋巴闪烁造影的前后视图，显示源自原发性黑色素瘤部位的引流处在一个不明确（不可预测）的淋巴引流位置。可见右侧腋窝和右颈部有淋巴引流传入（红色箭头）。该患者在右中背部有一个新诊断的黑色素瘤。体格检查发现右侧腋窝有可触及的淋巴结，超声引导下细针穿刺术明确为转移。通过触诊和超声检查，发现颈部没有临床转移证据。患者接受了根治性手术，包括右侧腋窝清扫术、原发部位广泛切除术和右颈部 SLN 活检。最终病理结果显示，切除的 2 个 SLN 中均存在微小转移性病变

7. 黏膜黑色素瘤：对于原发性黏膜黑色素瘤患者，如果病灶位于易于直接注射 SLN 定位剂（尤其是结膜和肛门直肠）的位置，可以将 SLN 活检作为其初始手术管理策略的一部分。虽然预测这些原发性肿瘤病变是否存在隐匿性区域淋巴结受累的特定标准尚未很好地确定，但这些肿瘤通常诊断较晚，且可能天生具有足够高的风险，因此可以考虑 SLN 活检。

8. 真正的局部复发性黑色素瘤：一些患者在既往广泛切除部位的边缘发生复发性黑色素瘤，它可能具有以下 3 种组织学特征之一，即单纯原位病变、原位病变加侵袭性成分或仅侵袭性（真皮）成分。所有

这三种特征都可能是广泛切除不充分和未检测到阳性切缘导致的，因此代表"真正的"局部复发，对于这些局部复发，手术治疗很可能实现生存期延长。这些患者中大多数具有临床阴性淋巴结，在具有相应肿瘤特征的复发性侵袭性成分的情况下（参见前面的讨论），为这些患者提供 SLN 活检作为确定性手术治疗的一部分是合理的。

9. 局限性卫星/移行转移灶：与"真正的"局部复发性病变患者相反，这些患者代表了区域皮肤转移（Ⅲ期）的生物学行为的连续性。这些患者经常会出现临床阴性的区域淋巴结，即Ⅲb期。如果区域转移性疾病的范围有限（1 或 2 个病变），则手术治疗复发是合理的。同期微小淋巴结转移的存在不仅影响疾病分期，在进展至Ⅲc期后，还会影响预后，对治疗策略也有影响。因此，SLN 活检也可与复发切除术结合使用。

10. 广泛切除后：通常情况下，SLN 活检最好与原发性黑色素瘤在经诊断性切除或活检之后进行的确定性扩大切除手术同时进行。偶尔，患者会先接受原发性黑色素瘤部位广泛切除，然后被转诊考虑进行 SLN 活检。理论上来讲，有一个顾虑是为缝合手术缺损而拉拢的皮肤或植皮重建的皮肤周围的淋巴引流模式要么被手术改变，要么与原发病灶相距过远，它可能无法准确反映已切除的与原发性黑色素瘤直接相邻的皮肤，导致识别和切除错误的 SLN。好在一些文献已经解决了大部分有关的担忧。数据显示，尽管注射区域扩大可能会进入更多的传入淋巴管，导致更多的 SLN 被移除，甚至有可能在引流不明确的部位（躯干和头颈部）探查到更多的淋巴结，但正确的 SLN 基本会在切除的标本中，并提供准确的淋巴结分期信息。只要不采用复杂的旋转皮瓣进行重建，当遇到这种临床情况时，可以向患者推荐 SLN 活检。

11. 既往进行过淋巴结手术：有时原发性黑色素瘤的诊断部位，其预期或可能的淋巴引流区既往曾因为治疗黑色素瘤或其他恶性肿瘤进行过手术干预，如 SLN 活检或淋巴结清扫。虽然仍可以考虑进行 SLN 活检，但必须进行术前淋巴闪烁显像，以确定淋巴引流如何受到先前淋巴结手术的影响或改变。淋巴引流模式可以在先前处理的淋巴结中的一个或多个剩余淋巴结（如果存在）中表现出来，或者转移至另一个淋巴结区域。这些信息对合理制订手术计划和摆放手术体位至关重要。

四、病史和体格检查

1. 在询问病史时，应向患者询问相关信息，如黑色素瘤或其他恶性肿瘤的既往史，以及目前或近期出现的与存在转移性病变相关的症状。

2. 有关抗生素（特别是磺胺类药物）和静脉注射造影剂的过敏反应的问题应记录在案，因为这些信息可能表明对异硫蓝染料过敏反应的风险增加，因此可能会影响在 SLN 寻找过程中使用不同的蓝色染料（如亚甲蓝）或根本不使用任何蓝色染料的决定（详阅下文）。

3. 应进行彻底的全身皮肤检查，以确认有无其他可疑病变，可能是另一个原发性黑色素瘤或其他皮肤癌。对选定的病变应进行诊断性全层穿刺或切取活检。

4. 应特别注意所示黑色素瘤的区域。应对活检部位、周围皮肤和软组织进行视诊和触诊，以确定是否存在任何残留的原发性病变和（或）卫星灶和移行转移灶。

5. 应触诊原发病变和引流淋巴结之间的皮肤和软组织，并仔细检查是否有移行转移性病变。所有可疑的皮肤和皮下病变均可进行细针抽吸以进行病理诊断。

6. 应触诊所有潜在的区域淋巴结，以确定是否存在临床上明显的病变。当原发性黑色素瘤分别位于肘部和膝关节远端时，应检查包括滑车上和腘窝的小淋巴结区。

7. 对怀疑转移的可触及淋巴结，应通过直接细针抽吸进行评估，或进一步进行超声检查，如果确定为影像学可疑淋巴结，则在超声引导下进行活检。有了这些数据，在对受影响的淋巴结进行治疗性淋巴结清扫之前，就不必对该淋巴结区域进行 SLN 活检，而应进行正式的放射影像学分期评估。

五、术前放射性检查

1. 虽然对新诊断黑色素瘤的患者来说，术前根据症状进行影像学检查是一种很好的做法，但一般来说，大多数新确诊的早期患者无明显症状，因此，在对大多数伴有原发性黑色素瘤患者进行 SLN 活检之前，不需要或不建议进行特殊的影像学检查。在无症状患者中，广泛的影像学检查更可能导致假阳性而不是真阳性结果。但是，有一个例外可以考虑，即既有厚度（> 4mm）又伴溃疡的原发性病变的患者。许多外科医师会对这部分高风险人群常规进行完整的影像学分期检查，包括胸部/腹部/骨盆 CT 或 PET 和脑部 MRI。

2. 相反的是，对于局部转移性病变或移行转移数量有限的患者，SLN 活检被视为确定性手术治疗的一部分，应进行彻底的术前影像学分期评估。

3. 如前所述，对于有可触及的可疑淋巴结的患者，应进行超声检查。此外，区域淋巴结的超声评估也应作为体格检查的辅助手段，尤其是黑色素瘤厚度大且伴溃疡的肥胖患者的腋窝，以评估是否存在宏观可见的受累淋巴结。在这些情况下，体格检查的敏感度较低，而并存明显受累淋巴结的风险相对较高。超声检查怀疑淋巴结受累时，可通过超声引导下细针抽吸（图33-3）确诊。

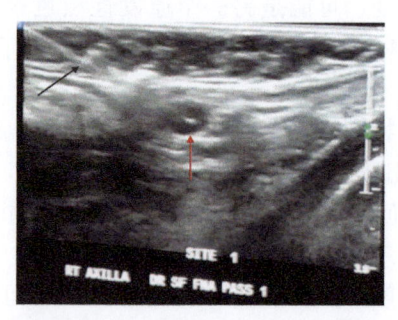

图33-3 超声引导下对可疑的不可触及的淋巴结进行细针穿刺。所示为活检针（黑色箭头）在淋巴结（红色箭头）内的静态超声图像

4. 任何SLN手术的成功都取决于术前原发性黑色素瘤部位的淋巴引流模式的确定。尽管四肢黑色素瘤中存在风险的淋巴结相对可预测，但头颈部和躯干黑色素瘤的情况并非如此，其淋巴引流模式被认为是模糊或不可预测的。淋巴引流模式的术前识别可以通过淋巴闪烁显像完成。

六、术前淋巴闪烁显像

1. 决定进行SLN活检后，术前最重要的决定为是否进行淋巴闪烁显像。

2. 皮肤淋巴闪烁显像技术能够客观描述从原发皮肤病变到直接接受其引流的淋巴结区域的淋巴引流模式。通过使用外部伽马相机图像，可以观察到原发肿瘤部位皮内（侵袭性黑色素瘤细胞所在的位置）注射的放射性示踪剂的迁移情况，从而确定以下内容：①接受直接淋巴引流的主要淋巴结区域；②区域内前哨淋巴结的数量和相对位置；③位于正式淋巴结外的SLN的存在和位置，称为"间隙"或"移行"SLN，它们位于原发肿瘤和正式淋巴结之间的皮下组织中或异位于完全无法预测的解剖部位。淋巴引流模式类似黑色素瘤细胞在淋巴区内的转移方式。5%～10%的情况下，在躯干淋巴闪烁显像期间会发现间隙或移行的SLN模式；这些淋巴结与正式淋巴结中的SLN一样可能与转移性疾病有关。图33-4展示了潜在淋巴引流模式的简化示意图。

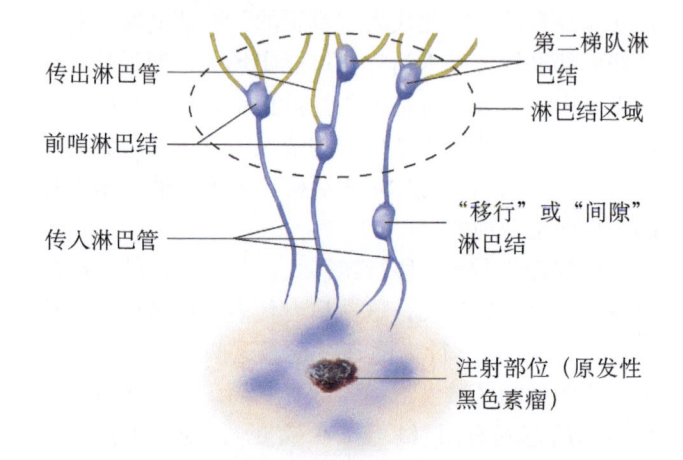

图33-4 淋巴引流模式。图中显示了从原发部位到区域淋巴结的潜在淋巴引流模式图。从特定传入淋巴管引流的第一个（初始梯队）淋巴结被定义为SLN。从SLN通过传出淋巴管上行或下行引流到的另一个淋巴结被视为第二梯队淋巴结。有时，第一段淋巴引流会流至正式淋巴结区近端皮下组织的淋巴结，称为"间隙"或"移行"SLN

3. 目前美国有2种放射性药物可用于淋巴显影和术中SLN定位，均采用了0.5～1.0mCi的放射性示踪剂锝-99m。惯例上一直使用的是放射性标记的硫胶体，迄今为止其仍被普遍使用，但没有被特别批准用于这种用途。最近，美国FDA已经批准使用Tilmanocept，其有右旋糖酐框架，带有几个附着的甘露糖残基和一个锝-99m结合位点。

4. 理论上，硫胶体颗粒从注射部位沿着传入淋巴管流动，并被第一个引流淋巴结（前哨淋巴结）中的巨噬细胞主动吸收。类似地，Tilmanocept从注射部位迁移至前哨淋巴结，但随后由于甘露糖残基与前哨淋巴结中的巨噬细胞共价结合，限制了其大量流向次级梯队淋巴结。

5. 可以创建2种类型的图像。常规检查被称为"平片"或"双平片"，呈递给医师的图像是两个垂直的平片：后前（P-A）位和（或）前后（A-P）位，或两者同时存在，以及与之垂直的侧视图（图33-5）。这些图像显示了注射部位、传入淋巴管通道和放射性示踪剂在SLN中的积累。A-P位和P-A位视图为临床医师提供了内外及上下定位，而侧视图提供前后定位和上下定位。透射扫描能够将身体的轮廓叠加到图像中，从而提供更多的解剖定位信息。当放射性示踪剂注射部位（原发性黑色素瘤部位）在至少一个视平片覆盖或靠近引流淋巴结区时，该平片将看不到前哨淋巴结的放射性。为了将前哨放射活动区与注射部位活动区分开，有必要再进行垂直成像。

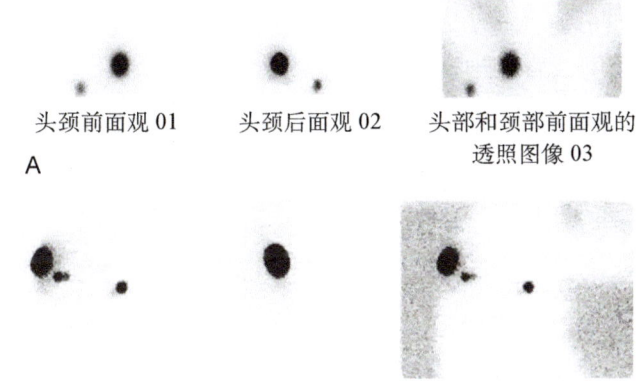

第 33 章 黑色素瘤前哨淋巴结活检 197

图 33-5 淋巴显影二维图像。图为在黑色素瘤原发部位皮内注射锝-99m 标记示踪剂后进行皮肤淋巴引流扫描的典型示例。图中显示了注射部位、传入淋巴管和区域淋巴结中的 SLN。A-P 位、P-A 位（A）及左右侧位图像（B）用于观察垂直视角的引流模式。两行中的最后一张图像为透射扫描图像，可勾勒出身体轮廓，便于解剖定位

6. 最近，单光子发射计算机断层扫描/计算机断层扫描（SPECT/CT）淋巴闪烁成像已经被开发出来，提供了更精确的解剖定位。利用该方法，获得连续的横断面、轴向、冠状面和矢状面图像，并与核显像相结合。这可实现 SLN 和注射部位的相对精确定位，因此对原发性肿瘤定位十分有效，如在头颈部可能存在多个 SLN，或者某个区域的潜在淋巴结区，即 SLN，和注射部位邻近，使其在某个视平片上和注射部位重叠。在后一种情况下，SLN 放射性将被一个或多个平片的注射区放射活性所掩盖，这可能会使 SLN 在审阅该视平片时被漏诊。尽管其垂直方位图像可以在不同的视角看到 SLN 的放射活性，但如前所述，SPECT/CT 可以提供与现实一致的三维成像。SPECT/CT 图像也能更好地确认一些罕见的意外的间隔、移行或异位 SLN 的存在和解剖位置（图 33-6，图 33-7）。这些研究可以帮助外科医师在手术中定位和切除所有 SLN。完整的前哨淋巴结切除术变得更加重要，因为在 SLN 活检阳性后常规进行 CLND 的做法已转变为选择性淋巴结切除，以免使转移仅限于 SLN 的患者错失治疗获益的机会。

7. 在治疗位于头颈部和躯干等淋巴引流不明确的皮肤区域的原发肿瘤时，术前必须进行淋巴闪烁造影。皮肤淋巴引流不明确的范围包括了躯干和头颈部的广大区域，而淋巴引流模式的原始经典描述低估了这一范围。图 33-8 展示了引流不明确的实际区域。图 33-9 展示了一个引流不明确的例子。

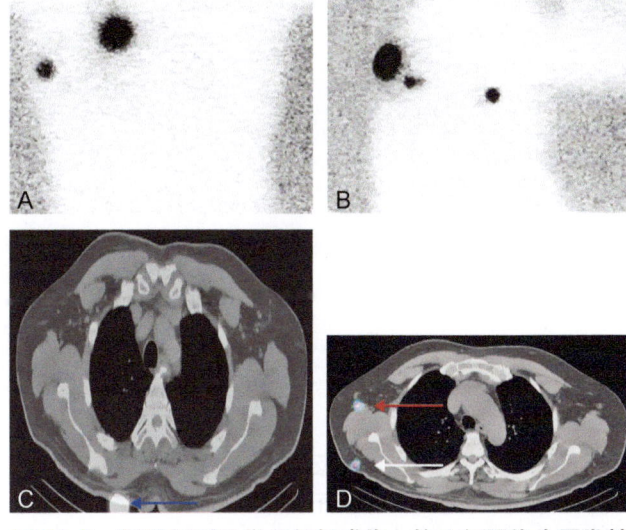

图 33-6 SPECT/CT 淋巴闪烁成像。第 1 行图像为原发性黑色素瘤的淋巴显影平面图，前方视图为图 A，侧方视图为图 B。第 2 行为同一患者的部分 SPECT/CT 图像。在图 A 中只看到了腋窝 SLN，在图 B 中看到了另外一个 SLN，它被其表面从注射部位传到腋窝的放射性所遮挡。图 B 中的另外那个 SLN 很可能是一个移行的淋巴结，在图 D 中 SPECT/CT 图像的横轴视图中可以更好地观察到其确切的解剖位置。在图 C 中，蓝色箭头表示注射部位，而在图 D——即图 C 尾侧几个层面的横断面图像中，白色箭头标示的是移行 SLN，红色箭头标示的是腋窝 SLN

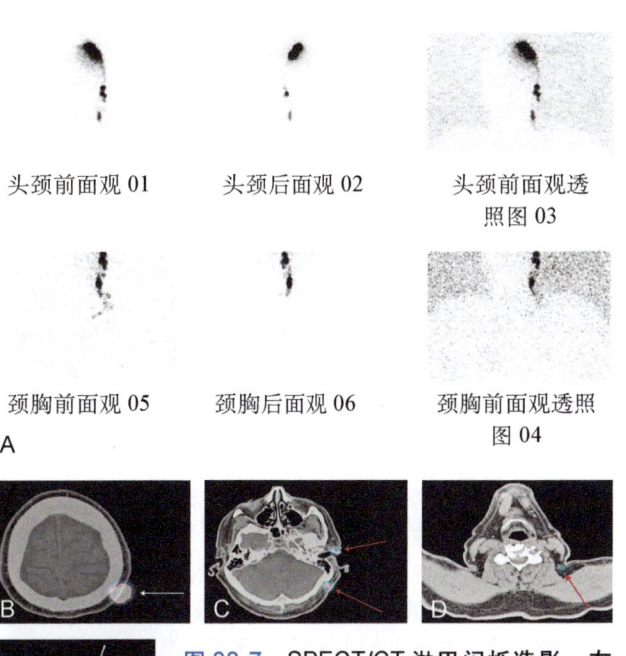

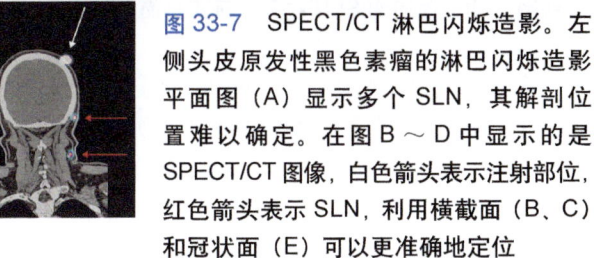

图 33-7 SPECT/CT 淋巴闪烁造影。左侧头皮原发性黑色素瘤的淋巴闪烁造影平面图（A）显示多个 SLN，其解剖位置难以确定。在图 B～D 中显示的是 SPECT/CT 图像，白色箭头表示注射部位，红色箭头表示 SLN，利用横截面（B、C）和冠状面（E）可以更准确地定位

198　第三部分　皮肤肿瘤学

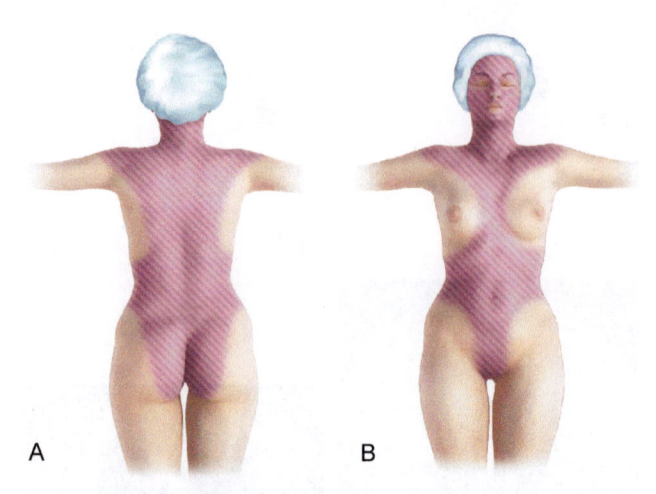

图 33-8　淋巴引流不明确的区域。不明确的（不可预测的）皮肤淋巴引流的区域包括躯干后部（A）和前部（B）的广泛区域和头颈部的整个表面区域

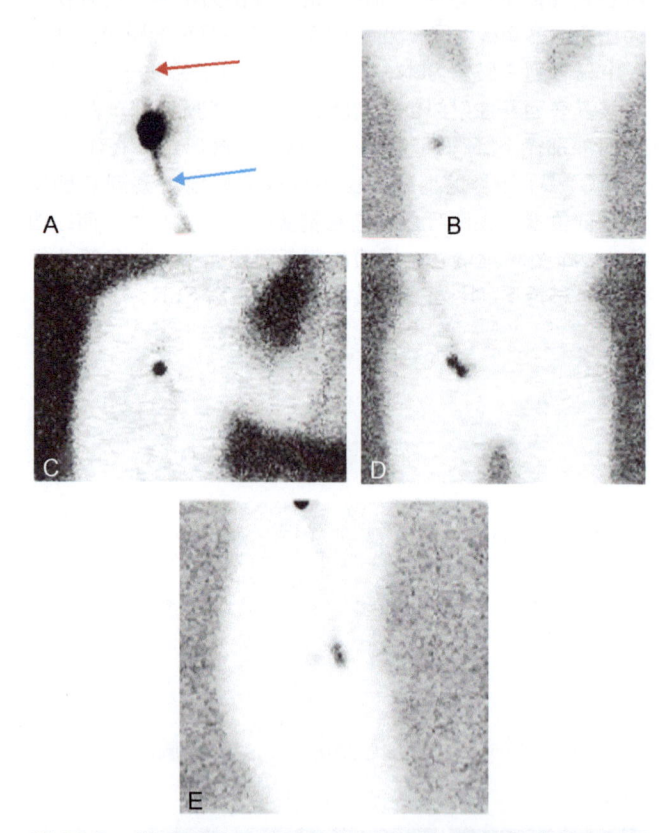

图 33-9　淋巴引流不明确。右侧胁肋部黑色素瘤淋巴闪烁造影显像。原发注射部位如图 A 显示，显示传入淋巴管双向引流至同侧腋窝（红色箭头）和腹股沟（蓝色箭头）。在图 B 和图 C 中，腋窝 SLN 在 2 个垂直平面上可见。在图 D 和图 E 中，腹股沟 SLN 在 2 个垂直平面上可见

8. 对于肢体病变，正式的淋巴闪烁造影并不是必要的，因为有风险的淋巴结是可以预测的，术中可以使用手持式伽马探针进行扫描。不过，一些临床医师也会对肢体病变进行术前检查，特别是原发肿瘤位于膝关节或肘部远端时，以便在术前评估是否存在腘窝引流模式（图 33-10）或滑车上引流模式。即使在肢体近端位置，术前淋巴闪烁造影也可以提供有用的信息，以确定从大腿到骨盆或上臂到颈部的上游引流是第一站（前哨）还是第二站。

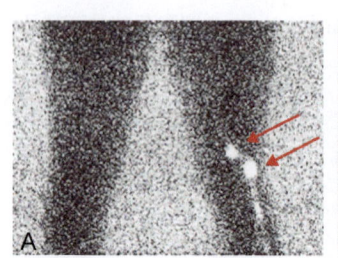

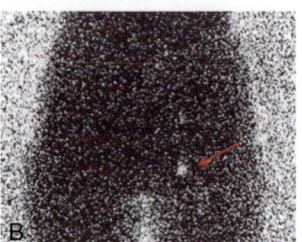

图 33-10　腘窝 SLN 的可视化。所示为足跟底部表面黑色素瘤的淋巴闪烁造影，显示腘窝（A）和腹股沟（B）SLN（箭头）

9. 一些临床医师会在术前 1 天安排淋巴闪烁造影，而另一些医师会在手术当天进行。在后一种情况下，用于扫描的锝 -99m 标记放射性示踪剂注射液可用于伽马探针引导的 SLN 术中定位。由于锝 -99m 的半衰期只有 6 小时，如果在进行淋巴闪烁造影很久之后才进行手术，则需要在手术当天再次注射锝 -99m，除非在手术前一天晚上注射更大量（3 倍）的放射性示踪剂。

10. 在 SLN 活检手术时，外科医师应查看检查图像，并将其展示在手术室（OR）中，以方便手术定位、术中识别 SLN 及随后切除所有 SLN。

七、手术治疗

（一）术前规划

1. 除非患者已经接受原发性黑色素瘤的广泛切除，然后转诊进行 SLN 活检，否则 SLN 活检应与原发部位广泛切除在同一次手术中进行。

2. 手术是在日间进行，在门诊手术室进行是最方便的，通常采取全身麻醉或静脉支持的局部麻醉。因此，患者应该在午夜后禁食（NPO）。

3. 由于整个临床所见病变经常因为刮取或切除活检已被切走，在淋巴闪烁造影或手术时确定正确的位置可能是困难的。对于在黑色素瘤确诊之前或在确诊时接受过其他皮损活检的患者，问题更加复杂。由于 SLN 活检的准确性取决于注射部位的正确性，因此在决定进行 SLN 活检时，应在第 1 次就诊时仔细记录要注射的原发性黑色素瘤活检位置。可以获取该部位的数字化图像，并将其存储于患者的电子病历。

4. 在术前准备区找到并清楚地标记病变，而且经患者和（或）家属确认后，患者即可以去核医学科进行放射性示踪剂注射，如果此时距离实际手术时间尚远，则接着进行淋巴闪烁显像。放射示踪剂由放射科

医师或技术人员注射至正常皮肤的皮内，并尽可能靠近完整的残留病变（如果存在）或活检部位。将 30 号针头连接到 1ml 注射器上（图 33-11），在病灶周围采用四点注射法注射放射性示踪剂，其为 0.5～1mCi 的锝 -99m。对于肢体病变，外科医师可以选择不进行淋巴闪烁造影（见前所述），并让患者在注射后直接返回术前准备区。同样对于肢体原发病灶，如果核医学部门允许且不进行淋巴闪烁造影，外科医师可以在注射蓝色染料之前在手术室中注射放射性示踪剂。

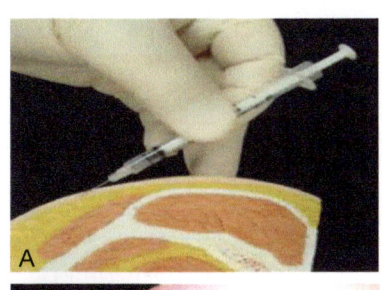

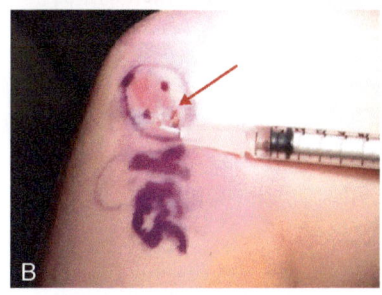

图 33-11　放射性示踪剂注射技术。图 A 中使用软组织模型展示了皮内注射的正确方法和针头位置。使用 1ml 注射器和 30 号针头在原发性黑色素瘤部位皮内注射放射性示踪剂的实际情况见图 B。请注意皮丘形成（箭头）可确定注射至皮内

5. 一般来说，安排核医学工作人员在手术开始前约 1 小时进行注射就足够了，但如果计划进行 SPECT/CT 淋巴闪烁造影，则可能需要 2 小时或 3 小时。

6. 在到达手术室之前，应与麻醉人员进行良好沟通，以确保静脉注射位置在远离计划术区的位置。

7. 应为患者预防注射合适的广谱抗生素，以降低手术部位感染的风险。

8. 手术室内预先备好手持式伽马探头。

9. 如果计划使用蓝色染料作为另一种 SLN 定位剂，则应在患者到达之前在手术室中以 1ml 每等份将蓝色染料抽好。

（二）手术体位

1. 与其说考虑周到的体位摆放是一门科学，倒不如说它是一门艺术，它是一个重要的步骤，能够减少手术时间，控制体位改变的次数，方便术中使用手持伽马探头扫描，更重要的是，能够优化 SLN 被全部识别和切除的过程。

2. 淋巴闪烁影像应在手术室中展示好。

3. 进入手术室后，使用伽马探头经皮扫描所有计划中要探查的淋巴结区域和 SLN 位置，以确保放射性示踪剂已经迁移。另外，如果手术当天没有进行淋巴闪烁扫描或不需要（如四肢原发病变）时，也可以用手持式伽马探头在进入手术室之前对患者进行扫描，以确保放射性示踪剂已经迁移。

4. 伽马探头还应用于扫描淋巴造影中可能没有明确识别的其他部位，如肘关节和膝关节远端原发病变的滑车上和腘窝区域；承接头颈、靠近中线的上部躯干淋巴引流的颈部所有主要区域淋巴结；中上背部和靠近中线的胸部的对侧腋窝；靠近中线的下腹部和背部下部原发病灶的对侧腹股沟；单侧胁肋胁腹部的同侧腋窝和腹股沟区域。可能会发现其他的 SLN 位点，这些发现可能会影响手术体位和需要消毒铺巾的区域。在腋窝和腹股沟分别进行 SLN 活检时，手臂和下肢应环周消毒、无菌单包裹，以便在无菌条件下改变体位，从而有利于充分显露用于活检的淋巴结。此外，准备进行 WLE 治疗的原发性病灶也应显露良好、易于操作。

5. 在可能的情况下，患者应以仰卧位或侧卧位的方式同时显露 SLN 和广泛切除部位。这样就可以只进行一次消毒和铺巾，避免了更换体位所需的时间。这样的操作可以在以下情况下完成：当原发病变位于四肢之一时；当躯干或头颈部的任何部位的所有 SLN 部位都在原发部位的同侧时；当原发病变位于躯干和头颈前部，即使引流淋巴结区域位于两侧，也可以完成此操作。相比之下，当双侧淋巴结（即双侧腋窝、双侧颈部或双侧腹股沟）引流或身体对侧有两个或多个不同的区域包含 SLN 时（如左侧腋窝和右侧颈部），最需要担心的是后颈部和靠近中线的躯干病变。在后一种情况下，至少需要更换一次体位。

6. 当足 / 小腿皮肤病变将 SLN 定位在腘窝时，俯卧位最适合这类患者，可充分显露和处理 SLN。如果俯卧位时无法处理相应的原发病灶，可随后将患者调整为仰卧位或侧卧位，以切除病灶。这种情况下的另一种选择是将患者置于侧卧位，避免改变体位。

7. 患者体位也应便于外科医师用伽马探头扫描淋巴结和伸进组织内，手持式伽马探头要垂直于或指向远离注射部位的方向，以减少由注射部位"透过"的放射性，这可能会掩盖 SLN 的放射性，进而妨碍区分 SLN 放射活性和注射部位的放射性活动。

8. 体位摆好后，需要完成多个步骤，以完成彻底、准确的前哨淋巴结切除术。

（三）蓝色染料注射

1. 患者体位摆好后，使用与注射放射性示踪剂类似的四点皮内注射技术，在原发部位注射活性蓝色染料。使用1ml结核菌素注射器和25号针头注射2~3ml的蓝色染料（图33-12）。

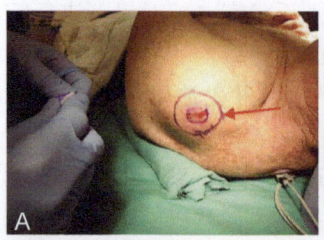

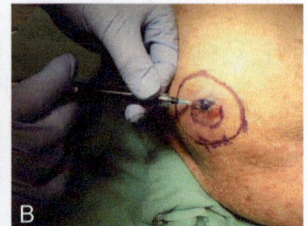

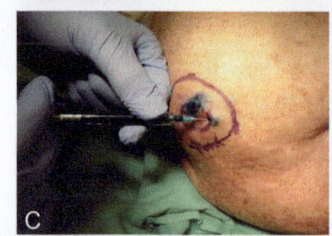

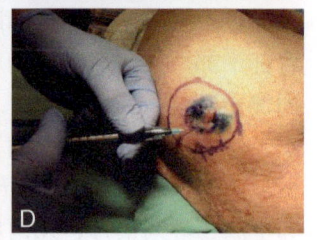

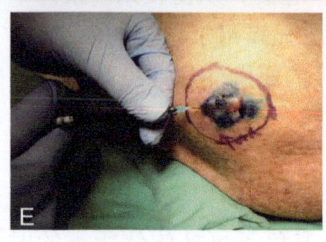

图33-12 蓝色染料注射技术。图中所示为原发性黑色素瘤（A），计划切缘已测量并标出（箭头）。蓝色染料四点皮内注射技术见图B~E

2. 虽然并未强制性使用蓝色染料，但大多数外科医师认为这种定位剂在帮忙成功识别和切除SLN的过程中互相补充。

3. 最常用的染料是美国的异硫蓝和亚甲蓝及澳大利亚和欧洲的V号专利蓝。与亚甲蓝相比异硫蓝似乎更均匀地集中在SLN中，因此更容易观察。一些外科医师倾向使用亚甲蓝，因为异硫蓝可能会引起过敏反应，但风险很低。然而至少有一份报告记录了亚甲蓝的应用提高了术后并发症发生率。

4. 注射蓝色染料后，消毒铺巾，其所需要的时间已经足够蓝色染料通过淋巴管到达SLN。

（四）术中定位和手术切除前哨淋巴结

1. 最常见的情况是，SLN活检和原发部位的广泛切除都将在一次手术完成。一般来说，如果使用蓝色染料，则首先进行淋巴结区探查和SLN切除，以便利用蓝色染料提供的SLN可视化优势。如果首先进行广泛切除，蓝色染料也将被去除，从而限制染料向SLN的持续流动，进而影响SLN的可视性。

2. 手持式伽马探头的使用是这一方案的核心。消毒铺单后，将探头置于无菌超声罩内。

3. 如果计划的大范围切除部位（注射部位）靠近淋巴结区域，则透射活性可能大于前哨活性。以下方法可用于区分SLN活性和透射活性。当伽马探头从注射部位移动到淋巴结区域时，计数会随着与注射部位距离的增加而减少。当探头移动到离注射部位较远的部位时，放射性计数会比靠近注射部位的位置增加，这时就能确定前哨淋巴结区域（图33-13）。当伽马探头越过前哨淋巴结时，放射性计数会再次降低。使用一个可移动准直器有助于减少透射活动。确保探头在从注射部位到淋巴结区时，与注射部位垂直或远离注

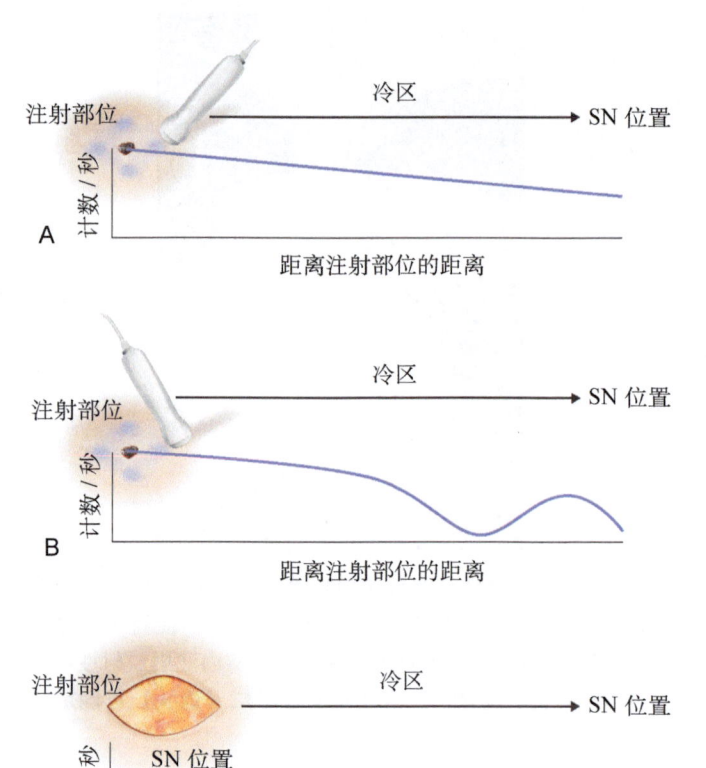

图33-13 术中SLN扫描的概念图。图中显示了3个概念图，X轴代表SLN与注射部位的距离，Y轴代表每秒放射性计数（CPS）。到达SLN的放射性只占注射液放射性的一小部分。从注射部位透射出的放射性可能会掩盖SLN中的放射性，尤其是在注射部位靠近淋巴结区域和（或）SLN的情况下。虽然在探头末端放置准直镜可以阻挡大部分透射放射性，从而检测到SLN，但这也会缩小探头上放射性检测晶体的暴露区域，进而减少从淋巴结检测到的计数。在图A中，扫描SLN时探头指向注射部位。尽管探头正远离注射部位，但检测到的透射计数可能大于SLN中的计数，从而限制了区分SLN放射活性与透射来的注射处放射活性的能力。在图B中，进行了同样的操作，现在探头指向远离注射部位的地方，这样就能检测到当探针到达SLN时放射性的跃升。在图C中，进行了大范围切除，基本上消除了任何透射活动，从而有利于检测SLN活动。在确定并切除第一个放射性最强的SLN后，试图找到放射性较弱的剩余SLN时，通常会采用后一种操作

射部位。如果上述操作均不成功，则可首先进行广泛切除术。这将非常有效地去除背景透射计数。这一操作也会去除蓝色染料，阻止染料继续流向淋巴结区域，进而显著降低使用蓝色染料辅助识别 SLN 的能力。

4. 如果患者体位正确，外科医师就能用手持伽马探头经皮定位区域淋巴结内的 SLN 活性中心（占注射部位放射性的少部分百分比），不会有太大困难，尤其是在注射部位与淋巴结区域有一定距离的情况下（图 33-14）。

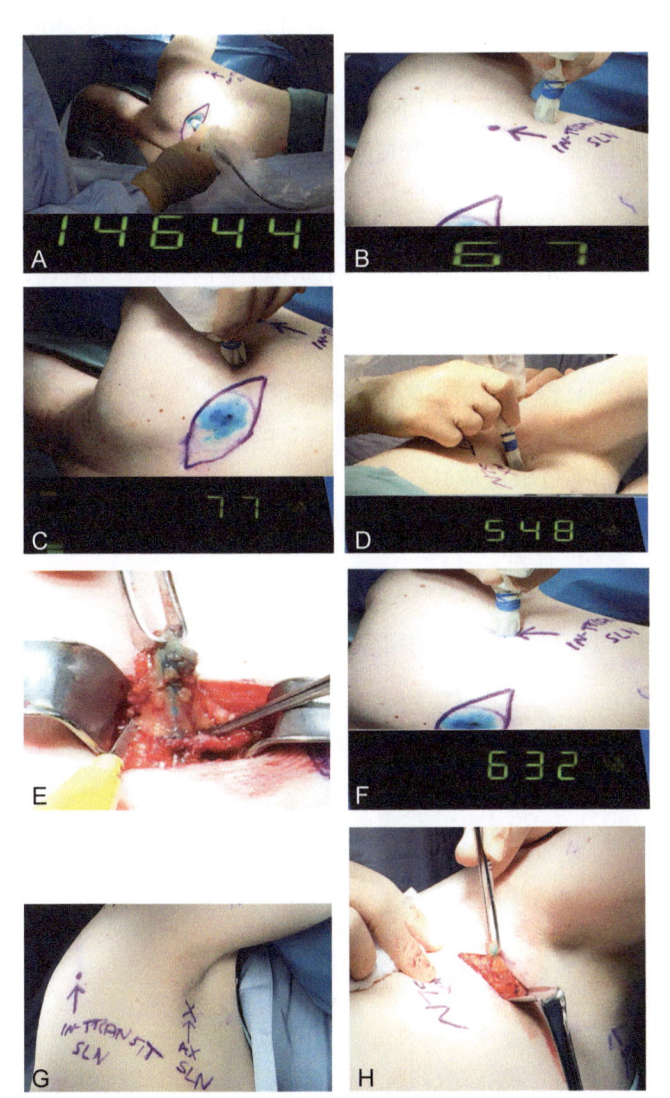

图 33-14 手术中的体位选择。此例患者的原发性黑色素瘤位于背部中线右侧，淋巴闪烁造影显示引流至右侧腋窝，肩胛骨上可能有一个移行淋巴结，因此选择了左侧卧位。这种体位不仅便于在不改变体位的情况下进行 SLN 活检和大范围切除，还能垂直并远离注射部位地扫描 SLN 淋巴结。在每一帧下，数字代表伽马探头所在位置每秒的放射性计数。请注意，在注射部位的计数最高，然后随着远离注射部位，计数开始降低，直到计数升高以确定移行淋巴结，经过移行淋巴结后计数再次降低，然后在腋窝处计数再次升高。第 2 列的最后一帧显示了标记的 SLN，右侧最后一列的两帧显示了移行 SLN 和腋窝 SLN

5. 用无菌标记笔标记 SLN 活性中心，用于设计手术切口。

6. 将手持伽马探头置于放射活性中心，在其引导下在淋巴结区做一个小的活检切口。要确保若日后前哨淋巴结发现转移，需要切除淋巴结时，这个活检切口可以作为正式淋巴结切除术切口的一部分进行整体切除（图 33-15）。

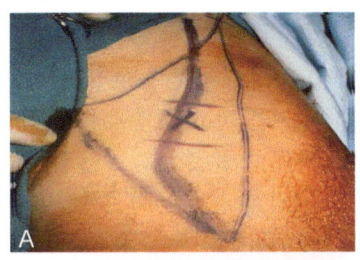

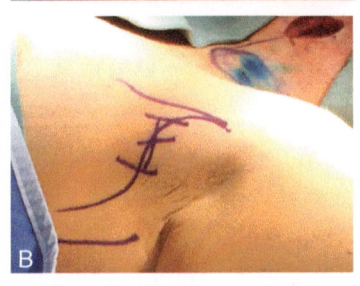

图 33-15 皮肤标记和计划的 SLN 活检切口。使用伽马探头在 2 个淋巴结区域，即腹股沟（A）和腋窝（B）进行经皮 SLN 定位的示例。在每一帧中，SLN 活检切口的标线都整合了 SLN 的位置，并用 "X" 标记，如果需要，还包括未来的正式淋巴结切除术的切口

7. 用电刀切开真皮和皮下组织，每次深入 1～2cm，间歇期可以用伽马探头确认朝向放射活性信号的切开路线。采用这种技术，外科医师能够定位并直接进入到目标 SLN，同时将组织破坏降至最低（图 33-16）。

8. 在大多数情况下，SLN 深达皮下深筋膜层（即腹股沟的 Scarpa 筋膜和颈部的颈阔肌），需要切开该筋膜层才能进入淋巴结区（图 33-16C）。

9. 可使用皮肤钩、手持式 Richardson 牵开器或钝头自固定牵开器进行显露（图 33-16D）。

10. 进入淋巴结区后，沿着蓝染淋巴管前往蓝色淋巴结，或直接看到蓝染淋巴结，都有助于 SLN 定位（图 33-16E）。

11. 蓝色染料的可视性有助于快速确定哪个淋巴结积聚了放射性示踪剂，从而将 SLN 与通常与其邻近的其他未被染色的周围淋巴结区分开。

12. 然后将 SLN 从周围组织中游离。使用抓钳轻轻抓住淋巴结，然后将淋巴结送至淋巴结区域中更浅的位置，这样就能方便地进行剥离。我们倾向使用海

斯-马丁（Hayes-Martin）等钳口宽钝的抓钳，而不是德巴克（DeBakey）或阿德森（Adson）以避免撕裂结节。有些外科医师会在结节上八字缝合进行牵拉，但这也有撕裂淋巴结的风险。淋巴结向外拉开后，即可见其间的蓝染淋巴管，钳夹或结扎以防止术后血清肿形成。钳夹、剪断、结扎血管蒂。

13. 然后用手持伽马探头测量淋巴结在体外的计数并记录（图33-16F）。去除最初的SLN后，用伽马探头朝向注射部位反方向扫描淋巴结区，测量剩余的放射性计数。如果淋巴结区中的本底活度因靠近注射部位而仍然很高，则可对原发部位进行WLE。这样可以消除任何明显的本底活动（透射），并对淋巴结区内的残余SLN计数进行更彻底评估。

14. 通过高残留放射性和（或）蓝色染料染色找到更多的淋巴结，然后取出它们，标记为前哨淋巴结，并按识别顺序依次编号。如果淋巴结呈蓝色和（或）含有明显高于背景的放射性，则被定义为前哨淋巴结。切除该类淋巴结并标记为"前哨淋巴结"，直至该区域再无局灶放射性大于已经切除的"热检"前哨淋巴结放射性的10%为止。

15. 还应对注射部位和淋巴结之间的皮肤和软组织进行扫描以确定并去除任何"移行"或"间隙"SLN。同样，如果靠近注射部位而导致背景计数过高，则可进行原发灶扩大切除术，以减少透射，便于探查移行SLN。

（五）缝合

1. 应确保止血，并用3-0可吸收缝线间断缝合切开的筋膜层。通常不需要引流。

2. 然后在真皮层使用间断的可吸收线内翻缝合皮肤，再用4-0可吸收单丝缝线进行连续皮内缝合。然后可以使用免缝胶带或皮肤黏合剂。

（六）前哨淋巴结的病理评估

1. 应由专门的皮肤病理学家处理淋巴结并阅读病理切片。

2. 采用沿淋巴结长轴或横跨淋巴结短轴的"面包条"式切片技术对SLN进行连续切片（图33-17）。连续切片的宽度部分取决于淋巴结的大小，但通常以2mm的间隔进行切片。

3. 不建议对SLN进行冷冻切片评估，因为担心在低温恒温器中会残留少量转移的淋巴结组织，导致漏诊。这种情况可能会降低SLN病理评估的准确性。

4. 将组织切片包埋进石蜡块中，进行永久切片评估。所有切片都用苏木精和伊红染色。如果呈阴性，则再行切片进行免疫染色。

（七）并发症

1. 没有可识别的引流管至SLN。
2. 对蓝色染料（异硫蓝）的过敏反应（过敏反应和类过敏反应）。
3. 切除"错误的"淋巴结，留下真正的SLN。
4. 血肿。
5. 血清肿。
6. 感染（蜂窝织炎或血清肿感染）。
7. 感觉异常。
8. 淋巴水肿。

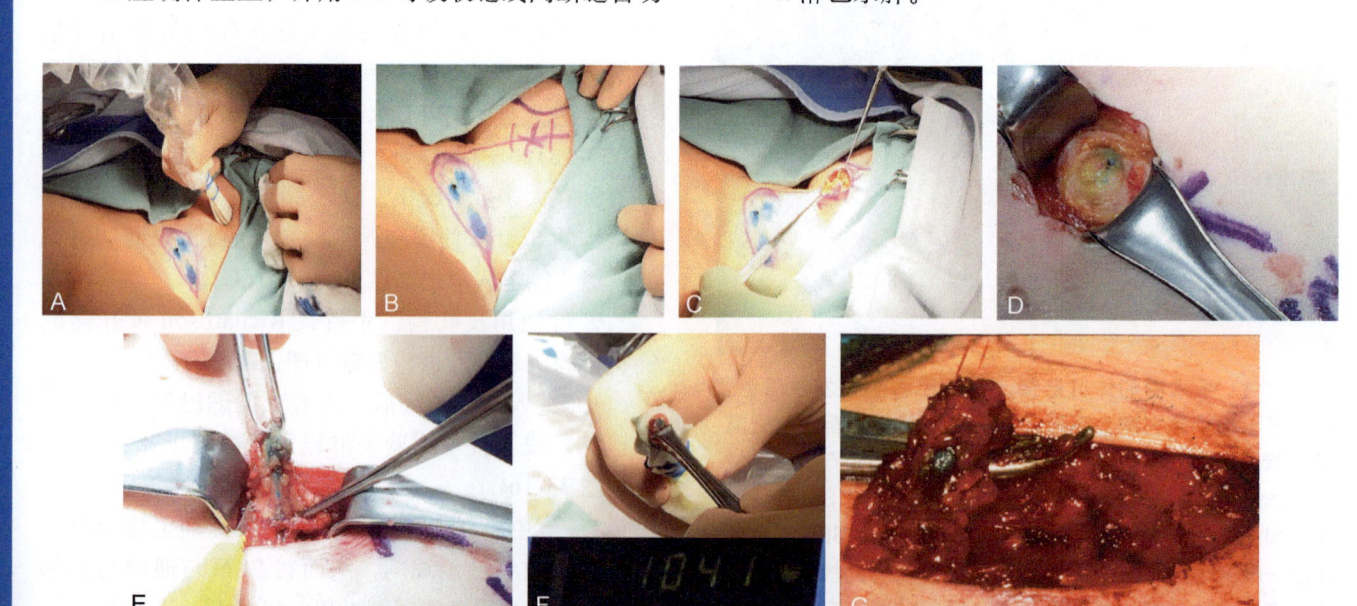

图33-16 切除SLN的步骤。在实际切除SLN时所使用的手术步骤

A. 经皮定位；B. 标记放射性中心和计划切口；C. 切口，切开真皮层和皮下组织显露筋膜；D. 切开筋膜进入淋巴结区域；E. 切开SLN周围组织，将淋巴结置于伤口内，然后切除淋巴结，然后夹闭或钳夹后切断传入淋巴管和血管蒂，切除淋巴结；F. 体外计数SLN；G. 重新检查淋巴结区明显的残留放射性，并去除另发现的SLN

A 中间切开

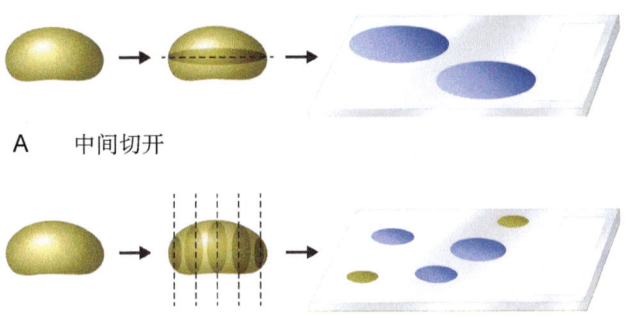

B 连续切片

图33-17 SLN的组织学检查。淋巴结切片示意图。图A为常规切片，产生2份待染色样本；图B为连续切片，产生多份待染色样本

（八）术后

1. 在出院前一定要检查患者，以确保没有出现血肿。
2. 指导患者注意血肿和手术部位感染。
3. 提醒他们注意尿液中的蓝色染料。
4. 48小时内保持SLN部位干燥。

（九）治疗效果

1. 使用放射性示踪剂和蓝色染料注射双重定位技术，SLN识别率接近100%。
2. 假阴性事件是指在切除阴性SLN后，在同一淋巴结区出现临床淋巴结转移，其发生率为3%~5%。假阴性事件最常见的情况是所切除的SLN在最初的病理评估中未发现极少量的转移，因此未进行正式的淋巴结切除术。在这种情况下，在进行SLN手术时，同一淋巴结区中很可能存在另一个亚临床转移的淋巴结，这就是随后临床淋巴结复发的源头。导致淋巴结复发的假阴性事件的另一个原因是SLN识别不准确，切除了非前哨淋巴结，留下了携带微小转移的真正SLN。
3. 淋巴水肿虽然罕见，但也可能发生，最常见的导致淋巴水肿出现的情况是在腹股沟进行SLN活检后，同时在大腿或小腿上进行广泛切除。

经验与教训

头颈部原发病变	1. 这些原发病灶的淋巴引流最不明确，也最难预测。因此，强烈建议进行SPECT/CT淋巴显像。 2. 由于治疗面部黑色素瘤时非常靠近重要结构，可能需要有选择性地缩小原发病灶的切缘，以避免损伤这些结构及相关的功能或外观（第32章）。值得注意的是，大范围切除后，原发部位注射的蓝色染料会残留在剩余的皮肤上，并在皮肤上形成文身并长时间存在。因此，在注射蓝色染料之前，要用记号笔清楚地划定切缘。这样就可以调整染料的注射量，确保蓝染范围仅限于待切除的皮肤。 3. 颈部的SLN非常小，使用蓝色染料特别有用。 4. 头颈部淋巴引流非常快，如果从注射到探查淋巴结区的SLN之间的时间过长，蓝色染料在流动过程中就会被稀释。因此，与其他原发部位不同的是，蓝色染料是在患者消毒铺单后在无菌条件下注射的。 5. 颈部的SLN通常毗邻重要神经，如脊髓副神经、耳大神经和面神经分支。
注射蓝色染料	1. 皮内注射会产生一些阻力，可能导致针头与注射器分离，使蓝色染料溅到自己、患者和手术室工作人员身上。因此，建议使用1ml Luer锁注射器。 2. 记得告诉患者，他们的尿液将在24小时内呈蓝色/绿色。 3. 大范围切除术未切除的蓝染皮肤可能需要几个月的时间才能完全消退。 4. 如果患者已经进行了大范围切除，则应在术前讨论是否在计划的SLN活检中使用蓝色染料。不应为了去除蓝色染料以免产生文身效果而进行再一次切除。只有在需要去除注射部位放射性时，才应再次进行切除，因为这种放射性会影响对淋巴结区域进行充分的SLN扫描。
并发症	1. 观察不到从注射部位到SLN的引流几乎总是因为错误的注射方法。合适的方法包括皮内注射，这种注射会产生皮丘，并给患者带来一些不适。最常见的错误是将放射性示踪剂注射过深而至淋巴管稀疏的皮下组织，或直接注射至切除活检部位。注射到皮下的标志包括注射时无疼痛感、淋巴管闪烁造影图像上看到肝脏内有放射性示踪剂活动，以及没有向淋巴区域引流。 2. 使用"血清肿导管"系统可方便地处理SLN活检部位的复发性血清肿，该系统由经皮放置的血管导管、透明管和小吸球组成。这种技术也可用于治疗感染的血清肿，同时使用抗生素，而不是打开伤口。 3. SLN识别错误会导致病理分期不足，进而留下微小淋巴结转移，成为后续临床淋巴结复发的潜在来源。将此类事件发生率降至最低的一个重要方法是在术前查看淋巴闪烁造影图像，并在手术室展示，而不是依赖放射科医师的读片。如果原发肿瘤位于上肢或下肢，而外科医师选择不进行淋巴管造影，而是在手术室注射放射性标志物，则必须扫描WLE与主要淋巴结区的SLN手术处之间的皮肤和软组织，以确定并切除任何异位/移行SLN。

（徐灏文 译）

第 34 章 腋窝淋巴结清扫术治疗黑色素瘤

Michael S. Sabel

一、定义

1. 腋窝淋巴结清扫术（ALND）是通过外科手术切除腋窝淋巴结组织。这种手术常用于乳腺癌、黑色素瘤及其他皮肤恶性肿瘤（如鳞状细胞癌和梅克尔细胞癌）。

2. 根据淋巴结与胸小肌的关系，腋窝被分为不同的解剖级别（图34-1）。Ⅰ级淋巴结位于胸小肌外侧，Ⅱ级淋巴结位于胸小肌深部，Ⅲ级淋巴结位于胸小肌内侧。对于临床症状明显的腋窝转移，通常建议患者进行Ⅰ～Ⅲ级切除。目前因为 SLN 阳性而行 ALND 的情况并不常见，腋窝 SLN 活检阳性的患者通常会进行Ⅰ～Ⅲ级切除，但有时Ⅰ～Ⅱ级切除也可能就足够了。本章将介绍包括Ⅰ、Ⅱ和Ⅲ级的 ALND。

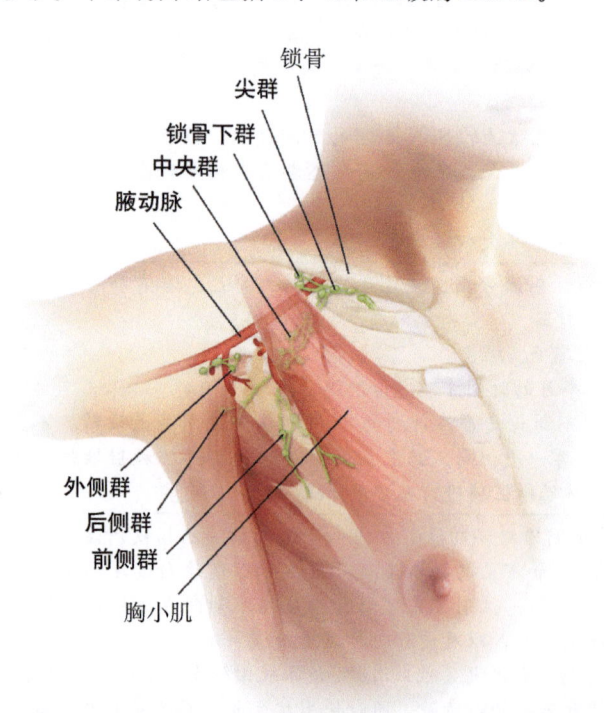

图 34-1 腋窝淋巴结的级别。Ⅰ级淋巴结位于胸小肌外侧，Ⅱ级淋巴结位于胸小肌深部，而Ⅲ级淋巴结位于胸小肌内侧

二、适应证

1. 如今，ALND 主要适用于临床上有明显腋窝淋巴结受累（宏转移）但无远处转移证据的患者。这可能包括最初临床表现即为明显淋巴结肿大的患者，或仅行广泛切除术后腋窝复发，SLN 活检假阴性，或在 SLN 活检阳性后进行淋巴结观察的患者。

2. 直到最近，ALND 仍适用于经前哨淋巴结活检发现微转移病灶的黑色素瘤患者。然而，对于有 SLN 转移的患者来说，通过定期复查超声进行淋巴结观察已成为一种可接受的淋巴结清扫术的替代方法。两项前瞻性随机临床试验，即选择性淋巴结切除术多中心试验Ⅱ（MSLT-Ⅱ）和 DeCOG 试验显示，前哨淋巴结阳性的患者随机接受完全淋巴结切除术或定期查体和超声观察淋巴结变化，这两者黑色素瘤特异性生存率相当。区域淋巴结清扫术（CLND）仍可用于后续有孤立区域淋巴结复发的患者。根据淋巴结肿瘤负荷、患者年龄和是否适合辅助治疗等因素，腋窝 SLN 活检阳性的部分患者仍可考虑 ALND。

三、病史和体格检查

1. 病史应侧重于患者的黑色素瘤病史，包括原发肿瘤的组织学、诊断原发病与诊断区域转移之间的无病间隔时间，以及局部和远处转移的范围。病史还应侧重于可能影响患者能否进行手术的合并症、既往病史和药物。

2. 病史还应包括详尽的系统回顾，特别是寻找提示远处转移的症状。有相应症状不除外Ⅳ期的患者在术前应进行全身影像学检查。

3. 全身体格检查应特别注意局部、区域和远处转移的体征。应检查原发肿瘤部位及其与区域淋巴结之间的皮肤是否有移行转移的迹象。应进行全面淋巴结检查。检查范围不应仅限于所关注的腋窝，还应包括双侧颈部、锁骨上、滑车上和腹股沟淋巴结。引流区外的可疑淋巴结可能代表Ⅳ期转移。

4. 对于受累的腋窝，检查应侧重于疾病的范围，包括受累淋巴结的大小和固定情况。应检查同侧手臂是否出现淋巴水肿、无力或感觉障碍，因为这些症状可能表明腋窝静脉或臂丛神经受累。还应记录任何影响肩部或上肢活动范围的情况。

5. 对于接受过 SLN 活检或切除活检的患者，重要的是要记录任何感觉或运动障碍，这些可能在第 1 次手术中就已经发生了，以及任何血肿、血清肿或感染。注意切口的方向，因为这可能会影响 ALDN 切口的方向。

6. 要与患者讨论术后的预期疗程，包括引流管管理和手臂锻炼，以及短期和长期的并发症，包括淋巴水肿的风险、预防和管理。

四、影像学和其他检查

由于大多数接受 ALND 治疗的黑色素瘤患者都有临床症状明显的转移或复发，因此需要进行全面分期。这应包括脑部 MRI 和全身成像（CT 或 PET/CT），因为有足够大的概率发现转移，从而改变手术决策。

1. 对于淋巴结固定、毛糙、皮肤受累或受累手臂出现神经血管症状（麻痹、运动和感觉障碍、淋巴水肿、活动范围受限）的患者，胸壁 MRI 有助于确定是否有可切除性。无法切除或临界状态可切除的患者可考虑采用 BRAF/MEK 抑制剂（针对 *BRAF* V600 密码子中携带激活突变的特定肿瘤）或免疫检查点抑制剂 [程序性死亡蛋白 -1（PD-1）阻断抗体纳武单抗或帕博利珠单抗加或不加细胞毒性 T 淋巴细胞相关抗原 4（CTLA-4）阻断抗体伊匹单抗] 进行新辅助治疗。

2. 肿瘤体积大、技术上可以切除的患者也可以从新辅助治疗中获益。减轻肿瘤负荷可减少并发症，对复发和长期疗效也有好处。目前正在进行临床试验，研究新辅助免疫检查点抑制剂治疗对临床症状明显的Ⅲ期患者的安全性和有效性，包括对病理完全缓解的患者豁免淋巴结全部切除的可能性。

五、手术治疗

（一）术前规划

1. 在进入手术室（OR）之前，应在术前区域清楚地标记出 ALND 的一侧，并与患者确认。

2. 静脉注射（IV）抗生素适用于 ALND。预防深静脉血栓（DVT）时应使用梯度加压装置。有深静脉血栓病史或有凝血遗传倾向的患者应接受皮下注射肝素。

3. 许多外科医师喜欢在诱导过程中使用短效神经肌肉阻滞剂，这样患者在手术过程中就不会肌肉松弛。可以通过机械刺激识别胸背神经、胸长神经、胸内侧神经和胸外侧神经。不过，这并不是必需的，有些外科医师更倾向使用长效神经肌肉阻滞剂进行肌松，以防止肌肉收缩，并利于牵拉胸大肌和胸小肌。无论采用哪种方式，都应在术前与麻醉医师讨论。

（二）体位

1. 患者应仰卧于手术台上，偏向 ALND 一侧的边缘，使腋后线与手术台边缘平齐。同侧手臂在软垫臂板上外展 90°。需要注意的是，不要将手臂外展超过 90°，以免造成臂丛神经损伤。

2. 气管插管应朝向患侧上肢反方向，手臂上方应为手术助手留下足够的空间。

3. 胸壁、下颈部和整个手臂消毒并用无菌弹力套袖和 Kerlix 包布覆盖包裹后置于术野。这样可以让手臂在胸前旋转，放松胸大肌和胸小肌（图 34-2）。

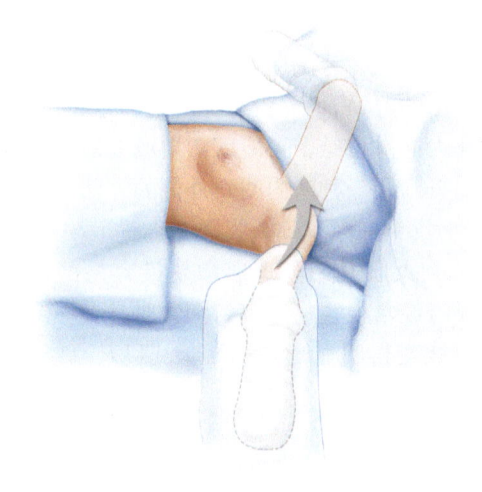

图 34-2　ALND 的术前体位和铺巾。应使用无菌袖套和 Kerlix 包裹将手臂预置至手术区域，以便在手术过程中可以在胸部上方旋转

（三）手术切口

1. 通常采用平缓的 "S" 形切口，即沿着胸大肌缘开始，在腋毛线水平向后延伸，然后沿背阔肌向下（图 34-3）。对于曾做过切除术或 SLN 活检的患者，ALND 切口应包括切除术或 SLN 活检切口，因此可能会影响切口的选择。对于存在淋巴结融合成团的患者，尤其是淋巴结靠近皮肤的患者，应将淋巴结表面的皮肤与标本一起包括在内。确保保留足够的皮肤，以便进行无张力闭合。

2. 用手术刀切开皮肤后，用电刀分离皮下组织并掀起皮瓣。除非存在大块病变，否则皮瓣不应太薄，并且皮瓣随着掀起增多逐渐变厚。过薄的皮瓣会增加伤口并发症的风险，并使腋窝外观凹陷。

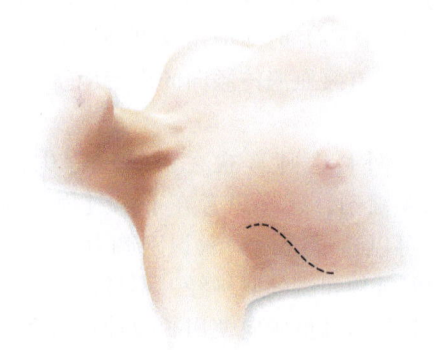

图 34-3　ALND 的平缓 "S" 形切口。可以从横向切口开始，根据需要在胸肌和背阔肌边缘延长

3. 使用皮钩或尖爪的耙钩抬高皮肤。重要的是，手术助手要将皮瓣垂直向上拉，不要往回拉（住院医师有时会这样做，以便获得更好的视野）。外科医师用另一只手牵拉组织，以施加强大的反牵引力，找到合适的组织平面。

4. 在手术的最初阶段，外科医师在分离下缘皮瓣时通常会犹豫是否分离得太远或太深，因为担心会伤及胸长神经。然而充分掀起下缘皮瓣可使标本有更大的活动度，也更容易解剖。下缘皮瓣应分离至约第 5 肋骨的水平。

5. 皮瓣分离后，下一步是找到腋窝的一些边界：胸大肌和胸小肌、背阔肌和腋静脉。虽然每名外科医师都有自己的习惯，但并没有标准的一定正确的顺序，如果存在大的淋巴结，可能就需要改变顺序。在本章中，我们将介绍一种从内侧到外侧的方法。

（四）找到并牵拉胸大肌和胸小肌

1. 从胸大肌开始处理通常是最容易的，因为在分离皮瓣时经常很容易触摸到胸大肌（在掀起上部皮瓣时也可能变得明显）。找到胸大肌后，就应显露外侧缘全长（图 34-4）。

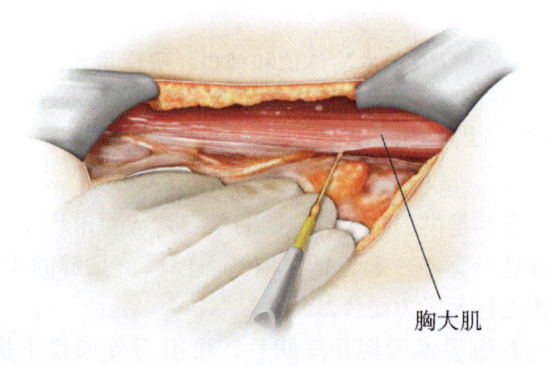

图 34-4　找到胸大肌并沿着外侧边缘清扫组织

2. 游离胸大肌后，向前内侧牵开，以显露胸肌间淋巴结和胸小肌。使用 Thompson 牵引器牵引可以方便地完成这项操作及剩余的操作（图 34-5）。

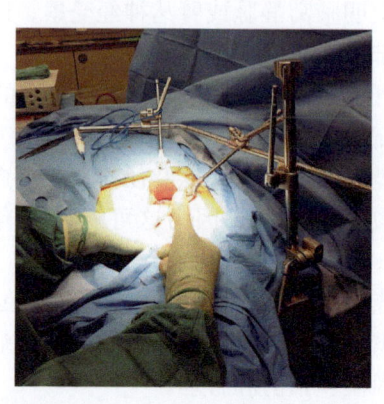

图 34-5　应用 Thompson 牵引器牵引为 ALND 提供了极好的显露效果

3. 将包含胸肌间（Rotter）淋巴结的胸大肌和胸小肌间组织与标本一起从胸小肌上剥离。在解剖胸小肌时，可以观察到胸内侧束穿过胸小肌或位于胸小肌外侧（图 34-6）。这应予以保留。通常会有一条伴行静脉，有一个属支进入标本。需要将其夹闭，注意不要夹闭内侧胸神经。

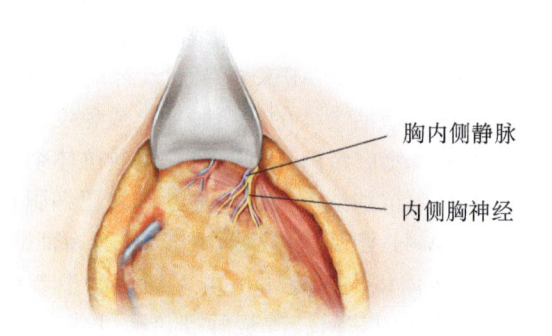

图 34-6　内侧胸神经

4. 对于因 SLN 阳性而接受 ALND 的患者，可保留胸小肌。切开腋筋膜，游离胸小肌外侧边缘（图 34-7）。腋窝筋膜是锁骨胸肌筋膜的延伸，将皮下脂肪和腋窝脂肪分开。在切开筋膜时，会发现有更黄的球状脂肪突出。这就是需要切除的包含淋巴结的组织。

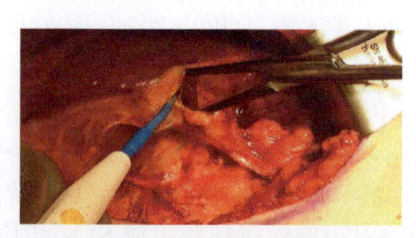

图 34-7　电刀切开腋窝（胸锁骨）筋膜，显露下面的腋窝脂肪

5. 现在，向外清扫腋窝内容物，沿其长度显露胸小肌。之后，调整 Thompson 牵引器的位置，使胸大肌和胸小肌都可以向前方牵拉。

6. 如果淋巴结融合成团，且难以显露上部腋窝淋巴结，则可能需要离断胸小肌，下文将对此进行介绍。

（五）找到腋静脉

在牵拉胸肌组织时，静脉通常会在内侧显露出来。如果看不到，则可以通过识别上臂下表面的臂下凹陷并向胸壁方向追踪预知其大致位置（图 34-8）。为避免误伤，不应直接用电刀解剖静脉，而应仔细分离（图 34-9）。小静脉分支和淋巴管应夹闭或用丝线结扎。同样重要的是，不要解剖至腋静脉上方，否则可能会损伤腋动脉和臂丛神经。确定静脉后应清理下缘，不必对静脉进行骨骼化处理。

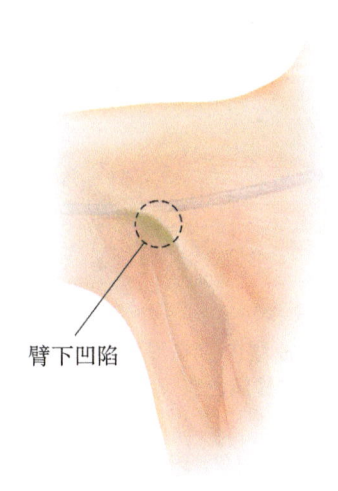

图 34-8 通过定位臂下凹陷并往回向胸壁追踪，可以估计出腋窝中腋静脉的位置

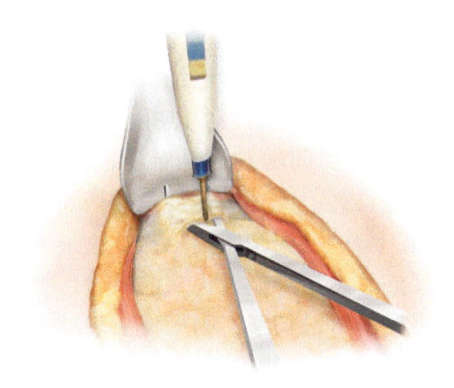

图 34-9 用直角钳和电刀仔细分离，显露腋静脉

（六）背阔肌

1. 最后需要识别的边界是背阔肌。同样，在掀起下缘皮瓣时通常可以观察到。如果没有观察到，则应使用皮钩或尖耙向外侧牵拉外侧皮肤，并向内侧牵拉腋窝内容物。通过皮下脂肪向下剥离就能找到肌肉（图 34-10）。对于肥胖患者，注意不要高估肌肉的外侧范围，否则可能会剥离过肌肉，形成不必要的后外侧皮瓣。同样，过于靠内也会有损伤胸背束可能。找到背阔肌后应在肌肉前表面进行清扫。

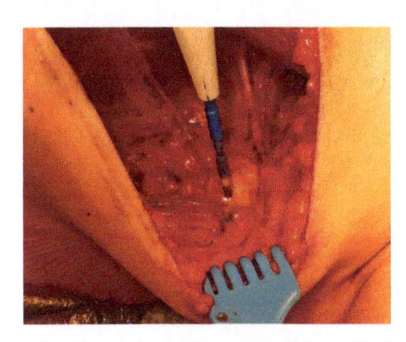

图 34-10 向外侧牵拉皮肤，显露背阔肌并清扫前表面

2. 在一小部分病例中（5%～7%），可能会在腋静脉上方发现一块从背阔肌延伸至胸肌的更浅表的肌肉。其是一种肌肉 - 腱膜结构，称为朗格弓（Langer arch）（图 34-11）。这通常会让人困惑，因此要知道这种可能性，并继续向外分离以找到背阔肌。如果存在朗格弓，则需要将其与标本一起切开去除。

3. 清理背阔肌表面到腋静脉下方的肌腱止点。

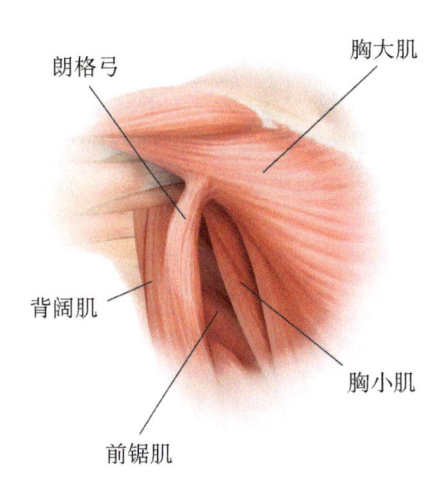

图 34-11 朗格弓解剖示意图

（七）胸背神经血管束

1. 一旦确定了静脉和背阔肌的交汇处，就可以从外侧向内侧游离腋窝内容物。应该夹闭淋巴管而不是烧灼。肋间臂神经一般位于该组织中，向手臂方向延伸，术中通常不保留。需要注意的是，不是必须切断肋间臂神经。可以将标本向两侧切开以游离神经。不过，在对已知癌症进行 ALND 手术时，通常不会这样做。

2. 重要的是，不要为了找到胸背静脉而切开腋窝组织，而是要确保背阔肌和胸背神经血管束之间的所有组织都被解剖并纳入标本。如果不这样做，如将胸背束作为外侧缘，就会留下多个淋巴结。而这些淋巴结主要引流手臂，这一点对黑色素瘤尤为重要。

3. 随着向内侧清扫腋静脉表面，可以找到胸背静脉。胸背静脉从腋静脉后方分出。腋静脉另一大属支是胸外侧静脉，但其从腋静脉下方发出，这是鉴别其不是胸背静脉的重要线索（图34-12）。虽然需要结扎胸外侧静脉，但在找到胸背静脉之前不应这么做。胸背神经可能位于胸外侧静脉的正后方，因此结扎时要小心。

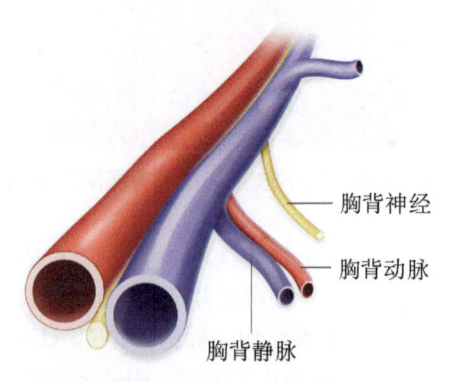

图34-12 胸外侧静脉在下方进入腋静脉，而胸背静脉则倾向从后方进入。这是判断其为哪条静脉的重要线索

4. 胸背静脉显露后，通常就能看到动脉在附近搏动。然而，在这一水平，神经并不紧靠静脉，而是通常位于更内侧，在下行1～2cm处并入静脉和动脉（图34-13）。若误以为神经位于静脉旁，在分离其内侧组织时，就很容易损伤神经。应仔细分离，而不是使用电刀灼烧，找到神经并向下追踪，直到其并入血管神经束。

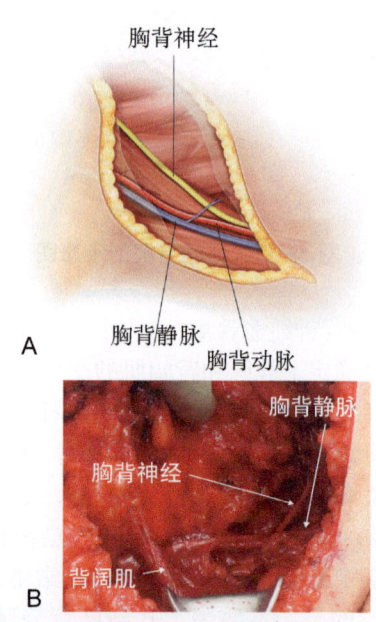

图34-13 胸背神经与胸背动静脉的关系（A）；手术照片显示神经在动脉和静脉内侧，然后在下方汇合（B）

5. 虽然这些解剖关系一般都是正确的，但融合成团的淋巴结和既往手术都可能会扭曲解剖结构。这些因素会改变这些结构的相对位置，在难以辨认时应考虑到这一点。

6. 一旦确定胸背神经、动脉和静脉的位置，就可以追踪并解剖游离它们，直到它们进入背阔肌。将腋窝内容物向前内方牵拉（有时可以用Thompson牵开器的长钩完成）可以帮助完成这一步骤。尽管这一步可以稍后完成，但我们还是要在视野最佳时游离整个神经血管束（图34-14）。胸背脉管会有一些分支朝向标本，需要夹闭或结扎。

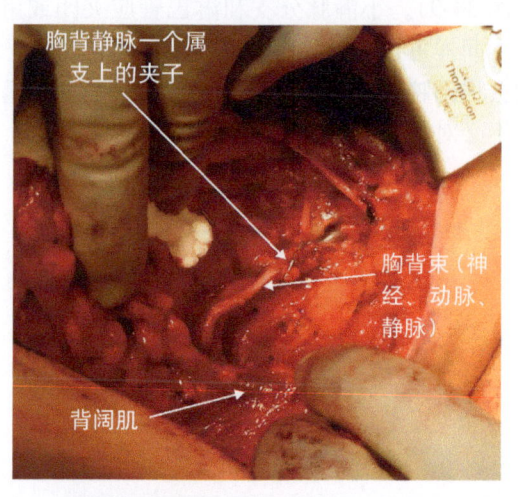

图34-14 随着将腋窝内容物沿背阔肌表面向内侧清扫，整个血管神经束都被显露出来

（八）解剖Ⅱ级和Ⅲ级淋巴结

1. 胸背脉管神经游离之后，腋窝内容物即可剥离下来，再次向前内侧牵拉胸大肌、胸小肌。找到前锯肌后，会发现黄色的腋窝脂肪沿着前锯肌、胸小肌下方和腋窝静脉向上延伸，就像金字塔的顶部。这些组织中包裹着Ⅱ级和Ⅲ级淋巴结。腋窝内容物是从前锯肌上分离出来的。通常需要结扎一条大静脉。

2. 可以看到肋间臂神经从前锯肌穿出。虽然其外侧可能已经结扎，此处仍需要再次切断。神经应该用剪刀剪断，剪的方向和肌肉平齐。这最大限度减少了出现神经瘤和术后神经性疼痛的风险，如果神经采用电烧或夹闭的方法切断，则风险会增加。

3. 从腋静脉上剥离腋窝脂肪。如果还没剥离，会发现腋窝脂肪延伸至静脉上方，覆盖在臂丛上。标本中应包括这些脂肪。脂肪和臂丛之间有一个组织平面，使脂肪在向下牵拉后很容易剥离，只需要分开一些疏松结缔组织（图34-15）。尽量不要在臂丛附近过度烧灼，需要小心夹住或结扎任何小血管。

第 34 章 腋窝淋巴结清扫术治疗黑色素瘤 209

口，然后将锁骨与胸大肌的胸骨头分开（图 34-17）。然后可以切除Ⅲ级淋巴结，注意不要损伤神经血管结构。在绝大多数情况下，离断胸小肌就足够了，但对于头静脉和腋窝静脉交汇处的淋巴结肿大融合的患者及既往Ⅰ、Ⅱ级 ALND 后Ⅲ级复发的患者来说，锁骨下入路是非常有益的。

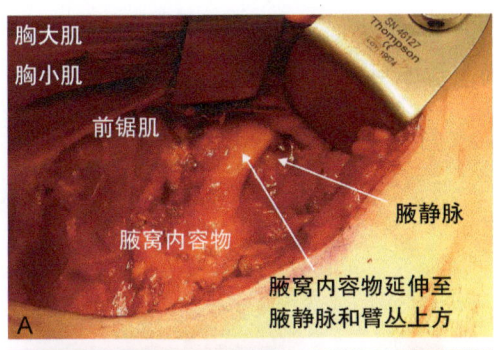

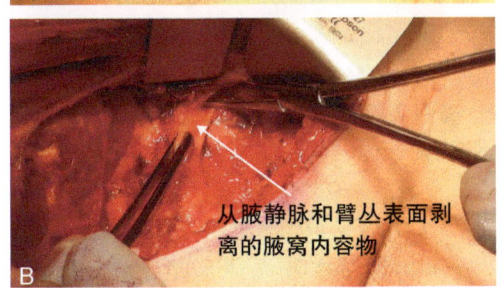

图 34-15 腋窝内容物向上延伸至静脉和臂丛表面（A）；用镊子将其剥离，并入标本（B）

4. 将手臂内收由助手抓住悬吊于胸上，有助于腋窝上部淋巴结切除。这样外科医师就可以调整 Thompson 牵引器的位置，更好地向内前方牵引，从而打开腋窝。这样就可以进入Ⅱ级淋巴结区，有些患者还可以进入Ⅲ级淋巴结区，并从胸腔入口开始将其沿胸壁剥离。重要的是要仔细结扎标本和任何小血管，因为一旦出血，就很难再回到这个区域。

5. 许多患者由于体型原因或淋巴结融合成团，无法仅通过将手臂收至胸前完全切除腋窝上部淋巴结。在这种情况下，有 2 种选择，切断胸小肌或采用锁骨下入路。

（九）胸小肌离断术（PATEY 术式）

在某些情况下，肿瘤可能直接累及胸小肌。这时，应将胸小肌与腋窝内容物一并切除，在喙突止点切断肌肉，从胸壁向下分离（图 34-16）。这显著方便了Ⅲ级淋巴结切除。

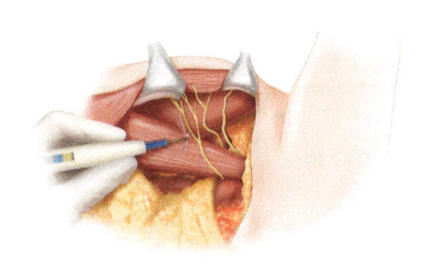

图 34-16 为了清扫Ⅲ级淋巴结更方便，离断胸小肌，同时注意不要损伤胸神经

（十）锁骨下入路

另一种方法是在锁骨下方约 2cm 处做第 2 个横切

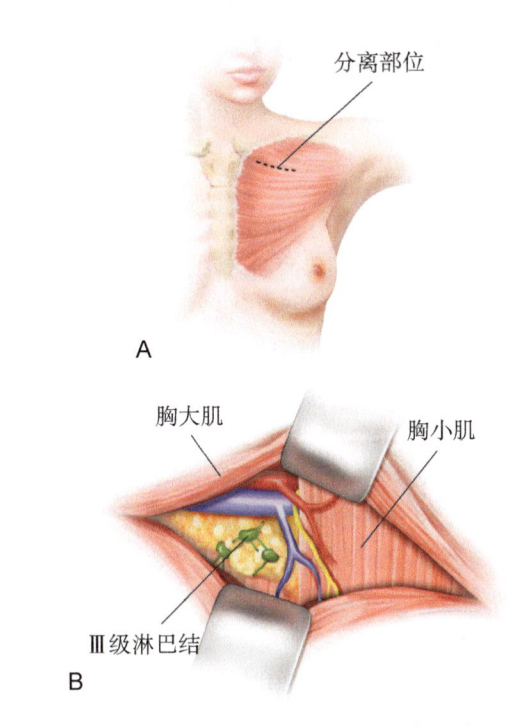

图 34-17 获取Ⅲ级腋窝淋巴结的另一个方法是在锁骨下方 2cm 处切开，切开胸大肌的锁骨头和胸骨头

（十一）显露胸长神经

1. 游离Ⅱ级和Ⅲ级淋巴结后将它们向外侧推。最终要确定的结构将是胸长神经。神经通常被描述为沿着前锯肌前进，但这是不正确的。它实际上是在前锯肌筋膜外，而向外牵拉标本则使神经更加靠外。因此，直接在前锯肌上剥离并不能找到神经，还可能导致意外损伤。应沿胸壁略偏外进行解剖（图 34-18），并慎重使用电刀烧灼。

2. 两个解剖标志通常可以帮助找到神经或估计其位置。首先，胸长神经和胸背神经大致位于同一前后平面（AP）。因此，通过注意胸背神经的位置，可以估计应该寻找神经的位置。如前所述，这种关系可能会因淋巴结融合或之前的手术而改变。另外，胸背静脉通常会向胸壁方向发出横跨分支。它通常在神经水平进入胸壁。

3. 找到神经后，在神经外侧仔细分离标本，让神经向内贴向胸壁，将标本与胸长神经分离。这通常可以钝性分离，但应注意不要过度拉伸神经，否则会导致损伤和暂时性翼状肩胛。

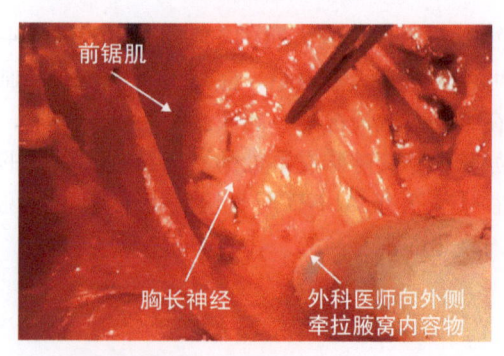

图 34-18 在前锯肌外侧找到胸长神经，将标本向外侧牵拉可以使其更加明显

向标本的静脉可以结扎，其他组织都可以用电刀切断，游离标本并送到病理科。

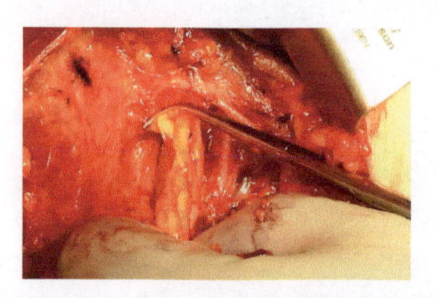

图 34-19 夹住静脉下方、胸长神经和胸背神经之间的腋窝组织，确保 2 根神经完全游离。分离组织，然后从肩胛下肌上取下来

（十二）切除标本

1. 在 2 条神经都游离的情况下，下一步是将 2 条神经之间的组织从深部的肩胛下肌表面去除。在腋静脉水平，钳夹神经之间的纤维脂肪组织，注意确保 2 条神经都是游离的（图 34-19）。将组织分离、结扎。这可以通过多个步骤完成。一旦看到肩胛下肌，就可以很容易地将组织从肌肉表面游离出来，同时不断查看神经。过度地向外牵拉有时会拉伤前锯肌和神经，导致意外损伤。这种剥离应该向下进行，经过 2 条神经进入各自肌肉的位置。这可以通过调整 Thompson 牵开器位置而方便完成操作。

2. 此时，标本下方仍和腋窝相连。除了一些通

（十三）引流管放置和切口缝合

1. 应用生理盐水或无菌水冲洗伤口，彻底检查进行止血，包括牵拉胸大肌和胸小肌，以探查这一区域。在确保止血的同时，注意不要在胸长神经或胸背神经附近进行烧灼。

2. 通过下方的单独切口放置 1 根 10mm 的扁平引流管并与皮肤缝合。引流管的截面应刚好位于腋静脉的下方。真皮深层使用 3-0 可吸收缝线缝合切口，一般使用皮肤黏合剂或可吸收单丝缝线对合皮肤。如果需要切除大量皮肤，尼龙缝线比较适合。

经验与教训

术前规划	1. 对受累肢体进行详尽的神经血管检查至关重要。只要存在任何神经血管受累的迹象，都应及时进行 MRI 检查，以确保病变的可切除性。 2. 对于之前接受过腋窝手术的患者，应记录所有感觉或运动缺陷，因为神经损伤可能已经发生。 3. 确保患者了解如何应对手术可能出现的问题，包括如何降低短期和长期的淋巴水肿风险及其管理。
体位	手臂消毒无菌单包裹后置于术野内，使其可以牵拉到胸部上方，这对进行彻底 ALND 至关重要。
皮瓣	1. 避免皮瓣过薄，因为这会导致伤口并发症和腋窝"凹陷"。 2. 早期要分离足够多的下缘皮瓣，因为这样可以使标本有更好的活动度并进行更好的显露。
提拉胸大肌、胸小肌	应尽力保护内侧胸神经。这就要求在牵拉游离胸肌时小心谨慎。
找到背阔肌	仔细剥离应该会让你看到背阔肌的前表面。如果没有看到，请放慢速度并用直角钳分离而不是继续烧灼。如果太靠近内侧，可能会伤及胸背束。也注意不要太偏外侧（尤其是肥胖患者）。
寻找腋静脉	利用臂下凹陷估计腋静脉的位置。过于靠上有可能会损伤臂丛神经。
胸背束	1. 胸背静脉从腋静脉后方发出。如果发现有静脉源于腋静脉下方，很可能是胸外侧静脉，但在看到胸背静脉之前不要结扎它。 2. 神经通常位于该水平静脉的内侧，但并非总是如此。 3. 如果无法定位血管神经束，可以在背阔肌水平找到它，然后向腋静脉方向追踪。
胸长神经	1. 不要直接在前锯肌上进行解剖，因为可能将位于神经的内侧，反而将神经并入标本中。 2. 预计胸长神经与胸背静脉的 AP 平面大致相同。 3. 如果沿胸背神经的长轴方向追踪，有一个分支向内进入胸壁，此处正是胸长神经所在的位置。
解剖结构改变	请记住，淋巴结融合成团或既往手术（如 SLN 活检）会改变这些解剖结构。

六、术后

1. 需要留置引流管直至排液量连续 2 天低于每 24 小时 30ml。应向患者及其家属演示如何护理引流管和记录引流排出量。访视护士可以帮助患者和家属。

2. 应指导患者避免手臂重复活动或提重物。一些外科医师还建议避免将手臂伸至 90° 以上，尤其是在切口过紧的情况下。不过，应鼓励患者使用手臂进行正常活动并让患者进行锻炼以保持正常的活动范围。不应让患者悬吊手臂。

3. 拔除引流管后，物理治疗对恢复正常活动范围非常有帮助。

4. 应向患者普及淋巴水肿的症状和体征及淋巴水肿的预防方法。及早发现淋巴水肿可提高治疗的可能性。

5. Ⅲ期黑色素瘤患者应转诊至肿瘤内科，讨论辅助疗法（免疫疗法或靶向疗法）或临床试验。复发风险高的患者也可考虑接受辅助治疗。

七、结果

1. 在前瞻性试验中，ALND 的充分性通常基于腋窝标本中发现的淋巴结数量。Morton 等在 MSLT-Ⅰ试验中建议进行 ALND 时要有 15 个或更多的淋巴结，而这是一个合理的基准。不过，这个数字不仅会因手术技术而异，也会因体型不同和病理科医师偏爱不同而异。

2. 根据美国癌症联合委员会第 8 版分期，转移至区域淋巴结的黑色素瘤 5 年生存率分期如下。

(1) Ⅲ A 期黑色素瘤为 93%。
(2) Ⅲ B 期黑色素瘤为 83%。
(3) Ⅲ C 期黑色素瘤为 69%。
(4) Ⅲ D 期黑色素瘤为 32%。

八、并发症

1. 感染。
2. 血肿。
3. 血清肿。
4. 肩部活动受限。
5. 腋网综合征。
6. 腋窝和上臂内侧感觉异常。
7. 腋静脉血栓。
8. 淋巴水肿。
9. 翼状肩胛（胸长神经损伤）。
10. 背阔肌麻痹（胸背神经损伤）。
11. 臂丛神经损伤。

（徐灏文　译）

第 35 章 转移性黑色素瘤的腹股沟（腹股沟股骨和髂腹股沟）淋巴结清扫术

Amod A. Sarnaik, Vernon K. Sondak

一、定义

1. 腹股沟股骨淋巴结清扫术（或称腹股沟浅淋巴结清扫术）定义为整块切除腹股沟三角内的所有淋巴组织，以及位于腹股沟韧带上方、腹外斜肌腱膜浅部的淋巴组织，直至髂前上棘（ASIS）水平。

2. 该手术可与盆腔（也称为深腹股沟）淋巴结清扫术相结合，在这种情况下，改称为髂腹股沟淋巴结清扫术，包括单独切除闭孔和髂外淋巴结，达到髂动脉分叉水平。

3. 该手术已被用于治疗来自阴茎癌、肛门癌和外阴癌的腹股沟转移，以及诸如鳞状细胞癌、基底细胞癌、附件癌和梅克尔细胞癌的皮肤恶性肿瘤。但该手术还最常用于黑色素瘤的腹股沟转移，这也是本章的重点。

二、鉴别诊断和活检

1. 通过尽可能少的侵入性手段及时诊断腹股沟股骨淋巴结转移是一个良好的开始，可以最大限度减少后续腹股沟股骨淋巴结清扫术的概率，有时甚至不需要再进行后续腹股沟股骨淋巴结清扫。

2. 黑色素瘤、其他皮肤恶性肿瘤和肛门生殖器癌的隐性腹股沟股骨淋巴结转移患者，可以通过前哨淋巴结活检诊断。前哨淋巴结活检发现的淋巴结微转移与宏转移的患者相比，实施淋巴结清扫术的并发症发生率更低；然而为前哨淋巴结阳性黑色素瘤患者完成的淋巴结清扫术已经比以前少得多（见下文）。

3. 对于有黑色素瘤病史的患者，在腹股沟区，特别是同侧下肢、躯干或肛门生殖器区域有可触及的肿块时，应考虑转移性黑色素瘤，除非有其他证据证实没有转移。

4. 有可触及的腹股沟肿块而无黑色素瘤病史的患者应进行原发恶性肿瘤筛查，并全面检查皮肤黏膜表面，包括外阴、阴茎和肛周皮肤、肛管，以及进行直肠指检，以评估罹患黑色素瘤、非黑色素瘤皮肤癌（鳞状细胞癌、基底细胞癌、梅克尔细胞癌或附件癌）、外阴癌、阴茎癌和肛门癌的风险。

5. 对于有可触及的腹股沟肿块，但没有皮肤黏膜表面癌症病史或体格检查证据的患者，其鉴别诊断包括腹股沟股疝、股动脉瘤、反应性/感染性淋巴结病变（猫抓热或创伤后）、淋巴瘤和原发不明的转移性癌（包括黑色素瘤）。

6. 对于有可触及的腹股沟肿块且能排除动脉瘤或疝气的患者，首选的诊断方法是活检，如经皮细针穿刺术或空芯针活检。如果肿块难以触及或发现，则可以考虑进行诊断性超声检查并随后在超声引导下进行活检。穿刺活检不能确诊时，才会考虑开放式活检，因为可触及肿块的开放式活检所产生的瘢痕和活检腔会增加后续淋巴结清扫术的技术难度和手术范围。此外，开放式活检也会限制淋巴结清扫术前新辅助化疗（如下所述）的选择。怀疑淋巴瘤不再是开放性活检的指征，因为通常可以从空芯针活检中获得足够的组织确定淋巴瘤的诊断和亚型。

三、腹股沟股骨及髂腹股沟淋巴结清扫术的指征

1. 2 项纳入了数千名前哨淋巴结活检阳性的黑色素瘤患者的多中心随机临床试验即选择性淋巴结清扫术多中心试验 II（MSLT-II）和 DeCOG 试验的结果支持了淋巴结监测（"主动淋巴结监测"）作为有前哨淋巴结转移的黑色素瘤患者进行区域淋巴结清扫术之外的替代方法。这些试验证明了对前哨淋巴结活检阳性的黑色素瘤患者分别进行如下两种干预时具有相同的生存率：实施区域淋巴结清扫术和定期进行淋巴结体格检查和超声复查，后者仅在有孤立的区域淋巴结复发时进行淋巴结清扫术。这些结果指导大多数医师倾向对大多前哨淋巴结阳性的黑色素瘤患者进行淋巴结监测而非实施区域淋巴结清扫术。前哨淋巴结阳

性的黑色素瘤患者在无禁忌性合并症的情况下通常在进行淋巴结监测的同时给予辅助性全身治疗。即使对于接受辅助治疗的患者，外科医师也应积极进行淋巴结监测。

2. 髂腹股沟淋巴结清扫术通常用于已确诊的腹股沟和盆腔淋巴结转移的患者。尽管部分影像学上正常的盆腔淋巴结在与已确诊的腹股沟转移淋巴结同时切除后，被证实有隐匿性转移，但面对影像学上正常的盆腔淋巴结，髂腹股沟淋巴结清扫的指征仍然存在争议。令人惊讶的是，尽管切除范围包括盆腔淋巴结，但髂腹股沟淋巴结清扫术的远期复发率并未证明比腹股沟股骨淋巴结清扫术低。因此，在面对放射学上正常的盆腔淋巴结时，我们总结了几个髂腹股沟淋巴结清扫的指征。然而，在活检证实腹股沟股骨淋巴结转移但影像学上正常的盆腔淋巴结患者中，髂腹股沟淋巴结清扫术的临床益处尚未在任何一项随机前瞻性试验中得到证实。

（1）一些外科医师提倡采用术中冰冻切片评估"Cloquet 淋巴结"的状态，对于已知腹股沟股骨淋巴结转移但影像学上未见盆腔淋巴结转移的患者，冰冻切片阳性结果可作为将淋巴结清扫术扩展至骨盆的指征。然而，Cloquet 淋巴结缺乏统一的定义，以及前哨淋巴结活检的样本证实，淋巴引流可以从腹股沟中或下淋巴结直接引流至盆腔淋巴结，而不经过该淋巴结。因此，我们不依赖 Cloquet 淋巴结的状态进行盆腔淋巴结是否被侵犯的判断。

（2）由于前哨淋巴结活检阳性后不再常规采用完全性淋巴结清扫术，因此淋巴显像所见的盆腔内未在前哨淋巴结手术中切除的"热"淋巴结不再被认为是髂腹股沟淋巴结清扫术的指征。

（3）一些外科医师提倡对任何可触及腹股沟股骨淋巴结的患者进行髂腹股沟淋巴结清扫术。随着临床Ⅲ期黑色素瘤辅助治疗的广泛使用，这种激进的手术方法在大多数黑色素瘤中心已不再使用。但在腹股沟股骨淋巴结清扫术过程中，如果外科医师在腹股沟韧带深处能触及病变，则将清扫延伸至骨盆是合适的。

四、影像学和其他检查

在淋巴结清扫之前，已确诊腹股沟转移的黑色素瘤患者通常建议接受全身成像（PET/CT+ 脑 MRI 等技术）。如果放射学评估证实远处转移超出腹股沟和骨盆，则通常进行全身治疗。

五、新辅助治疗

新辅助治疗被定义为在可切除疾病患者手术前进行的一种抗癌治疗。鉴于无法切除的转移性黑色素瘤的全身治疗的成功，对于技术上可切除的淋巴结转移性黑色素瘤患者来说，接受 BRAF/ MEK 抑制剂新辅助全身治疗（针对 *BRAF* V600 密码子中具有激活突变的肿瘤）或免疫检查点抑制剂治疗（PD-1 阻断抗体如纳武单抗或帕博利珠单抗与 CTLA-4 阻断抗体伊匹单抗联合或不联合应用）越来越普遍。Ⅲ期临床试验目前正在检验新辅助免疫检查点抑制剂治疗的安全性和有效性，但Ⅱ期试验的结果表明，新辅助治疗很少因为疾病进展和治疗毒性影响后续的淋巴结清扫。同时临床也在研究当新辅助治疗获得主要病理反应时，是否可以豁免全淋巴结清扫，如通过开放手术切除预处理放置基准标志物的指示转移淋巴结进行评估，长期结果仍有待观察。

六、手术治疗

（一）术前规划

1. 腹股沟股骨淋巴结清扫术或髂腹股沟淋巴结清扫术的术前准备首先要考虑用什么诊断方法确定腹股沟股骨淋巴结和（或）盆腔淋巴结转移。如前所述，对可触及肿大的淋巴结可以考虑经皮穿刺活检。

2. 腹股沟股骨和髂腹股沟淋巴结清扫要在全身麻醉下进行；因此，患者应在术前评估围术期心脏危险因素，并根据临床需要进行适当的术前检查。

3. 术前应对患者进行临床评估，检查是否有淋巴水肿，并在术后穿适当压力的弹力袜。虽然缺乏证据证明压迫治疗的价值，但学者认为，早期实施压迫治疗可以最大限度减少术后早期淋巴水肿的风险。

4. 对于临床淋巴结阴性的黑色素瘤患者，在进行前哨淋巴结活检时，应仔细规划前哨淋巴结切口的方向，以方便后续的腹股沟股骨淋巴结清扫，腹股沟股骨淋巴结清扫时应切除前哨淋巴结活检产生的瘢痕和腔隙。

（1）当前哨淋巴结位于腹股沟韧带以下时，理想情况下，前哨淋巴结切口应保持垂直走向，距腹股沟皱褶远端至少 0.5cm（图 35-1A）。

（2）当前哨淋巴结位于腹股沟韧带上方时（常见于侧腹原发性黑色素瘤），理想情况下，前哨淋巴结切口应斜向或横向，距腹股沟皱褶近端至少 0.5cm（图 35-1B）。

5. 与任何外科手术一样，手术侧和手术部位应在患者和（或）患者授权代表的认同下在术前等待区确定。

6. 有深静脉血栓史或已知血栓形成遗传易感性的患者术前可给予预防剂量的低分子量肝素。

7. 第一代头孢菌素如头孢唑林（对头孢菌素或青霉素过敏的患者可换用另一种具有相同抗菌谱的抗生素）通常在皮肤切开后30～60分钟静脉注射。

8. 对于下丘脑-垂体-肾上腺轴受抑制的患者，如因先前免疫治疗而接受皮质类固醇替代治疗的患者，可考虑术前给予应激剂量皮质类固醇。

（二）体位

患者仰卧于标准手术台上。在麻醉诱导前，应使用梯度加压装置（SCD）[同侧取膝关节长度（如果干扰了同侧腿原发部位的广泛切除，则省略），对侧取大腿长度]用于DVT预防。对于腹股沟股骨淋巴结切除术，需要在喉罩通气或气管内插管情况下进行全身麻醉，但对于髂腹股沟清扫术，则首选气管内插管。通常避免使用长效麻醉药，以便在手术过程中刺激运动神经作为保护神经的依据。在髂腹股沟淋巴结清扫术中需要插导尿管，但在腹股沟股骨清扫术中，根据外科医师的判断，可能会省略导尿管。将患者置于轻微蛙式体位，并给所有压力点都加垫保护。术野应从腹壁脐或以上至同侧膝关节水平处消毒。用无菌胶布固定的腹股沟单可用于覆盖和保护生殖器。

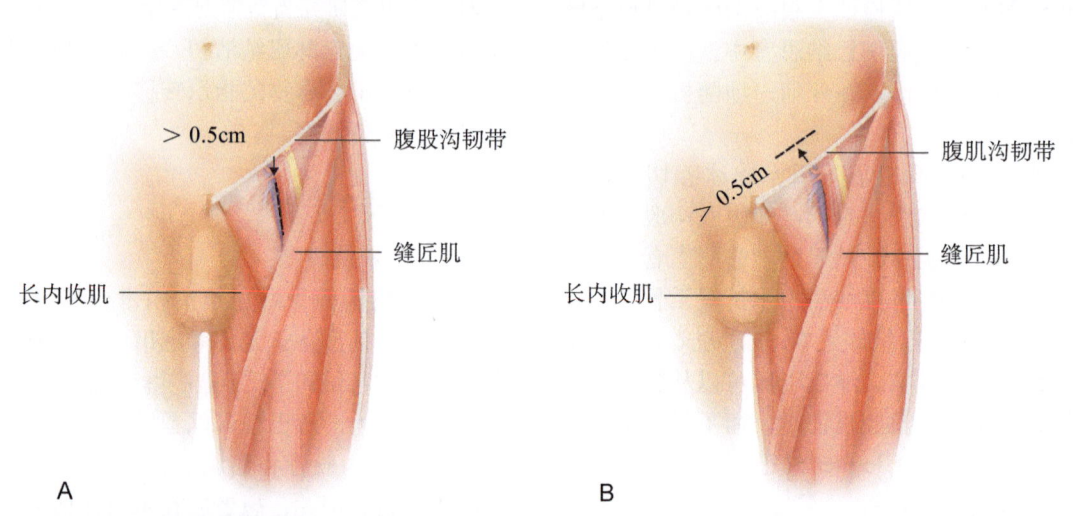

图35-1 前哨淋巴结位于腹股沟皱褶下方（远端）时，前哨淋巴结活检切口的推荐方向（A）；前哨淋巴结位于腹股沟皱褶上方（近端）时，前哨淋巴结活检切口的推荐方向（B）

（三）腹股沟股骨淋巴结清扫术

1. 皮肤切口和皮瓣游离

（1）如前所述，取位置良好的淋巴结活检切口，或通过经皮穿刺而不是开放术式对可触及的转移淋巴结进行活检，从而避免术前存在切口，对尽量减少游离皮瓣的范围是十分重要的。

（2）当由活检产生的瘢痕位于腹股沟皱褶下方时，可在垂直方向上做一个曲线形切口，切口应将旧瘢痕包含在一个椭圆形切口内，以方便去除先前的活检腔（图35-2A）。当活检瘢痕位于腹股沟皱褶上方时，可做横向或斜向切口，同样将旧瘢痕包含在一个椭圆形的切口内，以去除先前的活检腔。在这些情况下，可以在腹股沟皱褶下方再进行对口切开以到达最低位的股淋巴结（图35-2B），但实际上很少需要这样做，因为充分牵拉通常可以切除腹股沟皱褶远端的所有股淋巴结，而无须进行对口切开。

（3）对于没有先前活检瘢痕的可触及转移性病变，皮肤切口可以取直线或长"S"形（图35-2C）。如果需要进行髂腹股沟淋巴结清扫术，该切口可向头侧延伸。如果肿瘤靠近皮肤，切口应包括可触及肿瘤上的椭圆形皮肤。

（4）游离皮瓣以切除分离的预期边界（下界），同时也不应太薄，以免增加术后皮肤坏死的风险。将皮瓣的范围限定在股三角内，避免不必要的大面积剥离，因此可能会降低并发症发生率。

（5）延长切口至肌筋膜水平，其边界如下（图35-2D）。

1）上外界：髂前上棘。

2）内侧界：耻骨结节。

3）向上剥离范围应包括从髂前上棘到耻骨结节的组织，在腹股沟韧带上方清扫3～5cm的区域，同时保持腹外斜肌腱膜完整。

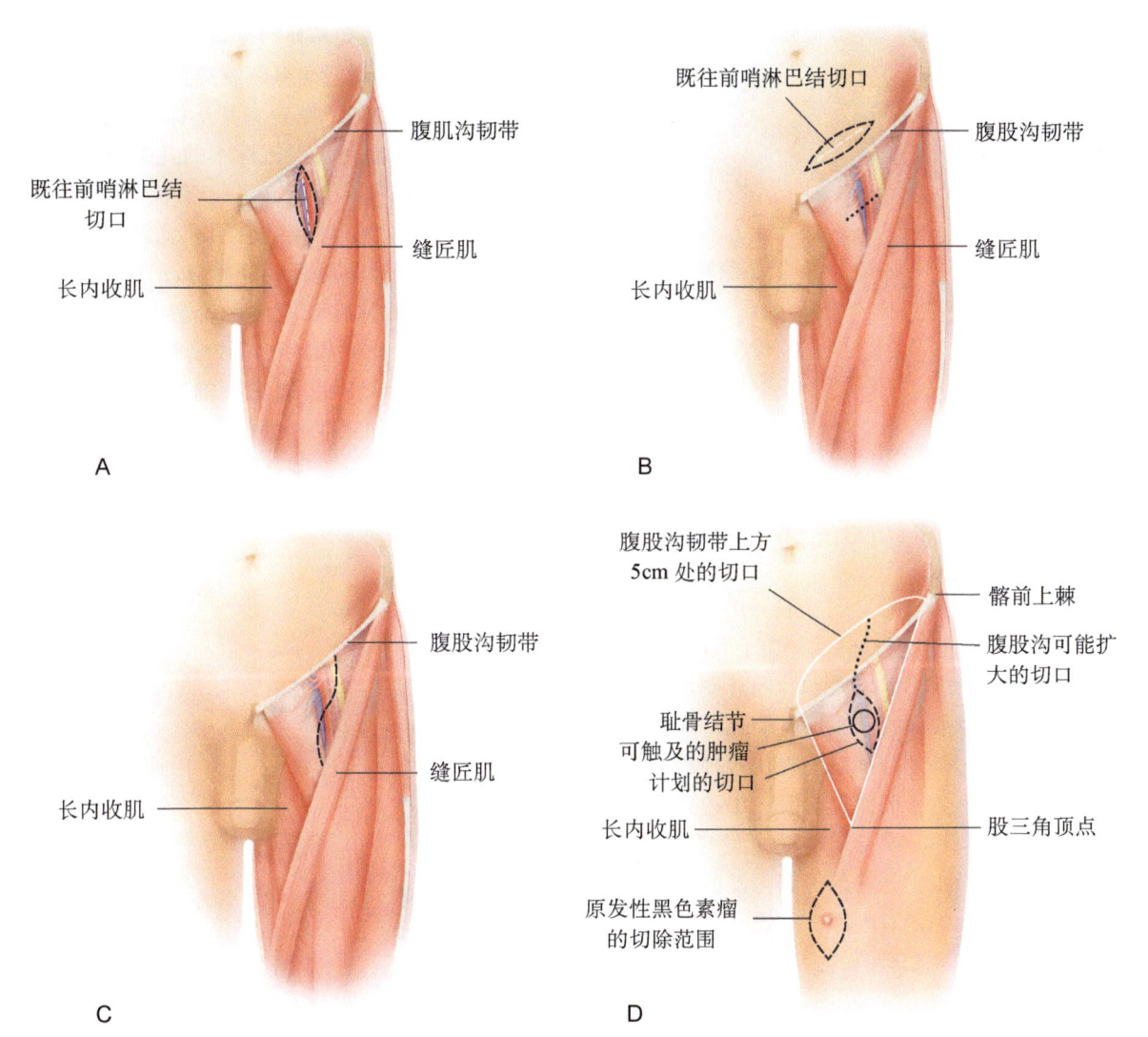

图 35-2 活检瘢痕位于腹股沟皱褶下方的腹股沟股骨淋巴结清扫术，推荐采用曲线形切口（A）。建议在腹股沟皱褶上方做椭圆切口，如有必要，在腹股沟皱褶下方做直线对口（B）。长"S"形切口的推荐方向，应包括可触及转移淋巴结上椭圆形的皮肤。值得注意的是，为了便于髂腹股沟淋巴结清扫术显露，可能需要切口穿过腹股沟皱褶（C）。原发性黑色素瘤完整伴临床明显淋巴结转移的患者，手术野与腹股沟股骨淋巴结清扫术范围边界（白线）。注意：计划切口时应包括可触及的转移淋巴结，并且切口可以选择性地延伸至腹壁以进行髂腹股沟淋巴结清扫术（D）

4）缝匠肌作为外侧缘，切开筋膜。

5）长内收肌作为内侧缘，切开筋膜。

6）缝匠肌和长内收肌的连接处作为远端（股三角顶点）。

（6）值得注意的是，虽然有孤立的报道表明，切开缝匠肌和长内收肌的筋膜可能会增加淋巴水肿风险，但这并没有在大范围内得到证实，大多数外科医师都像前面描述的那样切开肌肉。

（7）在解剖过程中，应将可能含有淋巴管的组织切断并结扎或用超声刀夹闭。

（8）腹壁上区淋巴结清扫术的关键点是术中切除腹股沟韧带水平以上的淋巴结转移灶周边的组织，特别要注意切除从髂前上棘水平到耻骨结节并向下到腹股沟韧带边缘的腹外斜肌腱膜表面的皮下淋巴结周围组织（图 35-3）。其中男性通常需要保留精索，而女性的圆韧带在必要时可以切除。

2. 远端隐静脉分离　隐静脉的远端部分位于距股三角顶点近 3～5cm 处的切口内侧。在大多数情况下，隐静脉用 2-0 丝线在远端结扎并切断。如果之前的浆液腔和瘢痕组织与静脉不相邻，且为微转移性疾病或对新辅助治疗有良好反应的情况，隐静脉可被保留。尽管保留隐静脉在理论上可以减少术后 DVT 和淋巴水肿的可能性，但在任何前瞻性随机研究中，这种操作从未明确显示可以减少术后并发症。因此，保留隐静脉只应在特定的情况下考虑，任何操作都不应损害切除范围的完整性。

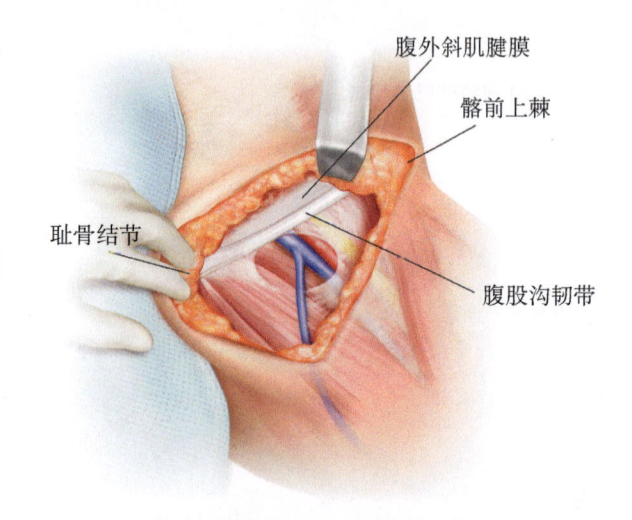

图 35-3 上层剥离清除了腹股沟韧带周围 3～5cm 所有的皮下组织，其深部以腹外斜肌腱膜为界

3. 分离股血管　股浅动脉可在股三角顶端的分离面外侧被发现。在这个位置，股动脉位于股静脉前面。当从远端到近端进行分离时，股动脉向外侧走行，股静脉向内侧走行。将股血管前表面骨骼化，在与血管表面相同深度时便向外侧分离以免损伤股神经，此时股神经直视下还见不到。股血管与股三角边界的关系如图 35-4 所示。尽管众所周知的助记词"NAVEL"旨在描述腹股沟韧带水平处从外侧到内侧的股三角之间的结构，但腹股沟中没有间隙，淋巴管流经动脉和静脉的表层而不仅仅只在它们的内侧。

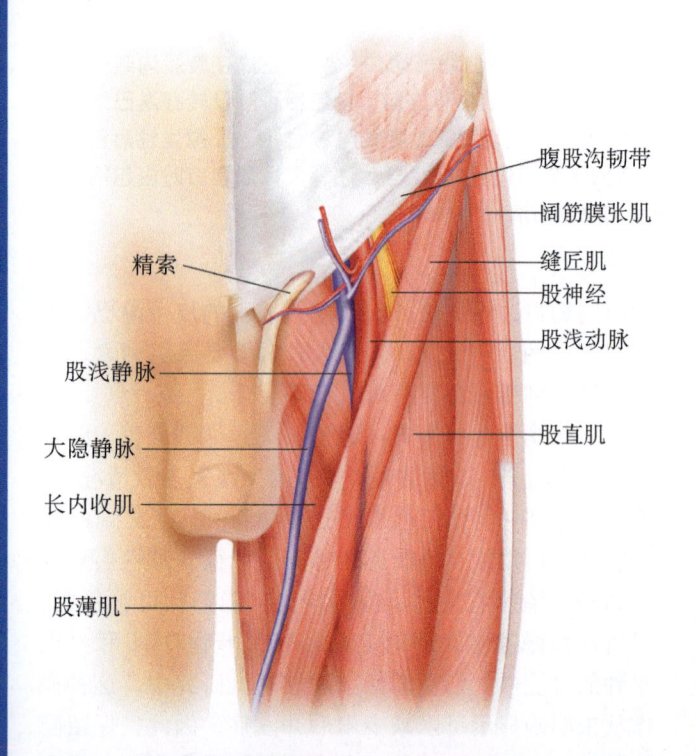

图 35-4 股动脉和股静脉与股三角边界的关系。注意在股三角顶点的远端处，股动脉位于股静脉的表面

4. 隐股静脉交界处的分离和结扎

(1) 从远端到近端继续剥离直至隐股静脉交界处。如果要保留隐静脉，则应将其从标本中完全解剖出来；一般情况下，需要将引流标本的几条中小型分支血管分开并单独结扎。否则，将股三角内的整个隐静脉部分包括在标本中，剩余的软组织绕周剥离，使标本仅通过隐股静脉交界处保持连接（图 35-5A）。

(2) 隐静脉在隐股静脉交界处双重结扎；笔者通常使用 3-0 丝线和 2-0 丝线结扎。注意不要使股静脉缩窄（图 35-5B）。通常不需要用血管缝线对残端进行缝合，但如果股隐静脉交界处非常宽，肿瘤或致密瘢痕靠近股静脉，则可能需要缝合。

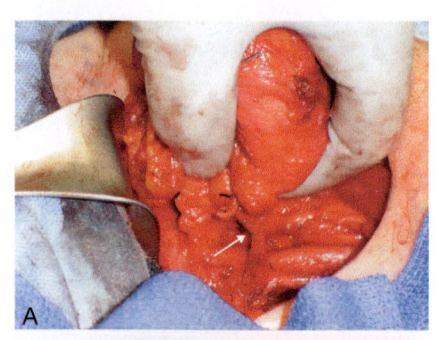

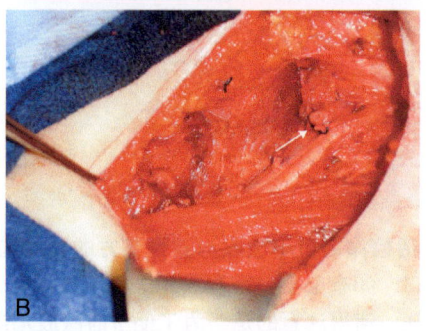

图 35-5 完成的左侧腹股沟股骨淋巴结清扫术的外观，标本仅与股隐静脉连接处（箭头）相连，股浅动脉紧邻标本外侧（A）；切除标本后结扎的股隐静脉连接处（箭头）的外观，股浅静脉没有任何缩窄，静脉外侧的股浅动脉及构成剥离外侧边界的缝匠肌的视图（B）

5. 缝匠肌转位皮瓣

(1) 如果担心覆盖皮瓣闭合的完整性，可以采用缝匠肌转位术覆盖腹股沟内显露的股血管。一些外科医师在所有病例中都例行进行转位，而另一些外科医师则有选择地对因年龄或合并症而有较高伤口相关并发症风险的患者进行手术，或者根本不进行转位。笔者在大多数情况下倾向实施该手术，但当切口位于腹股沟高位时（即不直接覆盖显露的血管），以及一些年轻患者，包括儿童，特别是运动员或其他非常活跃的个体，笔者通常会省略它。

(2) 为了进行转位，将缝匠肌的肌腱部分在靠近髂前上棘处的起点采取电灼或应用双极或切割闭合器分开。将肌肉分割得尽可能高，将使皮瓣可用的肌肉长度最大化。肌肉的切缘要仔细止血，因为在该水平很少甚至没有组织压迫止血，并且少量渗出可以在术后持续数小时。为了在没有张力的情况下移动转位皮瓣的肌肉，通常需要结扎一些外侧供血血管，并沿肌肉切开外侧筋膜。将肌肉转置于股血管表层，用 2-0 不可吸收的编织聚酯缝线间断水平褥式缝合 3~4 针将其固定在腹外斜肌腱膜 / 腹股沟韧带上，以便将结向下压至缝匠肌上，以尽量减少对肌纤维的撕裂。缝合以交错方式进行，以免缝线在腹股沟韧带的同一水平，因为这可能会削弱筋膜张力（图 35-6）。

6. 引流管的放置与切口关闭

（1）如果计划同时进行盆腔淋巴结清扫（即浅表和深部淋巴结清扫术），请参阅以下内容，另外，肌肉转位和切口关闭推迟至以下步骤完成后进行。

（2）通常在剥离床上放置一个扁平或圆形的闭式引流管，并通过相对靠近伤口但远离皮瓣最薄部分的单独穿刺切口引出。对皮下组织应用 3-0 可吸收编织线间断缝合切口，对皮下皮肤层应用 4-0 可吸收单丝线连续缝合。氰基丙烯酸酯胶黏剂（或同等物质）用于皮下缝合以提供额外保护。下肢从跖骨水平到大腿中部用弹性绷带（ACE）包裹，并在 ACE 和对侧肢体上使用一个大腿长度的 SCD。如果使用了导尿管，导尿管一般会放置一夜。

（四）髂腹股沟淋巴清扫术

1. 腹壁分离和腹膜后骨盆显露

（1）当作为髂腹股沟淋巴结联合切除术的一部分时，淋巴结切除术的盆腔部分通过同一皮肤切口进行。切口可能需要延长至腹股沟皱褶以上，以确保足够的显露程度（图 35-2D）。

（2）髂腹股沟淋巴结切除术的骨盆部分包括通过腹膜后入路切除闭孔和髂淋巴结直至髂血管分叉处。如果髂总淋巴结受累严重，可以通过向头侧延长筋膜切口切除，但主动脉旁淋巴结被认为超出了解剖范围，很少通过腹膜后入路切除。目前，髂总淋巴结的影像学受累将是在手术之前进行某种术前治疗的强烈指征。

（3）通过与腹股沟股淋巴结清扫术相同皮肤切口，平行于各自肌肉纤维的方向切开内、外斜腱膜（图 35-7A）。一种不太常见的骨盆入路包括从腹股沟韧带的边缘开始垂直切开腹壁腱膜，并沿着髂血管的路径向上推进。将腹膜向内上牵拉，这样一般也会将输尿管移出术野。向内上拉开腹膜内容物即可显露髂外动脉和静脉及其相关的包含淋巴结的组织（图 35-7B）。

2. 取出髂淋巴结组织　将髂外血管前部骨骼化。所有覆盖在髂血管上的纤维、脂肪和淋巴组织都从腹股沟韧带后方近端的分叉处取出，腹股沟剥离区和盆腔剥离区在此交汇

3. 取出闭孔淋巴组织

（1）将髂外静脉向外侧拉开，显露内侧的闭孔间隙。切除纤维、脂肪和淋巴组织至闭孔神经水平（图 35-8）。在神经附近手术时应小心，因为附近的闭孔血管及其分支不好显露，如果损伤，则出血难以控制。

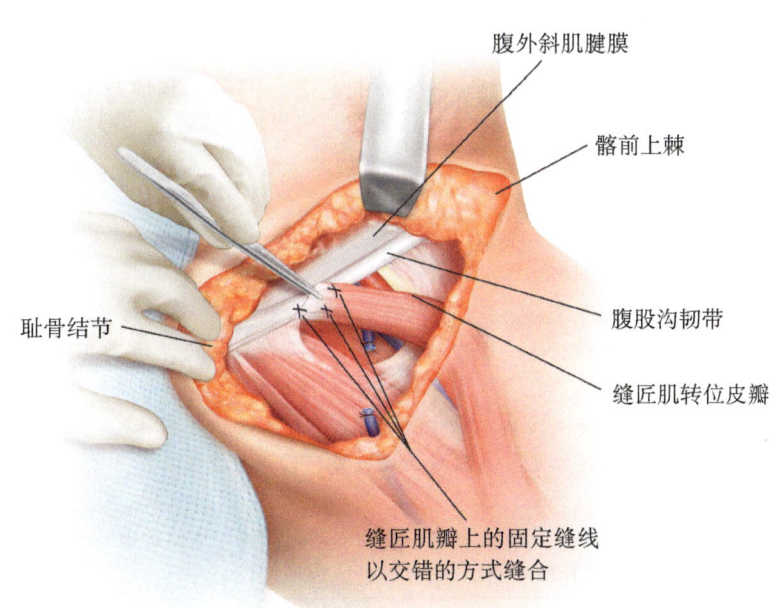

图 35-6　固定缝匠肌转位瓣的缝线，以交错的方式缝于腹股沟韧带上，而不是置于同一个平面，以避免降低筋膜张力

218　第三部分　皮肤肿瘤学

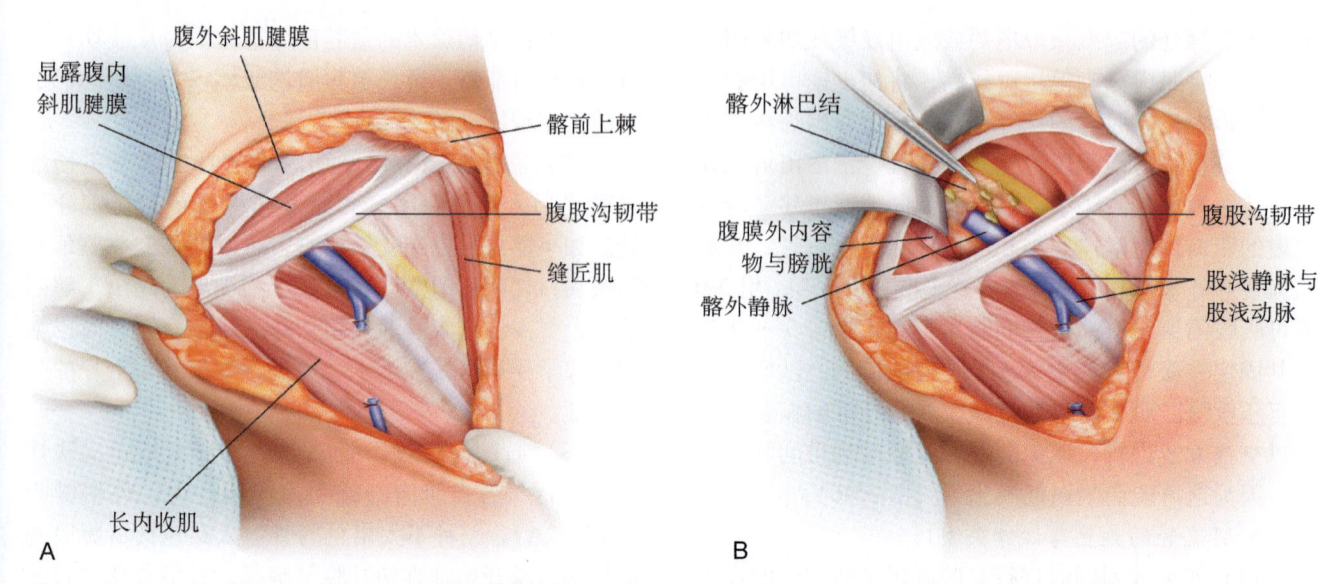

图 35-7　沿与其纤维平行的方向切开腹外斜肌腱膜，显露内斜肌腱膜（A）；髂外动脉和静脉的前视图，可见髂外淋巴结群（B）

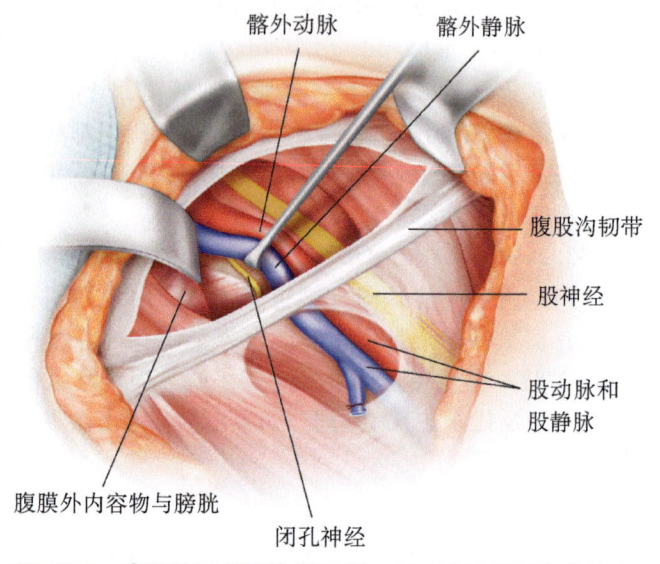

图 35-8　完整的髂腹股沟解剖野，闭孔神经显露在髂外血管的深处内侧

（2）应仔细检视和触摸闭孔和耻骨支，以确保在这些位置没有留下可触及的淋巴结。

4. 引流管的放置与切口关闭　虽然不是绝对必需的，但闭式负压引流管可以放置于骨盆剥离床上，并穿过腹部肌肉纤维，通过单独的穿刺切口从皮肤引出。用可吸收单丝或编织线缝合内外斜肌腱膜。然后如前面所述进行腹股沟切口闭合。

5. 通过机器人切除盆腔淋巴结　盆腔淋巴结可以通过机器人切除，既可以单独切除，也可以与腹股沟淋巴结联合切除。笔者提倡只有当肿瘤足够小，可以从其中一个孔取出而没有肿瘤碎裂或不需要扩大切口时，才考虑采用这种微创方法。明显累及髂外血管的肿瘤应通过开放入路切除。此操作过程超出了本章的范围，但已在其他章节描述过。

经验与教训

指征	1. 要用最小的侵入方法获得腹股沟淋巴结转移的诊断。 2. 只要可能，可触及的转移应通过经皮细针穿刺术或空芯针活检评估而不是开放活检，即使没有已确诊的恶性诊断。 3. 前哨淋巴结活检切口应仔细规划，同时注意将来可能需要腹股沟淋巴结切除术。 4. 前哨淋巴结活检切口不建议直接在腹股沟褶皱处，因为这会使后续可能进行的淋巴结切除术的切口设计变得困难。 5. 在没有已知原发灶的淋巴结转移病例中，有必要进行仔细的体格检查以确定原发癌，包括检查下半身、皮肤、直肠指检和阴茎/外阴检查。
切口选择	在可行的情况下，切口应避免穿过腹股沟皱褶。

切除范围	1. 对于微转移性疾病或新辅助治疗取得良好的临床和影像学反应，以及肿瘤、瘢痕或血清肿/活检腔未累及静脉者，可以考虑保留隐静脉。 2. 将影像学检查没有明确盆腔受累的患者纳入盆腔淋巴结切除术的适应证尚未明确，但对于腹股沟淋巴结宏转移的患者，可能会考虑纳入盆腔淋巴结切除术适应证。
术后护理重点	1. 患者通常严格卧床过夜，并将患侧肢体抬高。 2. 预防深静脉血栓通常在手术当晚开始，并在患者住院期间持续进行，除非有出血的风险。 3. 淋巴水肿的预防措施包括常规使用弹性绷带或合身的压缩服进行压迫，并在出现淋巴水肿的第一个临床症状时积极进行物理治疗。 4. 对于下丘脑-垂体-肾上腺轴可能被新辅助全身治疗影响的患者，如果怀疑肾上腺危象，可能需要立即使用类固醇。

七、术后

1. 患者通常卧床过夜，如果使用了导尿管，则放置在适当的位置，并将患侧肢体抬高到高于心脏的水平。从跖骨到大腿中部用弹性绷带包住患肢，在同侧的弹性绷带和对侧肢体上使用大腿长度的 SCD。

2. 如果通过对患者进行体格检查和观察排液量排除术后出血，则在手术当晚预防性皮下注射低分子量肝素，并在患者住院期间每天持续使用，但在没有静脉血栓形成高风险的情况下，一般不使用。

3. 术后第 1 天，如果存在导尿管，则拔除导尿管，并鼓励患者活动。

4. 在腹股沟股骨淋巴结切除术后，患者通常在观察后第 2 天出院，口服镇痛药控制疼痛。

5. 腹股沟淋巴结切除术后，患者在第 1 晚保持禁食。如果没有肠梗阻迹象，可以在术后第 1 天提前进食。患者通常在医院停留 1～2 晚，口服镇痛药可以控制疼痛并耐受进食后出院。

6. 出院时，鼓励患者走动以尽量减少深静脉血栓的风险，白天在手术腿上应用弹性绷带包裹或穿合适的梯度压力袜，晚上将手术腿抬高到心脏水平以上。

7. 在出现淋巴水肿的首发临床表现时，要进行淋巴水肿物理治疗，并检查是否穿了合适的压力袜。

八、治疗效果

转归根据美国癌症联合委员会（American Joint Committee on Cancer）第 8 版指南，转移到区域淋巴结的黑色素瘤特异性 5 年生存率按阶段列出。

Ⅲ A 期黑色素瘤为 93%。
Ⅲ B 期黑色素瘤为 83%。
Ⅲ C 期黑色素瘤为 69%。
Ⅲ D 期黑色素瘤为 32%。

九、并发症及合并症治疗

1. 血肿：如有症状，可经皮引流，但应避免开放引流。

2. 淋巴水肿：早期压迫和淋巴水肿物理治疗。严重者可考虑术后行淋巴逆测及淋巴静脉吻合。

3. 伤口裂开：将皮瓣的面积限制在股三角的边界，可以将伤口裂开的风险降至最低，并且可以根据需要使用伤口负压装置进行处理。

4. 感染/蜂窝织炎：通常用口服抗生素治疗。

5. DVT/肺栓塞的风险可通过常规使用低分子肝素预防降至最低，并对高度可疑血栓的患者进行早期诊断和治疗。

6. 感觉异常常见，但通常不需要治疗，除非有持续的神经痛。

7. 下丘脑-垂体-肾上腺轴功能不全：对于先前接受免疫治疗的患者，术后低血压、严重虚弱或意识不清的患者，应保持较低的应激剂量皮质类固醇起始阈值，特别是对于接受皮质类固醇治疗且已排除术后出血和败血症的患者。

8. 复发。

（李子健　译）

第36章 微创腹股沟淋巴结清扫术治疗黑色素瘤

James W. Jakub

一、定义

1. 微创腹股沟淋巴结清扫术（MILND）被定义为通过戳卡进行的腹股沟淋巴结清扫术。很多名字都被用来描述这种显微镜下的手术方法，但微创也被一些人用来描述一种使用较小切口的开放技术。

2. 有关腹股沟淋巴结清扫的术语存在一定争议。在进行腹股沟解剖时，泌尿科医师和妇科肿瘤医师认为腹股沟浅部是筛筋膜前的结构，"深"腹股沟淋巴结是沿着股骨直到筋膜层的淋巴结。黑色素瘤外科医师历史上将这两个部位称为"浅表腹股沟淋巴结清扫"或"腹股沟股骨"淋巴结清扫；骨盆或髂外/闭孔淋巴结清扫称为"深腹股沟"或"髂腹股沟"淋巴结清扫。在本章中，当我们描述腹股沟淋巴结清扫时，它指的是腹股沟远端到腹股沟韧带，包括筛筋膜的浅部和深部的所有淋巴结。深（骨盆）或髂腹股沟淋巴结清扫在第35章讨论。

二、解剖

1. MILND的关键解剖结构与传统的开放手术入路相同，如图36-1和图36-2所示。腹股沟浅淋巴结和深淋巴结被筛筋膜隔开，筛筋膜在卵圆窝处被大隐静脉穿其而过并入股静脉。约有10个淋巴结在浅部，5个在深部。

2. 股三角的边界如图36-2所示。

三、自然史

1. 通常在没有远处转移的情况下，对于任何黑色素瘤转移至腹股沟淋巴结的患者，历来建议进行彻底的腹股沟淋巴结清扫。但由于开创性的选择性淋巴结切除术多中心试验Ⅱ（MSLT Ⅱ）和有效的全身免疫治疗，淋巴结清扫的适应证不断调整，但超出了本章讨论的范围。

2. Ⅲ期疾病的微观和宏观亚分类通常依据临床而非病理。如果通过体格检查发现转移被认为是宏观的，

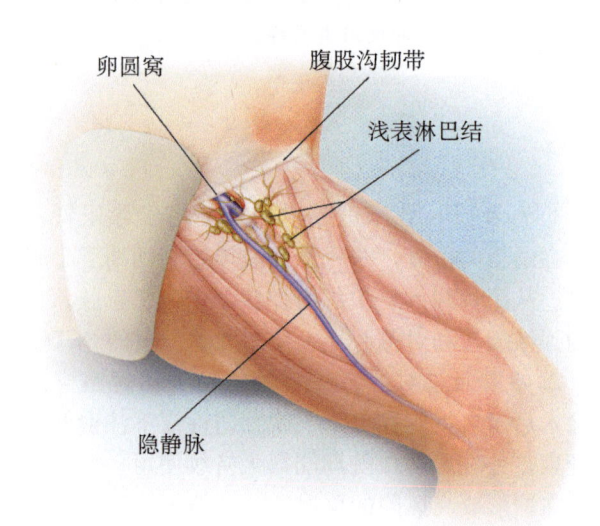

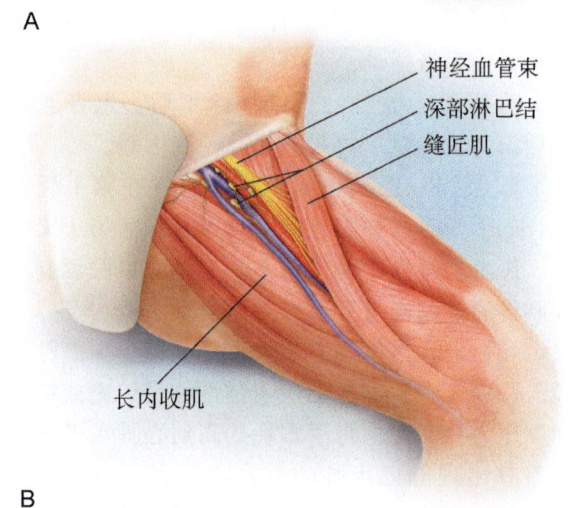

图 36-1 腹股沟深部和浅部的解剖

而前哨淋巴结（SLN）阳性则代表微观的转移，无论病理上发现的肿瘤负荷如何。Ⅲ期黑色素瘤患者是一个非常异质性的群体，其预后根据阳性淋巴结的数量、淋巴结负荷及是否存在同步移行转移而有很大差异。

四、病史和体格检查

1. MILND适用于传统腹股沟淋巴结清扫的大多数病例，包括黑色素瘤、皮肤鳞状细胞癌（SCC）、一些泌尿和妇科癌症，以及部分肛门或低位直肠癌病例。

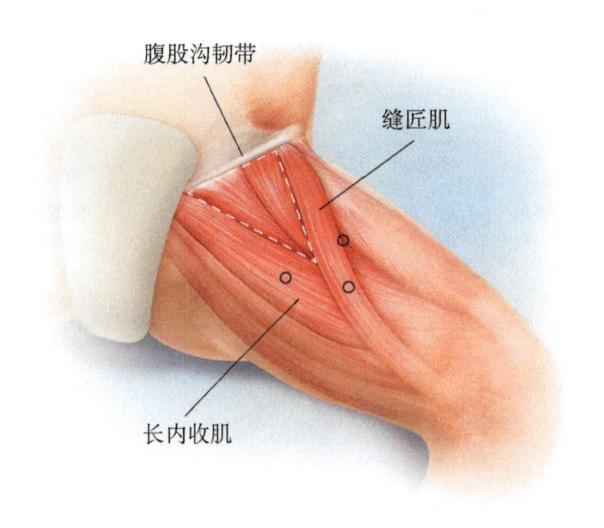

图 36-2 股三角边界及微创腹股沟淋巴结清扫术的戳卡置入位置

2.体格检查时要注意检查术野已有的瘢痕（SLN）或既往冠状动脉旁路移植术的隐静脉切口。评估疾病的程度至关重要，包括疾病是否累及皮肤和（或）固定不易推动，如存在，则提示深部结构受侵犯。皮肤增厚和红斑是皮肤受累的征象。直接侵犯皮肤伴上覆皮肤充血和固定不易推动的肿块或结节/溃疡在晚期鳞状细胞癌中更为常见。

3.应进行全面检查以排查移行性转移，特别是对黑色素瘤患者至关重要。这些病变可能很细微，在进行腹股沟切开之前，应对任何可能区域进行临床活检。伴有同步移行性疾病和临床淋巴结转移的患者预后较差，在这种情况下，应进行全身治疗。

4.淋巴结转移可见于腹股沟韧带的头侧和腹外斜肌腱膜的表面，尤其是在躯干原发性病例中。

5.对于下肢末端疾病，应评估腘窝淋巴结区；对于躯干病变，需要根据原发病灶的位置判断对侧腹股沟或腋窝引流区有无转移。

6.如果在 SLNB 阳性后对微转移的疾病进行了 MILND，从 SLNB 到 MILND 至少要等待 6 周的时间，以确保手术导致的急性炎症反应逐渐消散。对于肉眼可见的转移，应做出正确的临床判断，避免损伤标本，保证整体切除，且将待切除的转移包含在切除范围之内。

7. MILND 在皮肤受累的情况下是禁忌采用的。

8.在伤口为放射野或大量吸烟的患者，皮瓣坏死的风险更高。

五、影像学及其他检查

1.前哨淋巴结活检阳性的微转移病例

（1）如前所述，基于 MSLT-Ⅱ的结果，在笔者的实践中，SLN 阳性的患者现在一般先进行主动监测。SLN 活检阳性后进行 MILND，通常是一个分阶段的过程，因为不常规对黑色素瘤患者的 SLN 进行冰冻切片病理检查。

（2）在 SLN 阳性患者中，系统性影像学检查发现临床隐匿的Ⅳ期疾病的阳性率低于 5%，因此在 MILND 之前并非必须进行影像学检查。

（3）通常不需要盆腔（髂外/闭孔）淋巴结清扫。

2.临床腹股沟区域淋巴结转移

（1）在可触及腹股沟淋巴结的情况下，进行腹股沟淋巴结清扫之前，应进行细针抽吸以确认临床诊断。强烈不建议进行切除性诊断活检。

（2）在 MILND 之前，推荐利用全身成像（CT 或 PET/CT）检查系统性疾病，因为其真阳性率在 10% 以上。

（3）对于临床淋巴结转移且原发灶未知的患者，需要根据肿瘤类型进行全面检查，可能需要包含皮肤、生殖器、肛周和直肠远端和（或）阴道黏膜。

（4）以往笔者对临床腹股沟淋巴结转移的患者进行联合盆腔清扫。由于现代的系统成像技术、有效全身免疫治疗，以及门诊微创盆腔淋巴结清扫术（机器人辅助下或腹腔镜下盆腔淋巴结清扫术）的应用，对于仅在腹股沟有可触及淋巴结转移的病例，实际临床操作更倾向于对盆腔进行观察，而不是淋巴结清扫术。不幸的是，一项澳大利亚主导的针对这一问题的试验因缺乏资金而提前结束（NCT02166788）。

（5）目前正在进行的临床试验的主题是：新辅助全身治疗在临床Ⅲ期疾病中的作用，以及对影像学完全缓解患者的处理。

六、手术治疗

（一）术前规划

1.术前双侧下肢体积作为标准体积。

2.手术开始前，与麻醉人员和手术室（OR）团队简要沟通。

（1）高碳酸血症是常有的。与在腹腔内进行的腹腔镜手术不同，这种手术是在皮下进行的，所以更多的二氧化碳（CO_2）会被全身吸收。麻醉小组需要意识到这一点，并做出适当的通气调整，以避免因此中转为开放手术。

（2）确保所有的巾单在正确的位置，患者的体位应事先摆放好，并保证所需的设备和器械就位，包括解剖相关用品和腹腔镜设备。

3.预防性使用抗生素。

4.在对侧下肢使用梯度加压装置预防机械性静

脉血栓栓塞（VTE）。静脉血栓的化学预防以皮下肝素的形式在术前使用，最好在麻醉诱导前。

5. 将 Foley 导尿管消毒后置于消毒好的术区，并用无菌单和 Ioban 手术薄膜将其连同生殖器和术区隔开。

（二）体位

1. 在典型的场景中，患者取仰卧位，双腿分开放在分腿台上（我的习惯）。手术腿外展并在膝关节处轻微屈曲（图 36-3）。如果腿是直的，外科医师可能会剥离得太靠外。外科医师和助手的站位：一个站在两腿之间，另一个站在手术腿的侧面。在手术过程中，外科医师和助手可以根据需要改变位置。外科技术人员站在患者身体的另一侧。

2. 监视器放置在手术台的头部，每个肩部上方各有一个（图 36-3）。在 Mayo 支架上放置所需要的微创手术器械。如有紧急中转开放手术的需要，相应的器械需要马上就能提供。

（三）手术方法

1. 标准手术方法是整块切除包括肌筋膜在内的淋巴结。在微创入路中，缝匠肌和内收肌的剥离平面可能不像开放手术那样明显，为了确定剥离在正确的平面上，常规的做法是对筋膜进行解剖并显露下层肌肉。

2. 切除肌筋膜是 Delman 等最初描述的方式，也是我们所遵循的方式。无论何时开始一项新的手术，至关重要的是要谨慎行事，并以这种心态对待手术，确保肿瘤切除的范围至少与其所要取代的传统标准一样。同样，微创方式应该尽可能保留开放术式的技术优势。

3. 我们最初常规切除隐静脉，现在尽可能保留隐静脉。

（四）微创腹股沟淋巴结清扫术

1. 手术室设置

（1）在典型的设置中，患者取仰卧位，双腿分开放于分腿台上。手术腿外展并在膝关节处轻微屈曲（图 36-3）。外科医师和助手站立，一个站在两腿之间，另一个站在手术腿侧面。外科医师和助手可以根据需要改变位置。外科技术人员站在患者身体的另一侧。

（2）视像台放置在手术台的头侧，每个肩部上方各有一个（图 36-3）。只在 Mayo 支架上放必需的微创器械。如果紧急中转开放手术，需要立即提供相应器械。

（3）MILND 的关键解剖结构与传统的开放手术入路相同，如图 36-1 和图 36-2 所示。

（4）确定外部标记。触诊以确定剥离的内侧边界，即长内收肌。用记号笔做记号。接下来，进行类似的触诊以识别缝匠肌及其边缘，这将作为剥离的外侧边界的标记。这些线的汇合点作为剥离的远端边界，即股三角的顶点。近端剥离到腹股沟韧带头侧 3～5cm，包括这个范围内外斜肌表面的软组织。

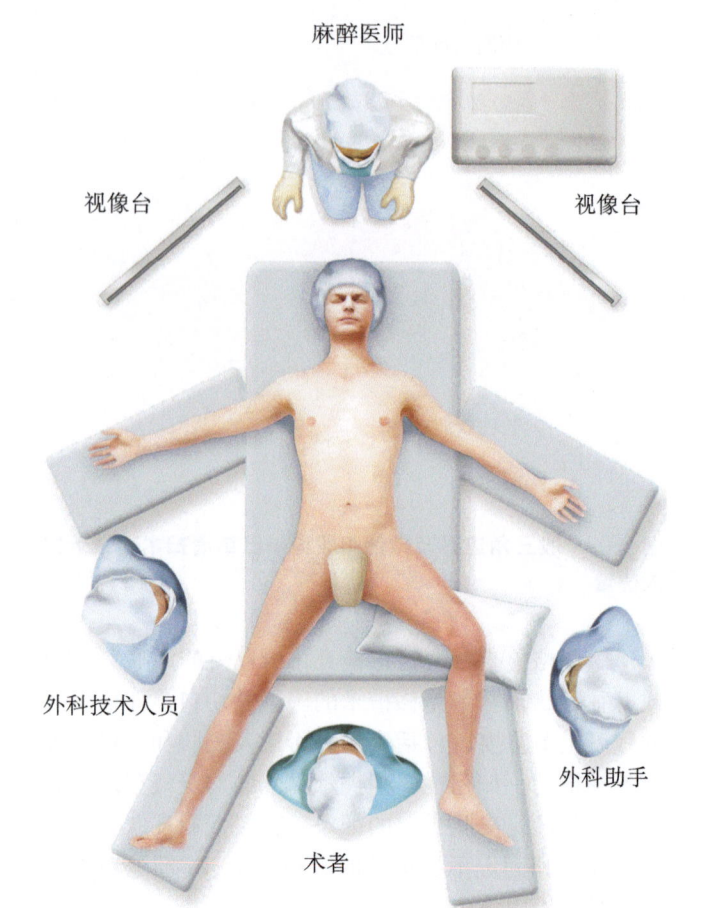

图 36-3 手术室设置和患者体位

4. 我们不会切除先前 SLNB 的瘢痕，也不做一个开放的切口来确认剥离的充分性，因为在镜下应该很明显。如果存在切除不充分的问题，可以在近端做一个小切口，不要认为微创就是切除不充分，不要将中转开放手术当作失败，这些会影响肿瘤手术清扫的范围。

（5）接下来，标记 3 个戳卡部位。最远端切口位于距股三角顶点 3cm 处。另外 2 个戳卡在其近端，与之相距 5cm，一个在内侧，一个在外侧（图 36-5）。

（6）通过其中一个戳卡孔，用示指进行钝性分离，或用小弯钳在各个孔进行钝性剥离——沿着皮下脂肪深部的自然无血管平面。尽可能多地进行这种表浅的解剖，以创造出一个初步的操作空间。接下来使用 3 个 10/12mm 戳卡。最好使用短戳卡，并且应该使用足够长度的腹腔镜器械以能够解剖至最近端。

（7）由于皮下组织薄，戳卡周围漏气在早期可能是一个挑战。因此，切口应尽可能小，最好使用带气囊的戳卡，以尽量减少漏气。如果使用手指分离，应局限于一个戳卡部位。并在该部位进行 8 字缝合。在戳卡置入皮肤之前预留缝线，戳卡置入后将缝线扎紧，以尽量减少该部位漏气。手术结束时拆掉缝线。

（8）进行 CO_2 充气。最初采用 25mmHg 的压力充气 10 分钟，在剩余的过程中降至 15mmHg（图 36-4）。

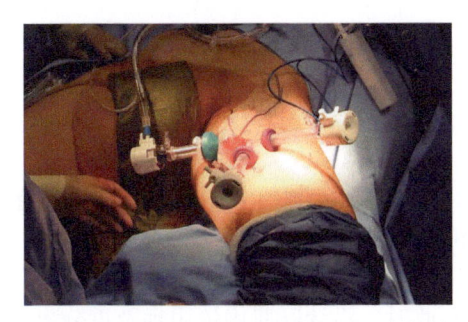

图 36-4　手术开始时戳卡放置和初始 CO_2 充气的照片（经梅奥医学教育和研究基金会许可使用）

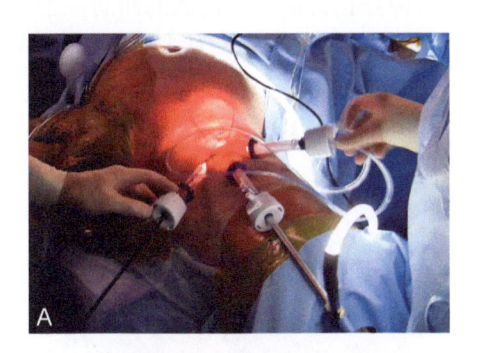

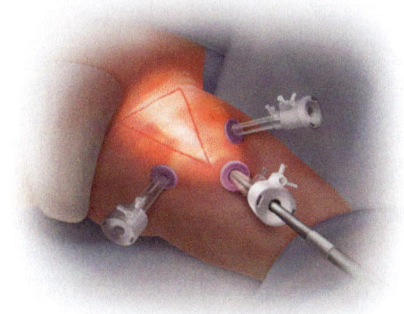

图 36-5　照片和图像显示戳卡的位置、皮瓣厚度和引流管的位置（A、B）。解剖层次非常表浅，图像可见光线经皮瓣透照（经梅奥医学教育和研究基金会许可使用）

2. 浅层剥离

（1）整个分离过程用超声刀（个人喜好）进行，只在从腹外斜肌腱膜游离组织时应用电钩。

（2）注意保留 Camper 筋膜。在 Scarpa 筋膜表面进行剥离。

（3）解剖过程始于一个由手指分离和 CO_2 充气所创造的空间。从远端开始，逐渐分离至近端。最初的空间十分有限，此时解剖是为了在皮下组织和其下的区域内容物之间创建一个功能性工作空间。

（4）剥离应在 Scarpa 筋膜表面进行。这可以通过从外部观察光源经皮肤的穿透性判断（图 36-4），正常皮肤应较薄，光源透照将显示皮瓣为红色。如果是白色，说明解剖到了真皮层，此时皮肤太薄了。如果这种情况发生在零星有限区域，那应该不是问题。在之前标记的三角形边界上进行触摸按压可帮助分离。在内部观察时，用手指在先前描记的标记处上下移动有助于确定浅层解剖的边界和范围。由于完成分离时在近侧端，因此可以看到位于腹外斜肌腱膜上疏松的网状组织。完成外部标记三角内整个前部的解剖分离。

3. 缝匠肌的显露　手术的下一步是分离外侧、找到缝匠肌。在脂肪组织中进行剥离，直到见到缝匠肌筋膜。将筋膜分开，可见其下面的肌肉纤维。由于这是从远端开始的，所以一旦见到其边界，只需要在此层表面向近端继续分离。要沿着肌肉内侧，从远至近连续打开筋膜，如图 36-6 所示，向头侧直到腹股沟韧带。

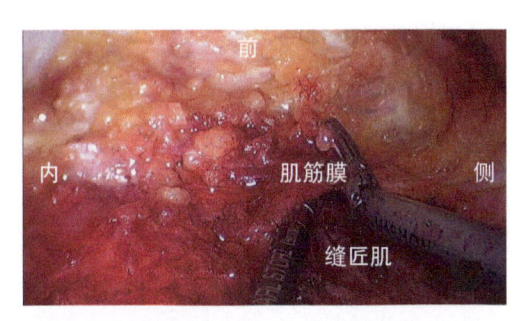

图 36-6　深部剥离的外侧边界。从远端到近端切开肌筋膜，显露缝匠肌（经梅奥医学教育和研究基金会许可使用）

4. 长内收肌的显露

（1）在内侧用类似的方法找到长内收肌（图 36-7）。由于分离要经过隐静脉，在内侧剥离时应在更近端的位置开始，也分离到腹股沟韧带的近端。同样应始终保持在肌肉的外侧面进行剥离以减少剥离量。

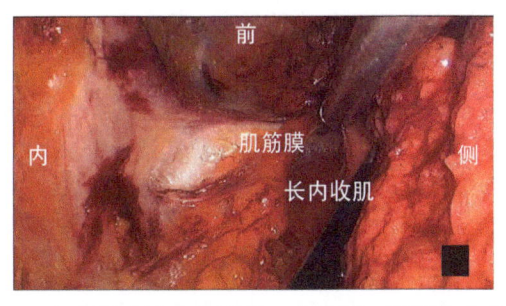

图 36-7　深层剥离的内侧边界。从远端到近端打开肌筋膜显露长内收肌（经梅奥医学教育和研究基金会许可使用）

(2) 将标本从内收肌上向外翻转。随着向近端解剖，分离的深部边缘逐渐成为耻骨肌（图 36-8）。

(3) 在解剖过程中，由于膝关节突出和腿部位置的原因，膝关节通常会干扰操作。在大部分手术过程中，笔者会将解剖器械的手柄上下颠倒以适应。

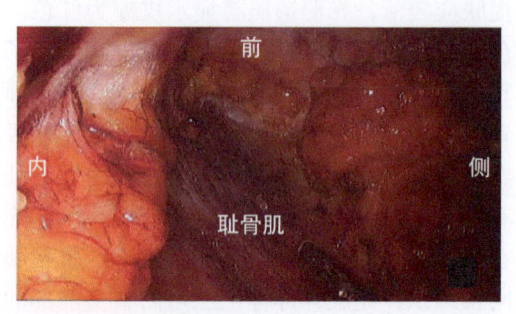

图 36-8 将标本的近端部分从内收肌表面由内向外翻转，显露耻骨肌（图片由梅奥诊所提供）

5. 远端大隐静脉

(1) 找到隐静脉并将其与周围组织分开。隐静脉在腹股沟韧带到腹股沟三角顶端距离的 2/3 处经过内收肌。

(2) 尽量保留大隐静脉。如果必须要切除隐静脉，可以根据外科医师的习惯和血管口径，使用血管夹、血管内钉合器、LigaSure 血管闭合器或超声刀夹闭或凝闭静脉（图 36-9）。

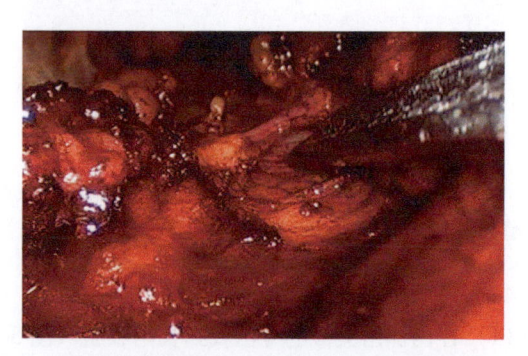

图 36-9 远端大隐静脉在经过长内收肌处被离断（经梅奥医学教育和研究基金会许可使用）

6. 股三角顶端解剖

(1) 将患者置于头低足高（Trendelenburg）位有助于显露。

(2) 接下来，完成顶端解剖。股三角顶端的解剖是分离股三角最尖端时缝匠肌和内收肌之间残留的软组织。

(3) 向浅表和头侧方向张力牵引并抬高内容物（图 36-10）。这些组织是用非优势手牵引的，因为顶端剩余组织的剥离已经完成。预想的解剖线是在两个近端戳卡之间的一条直线。

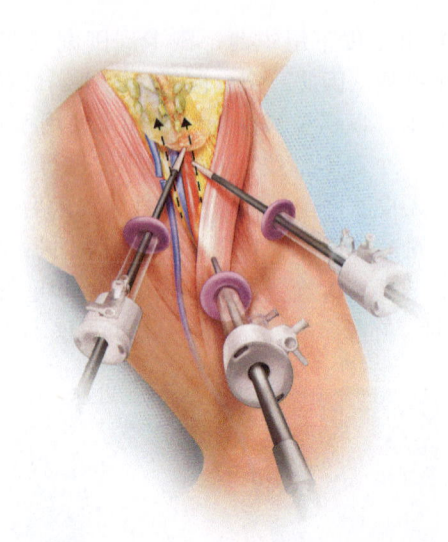

图 36-10 在股三角的顶端，通过向前方和头侧推动标本，在张力下抓持和牵引内容物

(4) 此时，沿缝匠肌内侧由远及近分离并向内侧翻转内容物进行淋巴结清扫。因为股神经位于这个位置，所以在神经顶部的一层薄薄的脂肪应予以保留。

(5) 重复进行此步骤，从股三角顶点开始向近端剥离，这个位置将见到股血管（图 36-11）。

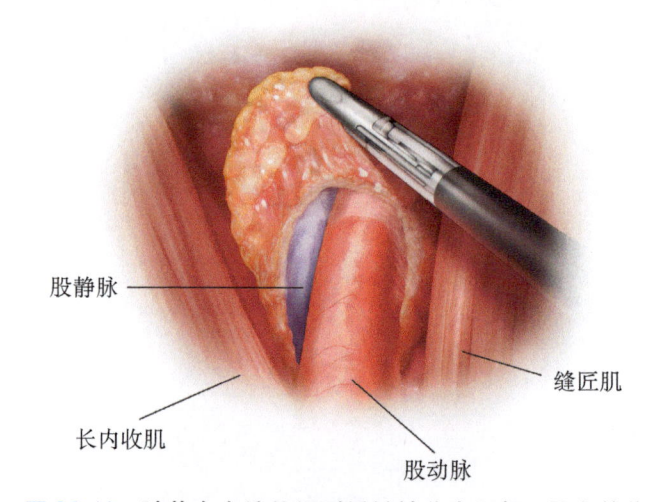

图 36-11 随着在尖端从远到近继续分离深部，股血管将进入视野，其中首先见到的是动脉

(6) 由于下肢处于外展和屈曲位，股动脉位于股静脉的前面。股静脉位置深且居于内侧，当向近端解剖时，这些血管呈螺旋状环绕，两条血管最终会在同一平面上并行。剥离应始终保持在股血管的外膜上。腹腔镜下 Kittner 解剖器可以用于协助分离。笔者一般使用解剖剪。血管的前半部分应完全显露。

(7) 图 36-12 显示了当从远端到近端进行剥离时血管相对位置的变化；当下肢处于外展位时，这一变化趋势就更加明显了。

(8）采用这种方法整块清扫腹股沟深淋巴结。深剥离平面深至筛筋膜。筛筋膜是阔筋膜的延续。其将腹股沟浅淋巴结和腹股沟深淋巴结分开。筛筋膜在卵圆窝处有隐静脉穿过。解剖平面如图 36-12 所示。

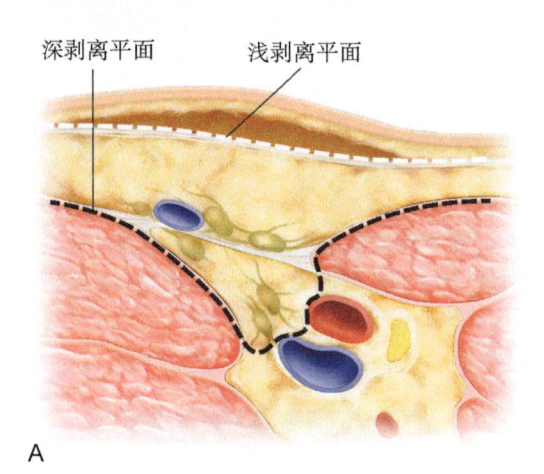

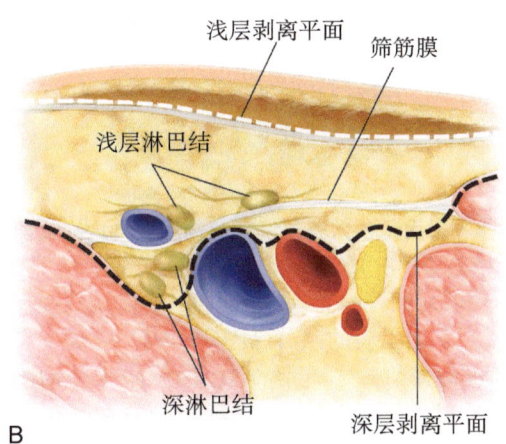

图 36-12 浅层剥离平面和深层剥离平面在图中用线条表示。图中也分别显示了当从远端到近端进行解剖时，血管之间相对位置的变化

（9）股静脉位于动脉的深处和内侧，位于股三角顶点的近端。用类似的方法解剖血管。骨骼化游离血管的前部、内侧和外侧。不需要环周剥离（图 36-13）。

（10）注入 CO_2 和 Trendelenburg 位时股静脉会塌陷。其口径也会随着肺通气而波动。如果手术进入静脉，会有少量出血直到 CO_2 停止注入。

（11）随着手术进展，内收肌内侧被完全剥离。继续解剖时，只是单纯从远端到近端沿着内收肌向上。当向腹股沟韧带方向显露血管时，应将标本持续向前牵引。

（12）关键一点是，淋巴结清扫术的标本从其周边附着的肌肉上剥离，向中央翻转至股神经血管上，清扫沿着股血管前表面从远端到近端进行。

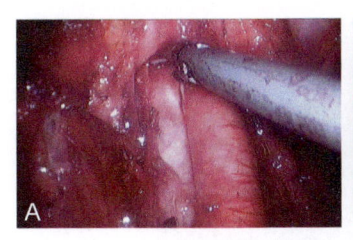

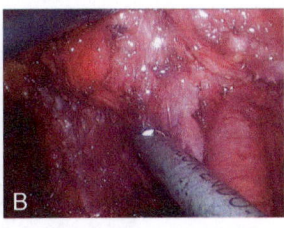

图 36-13 术中血管之间的关系和相对位置从远端到近端变化的照片（经梅奥医学教育和研究基金会许可使用）

（13）注意：在极少数情况下，保留从股三角顶端到卵圆窝的筛筋膜，不显露股血管和腹股沟深淋巴结，直到近端隐股静脉交界处。这种更局限的远端剥离有助于减少无效腔产生，同时在远端形成一个更清晰的筋膜外剥离面。

7. 大隐静脉的保留 应由远及近剥离大隐静脉，剥离时应用血管夹或能量装置离断进入静脉近端的多余属支。在近端大隐静脉的后部，需要分离一小部分软组织，以便在大隐静脉进入股静脉时 360°显露，并使标本彻底游离。

8. 卵圆窝处隐静脉近端的分离

（1）股静脉的内侧和前表面已被骨骼化，在腹股沟韧带下沿着这条血管内侧进行解剖。根据预想的在近端解剖的范围，酌情考虑是否将 Cloquet 淋巴结和标本一起完整切除。若需要切除，可以用缝线标记 Cloquet 淋巴结。

（2）耻骨肌可作为分离的深部边界被见到。此时剖面较深且与腹股沟韧带的边缘较近（图 36-14）。

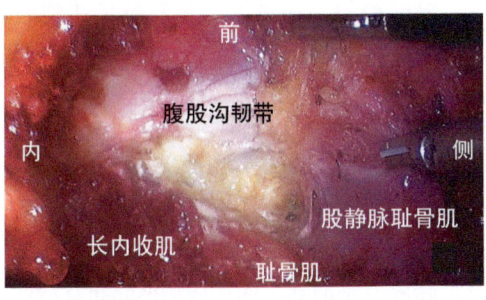

图 36-14 该图像显示了在腹股沟韧带深部的近侧/内侧处形成的空腔。股静脉内侧已被骨骼化。可以选择向近端扩大切除范围，使 Cloquet 淋巴结包括在标本内（经梅奥医学教育和研究基金会许可使用）

（3）沿腹股沟韧带从内侧到外侧游离组织。

（4）此时，可以在股静脉前方看到股隐静脉交界处，隐静脉在股静脉前方直接发出，在距腹股沟韧带远端约 3cm 处，在卵圆窝穿透筛筋膜。以上可在沿着股静脉内侧表面从远端到近端解剖时见到（图 36-15）。

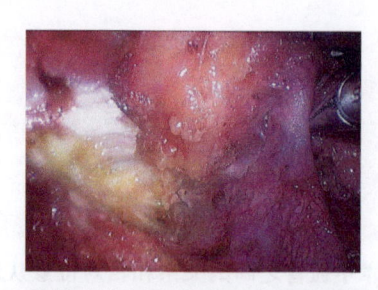

图 36-15 在股静脉内侧和前表面向近端剥离时可见隐股静脉交界处（经梅奥医学教育和研究基金会许可使用）

（5）游离股隐交界处（必要时切除大隐静脉）并用线性血管钉合器离断（图 36-16）。在此之前，必须先将股静脉近端和内侧的组织游离下来。在尝试使用血管钉合器之前，最好先做好隐股静脉交界处近端和内侧的游离，并使这个操作空间比置入血管内闭合器预期的操作窗更宽。

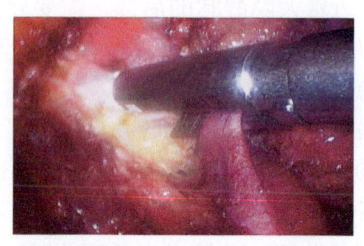

图 36-16 术中照片显示用血管钉合器分离近端隐静脉（经梅奥医学教育和研究基金会许可使用）

（6）然后完成剩余的股血管近端剥离（主要是头侧和外侧），将腹股沟内容物从剩余的股血管附着处移除。根据经验，短戳卡和长器械是达到近端解剖所必需的。

（7）如果之前的步骤没有完全完成，则应将腹股沟韧带头侧的所有剩余软组织都包含在标本内从外斜肌腱膜上剥离。可以用电钩很容易地剥离整个标本。剩下的腹股沟韧带和外斜肌腱膜的附着组织的切除便完成了。

（8）同样以类似的方式，清扫缝匠肌外侧残余的附着组织，然后剥除腹股沟韧带上最后残留的附着组织。

9. 标本切除

（1）标本切下后即放入标本袋。

（2）此时剥离的边界通常清晰可见，应仔细检查清扫彻底性并妥善止血（图 36-17）。

（3）完成后在戳卡口处放置引流管。

（4）所取出的标本如图 36-18 所示。

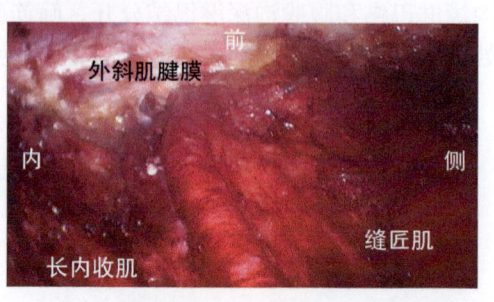

图 36-17 手术完成时的术中照片显示显露的股三角肌肉组织，包括腹外斜肌腱膜上的筋膜，腹股沟韧带近端，以及骨骼化的股血管前半部分（经梅奥医学教育和研究基金会许可使用）

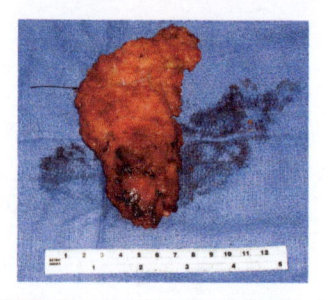

图 36-18 采用微创入路整块切除的腹股沟内容物照片（经梅奥医学教育和研究基金会许可使用）

（5）术后 1 周的照片（图 36-19）。需要注意的是，近端的纵向瘢痕来自原来的 SLNB，而不是 MILND。

（6）在手术结束时，生殖器将因 CO_2 注入而肿胀。无须担心，导尿管可以在手术结束时拔除，或在早上查房时拔除。根据经验，在一些病例中曾报道过胸部表面捻发音，但从未有临床意义。在手术中使用胸带即可以避免这种情况。

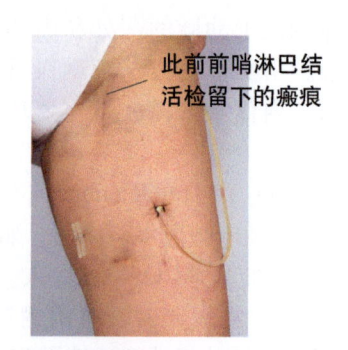

图 36-19 患者术后首次回访所拍摄的下肢照片

经验与教训

高中转开放率	1. 手术前未经过足够的训练。 2. 沮丧和缺乏耐心。 3. 与任何新的微创手术一样，该手术应安排在其他外部压力较小的情况下进行。

未能完成近端剥离	戳卡放置太远或器械太短。
剥离过度偏向外侧	通常，手术开始前没有将下肢适当地外展和外旋，导致股三角没有被置于前面。
淋巴结清扫不完全	1. 未保持在划定的解剖边界内。 2. 未在 Scarpa 筋膜前剥离。 3. 停留在股血管外膜上，没有解剖腹股沟深淋巴结（没有深入筛筋膜）。 4. 未剥离腹股沟韧带头侧的组织。
高碳酸血症导致中转开放手术	未向麻醉小组通报情况和做出适当通气调整。
术中持续漏气	手术开始时在不止一个戳卡用手指分离，或切口过大。
引流未能维持负压	手术结束时切口未密封紧。由于戳卡部位和操作腔之间没有皮下脂肪，不像腹部手术或开放淋巴结清扫术那样引流管要经过一段皮下隧道，所以这是非常不可原谅的。
血肿/引流天数延长	见"术后护理"。

七、术后

1. 患者可以在门诊当天出院，因为疼痛不是问题。笔者推荐门诊患者住院过夜，并在 23 小时内出院。做好引流管护理。

2. 实践中由于血肿和长时间引流可能对患者产生影响。所以鼓励患者保持腿部抬高并限制活动，直至拔除引流管。

3. 患者出院前应接受由理疗师和淋巴水肿康复治疗师进行的治疗。加压包扎手术部位和患者腿部（通过穿泡沫填充的自行车短裤或加压弹力袜实现）。

4. 在患者出院前保持引流管通畅。

5. 术后皮瓣立即出现发红和青紫很常见，其代表轻度缺血。根据经验，这些问题都可在没有任何干预的情况下好转。但这并不代表出现蜂窝织炎时不需要抗生素治疗。

6. 在引流管周围贴用透明敷料密封的氯己定贴，嘱患者每 3 天更换 1 次。每次换药时应用乙醇湿巾清洁引流管处。

7. 无论引流量如何，都在第 4 周拔除引流管。有症状的血清肿通过定期抽吸或放置经皮引流管治疗。

8. 术后 1 天患者即可洗澡。

八、治疗效果

1. 该手术已经在技术上被证实安全可行。有丰富开放手术经验的外科医师经过一些监督下微创手术培训后，即可在短期手术曲线后很快掌握这项手术技能。外科医师的腹腔镜手术技术与缩短手术时间和手术表现相关，但与并发症、中转开放率或淋巴结数无关。

2. 该手术与传统开放手术相比，短期并发症发生率更低。血清肿常见，并可能长期存在；靠门诊口服抗生素无法解决的切口并发症罕见，伤口裂开基本不可能发生。

3. 淋巴结切除术的目的是准确分期、局部控制和理想治愈患者的区域淋巴结转移。MILND 的肿瘤标志物替代指标如淋巴结计数结果，已被证明至少与开放入路一样好。两个单中心的研究已经报道了黑色素瘤患者的肿瘤学结局。另一个外科随机试验（NCT01500304）未能统计出接受 MILND 患者的复发率，但许多临床医师已经更倾向 MLIND 而非传统开放入路。

4. 14 个站点的大型多机构经验支持 MILND（228 例）对比 OILND（299 例）治疗黑色素瘤的肿瘤学安全性。

5. 肿瘤学原则和切除范围不应为了缩小切口而妥协。

九、并发症

1. 血肿。
2. 血清肿。
3. 伤口裂开（皮瓣上原有瘢痕，如有 SLN 活检切口瘢痕时易发生）。
4. 皮瓣坏死。
5. 大血管损伤。
6. 股神经损伤。
7. 引流管未能维持负压。
8. 复发。
9. 淋巴水肿。
10. 感染。
11. 麻醉风险。
12. 高碳酸血症。
13. 淋巴清扫不完全。

致谢：本章图片和内容部分是由老鹰兄弟会癌症研究基金奖学金计划赞助的。

（李子健　译）

第37章 选择性颈部清扫治疗黑色素瘤

Vasu Divi

一、定义

1. 选择性颈部清扫治疗黑色素瘤的目标是完全切除引流头颈部特定皮肤区域的淋巴结和淋巴管。

2. 该手术适用于在没有远处转移的情况下出现临床证据支持的局部转移的患者。在某些情况下，确诊的Ⅳ期疾病患者的颈部清扫可以提供姑息性治疗的获益信息，或避免由患者对全身治疗没有反应导致的不良后果。

3. 前哨淋巴结阳性作为选择性颈部清扫的适应证正在改变。彻底淋巴结清扫的替代方案是定期复查超声观察淋巴结，之后出现孤立的区域淋巴结复发时再进行颈部淋巴结清扫。2项前瞻性随机临床试验——选择性淋巴结切除术多中心试验Ⅱ（MSLT-Ⅱ）和DeCOG试验显示，前哨淋巴结阳性患者随机分为完全淋巴结切除术或定期体格检查加淋巴结超声检查，其黑色素瘤特异性生存率相当。根据淋巴结肿瘤负荷、患者年龄、合并症和潜在挑战/预期并发症等因素，在前哨淋巴结活检阳性的特定患者中，仍可考虑颈部清扫。

二、病史和体格检查

1. 所有头颈部黑色素瘤患者都应进行局部淋巴触诊，包括腮腺和颈部Ⅰ～Ⅴ区淋巴结。

2. 颈胸部、背部或肩部交界处的黑色素瘤还应进行腋窝淋巴结触诊。

3. 所有黑色素瘤患者，特别是已证实有局部转移的患者，都应重点回顾相应症状，寻找与转移有关的症状。

4. 所有黑色素瘤患者还应进行完整的皮肤检查，寻找第二原发皮肤恶性肿瘤。

三、影像学和其他检查

1. 对于无临床明显颈部转移的患者，术前无须进行颈部影像学检查。

2. 对于可触及淋巴结肿大的患者

（1）影像学上通常建议采用增强CT评估转移的范围。

（2）通过细针穿刺术获得肿大淋巴结的病理诊断。

3. 在远处转移性疾病的病例中，采用免疫治疗的新选择已经改变了黑色素瘤的治疗，治疗模式也在持续进展。在一些特定的病例中，实现颈部的局部控制可能是必要的。

四、手术治疗

（一）术前规划

1. 根据原发肿瘤的位置和颈部转移的位置决定进行何种类型的颈部清扫。

2. 头颈部的相关淋巴结区包括腮腺淋巴结、颈部Ⅰ～Ⅴ区淋巴结、耳后淋巴结（图37-1）。

3. 这只是一个粗略的指南，说明什么时候应该处理不同的淋巴结区；最终，临床医师应根据对淋巴引流模式的理解，切除所有可能隐藏转移肿瘤的淋巴结区。

（1）对于外耳道前部和下颌角以上的任何原发性皮肤肿瘤，应切除腮腺浅叶。

（2）任何涉及外耳道平面前头皮、面部皮肤或颈前皮肤的病变，都需要清扫Ⅰ～Ⅳ区淋巴结。

（3）外耳道平面后方头皮或后颈部皮肤的病变，需要清扫Ⅱ～Ⅴ区淋巴结。

（4）如果原发病变位于头皮，且非常靠近外耳道平面，清扫范围应包括Ⅰ～Ⅴ区。

（二）体位

1. 患者取仰卧位，头顶在手术床边缘。

2. 在肩胛骨下方放置一个垫子，以便颈部伸展，同时要注意手术床上要有设施支撑头部。

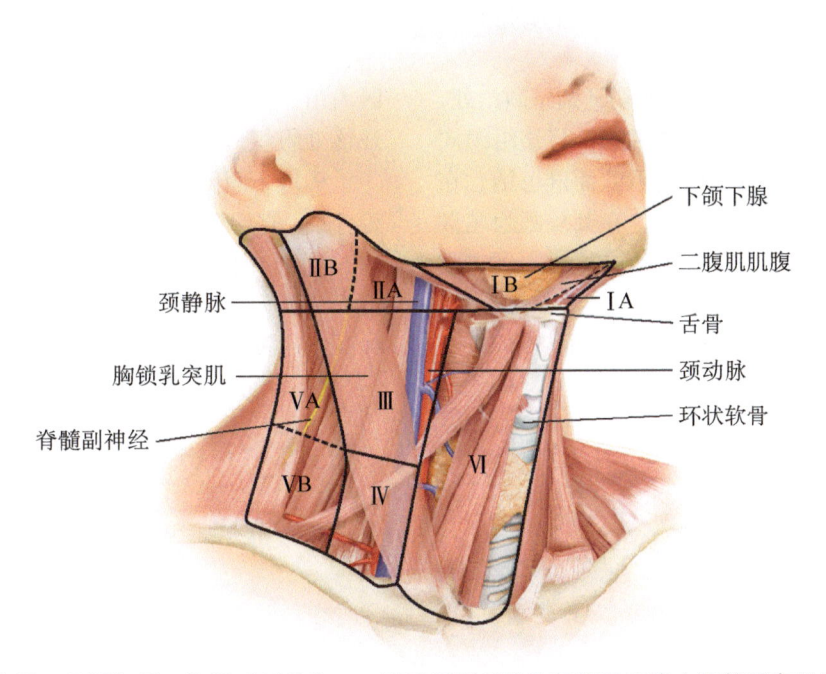

图 37-1 颈部淋巴结分区。Ⅰ区包括二腹肌对侧前腹、二腹肌同侧后腹和下颌骨下缘之间的所有淋巴结。Ⅱ区包括二腹肌后腹和胸锁乳突肌后缘之间、舌骨水平以上的淋巴结。Ⅲ区包括舌骨和环状软骨弓之间、颈内外动脉与胸锁乳突肌后缘之间的所有淋巴结。Ⅳ区包括环状软骨弓和锁骨之间、颈内外动脉及胸锁乳突肌后缘之间的所有淋巴结。Ⅴ区包括从颅底沿胸锁乳突肌后缘至锁骨、斜方肌前方的所有淋巴结

(三)选择性Ⅰ~Ⅳ区颈淋巴结清扫

1. 在下颌角和锁骨中间做一个弧形切口；切口走行于颈横纹内，长约数厘米，从乳突到甲状软骨切迹中点附近（图 37-2）。

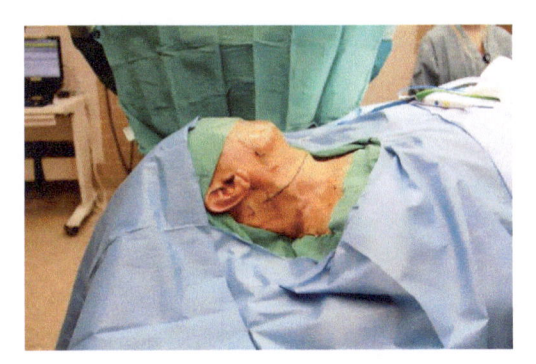

图 37-2 颈部切口在下颌骨和锁骨之间

2. 依次切开皮肤、皮下组织、颈阔肌。
3. 在颈阔肌下层分离并掀起皮瓣，显露深层组织，里面即为颈部Ⅰ~Ⅳ区淋巴结；这部分区域上到下颏，沿着中线的带状肌向下，侧方到胸锁乳突肌后缘，下方到锁骨水平（图 37-3）。
4. 下颌缘支神经位于颈筋膜的浅层，靠近下颌角，可以通过刺激神经识别。游离神经并将其置于下颌骨平面上（图 37-4）。

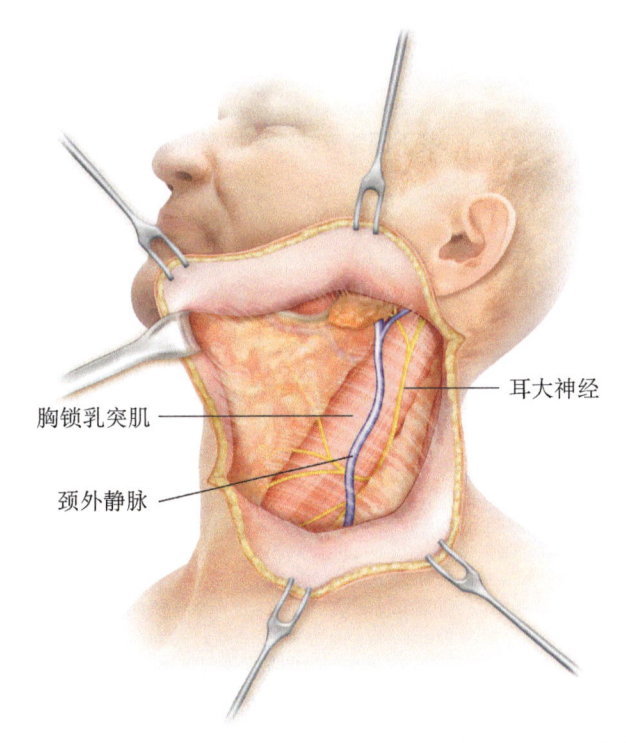

图 37-3 颈部切口完成时，从颈阔肌下层掀起上下两侧的皮瓣

5. 在下颌骨切迹附近的下颌面找到并结扎面动脉和面静脉。

6. 然后将下颌骨上的组织从颏部切开到下颌角处，注意不要损伤先前解剖的下颌缘支神经。将该组织向下牵拉，注意去除位于面部血管附近的面淋巴结。在剥离过程中，可以找到下颌后静脉，在其从腮腺尾部穿过时进行结扎。下颌骨骨膜应保持完整——剥离应紧邻这一层的上方。

7. 切开二腹肌对侧前腹表面从颏部向下至舌骨处的软组织。

8. 从下颌舌骨肌表面向同侧二腹肌前腹分离ⅠA区内组织，将其向外掀起；这就需要沿着下方舌骨切开该处组织。

9. 取下同侧二腹肌表面的组织，返回继续分离下颌舌骨肌，直到到达下颌舌骨肌的边缘（图37-4）。

10. 向内侧牵拉下颌舌骨肌，显露下颌下腺深部组织。这可能需要在该区域进行钝性剥离。找到舌下神经、舌神经和下颌下腺导管（图37-5）。

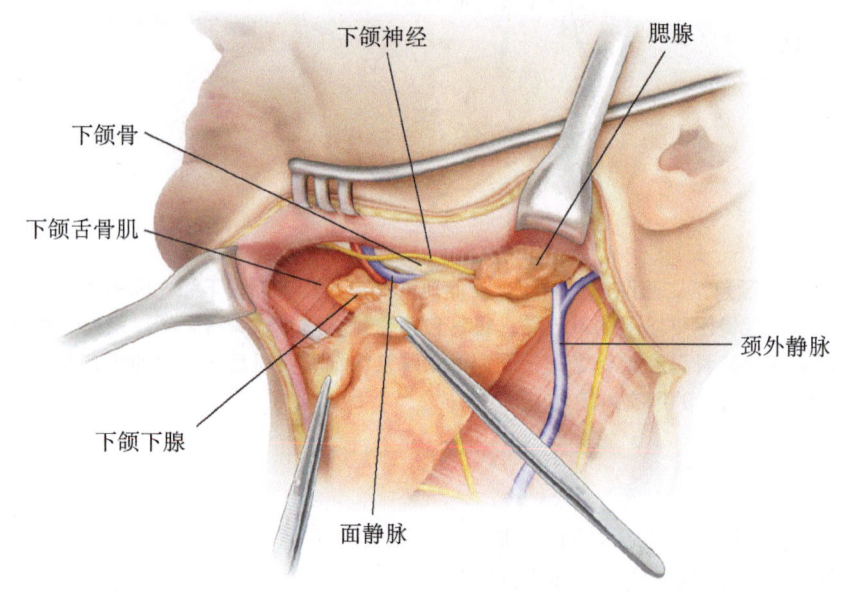

图 37-4　将下颌缘支神经牵拉至下颌骨处，向后游离ⅠA区组织。此时或在分离早期离断面动脉和面静脉

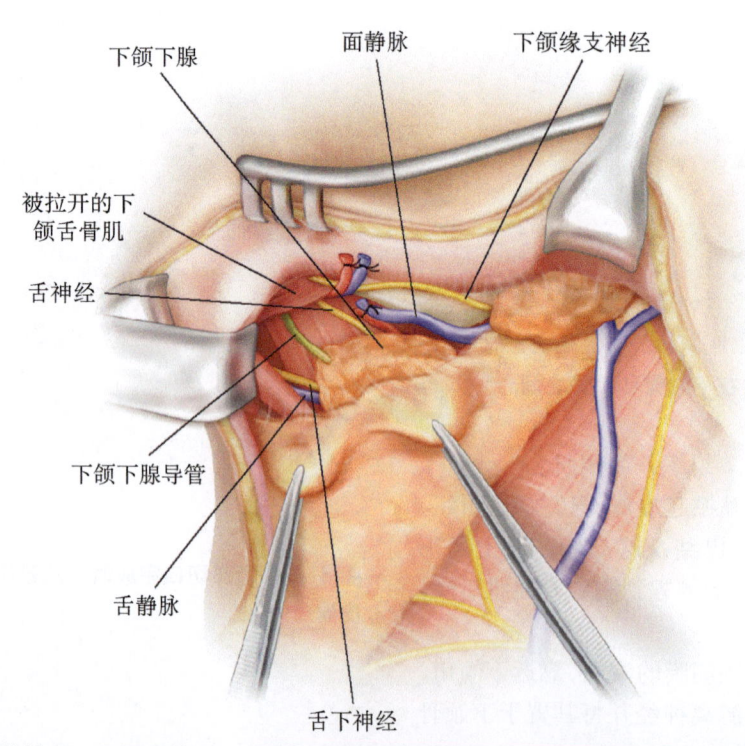

图 37-5　下颌舌骨肌向前拉开，显露舌神经、下颌下导管和舌下神经。舌下神经位于比舌神经更深的层次，仅在切开其上的筋膜后显露

11. 切断下颌下腺导管，注意不要引起附近静脉大量出血（图 37-6）。

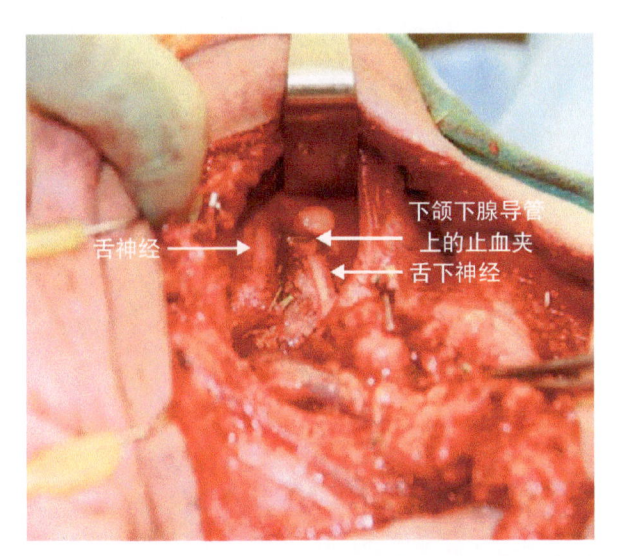

图 37-6 右颈部ⅠB 区的视图，下颌下腺被切除，向前牵拉下颌舌骨肌。在下颌下腺导管残株上可见止血夹

12. 切断下颌下神经节，使舌神经可以向上牵拉。分离时舌下神经应保持在平面深处。在这一部分解剖时不需要显露神经。

13. 将下颌下腺和周围组织向外侧拉，小心地将二腹肌后腹上的组织切断（图 37-7）。

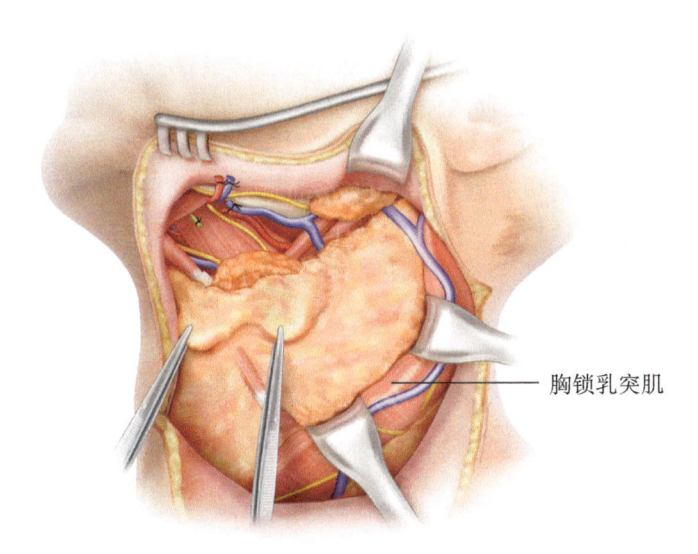

图 37-7 将ⅠB 区的内容物拉过二腹肌后腹。可以将面动脉从腺体中剥离出来（如图所示），或者在其穿过二腹肌下方走行时再次离断

14. 约在后腹的中点处，可以再次看到面动脉在二腹肌下走行并进入下颌下腺；第二次将动脉离断。

15. 向上追踪二腹肌后腹，将上覆的组织分开，直至到达胸锁乳突肌。如果没有分开该组织，在下颌角附近常可以见到钻出腮腺的下颌后静脉——仔细离断此静脉。

16. 然后游离胸锁乳突肌表面。在胸锁乳突肌的后缘，切开肌肉表面的筋膜。这需要切断经过肌肉表面的皮神经；通往耳的耳大分支及颈外静脉有时可以被追踪并保留。

17. 将筋膜向内牵拉，游离胸锁乳突肌表面；注意要将肌肉表面所有组织都清除。与颈外静脉相关的淋巴结必须切除，因为皮肤病变有可能转移此处淋巴结。

18. 将胸锁乳突肌浅面剥离干净后，小心地将肌肉从颈部深层向后方拉开，游离其深面；在上 1/3 和下 2/3 的交界处，可以看到第Ⅺ对脑神经（CN）（脊副神经）在此进入肌肉。

19. 继续游离肌肉表面组织，掀起肌肉，直到肌肉后缘，注意不要牵拉或损伤副神经。

20. 此时，应在胸锁乳突肌后方追踪并游离二腹肌后腹，以便向上拉。

21. 在舌骨处，可以看到肩胛舌骨肌，向下追踪至颈部直至胸锁乳突肌的后缘。也需要将其游离便于向下拉。

22. 然后，向上提起二腹肌后腹，切开表面组织以追踪肌肉下方的副神经，直到其经过颈内静脉处（IJ）；该神经一般从静脉浅面经过（80%），也可以从深面经过（20%）（图 37-8）。

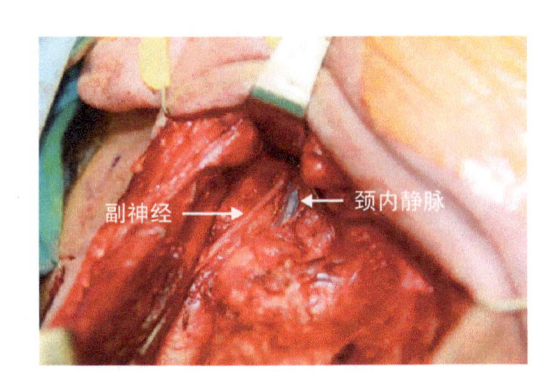

图 37-8 视野显露了右侧颈部Ⅱ区内容物，副神经经过颈内静脉处清晰可见。二腹肌后腹已被拉向上方

23. 从颈深部提起副神经，环周分离直至颈内静脉；然后将颈内静脉侧壁骨骼化（图 37-9）。

24. 触诊颈底第 1 颈椎横突。这将作为剥离的上边界。

25. 将颈内静脉和胸锁乳突肌后缘之间的组织分开，直至颈底部的水平（肩胛提肌），游离ⅡB 区的淋巴组织。将ⅡB 区内容物在副神经深部向上牵拉（图 37-9）。

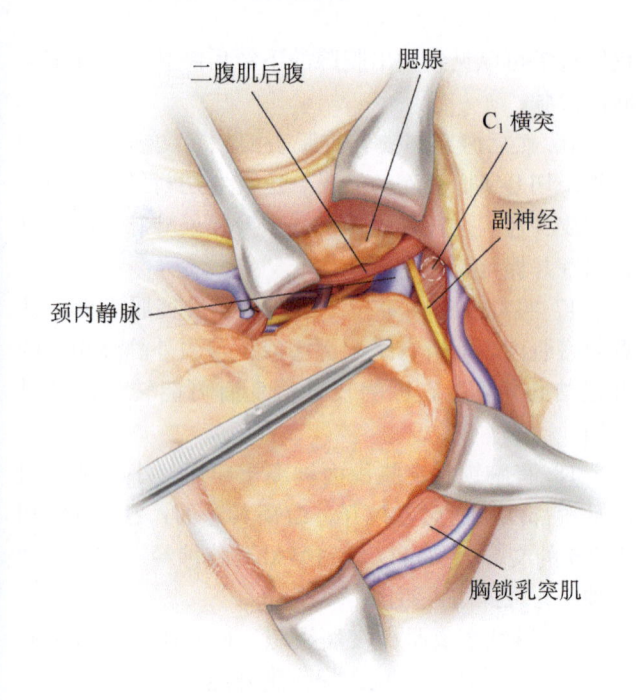

图 37-9 分离ⅡB区组织，从副神经下方牵拉出来。肌肉下方可触及第1颈椎横突

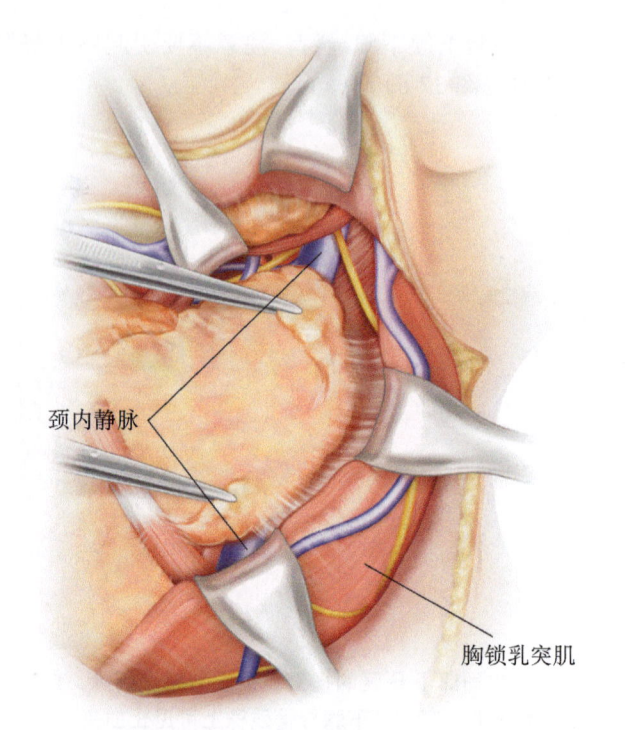

图 37-11 锁骨水平处的下方解剖已经完成，使Ⅱ、Ⅲ、Ⅳ区的淋巴组织可以从颈底部翻起来

26. 解剖的后边界平行于胸锁乳突肌的后缘。切开组织直至颈底部，注意不要切断颈神经根（图 37-10）。

30. 打开颈动脉鞘膜的筋膜，在颈内静脉上提起组织；从颈内静脉表面游离组织，结扎颈内静脉的分支（图 37-12）。将颈内静脉差不多游离一周之后，就可以见到颈动脉（图 37-13）。

31. 舌下神经位于二腹肌下方。向后追踪神经，分开表面覆盖的组织和静脉，直至神经走行至颈动脉和颈内静脉之间（图 37-14）。

32. 将淋巴结及周围组织从颈动脉表面翻过去，直至见到甲状腺上动脉；此时即到达器官间隙筋膜（图 37-15）。

33. 然后在带状肌的外侧边缘截断淋巴结及周围组织。

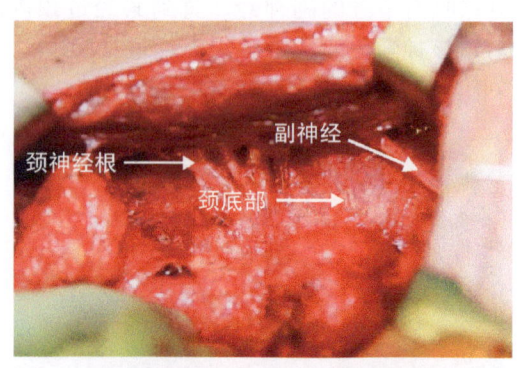

图 37-10 图示为右颈部，胸锁乳突肌已被牵拉开，游离组织已掀起显露颈底部。图右可见副神经，图中可见颈神经根部在颈底部分叉包裹住胸锁乳突肌后缘

27. 解剖的下缘在锁骨上方几厘米处。肩胛舌骨肌可向下牵拉或者切断以方便在此区域操作。

28. 先找到颈根部的颈内静脉并游离骨骼化血管壁。接下来，将颈内静脉附近的组织切开至颈底部。由于存在胸导管，该组织需要用缝线结扎或者用止血夹夹闭。在颈内静脉和胸锁乳突肌后缘之间分离此组织。

29. 然后将该组织从颈基底向前翻至颈内静脉表面（图 37-11）。沿着筋膜走行，但不要损伤覆盖颈部深层肌肉的筋膜。

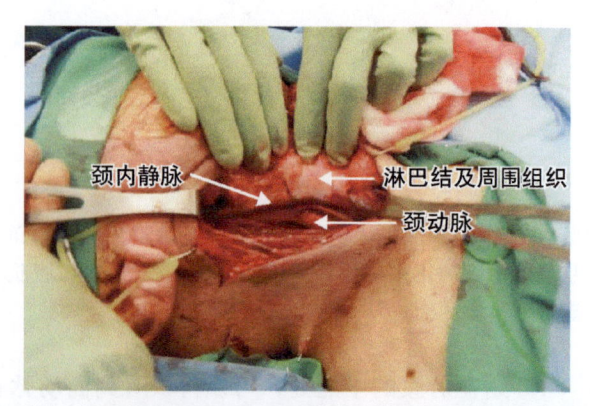

图 37-12 将右颈部的淋巴结及周围组织向内牵拉，但其仍附着于颈内静脉。这些组织将会从颈内静脉上游离开而置于器官间隙上

（四）选择性Ⅱ～Ⅴ区颈淋巴结清扫（后外侧颈清扫）

1. 皮肤切口在先前的术式切口的基础上进行调整，位置再靠下，侧方再向后延长。

2. 或者，侧方向下延长，便于处理锁骨上窝的区域。

3. 由于颈阔肌缺失，后方延续的是颈筋膜浅层的近似平面。

4. 皮瓣的后方和下方要分离至斜方肌边缘；肌肉边缘通常是看不见的，因此需要估计。

5. 副神经位于Ⅴ区。神经通常在胸锁乳突肌后缘耳大神经环绕处上方2cm处穿出。通过刺激神经可以确认具体位置。

6. 找到神经后，从胸锁乳突肌后缘开始追踪其一直到其进入斜方肌深面，当神经靠近斜方肌时，经常分成数支，每个分支都应该保留。

7. 游离神经并将其从Ⅴ区其他内容物中剥离出来。

8. 接下来，将胸锁乳突肌的后上缘骨骼化。

9. 上缘分离至乳突尖水平，在此继续向后分离，直至找到斜方肌的边缘

10. 在这个区域，向颈底部继续向下切开组织，直至见到肩胛提肌。

11. 完整分离胸锁乳突肌后缘和斜方肌前缘直至颈底部；注意不要损伤副神经，因为其在这些肌肉间有进有出。

12. 在下方，向颈底部切开锁骨水平的组织；注意不要深入颈底筋膜，以免损伤颈横血管或臂丛。

13. 锁骨分离面将前方的胸锁乳突肌分离面和后方的斜方肌分离面连通。

14. 肩胛舌骨肌可以在近肩胛骨止点处离断。

15. 将Ⅴ A和Ⅴ B区内容物从颈基底部向前翻起；在此过程中，颈根感觉支可以游离并保留或切断。

16. Ⅴ区内容物分离至胸锁乳突肌后缘时，可以在此处横断，也可以置于胸锁乳突肌深部。

17. 其余Ⅱ～Ⅳ区的分离过程如上所述；始于找到二腹肌后腹并一直追踪至胸锁乳突肌。

（五）特殊情况

1. 皮肤受累

（1）颈部转移或颈部原发病变可累及皮肤。

（2）受累程度应根据CT检查和触诊确定，其中要注意颈阔肌和真皮。

（3）在皮下或真皮受累区域周围至少1cm处做标记；可以考虑应用椭圆形切口，并关注周围可能用于做翻转或推进的皮瓣以帮助切口闭合。

（4）切皮时，垂直向下一直切过颈阔肌层面。

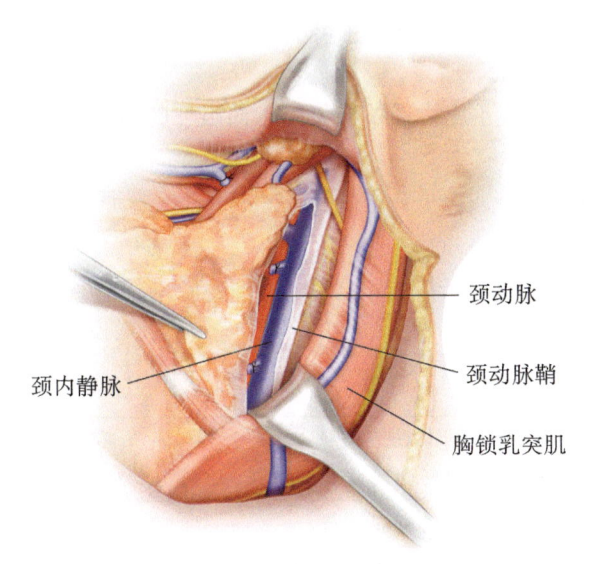

图 37-13　打开颈动脉鞘，结扎切断颈内静脉的属支，使淋巴结及周围组织可以翻至颈动脉表面

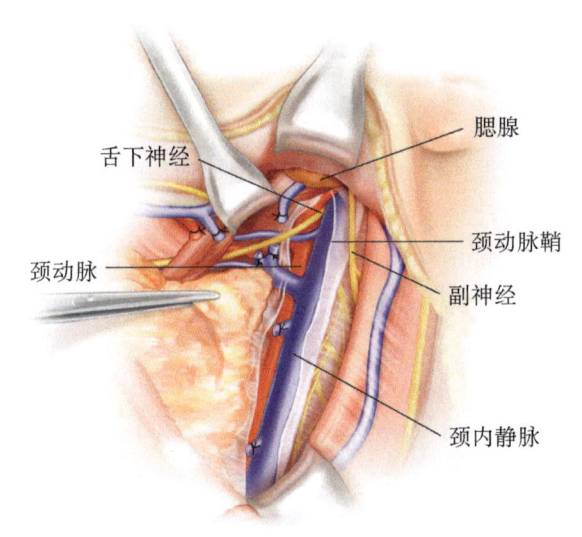

图 37-14　舌下神经从其穿过二腹肌处一直延伸至颈动脉和颈内静脉之间。上面的静脉很薄弱，必须仔细结扎，以避免大出血，这会干扰处理静脉的视野

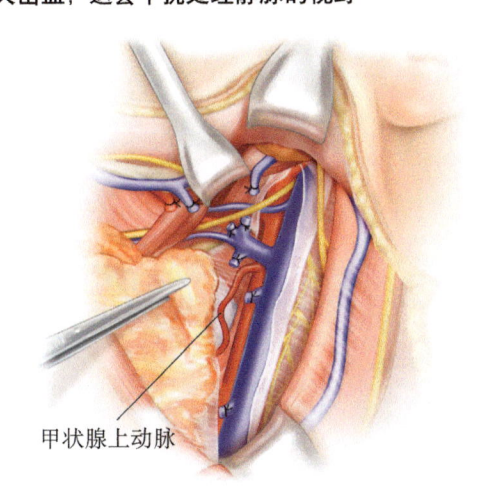

图 37-15　将组织从颈动脉间隙翻至器官间隙表面，注意保留甲状腺上动脉

(5) 在受累区域周围将颈阔肌皮瓣游离掀起，留下覆盖在肿瘤上的皮肤。

2. 结构受累

(1) 基于影像学检查或手术时发现的受累情况，判断是否需要切除胸锁乳突肌、副神经、颈内静脉或其他结构。

(2) 不应为保留任何结构而破坏肿瘤完整性。

经验与教训

麻醉沟通	手术时患者不能处于肌松状态，以便监测下颌缘支神经、副神经和舌下神经。用于诱导的短效肌松药通常在切开前即已失效。
切口选择	切口应在下颌骨边缘以下约两指宽处，以避免皮瓣切开和掀起时损伤下颌缘支神经。在Ⅱ～Ⅴ区淋巴结清扫中，切口最初平行于胸锁乳突肌的后缘，在环状软骨水平处转向前方。
辨别结构	筋膜平面为分离提供了很好的边界，在进行颈部分离时应总是沿着筋膜进行。
切除	如果遇到明显肿大转移的淋巴结，周围要扩大切除一部分正常组织。这可能需要切除胸锁乳突肌的一部分或牺牲颈内静脉或副神经。
分装标本	标本按照对应的颈部分区进行分装，使病理可以单独报告哪些分区含有阳性淋巴结。
关闭切口前	保持持续 Valsalva 动作以检查颈部第Ⅳ区是否有乳糜瘘。任何清亮的或乳白色的液体都应该通过缝合或夹闭处理。

五、术后

1. 术后，患者被送入普通病房。
2. 术后持续使用抗生素 24 小时。
3. 术后立即进行皮下肝素注射。
4. 持续进行闭式负压引流，直至引流量 < 30ml/d。
5. 广泛的副神经切除患者通过物理治疗进行手臂活动和加强锻炼。

六、治疗效果

1. 选择性颈部淋巴结清扫治疗黑色素瘤后的区域复发率取决于切除时颈部转移的程度。不断更新的辅助免疫治疗方法持续改善复发率和生存率。
2. 对于被膜外侵犯、单个淋巴结 > 4cm、3 个或更多阳性淋巴结或区域复发后颈部清扫的患者，可考虑术后放疗。
3. 颈部清扫后复发的颈部转移必须仔细评估以确定是否可切除。

七、并发症

1. 血肿。
2. 乳糜瘘。
3. 副神经损伤。
4. 舌下神经损伤。
5. 下颌缘无力。
6. 脑卒中。

(李子健 译)

第38章 腘窝淋巴结清扫术

Michael E. Egger, Kelly M. McMasters

一、定义

1. 腘窝淋巴结清扫术或腘窝淋巴结切除术，是指从腘窝清扫包含所有淋巴结组织的手术。这种手术最常用于黑色素瘤，但也可用于其他有淋巴结转移，采用淋巴结切除术治疗效果最好的恶性肿瘤。

2. 与其他的淋巴结切除术一样，腘窝淋巴结清扫术不再是前哨淋巴结阳性的黑色素瘤患者的常规手术。其指征如下。

（1）临床上无全身转移且无法耐受系统治疗的有明显淋巴结转移的患者。

（2）在全身治疗后腘窝淋巴结转移始终不缓解的患者的补救性淋巴结切除术。

3. 腘窝的边界（图38-1）

（1）内上：半腱肌和半膜肌。

（2）外上：股二头肌。

（3）内下：腓肠肌内侧头。

（4）外下：腓肠肌外侧头和足底肌。

（5）顶部：皮肤、浅筋膜、深（腘）筋膜。

（6）底部：股骨腘面、膝关节囊、腘斜韧带、覆盖腘肌的筋膜。

二、病史和体格检查

1. 在治疗前应全面了解病史，包括详细的既往史和手术史、目前使用的药物和过敏史、其个人和家族癌症病史。治疗前应从头至足进行全面的皮肤检查。应检查所有淋巴结区（颈部、锁骨上、腋窝、滑车上、腹股沟、腘窝）是否有临床上明显肿大的淋巴结。

2. 临床上明显肿大的淋巴结可表现为可触及的肿块。然而，腘窝处的肿大淋巴结由于其上有较厚的筋膜覆盖而不易触及。因此，在进行体格检查时需要仔细检查腘窝。

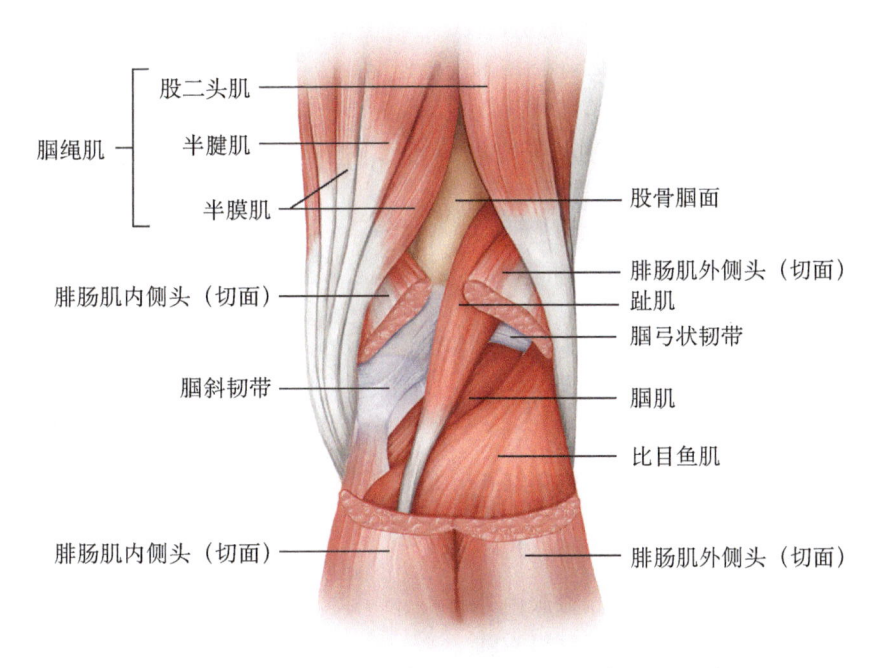

图 38-1　腘窝的边界（右侧下肢）

三、影像学和其他检查

1. 临床淋巴结阳性患者应采用细针穿刺术进行评估，活检呈阳性时应进行腘窝清扫。

2. 对于临床淋巴结阴性的患者，即使原发性黑色素瘤位于四肢，也应在首次前哨淋巴结活检时进行术前淋巴显像检查。淋巴显像可显示1%～9%的下肢远端黑色素瘤（即膝关节以下；图38-2）患者的腘窝淋巴结引流。到目前为止，原发性黑色素瘤最常见的可引流至腘窝的位置是足后外侧和小腿后部，其前小腿或足前内侧偶尔也可引流至腘窝。腘窝淋巴结阳性的总发生率为0.3%～2.8%。

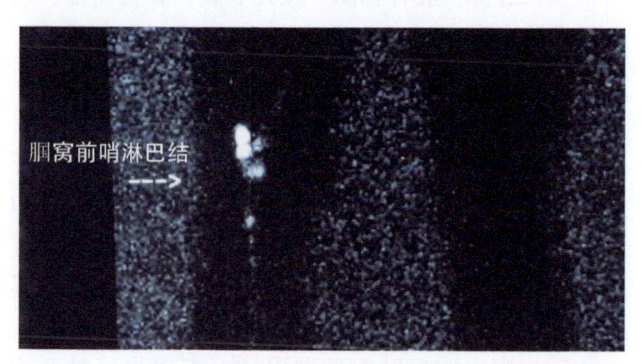

图38-2 淋巴显像显示右足远端原发性黑色素瘤的腘窝淋巴引流

四、手术治疗

（一）术前准备

1. 术前应再次查看重点病史和体格检查，回顾患者既往病理结果和影像学检查结果。

2. 应标记确认患者手术位置。

3. 尽管目前没有明确数据表明腘窝淋巴结清扫术的伤口感染率，但建议术前给予一定剂量的抗生素，特别是计划同时进行腹股沟清扫术的患者。

（二）体位

1. 患者应俯卧，压迫点垫衬垫，手术侧膝关节微屈（图38-3）。术腿应从大腿中部上方至小腿中部下方进行环形消毒。

2. 若计划同时进行腹股沟清扫术，则通常先进行腘窝淋巴结清扫术。

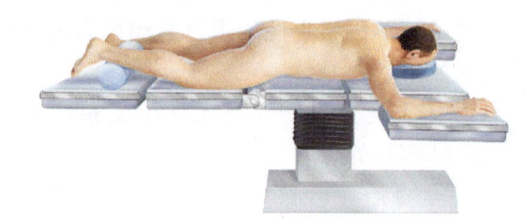

图38-3 腘窝清扫的患者体位。注意术腿（右侧）是微屈的

手术技巧

（三）切口位置

腘窝淋巴结清扫术可选择2种切口（图38-4）。应提前计划好切口，以便切除前哨淋巴结活检的切口。

1. "S"形切口是Karakousis在其腘窝清扫技术的初步报道中所描述的。该切口通常从关节皱褶近端约10cm开始沿大腿外侧股二头肌向下延伸，横向穿过关节，再沿小腿内侧腓肠肌内侧延伸至关节皱褶远端约10cm（图38-4A）。也可采用从大腿内侧延伸至小腿外侧的镜像切口，根据既往手术的切口方向，这种切口也可以接受甚至可能会更合适。

2. 笔者更倾向采用"Z"字切口，这样既能获得手术的最佳显露，又能在不出现关节挛缩的情况下愈合。同样，其切口走向是典型的由外上侧至内下侧。Z字的宽度和长度与大腿下部的大小相关，内角常在100°～120°（图38-4B）。

（四）切开皮肤和牵拉皮瓣

1. 切开皮肤，通过皮下组织向下剥离。掀起内外侧皮瓣，用皮钩保持牵引。应将皮瓣分离至可显露腘窝所有边界的位置，并始终保持在深筋膜平面以上。

2. 小隐静脉于下方显露，应将其分离结扎（图38-5）。

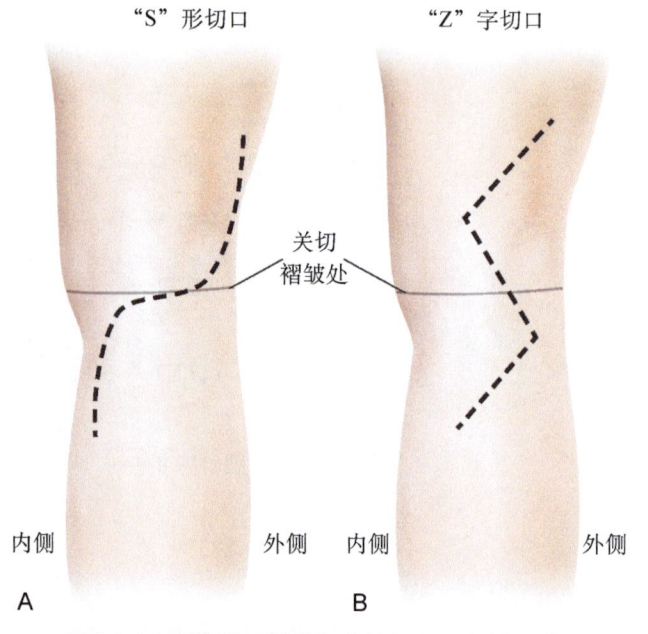

图38-4 腘窝淋巴结清扫术的切口（右侧下肢）
A. "S"形切口；B. "Z"字切口

第 38 章　腘窝淋巴结清扫术　237

2. 腓总神经在此区外侧经过，位于股二头肌的内侧。腓肠外侧神经向内侧发出分支并最终与腓肠内侧神经在下方会合形成腓肠神经。必要时可切除腓肠外侧神经；只要腓肠内侧神经保持完整，就不会出现明显的功能障碍。

3. 胫神经是最浅层的中线结构。胫神经位于腘窝上方的腘血管外侧，然后跨过腘血管表面，在腘窝下方到达腘血管内侧。腓肠内侧神经是胫神经的分支，它沿腓肠肌头间沟向下延伸至其与腓肠外侧神经连接的部位。应尽可能保留腓肠内侧神经；但若需要更好地显露和处理深层结构，可将其切断。切断腓肠内侧神经后，患者将出现足踝部外侧感觉丧失。

4. 打开腘动脉的纤维鞘后，可见腘动脉位于腘静脉稍内侧深部（图 38-7）。腘静脉在小隐静脉分支以下有几条小分支，可引起难以处理的出血。

（六）从神经和血管上剥离含有淋巴结的纤维脂肪结缔组织

1. 将含有淋巴结的纤维脂肪结缔组织从神经和血管上锐性分离，并持续剥离，全过程注意小心保留所有重要结构（图 38-7 和图 38-8）。

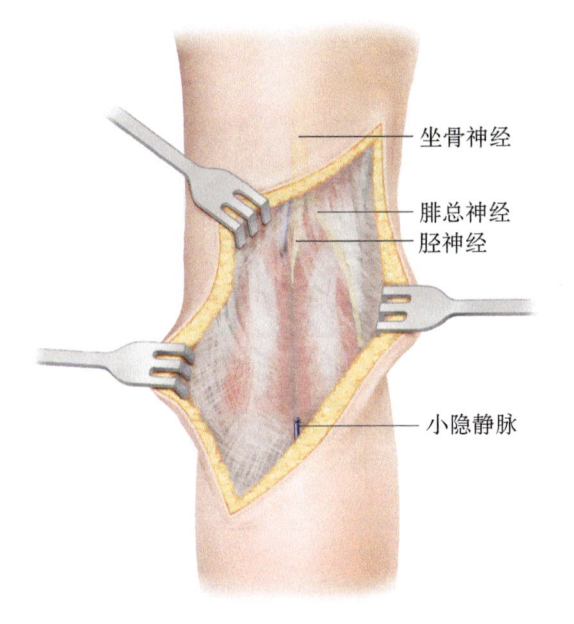

图 38-5　掀起内外侧皮瓣，分离小隐静脉（右侧下肢）

（五）切开深筋膜及确定要保留的结构

1. 垂直切开深筋膜时要非常小心，以免损伤下层结构；应注意神经位置很表浅（图 38-6）。

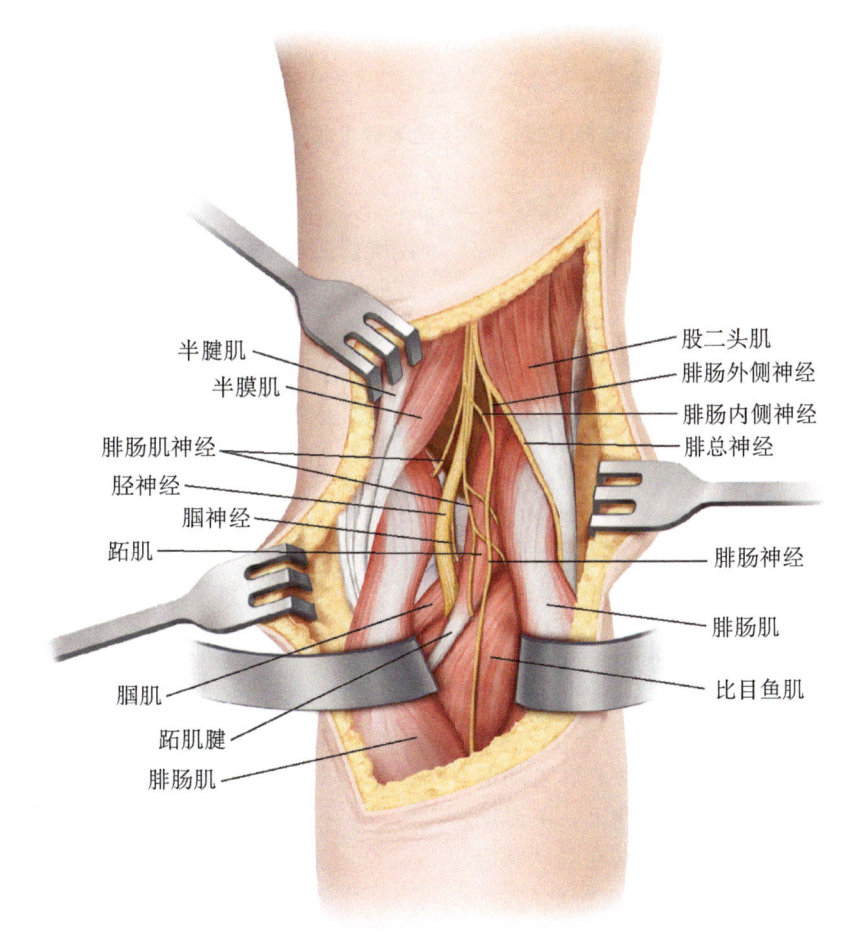

图 38-6　打开深筋膜进入腘窝时，所显露的神经（右侧下肢）

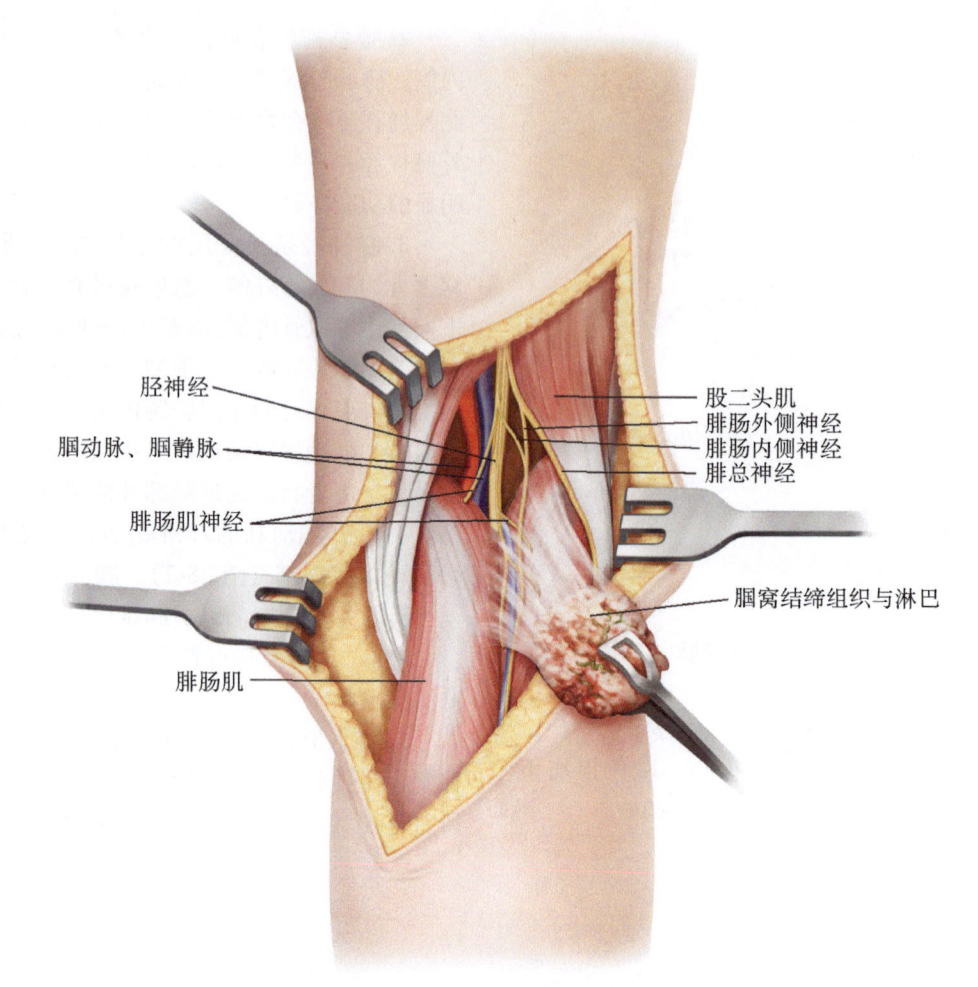

图 38-7 在神经和血管上清扫淋巴结标本（右侧下肢）。这里通常有 1 或 2 个淋巴结很容易被忽视，因此必须仔细注意腘窝血管和膝关节之间的间隙（血管的前面／深部）

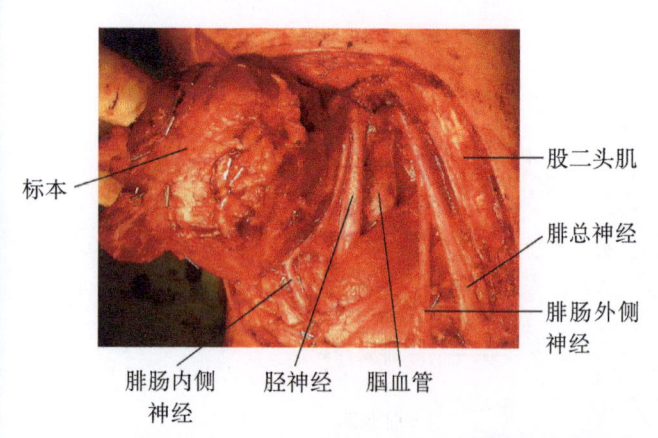

图 38-8 图为腘窝（右侧下肢）大块病变切除。皮肤和皮下组织与标本一起切除，需要进行整形手术重建

2. 重要的是要知道，在腘动脉和膝关节之间的间隙中常有 1 或 2 个淋巴结（即在解剖学上，淋巴结在腘动脉前方；从术者的角度看，淋巴结在腘动脉后方）。经常会忽视这些淋巴结；应该仔细解剖此间隙，以免留下淋巴组织。

3. 切除标本后，应通过视诊和触诊仔细评估腘窝，以确保所有淋巴组织均已切除，特别是任何明显异常或肿大的淋巴结。

4. 将标本送去病理科做石蜡切片。

（七）关闭切口

1. 成功止血后，用大量生理盐水冲洗切口。

2. 将 15F 圆形凹槽的封闭式负压引流管置于伤口，另口引出（通常在切口下方；图 38-9）。

3. 使用可吸收缝线缝合真皮深层，皮内缝皮，应用无菌敷料包扎。

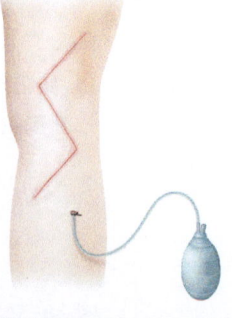

图 38-9 引流管从切口下方另口引出（右侧下肢）

经验与教训

适应证	1. 由于覆盖的筋膜较厚，临床上很难在腘窝处触摸到肿大淋巴结。 2. 目前，大多数患者进行腘窝淋巴结清扫术都是因为全身治疗无效。
切口	1. 选择"S"形切口或"Z"字切口以保留关节功能。 2. 确定切口的方向，以便切除之前的活检瘢痕（通常从外上方至内下方）。
掀起内侧和外侧皮瓣	1. 将皮瓣分离至腘窝边界。 2. 在下方结扎、切断小隐静脉。
切开深筋膜及确定要保留的结构	1. 切开深筋膜时要小心深筋膜正下方的重要结构。 2. 识别腓总神经、胫神经、腓肠内侧神经、腓肠外侧神经、腘动脉和腘静脉。 3. 只切断腓肠外侧神经不会导致明显功能损伤。 4. 切断腓肠内侧神经会导致感觉丧失。
从神经和血管上剥离含有淋巴结的纤维脂肪结缔组织	切记解剖腘动脉和膝关节之间的间隙（即动脉前方或深处），因为很容易忽略这里的1或2个淋巴结。
关闭切口	放置引流管。

五、术后

患者需要至少住院一晚，也可能需要住院数天，主要取决于在同一手术中可能进行的其他淋巴结清扫术的范围。术后最初几天使用后膝关节夹板（膝关节固定器），使伤口在完全恢复活动能力之前愈合。术后起初活动比较困难，物理治疗可有效帮助患者。当引流液持续2天低于30ml/d时，可拔除引流管。通常，与腋窝或腹股沟清扫术的引流时间相比，腘窝清扫术引流时间相对较短。

六、结果

1. 腘窝淋巴结清扫术后很少出现淋巴水肿，且膝关节功能通常恢复很好。

2. 过去有报道，腘窝中有6～7个淋巴结。然而，现今经验表明，腘窝内发现更少的淋巴结是常见现象。最近有一项对15名接受腘窝前哨淋巴结活检的患者进行的研究，结果显示，获得的腘窝淋巴结平均数量为1.4个（范围为1～3个）；然而，在随后进行完全腘窝淋巴结清扫术的6例患者中，腘窝淋巴结清扫术标本中淋巴结的平均数目为0.3个，其中4例患者标本中未发现额外的（非前哨）淋巴结。

3. 随着黑色素瘤全身免疫治疗和靶向治疗的发展，以及缺少对前哨淋巴结阳性黑色素瘤患者进行常规彻底淋巴结切除术的病例，目前很难对现今腘窝淋巴结清扫术的预期结果进行评价。总体而言，Ⅲ期黑色素瘤（淋巴结阳性疾病）患者的5年生存率浮动很大（14%～85%），单个镜下淋巴结阳性患者的5年生存率约为70%。对于临床上有明显淋巴结转移的患者，5年生存率较差，在无辅助治疗的情况下为30%～50%，且全身转移率很高。使用免疫检查点抑制剂进行辅助治疗可提高患者的生存率。

4. 可以想到，只有在临床极少数情况下，即经过充分的全身免疫治疗或靶向治疗后，腘窝淋巴结区仍有顽固疾病的患者，才需要进行腘窝淋巴结清扫术。我们认为，淋巴结清扫术对这些患者具有一定的作用，但随着适应证的增加，在这种特殊情况下的治疗效果还需要再评估。对于临床上腘窝淋巴结有明显转移的患者，鼓励加入新辅助治疗试验，这可能是对这类高风险患者群体所能提出的最有希望的治疗方法。

七、并发症

1. 腘窝淋巴结清扫术后的常见并发症包括伤口感染（蜂窝织炎或脓肿）、血清肿、血肿。

2. 腓总神经损伤会导致术后足下垂、足背（包括姆趾和第2足趾之间的空隙）和胫骨外侧感觉缺失或感觉异常。

3. 胫神经损伤可导致术后跖屈功能丧失、趾屈曲功能丧失、足内翻功能减弱、下肢后侧和足底感觉丧失或感觉异常。

（马嘉宜　译）

第 39 章 机器人盆腔淋巴结清扫术

Jeffrey S. Montgomery, Michael S. Sabel

一、定义

1. 机器人辅助经腹膜盆腔淋巴结清扫术（PLND）广泛用于泌尿系统和妇科恶性肿瘤的分期和治疗。有盆腔淋巴结转移的黑色素瘤患者也可使用。

2. 机器人辅助盆腔淋巴结清扫术可很好地显露和观察盆腔。与开放手术相比，其可使术后疼痛最小化，且缩短恢复时间，也可以更好地观察髂淋巴结和闭孔淋巴结。

3. 盆腔淋巴结清扫术可通过严格的腹腔镜方式进行，使用机器人的优势在于其三维可视化、符合人体工程学、直观控制及腕式器械动作更精确。它对于靠近髂血管和闭孔神经的操作非常有利。

二、解剖

1. 解剖如图 39-1 所示。

2. 盆腔淋巴结包括数组，接收从下肢和盆腔器官而来的淋巴引流。其包括髂外淋巴结、髂内淋巴结、髂总淋巴结、闭孔淋巴结和骶前淋巴结。

3. 黑色素瘤的盆腔淋巴结清扫术主要涉及髂外淋巴结和闭孔淋巴结，包含这些淋巴结的组织与腹股沟淋巴结直接相连。黑色素瘤清扫术通常不清扫骶骨淋巴结和髂总淋巴结，因为这些区域淋巴结转移常被认为出现在Ⅳ期疾病，但其可能会在更广泛的清扫术中被切除。

4. 髂外淋巴结位于骨盆边缘上方，沿髂外血管走行，并接收腹股沟淋巴结的引流。动脉外侧、血管内侧、髂外动脉上方、动静脉之间都有淋巴结。

5. 闭孔淋巴结位于闭孔窝，靠近闭孔内肌和闭孔神经。

6. 髂内淋巴结围绕髂内动脉前后分支形成一个淋巴结群。除了盆腔下部器官外，它们还接收来自髂外淋巴结的引流。髂内淋巴结还可接收来自会阴、臀部和大腿后侧的引流。

三、适应证

1. 对于临床表现较明显的腹股沟股部淋巴结转移患者，是否同时进行 PLND 尚存在争议，因为髂/闭孔淋巴结阳性率约为 30%。PLND 多考虑用于盆腔转移高风险的患者（＞ 3 个腹股沟淋巴结，Cloquet 淋巴结阳性）或经影像学检查怀疑有盆腔转移的患者。

2. 现如今，大多数黑色素瘤患者都表现为临床淋巴结阴性，可通过术中淋巴成像（IOLM）和前哨淋巴结（SLN）活检确定淋巴结是否转移。在选择性淋巴结切除术多中心试验Ⅱ（MSLT-Ⅱ）结果发表之前，腹股沟前哨淋巴结阳性的患者需要返回手术室（OR）进行腹股沟股部淋巴结清扫。在 MSLT-Ⅱ结果发表之后，大多数前哨淋巴结阳性的患者需要接受腹股沟超声监测。淋巴结清扫术只适用于临床症状明显的患者，或经前哨淋巴结活检后出现局部复发但无远处转移的患者。

3. 许多患者的复发部位仅限于腹股沟区，但也有一些患者可能仅在盆腔复发，或者两个部位都复发。髂/闭孔淋巴结转移不应被视为Ⅳ期疾病，在免疫治疗出现之前，淋巴结完全切除后的 5 年生存率为 25%～40%。

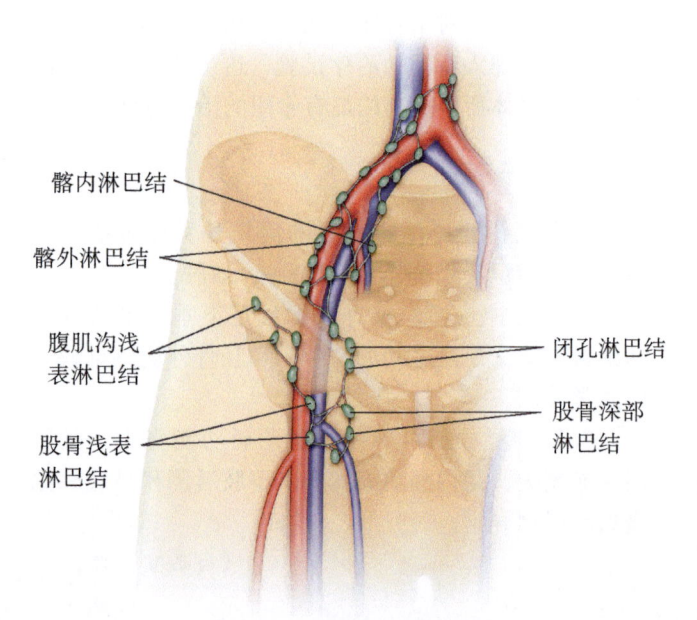

图 39-1　盆腔淋巴结解剖

4. 腹膜后盆腔淋巴结清扫术（rPLND）能更好地观察盆腔淋巴结、减少术后疼痛，是孤立性盆腔淋巴结复发患者的首选治疗方法。先前进行广泛腹部或盆腔手术的患者可能更适合开放式手术。

四、影像学和其他检查

1. 盆腔 CT 如图 39-2 所示。

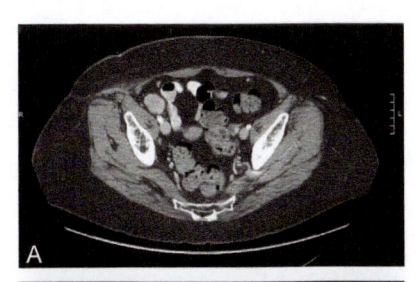

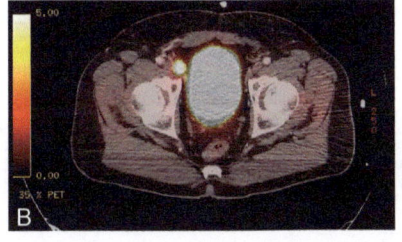

图 39-2　盆腔 CT 显示肿大淋巴结

2. 必须进行分期以排除Ⅳ期疾病；但大多数伴有髂/盆腔淋巴结肿大的黑色素瘤患者都能通过全面的影像学检查（胸部、腹部和盆腔 CT 或 PET）发现。其中包括目前正在进行初诊检查分期，或影像复查监测的腹股沟淋巴结转移的患者（临床检测到腹股沟淋巴结或前哨淋巴结阳性）。

3. 应进行详尽的病史询问和体格检查，以及包括全血细胞计数、综合代谢谱和血清乳酸脱氢酶（LDH）水平在内的血液检查，以排除可能需要进行更多更有针对性的影像学检查的Ⅳ期疾病的体征或症状。即使是无症状的患者，也应对其进行脑部 MRI 以排除脑转移。

4. 虽然一些患者可能已经进行了腹股沟淋巴结清扫术，但根据 MSLT-Ⅱ的结果，许多腹股沟前哨淋巴结阳性的患者可能选择利用超声监测淋巴结代替淋巴结清扫术。对于还未进行腹股沟淋巴结清扫术的患者来说，体格检查和充分的影像学检查（包括腹股沟淋巴 CT 或 PET 检查）是确定患者是否同时发生腹股沟淋巴结复发的关键。

5. 对于同时存在腹股沟和髂外淋巴结转移的患者，可通过切断腹股沟韧带（可很好显露远端髂外淋巴结），或通过腹膜后切口入路（可提供更好的显露，并避免腹股沟韧带切断后的不良反应），将髂淋巴结与腹股沟股部淋巴结一起切除（第 35 章）。

6. 对于存在腹股沟股淋巴结和更广泛的盆腔淋巴结转移的患者，可同时行腹股沟淋巴结清扫术（ILND）（开放或微创）和机器人盆腔淋巴结清扫。

7. 强烈推荐影像学引导下的空芯针活检，以诊断是否有髂/盆腔淋巴结受累。肿大或"热"的髂/盆腔淋巴结偶尔会是假阳性的，实际是活检或手术后的反应性淋巴结。

8. 对于以前没有接受过全身治疗且伴有髂/盆腔淋巴结受累的患者，应首先考虑新辅助治疗。新辅助免疫疗法包括应用 PD-1 阻断抗体，或者对于携带 *BRAF* V600 基因活化突变的患者，使用 BRAF/MEK 抑制剂。对于有完全临床反应的患者，有临床试验正在研究免除淋巴结清扫的可行性。在临床试验之外，接受新辅助治疗的患者即使在 CT 或 PET 上出现完全临床反应，仍应在治疗后进行盆腔淋巴结清扫术。对于既往接受过系统治疗但有髂/盆腔淋巴结复发的患者，应就新辅助治疗与手术治疗的选择进行多学科讨论。

五、手术治疗

（一）术前规划和体位

1. 如果是联合手术，摆体位时必须考虑术中转为开放手术和腹股沟股部淋巴结清扫术的可能。

2. 如果同时进行腹膜后盆腔淋巴结清扫术与腹股沟淋巴结清扫，重点不是手术的完成顺序，而是要了解术中会对下肢体位做轻微调整。腹膜后盆腔淋巴结清扫术在腹股沟韧带以下向远端延伸，通过清扫腹股沟股部淋巴结，腹股沟和盆腔淋巴结空间相连通，以清扫所有可能的淋巴结。腹股沟韧带在此过程中保持完好。

3. 进行腹膜后盆腔淋巴结清扫时，将患者置于 Trendelenburg 位，与水平面成约 30°角。根据不同系统，机器人可停靠在患者双腿之间或患者一侧（图 39-3）。

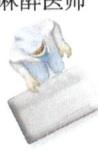

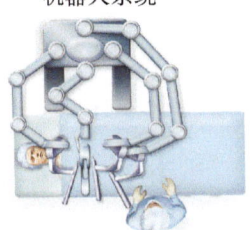

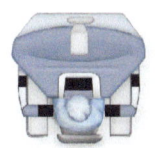

图 39-3　停靠在患者一侧的机器人

（二）操作孔位置

1. 操作孔位置如图 39-4 所示。
2. 在脐中线上方 1～2cm 处做一 8mm 的操作孔。
3. 在左侧做 2 个 8mm 的机器人操作孔，内侧的操作孔在脐顶正外侧约 10cm，外侧的操作孔在内侧操作孔外下方 8cm。
4. 约在腔镜操作孔和左侧内侧操作孔间中线上方 2cm、稍偏内侧的位置做一 12mm 辅助操作孔。
5. 在右侧脐顶正外侧 8cm 处做一 8mm 的机器人操作孔。

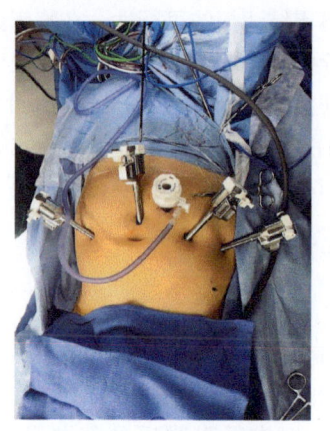

图 39-4　操作孔位置

（三）显露解剖结构

1. 评估腹腔是否有远处转移的证据。显露盆腔以观察相关解剖结构。根据手术需要松解粘连以充分显露术侧盆腔（图 39-5）。

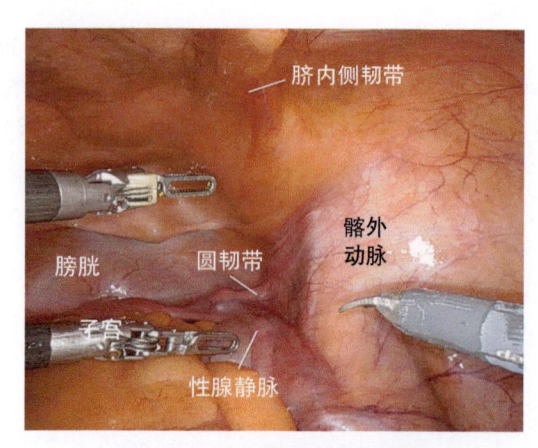

图 39-5　显露盆腔解剖结构

2. 从髂总动脉到内环处的输精管或圆韧带的水平，在髂外动脉表面切开腹膜（图 39-6）。输尿管常跨过髂总动脉表面。根据患者年龄和保留生育能力的需求，电灼和横断输精管或圆韧带可提高打开外侧膀胱间隙的自由度。否则，可保留这些结构。采用钝性和锐性分离，使膀胱侧间隙充分显露髂血管（髂外动静脉、髂内动静脉、远端髂总血管）和盆腔淋巴结区（图 39-7）。

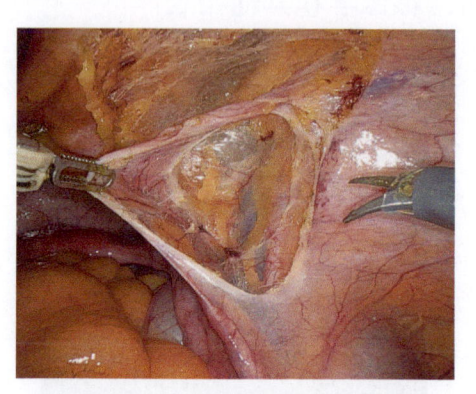

图 39-6　在髂外动脉表面切开腹膜

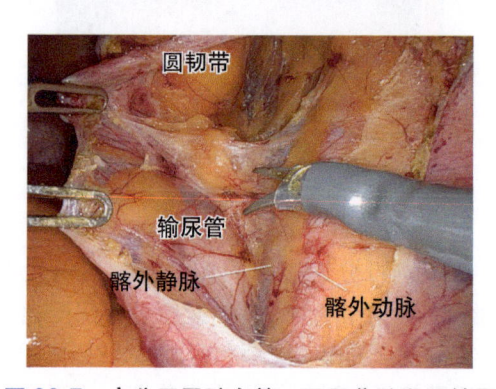

图 39-7　充分显露髂血管，可见盆腔淋巴结区

3. 从周围结构中分离淋巴结区。由于黑色素瘤周围的炎性反应，受累淋巴结通常与血管和神经紧密粘连。需要小心谨慎地解剖这些结构，以避免损伤和任何转移性淋巴结出现破裂。对比盆腔血管可能受损伤，外科医师有时必须决断淋巴结在肿瘤学上是否值得进行完全切除。或者，外科医师可选择将炎症性淋巴结外膜留在血管上，而不是中止手术。

4. 一些外科医师选择在解剖时使用止血夹，以确保没有淋巴漏。由于腹膜开窗是向腹腔开放的，使用止血夹并非必要。患者在盆腔淋巴结清扫后很少出现需要进行治疗的症状性淋巴囊肿。

（四）髂外淋巴结清扫

1. 从腹股沟韧带下方至髂血管分叉，将髂外动静脉外侧和表面的淋巴结及周围组织剥离（图 39-8）。如果有必要，还可向上继续延伸，将髂总淋巴结也包含在内。
2. 根据受累淋巴结与血管的粘连情况，血管外膜和血管上的结缔组织应保留在血管上。清扫所有淋

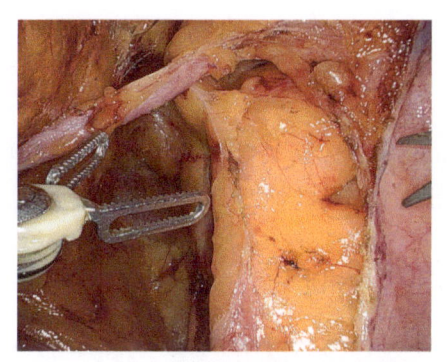

图 39-8　继续分离髂外淋巴结区

巴结很重要，但并不需要剥离血管外膜。

3. 从腰肌上剥离淋巴结区的外侧。

4. 最好从腹股沟韧带下开始进行远端清扫。这样可利用重力从血管上牵拉淋巴结组织。如果此前已进行过腹股沟淋巴结清扫术，在此次清扫过程中出现止血夹则可能表明本次清扫已经包含与腹股沟淋巴结站相通的淋巴结组织。或者，如果腹股沟股淋巴结清扫在此之后继续进行，在盆腔淋巴结清扫的远端留置一枚止血夹有助于确定已经完成了完整的淋巴结清扫术。

5. 在远端清扫的过程中，腹壁下动静脉的起始部可能与淋巴结紧密粘连。如果可能，应保留这些血管，但有时需要切除这些血管以保证完全清扫受累淋巴结。在电灼和横断之前，最好夹住这些血管以确保止血可靠。

6. 生殖股神经有几个小分支可穿过髂外淋巴结区。无法在术中保留这些分支。应告知患者，由于术中会离断这些分支，患者在术后可能出现大腿内侧麻木感。这种麻木感可能在几个月内逐渐减轻，也可能是永久性的。应尽可能保留髂外动脉外侧的生殖股神经。

7. 可夹闭或灼烧并切断所有供给淋巴结区营养的血管或淋巴管（图 39-9）。

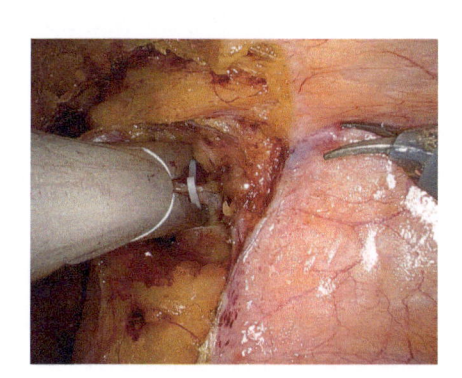

图 39-9　夹闭髂外淋巴结区的远端淋巴管

8. 一旦将组织从动脉和肌肉表面游离，便可从静脉表面剥除。连接淋巴结和静脉的疏松结缔组织可采用锐性分离方法安全清除（图 39-10）。

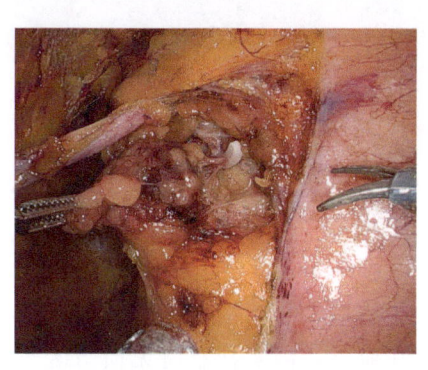

图 39-10　在髂外淋巴结区内可见含有黑色素瘤的深色淋巴结

9. 剥离出来后，可将此淋巴结团放置在膀胱侧间隙或盆腔的其他位置，待完成所有淋巴结清扫后再装袋取出（图 39-11）。

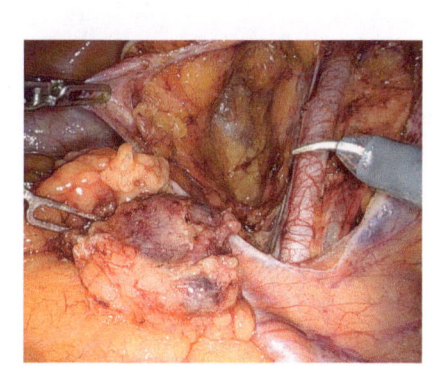

图 39-11　成功剥离髂外淋巴结

（五）闭孔淋巴结清扫

1. 向上牵拉髂静脉。同样，应在腹股沟韧带下完成大部分远端清扫。将淋巴结所在组织劈开，从闭孔静脉向旁边翻转，或者在不造成任何后果的情况下，对该静脉进行灼烧和（或）夹闭并切断（图 39-12 和图 39-13）。

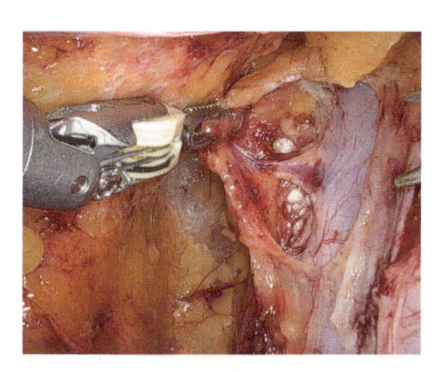

图 39-12　闭孔淋巴结和闭孔静脉。可劈开淋巴结所在组织，从闭孔静脉后方取出，或结扎闭孔静脉

第三部分 皮肤肿瘤学

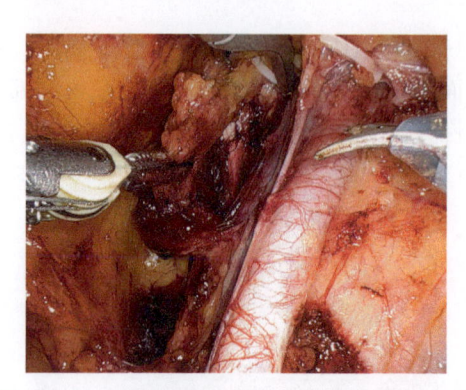

图 39-13 夹闭通向远端闭孔淋巴结的淋巴管

2. 应在清扫术的早期识别出闭孔淋巴结后方的闭孔神经和血管。需要注意避免损伤这些结构（图 39-14）。

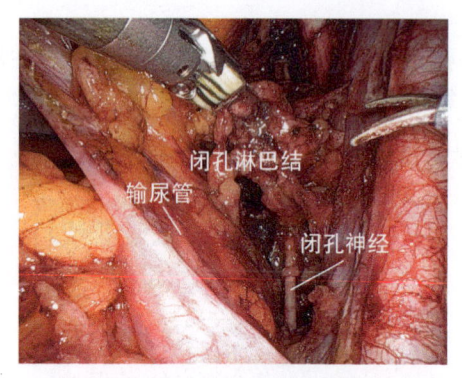

图 39-14 将闭孔淋巴结从闭孔神经和血管上小心剥离出来

3. 从闭孔内肌上剥离淋巴结。这些结构间有脂肪组织和小血管，可使用电刀灼烧以控制出血并切断组织。

4. 在清扫的底部上方，淋巴结潜入闭孔神经的外侧和髂外静脉的下方。在淋巴结的近端，通常有重要的血管为其提供营养。应将这些组织作为血管蒂剥离出来，使用电刀灼烧以控制出血并切断血管，以此游离淋巴结区。

5. 可将淋巴结放入腹腔镜取物袋中（图 39-15）。通常可通过 12mm 的辅助操作孔取出取物袋。如果淋巴结体积较大，应在扩大皮肤和筋膜切口后，通过中线腔镜操作孔取出取物袋。

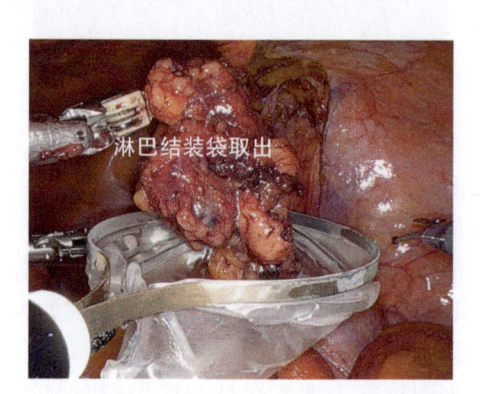

图 39-15 将髂外淋巴结和闭孔淋巴结放入腹腔镜取物袋中

（六）关闭切口

1. 将机器人归位，手术转为腹腔镜模式，使用机器人摄像头作为腹腔镜。

2. 可使用 Carter-Thomason 装置，使用 0 号 Vicryl 缝线直视下以八字缝合法缝合 12mm 辅助操作孔。

3. 如果需要通过延长腹部中线切口以取出淋巴结组织，需要用 1 号 Vicryl 缝线采用间断八字缝合法缝合筋膜。

4. 冲洗皮下脂肪后，用单丝可吸收线连续缝合皮肤，外涂外科胶黏合。缝合前在切口周围皮肤注射局部麻醉药，有助于控制术后疼痛。

经验与教训

适应证和术前评估	1. 进行完整的病史询问和体格检查、血液检查、CT 或 PET 和脑部 MRI 检查，以排除Ⅳ期疾病。 2. 在盆腔淋巴结清扫术之前着重考虑新辅助免疫治疗或靶向治疗。 3. 同时存在腹股沟和髂/盆腔淋巴结转移的患者可接受开放式腹股沟-髂清扫术或腹股沟淋巴结清扫术（开放式或微创）联合机器人盆腔淋巴结清扫术。
患者选择	先前进行广泛腹部或盆腔手术的患者可能更适合开放入路。
腹部探查	评估腹腔是否有 CT 或 PET 上未见的Ⅳ期疾病。
神经血管结构显露	1. 除了血管外，还需要小心识别和保留输尿管、生殖股神经、闭孔神经。 2. 可保留腹壁下动静脉，但有时为了完全清扫，可能需要断开。 3. 根据患者年龄和意愿，结扎输精管或圆韧带，可改善视野，并更方便进入膀胱侧方间隙操作。
淋巴结清扫术	1. 当炎性转移性淋巴结紧密粘连于血管时，锐性分离比钝性分离更有利。 2. 为避免严重损伤髂血管和（或）闭孔神经，转移性淋巴结的炎性外膜可留在解剖结构上。 3. 确保清扫髂外和闭孔淋巴结群至耻骨弓前，腹股沟韧带下方则越远越好。在这些淋巴结区的最远处留下止血夹，以便随后进行腹股沟淋巴结清扫术时易于识别。

六、术后

1. 如果腹膜后盆腔淋巴结清扫术后患者未出现并发症，可于当天转出恢复室。
2. 进行腹膜后盆腔淋巴结清扫术联合腹股沟股部清扫术的患者，通常需要住院观察 23 小时。
3. 可使用非处方药对乙酰氨基酚和（或）非甾体抗炎药控制术后疼痛。
4. 病理报告返回后，患者需要向肿瘤内科咨询术后辅助治疗（或继续进行开始时的新辅助治疗中的系统治疗）。某些情况下，可以考虑辅助放疗，特别是在全身治疗选择有限的情况下。强烈建议在多学科肿瘤会议上进行讨论。

七、并发症

1. 手术部位感染。
2. 脓肿。
3. 术后出血。
4. 小肠梗阻。
5. 泌尿功能障碍。
6. 泌尿系统感染。
7. 闭孔神经损伤/麻痹。

（马嘉宜　译）

第 40 章 滑车上淋巴结清扫术

Adil Ayub, Douglas Tyler

一、定义

1. 少数发生在手部、腕部和前臂的黑色素瘤患者可累及滑车上淋巴结。滑车上淋巴结通常由位于上臂内侧远端和肘前窝内侧的 1～4 个淋巴结组成，其是浅表淋巴系统的组成部分。滑车上淋巴结区域，也称为"滑车上三角"，大致由肱三头肌内侧头、肱二头肌短头和内上髁组成（图 40-1）。

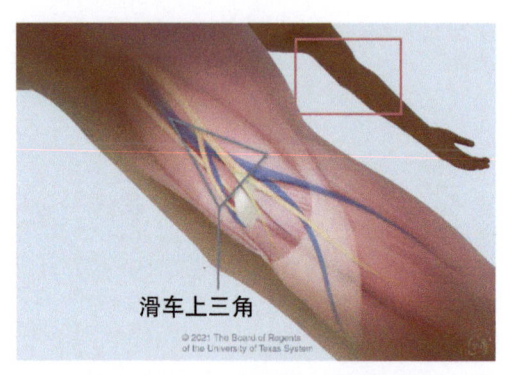

图 40-1 滑车上三角：大致由肱三头肌内侧头、肱二头肌短头和内上髁组成（图片引用已获得得克萨斯大学系统董事会许可）

2. 滑车上淋巴结清扫术的适应证可能包括：临床检测到且活检证实的淋巴结转移或滑车上前哨淋巴结活检（SLNB）阳性。

3. 自从淋巴显像和前哨淋巴结活检的检查方法出现以后，越来越多患者进行滑车上淋巴结清扫术。如今，随着 2 项前瞻性随机试验结果的发表，可将前哨淋巴结阳性患者随机分为接受淋巴结全切的患者及接受连续临床检查和淋巴结超声检查进行观察随访的患者两组，发现两组的黑色素瘤特异性生存率相当。因此，对于滑车上前哨淋巴结阳性的患者，可对滑车上和腋窝区域进行定期超声复查，并为局部复发患者进行彻底清扫。

4. 了解滑车上三角的解剖结构很重要，尤其是对于要治疗黑色素瘤的外科医师来说。

二、病史和体格检查

应对患者进行全面的病史询问和体格检查。检查应包含全面的皮肤检查，包括双侧淋巴结区（锁骨上淋巴结、颈淋巴结、腋窝淋巴结、滑车上淋巴结和腹股沟淋巴结），以排除任何可能需要进一步检查的异常皮肤病变或异常淋巴结。

三、影像学和其他检查

1. 大多数上肢黑色素瘤患者不存在临床上明显的滑车上淋巴结。因此，淋巴闪烁显像在诊断中是不可或缺的一部分，可用于识别滑车上淋巴结和（或）腋窝淋巴结的受累情况。通过淋巴闪烁显像识别出滑车上淋巴结的患者应接受滑车上前哨淋巴结活检。

2. 对于临床上可触及的滑车上淋巴结，应进行影像学引导的活检诊断。通常推荐具有临床转移证据或疾病复发的黑色素瘤患者进行完整分期。这应包括脑部 MRI 和躯体成像，以及 CT 或 PET/CT 检查。

3. 其他成像技术如超声、CT 或 MRI 可用于特定病例，以描绘解剖结构，以及研究淋巴结的特征，包括数量、大小、相关特征及其与邻近神经血管结构的关系。

四、手术治疗

（一）术前规划

在术前，应复习所有影像学检查，尤其是淋巴闪烁显像，并应注意任何累及腋窝淋巴结的情况，因为这可能影响医师决定是否需要同时进行腋窝淋巴结清扫术。

（二）体位

患者取仰卧位，目标臂外展并在臂板上伸展。在臂板上放置泡沫垫，抬高手臂，防止过伸损伤。笔者通常建议手臂进行环周消毒，手用无菌弹力套包裹。消毒部位还应包括同侧的胸壁和腋窝（图 40-2）。如果计划同时进行腋窝淋巴结清扫术或前哨淋巴结活检，应使用垫子抬高肩胛骨，并消毒。

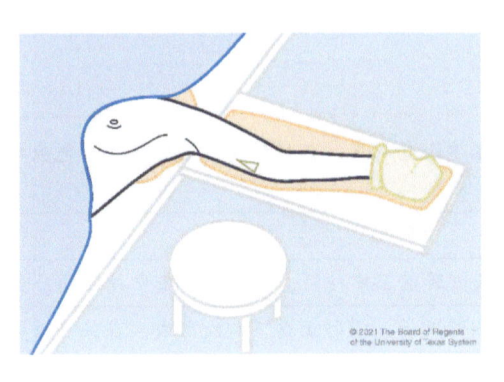

图 40-2　患者体位准备（包括胸部、腋窝、整个手臂和前臂直至手腕）（图片引用已获得得克萨斯大学系统董事会的许可）

（三）切开

以距肱骨内上髁近端约 5cm 处为起点做一纵向切口（图 40-3）。切口向远端延伸，并弯向内侧，横向穿过肘前区至肱桡肌内侧边缘。如果先前存在瘢痕/切口，则应将其包括在切口中。

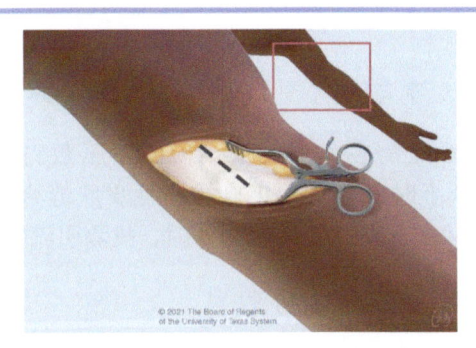

图 40-4　切开筋膜（图片引用已获得得克萨斯大学系统董事会的许可）

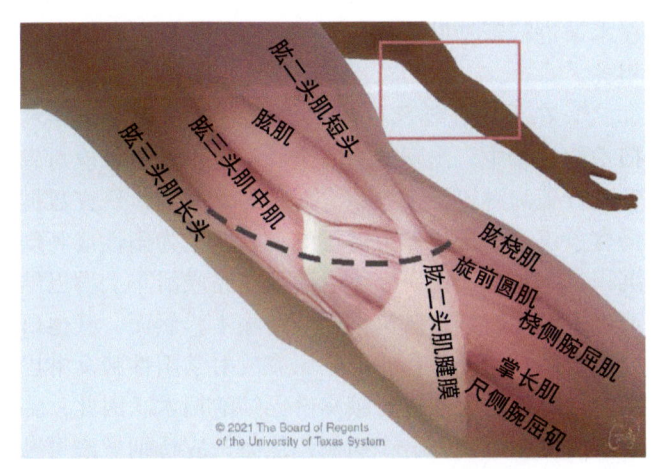

图 40-3　以距肱骨内上髁近端约 5cm 处为起点做一纵向切口。切口向远端延伸，并弯向内侧，横向穿过肘前区至肱桡肌内侧边缘（图片引用已获得得克萨斯大学系统董事会的许可）

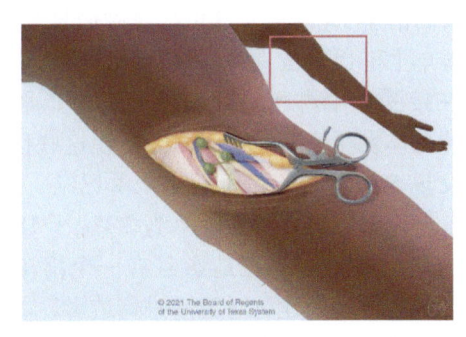

图 40-5　使用自固定式牵开器进行显露（图片引用已获得得克萨斯大学系统董事会的许可）

（四）分离

1. 提起小皮瓣，显露筋膜。纵向分离筋膜以识别下层肌肉（肱二头肌、肱三头肌短头、肱桡肌和桡侧腕屈肌）（图 40-4）。使用自固定式牵开器进行显露。滑车上淋巴结正好位于肌筋膜和肱二头肌腱膜下方（图 40-5）。仔细剥离肱二头肌腱膜深部的皮下组织和淋巴组织。继续向近端分离，整块切除滑车上三角（以肱二头肌、肱三头肌和内上髁为界）内的淋巴结和疏松结缔组织。淋巴结切除术的近端范围是肱动脉穿过内侧肌间隔的部位。下界为旋前圆肌及桡侧腕屈肌的近端外侧缘和肱桡肌的内侧缘。滑车上间隙的底部为肱肌。

2. 清扫时要结扎贵要静脉浅支。也可尝试通过牵开贵要静脉和前臂正中皮神经分支保留这些结构。正中神经和肱动脉位于肱二头肌深部，可通过触摸确定其位置。通常不需要显露正中神经和肱动脉，除非担心临床转移性淋巴结累及这些结构。清扫时可能需要结扎和切断位于肱肌浅表的尺侧下血管，以去除所有淋巴结和疏松结缔组织。

3. 清扫时可使用小止血夹夹闭离断小淋巴管和小血管。待清扫完成后取出标本。偶可在肱动脉分叉处的肱二头肌腱膜处或更深处发现肘上窝淋巴结。在清扫过程中可切除这些淋巴结。

（五）关闭切口

一旦完成清扫，便可进行止血。用生理盐水冲洗伤口，逐层关闭。创面内可放置一个小的闭式负压引流管。用 Kerlix 覆盖，用弹性绷带包扎伤口。

经验与教训

术前准备	进行完整的皮肤和双侧淋巴结区域检查。查看影像学检查结果，如果腋窝淋巴结受累，也应对腋窝和同侧胸部做术前准备。
切开	如果先前有瘢痕，考虑将其包括在切口内。
分离	在神经血管结构周围要注意仔细解剖，特别是要保留肘前正中神经、肱动脉和正中神经的分支。
关闭切口	如果剥离范围较广，可考虑留置一个小的闭式负压引流管，以防止皮下积液形成。在某些情况下需要考虑做同侧腋窝淋巴结清扫。

五、术后

患者通常在术后当天出院。加压敷料应保留24～48小时，以帮助止血并降低皮肤缝合处的张力。通常在引流液量＜20ml/d时，拔除引流管。

六、数据与治疗效果

1. 大多数上肢远端黑色素瘤倾向转移至腋窝淋巴结。然而，偶尔可能会引流至滑车上区，但未能检测到受累的滑车上淋巴结，这可能是肿瘤复发的原因。因此，滑车上淋巴结被视为"移行"目标。

2. 在接受前哨淋巴结评估的患者中，移行前哨淋巴结的总体发生率为2%～10%。在这些移行淋巴结中，发现5%～25%位于滑车上淋巴结。据报道，这些滑车上淋巴结转移的发生率为2.4%～18%。

3. 当对上肢进行淋巴造影且有一个滑车上淋巴结显影时，笔者通常建议对腋窝进行造影，以识别此处的前哨淋巴结。一些淋巴管可绕过滑车上系统直接进入腋窝。在手术时，笔者倾向先取出腋窝前哨淋巴结，然后再切除滑车上前哨淋巴结，以尽量减少任何对腋窝淋巴引流（携带蓝色染料和放射性标记的胶体）的破坏。

4. 历史上，当确定滑车上淋巴结阳性时，应进行彻底的滑车上淋巴结清扫。选择性淋巴结切除术多中心试验Ⅱ（MSLT-Ⅱ）和德国皮肤肿瘤协作组-选择性淋巴结切除术随机试验（DeCOG-SLT）的当前数据表明，无须对前哨淋巴结小体积肿瘤负荷的个体进行淋巴结清扫术。然而，对小体积的定义存在一些争议，但我们通常认为是直径＜1cm的肿瘤累积。对于＞1cm或临床可触及的病变，应考虑采用靶向治疗或全身免疫治疗的新辅助治疗方法。最近几项试验表明，在术前进行新辅助治疗与Ⅲ期患者的无病生存期改善相关。

5. 在因存在转移性疾病而进行滑车上淋巴结清扫术的患者中，出现的另一个问题是：是否也应对患者进行腋窝淋巴结清扫术。对于这一方向，研究数据仍有争议。如果滑车上淋巴结在临床上为阳性或肿瘤沉积＞1cm，一些研究小组建议在完成滑车上淋巴结清除术的同时进行腋窝淋巴结清除术。然而，其他研究得出的结论如下：在无临床或放射学阳性腋窝淋巴结的情况下，无须进行腋窝淋巴结清扫术。因此，临床决策应考虑到每一个病例；然而，应特别考虑可触及的滑车上淋巴结转移的患者，因为这些患者中高达50%的腋窝淋巴结存在亚临床受累。

七、并发症

1. 血清肿。
2. 血肿。
3. 伤口感染/蜂窝织炎。
4. 损伤附近的神经血管结构（正中神经、前臂正中皮神经、肱动脉、贵要静脉）。

（马嘉宜 译）

第 41 章 黑色素瘤移行转移的病灶内注射

Danielle K. DePalo, Kelly M. Elleson, Michael J. Carr, Jonathan S. Zager

一、定义

1. 黑色素瘤的移行转移（in-transit metastases，ITM）是位于黑色素瘤原发病灶和区域引流淋巴结之间的皮下或皮肤淋巴管中的转移灶。美国癌症联合委员会（AJCC）认为 ITM 与微卫星转移、卫星转移同属非淋巴结性局部区域转移，三者的区别仅在于与原发肿瘤之间的距离。ITM 与原发性黑色素瘤的间距超过 2cm。

2. 据估计，有高达 13% 的黑色素瘤患者存在 ITM。与高 ITM 风险相关的肿瘤特征包括原发肿瘤部位、Breslow 厚度、存在溃疡及年龄 > 50 岁。

二、鉴别诊断

1. ITM 的诊断通常是临床诊断。其外观多种多样，病变可呈扁平、结节或水疱状，其中大多数病灶是典型的，但并不均有色素沉着（图 41-1）。病变的数量从单个到数百个不等，大小小至 1～2mm，大到非常大。

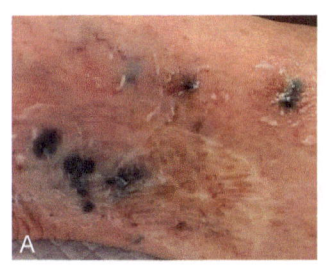

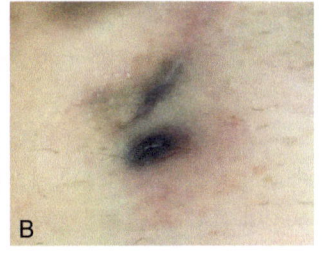

图 41-1 **移行转移**（由 Moffitt 癌症中心 Jonathan S. Zager 博士提供）

2. 黑色素瘤 ITM 发生的中位时间为原发肿瘤切除术后 18 个月。鉴别诊断应包括其他原发性黑色素瘤、局部复发、非黑色素瘤性皮肤癌、良性皮肤病变，以及皮肤、皮下脂肪和深层软组织损伤。

三、病史和体格检查

1. 当患者出现皮肤、皮下或更深层的软组织结节时，需要回顾患者的日晒史和皮肤癌病史，尤其是可疑移行转移灶周围的黑色素瘤病史。对于有黑色素瘤病史的患者，重要的是要确定从确诊到此时的间隔时间，并回顾先前的病理报告和治疗方案。

2. 所有出现新发移行转移的患者都应进行全身皮肤检查和淋巴结评估。应格外注意既往黑色素瘤切除部位附近有无异常情况。

3. 应评估病变的数量、大小和部位，以指导手术切除等治疗方案的选择，并应适当拍照记录以监测病灶的变化。手术切除是孤立性 ITM 的一线治疗方案，但并不适用于结节不可切除或数量大、患有严重合并症，或者即使切缘阴性，仍然很快复发的患者。

四、影像学及其他检查

1. 对体格检查中的任何可疑发现，尤其是位于先前黑色素瘤的周围或位于既往原发性黑色素瘤广泛切除部位和区域引流淋巴结之间的可疑病变，应通过刮取活检或空芯针活检或细针穿刺术进行病理学评估。在部分情况下可能需要切除活检。

2. 在出现 ITM 的患者中，有高达 75% 的患者会同时或继发出现区域性转移或远处转移。因此，建议活检证实为 ITM 的患者接受全身（颈部、胸部、腹部和骨盆）CT、全身 PET 和颅脑 MRI 检查。如有 MRI 禁忌，可行颅脑 CT 检查。

五、手术治疗

（一）术前规划

病灶内注射准备如下。

1. 注射前应回顾现有的影像学和病理学资料，以确保患者适合进行病灶内注射，并确定是否需要在超声引导下治疗更深的病变。在因转移瘤太多而无法全部注射的情况下，影像学资料可以帮助确定注射哪些病灶。当许多病灶共存时，重点关注最大的病变通常是最好的方法，详见后文关于技术介绍的部分。此外，应回顾患者的过敏史、既往史和现阶段用药情况。

2. 应告知患者病灶内注射的过程、注射一览表（病灶内注射所用药物有区别）、术后恢复、副作用、风险和获益。

3. 在与患者一起评估过风险、获益和替代方案，并且回顾过所有临床病理资料和影像学资料之后，选定合适的病灶内治疗方案。病灶内治疗也有希望与全身治疗联合进行（目前尚不属于正式治疗方案或仍处于临床试验阶段）。

4. 卡介苗（BCG），以及一些细胞因子，如白细胞介素-2（IL-2）、干扰素 α-2b（IFN-α2b）、干扰素 β（IFN-β）、粒细胞-巨噬细胞集落刺激因子（GM-CSF）等都曾被用于病灶内注射，但由于副作用、治疗成本、注射频率和疗效等原因，目前已不常用。

5. TVEC（talimogene laherparepvec）是一种溶瘤病毒药物，由经基因修饰可表达人 GM-CSF 的活体减毒 1 型单纯疱疹病毒制成。目前，TVEC 是不可切除性 ITM 的首选局部治疗药物，并已获美国 FDA 批准用于该适应证。图 41-2 显示了 ITM 的基线表现及经 6 个月 TVEC 治疗后的完全缓解状态。

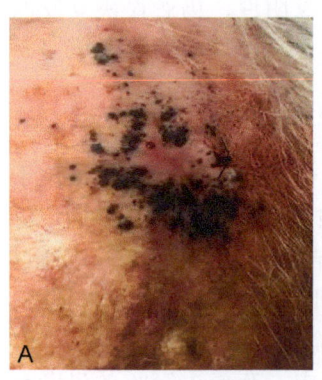

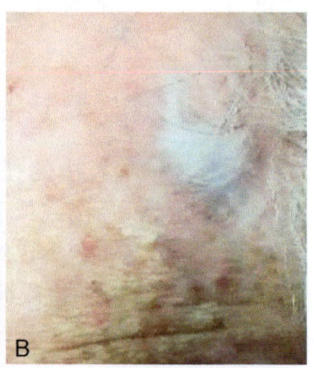

图 41-2 移行转移基线表现及用 TVEC 治疗 6 个月后的完全缓解状态（由 Moffitt 癌症中心 Jonathan S. Zager 博士提供）

（1）在一项随机、开放标签的Ⅲ期 OPTiM 试验中，比较了 TVEC 和 GM-CSF 用于不可切除的ⅢB 期至ⅣM1c 期黑色素瘤患者的治疗效果，研究的主要终点是持久缓解率（DRR，指持续时间超过 6 个月的客观缓解），两组分别为 16.3% 和 2.1%。从全病程阶段来看，与 GM-CSF 组相比，TVEC 组的总生存期没有显著改善。然而，当按疾病分期进行分析时，接受 TVEC 治疗的ⅡB、ⅡC 和ⅣM1a 期患者的总生存期比分期相同、接受 GM-CSF 治疗的患者有显著提高。

（2）在 TVEC 获批上市后，Perez 等开展了一项单中心回顾性研究对其疗效进行评估，随访时间至少为 8 周，中位随访时间为 8.6 个月，研究发现 23 例患者中的总缓解率为 56.5%，完全缓解率为 43.5%，部分缓解率为 13.1%，疾病稳定占比 21.7%。

（3）Louie 等对 121 例接受市售 TVEC 治疗的患者进行了多中心回顾性研究，进一步扩展了真实世界研究的经验。在 80 例有治疗反应数据的患者中，完全缓解率为 39%，在最后一次随访时，有 37% 的完全缓解者处于无疾病状态（NED），并且在到达中位随访时间即 9 个月时，部分缓解率为 18%。

（4）COSMUS-1 是一项多中心观察性研究，旨在评估 TVEC 在真实世界研究中的作用，因为自 2011 年 OPTiM 试验停止入组后，免疫疗法和靶向疗法成为标准疗法。在回顾的 76 例患者中，19.7% 的患者在完成 TVEC 治疗时达到病理完全缓解（pCR）或无残留可注射病灶状态。ⅢB 期至ⅣM1a 期患者的 1 年生存率为 76.7%，ⅣM1b～c 期患者的 1 年生存率为 64.6%。在这项研究中，43.4% 的患者在接受 TVEC 治疗之前或同时接受了免疫检查点抑制剂治疗，22.4% 的患者仅接受 TVEC 治疗。COSMUS-1 中的中位 TVEC 治疗持续时间比 OPTiM 短，分别为 3.0 个月和 5.8 个月。

（5）COSMUS-2 进一步评估了使用 TVEC 和免疫检查点抑制剂（特别是抗 PD-1 抗体）在真实世界中的应用。83 例患者中，26.5% 的患者在接受 TVEC 治疗前接受了抗 PD-1 抗体治疗，38.6% 的患者在接受 TVEC 治疗同时接受抗 PD-1 抗体治疗，34.9% 的患者未接受抗 PD-1 抗体治疗。在所有患者中，25.3% 的患者无残留可注射病灶，完成了治疗，其中位治疗时长为 4 个月。然而，COSMUS-2 未对其治疗效力进行评估。

（6）Carr 等对 112 例免疫治疗失败的患者开展了 TVEC 治疗效力的研究。在这项多中心回顾性研究中，研究者发现患者客观缓解率为 51%，其中完全缓解率为 37%，部分缓解率为 14%。在免疫治疗同期使用 TVEC 或在免疫治疗后继续使用 TVEC 不影响客观缓解率。

6. PV-10 是一种 10% 的虎红二钠盐溶液，是一种氧杂蒽类染料，被发现优先进入黑色素瘤细胞溶酶体，理论上可以引起蛋白酶释放，从而导致黑色素瘤细胞死亡，同时不影响正常组织。

（1）Thompson 等进行的Ⅱ期试验在 16 周内行 4 次 PV-10 注射，经过 52 周的随访，靶病灶的客观缓解率为 51%，完全缓解率为 26%。

（2）目前一项Ⅲ期随机化对照临床试验（NCT02288897）正在开展，针对不适用免疫检查点抑制剂疗法的患者，研究 PV-10 单药治疗与达卡巴嗪全身化疗、替莫唑胺全身化疗和病灶内注射 TVEC 治疗的疗效比较。

（3）一项Ⅰb/Ⅱ期研究（NCT02557321）正在评估 PV-10 联合帕博利珠单抗（pembrolizumab）免疫疗法对免疫检查点抑制剂初治性和难治性患者的治疗

效果。21例免疫检查点抑制剂初治性患者的初步数据显示客观缓解率为67%，其中完全缓解率为10%，部分缓解率为57%，无进展生存期（PFS）估计为11.7个月。14例免疫检查点抑制剂难治性患者的初步结果显示，客观缓解率为29%，其中完全缓解率为7%，部分缓解率为21%。

7.目前还有许多其他的研究性病灶内药物正处于临床试验阶段。这些包括Toll样受体（TLR）激动剂、免疫细胞因子和溶瘤病毒；对目前正在进行临床试验的一些较成熟的研究性治疗概述如下。

（1）Toll样受体激动剂

1）Tilsotolimod是一种TLR9激动剂，其作用与内源性TLR9类似，能激活Th1型免疫应答，促进局部抗原呈递细胞（APC）成熟，增加免疫检查点PD-1和CTLA4表达。Ⅰ/Ⅱ期临床试验ILLUMINATE-204正在研究CTLA-4抑制剂伊匹木单抗（ipilimumab）全身用药联合tilsotolimod瘤内用药的治疗效果。49例接受Ⅱ期推荐剂量的患者中，客观缓解率为22.4%，其中完全缓解率为4%，部分缓解率为18.4%。

2）SD-101是一种合成的胞苷-磷酸-鸟苷（CpG）寡核苷酸，能发挥TLR9激动剂效应。一项Ⅰb期试验评估了CpG与帕博利珠单抗的联合治疗效果，在9例既往未接受过抗PD-1/L1治疗的患者中，客观缓解率为78%，其中完全缓解率为22%，部分缓解率为56%。在13例既往接受过抗PD-1/L1治疗的患者中，客观缓解率为15%，所有患者均为部分缓解。

3）CMP-001与SD-101相似，它是一种TLR9激动剂，是一种包裹在病毒样颗粒中的寡脱氧核苷酸CpG-A DNA。与帕博利珠单抗联合的Ⅰb期临床试验（NCT02680184）和与纳武单抗（nivolumab）联合的Ⅱ期临床试验（NCT03618641）正在进行中。

4）其他正在研究的TLR激动剂包括TLR9激动剂AST-008（NCT03684785）和MGN1703（NCT02668770），TLR7/8激动剂NKTR-262（NCT03435640）和CV8102（NCT03291002），以及TLR7激动剂LHC165（NCT03301896）。

（2）免疫细胞因子

1）Tavokinogene telseplasmid（Tavo）是一种编码IL-12的质粒，在瘤内注射Tavo后进行电转染，能增加IL-12和IFN-γ的表达，并进一步激活先天性和适应性免疫系统。电转染是一种递送质粒DNA的方式，其作用是增加细胞膜通透性，促进质粒摄取。在一项Tavo联合电转染（Tavo-EP）的Ⅱ期临床试验中，28名患者中客观缓解率为35.7%，其中完全缓解率为17.9%。Ⅱ期临床试验KEYNOTE 695（NCT03132675）正在评估Tavo-EP联合帕博利珠单抗治疗抗PD-1疗法难治性患者的效果。在54例患者的中期分析中，客观缓解率为30%，其中完全缓解率为6%，部分缓解率为24%。

2）Daromun是一种由单克隆L19抗体与IL-2和TNF-α融合而成的联合免疫细胞因子。纤维连接蛋白外域B是一种存在于新形成的血管和肿瘤组织中的细胞外基质成分，L19已被证明通过纤维连接蛋白外域B选择性结合至肿瘤细胞。研究发现，L19TNF和L19IL-2联合使用可在直接诱导肿瘤细胞坏死和诱导全身抗肿瘤反应方面发挥协同作用。一项Ⅱ期试验对上述发现进行评估，在接受了12周ITM局部治疗后，20例患者中5%出现完全缓解，50%出现部分缓解。neo-DREAM试验是一项正在开展的Ⅲ期试验（NCT03567889），旨在评估以应用Daromun作为新辅助治疗与单纯手术治疗相比，对可手术切除的Ⅲb/c期黑色素瘤的治疗效果差异。

（3）溶瘤病毒疗法

1）Canerpaturev（C-REV，之前称HF10）是HSV1型毒株HF10，具有能自发发生缺失、插入和移码突变的基因组结构，使其能够优先感染肿瘤细胞，并在其中复制，导致细胞溶解及瘤内出现CD4、CD8和自然杀伤细胞浸润。一项Ⅱ期临床试验研究以C-REV联合伊匹木单抗作为二线或后期治疗，发现27例患者在48周后的客观缓解率为11%，且全部为部分缓解。目前一项评估C-REV新辅助治疗联合纳武单抗治疗的Ⅱ期试验（NCT03259425）正在进行。

2）柯萨奇病毒A21（CVA21，商品名为CAVATAK）是一种肠道病毒，具有结合细胞间黏附分子-1（ICAM-1）和衰变加速因子（DAF）的能力，这两种受体在黑色素瘤细胞上都过表达，故该病毒具有能够优先感染肿瘤细胞的特点。一项关于CAVATAK治疗晚期黑色素瘤的Ⅱ期临床试验（CALM）发现，57例患者的客观缓解率为28.1%，1年生存率为75.4%。关于CAVATAK联合伊匹木单抗（NCT02307149）和帕博利珠单抗（NCT02565992）的Ⅰb期临床试验正在等待发布。

（二）体位

患者进行病灶内注射并不需要全身麻醉，通常能够参与摆体位过程。体位会根据ITM的部位而调整，并且在整个注射过程中，为治疗不同部位的ITM，患者可能需要改变体位。

摆放好体位后，对手术区域进行消毒，并用表面麻醉药或局部麻醉药进行麻醉。

除了应注射或能注射的病灶数目及注射频率不同，大多数病灶内注射都遵循以下类似的技术。笔者选择了美国FDA批准的TVEC演示病灶内注射技术。

（三）TVEC病灶内注射具体技术要点

1. TVEC初次注射浓度为10^6pfu/ml，用于HSV血清反应阴性患者的血清转化（图41-3A）。3周后，患者行第2次注射，浓度为10^8pfu/ml。此后每剂间隔2周，浓度为10^8pfu/ml。

2. 每次注射总剂量不可超过4ml。在初次治疗时，应首先注射最大的病灶，然后继续按病灶面积从大到小的顺序依次注射，直到总给药剂量达4ml或所有病变都已行注射。在后续治疗中，应首先注射新发病灶，其次注射最大病灶。

3. 推荐的病灶注射量与病灶大小成正比：>5cm的病灶最多注射4ml，2.5～5cm的病灶最多注射2ml，1.5～2.5cm的病灶最多注射1ml，0.5～1.5cm的病灶最多注射0.5ml，≤0.5cm的病灶最多注射0.1ml（图41-3B）。

4. 每个病灶应在单个注射部位采用扇形注射技术进行注射，以均匀分散药物，并防止TVEC从病变的其他注射部位泄漏。每次注射新的病变前都应更换新的针头。

5. 治疗应持续至少4～6个月，除非无残留可注射的ITM或需要替代治疗。

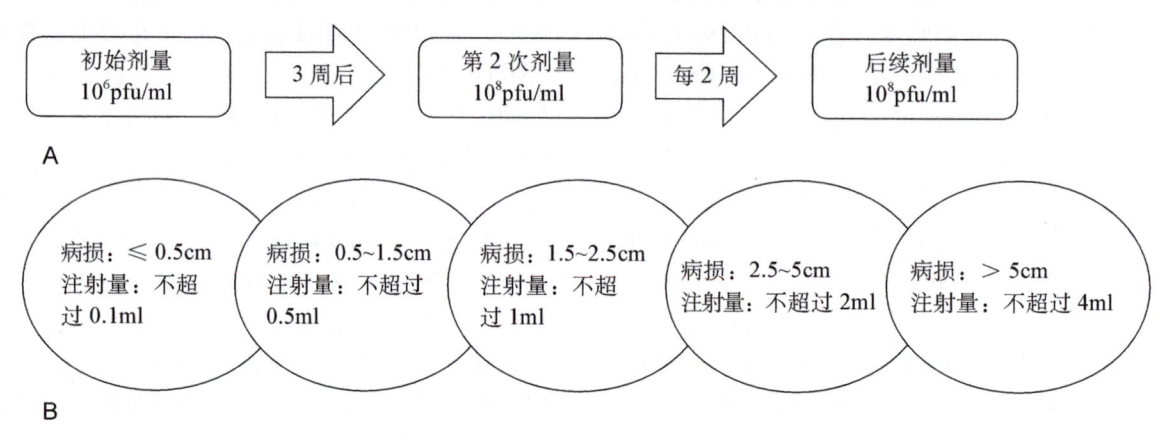

图41-3　TVEC给药方案（A）及剂量（B）

经验与教训

注射技术	1. 用EMLA乳膏表面麻醉替代利多卡因浸润麻醉，可以减少每个病灶的穿刺次数。这减少了药物通过其他针孔从ITM中渗漏的可能性。 2. 采用单次入针的扇形注射技术注射每个病灶，以减少注射点。 3. 首次注射时，先注射最大病变。在随后的注射中，应优先注射新发病灶，然后应按大小递减的顺序注射其他病灶，除非说明书中有特殊说明。
安全性	1. 注射时应佩戴个人防护装备，包括面罩。 2. 注射后至少间隔7天才能去除敷料，患者去除敷料时应戴上手套，并将撕下的敷料封入密封袋中。

六、术后

局部注射后，按压注射部位并轻柔按摩30秒。注射部位需要用乙醇清洁，并用干燥、无菌、吸水的封闭敷料覆盖，覆盖时长依据药物说明书而定（TVEC的敷料应维持7天）。应覆盖至注射部位没有引流液迹象为止。

七、并发症

并发症可能因所使用的病灶内治疗方案而异，但通常是局部反应，包括注射部位疼痛及轻度至中度的短期流感样症状。对TVEC而言，常见的并发症如下。

1. 全身并发症　寒战、发热、疲劳、流感样症状和恶心，这类反应通常是轻微的，并在注射后72小时内发生。随时间推移，此类并发症会逐渐减轻，发作频率越来越低，症状越来越轻微。

2. 局部并发症　注射部位疼痛。

（窦慧茹　译）

第42章 隔离肢体热输注化疗

Betzaira Getzemani Childers, Jeffrey J. Sussman, Joseph S. Giglia

一、定义

隔离肢体热输注化疗（isolated limb infusion，ILI）是一种微创、低流量、无氧合的肢体化疗药物输注疗法，以达到控制该肢体癌症的效果（图42-1）。其是对传统的隔离肢体热灌注化疗的新型改进，隔离肢体热灌注化疗是使用更大的动脉和静脉导管达到更高的流速，进行体外氧合，并通过开放入路获得血管通路（详见第43章）。隔离肢体热输注化疗是一种微创方式，具有经皮入路、全身渗漏率低、更易于重复给药等特点。考虑患者筛选方面的诸多差异，应谨慎看待在非随机对照试验中得出的肢体热灌注化疗缓解率更高的结论，并且即使轻微改善，隔离肢体热灌注化疗造成严重不良并发症的风险更高，且患者无生存获益。在过去的几年中，随着转移性黑色素瘤的全身治疗和移行转移的病灶内治疗的发展，肢体输注化疗和肢体灌注化疗的应用逐渐减少。然而，在晚期或难治性病例中，隔离肢体热输注化疗可能可以在联合治疗中发挥作用。

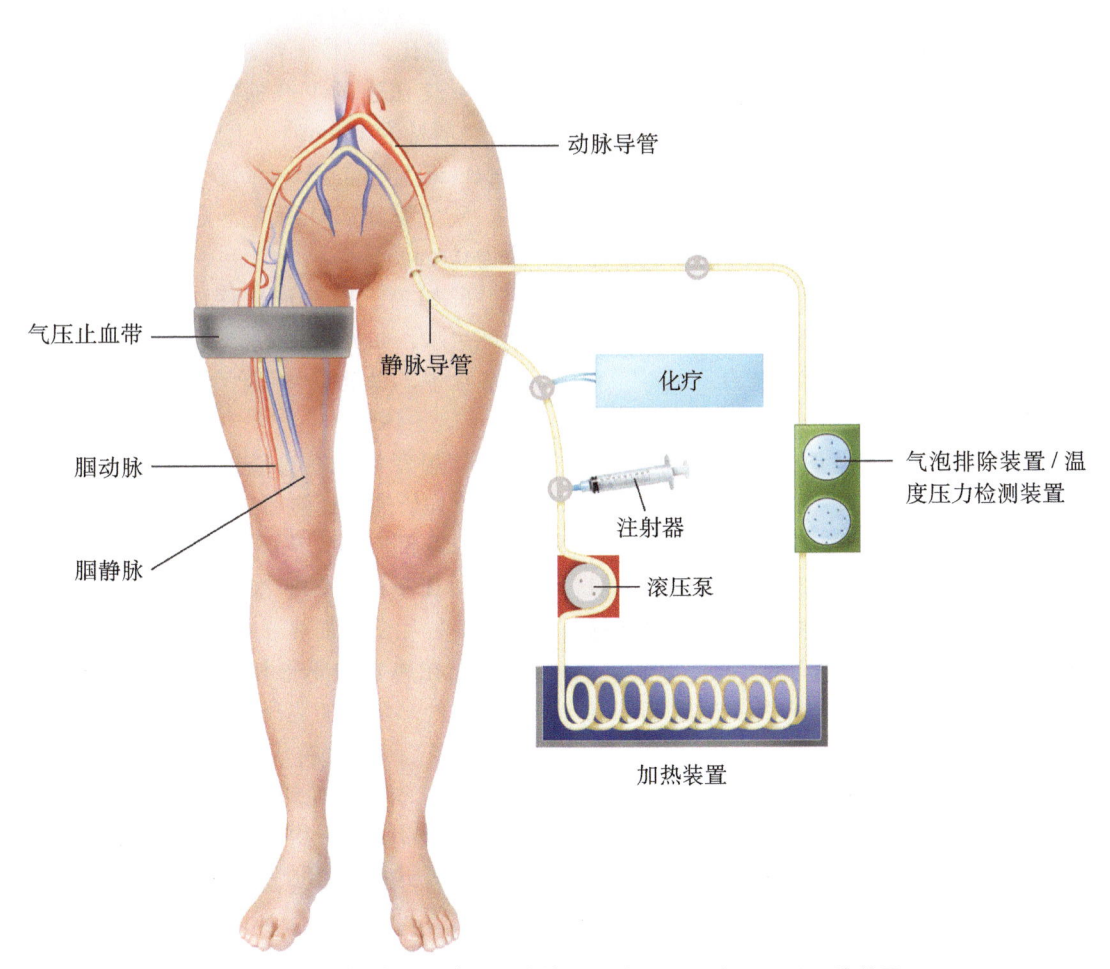

图 42-1 隔离肢体热输注化疗输注回路图示，滚压泵是可选装置

二、病史和体格检查

1. 该治疗方法最常见的适应证是病变局限于某一肢体，且病损太多或反复复发，无法进行单纯切除的移行性黑色素瘤患者。它是一种用于治疗局部晚期病变的肢体挽救技术，但并未被证实可带来全身获益。因此，除非局部病情控制或缓解是中心目标，否则该技术一般不常用于已发生远处转移的患者。

2. 这种技术具有微创性，可很好地被老年人和体弱患者耐受。

3. 以这种方式治疗的常见恶性肿瘤有黑色素瘤和梅克尔细胞癌。其他偶用此法进行治疗的组织学类型有鳞状细胞癌和肉瘤。

4. 应进行全面的病史采集和体格检查，注意记录四肢病损的位置和范围、肢体功能、水肿情况、血管检查情况及引流淋巴结评估情况。

5. 肢体体积用排水量测量

（1）也可以选用连续周长测量法或利用CT进行体积测量。

（2）如果患侧水肿，则应测量对侧肢体体积。

（3）肢体浸入水箱的深度需要达到预期的止血带下缘的位置，标记水位，将肢体移出水箱后，向水箱中注入测量用水，使水位上升至标记处。

6. 患者应有通畅的动脉和静脉系统，以便置管和化疗输注。

7. 肢体病灶距肢体近端的距离需要足够放置止血带。

（1）在特定的病例中，可能需要将近端局限性病灶切除与远端严重病灶输注化疗相结合。

（2）隔离肢体热输注化疗可以与淋巴结清扫结合，直接在淋巴结清扫显露血管时置入导管。

三、影像学和其他检查

1. 动脉和静脉双超声确保动脉和静脉通畅。只要有足够的侧支血管，即使是浅表血管闭塞的肢体输注化疗也曾被报道过。

2. 如果病变深度深，在体格检查中难以鉴别和测量，可用影像学方法评估疾病负荷。

3. 评估远处转移的影像学方法有颅脑MRI、全身PET/CT和（或）胸部、腹部、盆腔增强CT。

四、手术治疗

应以多学科的方式进行病例讨论，以考虑隔离肢体热输注化疗的替代方案，包括隔离肢体热灌注化疗、病灶内治疗、单纯切除、根治性切除（包括环周切除并移植或截肢）、放疗、全身性细胞毒性药物治疗、免疫治疗、其他生物治疗及临床试验治疗。

（一）术前规划

应在术前对患者及其血管进行评估，选择适合建立血管通路的血管，以上可能因医疗中心而异。可行的方法如下。

1. 介入放射学：建立血管通路可以在介入放射室进行，放置好动脉和静脉导管后将患者运送至手术室。

2. 血管手术：有些接受过训练、有相关经验且感兴趣的血管外科医师可以代替介入放射科医师放置导管。如果配备了合适的透视设备，可以直接在手术室建立血管通路。虽然在手术室置管会延长手术时间，但更便于后续根据需要调整导管。此外，可以在全身麻醉状态下置管，降低了在转运或转床过程中发生导管移位的风险。

3. 化疗：术前准备美法仑（melphalan）和放线菌素D（dactinomycin）。如果患者的实际体重超过理想体重，通常会用计算出的药物剂量乘以理想体重与实际体重之比，以校正计算出的药物剂量。

4. 美法仑的下肢输注剂量为7.5mg/L肢体体积（最大剂量为100mg），上肢输注剂量为10mg/L肢体体积（最大剂量为50mg）。

5. 放线菌素D用量为美法仑用量的1%（最大剂量为0.5mg）。

6. 如为下肢输注化疗，则将药物混合在400ml生理盐水；如为上肢化疗，则将药物混合在200ml生理盐水中，送至手术室给药。

（二）体位

1. 患者仰卧在有透视功能的手术室的床上，以便建立血管通路或进行导管的相关操作。

2. 房间应预先升温。

3. 在患侧肢体周围放置加热循环水毯，或使用外部辐射加热器加热（图42-2和图42-3）。

4. 在患者的躯干和头部盖上充气式升温毯，或者使用外部辐射加热器加热。

5. 在下肢近端放置气压止血带，止血带下缘用不透射线的止血钳标记。如果仅进行肢体远端输注，止血带可放置得靠下一些。

6. 针式测温探头插入肢体近端和远端的深层和浅表位置。

7. 测定活化凝血时间（ACT）的基线值。

第 42 章 隔离肢体热输注化疗 255

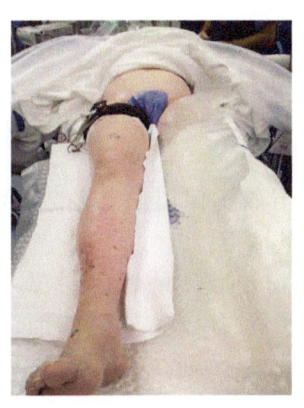

图 42-2 显露患肢并在患肢近端缠绕气压止血带

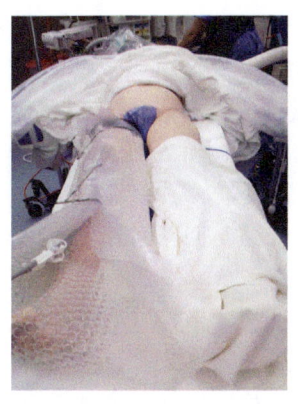

图 42-3 用热水毯包裹患肢

（三）血管通路

1. 在超声和透视引导下，采用 Seldinger 技术在对侧下肢建立静脉和动脉通路。
2. 放置血管鞘后，将一根外径 5～6F、长度 100cm 的导管逆行插入髂外动脉，穿过腹主动脉分叉为左、右髂总动脉处，并沿患侧下肢动脉系统向下插至止血带下缘以下。同样，通过静脉系统放置规格为 7～8F 的导管，导管头端插至止血带下方（图 42-4）。
3. 在上肢病例中，导管头端置于肘部以上的肱动脉和贵要静脉。
4. 患者接受 200～300U/kg 的肝素化治疗，使 ACT 达到 400 秒。

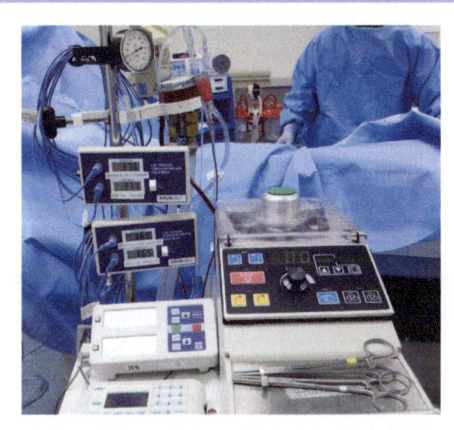

图 42-5 滚动泵装置工作图，背景中还有温度监测器、热交换器（水浴装置未在图中展现）、ACT 监测器、压力表和患者

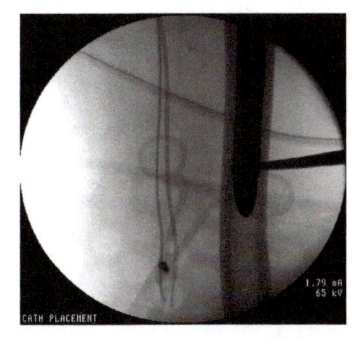

图 42-4 已将导管头端插至止血带下缘以下的患肢 X 线片；注意要在输注之前将导管中的导丝取出

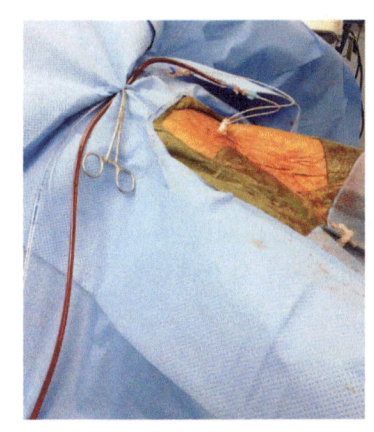

图 42-6 对侧腹股沟插入与输注回路相连的导管

（四）输注回路

1. 导管与配有高流量旋塞连接器的无菌 1/4in（1in=2.54cm）泵管及用于手泵的 20ml 注射器相连，或与滚压泵相连（图 42-5 和图 42-6）。
2. 然后，回路通过热交换装置或水浴加热装置将液体加热至 41℃，再通过气泡排除器，然后连接至动脉导管。回路中注入生理盐水。
3. 将止血带充气至压力为 250～300mmHg。
4. 使用三通旋塞阀和手动注射泵，从静脉导管抽出并向动脉导管注入，以获得足够的流量。或者使用滚压泵代替，调整其参数为 100ml/min 左右。

（五）化疗输注

1. 如果手或足不需进行灌注，则用 Esmarch 绷带紧紧缠在手或足上，以尽量减少化疗药影响。
2. 将罂粟碱（下肢用量为 60mg，上肢用量为 30mg）输注至血管回路，以扩张血管，改善皮肤灌注。
3. 对化疗药物和剂量进行双重核对后，将药物注入回路中。

4. 使用手动注射泵或滚压泵将化疗药及血液在回路中循环 30 分钟。

5. 监测温度、流量、压力和肢体情况。每 10～15 分钟检查 1 次血气和 ACT。

（六）化疗洗脱

1. 将静脉管路与回路断开，使血液在重力作用下流入废液容器。

2. 将 1L 乳酸林格液（若是上肢，则用 500ml）注入动脉回路。

3. 与灌注相比，输注的全身渗漏少，全身副作用少，因此可以间断重复进行隔离肢体热输注化疗。

（七）结局

1. 在告知麻醉医师可能的电解质和容量变化后松开止血带。

2. 移除导管，保留血管鞘。若使用了 Esmarch 绷带，则将其取下。

3. 评估输注肢体的血管情况，如果处在基线值，给予鱼精蛋白以逆转肝素的抗凝作用。

4. 在纠正 ACT 后，拔除鞘管，并在穿刺部位压迫止血。

经验与教训

药物剂量	如果没有用理想体重校正，总缓解率可能增加；然而在完全缓解率没有明显提高的情况下，毒性也有所增加。
静脉回流不良	1. 导管可能贴在瓣膜、静脉侧壁上，或回退至止血带下方。 2. 随着加热，肢体血管会舒张，导致相对血管内容量减少。通过动脉循环向肢体额外输注 500ml 生理盐水可能会有所帮助。
近端病变	可以将 Esmarch 绷带用作止血带，缠至肢体高位，使更大体积的下肢得到输注。
肢体温度	化疗前通过输注回路泵送加热过的血液，可在 5～15 分钟使肢体温度超过 37℃。
止吐药	在麻醉期间或麻醉后不应使用类固醇作为止吐药，因为其对缓解率的影响尚不明确。
残留的黑色素沉着	反应可能会持续数月，移行转移病灶可能变平但仍有色素沉着，活组织检查可能发现含有黑色素的巨噬细胞，但没有活的肿瘤细胞。

五、术后

1. 患者常规拔管，术后首个 24 小时内应留在能频繁进行肢体神经血管监测的合适护理病房。应进行血清肌酸激酶（CK）基线值测定、全血细胞计数和血生化检查。

2. 卧床时应抬高四肢，但如果四肢毒性不明显，且血管穿刺处正常，则允许患者在 24 小时后下床。

3. 每天应进行 2 次查体，对血管通路并发症、血管和神经系统情况及是否出现骨筋膜室综合征进行评估。由于在一定程度上肌肉损伤经常发生，因此需要每天测 CK。

4. CK 水平预计会上升，在术后第 4～5 天达峰值。待 CK 水平开始下降且肢体情况稳定后，患者即可出院。因为术后第 1 天之后最常见的住院目的是进行毒性监测，所以依从性强且能够即刻接受医疗保健服务的患者可以提早出院，但需要接受严格的门诊随访和医疗指导。

5. 如果 CK 水平在术后第 4 天之前迅速上升，和（或）CK 水平超过 1000U/L，则患者有发生骨筋膜室综合征甚至截肢的风险。类固醇可以改善炎症并降低手术干预的风险。地塞米松可每 6 小时给药 4mg，当 CK 降至 1000U/L 以下后迅速减量。

六、治疗效果

1. 单次隔离肢体热输注化疗后，30%～40% 的患者表现为完全缓解，另有 30%～50% 的患者出现部分缓解。完全缓解率和部分缓解率之和为 60%～70%，总生存期为 38 个月。完全缓解通常是持久的，而部分缓解通常不是（图 42-7）。可能需要 2～6 周后才能在临床水平看到缓解表现。绝大多数患者都能保留肢体，然而由于远处转移的进展，5 年总生存率仅为 30%。几乎所有的患者都会出现一些轻微的副作用，如皮肤红斑和淋巴水肿。约 50% 的患者的肢体功能在 3 个月左右恢复到基线水平，其余患者在 1 年左右恢复。

2. 80 岁以上老年人的缓解率与 < 80 岁的患者的缓解率近似。

3. 与隔离肢体热灌注化疗相比，隔离肢体热输注化疗耐受性更好，毒性更小，技术上更容易操作，并且两者缓解率相近。

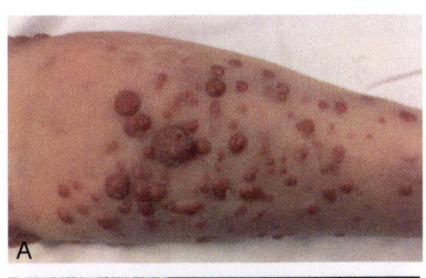

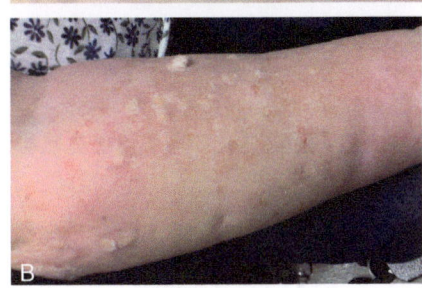

图 42-7 发生移行转移的肢体的照片（A）；同一肢体接受隔离肢体热输注化疗 4 周后的照片（B）

七、并发症

1. 与血管通路相关的潜在并发症包括血肿、假性动脉瘤、动脉夹层和栓塞。上肢动脉通路需要横行经过主动脉弓，故可以造成卒中。

2. 隔离肢体热输注化疗造成的肢体皮肤和软组织毒性按照 Wieberdink 分级标准进行分级（表 42-1）。达Ⅴ级或截肢的病例占比不到 1%。

3. 化疗引起的全身毒性是罕见的，可能包括恶心和骨髓抑制。

表 42-1 Wieberdink 四肢毒性量表

级别	描述
Ⅰ级	无反应
Ⅱ级	轻微红斑和（或）水肿
Ⅲ级	红斑和（或）水肿伴水疱；轻微的运动功能紊乱
Ⅳ级	广泛的表皮松解和（或）深层组织明显损伤，造成明确的功能障碍；有危险的或明显的骨筋膜室综合征
Ⅴ级	可能被迫截肢的不良反应

引自 Wieberdink J, Benckhuysen C, Braat RP, et al. Dosimetry in isolated perfusion of the limbs by assessment of perfused tissue volume and grading of toxic tissue reactions. Eur J Cancer Clin Oncol. 1982; 18(10): 905-910. Copyright © 1982 Elsevier.

（窦慧茹　译）

第43章 隔离肢体热灌注化疗

Omgo E. Nieweg, Oscar V. Imhof, Hidde M. Kroon, Bin B. R. Kroon

一、定义

1. 与其他类型的癌症相比，黑色素瘤在许多方面都具有独特的生物学特性。移行转移是本病的典型特征，发生率为 4%～6%。移行转移是由肿瘤细胞在播散过程中阻滞于皮肤或皮下组织的淋巴管中所致。这种转移瘤最好进行切除，但它们通常会大量复发（图 43-1）。

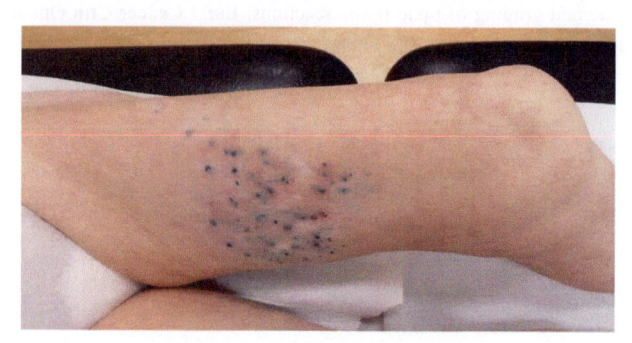

图 43-1　左大腿广泛移行转移

2. 在近几年，随着移行转移灶有效的全身治疗和病灶内治疗方法的出现（第 41 章），肢体输注化疗和灌注化疗的使用有所减少。然而，在晚期或难治性病例中，隔离肢体热输注化疗可能可以在联合治疗中发挥作用。当移行转移的病变位于肢体上，且采用其他治疗方法难以治愈或有禁忌证时，可以考虑隔离灌注化疗。软组织肉瘤、梅克尔细胞癌和鳞状细胞癌等其他恶性肿瘤也偶用这种方法治疗。

3. 隔离肢体热灌注化疗（isolated limb perfusion，ILP）可以在向上肢或下肢施用高剂量的细胞抑制药物的同时，避免身体其他部分暴露于化疗药。这是通过将肢体从体循环中隔离出来，创造一个独立的氧合血液循环实现的。这与隔离肢体热输注化疗（ILI）不同，后者为低流量、无氧灌注，详见第 42 章（表 43-1）。ILP 和 ILI 是局部或区域晚期黑色素瘤患者的治疗选择，否则这些患者需要接受创伤性更大的治疗手段，如截肢。

表 43-1　隔离肢体热灌注化疗与隔离肢体热输注化疗的区别

隔离肢体热灌注化疗	隔离肢体热输注化疗
技术复杂	技术简单
切开置管	放射科医师经皮置管
持续 4～6 小时	放射科 1 小时 + 手术室 1 小时
需要灌注师	没有额外的人员需求
需要复杂而昂贵的设备	设备要求简单
动脉阻塞时不可行	动脉阻塞时也可进行
难以重复操作	容易重复操作
灌注压更高，易导致全身渗漏	为低压体系，使用止血带可实现有效的血管阻断
高流量血液循环	低流量血液循环
肢体氧合正常，血气值正常	进行性缺氧和酸中毒
过热（温度可超过 41℃）	通常不可能将肢体温度升高至 40℃ 以上
需要全身麻醉	可实施区域麻醉
能治疗近端肢体疾病	不适用于近端肢体疾病
易结合区域淋巴结清扫	区域淋巴结清扫是独立的步骤
报道的完全缓解率和总缓解率更高	报道的完全缓解率和总缓解率更低
自 1958 年确立	自 1994 年确立

二、病史和体格检查

1. 在原发性黑色素瘤治疗后，患者需要定期复查切除后的瘢痕，以确定是否发生局部复发，并检查该部位周围至区域引流淋巴结之间的皮肤和皮下组织中是否有可见或可触及的卫星转移和移行转移。

2. 负责随访患者的医师询问是否有新的局部病变出现。

3. 黑色素瘤患者的体格检查旨在发现局部复发、卫星转移、移行转移、区域淋巴结受累及后续出现的原发性黑色素瘤。需要对皮肤、区域皮下组织和区域淋巴结进行详细检查。

4. 在早期，移行转移灶可能看似为良性。要发现更细微的病变，则需要专业扎实、警惕性强、经验丰富的医师进行仔细检查。约50%的复发由患者自身发现。

5. 如果考虑进行 ILP，应详细采集病史，以评估患者的一般情况，并了解患者其他病史、过敏史和用药史。

6. 评估肢体的血管状况。外周动脉的搏动状态要足以进行 ILP。

三、影像学和其他检查

1. 四肢进展的黑色素瘤需要通过活检确诊。

2. 除了常规的术前检查外，应筛查其他位置的转移灶，因为其存在可能会影响治疗计划。常用检查有全身 PET/CT、CT 和颅脑 MRI。

3. 如果动脉供血有问题，则需要动脉造影。若靶动脉完全阻塞或下游主干血流通路阻塞，则无法进行灌注。广泛动脉钙化本身并不是禁忌证。

4. TA90 糖蛋白抗原或 S-100 蛋白等肿瘤标志物升高可用于监测病程。

四、手术治疗

（一）基本原理和禁忌证

1. 局限于特定区域的广泛受累是黑色素瘤的典型特征。

2. 对肢体复杂区域性癌症患者进行多学科会诊。可考虑用于替代 ILP 的局部和区域性治疗方案有切除、冷冻治疗、电凝、表面用药、电化疗、CO_2 激光治疗、病灶内药物注射、隔离肢体热输注化疗和放疗。

3. 出现远处转移时，全身治疗是首选。

4. 新的免疫治疗和靶向药物治疗对晚期Ⅲ期和Ⅳ期患者有效。因此如今全身治疗可以在过去被认为适于 ILP 治疗的患者中发挥更大的作用。

5. ILP 的基本原理是黑色素瘤对细胞毒性药物敏感，但与其他癌症类型相比，达有效治疗所需要的药物剂量更高。与重要器官不同，正常的四肢组织可以承受如此高的药物剂量。用细胞毒性药物进行隔离肢体热灌注化疗可以改善局部肿瘤控制情况，同时降低全身副作用。

6. 在操作过程中，血流量、温度和氧合等生理条件会发生改变。

7. 对老年群体也可安全实施 ILP。

8. 因为该手术可与区域淋巴结清扫相结合，所以区域淋巴结受累并不是禁忌证。

9. 对其他治疗方法不敏感的血行转移，行灌注化疗可获得良好的局部缓解。

10. 对于已行病灶切除的高危原发性黑色素瘤患者，若无局部转移证据，则不适合以 ILP 作为辅助治疗。

11. 禁忌证列于表 43-2。主干血管栓塞可能会阻碍建立动脉通路并妨碍手术。

表 43-2　隔离肢体热灌注化疗的绝对和相对禁忌证

绝对禁忌证
主干动脉栓塞
糖尿病伴严重外周血管疾病
骨骺线尚未闭合的儿童
相对禁忌证
曾接受放疗
伴大肌腱受累的大型浅表肿瘤
脑转移
伤口感染或形成溃疡

12. 糖尿病合并严重外周血管疾病是禁忌证。

13. 由于有损伤骨骺的风险，儿童不宜施行 ILP。

14. 既往放疗史是相对禁忌证，因为灌注化疗可能导致既往放疗处的皮肤坏死。

15. 累及大肌腱的大型浅表肿瘤是相对禁忌证，因为强烈的反应可能使肌腱暴露。

16. 脑转移瘤易出血，考虑在 ILP 期间要使用抗凝药，存在脑转移瘤是相对禁忌证。

17. 伤口感染或存在溃疡是另一个相对禁忌证。

（二）解剖

对于进展的下肢病变，ILP 可以在股血管或髂血管水平进行。对于手臂病变，可以在肱血管水平或经腋窝进行治疗。

（三）术前规划

1. 除了常规的手术室团队外，ILP 还需要 1 名灌注师和 1 名核医学医师。

2. 美法仑（melphalan）和肿瘤坏死因子 -α（TNF-α）是目前的临床标准用药。美法仑的剂量根据患者情况进行调整。肢体体积是计算所需剂量的常用参数。肢体体积可借助蓄水池测定（图 43-2）。根据区域毒性危险因素（如性别为女性、肥胖等）调整剂量。

3. TNF 会诱导肿瘤内皮细胞凋亡，对有大肿瘤结节的患者特别有益。TNF 也会导致血栓形成，增加美法仑的渗透性。

4. ILP 所需技术复杂。术者应核对所需药物是否可用，并确保所需设备和耗材准备齐全，并能正常使用。

5. 需要全身麻醉。应避免硬膜外麻醉，因为其会引起血管扩张，并容易使血液从体循环渗漏至灌注回路。

6. 术前不需要预防性使用抗生素。

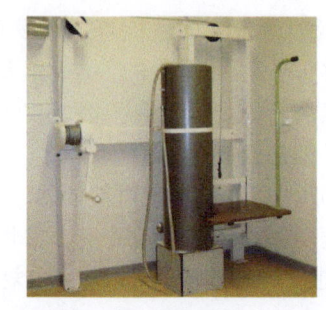

图 43-2　用于测量肢体体积的蓄水池；图片右边是升降台，可以将患者送至需要的高度；升降台的控制把手在图片左边

（四）隔离股血管热灌注化疗

1. 体位

（1）患者仰卧于手术台。下肢稍外旋。

（2）整个下肢进行术前准备，手术区域以无菌单覆盖。

（3）在大腿上方绑气压止血带，暂时不充气。

（4）用加热毯包裹膝关节和小腿。

（5）在足跟下方放置一个棉质环形垫，以防压疮。

（6）手术台向手术医师倾斜。

2. 切口　从气压止血带下方开始做一个约 10cm 长的纵向切口（图 43-3）。切口跨过缝匠肌。逐层分离皮肤、皮下组织和筋膜。放置 Adson 牵开器（图 43-4）。

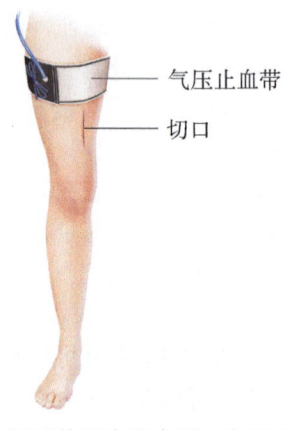

图 43-3　切口位于大腿内侧，气压止血带下方

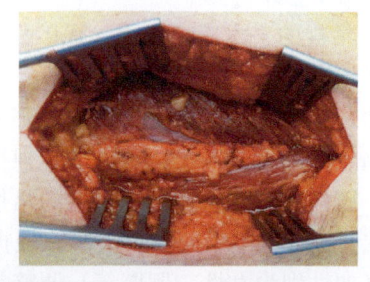

图 43-4　显露长收肌（上方）和缝匠肌（下方）；股浅血管位于缝匠肌深面

3. 分离进入股浅血管并插管

（1）外侧的股血管走行于缝匠肌深面。从缝匠肌内侧或外侧找出血管。切开覆盖血管的薄层筋膜（图 43-5），显露出股浅动脉。在显露范围内分离动脉（图 43-6）。将该动脉发出的小分支血管结扎并离断。悬吊血管能帮助辨析结构。将动脉拉向一边后可识别伴随静脉（图 43-7）。在显露范围内分离静脉，在汇合处结扎并离断静脉属支。

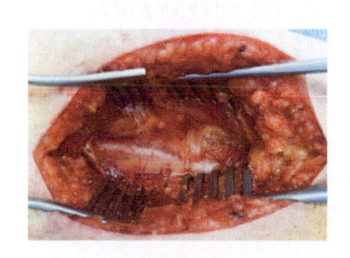

图 43-5　透过覆盖血管的薄层筋膜可以看到股浅动脉

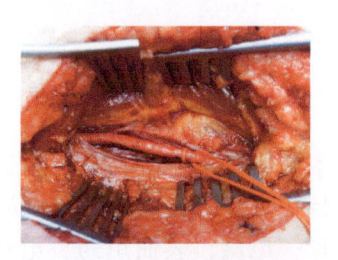

图 43-6　分离出股浅动脉

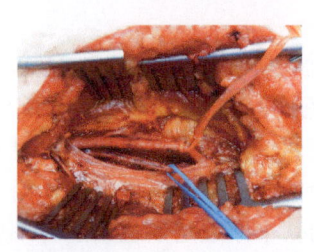

图 43-7　将股浅动脉拉到一边（红色血管吊带），识别并分离伴随静脉（蓝色血管吊带）

（2）应用肝素，剂量为 150U/kg 体重。

（3）在踝关节水平处开口显露隐静脉，测量静脉压力。在整个手术过程中都要监测静脉压，不应与初始值偏差超过 10mmH$_2$O。静脉压升高与术后并发症发病率相关。

（4）选择直径适于灌注的动、静脉套管。套管在皮下穿过止血带到达切开处，以防止扭结。

（5）夹紧静脉头尾两端。横向切开静脉，切口长为数毫米。向尾端插入静脉套管，并用血管吊带固定（图 43-8）。将血管套管连接到体外回路，取 300ml 血液用于灌注回路。随后，以类似的方式进行动脉切开，插入动脉套管并固定。至此，循环回路构建完成（图 43-9）。

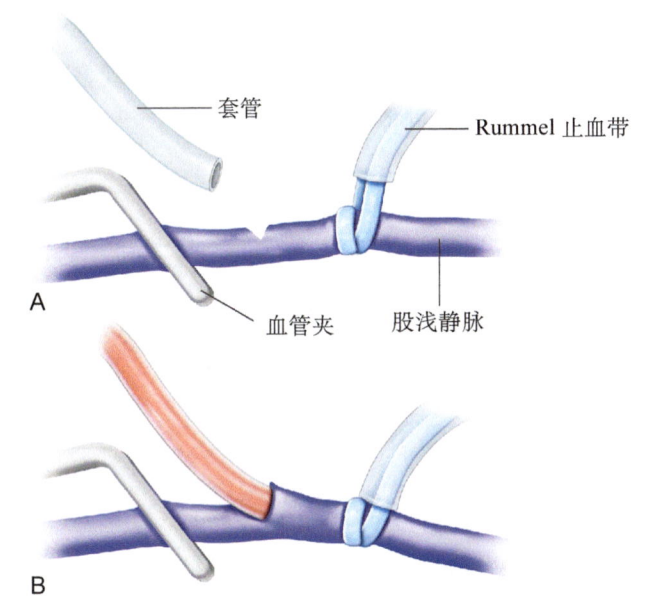

图 43-8 股浅静脉插管

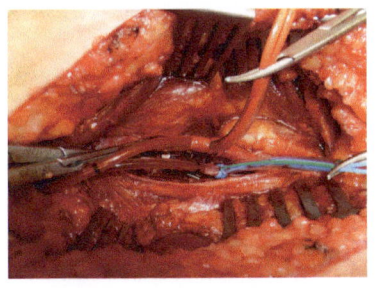

图 43-9 用 Rummel 止血带收紧血管吊带，以固定股浅动脉和股浅静脉内的套管

4. 建立灌注

（1）灌注装置包括用于收集静脉血的存储器、氧合器、热交换器和滚压泵（图 43-10）。除患者自身血液外，灌注液体系还包括 100ml 晶体溶液（乳酸林格液）、200ml 6% 羟乙基淀粉溶液和 2500U 肝素。血细胞比容约为 0.3。流量要充足，但不能升高肢体静脉压力。流量一般为每分钟 30～60ml/L 下肢体积。静脉血在重力作用下被重新收集。

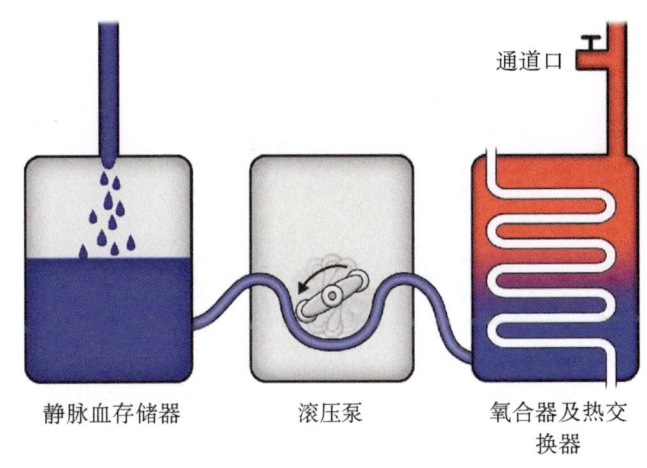

图 43-10 灌注装置包括静脉血存储器、滚压泵、氧合器附加热交换器，以及用于抽血和给药的通道口

（2）热敏电阻探针插入皮下组织及小腿和大腿的肌筋膜室。此时，腿部的温度约为 34℃。

（3）加热毯用于将肢体温度提高到所需温度，即 37℃以上。

（4）止血带充气至压力达 350mmHg，如有必要，可更高。止血带能够阻断皮肤、皮下组织和肌肉内连通体循环的侧支血管。图 43-11 为此时的配置。

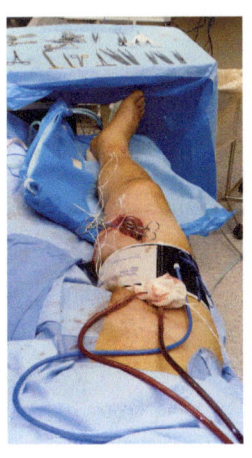

图 43-11 从上到下：在足跟下垫棉质环形垫以防压疮；带白线的热敏电阻，以监测肢体温度；为拍照而打开的蓝色加热毯；开放性伤口，常用湿纱布覆盖以防血管干燥；缠绕于大腿根的气压止血带；在皮下穿过气压止血带的动脉（左）和静脉套管

（5）要避免药物从肢体渗漏至体循环中。通过将小剂量的放射性药物（如 ^{99m}Tc 标记的血清人白蛋白）注入灌注回路，可以连续监测渗漏。将更小的背景剂量通过静脉注入体循环。在心脏处放置一个 γ 射线探测器（图 43-12）。在对放射性核素的物理半衰期进行校正后，当计数量增加时，可以计算出渗漏的百分比（图 43-13）。

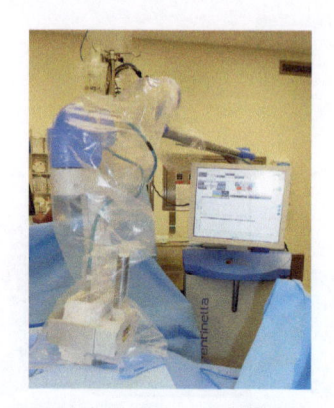

图 43-12 带显示屏的可移动 γ 射线探测器，用于评估渗漏量

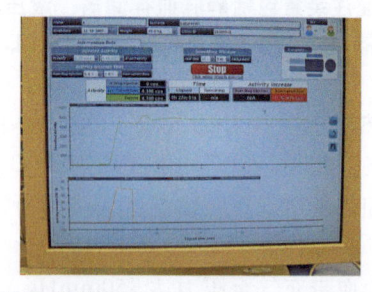

图 43-13 绿色曲线反映了渗漏量；注意曲线在背景放射性药物进入体循环时急剧上升，随后在主剂量初次进入灌注回路时出现2次隆起；此后曲线变平，说明在灌注过程中做到了充分隔离

（6）通过评估静脉回流存储器中的液位也可以监测到实质性渗漏。

（7）当血流和静脉压稳定，组织温度约为37℃，且无渗漏时，给予2mg剂量的TNF。10分钟后加入美法仑。美法仑的剂量为10mg/L灌注体积，并根据危险因素进行调整。剂量不应超过150mg。

（8）对患肢进行50分钟两药联合灌注化疗。

（9）在最后30分钟，下肢温度最高可达39.5℃。此时，大部分的美法仑已经在组织内积累，限制了潜在的热致毒效应。

（10）需要监测的参数有血流量、静脉和动脉血气值、活化凝血时间（ACT）、灌注回路静脉压和动脉压、与体循环之间的渗漏量、肢体静脉压和肢体温度。

（11）不同医疗中心间的灌注技术有很大差异。部分医师使用体重（0.5～1.5mg/kg）或其他参数计算美法仑的剂量，而不用下肢体积。部分医师使用放线菌素D或顺铂等其他药物进行化疗灌注。TNF并未在全球范围内获批。如果允许使用TNF，其用药剂量为0.5～4mg。尽管有明显优势，很少有医师使用患者自体血进行回路灌注。在进行下肢隔离热灌注化疗时，有的做法中使下肢温度最高达43℃，但温度升高也会严重增加术后并发症发病率。并不总通过测量静脉压指导灌注流量。不同医疗中心的灌注时长为45～90分钟。从已公开发表的缓解率来看，不同灌注方式之间无明显优劣。

5. 终止灌注

（1）当患肢灌注化疗结束后，先后用胶体液及乳酸林格液进行下肢灌注，以冲净化疗药。按摩下肢有助于清理灌注欠佳的组织。下肢会变得苍白。

（2）同时，取出温度探头和静脉测压管。结扎隐静脉。

（3）当下肢流出的灌注液变清澈后，停止冲洗。给止血带放气并取下。取出股浅动脉和股浅静脉中的血管套管，并重新用血管夹夹住血管。

（4）静脉用6-0 Prolene缝线进行连续缝合（图43-14），缝好后取下血管夹。动脉用双针6-0 Prolene缝线进行水平褥式缝合（图43-15）。

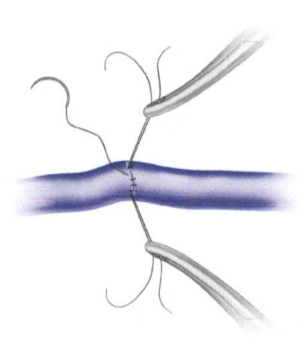

图 43-14 静脉用 6-0 Prolene 缝线进行连续缝合

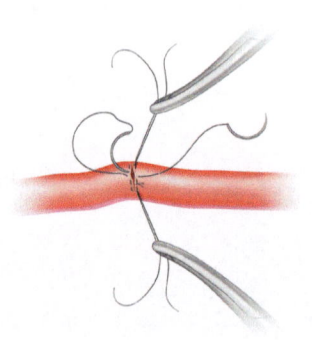

图 43-15 动脉用双针 6-0 Prolene 缝线缝合；采用水平褥式缝合法缝合动脉以使血管内皮层外翻

（5）取下夹在动脉上的血管夹，下肢逐渐变粉。核医学医师会看到曲线上升，并且渗漏率从灌注过程中的0，最终上升至2%～3%。

（6）伤口留置负压引流管，进行分层缝合。

（7）可以用鱼精蛋白中和肝素。

（五）隔离髂血管灌注

隔离髂血管灌注的特殊点如下。

1. 如果疾病累及大腿上部，则在髂外血管水平进行隔离灌注。本部分描述了本技术与股血管灌注的不同点。

2. 髂外血管的入路是腹膜外入路。借助 Bookwalter 牵开器能获得很好的术野。首先进行髂外和闭孔淋巴结清扫（详见第 35 章）。这些淋巴结可能已经转移，但即使淋巴结未受累，考虑后续仍有受累可能，且灌注化疗会增大腹膜后入路难度，预防性淋巴结清扫同样有开展价值。此外，髂外和闭孔淋巴结清扫很少导致并发症。

3. 结扎并离断髂外血管的动脉分支和静脉属支。结扎闭孔动静脉及与大腿相连的其他血管，以避免灌注药物渗漏。髂内血管可以暂时夹闭。

4. 将套管插入髂外血管，尖端插至股总血管内。

5. 髂外静脉直径大，可行纵向静脉切开术，而不用担心缝合处狭窄。

6. 用 Esmarch 橡胶绷带在腹股沟水平缠绕大腿，并用 Steinmann 针将其固定髂嵴上，以阻断侧支血管。Steinmann 针要在注射肝素之前插入。

7. 用 5-0 Prolene 缝线缝合血管。

（六）隔离肱血管灌注

隔离肱血管灌注的特殊点如下。

1. 如果病灶局限于前臂，则在肱血管水平进行隔离灌注。本部分对其特殊点进行叙述。

2. 患者仰卧于手术台上，上臂成 90°外展。

3. 在上臂近端缠气压止血带。

4. 使用微血管仪器。

5. 从止血带下缘开始，在上臂内侧做一个 8cm 的纵向切口。套管经皮下隧道穿过止血带下方，以避免扭结。

6. 患者可能有 2 条肱静脉。如果单个静脉回流不足，2 条静脉可同时置管。

7. 启动体外循环所需的自体血量为 200ml。

8. 通过腕部头静脉测量静脉压（图 43-16）。

9. 止血带充气至压力为 250mmHg。

10. 若手臂体积 > 3.5L，则美法仑的剂量为 13mg/L 灌注容积，可根据并发症的危险因素进行调整。否则，给予 10mg/L 灌注体积。TNF 的剂量为 1mg。

11. 对于上肢，整个过程中肢体温度需要保持在 37～38℃。

12. 用 6-0 Prolene 缝线缝合血管。另外，因为有足够多的侧支循环，静脉也可以直接结扎。

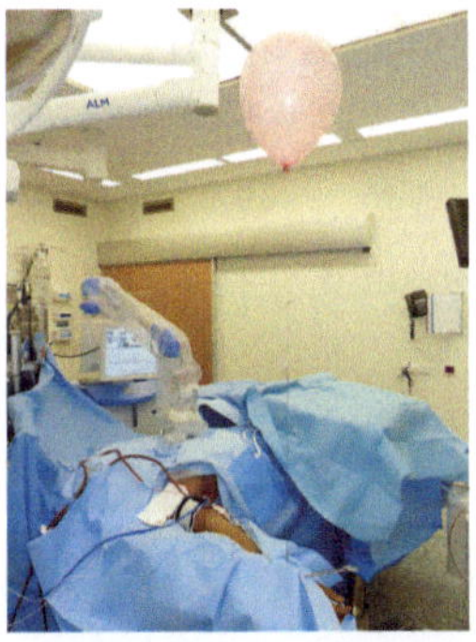

图 43-16 在肱血管灌注中，用氦气球维持静脉压力线

（七）隔离腋窝水平灌注

隔离腋窝灌注的特殊点如下。

1. 如果病灶累及上臂，则在腋窝水平进行隔离灌注。本部分叙述此技术与肱血管水平灌注的不同点。

2. 沿胸大肌外侧缘做切口以进入腋窝。可以进行腋窝淋巴结清扫（详见第 34 章）。

3. 显露腋静脉并将其分离。腋动脉位于臂丛神经中，将其分离。结扎动脉分支和静脉属支并离断。

4. 用 Esmarch 橡胶绷带在腋窝水平缠绕上臂，并用 Steinmann 针将其固定于肱骨头上，以阻断侧支血管。绷带下面垫棉垫以免臂丛神经过度受压。

5. 用药剂量与肱血管灌注剂量相同。

经验与教训

体积测量	若肢体水肿而对侧肢体正常，应测量对侧肢体体积以指导美法仑用量。
药物剂量	要达到预期效果，必须使用足够的剂量，但过大的剂量又对肢体有危害。手术医师需要权衡两者，仔细计算药物剂量，注意手术细节。
预防全身副作用	由于过程中使用了极高剂量的细胞毒性药物，所以如果药物渗漏到体循环，可能会危及生命。因此，严格阻断侧支血管并精确测量渗漏量是至关重要的。
股静脉置管	股静脉瓣膜可能妨碍静脉插管的准确定位。高流量输入动脉血并临时夹闭静脉能增大输出流量、开启瓣膜，有利于插管。也可选择在下肢外展位插管或借助 Fogarty 导管插管。
灌注	手和足对美法仑的副作用极为敏感。可以通过暂时将手足排除在灌注回路之外减少药物暴露。在美法仑灌注的前 30 分钟用 Esmarch 绷带紧紧缠绕手足可有效减少药物暴露。

大肌腱受累是禁忌证	大型浅表肿块样肿瘤伴大肌腱受累，似乎是灌注的适应证。但完全缓解会显露坏死肌腱，可导致截肢。
自体血	大多数医师倾向使用同种异体血液，但在手术开始时获取自体血液更便宜、更安全。
老年患者	与文献中常见的建议相反，高龄并非禁忌证，ILP 对老年患者有效且相当安全。
缓解	在存在难治性血行转移的情况下，ILP 可以有效缓解患者患肢存在的难以控制的疼痛、反复出血及真菌感染问题。

五、术后

1. 因为动脉缝合处的动脉阻塞是在术后数小时内的严重并发症，需要立即干预，所以夜间需要监测远端动脉搏动。

2. 术后，用 Braun 支架抬高下肢，以限制水肿进展。第 2 天拔除引流管。开始对患者进行肌肉训练，但在炎症消退前需要保持卧床。令人惊讶的是，患者几乎不会感到疼痛。

3. 每天检查肌酸激酶（CK）。CK 在最初几天内升高是正常的，但水平过高提示可能存在骨筋膜室综合征引起的肌肉坏死。

4. 皮肤移行转移病灶缓解后可出现起皱、收缩和结痂等表现。皮下转移灶通常表现为变软，体格检查时有波动感。

5. 炎症消退后患者可下床活动，活动能力完全恢复后即可出院，一般可在 1 周内出院。

6. 抗凝药服用 3 个月。

六、治疗效果

1. 肢体毒性和肿瘤的治疗效果似乎没有关系。

2. 治疗反应可能早在手术台上就显现出来，但也可能需要长达 9 个月的时间显现。单独使用美法仑进行隔离肢体热灌注化疗的患者的完全缓解率为 54%。其中 50% 的患者为持久性完全缓解。另有 30% 的患者为部分缓解。剩余病变可在后续进行手术切除。美法仑联合 TNF 使用时的完全缓解率约为 70%，但最终结果并不优于单独使用美法仑。完全缓解的患者 10 年生存率为 49%。

3. 长期存活者的生活质量优于对照组。

4. 使用 Wieberdink 分级标准量化肢体毒性反应（表 43-3）。

表 43-3　Wieberdink 术后肢体毒性反应量表

1	无皮肤反应
2	发红、水肿
3	水疱
4	浅表坏死、深部组织损伤导致功能损害、危重的或明显的骨筋膜室综合征
5	导致截肢的坏死

引自 Wieberdink J, Benckhuysen C, Braat RP, et al. Dosimetry in isolated perfusion of the limbs by assessment of perfused tissue volume and grading of toxic tissue reactions. Eur J Cancer Clin Oncol. 1982; 18(10):905-910. Copyright © 1982 Elsevier.

5. 急性局部毒性决定远期毒性反应。治疗 1 年后，44% 的患者出现一定程度的毒性反应：反复感染占 3%；神经病变占 4%；疼痛占 8%；肌肉萎缩或纤维化占 11%；肢体功能障碍占 15%；淋巴水肿占 28%。淋巴水肿可能由淋巴结清扫所致。

6. 0.9% 的患者因术后毒性需要截肢。2.4% 的患者因难治性复发需要截肢。

7. 鉴于用 ILP 治疗 Ⅲ 期黑色素瘤患者十分成功，探索靶向药物和免疫治疗用于 ILP 完全缓解患者的辅助治疗也就顺理成章了。

七、并发症

1. 围术期死亡率低于 1%。

2. 如果使用了肿瘤坏死因子，由于部分药物会不可避免地滞留于体内，患者可能在术后不久出现低热。

3. ILP 相关的严重术后并发症罕见，但一旦出现，即需要紧急干预。动脉血栓会在术后数小时内形成，并且需要进行取栓。为保障足够的血流，常需要用到静脉补片。

4. 肢体肌肉过度肿胀会压迫血管，降低血供，引起骨筋膜室综合征。剧烈疼痛提示可能出现了骨筋膜室综合征，并可通过测量骨筋膜室压力证实。及时对受损伤的骨筋膜室行切开术，可防止发生永久性损伤。

5. 最初几天，通常会出现炎症反应，腿部发红、发热，并有轻微水肿。

6. 肢体水肿和红肿会在 2～3 周消退，并逐渐变成棕褐色，数月后恢复正常。

（窦慧茹　译）

第44章 四肢/躯干肉瘤切除术原则

Paul J. Gagnet, Janet Sybil Biermann, Geoffrey W. Siegel

一、定义

1. 软组织肉瘤是一种罕见的恶性肿瘤，起源于间充质细胞，美国每年的新发病例数约为13 000例。软组织肉瘤分为低级别和高级别，高级别的肉瘤更容易转移和复发。由于其罕见性，肉瘤最好在肉瘤中心进行多学科合作治疗，治疗团队由肿瘤科医师、放射肿瘤科医师、肌肉骨骼放射学医师、肌肉骨骼病理学医师和肿瘤外科医师组成。目前推荐将肉瘤进行性增大和最大径＞5cm的患者转诊至肉瘤中心。

2. 对软组织肉瘤进行恰当的检查是至关重要的。非计划切除是指将初发的肉瘤误诊为良性肿瘤，未行充分术前检查，没有扩大切缘，就实施了不恰当的切除。非计划切除可导致病变部位二次切除，需要软组织覆盖术甚至截肢。不幸的是，当下25%～40%的软组织肉瘤是在接受非计划切除后确诊的。软组织肉瘤的综合检查包括术前MRI（平扫或增强）、初步分期检查和活体组织检查。如果术前没有进行胸部影像学检查，一经诊断为肉瘤，需要补充胸部影像学检查。术前活检可提供明确的诊断，并可指导围术期治疗，包括必要时的放疗和化疗（图44-1）。

二、鉴别诊断

软组织肉瘤需要与良性、恶性软组织肿块相鉴别。良性病变包括脂肪瘤、非典型脂肪瘤、神经节囊肿、血管畸形、硬纤维瘤、腱鞘巨细胞瘤、黏液瘤和良性神经肿瘤。恶性病变包括肉瘤和恶性周围神经鞘肿瘤。良性和恶性病变可根据影像学检查和活检结果加以区分。

三、病史和体格检查

1. 体格检查结果有助于对软组织肿块进行系统评估。由于在部分血管瘤和皮肤肉瘤中可以观察到表面皮肤的改变，因此需要进行视诊。应触诊肿块。与周围组织粘连的坚硬肿块为恶性的可能性大。柔软、活动度好的肿块为良性的可能性大。深至皮下层且最

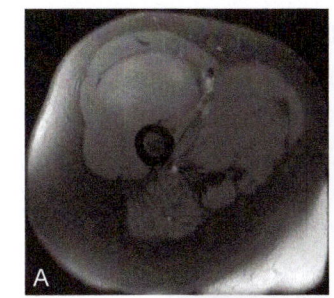

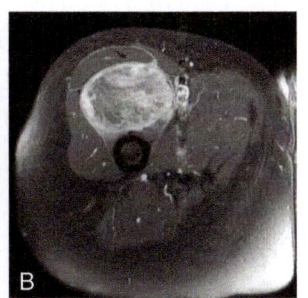

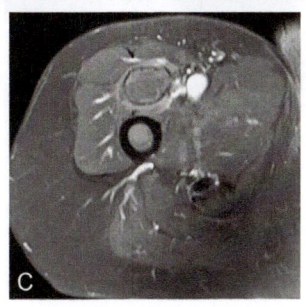

图44-1 MRI T_1脂肪抑制序列显示注射造影剂前股内侧肌内有大肿块（A）；注射钆后的T_1脂肪抑制序列显示肿块内的异质摄取（B）；同一患者接受化疗后的增强期T_1脂肪抑制序列显示治疗反应显著，肿瘤缩小（C）

大径＞5cm的肿块极有可能是恶性的，需要进行进一步检查。

2. 有数种肉瘤可经淋巴道转移，所以应进行区域淋巴结检查。淋巴瘤也可以表现为软组织肿块，肿大的淋巴结可以指导进一步的实验室检查。也应进行四肢的神经血管检查，以评估可能存在的神经和血管受肿瘤累及的情况。

四、影像学及其他检查

1. 软组织肉瘤的术前检查是至关重要的。超声在判断最大径＜5cm的皮下小型肿块的良恶性上很有价值。对于超声诊断为良性的浅表小型肿块可以直接切除，而无须转诊至肉瘤中心。切下的标本应送检进行病理学确诊。

2. 对于最大径＞5cm或深入皮下组织的肿块，增强MRI是检查的金标准。恶性病变的钆增强MRI检查可见病灶强化（图44-1）。

3. 如果肿块不能经影像学检查明确诊断为良性病变或肿块有恶性特征，则需要进行术前活检。活检优先选择通过影像引导或非引导下空芯针穿刺取材（图44-2）。空芯针穿刺活检诊断软组织肉瘤组织学分型的敏感度为88%，特异度为93%，且并发症的发生率低于开放式活检。开放式手术活检在罕见情况下应用，如影像引导下活检不能诊断，或者空芯针无法穿刺到肿块。活检应在肉瘤中心由熟悉肉瘤活检的肌肉骨骼放射科医师或主管的肿瘤外科医师实施。肿瘤外科医师在切除肿瘤的过程中会选择切除活检道，以去除所有残留在活检道的肿瘤细胞。如果活检道不在规划的手术切除区域内，切除活检道会变得特别困难。活检入路的位置规划不当有污染邻近的肌肉或神经血管等重要结构的风险，导致后续切除术并发症的发病率增加。

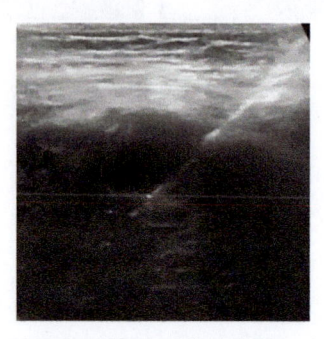

图44-2　超声引导下活检显示空芯针插入大腿前部软组织肿块

4. 在实施任何确定的手术之前，都应进行分期扫描，包括胸部成像。可疑的转移需要用组织学证据证实，在某些情况下，可能要推迟局部手术，进行全身系统治疗或姑息性放疗。

五、手术治疗

（一）术前准备

1. 术前规划对获得阴性切缘很关键。肉瘤切除应进行广泛切除。不应进行病灶内切除，因为病灶内切除会造成肿瘤细胞污染软组织，病变几乎一定会复发，尤其是在高级别肉瘤中。外科医师应在病变周围规划保留完整的组织包裹，无论是脂肪组织、筋膜还是肌肉，以获得阴性边缘。术前必须进行断层影像学检查，以便精准地设计手术方案。

2. 应采用纵向切口，而非横向切口。这对于将来需要进行二次切除的复发病例非常重要，因为纵向切口便于外科医师在切除复发灶时，沿着原切口做椭圆形扩切，且纵向切口容易缝合关闭。如果原来的切口不够大，纵向切口还能向两侧延伸，方便切除局部复发灶。

3. 通过术前影像学检查明确病灶周围神经血管结构的受累情况。如果无法通过影像学检查判断关键结构是否受累，术者应准备在术中取材送冰冻切片快速病理，以判断该结构可予以保留还是需要切除以达到安全外科边界。

4. 切皮前应按标准规范预防性使用抗生素。

（二）体位

患者体位取决于病变位置，并且因病例而异。如果在肢体上进行手术，必要时无菌单要覆盖整个肢体，并保留近端大血管的入路通道。应触诊肿块并标记切口。如果要切除的肉瘤距离躯干足够远，应用止血带时不会压迫肿瘤，则应使用重力驱血法而非Esmarch止血带。

手术技巧

1. 纵向入路位置选于肿块正上方（图44-3）。用高频电刀分离皮下组织，并电凝沿途的出血血管。使用止血钳分离开一个组织平面，撑起表层的薄层组织，用电刀在止血钳两个头之间切开组织（图44-4）。这有助于避免切到肿瘤或其他重要的神经血管结构。如果患者之前接受过放疗，则应使用电刀的切割模式，以防对放疗后的组织造成热损伤，进而影响伤口愈合。遇到小血管时，将电刀切换至电凝模式。大血管一律需要钳夹结扎（图44-5）。应避免在切除的肿瘤侧进行锐性牵拉。

2. 如果肿块位于筋膜浅层，应在肿块周围环形切开筋膜，并将筋膜作为深层手术边界。

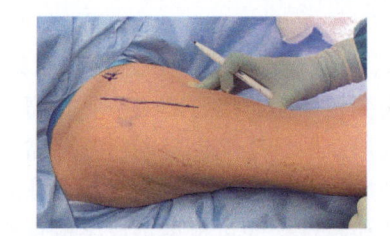

图44-3　以肿块为中心的纵向切口

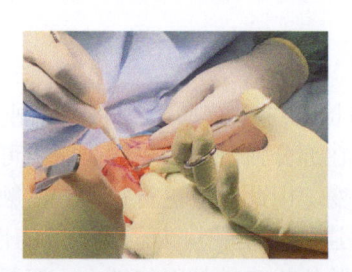

图44-4　在止血钳两头之间电凝分离

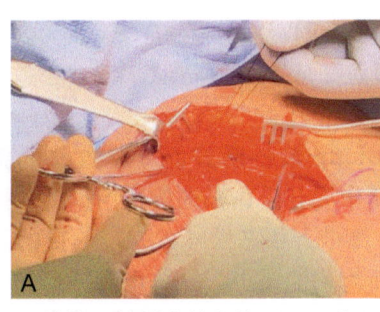

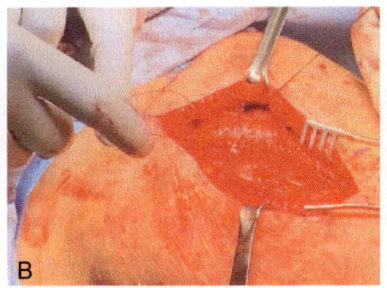

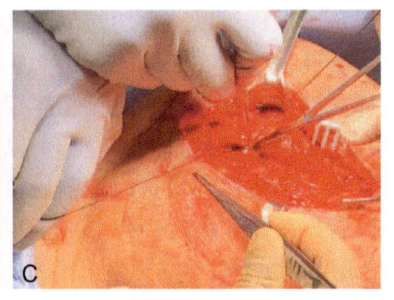

图 44-5　结扎 1 根钳夹的血管（A）；将 2 根从血管下穿过的缝线系紧以结扎血管（B），然后在两结扎处之间断开血管（C）

3. 如果肿块深达肌肉组织，则应切开筋膜，并将肿块周围的一部分正常肌肉组织纳入肿瘤边界。切下肿块后，要仔细充分触诊，以确认肿瘤未穿透周围结构（图 44-6）。

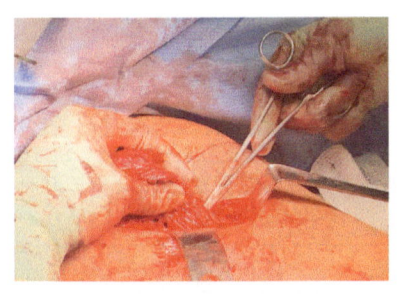

图 44-6　左手的肿块被健康的肌肉组织层包裹。用止血钳将仍附着在肿瘤周围的肌肉撑起，以便用电刀切割

4. 如果肿块侵犯神经，找到该神经在肿瘤的近端部分和远端部分，用手术刀切断。

5. 术中切缘要通过冰冻切片进行快速病理评估。通常从肿瘤床取数个深层部位，并借助"表盘"描述在创口周围的取材部位，如 12 点、3 点、6 点、9 点位置，以及深层边界。如果有需要或者某区域内出现了异常组织，则可以增加取样数量。如果边缘呈阳性，则需要在该区域进行扩大切除，直到冰冻切片报告肿瘤细胞为阴性。

6. 将肿瘤放在后面的台面上，用彩色编码缝线标记肿瘤边缘的 12 点、3 点、6 点和 9 点方向（图 44-7）。用墨汁将肿块深面涂黑，并将标本送去做病理检查（图 44-8）。

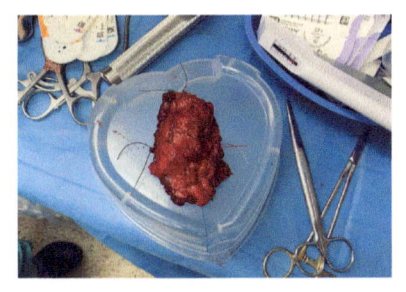

图 44-7　肿瘤周围被健康的肌肉组织包裹，用彩色编码缝线标记

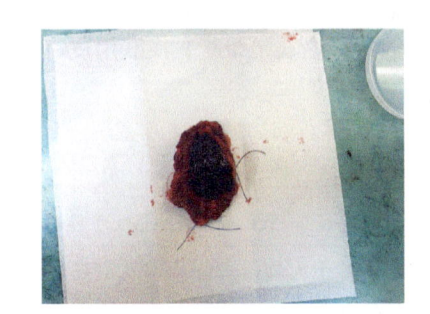

图 44-8　在标本的深面涂色，送最终病理检查

7. 在肿瘤床的 12 点、3 点、6 点和 9 点位置及深部留置外科夹，假如术后需要放疗，可以帮助定位。

8. 伤口应使用大量生理盐水冲洗。

9. 肉瘤切除术中要认真止血。如果有肿瘤细胞残留，并且有大血肿形成，那么整个血肿区域都会被肿瘤细胞种植或污染。冲洗后，在创面撒凝血酶以帮助止血。将手套放入伤口中，然后用手或无菌弹性绷带对伤口加压 10 分钟（图 44-9）。用手套代替海绵的目的是避免在移除时扯掉血凝块。根据伤口的大小放置 1 或 2 根引流管。引流管应放置在切口附近，并与切口在同一条直线上（图 44-9）。这样做是以备万一在最后的病理检查中发现切缘阳性，需要二次切除。此种情况下，引流道认为已被污染，需要在二次切除时一并切除。

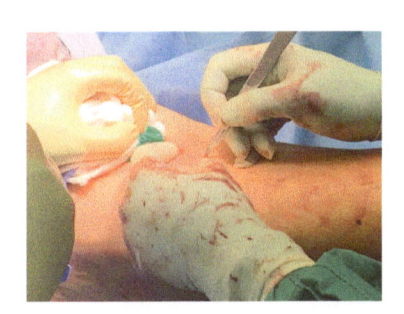

图 44-9　手套被加压按在创口内。引流管切口与手术切口在同一条直线上

10. 切除量的多少决定了关闭创口的复杂程度，有时关闭创口很复杂，甚至需要组织重排。理想情况下，术前应已规划好。如果计划进行整形手术，可以

分阶段进行，这样可以获得切缘的准确病理结果。如果切缘为阳性，则要在二期闭合手术之前进行扩大切除，这样能够规避在进行了复杂重排手术后，肿瘤床中难以判断阳性切缘位置的问题。可以用辐照后的同种移植物或人造皮肤基质暂时覆盖伤口。在切缘病理结果确认后，患者再重返手术室进行最后的创面覆盖。

11. 如果创口关闭不需要整形手术，外科医师应该逐层缝合。相邻的肌腹都应使用不可吸收线进行缝合，以关闭有可能形成血肿的无效腔。用粗可吸收线缝合筋膜。用可吸收线缝合皮下组织。皮肤用皮钉钉合，放置好的引流管需要缝合固定。对于癌症患者而言，伤口愈合非常重要，因为可能存在的营养不良及术前放疗有导致伤口延迟愈合的风险。

12. 用 Xeroform 敷料覆盖创口，然后覆盖上纱布。三卷纱布绷带展开后蓬松地放在切口上。接下来是 ABD 和弹性绷带。放蓬松纱布绷带的目的是在伤口上施加轻微而均匀的压力，以防止血肿形成。术前放疗、病态肥胖、广泛切除及切除筋膜的患者的伤口出现术后并发症的风险高，可以考虑采用真空辅助切口敷料。

经验与教训

术前评估	最大径 > 5cm 的肿块恶性可能性较大。
影像学	1. 对于大的深部肿块，术前应进行断层影像学检查（最好是增强造影）。 2. 在高度可疑的病例中，通常建议在活检之前进行 MRI 检查，因为空芯针穿刺活检造成的血肿会干扰影像学检查结果。
活检	1. 应在肉瘤中心由肌肉骨骼放射科医师或负责进行后续切除术的肿瘤外科医师进行，以确保取材部位得当。 2. 相较于开放式活检，空芯针穿刺活检为首选的一线诊断方法。
切口	纵向并位于肿瘤正上方。
切除	确保足够的切缘，如有需要，送冰冻切片快速病理。
闭合创口	确保严密止血并放置引流管。

六、术后

1. 对于位于大腿和膝关节区域的下肢肉瘤，患者术后需要使用膝关节固定器直至伤口拆掉皮钉，这有利于伤口制动休息并能防止因膝关节屈曲而增加伤口张力。对于位于肩部或上臂的上肢肉瘤，患者患肢术后需要用吊带悬吊直至拆掉皮钉，以使伤口制动休息。引流管需要留置至伤口 24 小时引流量 < 30ml。如果患者术前接受了放疗，为确保伤口充分愈合，皮钉通常需要 3 周后再拆除。

2. 应用第一代头孢菌素，直至拔除引流管。

七、并发症

1. 复发。
2. 血肿。
3. 感染。
4. 神经麻痹。
5. 血管损伤。

（窦慧茹　译）

第45章 腹膜后肉瘤切除术原则

Kerry M. Madison, Christina V. Angeles

一、定义

1. 软组织肉瘤是一种罕见的可发生于任何部位的间质细胞来源的恶性肿瘤。腹膜后（RP）肉瘤占所有软组织肉瘤的 15%～20%，其与四肢肉瘤相比是一个不同的类别，在检查、管理和治疗方面存在差异。

2. 腹膜后解剖（图 45-1）是一个三维空间，包含几个关键结构：肾上腺、主动脉、下腔静脉（IVC）、十二指肠第 2 部分和第 3 部分、胰腺、肾、输尿管、升降结肠和直肠。腹膜后肉瘤可累及任何腹膜内或腹膜后结构，可使正常解剖结构扭曲，使关键结构、解剖标识、解剖平面模糊不清，需要仔细进行术前影像学评估和术中探查评估。

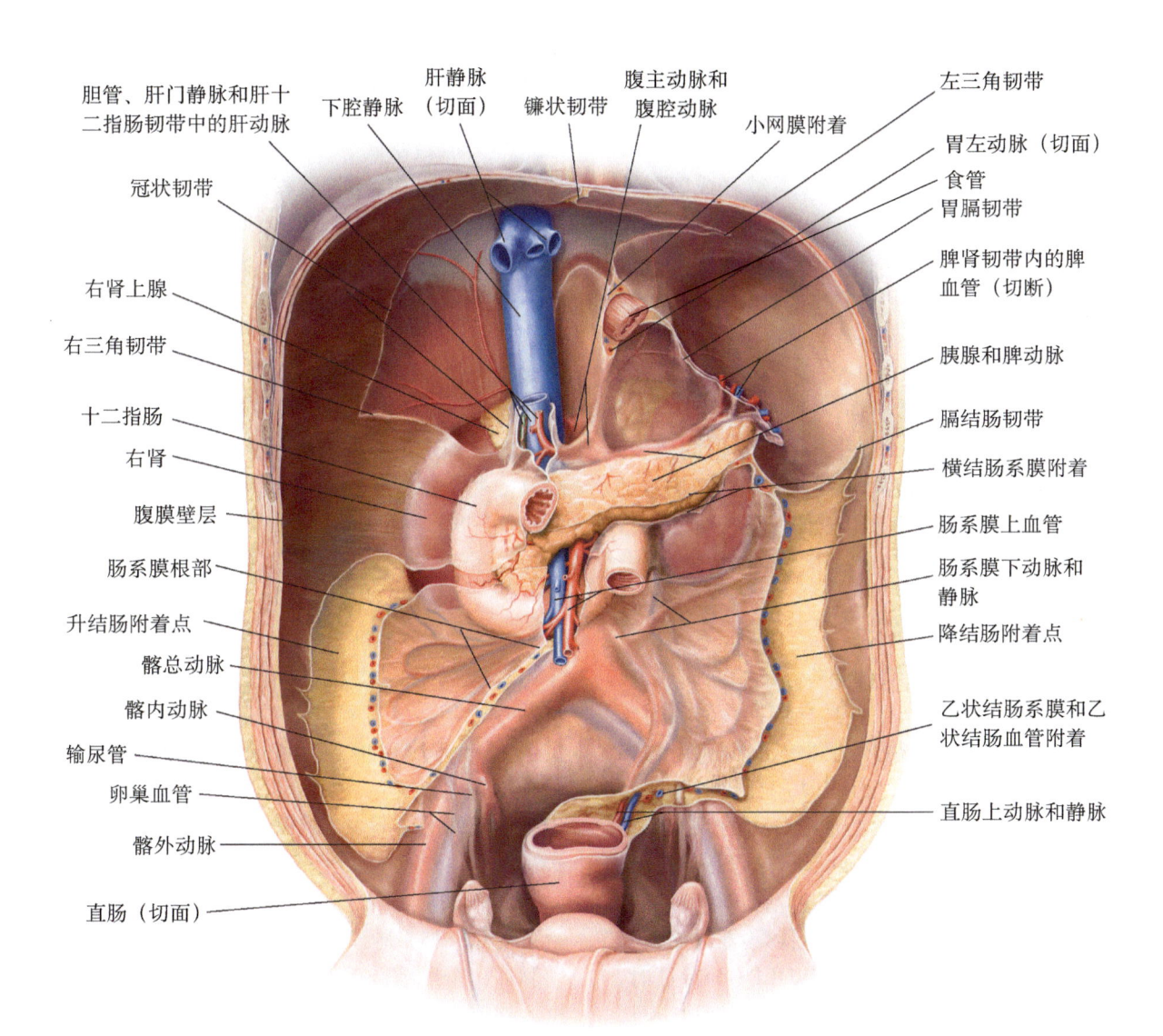

图 45-1　腹膜后解剖

3. 超过 70 种不同的组织学亚型是研究和治疗肉瘤的众多挑战之一，每一种亚型都有不同的生物学行为和复发模式，其中最常见的是脂肪肉瘤（60%）和平滑肌肉瘤（20%）。

4. 预后很大程度上取决于肿瘤能否彻底切除。其他影响预后的因素有组织学分级、肿瘤大小和患者年龄。

二、鉴别诊断

大多数腹膜后肿物是恶性的；但其中只有 1/3 是肉瘤。其鉴别诊断包括生殖细胞肿瘤、淋巴瘤、原发性腹膜后实体器官肿瘤、良性神经鞘肿瘤和转移性病变。在处理类似于肉瘤的腹膜后肿物之前，必须先确诊，因为鉴别诊断中的几种疾病都不是外科疾病。

三、病史和体格检查

1. 腹膜后肉瘤患者的症状通常不明显。经常在因其他原因而进行断层扫描成像时偶然发现肿物。不幸的是，由于症状缺乏特异性，确诊较晚，所以肿瘤在最初诊断时通常已经 > 10cm。

2. 症状可包括腹痛或背痛、体重减轻或因肿块累及周围结构而继发的症状。如果肿物影响到胃，患者可能会出现早饱；如果 IVC 或髂血管受压导致静脉阻塞，患者可能会继发下肢水肿；如果肿瘤累及腰大肌或股神经和（或）闭孔神经，患者可能会出现包括足下垂在内的神经症状。

3. 要进行详细的体格检查，这可以提示医师哪个结构被肿瘤累及，并有助于缩小鉴别诊断的范围。体格检查应包括腹部（因为患者可能有可触及的腹部肿块）、淋巴结、阴囊和四肢（以便发现神经或血管受累的迹象）。

四、影像学和其他检查

1. 所有的患者都需要腹部和骨盆的横断面成像。腹膜后肉瘤的一些组织学亚型具有特征性的放射学特征。例如，均匀致密脂肪肿块提示高分化脂肪肉瘤（WDLPS）（图 45-2A），而同时含有致密脂肪和固体成分的不均质肿块更可能是未分化的脂肪肉瘤（图 45-2B）。非钙化不均质增强肿块伴坏死或囊性变高度提示平滑肌肉瘤。引导下空芯针活检对确诊和指导治疗是必要的。但细针穿刺术不足以诊断肉瘤。

2. 当影像学以良性脂肪瘤或 WDLPS 为特征时，术前活检一般不会改变治疗方案，所以可推迟进行。若考虑为其进行新辅助化疗或放疗，则需要进行治疗前活检。

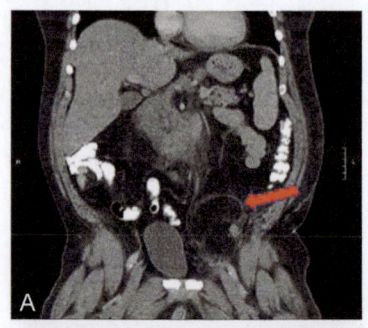

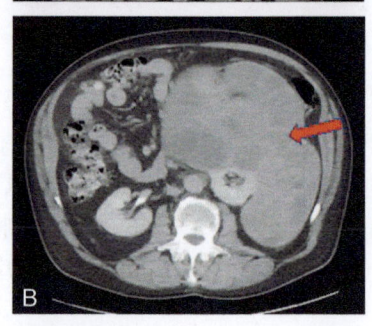

图 45-2 高分化脂肪肉瘤（WDLPS）增强 CT 的冠状面（A）和未分化脂肪肉瘤（DDLPS）轴向面（B）的 CT 对比扫描。红色箭头表示脂肪肉瘤

3. 肉瘤最常转移至肺部，因此，一旦确诊，需要评估患者是否伴有肺转移。如果肉瘤亚型有转移的高风险，则需要通过胸部 X 线片或 CT 断层扫描检查肺部。

4. 实验室检查通常不用于腹膜后肉瘤的诊断。应有选择地进行检测用于鉴别诊断。如果担心嗜铬细胞瘤或副神经节瘤，可考虑检测血清和（或）尿液间甲肾上腺素；如果担心淋巴瘤，可检测乳酸脱氢酶（LDH）；如果担心生殖细胞肿瘤，可检测生殖细胞肿瘤标志物 [如甲胎蛋白（AFP）、β- 人绒毛膜促性腺激素（β-hCG）]。

五、手术治疗

（一）术前规划

1. 腹膜后肉瘤是一种复杂的疾病，在开始任何治疗之前，所有病例都需要在多学科肉瘤肿瘤委员会进行评估和报告。考虑单纯切除的预后不理想，对高危肿瘤应考虑新辅助化疗和（或）放疗。当患者在专门的肉瘤中心接受治疗时，总生存率可提高 20%。

2. 术前应仔细查看影像学资料，以确定肿瘤是否可切除。如果肿瘤累及关键血管结构（如肠系膜上动脉、门静脉或肠系膜根部）、侵犯脊髓、存在腹腔植入物或完全切除会导致不可接受的致病率，则认为肿瘤不可切除。最后一点通常需要患者和医师共同决定。例如，若患者本来就有透析依赖风险，要达到完全切除还需要对其进行肾切除术，则团队必须确定与患者的治疗目标是否一致。

3. R2 切除（肉眼残留病变）或不可切除病变后的总生存率相等；因此，不建议进行减瘤手术。不能切除的疾病按Ⅳ期疾病管理。对于难治性患者，可采用肠改道手术或其他姑息性手术。

4. 应复习影像学检查，对可能需要与肿瘤一起切除的其他器官（如果有）进行相关规划。例如，若考虑行肾切除术，则应进行肾灌注扫描以确保对侧肾功能正常。若预期进行脾切除术，患者应在术前接种适当疫苗。

5. 对于腹膜后肉瘤患者，第一次手术是最重要的；如果实现了完全切除，预后可得到改善。有鉴于此，术前与必要的专家进行讨论以规划手术入路并确认手术当天有时间是非常重要的。例如，涉及泌尿外科的输尿管再植或血管外科的血管重建。

（二）术中规划和体位

1. 在麻醉诱导前，应针对皮肤和肠道菌群前使用适当的抗生素，以降低手术部位感染的风险。

2. 诱导后，放置 Foley 导管和鼻胃管和（或）胃管。根据肿瘤的大小、部位和范围，应考虑放置单侧或双侧输尿管支架。

3. 手术开始前应与麻醉小组讨论切除范围和预期失血量。如果肿瘤较大且累及血管，手术室内应备好血制品。需要多处经外周静脉粗针穿刺或经中心静脉建立的适当的血管通路，特别是当有主要血管受累时（如下腔静脉）。

4. 患者体位取决于皮肤切口和入路的位置。目的是提供最佳显露，能够彻底整块切除肿瘤和血管控制。

（三）概述

1. 切缘达阴性的手术切除仍是治疗腹膜后肉瘤的主要方法，因为这是唯一可能治愈的选项。由于这种疾病具有显著的异质性，每个病例的情况都不尽相同；不过，遵守基本原则有助于达到彻底整块切除的目标。

（1）进入腹膜后间隙后，要进行详细检查，以确保可切除。在确定可以切除之前，不应切除肠系膜、输尿管和大血管等结构。

（2）接下来，应进一步进行解剖，以便观察和显露整个肿物，并确保能够控制血管。较大的肿瘤通常会改变正常解剖结构，因此在切开组织结构之前，利用周围的解剖标志辨认所有的结构是非常重要的。

（3）肿块充分显露（图 45-4），解剖结构明确后，便可进行切除，注意可能需要切除多个器官。

最佳入路取决于肿块的大小和部位，应在术前确定。

5. 一般情况下，患者取仰卧位，双臂外展，采用经腹正中开口（图 45-3A）。如此可为操作提供足够的显露，并且在患者复发时，易再次进入。

6. 如果肿瘤向左上方或右上方延伸，或累及膈肌，则可采用胸腹切口（图 45-3B）。在这种情况下，应让患者侧卧（全侧或斜侧）并折叠病床。让患者侧卧时，必须妥善垫衬垫以保护受压部位，并留出腹壁，以防需要造口。

7. 当肿瘤集中于腹膜后下部或盆腔时，可采用横向侧腹切口（患者取侧卧位）（图 45-3A）或 Gibson 切口（患者取仰卧位）（图 45-3A）。

8. 如果肿瘤蔓延至股管或腹股沟管，则可能需要另做腹股沟切口（图 45-3A）。

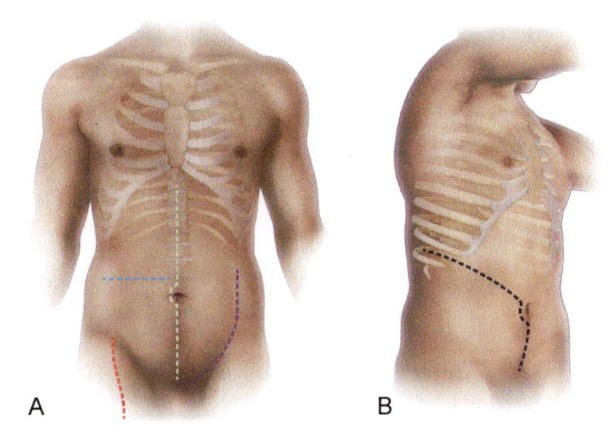

图 45-3　手术切口
腹正中切口（用绿线表示）、腹股沟反切口（用红线表示）、Gibson 切口（用紫色线表示）、横切口（用蓝线表示）（A）；胸腹切口（B）

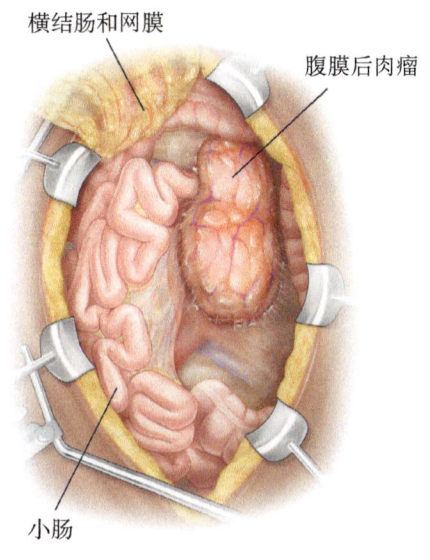

图 45-4　使用 Thompson 牵引器，通过腹正中切口显露腹膜后肉瘤

(4) 在肿瘤距边缘最近的瘤床区域放置金属夹定位,以备术后放疗。重建完成后可关腹。

(5) 由于淋巴结转移的发生率低,并不常规进行淋巴结切除术。

(6) 与病理学家一起直接定位肿瘤,以确保准确评估肿瘤边缘,特别是距切缘最近的区域。

(7) 不建议术中常规应用冰冻切片。

(8) 在整个手术过程中,重要的是要小心处理肿瘤,以尽量减少破裂或包膜撕裂的风险。

2.腹膜后肉瘤的位置和范围差别很大。手术切除不能只使用一种方法,必须为每个患者量身定做。下面,我们概述了切除过程中可能遇到的一些解剖学问题。

(1) 腹膜后肉瘤切除术经常会涉及结肠,可能需要切除肠壁或血供受累的部分。

(2) 肾脏是腹膜后器官,常被肿瘤包裹或累及。根据涉及肾实质或肾血管的情况,可能需要进行肾切除术。若未侵犯肾实质,低级别肉瘤可考虑行肾包囊切除术。此外,若累及输尿管,而肾脏及其血管供应完全没有肿瘤,则可考虑切除肿瘤时保留肾脏,并行输尿管再植术。

(3) 对于左侧肿瘤,可能需要进行脾脏切除术和(或)胰腺远端切除术。如果肿瘤累及脾脏血管或其实质,则应切除脾脏。理想情况下,应在结扎回流静脉之前控制近端脾动脉。如果进行远端胰腺切除术,正常残留的胰腺术后发生胰漏的风险很高。应考虑放置引流管。

(4) 腹膜后肉瘤中有一部分来自和(或)累及下腔静脉(IVC)(图45-5)。IVC在解剖学上可分为三部分:下段(髂静脉分叉到肾静脉)、中段(肾静脉到肝静脉)和上段(肝静脉到右心房)。可使用Kocher手法(图45-6A)或Cattell-Braasch手法(图45-6B)显露下段IVC。对于累及肝后中段IVC的肿瘤,可能需要同时进行肝切除和(或)静脉-静脉分流。同样,如果涉及上段IVC的肿瘤可切除,可能需要体外循环和(或)低体温循环停搏。对于大多数腹膜后肉瘤切除术通常不推荐使用术中冰冻切片,但IVC肿瘤的切缘建议冰冻病理。IVC重建方式应根据具体的临床情况和术中发现进行选择;其方案包括合成管道移植、自体补片修补,如果长期闭塞/压迫伴有充分完整的侧支(如性腺静脉和肾上腺静脉),可考虑结扎。

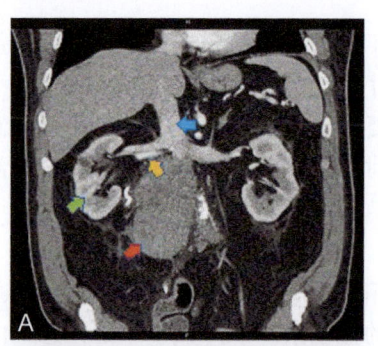

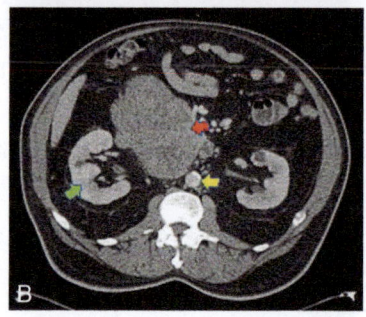

图45-5 腹膜后平滑肌肉瘤累及下腔静脉的CT扫描,冠状面(A)和轴状面(B)。红色箭头表示肉瘤。蓝色箭头为下腔静脉。黄色箭头为腹主动脉。橙色箭头为右肾动脉。绿色箭头为右肾

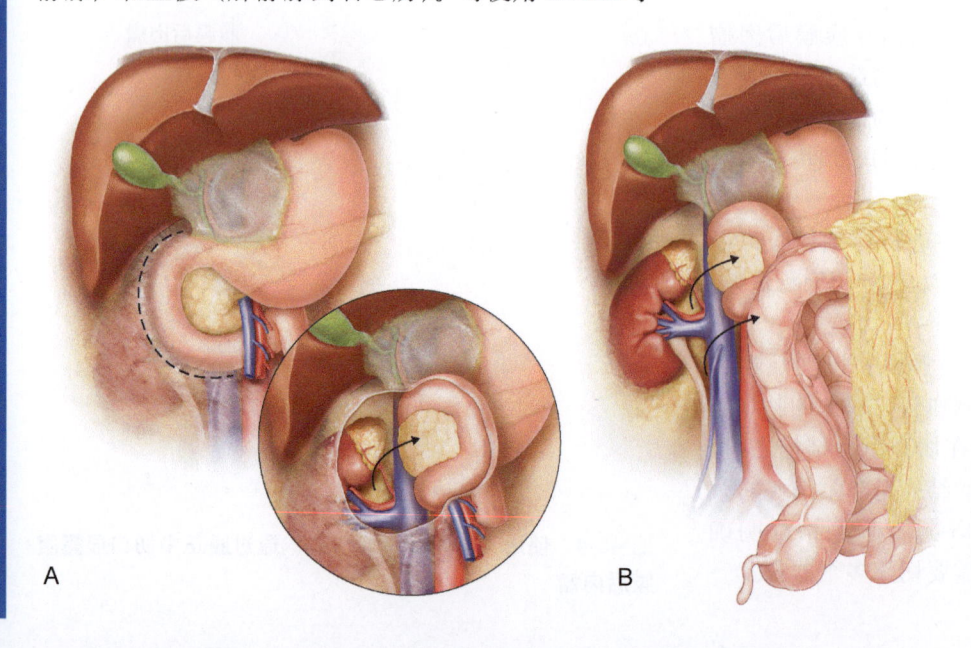

图45-6 显露下腔静脉
Kocher手法是将十二指肠和胰头向内侧移动,以显露下腔静脉(A);Cattell-Braasch手法需要扩大分离范围,使升结肠向内侧翻转(B)

(5) 肠切除通常是整块切除的一部分。手术记录应记录回盲瓣是否完整、切除了多少小肠及剩余多少小肠。这一点很重要，因为切除过多有造成短肠的风险。

（四）切除范围

1. 采用仅切除肿瘤加旁边受累器官的标准切除还是间隔室切除（切除所有相邻的未受累器官）一直存在争议。研究表明，间隔室切除术可减少局部复发，但总体生存率并无改善。

2. 侵袭性组织学是预测局部复发最重要的预测因子，扩大切缘可能对这些患者有益。

3. 考虑最大限度的切缘将有助于确定总体切除范围。

经验与教训

术前准备	如果未对术前影像学资料进行充分回顾以了解主要结构的受累情况，则可能会导致切除不充分和预后不佳。
切口	在因肿瘤太大而显露受限的区域，切口位置对于获得最佳显露至关重要。
可切除性	在确定可切除之前，不应离断关键结构。
肿瘤包囊	在手术过程中须非常小心，以确保手术切除不破坏包囊。
减瘤手术	彻底的手术切除是治疗的基础。减瘤切除术并不能提高生存率，因此不应进行。为控制症状，可考虑姑息性治疗。
缺乏随访	肿瘤复发率很高，应密切随访患者，进行断层扫描检查和临床评估。

六、术后

术后护理的一些特殊之处和细微差别取决于切除范围。不过，所有患者都应接受充分的镇痛、积极的肺部排痰处理、早期下床活动和深静脉血栓（DVT）预防，无论住院时间长短，以上均应持续30天。

对于较大的肿瘤，患者通常有较多的体液转移，应适当监测和复苏。

即使不需要行肠切除术，患者术后肠梗阻的时间也会延长，因此应慎重考虑鼻胃管的留置和拔除及饮食的过渡。

（一）新辅助治疗和辅助治疗

1. 由于局部复发率很高，为22%～84%，对于高级别亚型和预计或已知切缘较近的患者可考虑放疗。然而，虽然一些数据显示新辅助放疗对无复发间隔有有利的影响，但最近一项随机对照试验的数据显示，新辅助放疗与仅行手术相比未显示出优势。鉴于术后放疗对肿瘤床器官的毒性，通常不建议采用，如可行，最好再次切除，而不是放疗。

2. 化疗通常不用于病灶可切除的患者，因为化疗耐药性在常见的肉瘤亚型中发生率较高。辅助（或新辅助）化疗可考虑用于组织学上化疗敏感的类型，如骨外尤因肉瘤、黏液样脂肪肉瘤、横纹肌肉瘤和滑膜肉瘤。

（二）监测

美国国立综合癌症网络（NCCN）指南建议在术后的第2～3年每3～6个月进行1次体格检查和胸、腹、骨盆断层扫描检查，然后每6个月1次，直到第5年，之后每年进行1次复查。

（三）治疗效果

1. 腹膜后肉瘤不同于躯干和四肢肉瘤，总体预后较差。有多方面的原因造成这种差异，包括组织学、大尺寸和包括关键结构在内的多器官受累。

2. 尽管进行了彻底的大体切除，腹膜后肉瘤的局部复发率仍高达84%。局部复发是腹膜后肉瘤患者死亡的主要原因。由于对全身治疗反应不佳，手术切除仍是最好的治疗选择。然而，再次手术和扩大切除范围意味着更多的并发症和更高的死亡率，必须仔细权衡利弊。

七、并发症

1. 出血/血肿。
2. 肠吻合口漏或瘘。
3. 脓肿。
4. 伤口感染。
5. 急性肾损伤和需要长期血液透析。
6. 肠梗阻。
7. 胰瘘。
8. 深静脉血栓或肺栓塞。

（马嘉宜 译）

第四部分　内分泌学

第46章　甲状腺切除术

Hunter J. Underwood, David T. Hughes

一、定义

1. 甲状腺腺叶切除是指切除一个完整的甲状腺腺叶和峡部，可以用于诊断或治疗甲状腺疾病。

2. 甲状腺全切是一个治疗手段，是指切除甲状腺所有组织，包括甲状腺两叶及峡部。

3. 甲状腺疾病中需要进行甲状腺腺叶切除的最常见的情况是甲状腺单发结节。成年人甲状腺结节的发病率很高，因检查手段不同，发病率也不尽相同。触诊可发现2%～6%的成年人有甲状腺结节，但因为影像学检查（如因创伤行颈部CT检查、颈动脉多普勒超声筛查）偶然发现的甲状腺结节发病率高达19%～35%。

4. 甲状腺腺叶切除最常见适应证如下。

（1）诊断不明确的单发甲状腺结节。

（2）有症状的单发甲状腺结节（如有压迫症状的单侧甲状腺肿或有自主分泌功能的甲状腺结节）。

（3）低风险甲状腺乳头状癌（如直径＜4cm，没有腺外侵犯的证据，没有淋巴结转移）。

5. 甲状腺全切除最常见的适应证如下。

（1）Graves病。

（2）总体来说，甲状腺全切适用于除了低风险甲状腺乳头状癌以外的大部分甲状腺癌。甲状腺全切的患者可能同时需要中央组淋巴结清扫（第51章）。

（3）多结节性甲状腺肿。

二、解剖

1. 甲状腺左右两叶由中间狭窄的峡部相连，其位于颈前部的中央、甲状软骨的下方。甲状软骨形成称为"亚当的苹果"的喉结。

2. 甲状腺腺叶位于颈动脉鞘和胸锁乳突肌中间（图46-1）。

3. 甲状腺前外侧面覆盖着胸骨甲状肌和胸骨舌骨肌。

4. "甲状腺被膜"是由气管前筋膜延伸而来的结缔组织，包裹着甲状腺，在其后方增厚形成Berry韧带。

5. 甲状腺的血供来自甲状腺上下动脉。甲状腺上动脉起自同侧颈外动脉，与甲状腺上静脉伴行。甲状腺下动脉起自甲状颈干。甲状腺中静脉汇入同侧颈内静脉。

6. 左侧喉返神经（RLN）在主动脉弓水平起自迷走神经并绕过动脉韧带向上；右侧喉返神经绕过右锁骨下动脉向上（图46-2）。右侧喉不返神经的发生率为0.5%～1%。

7. 喉返神经支配除环甲肌外的所有喉内在肌。

8. 喉上神经内侧支是声门上喉部的感觉支，外侧支位于咽下缩肌表面并沿甲状腺上血管下行至环甲肌。

9. 上甲状旁腺常位于甲状腺腺叶上极和喉返神经的后方，下甲状旁腺位置不固定，经常位于甲状腺腺叶下极和喉返神经前方或甲状腺腺叶的下侧方。

三、病史和体格检查

1. 虽然甲状腺结节很常见，但大多数都是良性的。医师可以通过详细的问诊筛查哪些患者可能需要手术治疗。既往颈部放疗史、增长迅速的肿块、声音嘶哑、相关淋巴结肿大或有肿瘤家族史的患者的结节要怀疑恶性的可能性。吞咽困难、呼吸困难、压迫感或颈部有不能耐受的异常肿物感常提示甲状腺结节大且有压迫症状。

276　第四部分　内分泌学

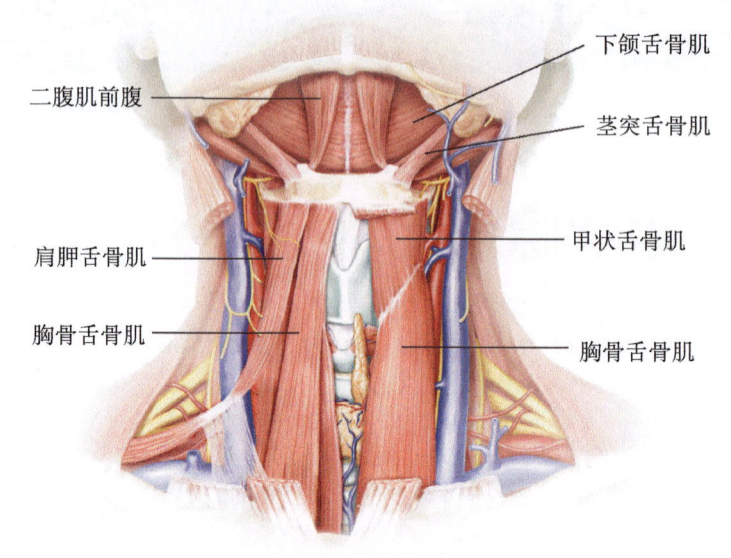

图 46-1　颈部带状肌

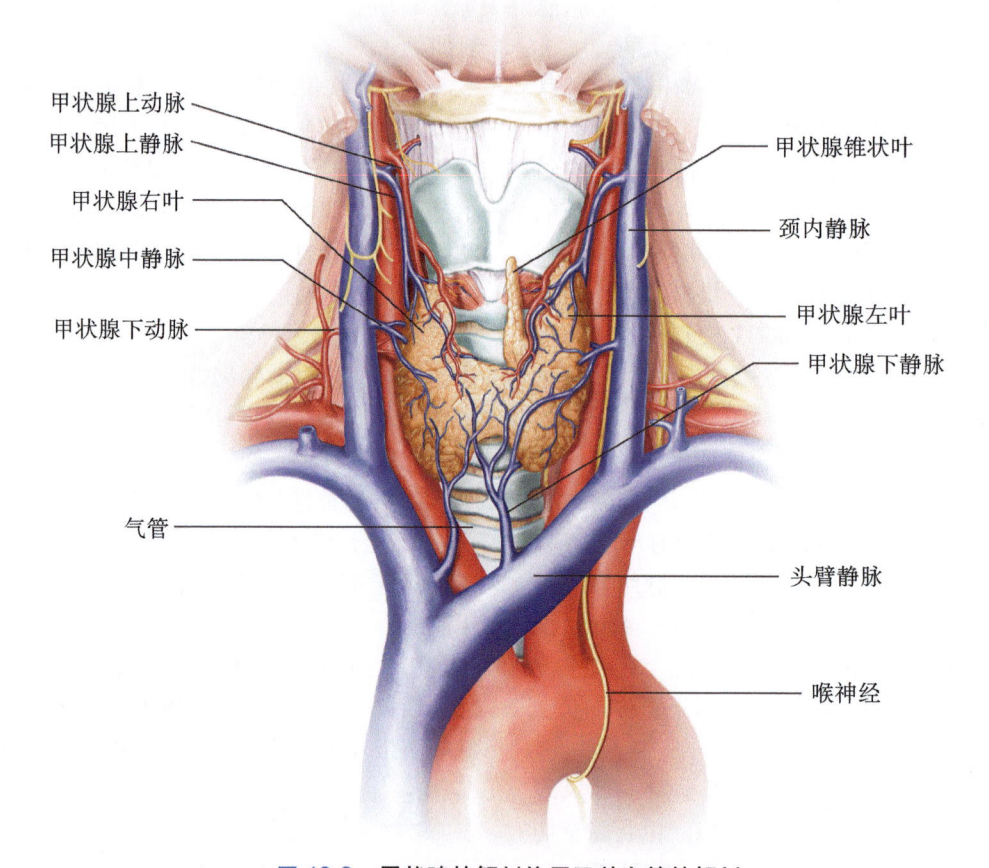

图 46-2　甲状腺的解剖位置及其血管的解剖

2. 体格检查应详细检查甲状腺结节的特点，如大小、质地及个数等，同时应触诊颈部相关区域有无肿大淋巴结。

四、影像学和其他检查

1. 甲状腺功能检查　促甲状腺激素（TSH）可以评估患者甲状腺的功能。

2. 超声　颈部超声对评估甲状腺结节具有高度敏感性，但与检查医师的能力有关。如果超声图像显示甲状腺结节有腺外侵犯、可疑淋巴结转移或有异常淋巴结肿大，常提示甲状腺癌分期晚，需要甲状腺全部切除和相关淋巴结清扫，并且术后常需要放射性碘治疗。

3. **活检** 细针穿刺术（FNA）适用于超声检查有恶性征象和有相关高危因素（如甲状腺癌家族史或放射暴露史）患者的甲状腺结节。FNA 细胞学结果根据 Bethesda 系统进行分级，从而指导接下来是进行甲状腺切除还是超声随访。FNA 也用于明确颈部淋巴结是否为转移的淋巴结。

4. **分子检测** Bethesda 系统分级为Ⅲ和Ⅳ级的甲状腺结节常被定义为"性质不定的甲状腺结节"，恶性风险分别为 6%～18% 和 10%～40%。对于这些性质不定的甲状腺结节通常推荐行诊断性甲状腺腺叶切除术，然而，术后大部分患者最终病理结果并不是恶性。对于活检结果为性质不定的甲状腺结节者，分子检测可以帮助诊断。

5. **CT** 术前颈部和胸部 CT 检查只有在以下特殊情况时进行检查。

(1) 恶性肿瘤：颈部 CT 检查可以明确肿瘤有无侵犯甲状腺周围组织器官，如颈动脉、颈内静脉或气管，而这时可能需要改变手术入路。颈部 CT 检查还可以提供详细的颈部淋巴结肿大情况。胸部 CT 检查可以评估有无远处转移。

(2) 巨大甲状腺肿：颈胸部 CT 检查可以明确巨大甲状腺肿所致的气管梗阻程度或确定其胸骨后范围，这在超声检查是很难发现的。如果超声或触诊不能检查到甲状腺或结节的下极，胸部 CT 检查可以确定结节在胸骨后的范围并帮着判断是否需要劈开胸骨。

6. **喉镜检查** 对于有声音嘶哑或者既往有颈部手术史的患者术前应该进行纤维喉镜检查以评估喉返神经的功能。喉镜检查可以提供患者术前双侧声带的当下状态和基线情况。

五、手术治疗

（一）概述

1. 甲状腺腺叶切除可以治愈单侧甲状腺肿和有症状的单发实性毒性甲状腺结节。

2. 对于穿刺或分子检测不能明确性质但又怀疑恶性的甲状腺结节（Bethesda 系统分级Ⅲ和Ⅳ级）只能通过最终病理确诊，对于这部分患者来说，甲状腺腺叶切除既是一种诊断方法，也是治疗方法。

3. 甲状腺腺叶切除适用于低危的甲状腺乳头状癌患者，低危患者指肿瘤直径＜ 4cm 并且没有腺外侵犯和淋巴结及远处转移的患者。

4. 对于其他甲状腺癌患者，应行甲状腺全切除术，如既往有头颈部放疗史的怀疑或确定的恶性甲状腺结节、Graves 病、巨大或胸骨后甲状腺肿（参见第 47 章）或有症状的甲状腺肿（吞咽困难、压迫感、呼吸困难）。

5. 在甲状腺腺叶切除前，医师和患者都应该有根据术中探查情况而更改手术方式为甲状腺全切的心理准备，如术中发现预期外的高风险特征如肉眼可见的腺外侵犯、颈部中央区淋巴结转移或术中发现肉眼切缘不净。

（二）术前准备

1. 甲状腺腺叶切除常需要在全身麻醉下进行，但是局部区域阻滞加镇静对于某些患者也是合适的。如术中需要喉返神经监测，常需要用短效肌松药如琥珀酰胆碱诱导麻醉。

2. 甲状腺腺叶切除术后伤口感染的概率很小，所以术前不必常规应用抗生素。

（三）体位

患者上肢用布单包裹固定在身体两侧、仰卧在手术台上（图 46-3）。肩下放置肩垫使颈部充分展开，但不要过分伸展以避免术后颈部不适。也可以调整手术床为半卧位或沙滩椅位以更好地伸展颈部。

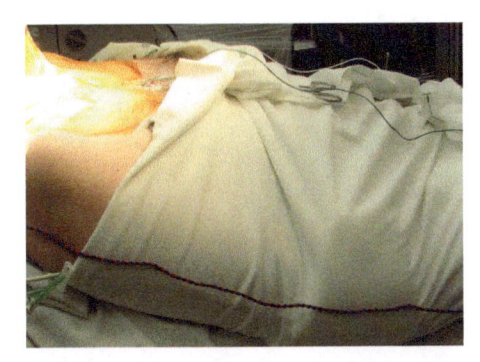

图 46-3 患者体位。应用布单将上肢固定在身体两侧

（四）切口和皮瓣游离

不管切除哪侧甲状腺，对称性颈部低领切口都是首选。切口应位于胸骨上切迹上方和环状软骨下方的颈纹以利于术后切口更美观（图 46-4）。如果没有明显的颈纹，沿朗格氏线的切口也是合适的选择。此切口可以充分显露整个甲状腺组织尤其是甲状腺上极。

（五）显露腺体

1. 沿切口切开皮下组织和颈阔肌，游离颈阔肌皮瓣可以更好地显露（图 46-5）。皮瓣向上游离至甲状软骨，向下游离至胸骨上切迹。游离皮瓣时应小心以免损伤颈前浅静脉从而导致出血，如果损伤了血管，应充分止血后再继续操作。

278　第四部分　内分泌学

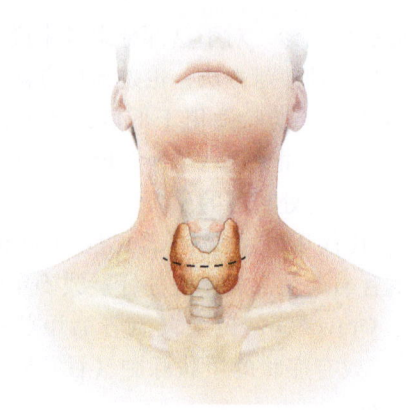

图 46-4　切口位置。体表可触及的胸骨切迹和环状软骨可以帮助定位切口位置

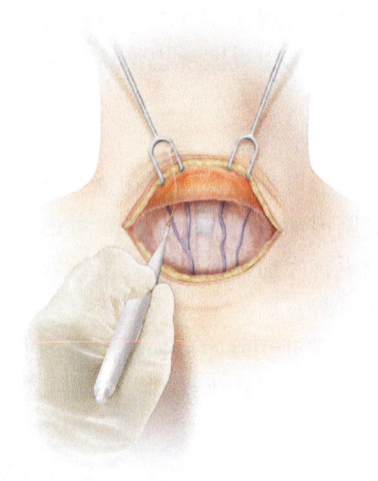

图 46-5　游离颈阔肌皮瓣。充分牵开切口可以更好地分离皮瓣并防止损伤皮肤

2. 切开带状肌之间的颈白线一直至甲状腺峡部平面（图 46-6）。

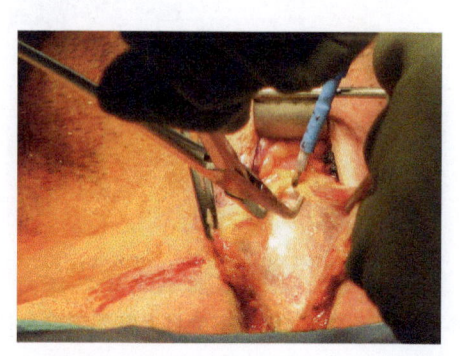

图 46-6　显露甲状腺。带状肌之间的颈中线是无血管区，切开后可以显露甲状腺

3. 切开甲状腺表面的胸骨舌骨肌和胸骨甲状肌并向两侧拉开。对于巨大甲状腺结节患者，可以切断带状肌，从而帮助显露甲状腺，甲状腺切除后再重新缝合带状肌。

4. 应用手指或止血钳将甲状腺腺叶向中间牵拉，分离甲状腺和颈动脉鞘之间的间隙至椎前筋膜（图 46-7）。在此过程中，应切断并结扎甲状腺中静脉。

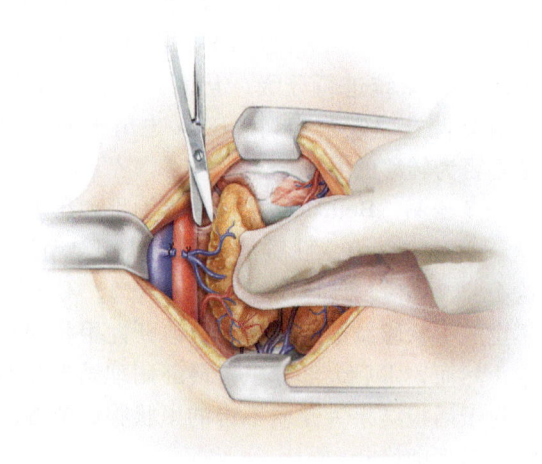

图 46-7　显露甲状腺后方。向中间牵拉甲状腺，切断并结扎甲状腺中静脉。甲状腺后方的疏松结缔组织可以用剪刀钝性分离

5. 分离甲状腺峡部可以增大甲状腺腺体的游离度。分离甲状腺峡部上缘的悬韧带和相关血管，如果有锥状叶，此时应将其分离并切除。分离甲状腺峡部下缘的甲状腺下血管和连在气管表面的组织。

6. 如果患者以后有甲状腺全切的可能，为了防止瘢痕形成，应尽量避免游离对侧甲状腺。

（六）处理甲状腺上极

1. 在环甲肌和甲状腺之间的环甲间隙是无血管区，我们可以钝性分离此区域直至椎前筋膜。将甲状腺上极向下侧方牵拉可以更方便地分离此区域（图 46-8）。

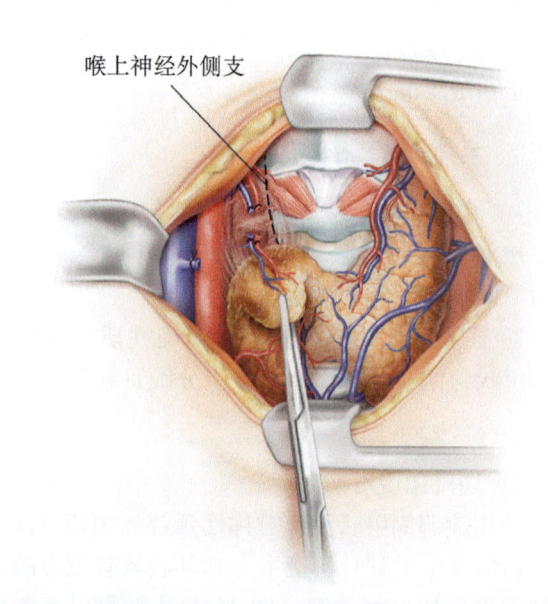

图 46-8　显露甲状腺上极。钝性分离打开环甲间隙，向下侧方牵拉甲状腺上极可以减少损伤喉上神经外侧支（图中虚线）的风险

第 46 章 甲状腺切除术　279

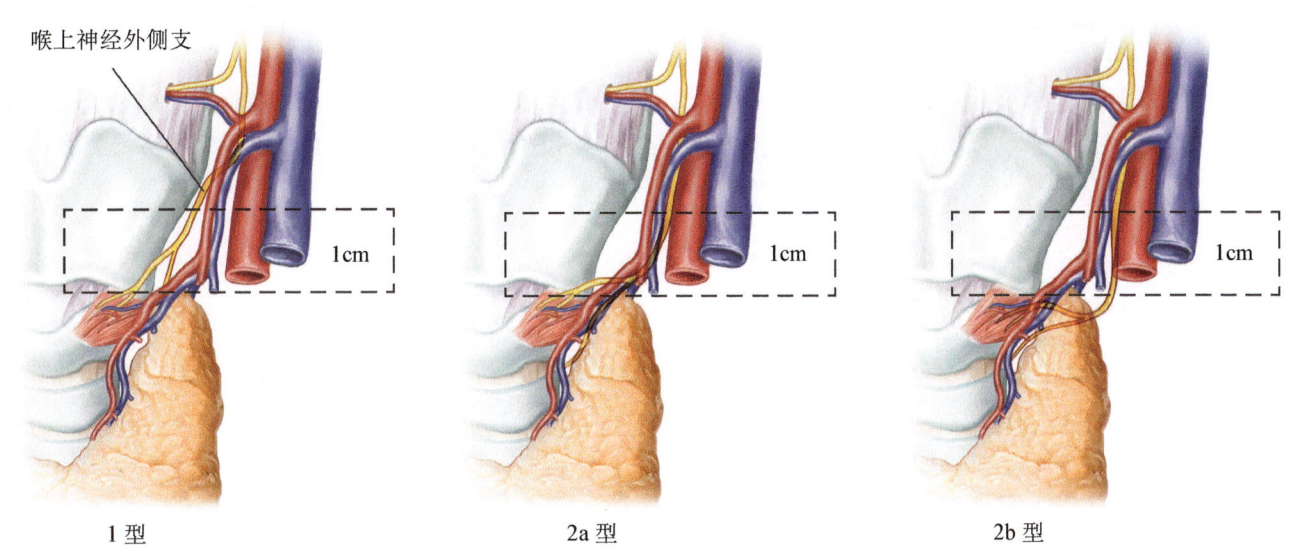

1 型　　　　　　　　　　2a 型　　　　　　　　　　2b 型

图 46-9　喉上神经外侧支的解剖变异。神经穿过血管的位置距离甲状腺上极超过 1cm 的为 1 型。神经穿过血管的位置距离甲状腺上极＜1cm（2a 型）或在甲状腺上极下面（2b 型）均为 2 型，此型神经在术中很容易被损伤（引自 Cernea CR, Ferraz AR, Nishio S, et al. Surgical anatomy of the external branch of the superior laryngeal nerve. Head Neck. 1992; 14(5): 380-383. Copyright © 1992 Wiley Periodicals, Inc. Reprinted by permission of John Wiley& Sons, Inc.）

2. 此分离过程中，应找到并保护喉上神经外侧支。喉上神经外侧支在进入其所支配的肌肉前，需要穿过甲状腺上极附近的血管，分离时很容易将其损伤。Cernea 等曾描述过喉上神经外侧支与甲状腺上血管的解剖变异关系（图 46-9）。

3. 断开上极血管时应在甲状腺包膜层面进行以避免损伤喉上神经外侧支。

4. 在分离此区域时可能找到上甲状旁腺，应将其从甲状腺上游离下来并保留其血供，上甲状旁腺的血供来自甲状腺下动脉或甲状腺上动脉。

（七）处理甲状腺侧方

1. 游离完甲状腺上极后，可以继续游离甲状腺侧面和下极。向中间和前上方牵拉甲状腺腺叶以显露食管周围间隙，另一助手向侧方牵拉带状肌和颈动脉鞘以显露甲状腺旁间隙。

2. 在手术切除时，辨认并保护喉返神经是极其重要的。术中应尽早找到喉返神经，此神经位于甲状腺下极的气管食管沟内，向头侧分离神经，可见其经过甲状腺下动脉的上方或下方，向上进入环甲肌。此处由于甲状腺的牵拉和 Berry 韧带的附着，喉返神经很容易被损伤。

3. 应紧贴甲状腺包膜离断甲状腺下动脉的三级分支（图 46-10）。这样可以降低损伤神经和甲状旁腺血管的风险。

4. 断开 Berry 韧带，将甲状腺从气管上完全剥离下来。

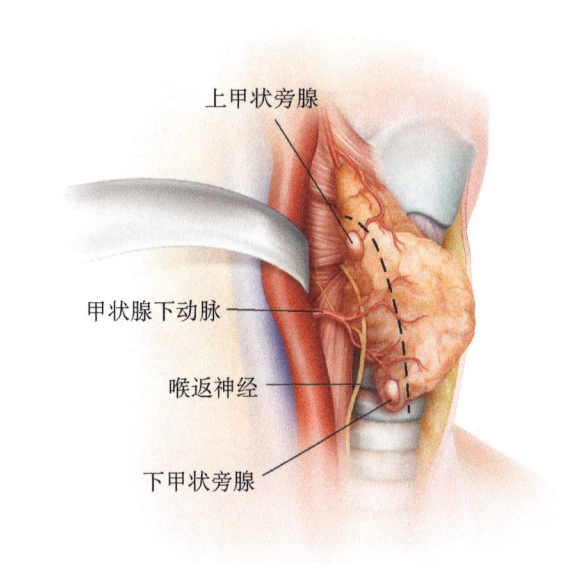

图 46-10　离断甲状腺下动脉。为避免损伤喉返神经和甲状旁腺的血供，应紧贴甲状腺包膜结扎甲状腺下动脉的第三级分支。图中虚线为分离区域

（八）保护甲状旁腺

术中游离甲状腺后方时仔细分离找到甲状旁腺，将其向后外侧牵引从甲状腺上游离下来进行保护。甲状腺下动脉的主干不应在远离甲状腺包膜处结扎，因为它是上甲状旁腺和下甲状旁腺的主要血供。

（九）甲状腺全切术中甲状腺的横断

1. 实施甲状腺全切术时，对侧甲状腺用同样的方法切除，并将峡部从其深部气管表面分离下来（图 46-11）。

280　第四部分　内分泌学

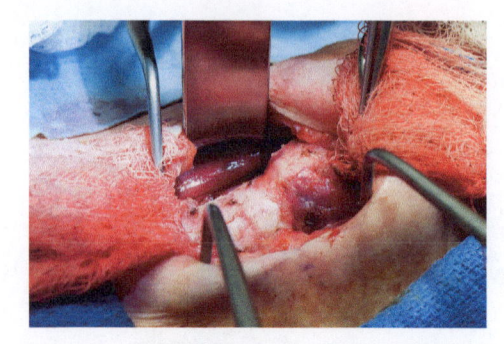

图 46-11　甲状腺全切除后，剩下裸露的气管

2. 要完成甲状腺腺叶切除，需要将对侧甲状腺腺叶和峡部连接处横断切下来。如果连接处组织少，应用能量器械或烧灼法可横断切开此处的同时获得很好的止血效果。如果此连接处组织多，应使用止血钳贯穿钳夹此处组织，用手术刀横断切开此处甲状腺，将标本切除（图 46-12）。在止血钳下方应用可吸收线连续缝合止血。

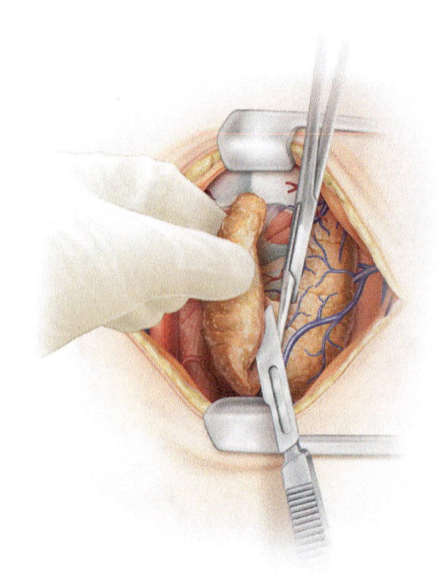

图 46-12　切断甲状腺。切断甲状腺峡部和对侧腺叶的连接以去除标本

（十）关闭切口

1. 关闭切口前，手术区域应仔细止血。没有控制的小的隐匿性出血将导致严重的颈部血肿。

2. 再次评估甲状旁腺的活力，另外，切除的甲状腺标本应该仔细寻找有无误切的甲状旁腺。如果甲状旁腺失去活力或被误切除，应该切成碎片移植至同侧胸锁乳突肌内。在移植前行冰冻切片检查可以帮助确定移植物是否为甲状旁腺组织。

3. 再次用肉眼或喉返神经检测仪检查喉返神经确保其完整性。既往文献显示术中应用神经检测法和视觉辨认神经法在预防神经损伤方面是相似的，然而，近来研究发现术中应用神经检测法可以降低神经损伤发生。

4. 彻底止血后，应用可吸收线间断缝合带状肌（图 46-13）。缝合时应小心，以避免损伤颈前静脉。

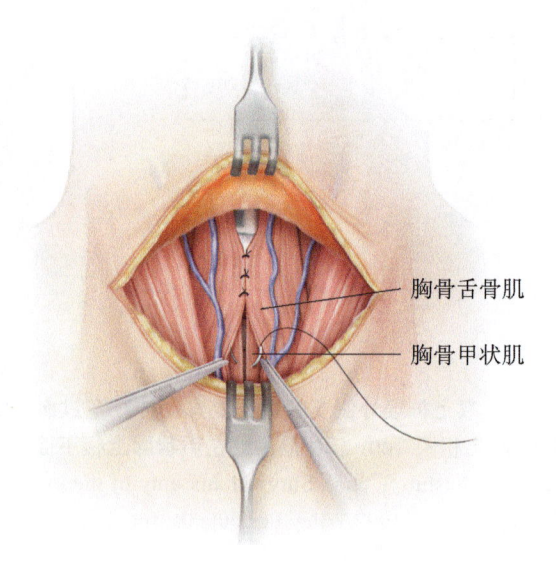

图 46-13　关闭带状肌。间断缝合带状肌

5. 应用可吸收线间断内翻式缝合颈阔肌（图 46-14）。

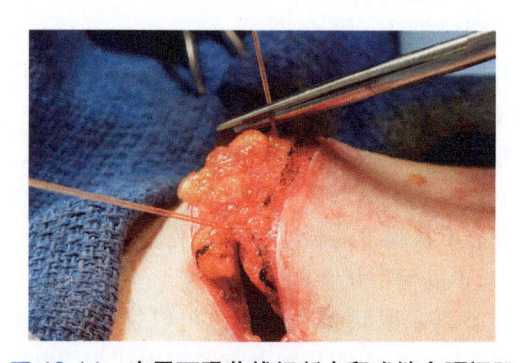

图 46-14　应用可吸收线间断内翻式缝合颈阔肌

6. 缝合皮肤的方法有皮内缝合、皮肤胶水和（或）皮肤拉链（图 46-15）。如果缝合时切口有张力，除去肩垫可以降低切口张力。

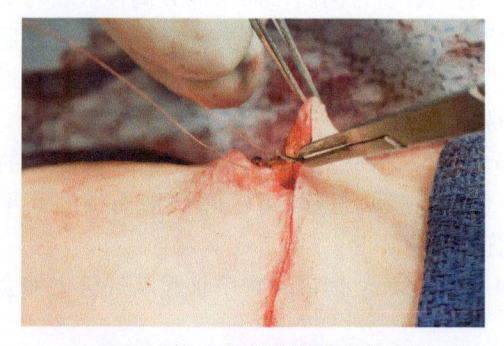

图 46-15　皮内连续缝合技术

经验与教训

切口美学	1. 如果有皮肤皱褶，尽量用皱褶处切口。 2. 太高的切口在正常着装时显得很明显。 3. 位于上胸部太低的切口会增加瘢痕疙瘩的发生率。
甲状旁腺的保护和自体移植	1. 如果甲状旁腺被误切，应该将切下来的甲状旁腺放在冷盐水中保存。 2. 可取一小部分不确定的组织送术中冰冻切片检查以明确是否为甲状旁腺组织。 3. 误切的甲状旁腺应切成小的碎片移植至同侧胸锁乳突肌内。 4. 可以采用放置夹子或不可吸收线缝合的方法标记移植的位置。
止血	1. 止血时应用"堵鼻鼓气法"寻找隐性出血点。 2. 极少放置引流管，并且放置引流管也不能代替彻底止血。 3. 在喉返神经附近时尽量避免采用电凝。
巨大胸骨后甲状腺肿	1. 大部分胸骨后甲状腺肿位于头臂静脉的上方，可以通过低位经颈切口切除。 2. 尽早切断甲状腺上极和峡部能使胸骨后的甲状腺的移动度增大，从而更容易将肿大甲状腺从胸骨后提上来。 3. 术前应向患者交代术中有胸骨劈开的可能性并术前消毒胸部以备开胸手术。
术中喉返神经损伤	1. 如果术中喉返神经检测信号消失，需要完整显露喉返神经以确定神经的完整性及解除神经所受的任何牵拉。 2. 如果神经是完整的，神经信号的消失可能是因为术中在喉返神经入喉处牵拉甲状腺导致的神经被过度牵拉所致，这种情况术后大部分会恢复。 3. 如果探查发现神经被切断，则需要及时吻合神经或行颈袢神经移植。

六、术后

1. 术后应监护几小时以观察颈部有无血肿形成。大部分出血发生于术后最初几小时内。如果术后出现明显血肿，则需要再次手术清除血肿和止血。

2. 颈部放置冰袋以缓解疼痛及水肿。只要患者麻醉充分苏醒，就可以进食。

3. 甲状腺腺叶切除术后，经过一段时间的监护，大部分患者都可以当日出院。巨大胸骨后甲状腺肿和术后有高危出血风险的患者需要观察一晚。

4. 除了既往行对侧甲状腺腺叶切除的患者，单侧甲状腺腺叶切除一般不会引起术后甲状旁腺功能低下，所以术后也不需要监测血钙，也不需要补钙治疗。

5. 术后恢复几天就可以恢复正常生活。

6. 甲状腺腺叶切除术后 15%～30% 的患者需要补充甲状腺素治疗，因此术后 6 周应该查甲状腺功能以明确剩余的甲状腺腺叶功能是否正常。

七、并发症

1. 血肿。
2. 低钙血症（仅发生于实施甲状腺全切术后）。
3. 声音嘶哑。
4. 声带麻痹。
5. 切口感染。

致谢：感谢 Dr. Amy C. Fox、Dr. Paul Gauger、Dr. Said C. Azoury 和 Dr. Martha A. Zeigler 等为本书所作的贡献。

（孙小亮　译）

第47章 胸骨后甲状腺肿手术治疗

Andrew G. Shuman, Ashok R. Shaha

一、定义

甲状腺肿是指由各种原因（营养缺乏、内分泌疾病或肿瘤）导致的甲状腺继发性异常肿大。通常来说，胸骨后甲状腺肿是指甲状腺的大部分位于胸廓入口以下。

二、病史和体格检查

1. 详细询问病史，包括手术指征的评估、既往合并疾病及患者对手术的预期和风险-受益情况，并需要详细询问既往甲状腺手术史和术后病理结果。
2. 详细查体，包括上呼吸道的开放性及观察喉部、评估声带的活动性。
3. 纤维支气管喉镜在评估声门功能和气道方面是很有价值的。

三、影像学和其他检查

1. 断层扫描（一般是CT）对评估甲状腺肿在胸腔内的范围及其与重要颈胸部结构的关系具有很重要的价值。
2. 增强CT可能会延误放射性碘的检查，但当甲状腺肿的解剖因素影响手术方案或技术时应该进行增强CT检查。
3. 超声检查可以用，但其在评估甲状腺肿在胸部的范围时作用有限。
4. 全面评估气道是很有必要的。除了详细询问既往史、查体及影像学检查，排除心肺疾病因素对呼吸的影响也是很重要的。
5. 通过研究吞咽视频，经语言病理学家评估，可以明确患者的吞咽困难是否由外源性食管压迫所致。
6. 肺活量和流速-容积曲线是评估潜在呼吸生理学的重要指标。但手术的决定是建立在功能和解剖因素上的，而不是严格的生理学指标。
7. 术前实验室检查应包括甲状腺功能和甲状腺球蛋白。
8. 术前应对甲状腺肿块或结节进行细针穿刺术（尤其在影像引导下）细胞学检查。

四、手术治疗

（一）概述

1. 胸骨后甲状腺肿的手术切除需要考虑很多因素。
2. 手术的指征包括需要进一步明确诊断、根治恶性肿瘤、减轻上呼吸道和食管压迫、解除静脉回流受阻（上腔静脉综合征）。
3. 大多数有手术指征的患者，除了严密观察以外，其他的医疗处理方法很有限。
4. 鉴于大多数手术都是择期手术，术前谨慎制订手术计划和与患者沟通是很有必要的。术前应与患者详细讨论手术适应证、风险、受益、替代治疗方案及手术预期效果。

（二）术前规划

1. 术前与麻醉医师进行沟通是十分必要的。尽管大多数患者都能轻易进行气管插管，但术前应考虑气道受压和移位的可能性，如果可能，尽量选择无创插管。
2. 气管插管套囊的位置必须在声带下，以免声门损伤和气管插管脱出，因为术中操作可能会使气管插管移位。
3. 术前应与胸外科医师沟通，万一术中需要，胸外科医师应能及时上台帮助。
4. 术前应与麻醉医师讨论，术中应准备细的气管插管、带神经监测的气管插管、纤维支气管镜辅助气管插管。
5. 喉返神经（RLN）监测可以帮助术中定位神经位置，并在复杂手术操作过程中确认神经的完整性。持续的迷走神经监测可以避免喉返神经牵拉伤。当甲状腺上极肿大及其与喉上神经关系密切时可以进行喉上神经监测。
6. 插管时很少应用纤维支气管镜，但某些辅助工具如可视喉镜可能是有帮助的。

（三）体位

1. 患者取仰卧位，颈部适当伸展。消毒铺单，应使头颈部在术中保持无菌术野的同时还有一定的活动度。

2. 颈部过度伸展会导致喉返神经有张力，从而增加辨认喉返神经的难度。在行胸骨后甲状腺切除术时，右侧喉返神经更容易受损伤。

3. 即使没有制订劈开胸骨的手术方案，但为了万一遇到紧急情况或者经颈部不能游离甲状腺，术前应常规做好胸部手术的准备。

（四）解剖

1. Zuckerkandl 结节是甲状腺组织向后外侧的突起，紧邻喉返神经。

2. Berry 韧带是气管前筋膜增厚形成的，将甲状腺固定在气管上，韧带内有小的血管，有可能紧邻喉返神经，游离此韧带时应仔细辨认保护喉返神经。

3. 通常来说，胸骨后甲状腺肿来自甲状腺的一叶。左侧胸骨后甲状腺肿被主动脉弓推挤常向前移位，右侧胸骨后甲状腺肿常位于上腔静脉和椎前肌之间（图 47-1）。

4. 后纵隔甲状腺肿十分少见，但万一遇到，一定想到喉返神经可能向前移位。

5. 在极少数情况下，胸骨后甲状腺肿与颈部甲状腺组织不连续。

（五）手术入路

1. 颈部血管供血、位于前纵隔、极少双侧胸骨后甲状腺肿的特点使经颈部完整切除胸骨后甲状腺肿成为可能。

2. 需要劈开胸骨或开胸切除的胸骨后甲状腺肿不到 10%。

3. 劈开胸骨的指征如下：①既往纵隔手术史；②食管后或后纵隔甲状腺肿；③甲状腺肿紧邻气管隆突；④胸腔内恶性肿瘤甲状腺外侵犯；⑤与大血管关

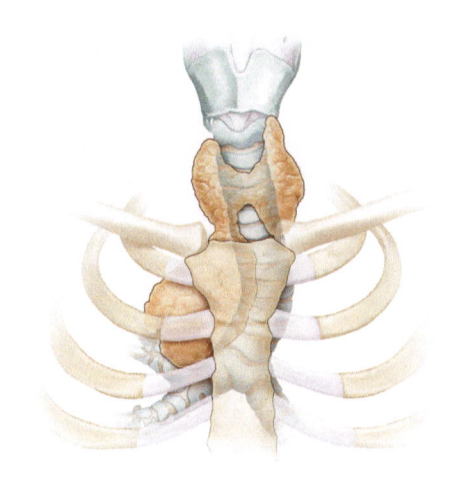

图 47-1 胸骨后甲状腺肿的解剖。胸骨后的甲状腺常来自甲状腺的一叶。左侧胸骨后甲状腺肿常由于主动脉弓而向前移位。右侧胸骨后甲状腺肿（图示）常位于上腔静脉和椎前肌之间

系密切；⑥从颈部不能切除的巨大胸骨后甲状腺肿。

4. 胸骨劈开常用"T"形切口。

5. 开胸之前应经颈部分离和结扎血管。然而，当静脉阻塞时，先劈开胸骨后再结扎血管，以免胸腔内血管扩张。

6. 胸骨可以劈开一部分，也可以全部劈开。分离锁骨间韧带可以更好地显露视野从而避免不必要的胸骨劈开。

7. 术中应仔细辨认和处理源于纵隔供应甲状腺的变异血管。

8. 术中应直视下辨认和保护胸腔内喉返神经的全程。

9. 侧方开胸可以为胸腔内重要结构提供更佳的手术视野，但仅适用于很少特殊的病例。

10. 必要时可以考虑胸腔镜手术，这样可以使部分患者避免劈开胸骨。

（六）切口和显露

1. 显露是十分重要的，只有显露好才能提供好的视野。因此，应选择经颈部皮肤皱褶的横切口，切口邻近环状软骨水平。

2. 沿颈中线辨认和分离带状肌。为了有更充足的操作空间，至少横断胸骨后甲状腺肿那侧的带状肌（图 47-2）。

（七）游离甲状腺

1. 轻柔地钝性游离甲状腺周围的结缔组织，尽量在甲状腺囊外无血管区解剖。

2. 游离并处理甲状腺中静脉。

3. 辨认和保护上甲状旁腺，因为切除胸骨后甲状腺时很容易损伤下甲状旁腺。

4. 应将无血供或已切除的甲状旁腺移植至胸锁乳突肌内。移植前应进行冰冻病理检查以明确移植物为甲状旁腺组织。

5. 紧邻甲状腺上极仔细游离和处理甲状腺上极的血管，以免损伤喉上神经和上甲状旁腺。

4. 喉返神经在入喉前可能有分支，术中应想到这些解剖变异。前方的分支更有可能是喉返神经的运动支。

（九）结扎甲状腺下血管和游离甲状腺

1. 仔细游离和处理甲状腺下血管。游离时损伤这些血管可能导致经颈部不能控制的胸腔内出血。

2. 在胸锁乳突肌下，从侧面向内侧轻柔钝性分离胸骨后甲状腺组织，离断胸锁乳突肌的胸骨头以扩大手术空间。仔细处理遇到的附属小血管。

根据术者的习惯可以应用止血夹、LigaSure、超声刀或者其他辅助止血器械止血，尤其对于上纵隔难以结扎止血的小静脉，更有优势（图47-4和图47-5）。

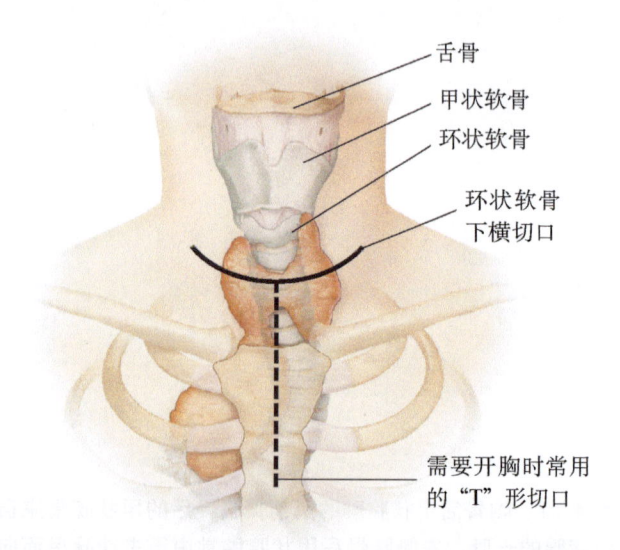

图47-2 切口和显露。患者取仰卧位，颈部适当伸展。选择常用的经颈部皮肤皱褶的横切口，紧邻环状软骨水平。胸部也应被包括在消毒区内。当需要劈开胸骨时，常用"T"形切口

（八）显露喉返神经

1. 显露喉返神经。太大的甲状腺可使喉返神经移位，从而增加显露的难度。通常来说，喉返神经在环甲关节入喉处是固定的，可以在此处显露喉返神经。

2. 向下全程显露喉返神经。如果胸骨后甲状腺肿位于后纵隔，那么喉返神经很有可能向前移位，此时喉返神经损伤的概率将增大。

3. 某些情况下，牵拉甲状腺可以更好地显露喉返神经，如在从环甲关节处逆行解剖喉返神经时向前内侧牵拉甲状腺（"雪橇方式"）（图47-3）。

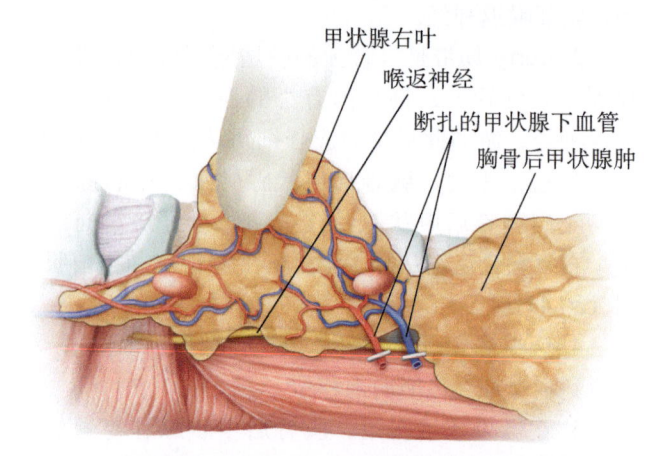

图47-4 结扎甲状腺下血管。仔细游离并处理甲状腺下血管。游离时损伤这些血管可能导致经颈部不能控制的胸腔内出血。通过视觉辨认和保护同侧下甲状旁腺很困难

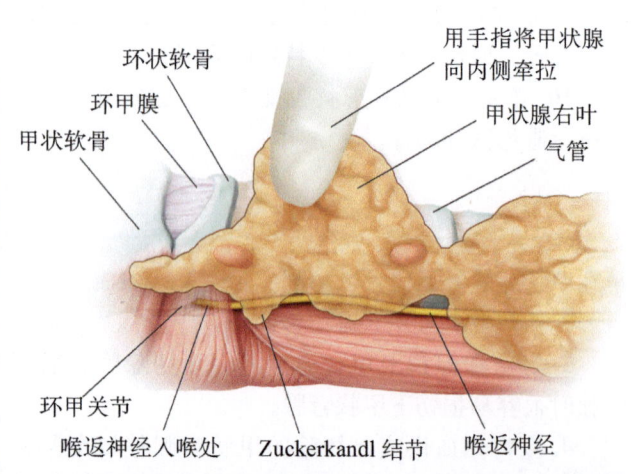

图47-3 显露喉返神经。喉返神经在环甲关节入喉处是固定的，可以在此处显露喉返神经。向下全程显露喉返神经。某些情况下，牵拉甲状腺可以更好地显露喉返神经，如在从环甲关节处逆行解剖喉返神经时向前内侧牵拉甲状腺（"雪橇方式"）

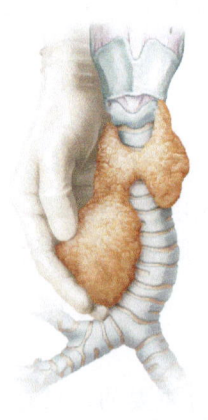

图47-5 游离胸骨后甲状腺肿。在胸锁乳突肌下，用手指从侧方向内侧轻柔地钝性分离胸骨后甲状腺组织

（十）切除对侧甲状腺

1. 同样方法切除对侧甲状腺叶。

2. 通常先切除有胸骨后甲状腺肿的一侧腺叶，目的是在切除对侧腺叶前确保此侧喉返神经未受损伤。如果术中应用神经监测，在切除对侧腺叶前应检测喉返神经的完整性。

3. 游离环甲关节和 Berry 韧带处的甲状腺时应仔细，因为此处有很多小血管，而小血管出血会使喉返神经的辨认更加困难。

（十一）缝合

1. 由于切除胸骨后甲状腺肿后有很大的潜在腔隙，所以应留置负压闭式引流管引流。

2. 标准方法缝合切口，应注意缝合断开的肌肉（胸锁乳突肌和带状肌）。稀疏地间断缝合带状肌之间的颈白线，这样可以使血液或渗出液流至皮下，减轻血肿对气道的压迫。

3. 根据术者习惯缝合切口（图 47-6）。

4. 为了避免突然增加胸腔内压力，平稳麻醉苏醒和拔除气管插管是很重要的。如果担心气道问题，可以考虑延迟拔管。

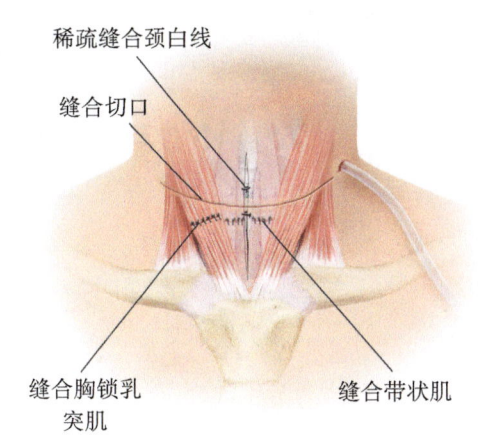

图 47-6　缝合。缝合断开的肌肉（胸锁乳突肌和带状肌）。稀疏地间断缝合带状肌之间的颈白线，这样可以使血液或渗出液流至皮下。放置负压闭式引流管

经验与教训

适应证	鉴于大多数胸骨后甲状腺肿手术是择期手术，术前详细细致的准备和沟通是十分重要的。
手术入路	切除胸骨后甲状腺肿时很少需要劈开胸骨。
体位	患者取仰卧位，颈部适当伸展，颈部铺单要利于术中头和颈移动。
气道	尽管绝大多数患者插管都很容易，但术前应充分想到气管受压和移位的可能性。因为术中气管插管有可能移位，所以必须确定气管插管的套囊位于声带下。
显露	满意的入路对手术安全和显露十分关键。经颈部横切口，至少要离断胸骨后甲状腺肿侧的带状肌以更好显露。
切除平面	由于甲状腺活动度大，切除时应仔细确保在甲状腺囊外无血管区进行操作。
甲状旁腺的处理	切除胸骨后甲状腺肿时下甲状旁腺或其血供很容易受损伤。因此，必须辨认和保护好上甲状旁腺。

五、术后

1. 术后监测血钙水平。如果有条件，最好术中或术后监测甲状旁腺激素水平。根据不同的个体情况、实验室结果和医师的习惯决定补钙量及进一步的实验室检查。

2. 术后出现呼吸困难或颈部肿胀应迅速拨打急救电话。

3. 尽管术后患者应几周内不能参加剧烈运动，但应尽早下床活动和锻炼肺功能。

六、并发症

1. 相对于标准的甲状腺腺叶切除，胸骨后甲状腺切除术后并发症风险更高，但对于有经验的外科医师来说，胸骨后甲状腺切除也是安全的。

2. 术区感染：通常来说，如果患者没有潜在的危险因素，如严格无菌术和保证术区无菌操作，则术后术区感染发生率很低。根据指南推荐围术期应用抗生素。

3. 血清肿：术后术区内的血清肿是无法完全避免的，很少需要处理。

4. 术中出血：操作轻柔细致，避免血管撕裂，确保甲状腺囊的完整性是很重要的。极少情况下，不能控制的胸腔内出血需要紧急劈开胸骨或紧急复苏。

5. 血肿：1%～3% 的患者术后血肿需要处理。所有进行性增大的血肿都要想到气道压迫的可能，需要密切关注。

6. 神经损伤：喉返神经在颈部和胸部都容易受损。喉返神经的损伤概率在胸骨后甲状腺切除时稍高于标准甲状腺切除。

7. 甲状旁腺功能减退：胸骨后甲状腺肿手术时下甲状旁腺很难辨认和保护，这就要求我们必须仔细辨认和保护上甲状旁腺。

8. 血胸或气胸：胸腔并发症的发生率很低。术后应常规拍摄胸部 X 线片。

9. 气管软化：除了经常遇到的气管移位和（或）气管受压，临床上严重的气管软化很罕见。成人的气管弹性很好，即使长期的气管压迫也很少引起问题。

（孙小亮　译）

第48章 Graves 病的甲状腺次全切除术

Edwin L. Kaplan, Raymon H. Grogan

一、定义

甲状腺次全切除术是指切除甲状腺腺叶的绝大部分，仅有意保留颈部甲状腺一叶或两叶的小部分甲状腺组织。

1. 甲状腺腺叶切除或甲状腺全切伴或不伴颈部淋巴结清扫适用于大多数甲状腺癌患者（第46章和第51章）。

2. 甲状腺腺叶切除适用于单侧良性胶状结节或单侧甲状腺肿及一些不能定性的甲状腺病变，也就是说，当细针穿刺术结果提示滤泡性肿瘤或不能定性的滤泡性病变（FLUS）时需要行甲状腺腺叶切除（第46章）。

3. 甲状腺次全切除术常适用于甲状腺良性疾病，如毒性或非毒性多结节甲状腺肿，尤其适用于双侧甲状腺疾病和 Graves 病，但对于某些患者来说，甲状腺近全或全切更合适。

4. 甲状腺次全切除的目的是减少甲状腺全切除术后的并发症（永久性甲状旁腺功能减退和喉返神经损伤）和对某些患者保留部分甲状腺功能。尽管甲状腺外科专家行甲状腺全切除时并发症发生率很低，但大多数外科医师认同并有很多研究已证实甲状腺次全切除的并发症发生率更低。

5. 本章将简要讨论甲状腺良性疾病患者的诊断和术前评估，并阐述 Graves 病行甲状腺次全切除的术前管理和外科技术。

二、鉴别诊断

常见的甲状腺良性疾病如下。

1. 与甲状腺功能正常或甲状腺功能减退相关的甲状腺疾病：①单个胶状结节或囊肿；②单个微滤泡或大滤泡性腺瘤；③多结节甲状腺肿；④桥本甲状腺炎。

2. 与甲状腺功能亢进相关的甲状腺疾病有以下几种。

（1）毒性腺瘤。

（2）毒性结节性甲状腺肿。

（3）Graves 病。

1）Graves 病是一种自身免疫性疾病，特点是甲状腺肿，甲状腺功能亢进和突眼。患者偶尔也会出现胫前黏液性水肿。此病与桥本甲状腺炎很相似，但后者的甲状腺功能是降低的。

2）Caleb Perry（1755—1822 年）首次用英文描述此病，但以爱尔兰医生 Robert Graves 的名字命名。在欧洲大陆，此病也被称为 Basedow 病。

3）作为一种自身免疫性疾病，Graves 病同时存在针对甲状腺过氧化物酶（TPO）、甲状腺球蛋白（TG）的抗体和细胞介导的免疫，以及抗 TSH 受体的刺激性抗体 [TSab；原来称为长效甲状腺刺激因子（LATS）]。在严重的突眼性 Graves 病患者的血清中也存在抗眼肌和抗成纤维细胞抗体。

4）Graves 病的发病率：①女性发病率是男性的 5～8 倍；②在明尼苏达奥姆斯特德，每年发病率为 30/108 000；③从青少年期到 60 岁，每 10 年的发病率逐渐增加；④ 6% 的美国人有自身免疫性甲状腺疾病。

三、病史和体格检查

1. 为了鉴别这些良性甲状腺病变，首先要进行详细的病史询问和体格检查。

2. 病史：最重要的是既往有无低剂量（或高剂量）的颈部放射性接触史，因为这是甲状腺癌的高危因素。同样重要的是患者的代谢状态及有无甲状腺肿大和甲状腺结节所致的呼吸功能受损、气道受压和吞咽困难的症状。

（1）甲状腺功能减退的主要症状：严重的疲乏、体重增加、皮肤干燥、月经不调、便秘、抑郁、脱发、脆甲症、寒战、言语迟钝、虚胖。最严重的是甲减昏迷，但很少发生。

（2）甲状腺功能亢进（甲状腺毒症）的主要症状：正常或增加饮食时体重减轻、心率快或心律失常、紧张、焦虑、易怒、颤抖、出汗、月经改变、对热敏感、肠蠕动增加、疲乏、肌无力、失眠、头发细脆。最严重的是甲状腺危象。

（3）呼吸改变、压迫症状和吞咽困难：甲状腺结节或甲状腺肿大能导致颈部疼痛和压痛及呼吸困难。甲状腺增大时，气管受压变窄，最终呼吸受损导致咳嗽、气短和喘息。极少数甲状腺肿可以压迫喉返神经导致声音嘶哑。甲状腺肿或甲状腺结节压迫食管可以导致吞咽困难。

（4）体征：医师应评估甲状腺的大小及甲状腺结节的大小、光滑度、数量和位置；气管有无偏移；颈中央或侧方有无肿大或异常的淋巴结。最终，医师应评估有无甲状腺功能亢进症的体征或Graves病的典型表现，如突眼、胫前黏液性水肿、有杂音的弥漫性甲状腺肿。

四、影像学和其他检查

1. 甲状腺功能检查

（1）几乎所有甲状腺功能减退的患者促甲状腺激素（TSH）升高，游离甲状腺素（FT$_4$）和三碘甲状腺原氨酸（T$_3$）降低。

（2）几乎所有甲状腺功能亢进的患者TSH降低，FT$_4$和T$_3$升高。

2. 自身免疫抗体检查　高达90%的桥本甲状腺炎和Graves病患者存在抗甲状腺过氧化物酶抗体（抗TPO抗体），近50%的患者存在抗甲状腺球蛋白（TG）抗体。抗-TSH受体抗体（TSab）在Graves病患者中也很常见，促甲状腺激素免疫球蛋白（TSI）是Graves病甲状腺功能亢进症的原因。

3. 影像学检查和核素扫描

（1）甲状腺对放射性碘和锝的摄取率在毒性结节性甲状腺肿、毒性腺瘤和Graves病时升高。

（2）核素扫描可以鉴别以下疾病

1）毒性结节性甲状腺肿：在增大的甲状腺内，"冷"区域内有一个或多个"热结节"区。

2）毒性腺瘤：能清晰地看到与甲状腺结节位置相符的单一热结节区。剩余的甲状腺功能被抑制，所以从扫描上很难看到剩余的甲状腺组织。

3）Graves病：甲状腺两叶在核素扫描上均呈高摄取。

（3）其他影像学诊断方法

1）超声检查常用于评估甲状腺结节和异常淋巴结，除非怀疑热结节存在，其已替代核素检查。

2）CT和MRI检查可以帮助评估有无气道受压，异常淋巴结，以及是否有胸骨后甲状腺肿及其大小、解剖位置。这些检查常用于甲状腺肿延伸至锁骨以下和病情严重的患者。

3）注意有无气道狭窄。

（4）细针穿刺术（FNA）：评估甲状腺结节良恶性最重要的方法是FNA细胞学检查。这项检查应大力推广，通常，此检查多在超声引导下进行，以确定穿刺的结节就是怀疑有问题的结节。

五、手术治疗

（一）概述

1. 甲状腺切除的适应证

（1）治疗甲状腺恶性疾病和良性甲状腺结节。

（2）当FNA诊断不明确、不能诊断或不确定时通过手术明确诊断。

（3）缓解由恶性肿瘤或良性肿物所导致的压迫症状或呼吸困难。

（4）切除胸骨后甲状腺肿。

（5）切除影响美观的甲状腺肿。

（6）治愈由热结节、毒性结节性甲状腺肿和Graves病所致的甲状腺功能亢进。

2. 术前准备　大多数甲状腺手术患者的甲状腺功能是正常的，所以对于甲状腺来说，不需要进行特殊的术前准备。测定血钙和甲状旁腺激素（PTH）是有益的。术前进行喉镜或间接喉镜检查对所有甲状腺手术的患者都是有益的，但对于出现声音嘶哑或者声音改变的患者及既往有甲状腺、甲状旁腺、颈动脉、侧颈部、前路颈椎间盘或上胸部手术史的患者来说，必须进行此检查以明确喉返神经是否已经受损。

3. 甲状腺功能减退　对于手术的患者，一般的甲状腺功能减退很少引起我们的重视。然而，严重的甲状腺功能减退是手术的重要危险因素。严重的甲状腺功能减退可以通过临床检查发现的黏液性水肿及情感、言语和反应迟钝诊断。外周血中的T$_4$和T$_3$水平降低。如果不是垂体功能不足所致，所有甲状腺功能减退的患者血清TSH会升高。对于严重的甲状腺功能减退的患者来说，麻醉和手术的并发症发生率和死亡率均增加。这些患者更容易发生围术期低血压、心血管问题、胃肠道动力差、麻醉苏醒时间长及一些神经精神疾病。这些患者药物代谢慢，并对各种药物都很敏感。因此，当出现严重的黏液性水肿时，最好将择期手术推迟至甲状腺功能正常后再进行。

4. 甲状腺功能亢进

（1）应用抗甲状腺药物如甲巯咪唑（他巴唑）或丙硫氧嘧啶（PTU）及β受体阻滞剂（如普萘洛尔）将毒性结节性甲状腺肿和毒性腺瘤的甲状腺功能控制在正常范围。放射性碘治疗有时可用于最终治疗。

（2）毒性结节性甲状腺肿的常用手术方式是甲状

腺次全或全切除。对于单发的毒性腺瘤，结节摘除或甲状腺腺叶切除均为治愈性手术方式，因为热结节绝大多数都是良性的。术前可以通过对结节进行FNA检查确诊。甲状腺结节摘除术后由于保留了大部分甲状腺组织，所以术后功能正常，不用甲状腺激素替代治疗。

5. Graves病患者的治疗

（1）在美国，大多数甲状腺功能亢进的患者都有Graves病，超过90%的Graves病患者都用放射性碘治疗。

（2）Graves病的手术指征包括年轻患者、肿大明显、妊娠及怀疑恶性的甲状腺结节和严重的突眼。

（3）对于合并眼病的患者来说，放射性碘治疗可能会加重眼病，所以，对于这类患者来说，甲状腺切除术是更好的选择。

（4）近来，一种胰岛素样生长因子1受体拮抗剂的新药——注射用替普妥单抗被用于严重眼病患者的治疗。这种药物可以缓解Graves病相关的眼病患者的眼球突出和复视，并可能会减少部分患者甲状腺手术的需求。

（5）为了手术安全，Graves病患者术前应用PTU或甲巯咪唑和碘溶液将甲状腺功能控制在正常范围以避免术后发生甲状腺危象。β受体阻滞剂也应足量应用。严重的甲状腺功能亢进的表现称为甲状腺危象，包括心率快或心律失常、高热、意识模糊、低血压、昏迷甚至死亡。在过去，甲状腺危象的死亡率很高，但现在，随着β受体阻滞剂、抗甲状腺药物、碘、氧气、葡萄糖、糖皮质激素和重症监护措施的应用，其死亡率明显下降。对术前准备不充分的患者进行麻醉和手术是发生甲状腺危象的必然因素。并且，对准备不充分的Graves病患者进行甲状腺手术是很困难的，因为甲状腺很软并且血供很丰富。经过适当的术前准备，对Graves病患者进行甲状腺手术是安全的。

6. Graves病患者的术前准备

（1）对于轻症的Graves病患者，尽管不常规推荐，但单独的碘治疗可以用于术前准备。复方碘溶液或饱和碘化钾溶液（SSKI），每次2～3滴，2次/天，术前用8～10天。为了改善口感，可以将药物放在牛奶或果汁中服用。碘治疗抑制甲状腺激素的释放，仅适用于Graves病，而毒性结节性甲状腺肿和毒性腺瘤的患者不能用碘治疗。

（2）大多数Graves病患者开始应用抗甲状腺药物如PTU或甲巯咪唑（他巴唑）直至甲状腺功能正常。然后术前加用碘治疗8～10天。碘可以减少甲状腺的血供并增加腺体硬度。有时加甲状腺素以预防甲状腺功能减退和缩小甲状腺体积。β受体阻滞剂如普萘洛尔（心得安）常与抗甲状腺药物一起应用以降低心率和消除颤抖。其他术前准备方案如单独应用普萘洛尔或与复方碘溶液合用有时也是可行的，尤其适用于对抗甲状腺药物过敏的患者。但是，并不常规推荐这样应用，因为这样用的安全性差。需要再次强调复方碘溶液只能用于Graves病患者的术前准备，并不适用于毒性甲状腺肿和毒性甲状腺腺瘤患者的治疗。

（二）手术步骤

1. 全身麻醉后，患者取仰卧位，颈部伸展。通常用经皮肤皱褶的低领切口，切开皮下组织、颈阔肌。通常应用小切口，除非甲状腺明显肿大。

2. 在颈阔肌下面向上和向下游离皮瓣，在带状肌之间垂直打开颈白线并向两侧牵拉带状肌。Graves病患者经常会有很大的锥状叶（图48-1A）。

3. 对于大多数Graves病的手术，首先钳夹并切除甲状腺峡部（图48-1B）。也可以用能量装置切除峡部。

4. 从气管前面切除甲状腺峡部可以增加腺体的移动度。连续缝合峡部断端以止血（图48-2）。向上游离甲状腺腺叶的内侧直至上极，在甲状腺腺叶和环甲肌之间游离，此时应十分小心，以保护喉上神经外侧支和环甲肌不受损伤。

5. 在甲状腺侧面游离甲状腺腺叶周围的结缔组织和小血管以增大腺体的移动度。

6. 紧邻甲状腺上极前面的平面分别结扎甲状腺上血管，避免靠近头侧结扎。直角钳保持"从侧面出来"以免损伤喉上神经外侧支（图48-2）。如果仔细寻找，常可看到此神经。

7. 再次将甲状腺腺叶向中间牵拉，游离、结扎甲状腺中静脉（图48-3）。此静脉常在甲状腺下动脉和喉返神经的浅面，但在结扎任何组织前都应该仔细辨认。

8. 甲状腺下动脉起自甲状颈干，沿中间走行，在颈动脉深面进入其支配的区域，与喉返神经一样，此时可仔细辨认出来（图48-4）。只要有可能，不要结扎甲状腺下动脉主干，因为结扎会损伤甲状旁腺的血供。尽量在甲状腺腺叶表面游离并分支结扎甲状腺下动脉分支。下甲状旁腺位于甲状腺腺叶下方略高处，随着其供给血管的位置变化，其常位于甲状腺腺叶的后侧方。

第48章 Graves病的甲状腺次全切除术 289

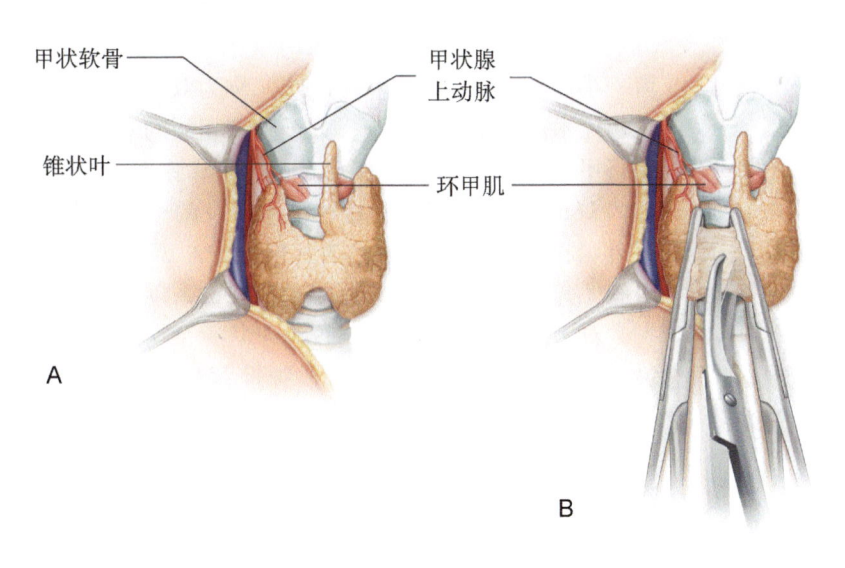

图48-1 Graves病增大的甲状腺，表面血管增多，常可见到增大的锥状叶（A）；应用直角钳从气管前游离甲状腺峡部，仔细分离甲状腺和环甲肌之间的平面。然后，在钳子间或应用能量装置切除甲状腺的峡部（B）

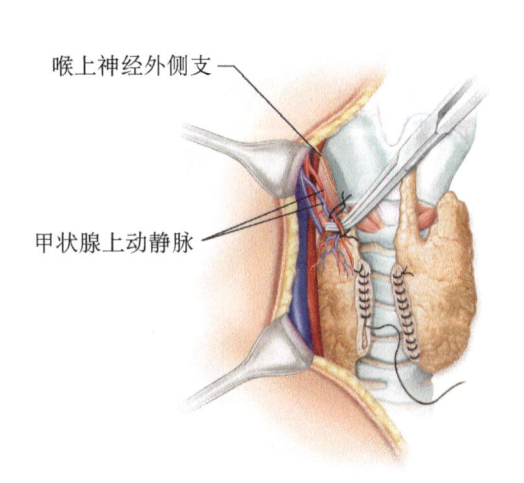

图48-2 钳夹峡部后，在止血钳后面采用连续水平褥式缝合再加对缝法的方式对钳夹的甲状腺峡部进行止血。在甲状腺上极的前表面分支结扎甲状腺上血管。直角钳的尖应远离气管，并仔细辨认喉上神经外侧支以免将其损伤

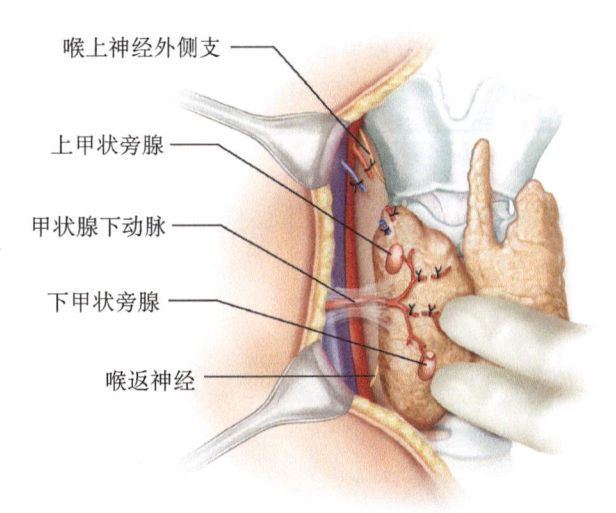

图48-4 继续钝性分离，发现甲状腺下动脉横行进入甲状腺腺叶，此时可以看到喉返神经。不要结扎甲状腺下动脉的主干，而应在甲状腺腺叶表面分支结扎其分支，将下甲状旁腺及其血供从甲状腺腺叶游离下来

9. 将颈动脉向侧方牵拉，仔细辨认喉返神经，通常在下颈部找到此神经，沿由下至上的方向解剖此神经（图48-5）。牢记右侧喉返神经从侧方向中间、由深至浅斜行。左侧喉返神经常直行向上，在下颈部比右侧喉返神经更邻近中间，常位于气管食管沟内或附近。

10. 如果仅行甲状腺次全切除，在钳夹甲状腺腺叶之前，术者应确认喉返神经，在处理近Berry韧带时钳子尖应朝向头侧，这样才能保证喉返神经和甲状旁腺位于后方而不被钳子夹住。充分止血，切除大部分甲状腺腺叶（图48-5）。剩余的小部分甲状腺组织采用连续缝合方法止血。如果切除范围离喉返神经足够远以至于热损伤伤不到神经，也可以使用能量装置切除甲状腺。在没有辨认喉返神经之前不要盲目行甲状腺次全切除，因为这是不安全的。

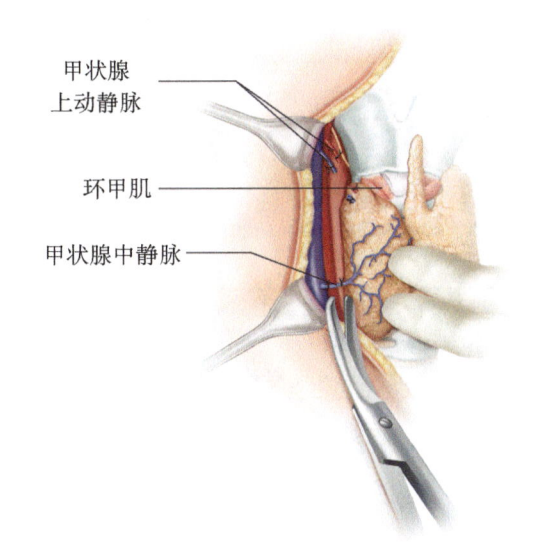

图48-3 将甲状腺腺叶向中间牵拉并仔细辨认和处理甲状腺中静脉。切断甲状腺中静脉前应确保此静脉与其他组织分开，以免损伤喉返神经

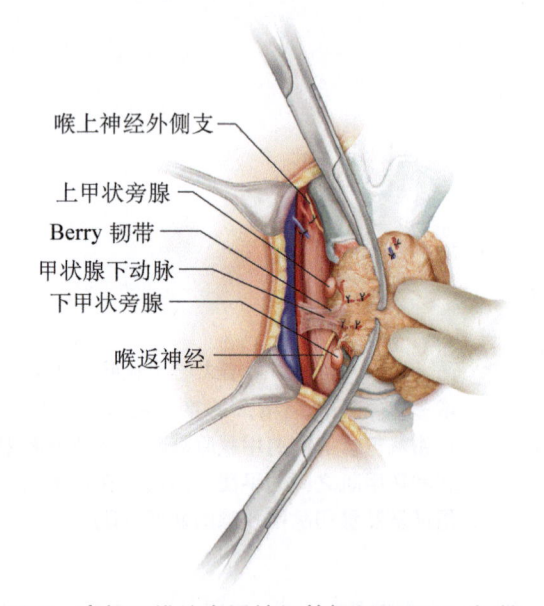

图 48-5 直视下辨认喉返神经并解剖至 Berry 韧带。处理神经时宜操作轻柔，将其表面组织剥离显露神经。只有看到喉返神经和甲状旁腺被安全保护起来之后才能用钳子钳夹或使用其他能量装置

11. Graves 病的手术结束时（图 48-6），每侧保留一小部分有血供的甲状腺组织，称为双侧甲状腺次全切除术。在某些情况下，为了达到相同的效果，一侧行甲状腺腺叶切除，而另一侧行甲状腺次全切除，称为 Dunhill 术，得名于将此手术普及的一位澳大利亚外科医师。不管哪种术式，仅留一小部分甲状腺组织尤其对于年轻患者来说是很重要的，以免疾病复发。对于严重突眼的患者来说，甲状腺全切除或许是最好的手术方式，很多外科医师推荐 Graves 病患者行甲状腺全切代替甲状腺次全切除。然而，应牢记 Graves 病是一种良性疾病，手术的前提是不损伤神经和甲状旁腺。

12. 很多外科医师认为喉返神经监测仪很有用，但在目前的临床实践中，它并不是必需的。

13. 最后，如前所述，能量装置可以用来替代缝合甲状腺。但是，使用这些器械时应十分小心，尤其是邻近喉返神经时，因为所产生的热能会损伤神经。

A 双侧甲状腺次全切　　B Dunhill 手术

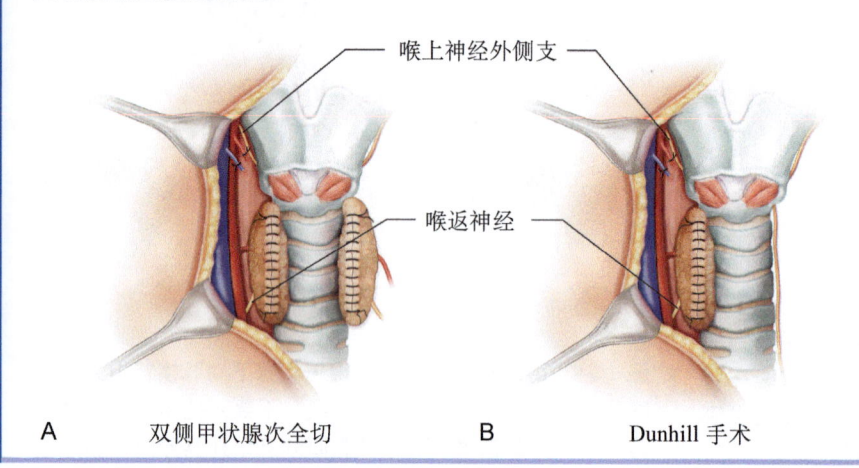

图 48-6 Graves 病手术结束时，应辨认和保护每侧的喉返神经及所保留的甲状旁腺。可以两侧都保留小部分甲状腺组织（A）或一侧甲状腺全切而对侧甲状腺次全切（B），也被称为 Dunhill 手术

经验与教训

术前准备	1. 甲状腺手术时，很多外科医师将手术床头抬高，尽管这样可能会减少出血，但如果术中损伤了大的静脉会增加空气栓塞的风险，所以这样做是很危险的。 2. Graves 病的手术比甲状腺胶状结节病的手术困难，因为 Graves 病的甲状腺血供丰富，渗血视野欠清。术前碘治疗已被证实可以减少甲状腺的血供。 3. 术前最好对所有患者进行声带检查。对于既往有颈部或胸部手术史或声音嘶哑的患者，术前必须检查双侧声带确认其功能是否良好。
喉返神经	1. 术中要找出喉返神经，仔细解剖其全程。尽管此过程可能暂时损伤此神经，但极少发生永久性损伤。 2. 记住可能会出现喉不返神经，尤其在右侧，其常与血管变异同时存在。 3. 应用喉返神经监测仪是很有用的，尤其是二次甲状腺手术。然而，此技术并没有被证实可以减少神经损伤，并且有时会误导术者。 4. 如果喉返神经监测仪证实颈部一侧的喉返神经已损伤，强烈建议术者停止手术或限制对侧甲状腺切除范围以避免双侧喉返神经均损伤。
甲状旁腺	1. 尽力仔细寻找并保护每一个有血供的甲状旁腺。 2. 不要结扎甲状腺下动脉主干。应在甲状腺下极表面分支结扎以保护甲状旁腺的血供。 3. 对于甲状旁腺血供受损或意外切除的患者，应进行自体移植。

> **术后管理**
> 1. 缝合伤口前如果手术野有渗出，则需放置引流。
> 2. 术后密切观察患者，因为术后也会发生延迟出血并形成血肿。
> 3. 如果术后颈部血肿导致呼吸困难，需要紧急返回手术室或在床旁打开伤口。
> 4. 对于 Graves 病患者，术后不能仅靠 TSH 评估甲状腺功能，因为如果手术时患者仍处于甲状腺功能亢进状态，术后 TSH 可能会被抑制数周。术后早期游离 T_4 是一个很好反映甲状腺功能的指标。

六、术后

1. 在恢复室，应密切观察患者有无呼吸困难和颈部肿胀，这有可能提示术后出血或血肿。如果血肿持续增大，应迅速将患者推回手术室处理。有些外科医师建议每个患者都进行喉镜检查以评估声带情况，不过出现呼吸功能受损的情况时此检查才是必需的。

2. 血清钙和 PTH 的检查是有益的。有些医师在恢复室时就监测 PTH，然而，本章笔者通常等到第 2 天早上再对患者进行此检查。Graves 病的患者术后更容易出现低钙血症的表现，可能是"骨饥饿"的原因。

3. 有严重症状的低钙血症患者除了口服补钙和维生素 D 外，需要静脉补钙。大多数患者口服补钙即可。对于大多数患者，除非术后仍有心率快的甲状腺功能亢进表现，术后应即刻给予甲状腺素替代治疗。尽管 TSH 是反映甲状腺功能最好的指标，但对于 Graves 病患者来说，术后游离 T_4 可以更好地反映甲状腺功能，因为 TSH 有可能会被抑制很长时间。

七、治疗效果

1. 尽管放射性碘治疗是 Graves 病最常用的治疗方法，但对于某些患者来说，甲状腺切除是更好的治疗方法（表 48-1）。主要的好处是快速使甲状腺功能恢复到正常状态，这比碘治疗要快得多。甲状腺手术也适用于很年轻的患者及孕妇。对于这些患者，放射性碘治疗是禁忌。甲状腺手术切除了甲状腺肿和已存在的甲状腺结节。对于严重突眼患者，很多研究已证实术后突眼改善或稳定，而放射性碘治疗后有些患者的突眼加重了。

2. 总体来说，美国超过 90% 的 Graves 病患者都是通过放射性碘治疗的。年轻患者、孕妇及伴有严重眼病、大的甲状腺肿和怀疑恶性甲状腺结节的患者更适合手术治疗。由于血管增粗、纤维化及渗血，手术难度较大。

3. 在过去的这些年中，甲状腺次全切除术已经成为 Graves 病的一种手术方式，因为它安全有效，但在治愈率方面稍差一些。对于年轻和伴有严重眼病的患者来说，甲状腺近全切除或全切除更合适。而甲状腺次全切除术后长期随访发现部分患者会出现 Graves 病复发。

4. 为了预防术后复发，有经验的甲状腺外科医师更倾向对所有 Graves 病患者实施甲状腺近全切或全切，因为可以避免术中喉返神经和甲状旁腺损伤。对于缺少经验的外科医师来说，对 Graves 病患者实施甲状腺次全切除术是最好的选择，因为这些医师术中切除更多的甲状腺组织会导致并发症发生率增加。

八、并发症

1. 甲状腺危象。
2. 术后出血（呼吸窘迫）。
3. 喉上神经外侧支损伤。
4. 单侧或双侧喉返神经损伤。
5. 暂时性或永久性甲状旁腺功能减退。

表 48-1 Graves 病合并甲状腺毒症的治疗方法

方法	手术切除范围	起效时间	并发症	备注
手术	甲状腺次全切除	即刻	死亡率 < 1% 永久性甲状腺功能减退症 20%～30% 或更高 * 甲状腺功能亢进症复发 < 15%* 声带麻痹接近 1% 甲状旁腺功能减退接近 1%	适用于年轻患者、孕妇、大的甲状腺肿或结节性甲状腺肿患者
放射性碘 5～10mCi		几周到几个月	永久性甲状腺功能减退症，至少 50%～70%，常延迟出现；对于大的甲状腺肿，需要多次治疗	儿童和孕妇禁用

* 取决于颈部剩余甲状腺组织的大小。切除越多的甲状腺组织，甲状腺功能减退症的发生率越高，但甲状腺功能亢进症的复发率越低。

（孙小亮　译）

第 49 章 微创电视辅助甲状腺切除术

Paolo Miccoli, Gabriele Materazzi

一、定义

1. 微创电视辅助甲状腺切除术（MIVAT）是一种内镜手术，其特点是在颈部使用外部牵引而不是气体扩张创建操作空间。

2. 在过去 20 年间已经有超过 5000 例患者在笔者部门接受了这种甲状腺手术，其手术效果可以与开放手术相媲美。

3. 并非所有甲状腺疾病的患者均适合微创电视辅助甲状腺切除术。仅 10%～30% 的患者适合这种手术方式，术者应严格把握其适应证。

4. 在符合适应证的情况下，微创电视辅助甲状腺切除术和开放手术效果类似，但美容效果更好。

二、病史和体格检查

1. 微创电视辅助甲状腺切除术的适应证及主要禁忌证如下：甲状腺及结节的大小是能否进行微创电视辅助甲状腺切除术的最主要限制，这需要根据术前准确的超声检查判断。在某些地方性甲状腺肿流行的地区，甲状腺大小是决定是否需要改变手术方式的主要因素。

2. 甲状腺炎可能使术中解剖更加困难，术前超声检查可以排查甲状腺炎的患者。如果超声检查发现可疑甲状腺炎，应该同时检测血清自身抗体。对甲状腺炎的患者进行微创电视辅助甲状腺切除术应慎重。

3. 甲状腺恶性肿瘤是微创电视辅助甲状腺切除术最有争议的适应证之一。低风险的甲状腺乳头状癌是相对理想的适应证，但要考虑有颈部淋巴结转移的可能。当有可能出现淋巴结转移或包膜外浸润时要高度警惕，这两种情况均为微创电视辅助甲状腺切除术的禁忌证。

4. 适应证

（1）多发结节性甲状腺肿（甲状腺体积＜ 25ml，结节直径＜ 3cm）。

（2）低风险甲状腺乳头状癌。

（3）弥漫性毒性甲状腺肿（Graves 病）。

（4）微小滤泡癌-/Hürthle 细胞瘤。

（5）*RET* 基因突变携带者（家族性髓样甲状腺癌）。

5. 禁忌证

（1）绝对禁忌证：既往颈部手术史、急性甲状腺炎、转移癌（Ⅱ～Ⅵ区转移）、局部晚期癌、散发性髓样癌。

（2）相对禁忌证：既往颈部放疗病史、颈部较短的肥胖患者、慢性甲状腺炎。

三、影像学和其他检查

所有患者均应该进行下列检查：①颈部超声，以判断甲状腺体积（应＜ 25ml）及结节的直径（应＜ 3cm）；②可疑结节的细针穿刺细胞学检查；③血液检查，术前需要排除甲状腺毒症及急性甲状腺炎；④建议进行血清降钙素检查，以排除髓样癌（髓样癌是微创电视辅助甲状腺切除术的禁忌证之一）；⑤建议所有患者术前进行喉镜检查以排除无症状的声带麻痹。

手术技巧

（一）体位及铺巾

患者取仰卧位，颈部过度伸展会减少有效的操作空间，因此患者颈部不应处于过伸位（图 49-1）。按传统手术方式对颈部进行消毒铺巾。皮肤贴无菌膜保护。

（二）手术成员的站位

手术由 4 位外科医师完成：主刀术者位于手术台的右侧，一助位于左侧，二助持牵引器位于患者头侧，三助则手持内镜位于手术台左侧。洗手护士位于术者后方，在手术台的右侧（图 49-2）。

第 49 章 微创电视辅助甲状腺切除术 293

（三）手术器械

手术器械：30°斜视角电子内镜，直径 5mm，长度 30cm；带有管芯的吸引-分离器，钝头，长 21cm；细长带齿的耳镊，工作长度 12.5cm；传统的甲状腺牵引器；小号的双头组织牵引器，长 12cm；腔镜下钛夹钳；剪刀，长 12.5cm；能量装置（超声刀或射频刀）；电刀（单极）（图 49-3）。

（四）手术切口及操作空间的建立

1. 在胸骨上切迹上方 2cm 颈部中央行 1.5cm 水平切口（图 49-4），仔细切开皮下脂肪和颈阔肌，尽可能避免出血。

2. 使用小牵引器显露颈白线，在无血管区切开 2～3cm（图 49-5）。

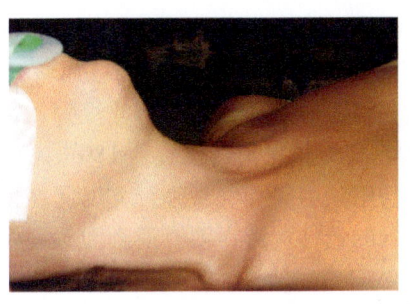

图 49-1 患者在手术床上的体位，颈部不应过伸，皮肤铺无菌手术巾

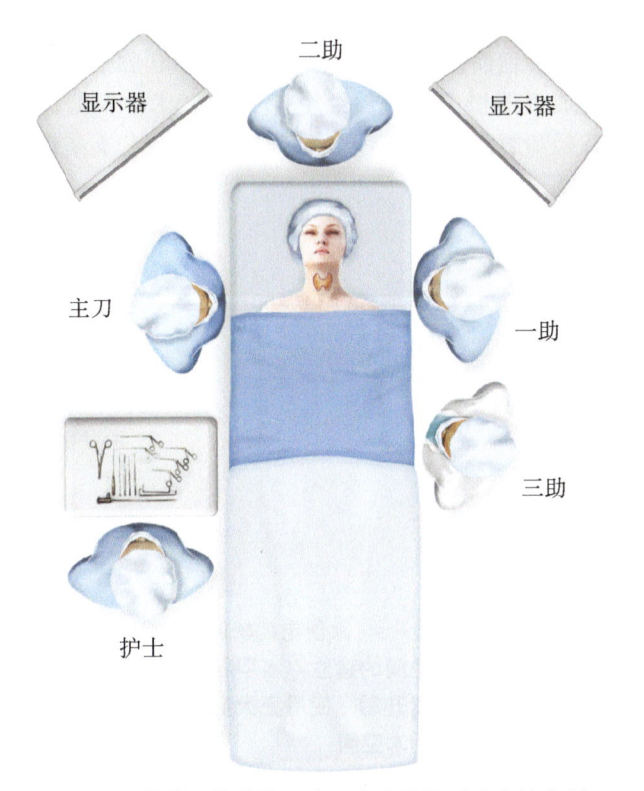

图 49-2 手术成员的站位：主刀术者位于手术台的右侧；一助位于手术台左侧，与主刀相对；二助位于患者头侧；三助位于手术台左侧；洗手护士位于术者后方，在手术台的右侧

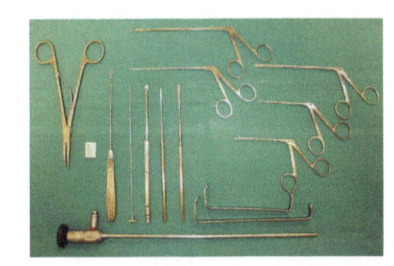

图 49-3 微创电视辅助甲状腺切除术的器械

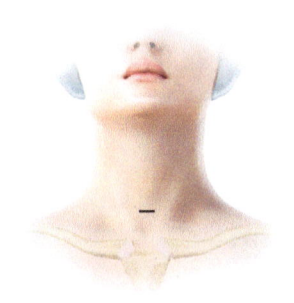

图 49-4 在胸骨上切迹上方约 2cm 位置的颈部皮肤中央行 1.5cm 长的水平切口

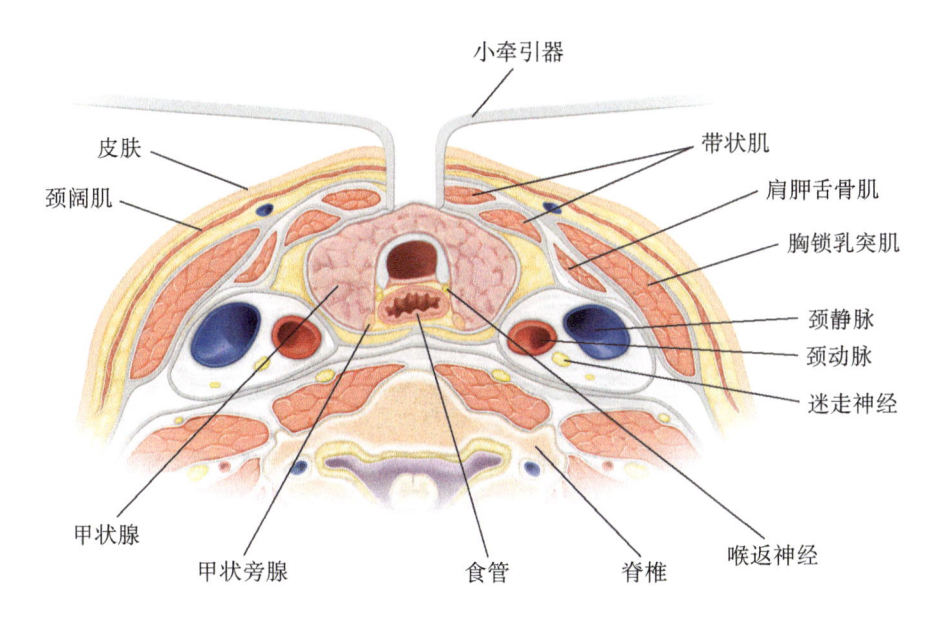

图 49-5 使用小牵引器显露颈白线，在无血管区切开 2～3cm

3. 使用小号压板轻柔牵拉，钝性游离甲状腺叶和带状肌之间的间隙。当甲状腺腺叶从带状肌游离开后，使用更大更深的甲状腺拉钩全程显露腔镜手术空间（图49-6）。

4. 然后使用30°斜视角直径5mm或7mm的内镜深入皮肤切口进行操作，直至切除甲状腺腺叶。可以在内镜下使用小巧的手术器械（如直径2mm的剪刀、剥离子、吸引器、镊子等）初步游离甲状腺气管间隙。

（五）主要甲状腺血管的离断

1. 第1条结扎的血管是首先出现的甲状腺中静脉，或者是沟通颈静脉和甲状腺被膜的小静脉。这可以使游离甲状腺气管间隙更加容易，之后的操作中可以在这个间隙找到喉返神经。

2. 在这个操作中，需要使30°斜视角内镜沿着与甲状腺叶和气管垂直的方向，从上方向下俯视。

3. 下一步需要显露甲状腺上极血管。需要仔细操作，以获得对血管各分支的最佳视野。在这一步骤中，需要将30°斜视角内镜旋转180°，使其由下向上仰视并与甲状腺叶和气管平行，以便在操作中获得甲状腺上极的最佳视野，同时清晰地看到甲状腺上动静脉（图49-7）。

4. 离断上极时，使用牵引器或压板将上极向下向中央牵拉。另用一压板将血管推向外侧。大多数情况下，这样操作能够看到喉上神经外侧支（图49-8）。为避免热量传递而损伤喉上神经，在离断甲状腺上动静脉时，能量器械应距离神经至少5mm。术中根据血管的直径和解剖情况，使用能量器械一起或分支离断上极（图49-9）。

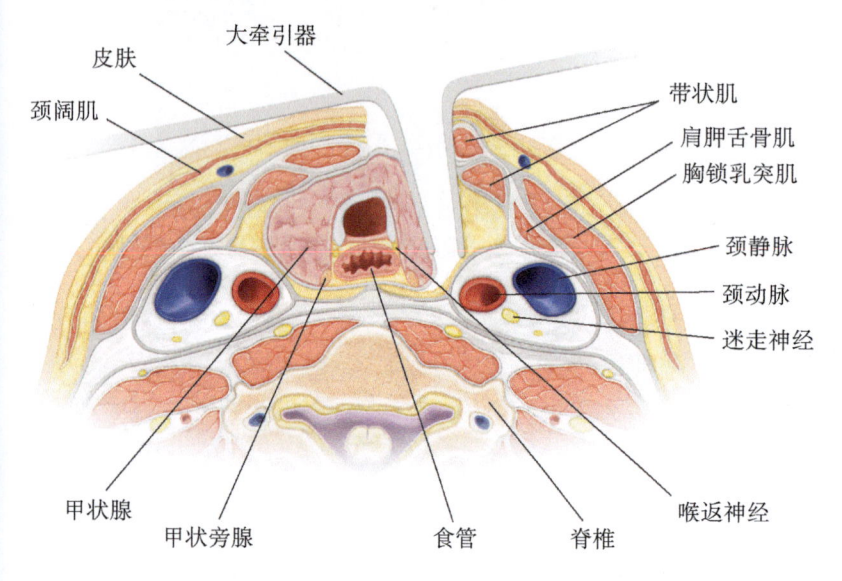

图49-6 微创电视辅助甲状腺切除术中手术空间的建立：当甲状腺腺叶从带状肌上游离开后，使用更大更深的甲状腺拉钩显露手术空间

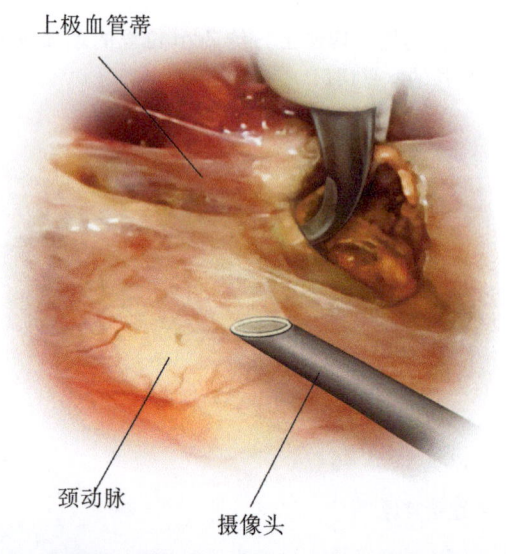

图49-7 离断甲状腺上极：在这一步中，需要将30°斜视角内镜旋转180°，使其与甲状腺叶和气管平行并由下向上仰视，以便在操作中获得甲状腺上极的最佳视野，同时清晰地看到甲状腺上动静脉

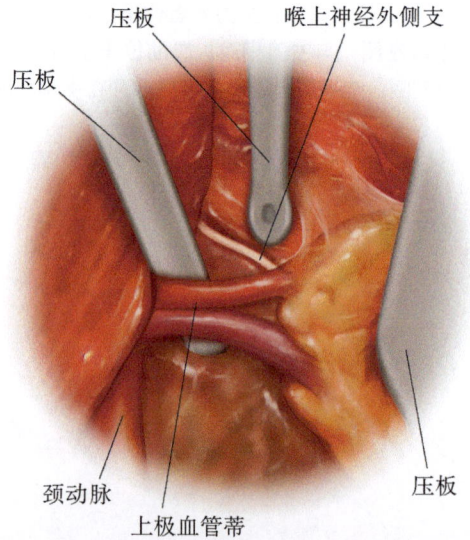

图49-8 确认喉上神经外侧支：使用牵引器或压板将上极向下向内侧牵拉可以显露上极的血管（右侧）。另用一压板将血管推向外侧。大多数情况下，这样操作能够看到喉上神经外侧支

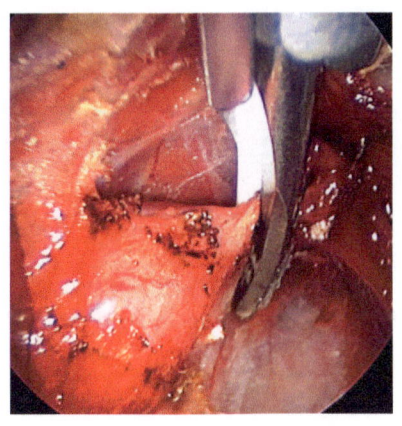

图 49-9 能量器械切断上极血管蒂（左侧）：能量器械的工作叶片应距离喉肌和喉上神经至少 5mm，以避免损伤

（六）游离显露喉下神经及甲状旁腺

1. 向内侧牵拉并掀起甲状腺叶，轻柔打开筋膜。在进行此操作时，内镜与甲状腺和气管垂直，使 30°斜视角镜头看向下方（图 49-10）。此时，通常可以在 Zuckerkand 结节的后方（甲状腺后叶）、甲状腺与气管间隙中看到喉返神经走行。采用这种方法，可以游离显露喉返神经及甲状旁腺（图 49-11）。

2. 术中无须将喉返神经自纵隔至入喉的全长游离出来，否则会在术中耗费很多时间。为保证喉返神经安全，术中尽可能将其从甲状腺被膜上游离，但是值得指出的是，在甲状腺叶切除后，在直视下操作可能会更容易。

3. 因为摄像系统的放大作用，两个甲状旁腺在内镜下均很容易辨识。选择性结扎离断甲状腺下动脉的分支，以保留甲状旁腺的血供。在手术过程中，可以考虑使用 3mm 钛夹处理较大的血管，或者靠近神经的小血管。

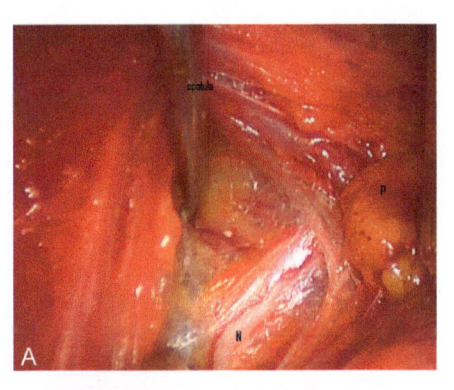

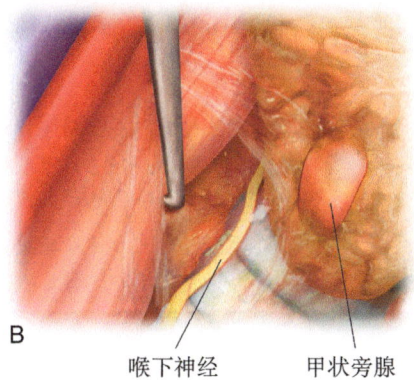

图 49-11 内镜视角下游离喉下神经。喉返神经（N）走行于甲状腺气管沟内。同时可以看到甲状旁腺（P）（A）。此步骤示意图（B）

（七）切除甲状腺腺叶

在完全游离甲状腺腺叶后，可以撤去内镜及牵引器。使用传统钳子将甲状腺上极翻起并拉出切口。向上轻轻提起腺体直到腺体完全可见（图 49-12）。至此，微创手术成了可视下的开放手术。结扎小血管，离断 Berry 韧带，将甲状腺腺叶从气管上游离。在此过程中需要再次确认喉神经以避免损伤。从气管上游离切断峡部。完全显露气管后，切除甲状腺腺叶。

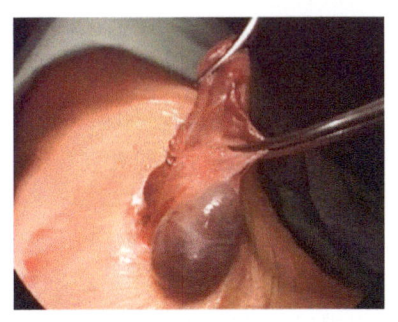

图 49-12 取出甲状腺腺叶：向上轻轻提起腺体直到腺体完全可见

（八）关闭切口

无须放置引流管。颈白线仅缝合一针。缝合颈阔肌，皮内法缝合皮肤。应用皮肤胶对合表皮（图 49-13 和图 49-14）。

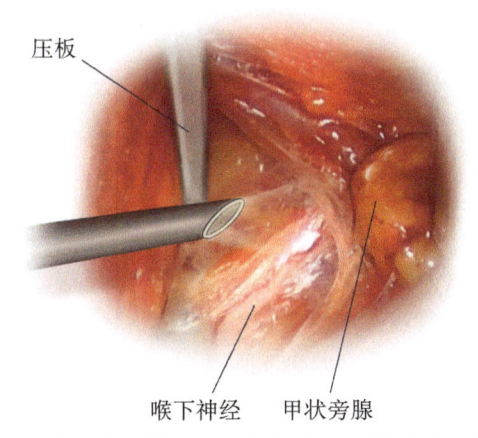

图 49-10 游离喉下神经和甲状旁腺：在进行此步操作时，重新放置内镜，使其与甲状腺和气管垂直，同时 30°斜视角镜头看向下方

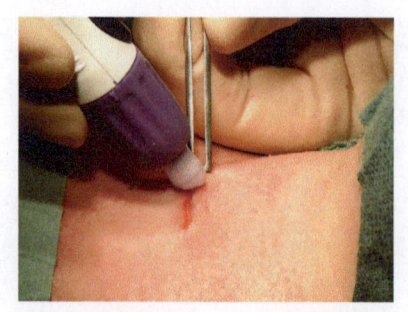

图 49-13　皮肤对合好后，使用皮肤胶闭合

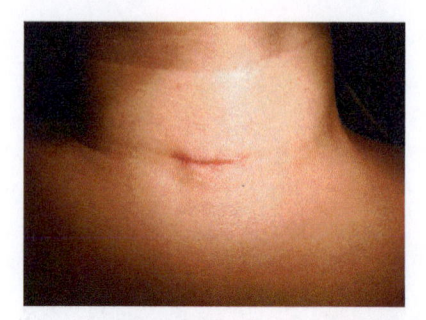

图 49-14　微创电视辅助甲状腺切除术后效果

经验与教训

适应证	1. 术前进行超声检查以判断甲状腺体积（＜25ml）和结节直径（＜3cm）。 2. 排除甲状腺毒症和急性甲状腺炎。 3. 排除局部晚期和已转移的甲状腺癌。
切口	1. 取胸骨上切迹上方2横指处颈部中央切口，可以为中转开放手术提供便利。 2. 将一小片消毒好的薄膜覆盖在电刀上，仅留尖端用于操作，以避免无意中损伤皮肤或浅层组织。 3. 尽可能避免颈前静脉出血。
切断上极	1. 牵引器的位置在此步操作中是非常重要的，正确的位置（一个拉钩牵开带状肌，另一个牵开甲状腺腺叶的上部）可以提供最佳的视野以显露血管。 2. 内镜要旋转180°使30°斜视角镜头看向上方。
游离喉返神经	1. 在分离出喉上神经和喉返神经之前尽量避免使用单极或双极电刀。能量装置可以用于几乎所有的血管结构。但是如果血管走行距离喉返神经特别近，建议使用小血管夹止血。
闭合手术切口	用一针单纯缝合颈白线，使两侧带状肌之间保留一点空隙，使术后出血可以经此引流，以避免血肿压迫气管。

四、术后

1. 接受微创电视辅助甲状腺切除术的患者在术后5～10小时需要在病区内密切观察。须仔细观察患者有无发声困难、气道梗阻、颈部肿胀等情况。由于没有放置引流管，因此在术后的一段时间内，需要密切观察有无术后血肿发生。术后出血的发生率非常低，而且在术后5小时后出血发生率明显下降。

2. 一旦发生了术后血肿，如果有压迫症状或气道梗阻情况出现，需要进行紧急处理，清除血肿，解除气道梗阻。

3. 患者可以在术后当天晚上经口进食，并可在第2天出院。术后第1天和术后第2天需要检测血钙浓度，如果出现甲状旁腺功能减退，须进行相应的治疗，具体如表49-1所示。

4. 由于有皮肤胶覆盖切口，可以无须常规切口换药及护理。可以通过静脉或口服镇痛药控制术后切口疼痛。

5. 发声异常及主观或客观的言语障碍应立刻请耳鼻喉科的专家进行声带检查。如果术后无明显异常，声带检查可以推迟至3个月后。

表 49-1　术后低血钙的处理

甲状腺术后第1天低血钙的处理	
急性低血钙症状	静脉注射葡萄糖酸钙溶液
无症状低血钙，血钙浓度 ≤1.8mmol/L[a]	钙片（含钙3g）+维生素D（0.5μg）每天口服
无症状低血钙，血钙浓度 1.8～2.0mmol/L	钙片（含钙1.5g）每天口服

a. 正常范围 2.0～2.5mmol/L。

五、并发症

1. 暂时或永久性甲状旁腺功能减退。
2. 暂时或永久性单侧喉下神经麻痹。
3. 暂时或永久性双侧喉下神经麻痹。
4. 术后血肿（如果为皮下血肿，可以保守治疗；如果为带状肌下方的血肿，则需要再手术）。
 （1）血清肿。
 （2）切口感染。

（纪浩洋　译）

第50章 经口腔镜下甲状腺和甲状旁腺切除术

Robin M. Cisco, Dana T. Lin

一、定义

1. 经口腔前庭入路腔镜甲状腺切除术（TOETVA）是一种颈外远程入路的甲状腺切除术，通过口腔前庭的入口进入颈部。

2. 标准的腔镜器械包括 10mm 的 30°镜头、抓钳和 5mm 的能量器械（血管闭合系统或超声刀）。

3. 2014 年 Anuwong 及其同事首先报道了经口腔镜甲状腺手术。

4. 标准的 TOETVA 的切口都在下口唇的口腔黏膜。因此，该术式是经自然腔道内镜手术（NOTES）的一种形式。相同的颈外入路方法也可应用于甲状旁腺切除术。

5. TOETVA 的主要优势是术后颈部没有可见的皮肤瘢痕。据报道，高达 12.5% 的甲状腺切除术患者会出现增生性瘢痕或瘢痕疙瘩，瘢痕会导致患者的生活质量下降。

6. 与其他颈外入路甲状腺切除术相比，TOETVA 的优势在于口腔与颈部的距离较短，软组织游离的范围小。此外，该手术可以使用大多数医院都有的常规腹腔镜器械完成。

二、病史和体格检查

1. TOETVA 的手术指征有很多标准。我们的手术指征如下。
 （1）良性单发结节直径 < 6cm。
 （2）需要或不需要中央组淋巴结清扫的恶性肿瘤直径 < 2cm。
 （3）全部甲状腺腺叶直径 < 10cm。
 （4）多发结节性甲状腺肿。
 （5）Graves 病。
 （6）原位的原发性甲状旁腺功能亢进症。
随着术者经验的积累，手术指征可以被扩展。

2. 手术禁忌证如下。
 （1）不能耐受手术/麻醉的患者。
 （2）胸骨后甲状腺肿。
 （3）有局部侵犯的大的甲状腺乳头状癌。
 （4）既往颈部手术或放疗史。
 （5）牙齿感染活动期（相对禁忌证）。

三、影像学和其他检查

1. **术前超声检查** 所有患者术前均应进行甲状腺超声检查，以观察甲状腺结节的良恶性，并评估有无其他甲状腺疾病。

2. **CT** 怀疑胸骨后甲状腺肿的患者应行断层扫描，如 CT 检查，因为胸骨后甲状腺肿是这种手术方式的禁忌证。

3. **术中超声检查** 可以帮助外科医师确认结节的性质，并于中转开放手术时确定合适的切口位置。

四、手术治疗

（一）术前规划

1. 评估患者的术前所有影像学资料。任何口腔或牙齿方面的问题都应尽快处理。

2. 术前告知患者经口腔镜甲状腺手术和常规开放甲状腺手术的优缺点，并告知中转改为开放手术的标准。

3. 告知患者喉神经损伤、颈部血肿和甲状旁腺功能低下的风险与常规其他入路甲状腺手术相似。也要告知患者由颏神经损伤导致的口唇麻木、皮肤麻木的风险及经口腔镜入路手术的独有但少见的并发症如气管损伤。

4. 术前应用 Peridex 漱口液漱口。

5. 术前预防性使用覆盖口腔菌群的抗生素。通常使用氨苄西林钠舒巴坦钠（Unasyn）。

6. 术前不皮下注射肝素，但应用序贯下肢气囊加压装置（SCD）预防血栓。

7. 术前与麻醉医师讨论气管插管途径。尽管最初手术时采用经鼻气管插管，现在很多外科医师包括我们中心的很多医师都开始应用经口气管插管。但这就需要将头部固定在手术台上，并小心牢固地固定气管插管，以免在手术过程中气管插管移位。

（二）患者体位、准备和消毒铺单

1. 患者取仰卧位，双手固定于床两侧，用小的硅胶卷垫于肩下以使颈部适当伸展。
2. 应用神经监测气管插管时，用可视喉镜经口或经鼻气管插管，以确保神经监测电极位于声带上。
3. 如果手术时间长，需要留置导尿管。
4. 患者受压点应用软垫保护，并注意保护患者的眼。
5. 手术床旋转180°使麻醉机位于患者足端。
6. 应用透明贴膜保护上唇。
7. 用氯己定进行皮肤消毒，消毒范围为下唇至双侧锁骨下。
8. 用棉签蘸取氯己定后消毒口腔、口唇、舌和牙齿。
9. 铺2块治疗单，显露下面部、颈部和上胸部。
10. 经口气管插管需要牢固固定以免术中气管插管移位。

（三）手术成员的站位

1. 术者站在手术床的头部面对主显示器，主显示器放于手术床的足端（图50-1）。
2. 一助站在术者旁边扶镜子。二助站在拟切除的甲状腺腺叶侧，便于将甲状腺向前方和侧方牵拉。
3. 器械护士站在二助的对面。

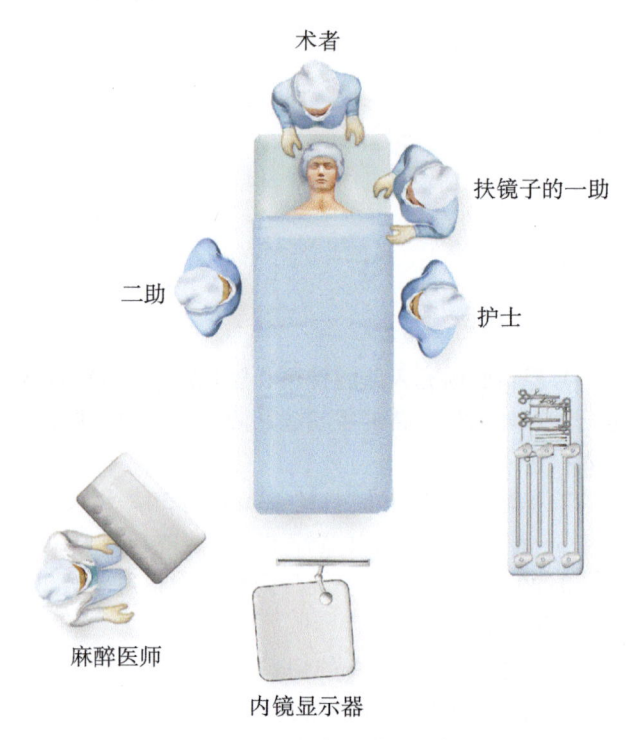

图 50-1 手术成员的站位

（四）戳卡的放置和操作空间的创建

1. 在舌系带前方的口腔前庭做10mm横切口（图50-2）。

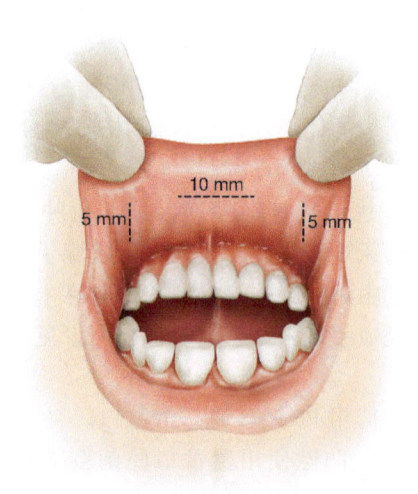

图 50-2 口腔前庭的切口位置。3个切口均位于口腔前庭

2. 应用小血管钳游离颏部。
3. 500ml生理盐水中加入1mg肾上腺素配制分离溶液，应用注水针通过此切口向颏部注入分离溶液。注水针先在颈阔肌下平面进针，再沿中线向左右侧进针，进针和出针时均注入分离溶液。随着分离溶液注入，颈前部皮肤被逐步撑开。
4. 注入分离溶液后，用钝头弯Kelly钳经过口和下颌进入颈阔肌下间隙，轻轻分离扩大操作空间。
5. 通过10mm切口用扩张器或血管隧道器（尖端为8mm的Kelly-Wick隧道器械）进入颈阔肌下间隙，推进至胸骨切迹，然后从中间向左右两侧游离。应用扩张器进行10～15次的分离可以建立颈阔肌下间隙。
6. 通过经口的中间切口置入10mm的钝头戳卡至颈阔肌下间隙。使用减重手术专用的10mm戳卡可能会防止游离过程中与5mm戳卡互相干扰。
7. 初始充气压力为6mmHg，低压力可以降低术后皮下气肿风险。
8. 应用吸引器低流量吸烟可以很好地维持手术时清晰的术野。
9. 在10mm戳卡尖端下方的皮肤上留置外牵引线，将皮肤和颈阔肌向前提起。
10. 在口腔两侧尖牙的前外侧做2个5mm的垂直方向的下唇切口。然后，将注水针通过5mm的切口经过下颌浅层进入颈阔肌下间隙并注入分离溶液。在每个用注水针建立的隧道中插入一个5mm的钝头戳卡。向反方向牵拉下颌，以方便戳卡进入。放入的戳卡位于皮下很表浅的位置（图50-3）。

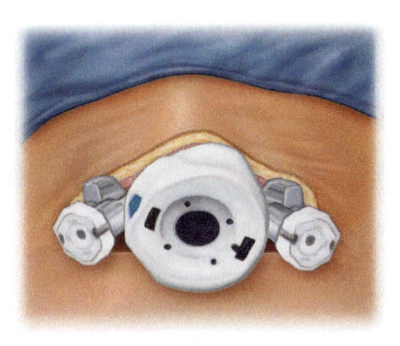

图 50-3 TOETVA 时的戳卡，1 个 10mm 和 2 个 5mm 的钝头戳卡。此患者为经口气管插管

11. 通过 10mm 中间戳卡置入标准的 10°～30° 腹腔镜。通过 2 个 5mm 的戳卡将分离钳置入颈阔肌下间隙。气管周围连接的肌纤维和结缔组织用 L 型单极电钩游离创建手术操作间隙（图 50-4）。

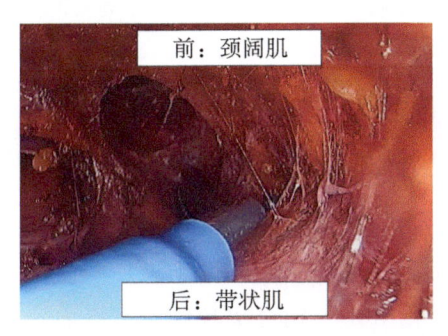

图 50-4 手术操作空间的初始视图。通过分离颈阔肌和带状肌之间的肌纤维和结缔组织显露手术操作的颈阔肌下间隙。采用 L 型单极电钩分离。视野朝向胸骨切迹

12. 向下游离至胸骨切迹，向两侧游离至胸锁乳突肌前缘。全程小心游离以避免皮肤热损伤。

13. 应用电钩或能量器械切开带状肌之间的颈白线。笔者更喜欢用"L"形电钩或 5mm 的血管闭合系统。采用烧灼法和钝性分离法将带状肌从甲状腺被膜表面游离下来，显露拟切除侧的甲状腺腺叶。游离带状肌后，通过皮肤缝入悬吊的丝线，环绕带状肌后再通过皮肤反缝出来进行牵拉。助手将此缝线向前外侧牵拉，以更好显露甲状腺。

（五）切断甲状腺峡部和游离甲状腺上极

1. 用血管闭合系统游离并切断甲状腺峡部，注意同时游离锥状叶。

2. 显露甲状腺上极，将其提起并向前下牵拉。应用血管闭合系统处理甲状腺上血管（图 50-5）。对于上极较粗血管，笔者一般用血管闭合系统处理 2 次。

3. 甲状腺周围组织，通常包含上甲状旁腺，可以用闭合的分离钳从甲状腺上极后方仔细分离开。

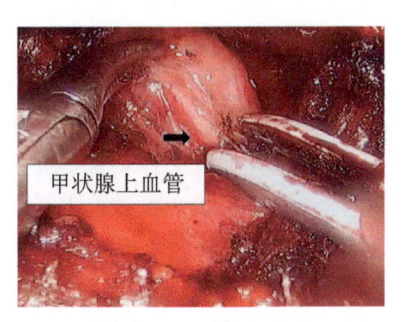

图 50-5 分离甲状腺上极。用抓钳将甲状腺右叶上极向前下方牵拉。用血管闭合系统处理甲状腺上血管

（六）喉返神经的辨认和甲状腺下血管的处理

1. 将充分游离的甲状腺上极向前方牵拉。

2. 用 MaryLand 钳轻轻分离甲状腺上极和其他甲状腺组织连接处后方的组织，仔细寻找并识别喉返神经（图 50-6）。

3. 常规应用喉返神经监测以确认喉返神经，整个术中都可监测其走行及功能。一旦发现喉返神经，应用张开的 MaryLand 钳的一个齿在神经和相邻甲状腺组织间轻柔操作，游离喉返神经。

4. 找到喉返神经后，应用血管闭合系统处理甲状腺下血管。从甲状腺上分离并保留下甲状旁腺。

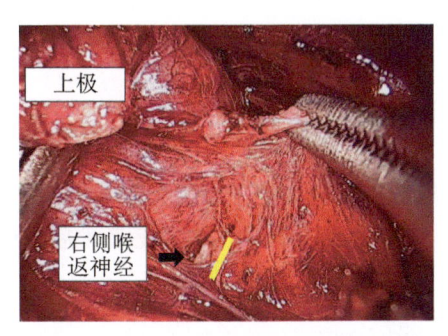

图 50-6 辨认喉返神经。用无损伤抓钳向前内侧牵拉甲状腺右叶上极。用分离钳分离甲状腺右叶后方，牵拉甲状腺周围组织，显露右侧喉返神经。黄线显示右侧喉返神经走行

（七）离断 Berry 韧带

1. 在对侧用无损伤抓钳轻柔钳住整个甲状腺叶并向前方牵拉。这有利于显露喉返神经，并使 Berry 韧带处于紧张状态，因此可以用双极烧灼或血管闭合系统小心将其离断。

2. 在喉返神经附近时应短暂间歇使用能量器械。

3. 完全游离后，用标本袋将标本从 10mm 切口取出。笔者使用装置配套的标准取物袋。从 10mm 切口取出标本时应轻柔，伸展下颌可以使标本取出更容易。

（八）经口腔镜甲状旁腺切除术

1. 实施经口腔镜下甲状旁腺切除术时，我们也用与 TOETVA 相同的入路创建手术操作空间。

2. 在笔者中心，这种颈外入路方法主要适用于

原发甲状旁腺切除，即在术前定位影像中发现单个异常腺体。

3. 轻柔分离并用血管闭合系统切除术中找到的甲状旁腺（图 50-7）。笔者会在切除异常甲状旁腺后 10 分钟和 20 分钟检测甲状旁腺激素水平。

4. 经口或常规切口甲状旁腺切除术前应与患者沟通术中是否行 4 个甲状旁腺探查。

5. 有些医师在行经口入路手术时，常规探查 4 个甲状旁腺。

（九）缝合

用生理盐水冲洗甲状腺床并充分止血。甲状腺床喷洒纤维蛋白胶。酌情选择是否缝合带状肌。10mm 切口用薇乔线和铬制线缝合两层。5mm 切口用铬制线间断缝合。

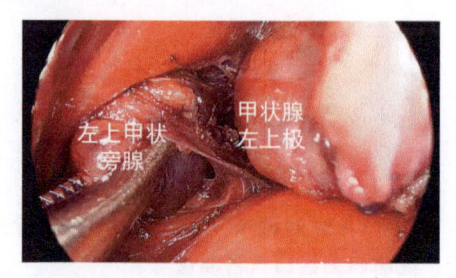

图 50-7　经口腔镜下甲状旁腺切除术时切除左上甲状旁腺

经验与教训

体位	用泡沫胶带将患者头部妥善固定在手术台上，以避免手术过程中不必要的移动。
戳卡的置入	1. 在注入分离溶液、扩张和放入戳卡时，使用非优势手向前方提起皮肤，以避免戳卡穿透皮肤。 2. 置入 5mm 戳卡时应向反方向牵拉下颌。
切除	置入侧方的 5mm 戳卡后，用电钩游离戳卡周围的软组织以创建更清晰和开放的手术操作空间。这将有助于腔镜器械进出，包括神经探针、吸引器和冲洗装置。
神经监测	使用 Neurovision 公司的 DryTouch 长探头，通过 5mm 戳卡刺激喉返神经。该探头与 Neuroäna 神经监测系统兼容。

五、术后

1. 患者术后前 3 天进软食。
2. 用 Peridex 漱口水漱口，每天 3 次。
3. 术后前 2 天只刷上牙，2 天后可以刷全部牙齿。
4. 一些机构已不用抗生素，笔者术后常规用 3 天抗生素（阿莫西林 - 克拉维酸）。

六、并发症

1. 任何入路的甲状腺切除术都有的并发症：出血、感染、喉返神经损伤、喉上神经损伤和甲状旁腺损伤。

2. 经口入路甲状腺切除术的特有并发症有颏神经损伤、戳卡置入时的皮肤损伤和发生率很低的气管损伤。沿颏部和下颌的瘀斑比较常见，通常在 1～2 周消退。

七、演变的手术方式

（一）经口及颏下甲状腺切除术（TOAST）

TOAST 入路与 TOETVA 入路的主要不同在于前者的 10mm 切口位于颏下。这就避免了 10mm 前庭切口的相关并发症，其尤其适用于取出较大标本时。因此，此手术方式可以完整取出更大的甲状腺标本。

（二）TOAST 术式时的 10mm 切口位置

1. 在颏下自然皱褶后 1mm 处做 10mm 正中切口（图 50-8）。

2. 电刀切开颈阔肌。

3. 使用 Kelley 钳分离颈阔肌下平面，用注水针在颈阔肌下间隙注入分离溶液。

4. 接下来的步骤与 TOETVA 相同。图 50-9 显示了 TOAST 入路的戳卡位置。

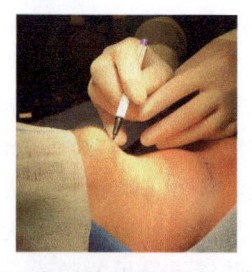

图 50-8　TOAST 手术时的颏下切口。术者在颏下自然皱褶后 1mm 处做 10mm 切口标记

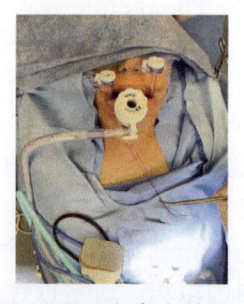

图 50-9　1 例行 TOAST 手术患者的戳卡位置。10mm 戳卡通过颏下切口置入而不是口腔前庭切口

（孙小亮　译）

第 51 章 甲状腺癌的淋巴结清扫

Gerard M. Doherty

一、定义

1. 大多数甲状腺癌来源于甲状腺滤泡细胞（分化型甲状腺癌包括了乳头状癌和滤泡癌）。

2. 极少数甲状腺癌来源于甲状腺 C 细胞（甲状腺髓样癌）。

3. 不管何种类型的甲状腺癌都可能会有颈部淋巴结转移。

4. 需要根据临床具体情况决定是否进行颈部淋巴结清扫：对已有颈部淋巴结转移的患者进行治疗，或者对隐匿性转移进行诊断及预防性切除。

5. 为了能够准确描述颈部淋巴结受影响及清扫的具体范围，一般将颈部淋巴结分为不同的区域（图 51-1）。

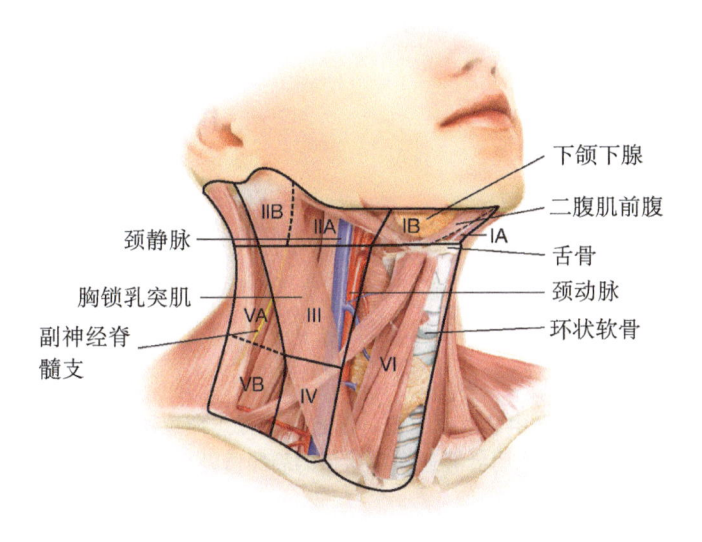

图 51-1 颈部淋巴结分区

（1）Ⅵ区，也被称为颈部中央区，指的是颈动脉鞘内侧，上至舌骨，下至胸骨的区域。

（2）Ⅰ～Ⅴ区被称为颈部外侧区，包括了颈动脉鞘外侧的所有淋巴结分布区。

二、病史和体格检查

一部分甲状腺癌的淋巴结转移可以通过体格检查发现，但更多数情况下是不可触及的，需要通过影像学检查得到确认。但是淋巴结内非常小的转移灶通常只能依靠显微镜下的病理学检查确诊。

三、影像学和其他检查

1. 每一位甲状腺癌患者术前都应该进行超声检查。这可以让我们对颈部各个分区的淋巴结状态有全面的了解（图 51-2）。

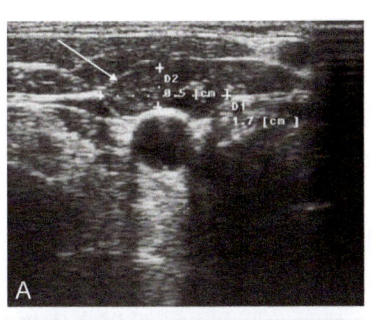

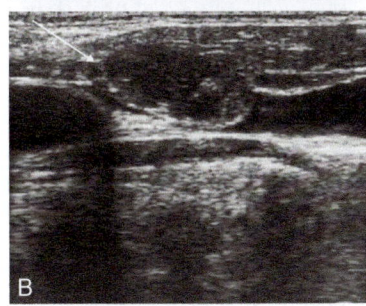

图 51-2 甲状腺癌淋巴结转移的超声所见
A. 横截面（箭头所示）；B. 纵截面（箭头所示）

2. 由于甲状腺的遮挡，Ⅵ区淋巴结在术前超声检查中是最难评估的。

3. 体积较大的肿瘤或腺瘤最好能够接受增强 CT 或 MRI 检查。在颈部超声检查中较大体积的病灶会遮盖后方的结构，增强 CT 或 MRI 检查能够更好地提供相应的信息（图 51-3）。

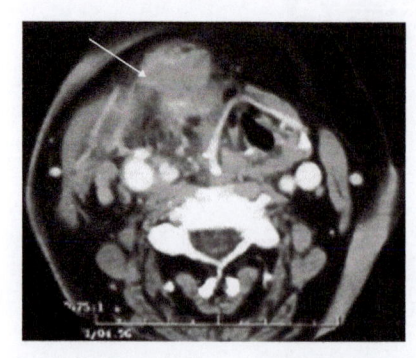

图 51-3 CT 扫描提示来源于一侧颈部的复发性结节，向颈部中央区突出（箭头所示）。此例中可以看到在彩超不能清晰显示颈部解剖时，CT 可以提供更多信息

四、手术治疗

第Ⅵ区的淋巴结清扫通常和甲状腺全切术同期进行。

可以通过清除甲状腺周围的软组织完成第Ⅵ区淋巴结的清扫，不需要额外的切口或探查。

清扫第Ⅵ区的淋巴结涉及甲状旁腺周围血供和软组织的处理。因为手术中可能会损伤甲状旁腺，甲状旁腺自体移植术可以避免永久性甲状旁腺功能低下（图 51-4）。

（一）术前规划

1. 术前复核颈部超声检查对完全切除所有可疑的淋巴结是非常重要的。
2. 对于再次手术的患者，在麻醉成功、摆好体位后，手术床旁再次进行超声检查可以帮助定位小的淋巴结。
3. 神经刺激及监测系统可以在术中帮助我们确定及测试运动神经的功能。迷走神经的检测最为常用，可以使用专用的神经刺激器，其包含附于气管插管上的可以探测声带肌收缩的肌电图检测片。支配肌肉肉眼可见的运动神经可以使用普通的神经刺激电极检查其功能。

（二）体位

1. 患者仰卧于手术台上，头部抬高，减轻颈部静脉充盈（图 51-5）。
2. 术中应注重气道管理。术前麻醉科会诊可以避免术中体位对气道的影响，保证术中的气道安全。
3. 在患者肩胛骨下方垫一毛巾卷或甲状腺气枕，以帮助颈部伸展。
4. 双臂束缚于身体两侧。

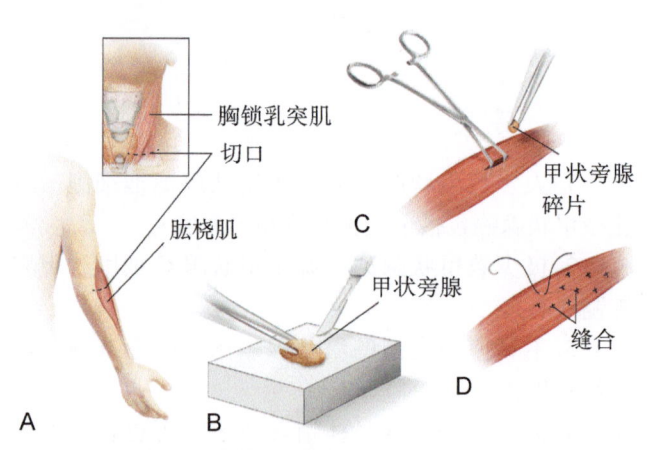

图 51-4 甲状旁腺自体移植术示意图。如果在术中切断了甲状旁腺的血供，最好的处理方式为行甲状旁腺自体移植术
A. 甲状旁腺可以移植入任何肌肉，一般正常的甲状旁腺组织可以移植于颈部肌肉，而异常的甲状旁腺组织则可移植于肱桡肌；B. 腺体必须切为小块（立方体的各个边长为 1～2mm）；C、D. 小块腺体被植入独立的肌肉囊状结构中，囊袋结构用一针缝合，移植物通常需要 10～12 周才能发挥作用

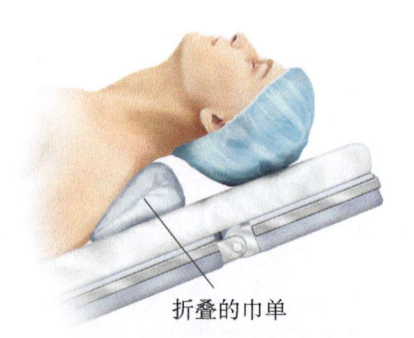

图 51-5 术中颈部体位应伸展且有支撑。如果伸展过度或缺乏支撑，术后会导致本可避免的后颈僵硬

（三）切口位置

如果患者术中同时进行甲状腺切除术，手术切口可以向颈部后方外侧扩大；如果没有同时进行甲状腺切除术，淋巴结清扫可以经环状软骨下缘的横切口完成，该切口从气管直至斜方肌的前缘。其目的在于显露颈部前外侧及颈后三角。

（四）游离皮肤及颈阔肌皮瓣

术中需要向上、向下、向后方游离肌皮瓣（图 51-6）。皮瓣游离应在颈外静脉浅层，并在各个淋巴结清扫区域的层次表面广泛游离。游离时可离断面静脉并翻向上方，以利于保护面神经的下颌缘支。耳大神经从胸锁乳突肌的后缘绕出，可根据此位置确定 Erb 点，该点附近聚集了很多浅表感觉神经，术中应注意保护。

（五）游离胸锁乳突肌

1. 在胸锁乳突肌的中部纵行切开其表面的筋膜，注意保护耳大神经（图 51-7）。

贴肌肉边缘分离斜方肌前缘的浅筋膜时应十分谨慎，避免意外损伤副神经脊髓支的运动神经。

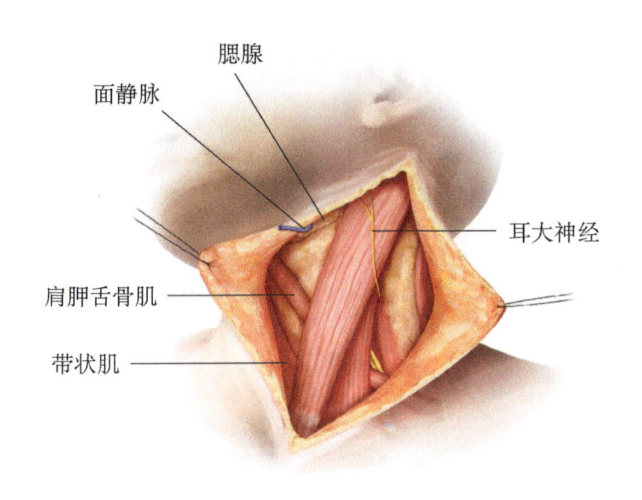

图 51-6　颈阔肌下皮瓣应充分游离，以避免在之后清扫至术区边缘时操作困难

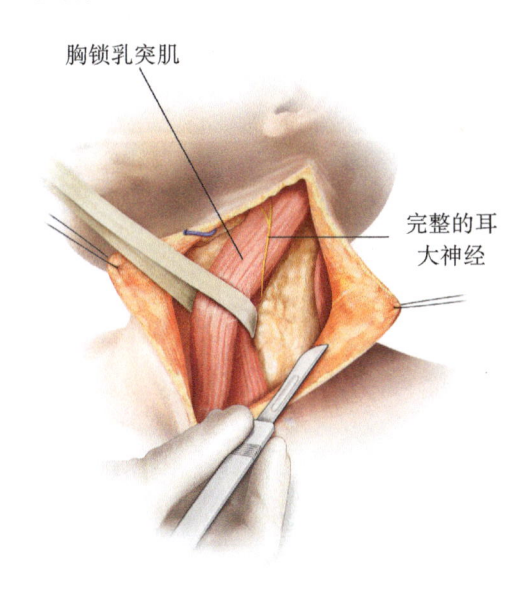

图 51-7　在完全游离胸锁乳突肌之后，就可以沿外缘切开淋巴结及周围组织表面的筋膜，将脂肪组织和斜方肌前缘分开。注意辨认副神经，避免损伤

2. 将筋膜从肌肉表面剥离，显露胸锁乳突肌，沿着筋膜继续剥离，绕过胸锁乳突肌的前缘，继续剥离其深面的筋膜，直至胸锁乳突肌的后缘。

3. 注意保护 Erb 点的感觉神经（耳大神经、枕小神经、颈横神经、锁骨上神经）。

4. 用 Penrose 引流管悬吊胸锁乳突肌以显露手术视野。

5. 可以离断肩胛舌骨肌，显露下方的淋巴结及软组织结构。

（六）切除软组织标本

1. 可以从不同的位置开始切除淋巴结及相连的软组织（图 51-8）。通常可以从颈后三角区入手。紧

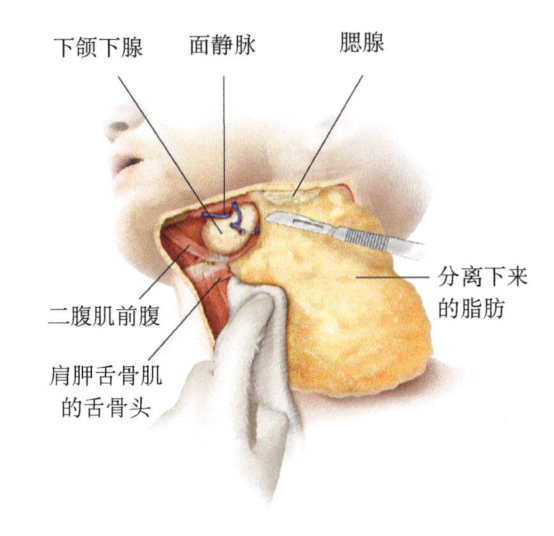

图 51-8　将软组织从颈静脉表面分离

2. 在分离与斜方肌相连的淋巴结及软组织时，应采取钝性分离的方式，尤其在副神经脊髓支尚不明确时。除非肿瘤直接侵犯了该神经，否则应尽可能保留。

3. 在从外侧向中间分离标本时，注意保护深面的组织结构。

锁骨上感觉神经从 Erb 点呈扇形发出，将第 V 区分为浅、深两个部分。在清扫该区域的淋巴结时，需要正确地识别并小心分离这些神经，以尽可能保留神经的主干。

4. 当清扫胸锁乳突肌深面的组织时，可以从颈内淋巴结群的上方（第 II 区）或下方（第 IV 区）开始清扫，将这些组织和颈后三角的组织一同去除。

5. 除非受到肿瘤直接侵犯或静脉有癌栓形成，否则通常予以保留颈内静脉。如果颈内静脉无法保留，则应将其与其他标本一起送检。单侧颈静脉切除不会对患者造成严重的后遗症。

6. 完整切除标本，做好标记，送病理检查。

（七）检查及缝合

1. 切除标本后，仔细检查有无残留可以切除的软组织（图 51-9）。测试神经以确认其功能，确保彻底止血。仔细检查颈静脉根部区域，确保没有乳糜瘘。

可以放置简单的引流装置以引流可能积聚的血清或淋巴液。如果手术过程顺利或肿瘤负荷较轻，可以不放置引流管。

2. 切口分两层缝合，颈阔肌层使用可吸收线间断缝合；术者可以选择美容效果好的方式缝合皮肤。

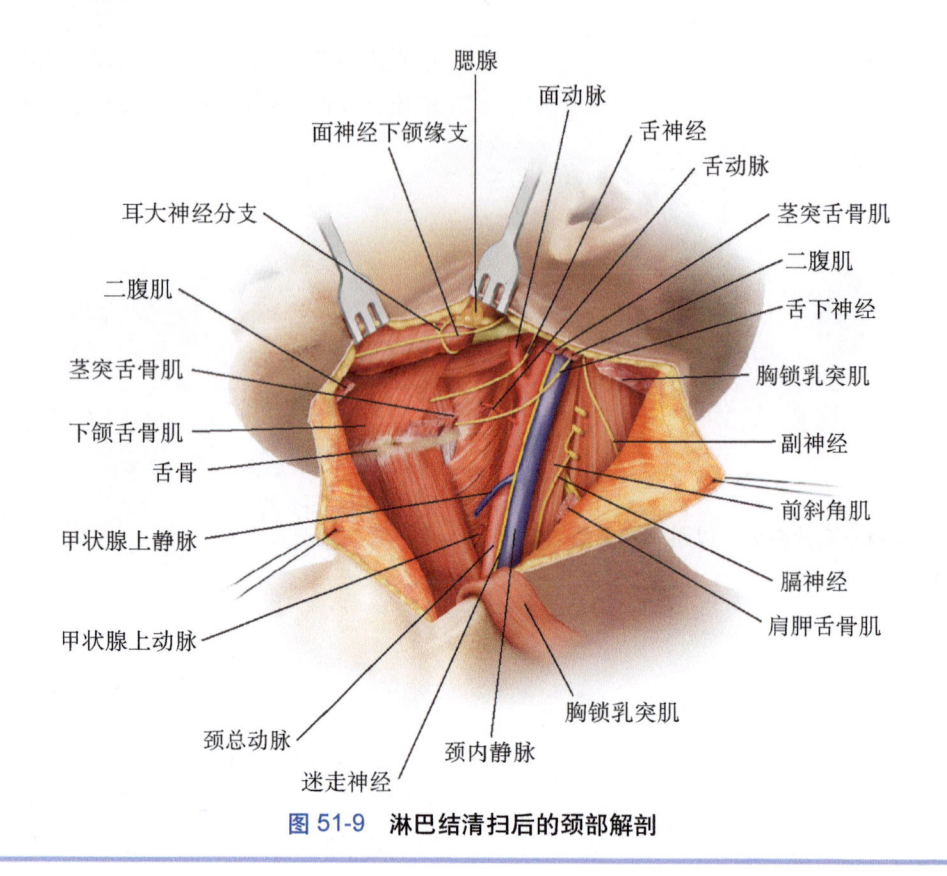

图 51-9　淋巴结清扫后的颈部解剖

经验与教训

适应证	甲状腺癌一般无须进行预防性颈部外侧区淋巴结清扫。
游离皮瓣	皮瓣分离的层次应准确位于颈阔肌深面及颈外静脉浅层。
游离胸锁乳突肌	注意不要损伤 Erb 附近的感觉神经。
切除标本	尽早找到副神经脊髓支以免造成意外损伤。
确保止血	位于标本下切缘的锁骨深面软组织的小静脉，可能会出现出血且不易处理。
避免乳糜瘘	注意观察颈部两侧（尤其是左侧）颈静脉下段附近有无溢出的清亮液体。

五、术后

1. 术后观察引流，注意有无淋巴瘘。应指导患者如何护理引流管。
2. 当每天引流量＜30ml 时应拔除引流管。

六、预后

1. 如果颈部神经在术中保护得当，患者功能预后良好。
2. 少部分患者术后需要进行康复治疗，以获得肩关节的全范围运动。

七、并发症

1. 神经损伤：副神经的脊髓支损伤；迷走神经或喉返神经损伤（如果术中进行颈部中央区淋巴结清扫）；臂丛神经损伤。
2. 血管损伤：颈内静脉损伤；颈动脉损伤（可造成颈部血肿，进一步发展导致气道压迫）。
3. 胸导管损伤可导致淋巴瘘，可能需要进行手术干预将胸导管结扎。
4. 局部复发。

（纪浩洋　译）

第52章 开放颈部探查术在原发性甲状旁腺功能亢进症中的应用

Christopher R. McHenry

一、定义

1. 原发性甲状旁腺功能亢进症是由一个或多个甲状旁腺自主性过度分泌甲状旁腺激素造成的；原发性甲状旁腺功能亢进症的主要特点是血清钙升高伴高甲状旁腺激素，或者血清钙升高伴不受抑制的正常水平甲状旁腺激素。也有少数原发性甲状旁腺功能亢进症可能会有正常血清钙水平。

2. 甲状旁腺功能亢进症的开放式颈部探查指的是以显露一个或多个异常的甲状旁腺为目的，通过单一切口进行标准手术操作的过程，在这一过程中无内镜或电视的辅助。该术式既包括对多个腺体病变的双侧颈部探查，也包括对术前诊断为单发性甲状旁腺腺瘤的切除（这种情况多集中于一侧颈部，并需要在术中进行甲状旁腺激素检测）。

二、鉴别诊断

1. 80%的高钙血症是由原发性甲状旁腺功能亢进症或恶性肿瘤引起的。

2. 门诊诊断为高钙血症的患者中50%～60%为原发性甲状旁腺功能亢进症引起的，而住院的高钙血症患者中约有30%。

3. 高钙血症的病因有很多并不常见（表52-1）。

4. 在原发性甲状旁腺功能亢进症的患者中，85%～90%为单个腺瘤，5%～10%为增生，3%～4%为双腺瘤，少于1%的患者为恶性。

表52-1 高钙血症的病因

甲状旁腺功能亢进症
原发性与三发性
恶性肿瘤
溶骨性骨转移
肿瘤分泌PTH相关肽
肺鳞状细胞癌
肾细胞癌

续表

膀胱癌
血液系统恶性肿瘤
白血病
淋巴瘤
多发性骨髓瘤
肉芽肿性疾病
结核
肉瘤样疾病
真菌感染
药物
钙剂
维生素A或维生素D中毒
锂剂
噻嗪类利尿剂
乳碱综合征
其他因素
甲状腺功能亢进症
Paget病
长期制动
家族性低尿钙性高钙血症

三、病史和体格检查

1. 原发性甲状旁腺功能亢进症在女性中的发病率为1/500，男性中为1/2000。50～60岁的女性患者最为常见。

2. 原发性甲状旁腺功能亢进症发病率随着年龄增长而增加，绝经后女性发病率约为1%，一般人群的发病率为0.86%。

3. 患者通常因为其他疾病进行血液检查时偶然发现高钙血症，进而诊断为原发性甲状旁腺功能亢进症。患者通常有一些非特异性症状如疲劳、虚弱、便秘及抑郁等。

4. 原发性甲状旁腺功能亢进症的患者可能会有很多临床表现（表52-2）。肾结石是其中最为常见的代谢并发症，所有的原发性甲状旁腺功能亢进症患者中15%～20%患有肾结石，而所有的肾结石患者中仅2%～5%的患者患有原发性甲状旁腺功能亢进症。

表52-2 原发性甲状旁腺功能亢进的临床表现

肾脏	精神疾病
肾结石	抑郁
肾钙沉着症	嗜睡
多尿	失忆
肾功能不全	意识混乱
	幻觉
	昏迷
骨骼系统	**神经肌肉系统**
全身性骨关节疼痛	疲劳
骨量减少	虚弱
骨质疏松	乏力
痛风	
假性痛风	
病理性骨折	
囊状纤维性骨炎	
胃肠道	**心血管**
便秘	高血压恶化
消化性溃疡	心血管钙化
胰腺炎	左心室肥大
恶心	QT间期缩短
呕吐	传导异常
腹痛	心脏传导阻滞

5. 约3%的患者会出现甲状旁腺危象，表现为严重的高钙血症、血清钙浓度>14mg/dl（3.5mmol/L）、恶心、呕吐、脱水及中枢神经系统异常（包括昏迷）。

6. 原发性甲状旁腺功能亢进症的患者心血管事件发生率及死亡率较一般人群更高，甲状旁腺切除术后则会明显降低。

7. 儿童时期的头颈部放射暴露史、碘-131放射治疗及长期的锂剂治疗可能与原发性甲状旁腺功能亢进症的发病有关。

8. 获取全面的家族史是非常重要的，约5%的原发性甲状旁腺功能亢进症患者为遗传性疾病。家族性甲状旁腺功能亢进症是一种常染色体显性遗传病，其可能表现为单独的原发性甲状旁腺功能亢进，也可以表现为多发性内分泌腺瘤病Ⅰ型、ⅡA型及甲状旁腺功能亢进症-颌骨肿瘤综合征的一部分症状（表52-3）。甲状旁腺功能亢进症-颌骨肿瘤综合征的患者通常具有更严重的高钙血症，其中10%～15%的患者为甲状旁腺癌。

表52-3 家族性甲状旁腺功能亢进症

A. 家族性孤立性甲状旁腺功能亢进症
B. 多发性内分泌腺瘤病Ⅰ型（MEN Ⅰ）
　原发性甲状旁腺功能亢进症
　胃肠胰神经内分泌肿瘤
　垂体腺瘤
　肾上腺皮质或甲状腺肿瘤
　脂肪瘤
　脑膜瘤
　面部血管纤维瘤
　支气管、胸腺的神经内分泌肿瘤
C. 多发性内分泌腺瘤ⅡA型（MEN ⅡA）
　甲状腺髓样癌
　嗜铬细胞瘤
　原发性甲状旁腺功能亢进症
　扁平苔藓淀粉样变性
　先天性巨结肠
D. 甲状旁腺功能亢进症-颌骨肿瘤综合征
　下颌骨及上颌骨的骨化性纤维瘤
　肾囊肿、错构瘤及肾母细胞瘤
　子宫腺肉瘤、腺纤维瘤、平滑肌瘤、子宫腺肌病、子宫内膜增生症

9. 大多数原发性甲状旁腺功能亢进症的患者，其体格检查通常都是正常的，不到5%的患者可能会有可触及的甲状旁腺肿瘤，其中甲状旁腺危象患者更可能有可触及的肿物。

10. 原发性甲状旁腺功能亢进症的患者如果出现可触及的颈部包块，应考虑甲状旁腺癌或相应的甲状腺结节。

11. 极少数患者可能因为角膜磷酸钙沉积导致角膜带状变性，可以通过裂隙灯检查确诊。

四、影像学和其他检查

1. 原发性甲状旁腺功能亢进症可以根据升高的血钙水平及升高的或者未被抑制的正常水平（由于高血钙负反馈调节机制的存在，应该低于正常范围）的血清全片段 PTH 诊断。

2. 接近 20% 的原发性甲状旁腺功能亢进症患者，其血钙水平在正常范围。大多数血钙正常的原发性甲状旁腺功能亢进症患者是在进行肾结石、骨质疏松或骨量减少等疾病的评估时得到诊断的。维生素 D 缺乏、过量磷摄入、血钙调定点低、低镁血症或高镁血症可能是血钙正常的原发性甲状旁腺功能亢进症的作用因素。

3. 原发性甲状旁腺功能亢进症的患者可能会存在低血磷或接近正常低限的血磷水平、高血氯、高于正常的碱性磷酸酶水平及尿酸水平。骨疾病的患者碱性磷酸酶水平也会升高。

4. PTH 会导致肾脏对磷和碳酸氢盐重吸收作用降低，患者可能会有轻度的代谢性酸中毒。

5. 在敏感的免疫放射法和化学发光法测定全片段 PTH 发明之前，可以根据氯磷比超过 33∶1 诊断原发性甲状旁腺功能亢进症。

6. 由于肾功能不全是原发性甲状旁腺功能亢进症的并发症之一，所以应监测血尿素氮、肌酐及肾小球滤过率。

7. 应使用双能 X 线吸收法测定腰椎、髋骨及桡骨远端的骨密度。

8. 如果怀疑患者为家族性低尿钙性高钙血症（FHH），应测定钙肌酐清除比。家族性低尿钙性高钙血症是一种罕见的常染色体显性遗传病，表现为无症状的高钙血症、低尿钙症及或多或少的 PTH 升高，这是因为患者肾脏钙分泌的调定点较正常人更高。家族性低尿钙性高钙血症的患者常有一位或多位一级亲属有高钙血症，钙肌酐清除比低于 0.01，24 小时尿钙低于 100mg。这些患者不推荐进行甲状旁腺切除术。

9. 一旦患者被诊断为原发性甲状旁腺功能亢进症，应进行相应的影像学检查，以确定异常的甲状旁腺。在术前定位异常的甲状旁腺后，可进行定位甲状旁腺切除术，并通过术中 PTH 测定确定原发性甲状旁腺功能亢进症是否治愈。这样可以减小手术切口，缩短手术时间，减少花费。

10. 只有在确诊为甲状旁腺功能亢进症并准备进行手术治疗后，才能够安排定位相关的影像学检查，其作用在于确定切口位置及颈部探查的起始点。

11. 高分辨率超声检查是首先须进行的检查。甲状旁腺腺瘤在超声下表现为甲状腺后方卵圆形或蚕豆形均质低回声肿物（图 52-1）。甲状旁腺腺瘤也有可能会呈分叶状。超声可以同时发现甲状腺的结节样病变。

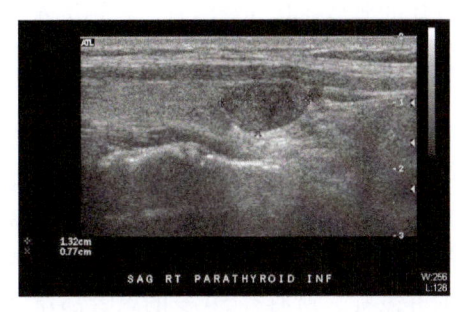

图 52-1 高分辨率超声图像为矢状位，甲状腺右叶下方可见一个大小为 1.32cm×0.77cm 的均匀低回声结节。术中其被证实是右下甲状旁腺腺瘤

12. 锝 -99m 甲氧基异丁基异腈（^{99m}Tc-MIBI）联合单光子发射计算机断层成像（SPECT）是一种在术前进行的功能和解剖相结合的影像学检查，其在发现异位甲状旁腺方面有明显优势（图 52-2）。

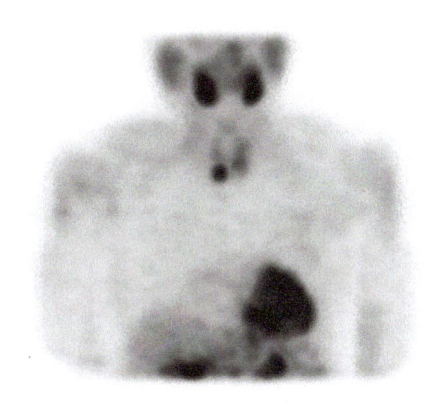

图 52-2 锝 -99m 甲氧基异丁基异腈显像提示在甲状腺右侧叶下极的下方可见异常的放射性浓聚

13. 四维 CT 成像（增强 CT）是另一种可以进行异常甲状旁腺定位的影像学检查，其已经在部分医疗机构成为首选的影像学定位检查。增强 CT 需要注射造影剂，同时有较高辐射。

14. 最近研究表明，使用放射性标记氟化胆碱，PET/CT 用于定位异常的甲状旁腺有较高的准确性。美国 FDA 正在审查其是否可以为甲状旁腺功能亢进症提供一种新的影像学检查方式。

15. 术中 PTH 监测一般用于已有术前影像学定位的甲状旁腺功能亢进症，可以降低甲状旁腺功能亢进症手术失败的风险。

五、手术治疗

(一) 概述

1. 由于手术治疗是唯一可能治愈原发性甲状旁腺功能亢进症的治疗手段，因此，所有原发性甲状旁腺功能亢进症的患者均应考虑手术。原发性甲状旁腺功能亢进症的典型症状（肾结石、肾钙沉着症、骨质疏松、囊状纤维性骨炎、脆性骨折、神经肌肉功能异常）是手术治疗的主要适应证。

2. 美国国立卫生研究院在 2014 年重新修订的共识指南中，指出了无症状原发性甲状旁腺功能亢进症的患者手术适应证（表 52-4）。由于至少 25% 的甲状旁腺功能亢进症患者在生存期中将产生一个或多个不可逆转的并发症，所有 < 50 岁的患者都建议行甲状旁腺切除术。严重的高钙血症、肾功能不全、骨密度降低、脊椎压缩性骨折、增加结石风险的尿钙升高、不能或不愿意随访监测病情变化是对无症状原发性甲状旁腺功能亢进症患者进行甲状旁腺切除术的其他手术指征。

表 52-4 2014 年美国国立卫生研究院修订的共识指南中提出的无症状原发性甲状旁腺功能亢进症的手术指征

血清钙浓度超过正常范围上限 > 1mg/dl
肾小球滤过率 < 60ml/min
骨密度明显降低：腰椎、股骨颈、髋部、桡骨远端的 T 值 ≤ − 2.5
年龄 < 50 岁
脊椎压缩性骨折
24 小时尿钙 > 400mg/dl
患者不能进行定期随访监测病情变化

3. 原发性甲状旁腺功能亢进症的开放式颈部探查术可以作为门诊手术，在全身麻醉或镇静条件下局部麻醉下进行。术中可能会用到超声检查、PTH 监测、无线电导航、近红外荧光检测（NIR）等。

4. 术中超声可以用来确定手术切口的最佳位置。

5. 术中 PTH 监测可以用来确定是否所有的高功能甲状旁腺组织已经被切除，原发性甲状旁腺功能亢进症是否已被治愈。

6. 术前进行锝 -99m 甲氧基异丁基异腈检查或术中通过 γ 探测器检查可以帮助外科医师定位异常的甲状旁腺组织，并可确认所有嗜甲氧基异丁基异腈的甲状旁腺组织已被切除，而且颈部无残留。但该技术的局限性在于增生的甲状旁腺组织通常并不表现为嗜甲氧基异丁基异腈的特性，而甲状腺结节也可以吸收甲氧基异丁基异腈，从而导致假阳性。

7. 近红外荧光法可以用于术中辨认甲状旁腺腺瘤，目前已经有很多成像设备用于近红外荧光检测。其中一种近红外荧光检测设备主要包括一个光纤可视探头、近红外荧光光源、一个显示器（常见设备包括 PTeye，AiBiomed，Santa Barbara，CA）。当探头靠近甲状旁腺腺体时，设备可以提供可视化或声音的反馈。另外一种类型的设备则通过一个手持式近红外摄像头向组织发射近红外光以激发荧光，再将组织产生的荧光转化为显示器上不同灰度的图像（常见设备为 Fluobeam 800、Fluobeam LX、Fluoptics、France）。近红外荧光检测所使用的增强造影剂为吲哚菁绿，它也可以用于甲状腺切除术中进行实时显影（图 52-3）。甲状旁腺血供较丰富，而其周围的脂肪组织和胸腺组织相对血供较少。吲哚菁绿则可以通过这一点将甲状旁腺增强显影。

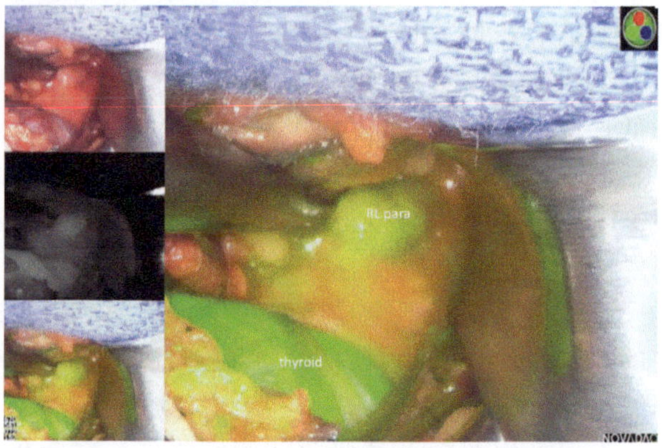

图 52-3 （左上）正常光照下的术野；（左中）近红外荧光的灰度显影；（左下）经计算机叠加后荧光显影模式，其中绿色深浅程度代表了不同的荧光强度；（右侧）甲状腺荧光显影模式，可以看到右下甲状旁腺位于颈部胸腺内（图像由 Eren Berber, MD. 提供）

8. 如果术前诊断为单个腺瘤并定位，应进行单侧定位甲状旁腺切除术并进行术中 PTH 监测，以确定原发性甲状旁腺功能亢进症已被治愈。

9. 双侧颈部探查的适应证：术前影像学检查为阴性或多个检查结果相矛盾，或术前检查发现双侧甲状旁腺病变，或者患者极有可能患有多腺体疾病，如 MEN Ⅰ、MEN Ⅱ A 及锂剂相关甲状旁腺功能亢进症。对于同时患有甲状腺疾病的患者同样适用。所有的原发性甲状旁腺功能亢进症患者也可以首先进行双侧颈部探查术。

10. 对于双腺瘤患者，可以手术同时切除 2 个增大的腺瘤。

11. 对于甲状旁腺增生的患者来说，应首先考虑甲状旁腺次全切术，保留部分血供较好的甲状旁腺组织，其大小和重量应接近一个正常的甲状旁腺腺体。因为 5%～15% 的患者有额外的甲状旁腺，其最常见位于胸腺，所以应通过颈部横切口进行胸腺切除术。也可以进行甲状旁腺全切，同时通过自体移植将甲状旁腺植入非优势手的肱桡肌（参见第 53 章）。

12. 甲状旁腺癌的患者应将肿瘤及其侵犯的周围组织整块完整切除，这通常涉及甲状腺侧叶和颈前带状肌群的切除。

13. 甲状旁腺癌的患者可能表现为明显上升的血钙浓度和 PTH，以及可触及的颈部包块。典型的甲状旁腺癌表面呈灰白色，存在向周边结构的局部侵犯、淋巴结转移和全身转移（图 52-4）。

（二）术前准备

1. 术前应检测血清 25-OH 维生素 D 及碱性磷酸酶浓度。术前血清 25-OH 维生素 D 浓度降低及碱性磷酸酶升高的患者，术后发生症状性低钙血症的危险

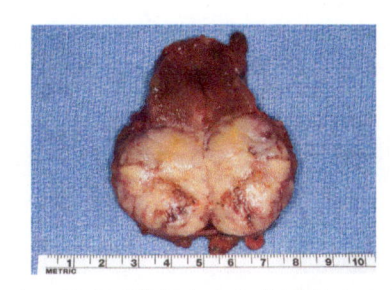

图 52-4　图中可见典型的呈灰白色的甲状旁腺癌及受侵犯的甲状腺侧叶

性更高。

2. 术后皮下注射肝素或低分子肝素可能导致颈部血肿，可以采用梯度加压装置预防深静脉血栓形成，围术期无须常规使用抗生素预防感染。

3. 如果患者没有甲状旁腺危象，术前一般无须特殊准备。对于严重的威胁生命的高钙血症，在施行甲状旁腺切除术前应采取盐水水化、呋塞米促尿钙排泄、应用双膦酸盐及拟钙剂等治疗措施。

（三）体位

1. 患者仰卧于手术台上，卷叠好的巾单横置于双肩下方，颈部伸展，头部放置于软泡沫头枕上。双臂固定于身体两侧（图 52-5）。

2. 患者取头高足低位以减少静脉回流。气管插管走向应背向手术区域，为术者及助手提供最好的操作空间（图 52-5）。

3. 使用氯己定广泛消毒术野，等待 3 分钟使其完全干燥后，再铺无菌手术巾。

（四）手术切口

1. 在确定手术切口之前，术者应熟悉颈部的体表解剖标志（图 52-6）。为获得最佳的美容效果，切口应选择环状软骨与胸骨切迹之间颈部正中弧形切口，沿颈部的自然皮褶为佳。

2. 切口的具体位置取决于术前影像学的定位检查、患者颈部自然褶皱的走行和其他的美容因素。必要时可以采用术中超声检查确定切口位置。

3. 颈部正中切口可以达到更好的美容效果，并且更容易进行双侧颈部探查。

4. 用 0 号丝线轻轻压在皮肤上进行切口标记，注意保持对称并使切口呈弧形（图 52-6）。

5. 以胸骨切迹中点为标志，在皮肤上标记切口中点的位置。

6. 甲状旁腺切除术需要一个 3～5cm 的颈正中切口（图 52-6）。对于部分颈部粗短或有病态肥胖的患者，为达到更好的探查效果，可以采用更长的切口。

7. 切开皮肤前用 0.5% 的布比卡因进行切口局部麻醉可以达到预先镇痛的效果（图 52-6），能够使患者在术后更加舒适。

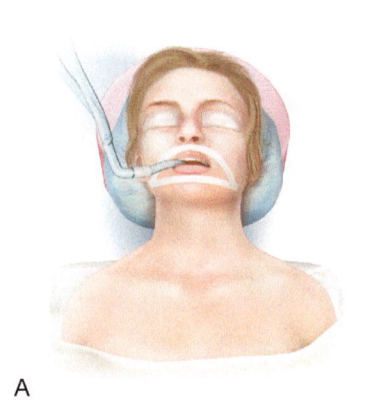

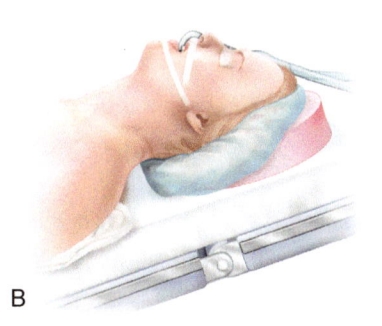

图 52-5　甲状旁腺体位的俯视效果（A）及侧视效果（B）。患者颈部伸展，肩下垫卷叠好的巾单，头部放置于软泡沫头枕上。床头抬高 30°，呈头高足低位，通气管放置于头端

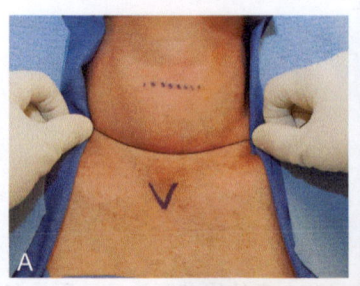

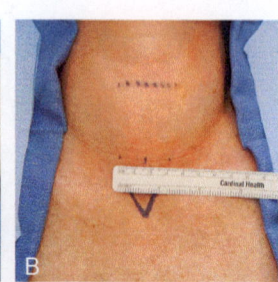

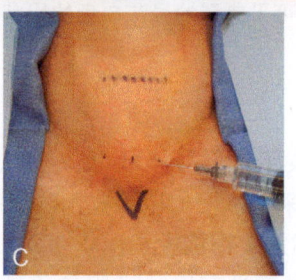

图 52-6 标出胸骨上切迹及环状软骨的体表位置以帮助确定最合适的切口。使用 0 号丝线做切口标志线（A）。在中线附近标出一个 3cm 的切口线（B）。在划开切口前，使用 0.5% 布比卡因进行局部麻醉（C）

8. 应用 15 号刀片切开皮肤，应用电刀分离皮下及颈阔肌。

（五）建立操作空间

1. 使用皮肤钩在颈阔肌下层面牵开皮瓣，使用小的 Richardson 拉钩掀起皮肤（图 52-7）。
2. 找到颈前静脉，分离的层面应在颈前静脉的前方（图 52-7）。

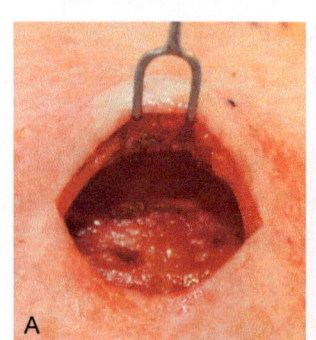

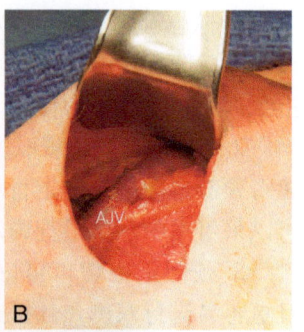

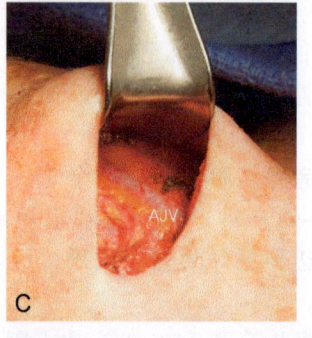

图 52-7 以颈前静脉（AJV）（B、C）作为标志，在颈阔肌下游离上方皮瓣（A）

3. 上方皮瓣分离至环状软骨，下方皮瓣分离至胸骨切迹。
4. 向侧方游离至胸锁乳突肌的胸骨头。

（六）显露甲状腺

1. 沿颈白线分开胸骨舌骨肌，向上至甲状软骨，向下至胸骨上切迹（图 52-8）。颈白线是甲状腺封套筋膜组成的一个无血管区。

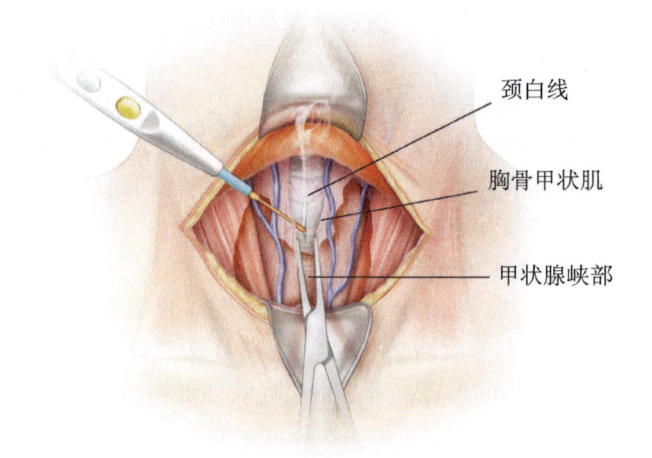

图 52-8 沿颈白线分开胸骨甲状肌，显露下方的甲状腺

2. 分开胸骨舌骨肌，显露甲状腺。
3. 结合采用钝性及锐性分离胸骨舌骨肌和甲状腺之间的疏松结缔组织，将胸骨舌骨肌从甲状腺表面拉开（图 52-9）。

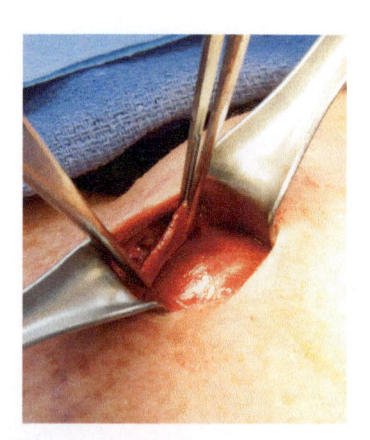

图 52-9 用镊子轻轻牵拉胸骨甲状肌，将其从下方的甲状腺表面游离

（七）游离甲状腺叶并显露异常的甲状旁腺腺体

1. 向两侧牵开胸骨甲状肌和胸骨舌骨肌。
2. 向前向内侧抬起甲状腺腺叶。使用组织钳夹住甲状腺侧叶辅助牵拉，尽可能在小的工作空间内提供更好的术野。
3. 将甲状腺向前内侧翻起后，可以使用近红外

第 52 章 开放颈部探查术在原发性甲状旁腺功能亢进症中的应用 311

荧光检测确定甲状旁腺腺瘤（图 52-3）。

4. 找到甲状腺中静脉，为了更好显露视野，可以将其离断。

5. 术中尽可能减少出血，血液污染术野会给分辨正常 / 异常的甲状旁腺组织造成更大的困难。

6. 首先应根据术前影像学定位寻找异常的甲状旁腺，在甲状旁腺的正常解剖位置进行探查。

7. 相较正常的甲状旁腺组织，异常的甲状旁腺更大、更坚硬、颜色更深（图 52-10）。

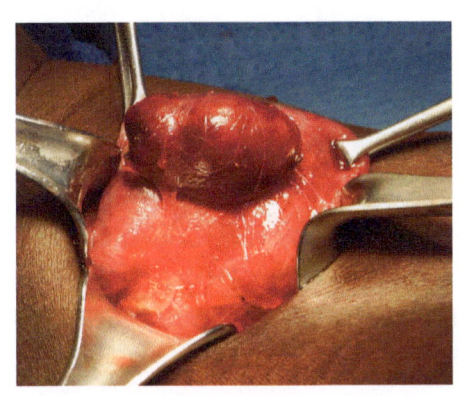

图 52-10 向前内侧翻转甲状腺侧叶，可见一个肿大的异常甲状旁腺，质地较硬，颜色较深

8. 成人体内，正常的甲状旁腺应为棕黄色，卵圆形、半圆形或蚕豆形。其最大直径为 5mm，平均重量为 35～50mg。如果甲状旁腺外观正常，则无须进行活检（图 52-11）。

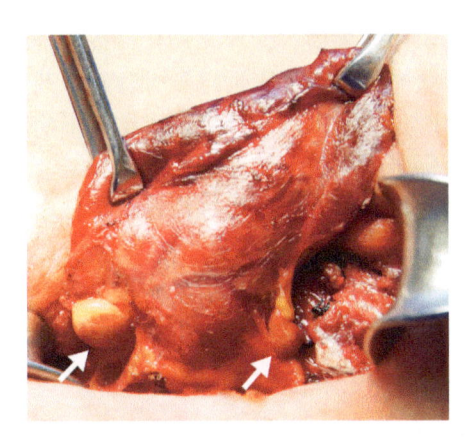

图 52-11 可以在正常的解剖位置发现 2 个正常的甲状旁腺（箭头所示）。两者均为卵圆形，呈黄色。上甲状旁腺被脂肪组织所包围

9. 正常上甲状旁腺的解剖位置在喉返神经的后上方。在甲状腺下动脉与喉返神经交汇点的头侧约 1cm 处，喉返神经在下咽缩肌的后方入喉（图 52-12）。

10. 下甲状旁腺的常见解剖位置位于甲状腺侧叶下极的后外侧，甲状腺下动脉与喉返神经交汇点的尾

侧 1cm 处。其通常位于喉返神经的前方（图 52-12）。

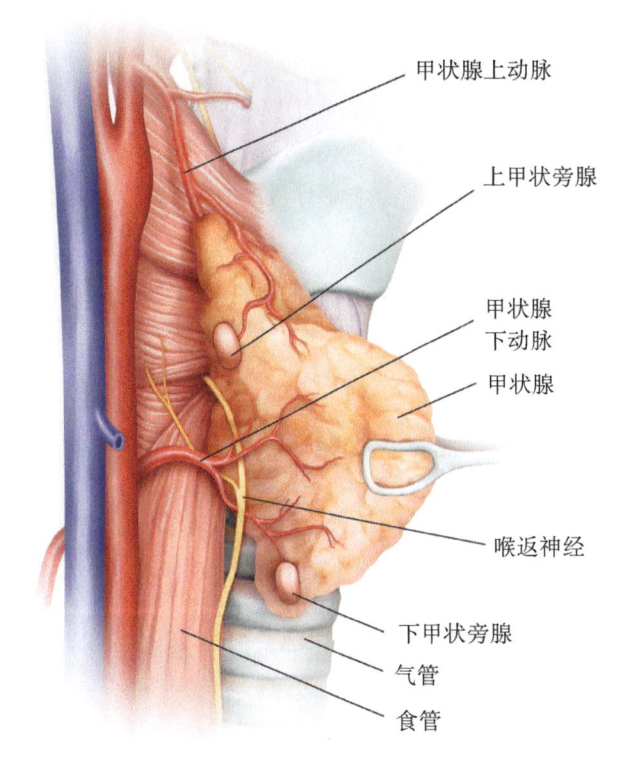

图 52-12 将右侧甲状腺向前内侧翻转，可以看到上、下甲状旁腺

11. 约 16% 的原发性甲状旁腺功能亢进症患者有异位甲状旁腺。由于胚胎期迁移距离更远，下甲状旁腺更易出现异位。

12. 当甲状旁腺不在正常的解剖位置时，需要探查有无异位的腺体。

13. 异位下甲状旁腺最常见的位置为胸腺，其他常见的异位位置为甲状胸腺韧带、上纵隔前方、甲状腺内、颈动脉鞘及未能下降而留在下颌下区等（第 53 章及第 56 章）。

14. 异位上甲状旁腺最常见的位置为气管食管沟内，其他的异位位置包括食管后方、咽后方、后纵隔、甲状腺内。

15. 当甲状旁腺腺瘤位于胸腺内时，可以通过显露胸骨甲状肌下方的胸腺颈舌叶，完成经颈部胸腺切除术。胸腺位于甲状腺下静脉的前方，毗邻甲状腺侧叶的下极。术中向胸廓探查时应注意显露及保护喉返神经。游离胸腺前方的结缔组织。胸腺静脉向下汇入无名静脉，术中可以使用双极电凝协助离断。术中使用直角钳轻轻牵拉胸腺的颈舌叶，逐渐将胸骨后方的胸腺组织拉入手术区域。

16. 甲状腺内的甲状旁腺腺瘤在原发性甲状旁腺功能亢进症的患者中约占 1%，通常可采用剜除术，

而无须切除甲状腺腺叶（图52-13）。

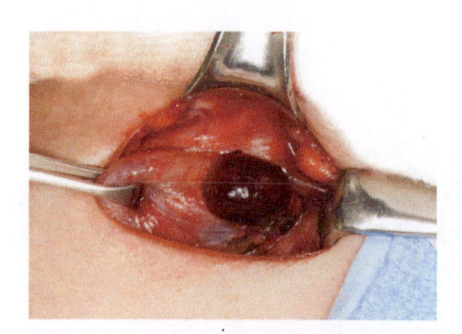

图 52-13 甲状腺内甲状旁腺腺瘤剔除

17. 当上甲状旁腺不在正常的解剖位置时，须探查异位腺体，此时离断甲状腺上血管可能提供更好的视野。

18. 对于需要进行双侧甲状旁腺探查的多发病变，双侧甲状旁腺的位置通常是对称的。

（八）切除异常的甲状旁腺

1. 先分离增大甲状旁腺的前方、侧面、后方，最后处理内侧的血管蒂（图52-14）。

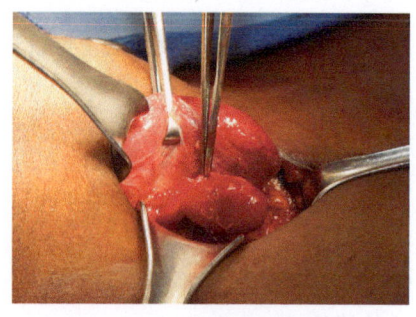

图 52-14 一个较大的上甲状旁腺腺瘤几乎完全被游离出来，仅剩下内侧的血管蒂与颈部相连

2. 应用细弯血管钳钝性分离肿大甲状旁腺四周的结缔组织，最后只剩下血管蒂。

3. 注意不要损伤异常甲状旁腺的被膜，因为一旦损伤，会导致异常甲状旁腺细胞定植于软组织中或形成甲状旁腺腺瘤病，这是甲状旁腺功能亢进症复发的原因之一。

4. 术者应时刻注意避免损伤喉返神经，但术中无须常规显露，也并不一定要进行神经监测，具体措施应由术者视术中具体情况决定。

5. 术中应紧贴异常的甲状旁腺进行游离，以避免损伤喉返神经。

6. 探查及切除增大的上甲状旁腺时，显露喉返神经通常是有必要的。上甲状旁腺一般位于喉返神经的后方，在切除腺体时，常需要游离神经。

7. 完成甲状旁腺腺瘤游离，在结扎甲状旁腺的血管蒂之前，从颈内静脉、外周静脉或动脉抽取3ml血液进行术中PTH检测（图52-15）。然后结扎血管蒂，切除增大的甲状旁腺，称量标本重量并送石蜡切片检查。切除异常甲状旁腺5～10分钟后再抽取另外3ml血液进行术中PTH检测。

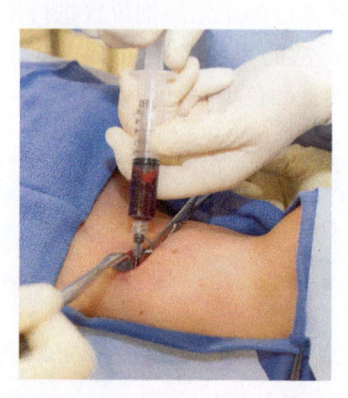

图 52-15 颈内静脉采血进行术中PTH检测。用组织钳牵引甲状腺侧叶。带状肌用拉钩拉向颈侧方，显露颈总动脉。颈内静脉位于颈总动脉的前外侧

8. 如果PTH值较切除前或术前下降超过50%，可以预计术后患者可能治愈，术中可无须进行进一步探查。由于全片段PTH的半衰期具有多变性，通常为3～5分钟，在决定是否进行进一步探查前，有必要再次检测全片段PTH水平。如果全片段PTH没有降低超过50%，表明存在持续高功能的甲状旁腺组织。

9. 如果术中进行PTH监测，则无须对甲状旁腺腺瘤进行术中冰冻检查。冰冻切片检查的价值在于区分增生甲状旁腺组织、正常甲状旁腺组织及淋巴结或甲状腺组织。在对术前细针穿刺术结果不明确，或者对术前未穿刺而术中偶然发现的甲状腺结节进行甲状腺腺叶切除时，进行冰冻切片检查也是有意义的。

（九）关闭切口

1. 等待术中PTH检测结果一般需要20分钟左右，在这段时间内可以闭合手术切口。检查术野有无活动性出血。颈内静脉穿刺点可以使用纱布短时按压止血。

2. 在颈中线处使用可吸收线连续缝合胸骨舌骨肌，在手术切口的下段留下3cm左右的开口（图52-16）。这样一旦出现术后出血，可以将血液引流至皮下间隙，避免术后出血聚集在一个封闭空间内，延迟气管压迫发生。气管压迫通常由于喉部回流静脉损伤出血或喉部水肿。

3. 用可吸收线对合皮下组织，皮肤用可吸收线皮内缝合后，使用组织胶闭合（图52-17）。

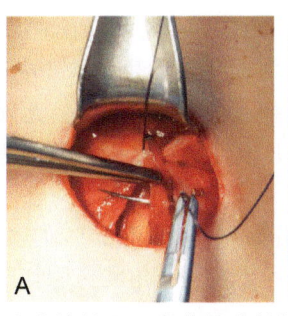

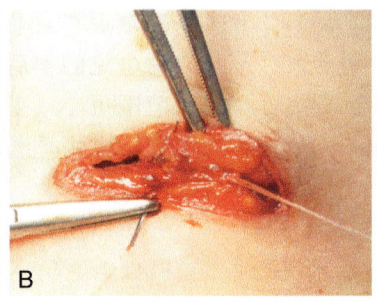

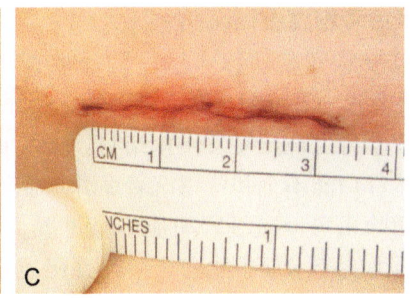

图 52-16　在中线处用可吸收线连续缝合胸骨舌骨肌（A）；皮下组织用可吸收线间断缝合（B）；皮肤采用可吸收线皮内缝合（C）

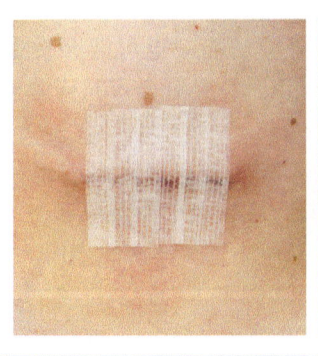

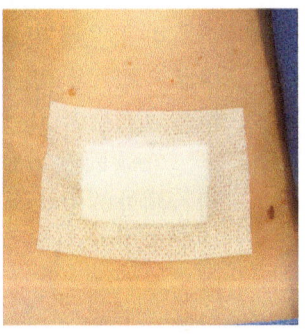

图 52-17　用皮肤胶和无菌敷料覆盖切口

经验与教训

切口	为获得最佳的美容效果，切口应沿颈部自然褶皱，使用0号线标记可以使切口呈自然的对称曲线。
牵开皮瓣	在分离皮瓣时可以以颈前静脉作为解剖标记，一般来说颈前静脉前方的层次为无血管区。
游离甲状腺腺叶	使用组织钳向前内侧牵开甲状腺腺叶，这样可以使我们用更小的切口获得更好的显露。
切除甲状旁腺	增大的甲状旁腺的前、后、侧方包裹着疏松结缔组织，内侧连有血管蒂。先紧贴腺体进行钝性分离，避免损伤喉返神经，最后结扎血管蒂。注意不要损伤异常甲状旁腺被膜，这是因为损伤后会导致异常甲状旁腺细胞定植于软组织中或形成甲状旁腺瘤病，造成甲状旁腺功能亢进症复发。
异位甲状旁腺	术前定位检查认为是下甲状旁腺的腺体实际上可能是上甲状旁腺，这是其从正常解剖位置向后下方异位导致的。多余的甲状旁腺或异位下甲状旁腺最常见的位置是胸腺，可以施行经颈部胸腺切除术。异位的上甲状旁腺最常见的位置是气管食管沟。甲状腺内的甲状旁腺腺瘤通常可采用剔除术，而无须切除甲状腺腺叶。
多发性甲状旁腺功能亢进症	甲状旁腺的位置通常是对称的。

六、术后

1. 患者术后在麻醉恢复室经过常规处理后，可出院回家。敷料需要保持48小时，组织胶保持至术后2周第1次复诊。

2. 应告知患者术后可能出现颈部血肿、低钙血症等情况。告知患者一旦出现异常的颈部肿胀或呼吸困难的情况，应直接至急诊就诊。应告知患者出现低钙血症状时可以电话咨询，并且开始口服钙剂500～1000mg，每天3次。

3. 患者术后第1次复诊及术后第6个月时，应检查血钙水平，确定甲状旁腺功能亢进症已被治愈。患者应每年复查血钙水平以确定有无复发。

七、治疗效果

1. 若手术医师经验丰富，甲状旁腺切除术对原发性甲状旁腺功能亢进症的治愈率可达95%～99%。

2. 原发性甲状旁腺功能亢进症的患者经过甲状旁腺切除术后，其生活质量可获得明显改观，如精力、肌肉力量、精细运动能力、神经认知能力等均会得到改善。

3. 原发性甲状旁腺功能亢进症的患者经过甲状

旁腺切除术后骨密度会提高。

4. 经过甲状旁腺切除术后，与纤维囊性骨炎相关的骨异常及肾小管浓缩功能下降等问题会完全缓解。90% 的患者不再出现反复发作肾结石。

5. 虽然肾功能不全和肾钙沉着症并不能治愈，但甲状旁腺切除术可以减缓肾功能不全进展。同样的，疾病相关的高血压术后不能完全解除，但通过手术可以缓解高血压症状进一步进展。

6. 甲状旁腺切除术可以解决原发性甲状旁腺功能亢进症导致的心血管死亡率升高。

7. 复发性甲状旁腺功能亢进症发生率为 1%～3%，指的是治愈性甲状旁腺切除术 6 个月以后出现的高血钙，同时伴有 PTH 升高，部分患者 PTH 也可能会处于正常范围。

8. 25% 的患者在接受治愈性甲状旁腺切除术后会出现血钙正常而 PTH 升高的继发性甲状旁腺功能亢进症。其发病机制尚不清楚。维生素 D 水平下降、肾功能受损及骨骼再矿化是可能的病因。考虑到这种情况通常不需要进行相应处理，因此与复发性甲状旁腺功能亢进症进行鉴别是非常重要的。

八、并发症

1. 甲状旁腺切除术的潜在并发症包括可能导致气管压迫的颈部血肿、低钙血症、永久性甲状旁腺功能减退、喉返神经损伤、一过性甲状腺功能亢进及甲状旁腺功能亢进症持续状态。

2. 喉返神经损伤、严重的术后出血及颈部血肿是非常少见的术后并发症，发生率 < 1%，由于游离组织范围更小（主要都是钝性分离）、无须结扎离断大血管，因此严重并发症较甲状腺切除术患者发生率更低。

3. 单个腺体切除后，症状性低钙血症并不常见。术前碱性磷酸酶高的患者由于甲状旁腺切除后的骨饥饿，更容易出现症状性低钙血症。接受甲状旁腺次全切或全切的患者更可能出现甲状旁腺切除术后低钙血症及永久性甲状旁腺功能减退。

4. 永久性甲状旁腺功能减退可能会发生于接受甲状旁腺次全切而保留部分坏死及甲状旁腺全切但移植失败的患者。

5. 顽固性甲状旁腺功能亢进症可能因为异位腺瘤、额外的甲状旁腺存在，或多发性甲状旁腺功能亢进症术中 PTH 检测呈假阳性（下降 > 50%），也可能因为术中缺乏经验而漏掉了正常解剖位置的甲状旁腺腺瘤。

6. 甲状旁腺切除术后 1/3 的患者可能出现一过性甲状腺功能亢进，一般认为这是术中过度翻动挤压甲状腺所致，该过程为自限性。如果患者症状明显，可使用 β 受体阻滞剂。

7. 复发性甲状旁腺功能亢进症的发生率为 1%～3%，这类患者应考虑多发性内分泌腺瘤病 I 型、II A 型的可能。

（纪浩洋 译）

第53章 甲状旁腺次全切除术、甲状旁腺全切加自体移植术

Rolfy A. Perez Holguin, Brian D. Saunders

一、定义

1. 甲状旁腺切除术是切除全部或几乎全部功能亢进的甲状旁腺组织的一种功能性手术。

2. 原发性甲状旁腺功能亢进症是施行甲状旁腺切除术最常见的一种病理类型。虽然约80%的原发性甲状旁腺功能亢进症患者仅有单个甲状旁腺腺体功能过度活跃，但也有部分患者因为自身因素或遗传因素而出现多个甲状旁腺腺体病变。而继发性和三发性甲状旁腺功能亢进症则通常需要切除多个甲状旁腺腺体。

3. 甲状旁腺次全切术需要切除几乎全部的甲状旁腺腺体，仅仅留下其中一个腺体的部分组织，对于大多数患者来说，这需要切除四个腺体中的三个半；剩余的半个甲状旁腺组织则留在原位，且应保留其原来的血供。此外，甲状旁腺全切（所有的四个腺体）并同期行自体甲状旁腺异位移植术可以作为甲状旁腺次全切除术的一个替代方案。

二、鉴别诊断

如果要切除多个甲状旁腺腺体，应在术前和术中进行充分评估。许多引起甲状旁腺功能亢进症的疾病其实质都会涉及多个甲状旁腺腺体。对这些疾病来说，在术前计划好行甲状旁腺次全切还是甲状旁腺全切加自体移植术是非常必要的。这些疾病包括与原发性甲状旁腺功能亢进症相关的多发性内分泌腺瘤病 I 型和 II a 型，以及肾衰竭所引起的继发性甲状旁腺功能亢进症。另外，其他一些病理生理条件也可能会导致多个甲状旁腺功能过度活跃，在这种情况下，通过在术中识别多个增生的甲状旁腺或术中对甲状旁腺激素进行实时检测，就可以帮助外科医师成功地实施甲状旁腺次全切除术或甲状旁腺全切加自体移植术，如多发性腺体增生症引起的散发性原发性甲状旁腺功能亢进症、锂剂相关的原发性甲状旁腺功能亢进症、三发性甲状旁腺功能亢进症及 CDC-73（细胞分裂周期蛋白基因 73）相关的甲状旁腺功能亢进症。其中 CDC-73 相关甲状旁腺功能亢进症是由于 *CDC73* 基因（或被称作 *HRPT2* 或旁丝蛋白基因）胚系突变所引起的一种家族性甲状旁腺功能亢进症，包括家族性孤立性甲状旁腺功能亢进症和甲状旁腺功能亢进症 - 颌骨肿瘤综合征。

三、病史和体格检查

1. 甲状旁腺功能亢进症是一个生物化学上的诊断。患者可能因为实验室检查偶然发现的血钙浓度升高，或者因为疾病所导致的症状及体征而就诊。反复发作的肾结石（特别是含钙结石）或者骨质疏松性（骨质脆弱或非创伤）骨折的患者，应该考虑是否存在高钙血症或甲状旁腺功能亢进症。此外，一些非特异性症状也会促使患者完善甲状旁腺功能亢进症相关的生化检查，如疲劳、肌肉骨骼疼痛、认知功能下降、情绪多变、腹痛、无法解释的反复发作性胰腺炎等。

2. 询问家族史可以确定有无遗传因素导致的甲状旁腺功能亢进症，如家庭成员有无垂体瘤病史，有无甲状旁腺功能亢进症病史，有无甲状腺髓样癌病史，有无嗜铬细胞瘤病史，有无肠胰神经内分泌瘤病史（特别是胃泌素瘤），以及有无下颌骨骨化性纤维瘤病史等。

3. 有可疑遗传因素的甲状旁腺功能亢进症患者应接受相关的基因检测及咨询，其结果可能会影响手术方案、疾病的随访观察及其相关家属的健康保健。

4. 肾脏相关的继发性甲状旁腺功能亢进症在慢性肾功能不全的人群中是一种常见且可以预见的疾病。肾病医师应常规随访监测肾病患者的甲状旁腺功能，尤其是接受腹膜透析或血液透析等相关肾脏替代治疗的患者。美国全国指南对慢性肾病每个阶段血液

中 PTH 目标水平提出了相应的标准。

5. 虽然甲状旁腺功能亢进症患者的体格检查阳性体征比较少见，但我们也应对每一例拟行甲状旁腺切除的患者进行充分的颈部检查。如果颈部有明显的可触及肿块，应该进一步进行相应的影像学检查。甲状旁腺腺瘤通常是不易触及的；如伴有严重甲状旁腺功能亢进症的可触及肿物，则应考虑甲状旁腺腺癌的可能。尽管如此，在甲状旁腺功能亢进症患者中，大部分可触及的颈部中央肿块都是偶尔伴发的甲状腺结节。

6. 如果患者需要进行甲状旁腺全切加自体移植术，那么需要仔细检查患者前臂的基本情况。由于术中通常将甲状旁腺定植于患者的非优势手，那么确认患者究竟是左利手还是右利手将是非常有意义的。另外，对于已经肾衰竭或预期可能肾衰竭的患者来说，应该注意患者有无人工动静脉造瘘，必须格外注意在手术中避免损伤人工动静脉瘘，同时应该为将来可能的动静脉造瘘术预留足够的空间。

四、影像学和其他检查

1. 甲状旁腺功能亢进症（包括原发性、继发性与三发性）是一个生物化学的诊断。外科医师在进行任何计划之前，首先需要满足患者患有甲状旁腺功能亢进症这一条件。只有在确诊甲状旁腺功能亢进症及明确手术的必要性后，外科医师才能考虑进一步的影像学检查。

2. 对于可引起多个甲状旁腺腺体功能亢进的疾病，应在术前做好行甲状旁腺次全切或甲状旁腺全切加自体移植术的相关计划；由于术中需要对颈部两侧进行探查以确认全部四个甲状旁腺，所以术前甲状旁腺的相关影像学检查并不是必需的。

3. 高分辨超声检查可以有效地定位增大的甲状旁腺，无论检查者是专业的超声医师还是外科医师。甲状旁腺腺瘤表现为与甲状腺分离的卵圆形低回声结节。上甲状旁腺位于气管食管沟内，并且会随着超声探头压迫而移动（图 53-1）。毗邻甲状腺的甲状旁腺腺瘤通常可以很容易看到，但因为骨组织的透声性较差，一些异位甲状旁腺腺瘤（尤其位于锁骨头后方的腺瘤）则很难被发现。超声检查也可以发现甲状腺的相关病变，在甲状旁腺手术的同时，这些病变可以被同期处理。

4. 核医学中甲状旁腺扫描主要使用锝 -99m 甲氧基异丁基异腈（^{99m}Tc-sestamibi）作为示踪剂，在 85% 的患者中，核扫描可以准确定位功能过度活跃的甲状旁腺。当与 SPECT 和常规 CT 扫描相结合时，

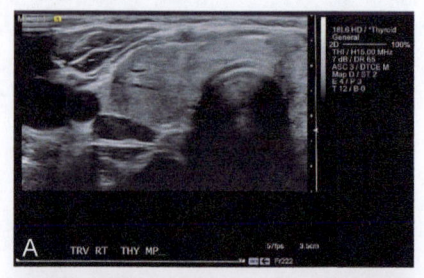

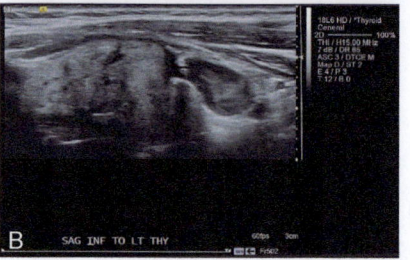

图 53-1 高分辨率颈部彩超可以清楚地显示甲状旁腺腺瘤
A. 右侧甲状腺侧叶和位于气管食管沟内的低回声上甲状旁腺腺瘤；B. 超声矢状位切面显示左侧甲状腺侧叶和低回声的左下甲状旁腺腺瘤

手术医师就可以获得具有极高定位价值的一种功能和解剖的混合图像（图 53-2）。值得注意的一点是，某些小的与甲状腺关系密切的甲状旁腺腺瘤在核素显像中不易被发现。

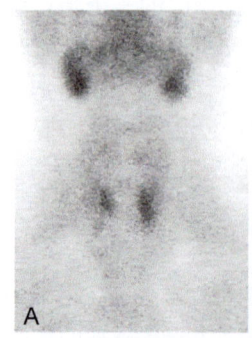

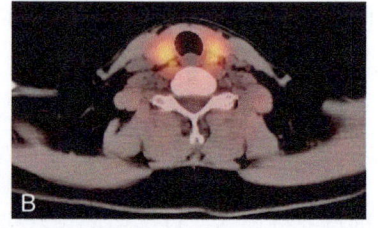

颈部延迟相

图 53-2 核医学甲状旁腺扫描
A. 2 小时延迟相冠状位显示双侧甲状旁腺腺瘤；B. SPECT/CT 融合显像显示双侧甲状腺侧叶后方的 sestamibi 高亲和性甲状旁腺病灶

5. 颈部 CT 或 MRI 有时也会被用于显示甲状旁腺。四维 CT 扫描（增强 CT）的应用变得越来越普遍。这一检查包括平扫图像、增强对比、动脉期和静脉延迟期。由于静脉造影剂不同时相分布，该检查能清晰地显示甲状旁腺肿瘤的血供情况及造影剂延迟廓清的高功能甲状旁腺病变。增强 CT 检查可以发现超过 90% 的单发甲状旁腺病变。

6. 选择性静脉采血测定 PTH 是一种侵入性甲状旁腺定位技术，这种检查必须要由经验丰富的放射介

入医师来完成，一般仅适用于再次手术的患者。

7. 对再次手术的患者进行术前影像学检查是非常有必要的，其目的在于尽可能减少对遍布瘢痕粘连的术野的探查，从而减少医源性损伤。在比较理想的情况下，甲状旁腺再次手术前能够得到两种相互印证的影像学检查（第56章）。

五、手术治疗

（一）术前规划

1. 在甲状旁腺手术之前，所有生化检查的指标都应该被重新梳理一遍，以明确该患者的确存在手术可以纠正的甲状旁腺功能亢进症。

2. 如果术中计划进行自体甲状旁腺移植，应与患者共同确认术中将甲状旁腺移植到具体哪一侧上肢。

3. 甲状旁腺手术属于一类切口，围术期通常无须胃肠外使用抗生素，但特殊情况（如患者存在心脏瓣膜疾病或体内存在置入假体）应除外。

4. 术中须采取局部麻醉或全身麻醉。

（二）体位

1. 患者仰卧于手术台上，双上肢放于体侧或腹部。用一块以巾钳固定的手术单将患者上肢固定好，取下手术台的手架（图 53-3）。

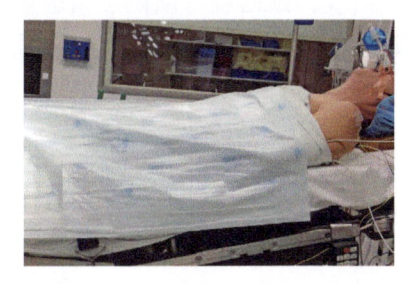

图 53-3 患者仰卧于手术床上，垫肩，仰头，双上肢固定

2. 如果计划在患者前臂进行甲状旁腺移植，术侧的手臂应该外展，当甲状旁腺从患者颈部切除后，再对前臂进行消毒铺巾。

3. 用毛巾卷或其他衬垫将患者肩部垫高，从而可以使颈部伸展。

4. 手术床取头高足低位，头稍后仰，也可呈半坐卧位或沙滩椅卧位。

5. 有的外科医师会将手术台旋转90°，使患者头部远离麻醉机，以给手术团队提供更多空间。

（三）切口位置

顺皮纹在环状软骨下方1cm或胸骨上切迹以上2横指处行颈部横切口，切口应位于颈部正中，长3～5cm（图53-4）。有的术者术中会用麻醉药混合肾上腺素进行浸润麻醉。从术后的美观角度看，将切口隐藏于颈部的自然褶皱中比切口的长短更加重要（图53-5）。

（四）皮瓣游离

1. 用电刀切开皮下组织和颈阔肌；用电刀结合钝性分离向上方、下方及两侧游离颈阔肌下方的间隙（图53-6）。

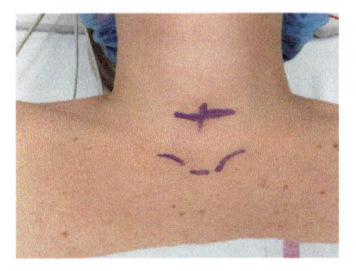

图 53-5 甲状旁腺切除术拟定的手术切口画线，图中标记了作为参照物的锁骨头和胸骨上切迹

2. 应仔细分离，尽量避免损伤颈前静脉；颈前静脉一旦损伤，最好予以结扎，而不是电凝止血。

3. 切口上方的皮瓣应游离至甲状软骨，下方应至胸骨上切迹。

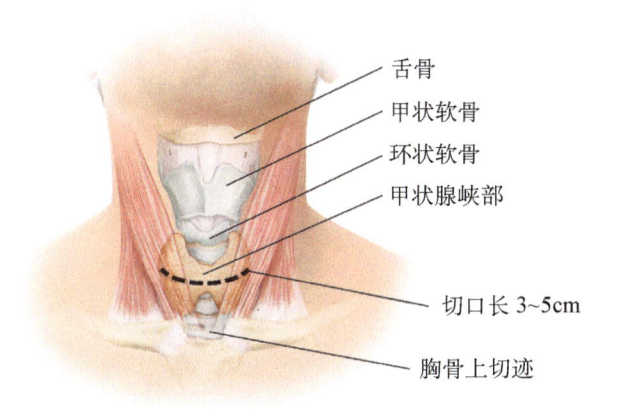

图 53-4 甲状旁腺手术切口对应的解剖投影和相互关系

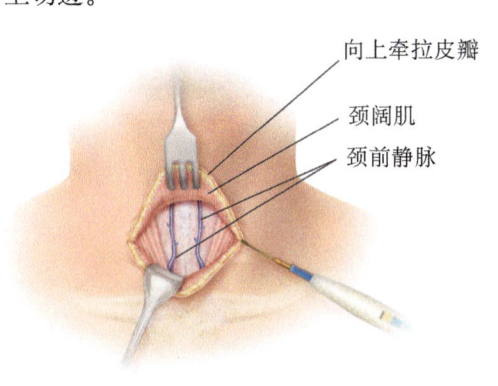

图 53-6 向上、向下及向两侧游离肌皮瓣，便于牵拉，显露拟探查部位

（五）进入颈部深层结构

1. 使用电刀切开胸骨甲状肌和胸骨舌骨肌之间无血管的颈白线。颈白线可以由手指触诊下方气管中线而确定。分开颈前肌群以显露下方的甲状腺峡部（图 53-7）。

2. 通过分离胸骨舌骨肌和胸骨甲状肌之间的结缔组织可以将颈前带状肌群分为两层。继续分离可以达到颈前肌群的外侧和颈动脉鞘。此操作也可以显露颈内静脉，在术中进行 PTH 监测时可经此取血（图 53-8）。

3. 从麻醉医师留置的外周静脉通路（常位于下肢）进行术中 PTH 监测是备选方案。如果患者因麻醉监护进行了动脉置管，那么采动脉血进行 PTH 监测也是可以接受的。

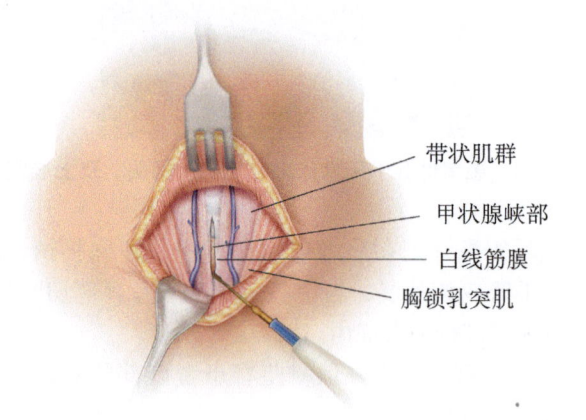

图 53-7 在颈白线处分开颈前带状肌群（胸骨舌骨肌和胸骨甲状肌），显露下方的甲状腺峡部

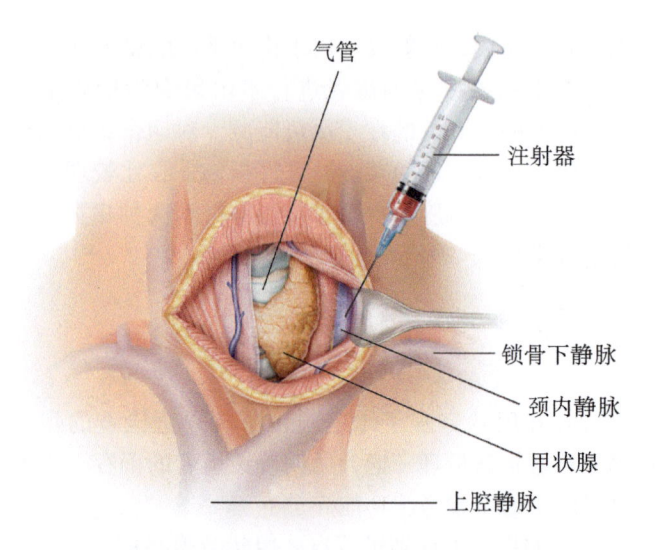

图 53-8 颈内静脉采血，检测 PTH 水平

4. 采取钝性分离结合电刀方式分离胸骨甲状肌和甲状腺侧叶之间的间隙。手术从一侧开始，并在另一侧进行同样的操作，找到全部四个甲状旁腺。该间隙一侧为甲状腺侧叶，外侧为颈动脉，向后一直达到椎前筋膜。横亘其中的甲状腺中静脉可以结扎，也可以使用金属夹或其他可靠的手术器材离断（图 53-9）。应该避免过于急切地寻找甲状旁腺组织，有时剩余的甲状旁腺可能比已发现的一个位置深得多，也可能会在甲状腺或颈动脉鞘内。

5. 分离该间隙时可发现喉返神经紧贴着气管食管沟走行（图 53-10）。

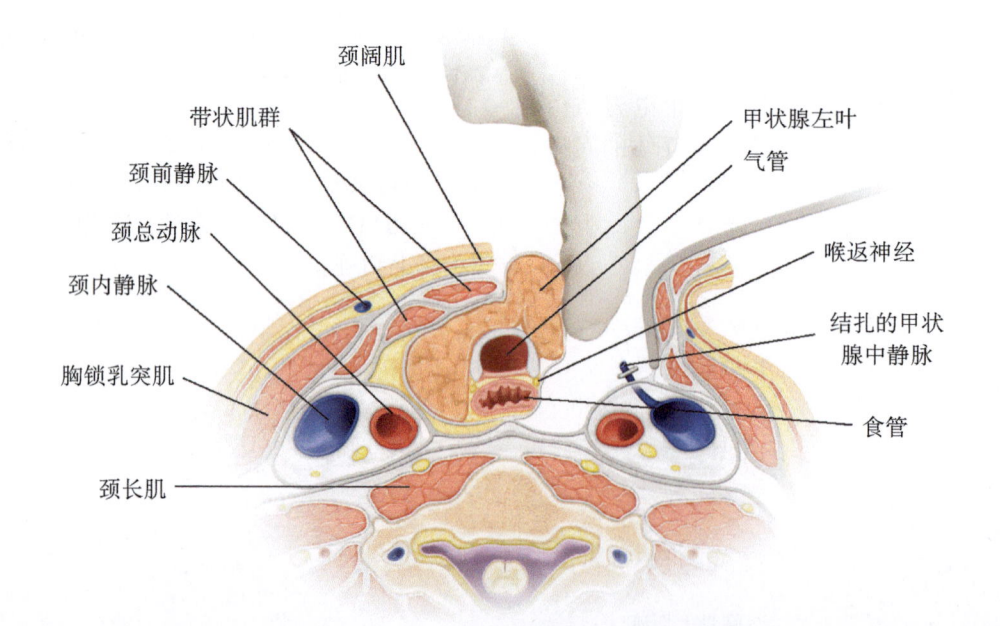

图 53-9 在施行甲状旁腺切除术时，先游离甲状腺上方的带状肌群，然后在颈动脉鞘内侧一直向深层游离可以向后直达椎前筋膜。其间仅有甲状腺中静脉横亘其中，可以予以结扎。可以用手指将甲状腺侧叶在内的所有软组织拨到一边，以显露该间隙

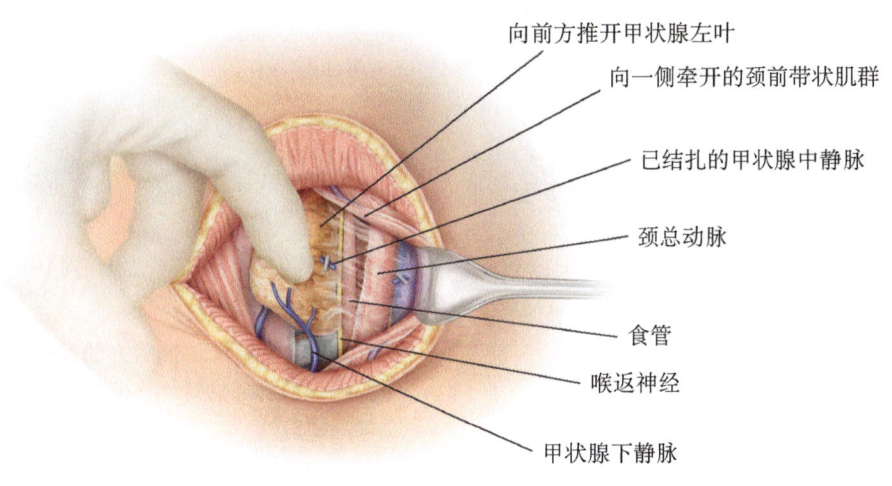

图 53-10 喉返神经在气管食管沟中上行，通常在甲状腺下极水平最容易辨认

（六）识别上甲状旁腺

1. 上甲状旁腺位于甲状腺侧叶上极的后方。为了显露这个空间，可以用手指或 Kittner 剥离子将甲状腺侧叶向前内侧翻转。喉返神经走行于 Zuckerkandl 结节的下方及 Berry 韧带的后外侧，上甲状旁腺就在其后方（图 53-11）。通常上甲状旁腺的位置较下甲状旁腺位置更加恒定。甲状旁腺在颈部两侧的位置是对称的，如果无法在一侧确定上甲状旁腺的位置，在另一侧进行探查是明智的选择。

4. 探查颈动脉鞘应首先将胸骨甲状肌拉向侧方，以显露颈动脉。轻柔地钝性分离颈动脉前方的组织，将颈动脉与其外侧的颈内静脉分开。迷走神经走行于颈动脉鞘的后方。沿着从头至足的方向探查颈动脉鞘 5～6cm 以寻找与甲状旁腺相符的棕色质软结节（图 53-12）。必须注意不要将颈动脉鞘后方的结节误认为甲状旁腺腺瘤，因为这些可能是交感神经的神经节。

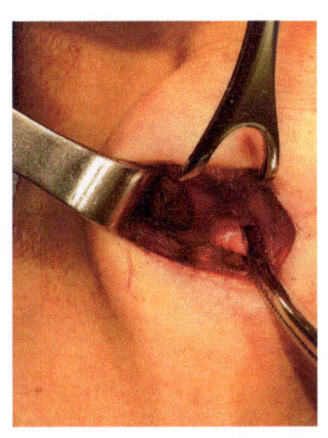

图 53-11 甲状腺右叶（被 Kittner 剥离子推向前方）后方的上甲状旁腺腺瘤，右侧的带状肌群被拉向外侧

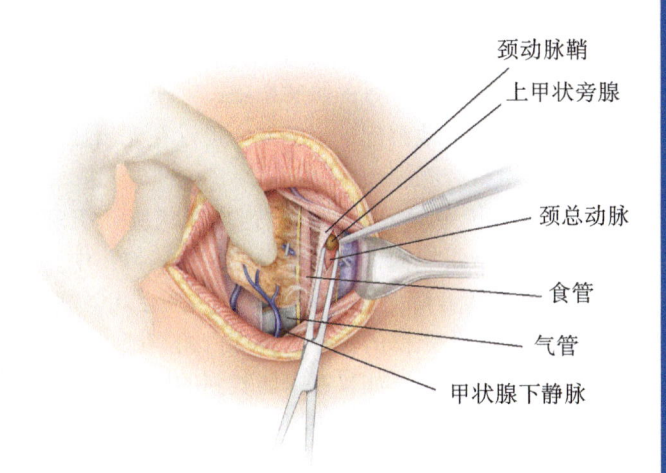

图 53-12 为寻找一个异位的上甲状旁腺，显露颈动脉鞘，打开颈动脉前方的软组织，沿着这个间隙从咽后区向下可以进入后上纵隔

2. 由于生长空间有限，上甲状旁腺腺瘤通常会向下方生长，并最终向下移位至气管食管沟中，成为一个假的异位甲状旁腺腺瘤。但是其血液供应仍然与正常位置时相同，靠近甲状腺上极。在将这些下降至气管食管沟中的甲状旁腺腺瘤上提时必须要小心，因为喉返神经通常搭在其上方。

3. 异位的上甲状旁腺可能会出现在以下位置：气管食管沟的较低位置，食管后方，气管后方，颈动脉鞘内，以及甲状腺内。

5. 一旦确定甲状旁腺肿瘤，应该将其解剖至单一血管蒂供血的状态。值得注意的是，此时应避免切开甲状旁腺，甲状旁腺肿瘤细胞可能会播散和种植在颈部的中央间隙（也被称为甲状旁腺瘤病）。

6. 肉眼下不能确定的甲状旁腺组织，应及时取活检送冰冻切片检查。可以用剪刀剪下一小段肿瘤组织。力度要尽可能轻柔，以防止腺体细胞播散。

7. 在确认上甲状旁腺后，应暂时保留，直至找

320　第四部分　内分泌学

到下甲状旁腺。

8.颈部两侧的上甲状旁腺均可用这种方式来寻找。

（七）识别下甲状旁腺

1.下甲状旁腺位置较上甲状旁腺更加多变，这可能与其在胚胎发育过程中迁移的距离更远有关。下甲状旁腺腺体的典型位置为甲状腺侧叶的下极后方。下甲状旁腺腺体通常与气管位于同一平面，均在喉返神经的前方（图53-13）。

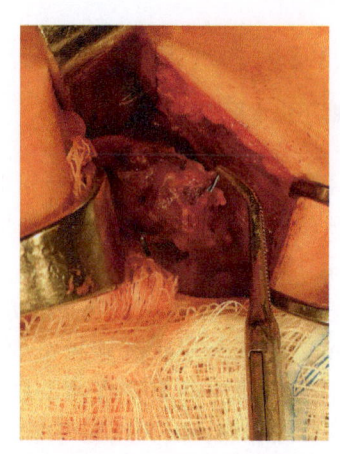

图53-13　从甲状腺左叶下极处向外牵拉下甲状旁腺腺瘤

2.随着下甲状旁腺增大，它可能会因重力而下降进入甲状腺侧叶下方的脂肪组织，甚至可以移动至上前纵隔。轻柔地解剖这个区域，可以在无出血的情况下确认甲状旁腺腺瘤。

3.下甲状旁腺可能存在于连接甲状腺下极和胸腺颈角的结缔组织韧带（也称甲状胸腺韧带）中。

4.下甲状旁腺常见的异位位置包括：甲状胸腺韧带，胸腺位于颈部的部分，胸廓内的胸腺，在颈部未下降，甲状腺内。如果有未能找到的甲状旁腺，应仔细探查以上位置。双侧下甲状旁腺的位置通常是对称的。如果在其中一侧无法找到下甲状旁腺，应该尝试在对侧寻找下甲状旁腺以作为参考。

5.可以通过经颈部胸腺切除术寻找未找到或异位的下甲状旁腺。首先解剖位于气管侧方、锁骨头后方、上纵隔前方的脂肪组织。寻找淡黄色的退化胸腺。轻柔地向头部牵拉胸腺，可以将其从纵隔中提出。打开胸腺的包膜，以完全切除胸腺。应注意最后附着于颈部的胸腺残迹很细，内含血管，需要离断或缝扎（图53-14）。

6.一旦确定找到下甲状旁腺肿瘤，应该将其解剖至单一血管蒂供血的状态。不能确定的甲状旁腺组织，应用剪刀剪下少量组织送冰冻活检。

7.以同样的方法寻找对侧的下甲状旁腺肿瘤。

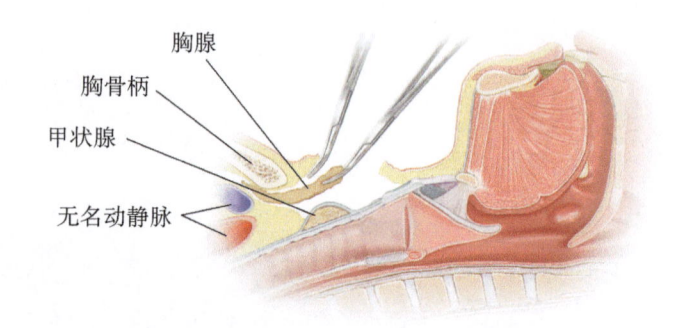

图53-14　为寻找胸骨后方的异位下甲状旁腺，可以在术中行经颈部胸腺切除术。从纵隔向上轻柔拉出胸腺组织直至颈部切口处

（八）冰冻切片检查

1.建议利用冰冻切片确定4个甲状旁腺。

2.冰冻切片多被用来明确是否为甲状旁腺，而非确定甲状旁腺的组织细胞学结构；利用冰冻切片检查区分甲状旁腺腺瘤和甲状旁腺增生是不可靠的（图53-15）。

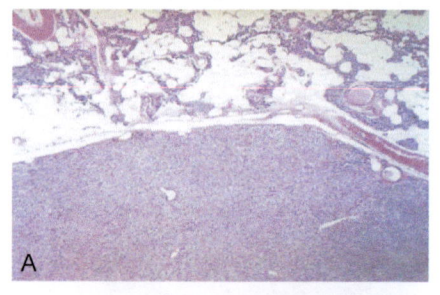

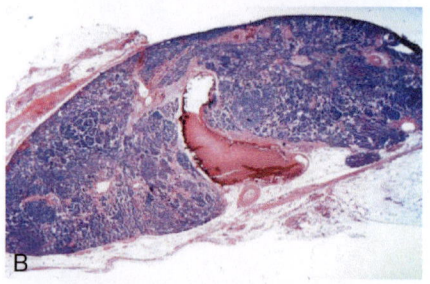

图53-15　低倍镜下的甲状旁腺腺瘤（A）和甲状旁腺增生（B）。腺瘤具有特异性压迫性边缘，由正常甲状旁腺组织组成，混有甲旁腺主细胞和脂肪细胞

（九）甲状旁腺次全切除术

1.如果决定行甲状旁腺次全切除术，术中应切除4个甲状旁腺中的3个半腺体。术中首先切除1个甲状旁腺的一半，同时在切除第2～4个甲状旁腺时注意关注第1个腺体的活性，以避免无意中切除全部甲状旁腺。

2.通常来说，术中应选4个甲状旁腺中外观最正常的那部分保留下来，这部分甲状旁腺应该保留其自然血供。

3. 如果条件允许，最好保留下甲状旁腺中的一部分。这是因为下甲状旁腺的位置更靠前，尤其是其在喉返神经的前方，以便于未来可能进行再次手术。

4. 保留的甲状旁腺达到 30～50mg 或者正常甲状旁腺大小就能够满足需要。

5. 使用金属夹钳夹甲状旁腺，使其分为两部分，保留近端，同时将远端的甲状旁腺使用锐性器械切除（图 53-16）。

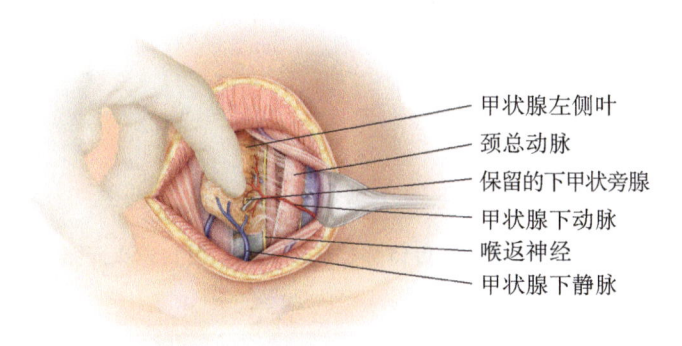

图 53-16 保留左下甲状旁腺的自然血供，使用金属夹离断腺体，同时也为未来可能的再次手术作标记，注意金属夹不能阻断保留部分的血供

6. 也可以使用 Prolene 线对保留的甲状旁腺进行标记，以助于在未来可能的再次手术中寻找甲状旁腺。注意在缝针时应避免损伤为甲状旁腺供血的终末小动脉。

7. 在切除第 2～4 个甲状旁腺时，可根据术者的习惯使用血管夹或结扎的方法离断供血的血管蒂。

（十）甲状旁腺全切术

1. 甲状旁腺全切指的是完全切除颈部所有的甲状旁腺，对于大多数患者来说，需要切除 4 个甲状旁腺。

2. 首先充分游离甲状旁腺，再使用血管夹或结扎的方法离断供血的血管蒂，从而切除甲状旁腺。

3. 术者应有足够的把握确定移植物为甲状旁腺，同时，在手术过程中需要保持其充分湿润。必须保证移植的甲状旁腺是无菌的（图 53-17）。

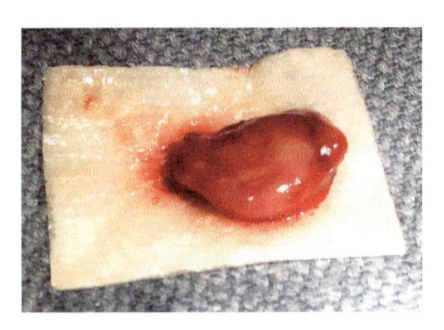

图 53-17 体外的右上甲状旁腺腺瘤

（十一）术中甲状旁腺激素监测

1. 如果需要进行术中甲状旁腺激素监测，那么甲状旁腺激素可以在切除甲状旁腺后 5 分钟、10 分钟或 15 分钟时取血检测，具体时间由术者自行把握。一般来说，如果从中心静脉（颈内静脉）取血，则可以距切除的时间稍长（15 分钟），如果在外周静脉或桡动脉穿刺取血，则应距切除时间稍短些。

2. 如果切除后甲状旁腺激素较术前水平降低超过 50%，且达到正常范围（< 40pg/ml），那么通常预示着患者的甲状旁腺功能亢进症状及长期高钙血症的情况会得到解决。

（十二）止血

1. 在甲状旁腺切除术中，细致止血是成功辨认甲状旁腺最为重要的一点。

2. 甲状旁腺切除术后的颈部出血是极其少见的，但却是一种可能发生灾难性后果的并发症。

3. 在缝合切口前，行 Valsalva 动作可以减少静脉回流，从而有助于发现手术区域小的出血点。

4. 可以在气管食管沟及甲状腺侧叶的下方放置止血材料。

5. 无须常规放置负压引流装置。

（十三）关闭切口

1. 两层带状肌可在中线处分两层闭合或者作为一层闭合。使用可吸收线缝合 3～4 针就足以对合颈前带状肌。

2. 使用可吸收线间断内翻缝合颈阔肌。

3. 使用 3-0 Prolene 线进行皮内缝合，注意对合皮缘。

4. 使用皮肤胶粘合切口，等胶水干燥后，就可以拆除 Prolene 线，甚至无须其他敷料。

（十四）同期自体甲状旁腺移植术

1. 如果术中进行甲状旁腺全切术，应进行甲状旁腺自体移植，防止出现永久性甲状旁腺功能低下。

2. 移植的组织量为 30～50mg。

3. 计划进行甲状旁腺移植的上肢，应外展放置于手架上（图 53-18）。

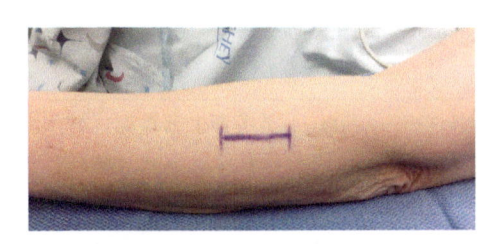

图 53-18 消毒铺巾之前应在异位移植处做好标记，移植一般选非优势手的肱桡肌

4. 移植部位应选择前臂背侧的肱桡肌（一般为非优势手）。再次强调，对于长期进行肾脏替代治疗的患者，应该保护现在或将来的透析通路。

5. 前臂背侧常规消毒铺巾。

6. 取 3～4cm 的纵向切口，切开皮下组织到达肱桡肌上方的筋膜（图 53-19）。

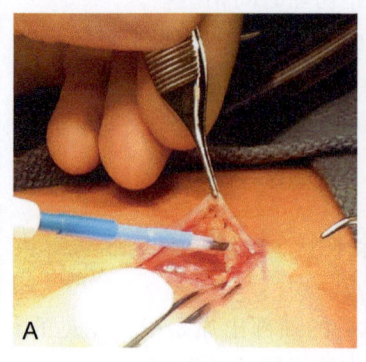

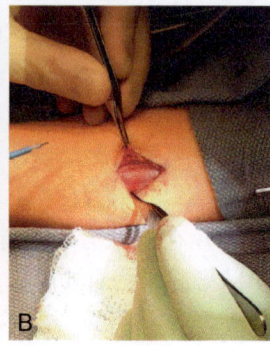

图 53-19 准备甲状旁腺的移植位置
A. 游离皮下组织达肱桡肌层次；B. 显露肱桡肌

7. 将打算进行移植的甲状旁腺组织切成 1mm³ 的小片段，总数约 15 个（图 53-20）。

8. 使用手术器材的尖端在肱桡肌内部分离出一个小的囊袋样结构，植入单个小的甲状旁腺片段。囊袋的开口使用可吸收线或金属夹无张力封闭。

9. 重复以上过程，直至所有小片段均被移植入不同的囊袋中（图 53-21）。

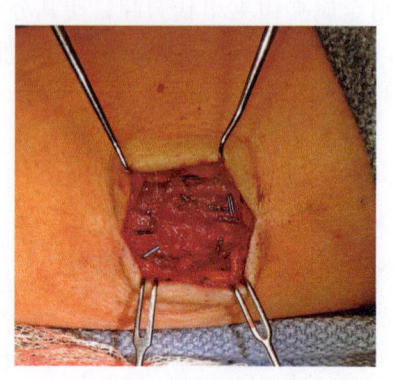

图 53-21 甲状旁腺自体移植已经完成，用金属夹无张力闭合肌肉囊袋

10. 移植的甲状旁腺早期主要依靠与其接触的富含血供的肌肉营养支持，因此，在分离囊袋时，尽量避免出血。

11. 逐层闭合切口，用可吸收线间断缝合皮下，用组织胶对合皮肤（图 53-22）。

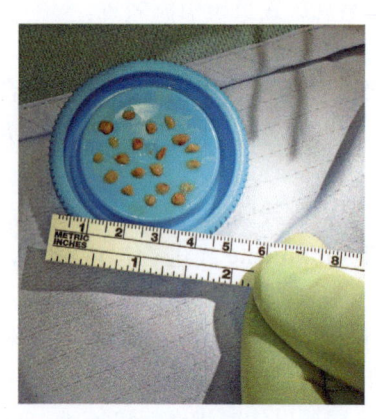

图 53-20 准备移植的甲状旁腺碎块，许多 1mm³ 的小片段将被分别植入独立的肌肉囊袋中

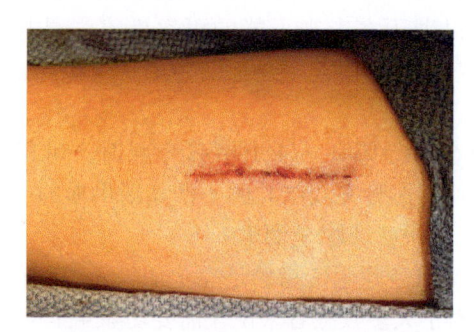

图 53-22 使用皮肤胶闭合切口

经验与教训

适应证	甲状旁腺功能亢进症是一个生化诊断；该诊断是下一步进行颈部影像学检查及手术计划的基础。
识别甲状旁腺	在分离颈部中央间隙时应该充分游离颈动脉鞘内侧，直至椎前筋膜。
切除甲状旁腺腺瘤	甲状旁腺为单一血供，在结扎或离断甲状旁腺周围组织之前应充分游离该血管，以避免损伤周围的重要结构，如喉返神经。
止血	1. 如果术野中无出血，将十分有利于区别甲状旁腺和周围组织。 2. 在进行甲状旁腺移植时，移植处血肿会威胁移植物存活。
自体移植的位置	自体移植可以取前臂背侧，也可以取胸骨前区。
术后低钙血症	应事先预判并积极处理与甲状旁腺次全切和甲状旁腺全切加自体移植术相关的低钙血症。

六、术后

1. 接受甲状旁腺次全切及甲状旁腺全切加自体移植术的患者，术后须住院至少 1 天以检测术后血钙和 PTH 水平。

2. 患者接受甲状旁腺自体移植的前臂需要进行醒目标记，避免在该上肢进行血压测量、静脉输液及静脉穿刺等操作。

3. 对乙酰氨基酚或布洛芬足以应对术后疼痛，但偶尔也需要短期应用阿片类药物。

4. 必要时需要请内分泌科会诊。

5. 一旦出现低钙血症，应立即开始口服补钙，必要时须同时服用维生素 D（骨化三醇），并可视情况逐步加量。

6. 行甲状旁腺全切加自体移植术的患者，在移植的甲状旁腺发挥功能之前，会有一个甲状旁腺功能减退的阶段。

7. 静脉补钙仅用于严重低钙血症及有低钙血症症状的患者。

8. 低钙血症的症状包括口周和手指麻木或刺痛感、肌肉疼痛或抽搐、手足抽搐、面神经过度兴奋（低钙击面征）、呼吸肌麻痹及肌强直。

七、治疗效果

1. 如果以血钙水平作为长期预后的标准，甲状旁腺次全切和甲状旁腺全切加自体移植术的远期预后是相似的。两者都有极小的甲状旁腺功能亢进复发率（这可能与甲状旁腺疾病的自然病程有关）。复发可能发生在手术的 10～20 年或之后。

2. 同期甲状旁腺自体移植术的手术成功率约为 95%，多数移植的甲状旁腺组织会在 8 周内发挥作用。

八、并发症

1. 颈部压迫性血肿。
2. 喉神经损伤（喉上神经外侧支或喉返神经）。
3. 交感干 / 星状神经节损伤。
4. 术后长期 / 永久性甲状旁腺功能减退。
5. 未能根治性切除所有亢进的甲状旁腺组织，导致持续性的甲状旁腺功能亢进。
6. 气管损伤。
7. 食管损伤。
8. 淋巴或乳糜瘘。
9. 切口感染。
10. 不美观的颈部或手臂瘢痕。

（纪浩洋　译）

第54章 微创甲状旁腺切除术

Peter Angelos, Raymon H. Grogan

一、定义

1. 微创甲状旁腺切除术（minimally invasive parathyroidectomy，MIP）的定义没有统一，多数外科医师接受这个术语指的是从小切口经过定位准确的和单侧的探查取出甲状旁腺的手术方式。一些外科医师强调，MIP 也应该是指没有全身麻醉的在门诊完成的手术。然而，笔者认为麻醉方式和确定患者是否在手术当天出院取决于患者（而不是手术本身），笔者不限制 MIP 仅为无须全身麻醉的门诊手术。笔者认为 MIP 是原发性甲状旁腺功能亢进症（hyperparathyroidism，HPT）在术前病变甲状旁腺已被很好定位时的治疗选择。

2. MIP 是有效的推荐用于散发性原发性 HPT 的治疗方式，但不适用于家族性 HPT（如多发性内分泌肿瘤类型Ⅰ或Ⅱ）、继发性 HPT 或三发性 HPT 的患者。在所有提到的后者中，对很有可能累及多个腺体的疾病就必须探查全部 4 个腺体。

3. 虽然 MIP 无论在初次手术还是再次手术时都是有效的操作，但我们将聚焦于初次手术的情况进行说明。由于颈部瘢痕和潜在的进行 4 枚腺体探查的困难使得再次甲状旁腺切除术的决策十分复杂。出于这个原因，术前定位对再次手术患者变得更加重要，超出了本章的范围。

二、诊断及手术指征

1. HPT 的诊断是指发现血钙升高合并全片段甲状旁腺激素（intact parathyroid hormone，iPTH）升高。有可能出现血钙正常的 HPT，这种情况下血钙水平是在正常范围的上限，但 iPTH 是升高的。另外，有时患者有升高的血钙水平，而甲状旁腺激素水平是在正常范围高值附近。重要的是，在诊断 HPT 时，应该得到血钙和 iPTH 结果，因此两者的相对值可以得到比较。在具有正常甲状旁腺功能的患者，高血钙会导致低 PTH 水平。

2. 为了确诊 HPT 并排除家族性良性低尿钙性高钙血症（familial benign hypocalciuric hypercalcemia，FBHH），应该获得 24 小时尿钙。在 FBHH 中，估计尿钙是非常低的。正常或升高的 24 小时尿钙水平能够有效排除 FBHH。升高的 24 小时尿钙增加了肾结石的风险。

3. 在过去的近 10 年中，美国国立卫生研究院（National Institutes of Health，NIH）的几次共识会议对 HPT 的手术指征进行了很好的描述。另外，最近美国内分泌外科医师协会发布的指南得到广泛采纳。大多数外科医师和内分泌专家目前认为出现症状或有明显血钙升高的 HPT 患者应接受手术治疗。肾结石病史和骨质疏松症的存在是被广泛接受的手术指征。其他常见的与 HPT 有关的症状包括乏力、骨痛、近端下肢肌力降低、注意力下降及短期记忆力下降。虽然所有这些症状可能是其他疾病引起的，但它们在 HPT 患者中非常普遍，可能会影响手术的决定。

4. 年轻的 HPT 患者（＜ 50 岁）具有相对的甲状旁腺切除术指征，因为这类患者会有更多的时间发展为骨质疏松症和 HPT 相关的其他疾病。另外，对于生育年龄的女性，HPT 也会增加自然流产的风险。

5. 目前还没有批准用于原发性 HPT 治疗的药物。出于这个原因，患者和医师仅有 2 个选择：甲状旁腺切除术或持续观察。

三、影像学和其他检查

1. 一旦做出进行手术治疗的决定，就要开始定位病变甲状旁腺的位置。我们推荐常规应用锝-99m（technetium-99m，^{99m}Tc）异丁基异腈扫描和甲状腺超声检查评估。

2. 异丁基异腈扫描具有较高的敏感度和特异度，不仅可以有效定位颈部甲状旁腺腺瘤，而且可以定位异位位置的病变，如颈部未降腺体或胸腺内部病变。不幸的是，在多腺体病变的情况下，异丁基异腈扫描并不容易识别异常腺体的位置。甲状腺和甲状旁腺细胞都可以摄取异丁基异腈。相对异常甲状旁腺细胞，它被更迅速地从甲状腺细胞清除。出于这个原因，早期和延迟扫描对比经常发现病变甲状旁腺存在持久增强的扫描活性。使用结合异丁基异腈的 CT 或三维 SPECT 重建技术，通常能够确定摄取的焦点是否在颈部前方（或在近甲状腺叶水平）或在更后方。因为上甲状旁腺位于喉返神经后方，扫描中偏后方的甲状旁腺最有可能是上位腺体，而偏前方的腺体更可能是下位腺体。

3. 超声检查是鉴别异常甲状旁腺有效的无创性手段，可由放射科医师操作或由外科医师在诊所或手术室进行操作。超声检查可有效识别甲状腺附近的增大甲状旁腺。异常甲状旁腺通常显示为甲状腺后方或下方的低回声病变。位于食管后方和在纵隔的甲状旁腺不太可能在超声下发现。

4. 超声能非常有效地识别甲状腺结节，这些结节有可能出现异丁基异腈扫描摄取增加的情况。笔者认为对于大小和（或）影像学特征考虑是甲状腺癌的结节，应在计划甲状旁腺切除术之前进行甲状腺细针穿刺细胞学检查进行评估。这种方法减少了不可触及甲状腺恶性肿瘤的漏诊概率，从而降低了再次颈部手术的可能性。

5. 在原发性 HPT 的情况下，当患者出现阴性的术前定位结果时，笔者建议在手术时进行 4 枚腺体探查（第 52 章）。一些外科医师在手术探查之前进行颈部和胸部四维 CT 扫描。是进行 4 枚腺体探查还是术前进行另外的四维 CT 扫描，取决于外科医师探查 4 枚甲状旁腺的把握度。

四、手术治疗

（一）概述

1. MIP 可以在局部麻醉、镇静或全身麻醉下进行，这取决于外科医师和患者的选择。我们发现因为下甲状旁腺腺瘤在颈部位于更前方，这些腺体更容易在不采用全身麻醉的情况下进行切除。不采用全身麻醉切除大的后上甲状旁腺腺瘤通常更具挑战性，因为需要向内侧翻转甲状腺叶获得通向食管后方的操作空间。尽管有可能在患者清醒时完成这些操作，外科医师应该认识到这样操作的困难性，并为这样的手术方式选择适当的患者。

2. 最好在患者端坐位清醒时确定最佳的皮肤皱褶以达到手术切口的美容效果。虽然在手术时伸展颈部可以改变皮肤皱褶的位置，但在进入手术室之前进行标记的美容效果更好。

3. 在患者麻醉插管或适当镇静之后，采用颈浅神经阻滞可以增强没有全身麻醉患者的局部麻醉效果，对采用全身麻醉的患者也可以改善术后镇痛。

4. 浅表颈丛神经阻滞是一种安全、有效的技术，可以提供第 2～4 颈神经皮节的皮肤麻醉。笔者进行双点（横向和下位）、双边浅表阻滞，以使正中 Kocher 切口达到足够的局部麻醉效果，如果操作正确，麻醉效果将持续手术后几小时。这也应该能够减少术中全身麻醉的药物使用量，尤其是对于浅表低位甲状旁腺切除。对单侧颈部笔者使用不含肾上腺素的 10ml 0.25% 布比卡因进行阻滞。

5. 全身麻醉诱导后，患者的颈部垫上豆袋或肩垫进行伸展。确认胸锁乳突肌后缘的中点，用 22 号针头在该解剖标志穿刺入皮下（不超过 1cm）（图 54-1）。拉回注射器的柱塞以检查确保针头未插入静脉。首先，将 5ml 的麻醉药向颈部（横向注射）中线方向肌肉的后方注入。然后在皮内将针重新定位指向胸骨切迹，将余下的 5ml 麻醉药沿肌肉的后缘注入（向下注射）。然后以同样的方式注射颈部的另一侧。

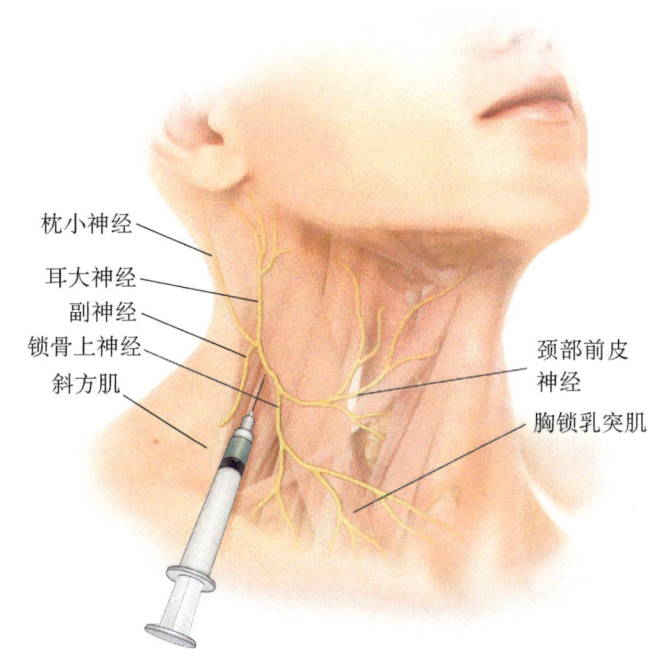

图 54-1 22 号针穿刺入胸锁乳突肌后缘的中点皮下不超过 1cm。在确保针头不处于静脉内后，将 5ml 麻醉药朝向颈部的中线注入（横向注射）。将针在皮下向胸骨切迹重新定位，然后将余下的 5ml 麻醉药沿肌肉的后缘注入（向下注射）

6. 如果操作正确，此技术风险很小，风险主要来自麻醉药注入过深的情况。如果注射过深达到颈部，麻醉臂丛神经的分支，患者可有同侧上肢暂时瘫痪。过深注入时也可以麻醉膈神经，导致暂时性膈肌麻痹。出于这个原因，如果是在没有全身麻醉时完成注射，患者是清醒的，重点是不要在颈部两侧同时进行阻滞。最后，如果注射向上渗透，颈丛的耳大分支将被阻滞，患者将有覆盖腮腺和耳垂皮肤的麻木感。这是一种常见的副作用，在术后早期应告知患者。

（二）手术步骤概述

1. 甲状旁腺切除术最佳体位是患者的颈部在很好支持下轻度伸展。在准备皮肤消毒之前常规进行颈部术中超声检查，以确保选择皮肤切口的最佳位置（图54-2）。此外，术中超声常有助于外科医师在随后的手术探查中确认腺瘤的位置和手术探查的定位。

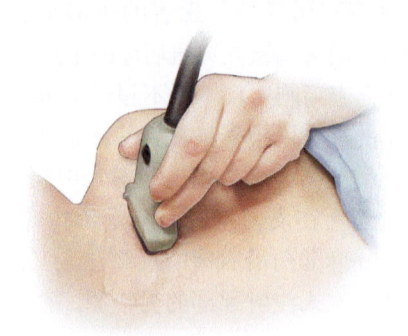

图54-2　皮肤消毒之前进行颈部超声检查。超声对确定颈部小切口最佳位置特别有用

2. 皮肤消毒等完成后，至关重要的是，如果患者还没有接受全身麻醉，必须注意铺巾以确保术野完全与无菌巾下面的空间隔离。接受镇静和局部麻醉的患者通常在手术过程中也由麻醉医师给氧。一般通过鼻导管给氧，结果是造成在无菌巾下面相对高的氧浓度。如果氧气与甲状旁腺手术期间使用电刀所产生的火花相接触，起火的危险性增大。出于这个原因，铺巾时使用封闭式敷料或可粘贴式无菌巾，对隔离手术野与无菌巾下面的空间是非常重要的（图54-3）。

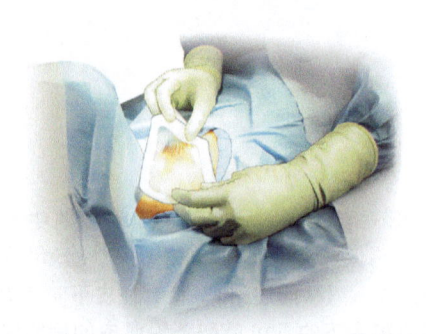

图54-3　铺置闭合性护皮膜。如果患者没有插管给氧，这是非常重要的。护皮膜隔离了术野与无菌巾下面的空间，减少火灾危险

3. 在颈部中央沿皮肤褶皱切开一个小的切口（2～3cm）。虽然一些外科医师喜欢偏向甲状旁腺腺瘤一侧的切口，但笔者更喜欢使用中央型切口，以便探查颈部两侧，这样的切口常被使用。如果有必要延长切口，通常仅需要增加很小的切口长度。

4. 用电刀小范围游离颈阔肌下皮瓣，可以使皮肤切口按照病变腺体的位置向上或向下移动。然后在中线分离带状肌，使患侧甲状腺叶可以向中线牵拉翻转（图54-4）。如果根据术前影像学检查发现病变位于下甲状旁腺，那么重点解剖甲状腺下极附近的区域或在下甲状旁腺最常出现的甲状腺胸腺区域进行寻找。如果病变位于上甲状旁腺，那么应该重点解剖甲状腺后方组织。将整个甲状腺腺叶向内侧游离，以利于充分探查食管后方空间。

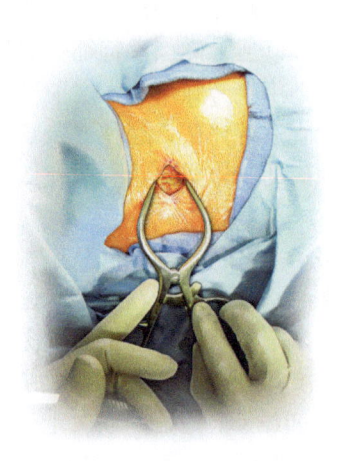

图54-4　在颈阔肌皮瓣下行皮肤小切口，切开带状肌中线，显露甲状腺下方组织

5. 识别出病变甲状旁腺后，仔细辨认、结扎、分离血管蒂（图54-5）。止血充分后关闭切口。

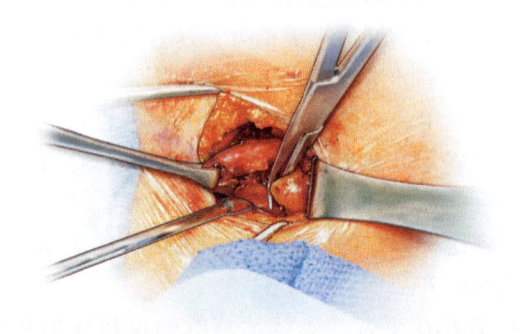

图54-5　在甲状腺附近识别甲状旁腺腺瘤，从周围组织中分离甲状旁腺腺瘤，注意不要进入甲状腺被膜囊内。识别、结扎、分离血管蒂

(三）术中甲状旁腺激素监测与术中决策

1. 笔者认为术中 PTH 监测是任何 MIP 的重要组成部分。PTH 具有很短的半衰期，如果去除异常甲状旁腺而其他腺体功能正常，那么绝大部分患者 PTH 水平将在 5～10 分钟下降超过 50%。在大多数情况下，术前会留置第 2 条外周静脉通路，通过该静脉通路抽血样，以确保抽出足够的血液，避免静脉内输液稀释。笔者常规抽取 4 个样本。第 1 个是在切开皮肤之前（"切皮前"），第 2 个是在发现甲状旁腺腺瘤之后离断血供之前（"切除前"），在切除甲状旁腺腺瘤后 5 分钟和 10 分钟抽取切除后水平样本。

2. 尽管许多文献报道了术中 PTH 下降的最佳标准，但笔者认为在切除病变 5 分钟或 10 分钟后，PTH 从第一基线水平下降 50%，只要该值在正常范围内，就是很强的预测手术成功的标准。如果切皮前 PTH 水平非常高，切除前水平甚至更高，则需要抽取切除病灶超过 10 分钟后的血样，以达到足够的 PTH 下降水平。我们相信在有阳性术前定位检查和切除腺瘤后 PTH 急剧下降的情况下，存在第 2 个病变甲状旁腺的可能性非常低，没有同时探查 4 个甲状旁腺的指征。

(四）关闭切口

只要皮肤切口位于皮肤皱褶，或至少与皮肤皱褶平行，产生美容效果瘢痕的可能性是非常高的。笔者常规用可吸收线缝合颈阔肌和皮下，以降低皮肤边缘的张力。用 5-0 单丝线皮内缝合关闭切口，没有任何打结。如果用可吸收线，可以应用免缝条，缝合水平与皮肤平齐。如果用不可吸收线，则在切口上涂抹皮肤胶，然后抽出皮下缝线。大部分患者可以获得非常好的美容效果。

五、术后

如果没有其他的问题，大部分患者都会在成功的 MIP 后顺利出院。因为采取了局部有针对性探查，所以仅解剖了一侧颈部组织。一般给予患者数天口服钙剂治疗，以防止出现短暂的低钙血症症状，同时剩余甲状旁腺从抑制状态逐渐恢复功能。口服钙剂逐渐减少。术后一天患者可以洗澡，唯一受限的活动是在转颈没有疼痛和停止使用镇痛药之前不能开车。

六、治疗效果

几个大型研究证实 MIP 的效果非常好，患者恢复迅速，术后几周至几个月后骨痛减轻、体力改善。许多大型研究比较了 MIP 和探查 4 个腺体的不同，显示 HPT 复发的长期风险并没有区别。

七、并发症

1. MIP 的主要风险是有很小的可能损伤喉返神经导致声音嘶哑。在甲状旁腺切除的大多数大型研究中永久性声音嘶哑的风险为 1%～2%。相对于 4 个腺体探查的术式，MIP 并没有提高喉返神经损伤的风险。与此相反，4 个腺体探查的患者发生永久甲状旁腺功能低下的风险约为 1%，而在 MIP 中可以不发生。

2. 其他潜在 MIP 的并发症包括出血和感染，在甲状旁腺切除术中这两种并发症风险非常低，MIP 并不能增加两者的风险。

（杨　猛　李　璇　译）

第 55 章 侧方入路的腔镜下甲状旁腺切除术

Nunzia Cinzia Paladino, Frédéric Sebag, Henry Jean François

一、定义

1. 微创甲状旁腺切除术（minimally invasive parathyroidectomy，MIP）可以定义为经小的偏离中线的切口非常直接地到达甲状旁腺，以达到精准解剖。MIP 可以分为两类：经颈部小切口的直视下开放式 MIP 和各种不同的部分辅助或全部腔镜下 MIP 手术。

2. 目前，外科医师可以选择以下 3 种腔镜下甲状旁腺切除术。

（1）腔镜辅助下甲状旁腺切除术（video-assisted parathyroidectomy，MIVAP）、部分腔镜辅助下的小型开放式手术。

（2）颈外入路的腔镜技术：此类技术具有颈部无瘢痕的优点，但并不是微创手术，因为其比传统开放式手术需要更大范围的解剖游离。在这些颈外入路术式中，可以经口、经前胸、经乳腺或腋窝，也可以没有机器人辅助完成。这些术式，如经口前庭入路腔镜甲状旁腺切除术（transoral endoscopic parathyroidectomyvestibular approach，TOEPVA），因为文化的原因，已经在亚洲得到大力开展。TOEPVA 是通过下唇前庭 10mm 的切口利用腔镜器械完成的甲状旁腺切除术（参见第 50 章）。

（3）颈部入路的单纯腔镜技术：此类技术完全利用腔镜完成，包括持续充气建立腔隙。两种单纯腔镜下手术可以概括为中线入路的腔镜下甲状旁腺切除术和侧方入路的腔镜下甲状旁腺切除术（endoscopic parathyroidectomy by lateral approach，EPLA）。EPLA 是在颈动脉鞘侧方和带状肌中线之间的平面进行手术，这种"后门入路"技术不需要将甲状腺腺叶从带状肌处完全游离，其可以从甲状腺腺叶后方直接进入，整个手术过程并不需要从前方和中线处牵拉甲状腺腺叶。

二、鉴别诊断

目前，原发性甲状旁腺功能亢进症（primary hyperparathyroidism，PHPT）可以根据离子钙和总钙升高合并血清全片段甲状旁腺激素水平（intact parathormone，iPTH）升高得到基本确诊，因此有必要排除其他引起高血钙和 iPTH 升高的情况。肾功能不全和维生素 D 缺乏可以引起 iPTH 升高，在血钙升高的原因中，应该关注良性家族性低尿钙性高钙血症综合征，其可以表现为高血钙合并正常或略高 iPTH，而同时存在低尿钙。

三、病史和体格检查

1. 必须仔细选择患者，不是所有甲状旁腺功能亢进症（hyperparathyroidism，HPT）患者都适合 EPLA，因为 EPLA 不能进行两侧探查。怀疑患有多发性腺体疾病（multiglandular disease，MGD）的患者，包括继发性甲状旁腺功能亢进症或家族性原发性甲状旁腺功能亢进症患者，这些患者不适合这种手术。怀疑甲状旁腺癌的患者是绝对禁忌。曾有颈部放射史、合并巨大甲状腺肿、在甲状腺附近做过手术的患者是相对禁忌。颈部对侧曾有手术史的患者可以进行 EPLA（表 55-1）。

表 55-1 EPLA 的绝对和相对禁忌证

绝对禁忌证
可疑甲状旁腺癌
巨大甲状腺肿
继发性或三发性 HPT
家族性 HPT
可疑 MGD
不能定位者
相对禁忌证
曾有手术史
曾有颈部放射史
肿瘤 > 3cm
位置靠前的下位腺瘤

注：HPT. 甲状旁腺功能亢进症；MGD. 多发性内分泌腺病。

2. 考虑行 EPLA 时，腺瘤必须是单发的，术前影像学定位明确。是否术前定位技术能非常准确地排除 MGD 还不确定，因此，在其他微创技术的支持下，为避免遗漏 MGD，术中进行快速甲状旁腺激素监测（quick intraoperative parathormone assay, QPTH）非常关键。定位技术越不确定，QPTH 的必要性越大。

3. 当患者达到上述标准时，不到 50% 的患者适合此类手术（图 55-1）。

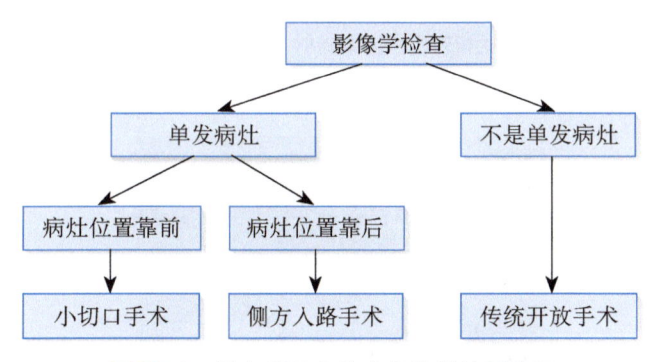

图 55-1 适合 EPLA 的患者外科处理流程

4. EPLA 技术比标准颈部探查手术更具挑战，必须于三级医疗中心进行。进行操作的外科医师必须具有丰富的传统甲状旁腺手术经验，推荐在 1 名具有颈部腔镜手术经验的外科医师监护下进行。

四、影像学和其他检查

1. 仅采用无创检查。如果检查无阳性发现，不能进行 EPLA，首选传统开放手术。理想的术前诊断应建立在 2 种不同检查方法的结合上，一种提供良好的解剖学信息，另一种提供功能信息。

2. 高频超声（ultrasonography，US）和锝 -99m（technetium-99m，^{99m}Tc）异丁基异腈扫描结合使用是最常见的方式。US 仅能评估颈部区域的解剖学信息，包括有关甲状腺的有用信息。患者应该取仰卧位，颈部过伸，如果患者颈部短，可以在肩下放置枕头。用高频线样传感器（7.5～10MHz）达到 3～4cm 的最佳穿透深度。在横切面和纵切面进行两侧的和对比性的扫描。在横切面，重点检查颈长肌后方、甲状腺前方、气管中部和颈动脉侧方。然后进行头侧和尾侧扫描。另外一种扫描方式是让患者头转向一侧，进行吞咽，得到最佳的食管侧方影像。将探头深深地向胸骨后方倾斜可以检查上前纵隔。检查者应该注明精确的位置、周围的结构，特别是与甲状腺的关系，与皮肤的距离。最后，进行彩色血流多普勒或能量多普勒检查，以发现该区域血流情况和动脉分支情况。

3. 纵隔或后方的腺体可能会被超声遗漏。甲状旁腺核素扫描比超声有优势：其能够发现主要的异位甲状旁腺，特异度更高，能够将核素扫描影像和计算机断层扫描相融合，具有更好的分辨率和定位。异丁基异腈扫描有两种方法：单核素双时相法和减影法。双时相法需要观察早期相（注射后 15 分钟）和延迟相（在注射后第 1 小时、2 小时和 3 小时，根据甲状腺内核素的清除率不同）。在多发甲状腺结节的情况下，有时需要更长时间的延迟相。应用减影法时，锝 -99m 异丁基异腈和另外一种对甲状腺特异的放射性核素同时使用。锝 -99m 高锝酸盐和碘 -123（^{123}I）是最广泛地用于甲状腺核素扫描法的放射性核素。应用 ^{123}I 的主要优势是可以在双能量窗同时获得甲状腺和甲状旁腺显像。缺点是 ^{123}I 的花费太大。甲状旁腺核素扫描法包括颈部和纵隔的影像。SPECT 有助于更精准定位腺瘤，因为其可以提供同时的颈部和上纵隔三维（three-dimensional，3D）成像信息。^{123}I 和锝 -99m 异丁基异腈相结合的减影法和 SPECT/CT 的图像采集，提供了甲状旁腺定位最佳信息，有利于指导手术策略制订。

4. 除了超声和锝 -99m 异丁基异腈扫描技术，可以选择四维计算机断层扫描（four-dimensional computed tomography，4D-CT）或计算机轴向断层扫描和 ^{99m}Tc- 甲氧基异丁基异腈（methoxyisobutyl isonitrile，MIBI）融合技术。

5. 最近，^{18}F- 氟胆碱 PET/CT 在原发性甲状旁腺功能亢进症术前影像学检查中的应用得到了提升，但仅限于可疑的情况或不一致的影像学结果。

6. EPLA 依赖于术前影像学定位。当甲状旁腺腺瘤贴近喉返神经时，强烈推荐采用 EPLA，因为在微创甲状旁腺切除术时有损伤神经的风险。因此，当甲状旁腺腺瘤在颈部的位置较深时，可以选择采用 EPLA。

7. 根据与喉返神经的关系，甲状旁腺腺瘤有 3 种位置（图 55-2）。位置 1 是在甲状腺腺叶上 2/3 的后方（图 55-3 和图 55-4），这些腺瘤属于上位腺体。位置 2 是在甲状腺腺叶下极或低于下极水平的后方（图 55-5 和图 55-6），这些腺瘤可能是上位腺体向后下方移动或下位腺体向后方下降的结果。这些腺体也可能移动至上纵隔或后纵隔。位置 3 在甲状腺腺叶下极或低于下极水平的表浅平面（图 55-7 和图 55-8），这些腺瘤是下位腺体，可以在甲状腺下极附近找到，也可在甲状腺胸腺韧带附近或在胸腺上极处找到。

330　第四部分　内分泌学

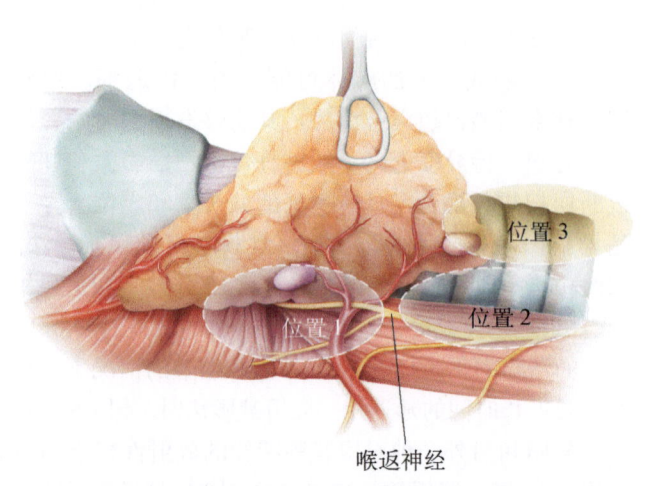

图 55-2　根据与喉返神经的关系，甲状旁腺腺瘤有 3 种位置。位置 1，甲状腺腺叶上 2/3 的后方。位置 2，甲状腺腺叶下极或低于下极水平的后方。位置 3，甲状腺腺叶下极或低于下极水平的表浅平面

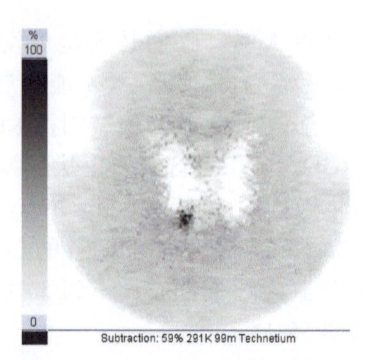

图 55-5　甲状旁腺锝 -99m 异丁基异腈闪烁扫描；减影法。减影法影像提示右侧甲状腺腺叶下 1/3 处的右位甲状旁腺腺瘤

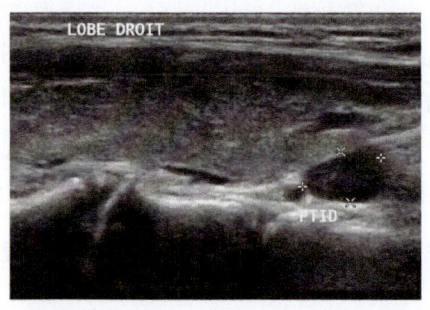

图 55-6　图 55-5 患者的超声影像。甲状腺腺叶下 1/3 后方的右位甲状旁腺腺瘤：处于位置 2 的右侧偏下位甲状旁腺腺瘤，具备 EPLA 指征

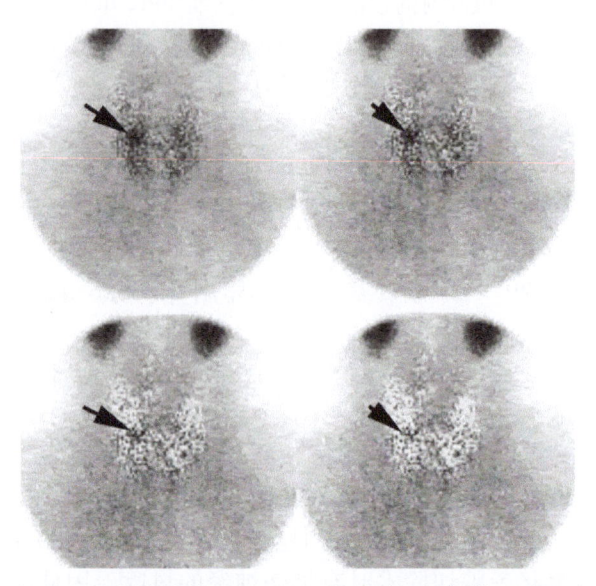

图 55-3　甲状旁腺锝 -99m 异丁基异腈闪烁扫描；减影法。减影法影像提示在右侧甲状腺叶中 1/3 处的右位甲状旁腺腺瘤（箭头）

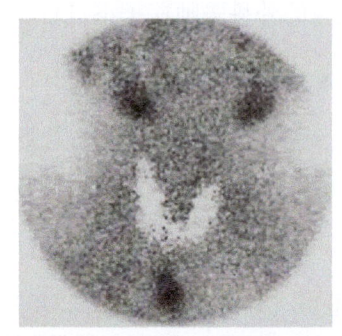

图 55-7　甲状旁腺锝 -99m 异丁基异腈闪烁扫描；减影法。减影法影像提示低于甲状腺下极水平的右位甲状旁腺腺瘤

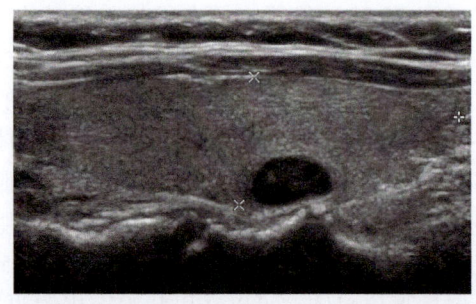

图 55-4　图 55-3 患者的超声影像。甲状腺腺叶中 1/3 后方的右位甲状旁腺腺瘤：处于位置 1 的右上位甲状旁腺腺瘤，具备 EPLA 指征

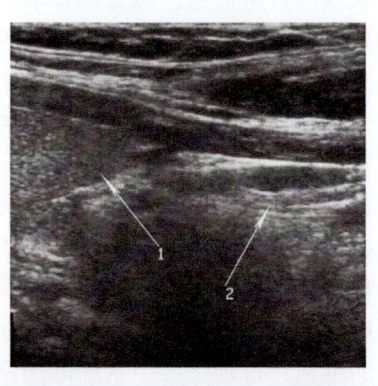

图 55-8　图 55-7 患者的超声影像。腺瘤（2）位置表浅，低于甲状腺下极水平（1），沿着甲状腺胸腺韧带走行；处于位置 3 的右下位甲状旁腺腺瘤。没有必要进行腔镜手术，具有小切口手术指征

8. 位置1和位置2的腺瘤位置较深，在喉返神经附近，手术过程中存在神经损伤风险，术中应仔细辨认，EPLA的侧方视野可以容易地辨别神经，进行安全解剖。另外，位置3的腺瘤与神经有一段距离，位置较深，辨别神经不是必要的，可以选择不需要腔镜的前入路小切口术式。

9. 总体来说，医师需要术前就知道是否存在损伤喉返神经的风险，这使术前影像学检查十分必要。根据甲状旁腺腺瘤位置的深浅与否，外科医师可以在EPLA和前入路小切口术式中进行选择。

10. 使用腔镜的主要意义不是通过小切口完成甲状旁腺切除术，而是通过小切口完成一台安全的甲状旁腺切除术。

11. 这种方法的意义还在于，对于后纵隔异位甲状旁腺，虽然罕见，但通过传统技术进行手术时，需要更大的瘢痕和更广泛的探查。

五、手术治疗

（一）术前规划

1. 患者术前常规进行声带检查。

2. 全身麻醉下气管内插管，局部麻醉或区域麻醉下患者很难耐受腔镜套管针的操作。另外，吞咽和自主呼吸也阻碍了如此小的手术区域内的操作。

3. 手术器械需要一个可以连接0°光纤腔镜的10mm套管针，两个可以连接一系列定制器械（美敦力公司Xomed和MicroFrance品牌）的3mm套管针，这些器械包括钝头解剖钳、抓钳、剪刀、电钩和吸引器套管。这些器械长度为25cm（图55-9）。

4. 对于直径<2cm的甲状旁腺腺瘤，可以使用5mm套管针和5mm的0°镜。

5. 术前、切皮时、切除甲状旁腺前、切除后5分钟和15分钟时分别进行QPTH。当QPTH值比切除前最高值下降超过50%并达到正常范围（10～65pg/ml）时认为甲状旁腺切除术是成功的。

6. 手术团队包括术者、一助和刷手护士。术者和一助站在患侧，刷手护士站在对侧。监视器放在刷手护士旁边，术者对面（图55-10）。

（三）后门入路技术

1. 首先在SCM前缘甲状腺峡部水平做一个12～15mm的横切口（放置镜头套管针切口）（图55-11），在此插入10mm套管针建立腔隙。如果出现手术中转，这个切口可以向中线延长以达到对称的领式切口。

2. 分离颈阔肌，找到SCM前缘，切开颈筋膜的

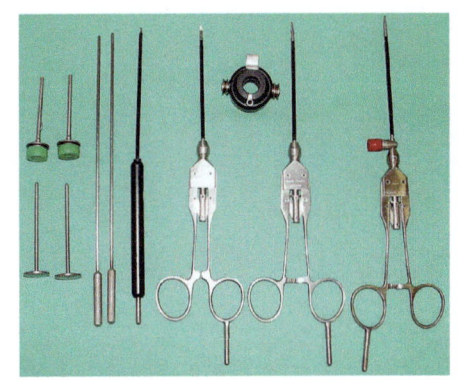

图55-9 3mm套管针器械（美敦力公司Xomed和Micro France品牌，圣欧班市，法国）

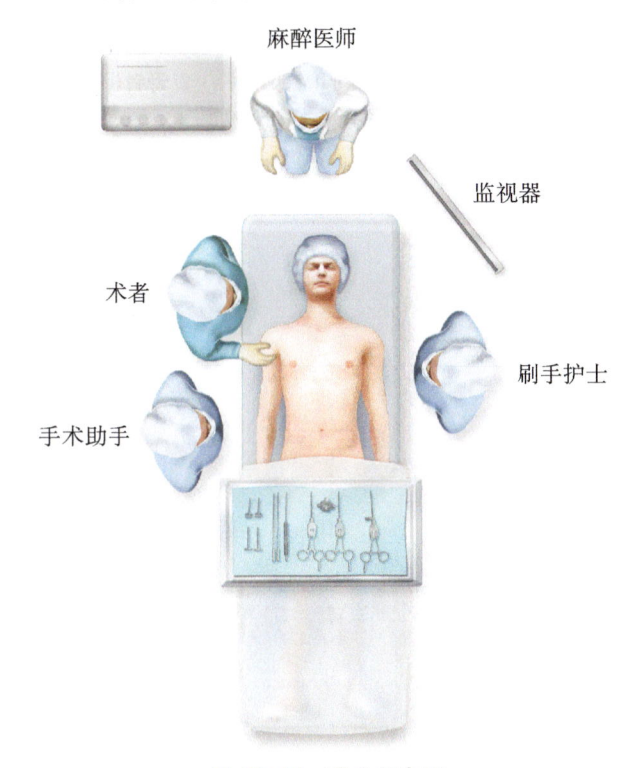

图55-10 手术室布局

（二）体位

患者取仰卧位，头部放置在中位，不需要过伸位以避免绷紧胸锁乳突肌（sternocleidomastoid muscle，SCM）和带状肌。由于持续存在低压充气，这些肌肉的松弛有利于避免手术野的范围狭小。消毒铺巾与标准的甲状旁腺手术一样。

封套筋膜，在SCM侧方和带状肌中线处之间、肩胛舌骨肌下方的平面进行分离（图55-12）。

3. 可以用剪刀轻柔地分离连接甲状腺腺叶中部后方到颈动脉鞘侧方的筋膜组织（图55-13）。可能会遇到甲状腺中静脉，此时结扎甲状腺中静脉也是不难的。

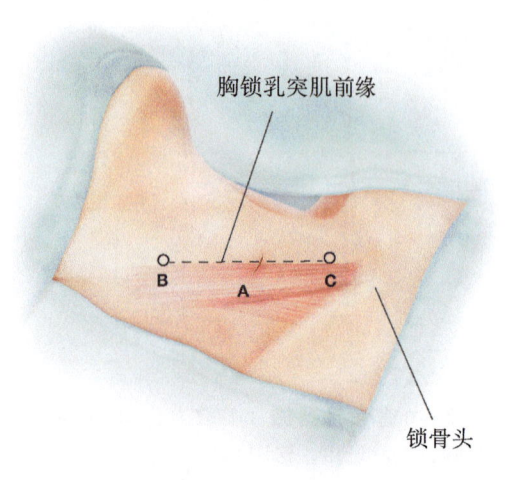

图 55-11 套管针位置。所有 3 个套管针都放置在 SCM 前缘，主套管针（A）放置在甲状腺峡部水平，套管针 B 和 C 应该相距 3～4cm，用来放置 2mm 器械

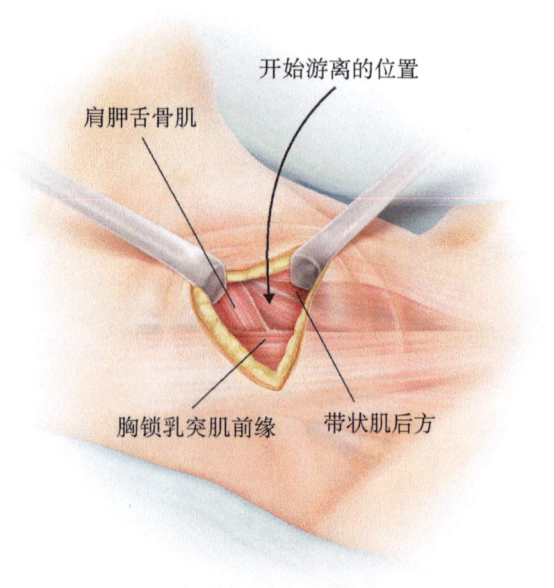

图 55-12 SCM 侧方和带状肌中线处之间、肩胛舌骨肌下方的解剖入路

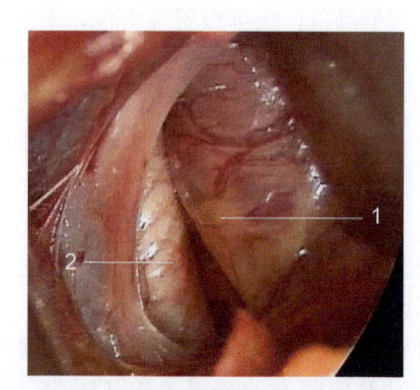

图 55-13 后门入路技术利用甲状腺叶中部后方（1）到颈动脉鞘侧方（2）之间的平面

4. 通过手术切口上下方向向深部塞入小的湿纱布，建立初始腔隙（图 55-14）。这种不可视的方法可以扩大腔隙，非常快速、有效和不出血地显露术野。

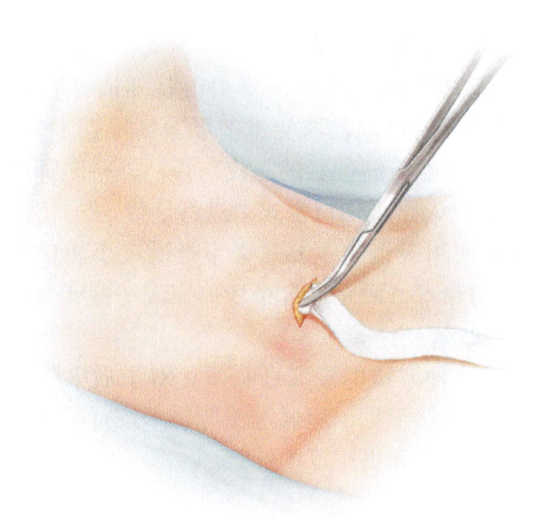

图 55-14 建立腔镜探查腔隙。通过手术切口向深处塞入小的湿纱布，建立的初始腔隙

（四）置入 2 个 3mm 套管针

2 个 3mm 套管针的位置分别是沿着 SCM 前缘，在主光源套管针切口上方 5～6cm，下方 3～4cm 处。安全的套管针放置方法是从主孔到皮肤插入 2.5mm 的牵引针建立隧道，引导的方向必须沿着 SCM 前缘进行。操作时术者必须一直小心后方的颈内静脉、头侧的颈外静脉、尾侧的颈前静脉。3mm 套管针放置在牵引针头端，牵引针从内向外刺破皮肤后，建立到术野的隧道（图 55-15）。随后将每个位置合适的 3mm 套管针用不可吸收单股丝线松弛缝合固定在皮肤上，防止不自主移动。

（五）置入 10mm 镜头套管针

1. 沿着主孔进行荷包缝合，包括 SCM 前缘侧方和胸骨甲状肌后缘内侧的皮肤。这时可以取出纱布卷，插入 10mm 套管针，用荷包缝线固定。

2. 接下来荷包缝线通过一个特殊设计装置的孔洞缠绕固定在套管针上（图 55-16）。这种设计可以保证气体的密闭性，使手术操作区域扩大，并阻止套管针从切口滑落。

3. 现在这 3 个套管针放置到位了，助手扶腔镜，术者在其他两个套管针进行操作（图 55-17）。

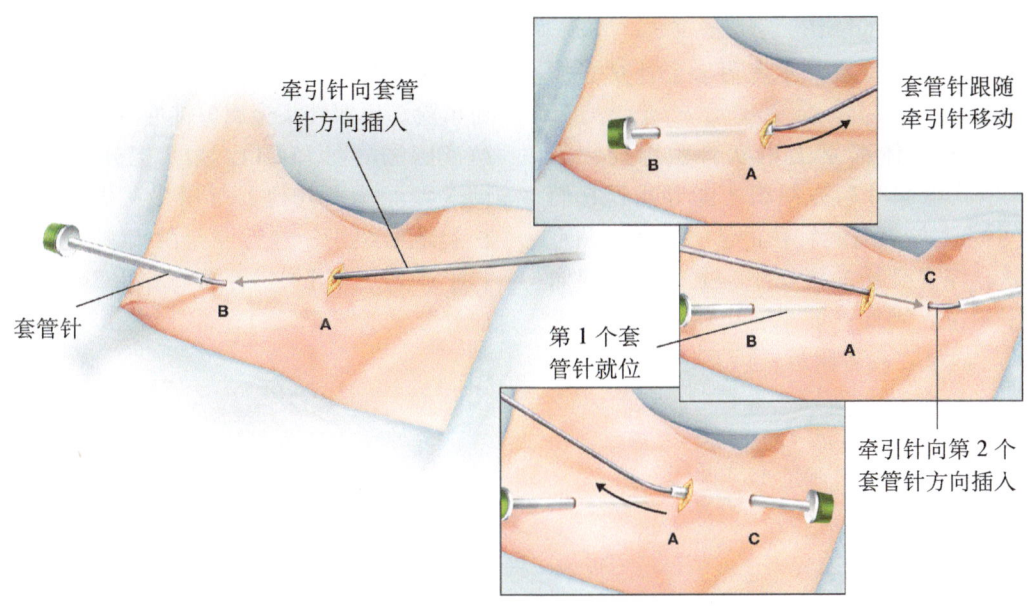

图 55-15 放置 3mm 套管针。2 个套管针都是经切口（A）由内到外，利用一个牵引针穿透皮肤建立通路。牵引针的通路必须在 SCM 的前缘。3mm 套管针放置在牵引针头端以建立到术野的隧道

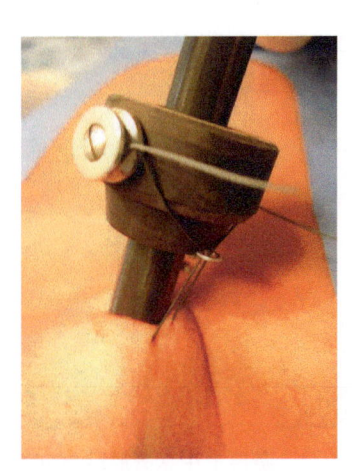

图 55-16 主套管针的放置。围绕主切口进行荷包缝合，荷包线系在环绕主套管针上的一个特殊设计的装置上

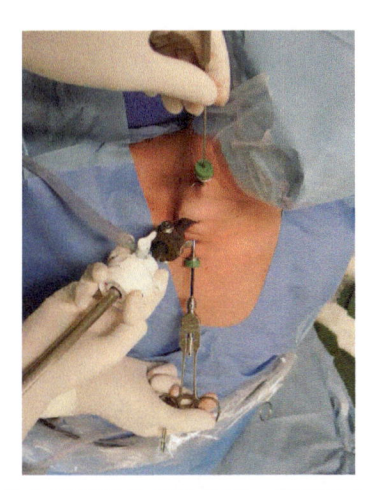

图 55-17 3 个套管针放置的位置。气体注入（8mmHg），助手扶着镜子，术者通过其他两个 3mm 套管针进行操作，腔镜探查可以开始了

（六）腔镜下甲状旁腺探查

1. 低压（8mmHg）二氧化碳（CO_2）充气下建立气腔进行颈部手术。二氧化碳气体不仅可以保持手术腔隙存在，而且可以填塞压迫小的出血灶。首先，辨别颈动脉，然后打开颈动脉侧方和甲状腺腺叶中间侧后方的间隙，用 2 把钝头金属解剖器进行分离。结扎和钳夹并不需要。钝性分离和气体注入的联合应用使组织分离非常容易，减少了锐性分离的必要。这些有助于关键结构和解剖标志的辨认，使解剖非常安全。首先要辨认甲状腺下动脉和喉返神经，甲状腺下动脉是一个非常有用的定位喉返神经的解剖标志。最简单的辨别神经的位置是在甲状腺下极水平，动脉干尾侧。在左侧，神经沿着气管食管沟上行，在右侧，神经的路线更斜一些。腔镜的放大作用使沿着神经的滋养血管更加清楚，有助于辨别神经的位置。

2. 可以经常看见远远低于神经入喉处的分支（图 55-18），而且也可以非常容易地看见延伸到邻近气管和食管处的小的喉外分支。

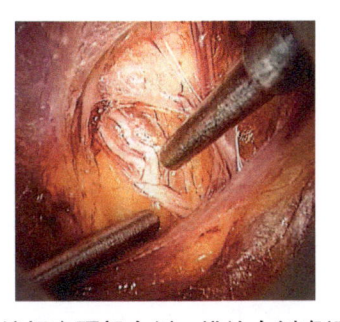

图 55-18 腔镜探查颈部右侧：辨认右侧喉返神经。在此病例，神经分支远低于神经入喉处

(七) 甲状旁腺腺瘤的辨认

1. 根据术前影像学检查，术者可能会怀疑腺瘤在位置 1 或位置 2。

2. 在位置 1 的腺体都是上甲状旁腺腺瘤，需要解剖上 2/3 甲状腺腺叶后方组织才能寻找到它们（图 55-19）。小的上位腺瘤通常在正常的位置，贴近甲状腺下动脉，浮在疏松的组织中，大的上位腺瘤通常向后向下移位。因此，如果在甲状腺包膜附近没有找到它们，应该在食管附近或后方进行寻找。

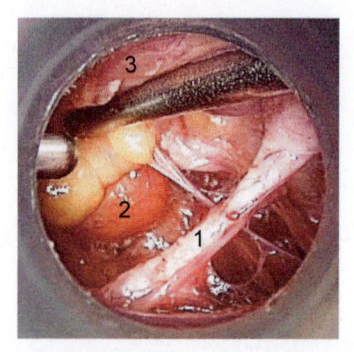

图 55-19 腔镜探查颈部右侧：甲状腺下动脉 (1)、上甲状旁腺腺瘤 (2)、甲状腺腺叶中 1/3 后方 (3)。腺瘤位于位置 1

3. 在位置 2 的腺体可能也是上甲状旁腺腺瘤，移位可以使它们下降得非常低，到甲状腺下动脉以下，在下降过程中越过动脉后方。后门入路技术可以非常容易地完成腔镜下探查甲状腺下动脉后方，沿着食管一直到后纵隔。在甲状腺下动脉水平可以非常容易地解剖出甲状旁腺的血管蒂，通过血管蒂可以找到腺瘤。轻轻牵拉就可以显露腺瘤，增大的外形会有助于迅速地切除它们。

4. 寻找位置 2 的下甲状旁腺腺瘤时需要在甲状腺腺叶下 1/3 的后方进行探查。有时，放入腔镜后马上就能辨认出下位腺瘤。它们容易在气管周围或食管周围向后向下下降，与喉返神经关系密切，它们的后方紧贴神经。这时，侧方入路视野有助于安全解剖神经。

5. 虽然寻找同侧正常甲状旁腺并不是必需的，但其常可以在位置 1 或位置 2 找到（图 55-20）。

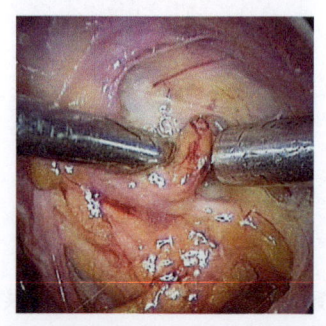

图 55-20 辨认同侧下甲状旁腺，这个腺体是正常的

(八) 甲状旁腺腺瘤的游离

不要钳夹腺瘤以避免甲状旁腺破裂或潜在的出血风险。用双钝头金属剪钝性游离，逐步从周围组织游离腺瘤（图 55-21）。用 1 把分离钳牵拉腺瘤，提供一些张力，其他器械用来从周围组织分离腺体，松解疏松组织，进行完全游离。当分离出血管蒂后（图 55-22），钳夹、骨骼化并用 3mm 电钩电凝终末血管分支（图 55-23）。

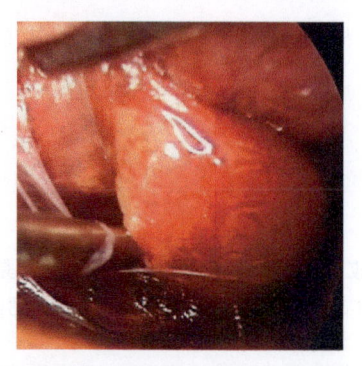

图 55-21 用 2 把钝头剪进行腔镜下上甲状旁腺腺瘤游离。不要钳夹腺瘤，避免包膜破裂

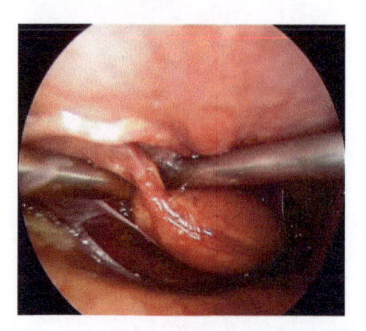

图 55-22 游离上甲状旁腺腺瘤血管蒂

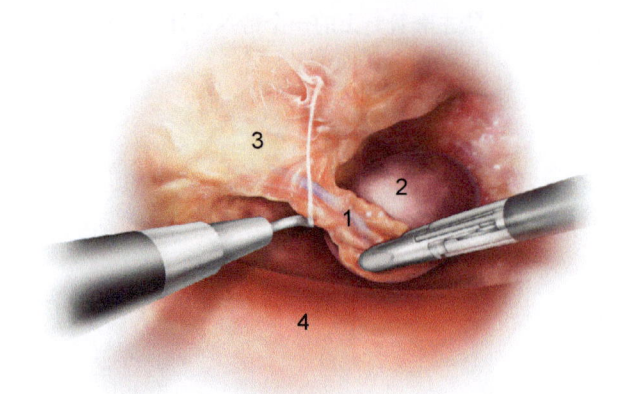

图 55-23 用 3mm 电钩电凝上甲状旁腺腺瘤 (2) 终末血管分支 (1)。3. 甲状腺腺叶；4. 颈总动脉

(九) 切除甲状旁腺腺瘤

1. 大多数甲状旁腺腺瘤可以从 10mm 套管针中取出。操作时需要取出 10mm 腔镜，同时经 10mm

套管针放入 1 把抓钳和 1 个 5mm 腔镜，抓住腺瘤血管蒂将腺瘤拉入套管针（图 55-24），将套管针和标本一起取出。

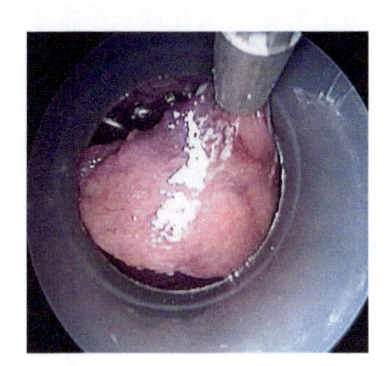

图 55-24 切除甲状旁腺腺瘤。钳夹腺瘤血管蒂，从套管针取出腺瘤

2. 更大的腺瘤不能被拉入 10mm 套管针内，可以在直视下经套管针处切口直接取出，没有必要将标本放在无菌塑料袋中。检查没有出血后可以将 2 个 3mm 套管针拔出。

（十）关闭切口

不必放置引流管，缝合颈阔肌，用纤维蛋白胶关闭皮肤切口和 2 个 3mm 套管针切口（图 55-25）。不用切口敷料贴。

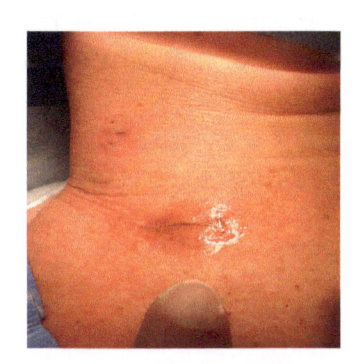

图 55-25 用纤维蛋白胶关闭切口

经验与教训

适应证	1. 术前影像学检查定位单发腺瘤清楚，是散发性原发性 HPT 患者行 EPLA 的手术指征。 2. 根据术前影像学检查结果，对于甲状旁腺腺瘤处于颈部较深位置者，可以考虑采用 EPLA。
QPTH 方法	QPTH 检测方法的应用非常重要，特别是在定位不准确时。
套管针的放置	1. 将 3 个套管针放置在 SCM 前缘上，固定在皮肤上，防止不自主移动。 2. 设计腔镜套管针切口时应考虑手术中转的可能，切口应该可以向内侧延伸进行传统颈部手术。 3. 应该通过腔镜套管针切口由内向外建立穿透皮肤的操作套管针通路。
操作区域建立	1. 患者头部保持在正中位，避免 SCM 和带状肌紧张。 2. 为了扩大操作空间，插入腔镜套管针前，上下方向来回塞入一块小的湿纱布，深达所建立腔隙的位置，然后移除它。
腔镜下探查	记住因为操作空间非常小，腔镜非常接近解剖结构，结构会高度放大，所以确有将腔镜视野下感觉变大的正常腺体切除的风险。
腔镜下游离	不要钳夹腺瘤以避免甲状旁腺破裂，完全可以应用双钝头钳进行游离。

六、术后

1. 患者可以在手术室中等待 QPTH 结果，在检测需要时间较长的情况下，患者也可以在拔管后转至麻醉恢复室，如果此时 QPTH 结果提示甲状旁腺腺瘤并没有成功切除，患者必须再次回到手术室。如果 QPTH 值没有下降超过 50% 达到正常范围（10～65pg/ml），应该中转进行双侧颈部探查。

2. 切除腺瘤后 4 小时、术后第 1 天、术后第 8 天应该检测血清甲状旁腺激素（parathyroid hormone, PTH）水平。术后第 1 天和第 8 天应该检测血钙和血磷水平。

3. 血清 PTH 水平在切除腺瘤后 4 小时会达到最低点，大多数患者在术后 48～72 小时血钙达到最低点。因为是单侧甲状旁腺探查，术后甲状旁腺功能低下并不常见。然而，对于有严重骨质缺钙，即有"骨饥饿"的患者，可以观察到术后低钙血症。如果有症状，应该应用钙剂和维生素 D 衍生物进行治疗。

4. 通常患者术后第 1 天出院。

5. 术后应常规进行声带检查。

七、治疗效果

1. EPLA 术后，超过 95% 的患者血钙正常。然而，需要指出的是，这些显著疗效源于对患者的严格筛选。

2. 在病变复发或术后发生并发症等方面，EPLA 比其他 MIP 技术并没有明显优势。

3. 同其他适度的颈部探查进行单侧腺体切除的手术比较，EPLA 并没有导致 HPT 复发或持续状态的发生率增加，与双侧颈部探查相比，其具有术后疼痛更轻，美容效果更好的特点（图 55-26）。术后低钙血症的发生率和严重性也是低的。

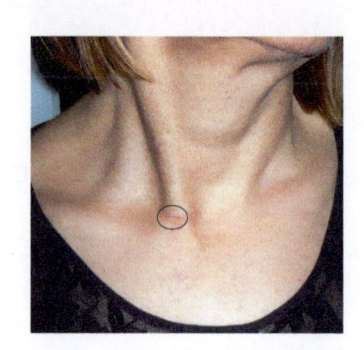

图 55-26　术后 1 个月颈部瘢痕情况

4. EPLA 对于专业的甲状旁腺外科医师来说是可行的和可重复的，与经典开放手术相比，其具有更小的组织游离，术后疼痛更轻，更高的术后满意度的结果。该术式留下的瘢痕比开放式手术小，且广受认可，同时不会影响可能的再次干预治疗。目前，这项技术不如精准定位微创小切口手术应用广泛，但后者需要更大游离范围。然而，对于有经验的外科医师，EPLA 还是一项安全有效的手术方式。

八、并发症

1. 血肿。
2. 喉返神经损伤。
3. 没有发现甲状旁腺腺瘤：手术中转。
4. 腺瘤包膜破裂。
5. 术前影像学假阳性表现。
6. QPTH 检测的假阴性结果。

（杨　猛　姜　璐　译）

第 56 章 二次甲状旁腺切除术

Barnard J. A. Palmer, William B. Inabnet, III

一、定义

1. 二次甲状旁腺手术发生在不同的情况下，但最常见的还是手术失败、复发或持续甲状旁腺功能亢进。

2. 甲状旁腺功能亢进持续状态是指初次甲状旁腺术后 6 个月内高钙血症一直存在或再次出现。

3. 复发性甲状旁腺功能亢进症是指经过成功手术后 6 个月的正常血钙水平，再次出现高钙血症。

4. 二次手术会带来额外的复杂性，需要在手术探查之前进行详尽的术前准备。

二、病史和体格检查

1. 获得详细的病史，关注当前的治疗。有家族史的患者更容易存在多腺体病变。

2. 管理的第一步是生化指标的收集以确定是否存在甲状旁腺功能亢进症持续或复发状态。推荐收集 24 小时血钙水平。

3. 必须对每个患者在持续性甲状旁腺功能亢进症导致的风险和手术并发症之间权衡再次手术的利弊，如果持续性甲状旁腺功能亢进症导致的患者风险较低，而手术风险高，则选择非手术治疗。

4. 第一次手术的过程对再次甲状旁腺手术是非常关键的，术者必须明白初次手术失败的原因，其包括腺体未找到、异位腺体、多余腺体或多腺体疾病。

5. 必须仔细回顾手术记录和病理报告，关注探查范围、寻找辨别切除了几个甲状旁腺、是否病理证实、是否标记、是否再次自体移植甲状旁腺。

三、影像学和其他检查

1. 广泛详细的术前准备是二次甲状旁腺手术成功的关键。

2. 回顾前次手术记录、影像学和病理报告，明白失败的原因。

3. 定位是术前准备的必备一环，应该在所有二次甲状旁腺手术患者中进行术前定位。超声、异丁基异腈扫描、CT（甲状旁腺四维 CT）（图 56-1）、SPECT/CT、氟脱氧葡萄糖正电子发射断层扫描（fluorodeoxyglucose-positron emission tomography，FDG-PET）等可以用来定位并排除多发性腺体疾病。术前病变腺体的定位能够显著改变手术入路，特别是当异常腺体位于纵隔内时。

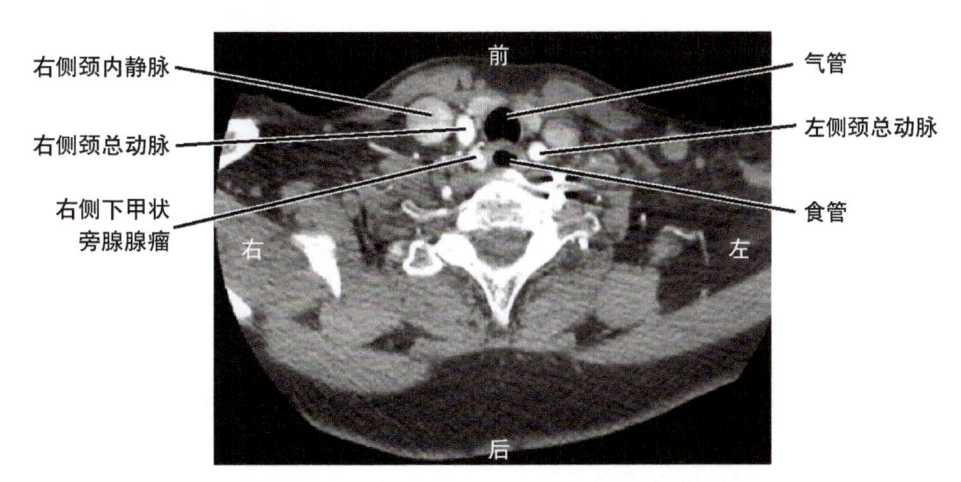

图 56-1　四维甲状旁腺 CT 显示在右颈总动脉后方、气管侧后方、食管侧方增强显影的病灶，提示为右下甲状旁腺腺瘤

4. 细针穿刺术（fine needle aspiration，FNA）同时检测穿刺物甲状旁腺激素水平（parathyroid hormone，PTH）能够确定可疑病变处是否是甲状旁腺组织或超声发现的病变是否是甲状旁腺腺瘤。

5. 当无创性检查无法定位病变时，有创性定位检查如分段选择性静脉取血（图 56-2）或动脉造影可以备选。

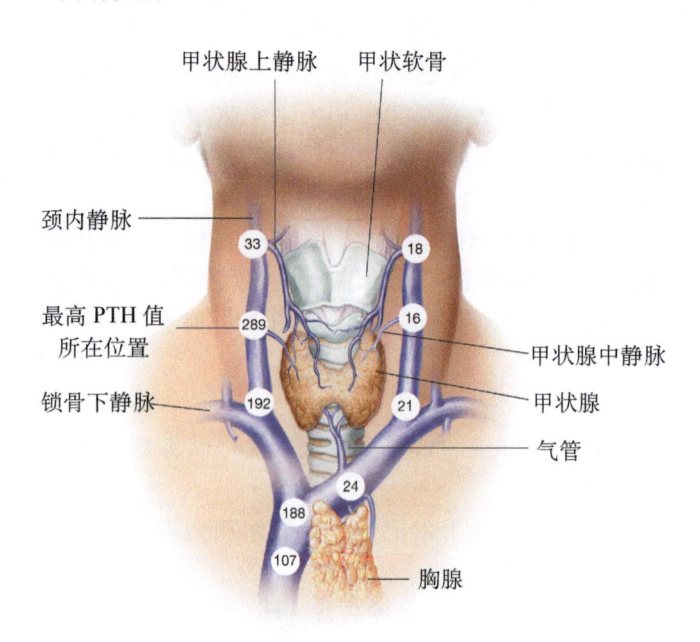

图 56-2　分段静脉取血图示，不同的解剖位置 PTH 水平不同，提示右侧中部甲状旁腺腺瘤

四、手术治疗

（一）术前规划

1. 必须全面研究影像学资料，设计手术入路。
2. 复习术前要点，二次探查前仔细清楚设计手术步骤。
3. 定位阳性的病变有助于精确进行二次探查，而对于多腺体病变或无法定位的病变，则需要范围更大的探查。术前无法定位病变的二次探查手术只有在手术指征非常强烈情况下才能进行。
4. 二次手术前推荐纤维喉镜检查，记录声带功能有助于确定手术范围。
5. 术中冰冻切片和术中 PTH 检测有助于甲状旁腺辨认和生化指标改善。

（二）体位

1. 患者可以取仰卧位或半坐卧位，双臂束起，用肩垫垫起以使颈部呈后伸位（图 56-3）。
2. 全身麻醉气管内插管下可以采取术中神经监测。
3. 铺巾允许外科医师站在头部，便于在手术时沿头尾方向进行解剖下颈和上纵隔。
4. 消毒铺巾的范围尽量大，上方超过下颌角，下方超过剑突水平，因为有可能切开胸骨。

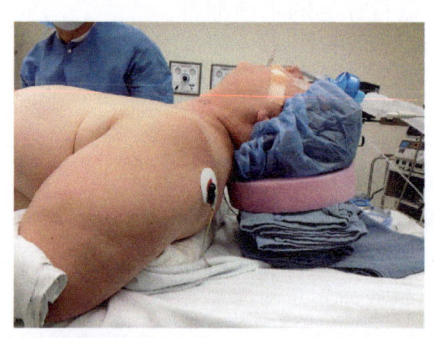

图 56-3　患者取仰卧位，两臂束起，使用肩垫垫起以使颈部呈后伸位，向前方提高气管和向头侧提高上纵隔的结构

（三）颈部二次探查

1. 切口和皮瓣悬吊

（1）根据术前定位进行皮肤切口设计，最好在自然的颈部皮肤皱褶处或前次手术切口处（除非切口太低或太高）。切口的宽度取决于颈部的厚度和探查的范围，但是应该足够大到上至舌骨水平下至前纵隔水平（图 56-4）。

（2）游离皮肤和颈阔肌，悬吊颈前静脉表面的颈阔肌下皮瓣，向上至甲状软骨切迹，向下至胸骨柄，侧方至胸锁乳突肌（sternocleidomastoid muscle，SCM）前缘。

（3）如果术前能够定位，切口可以选择垂直于病灶上方的位置。

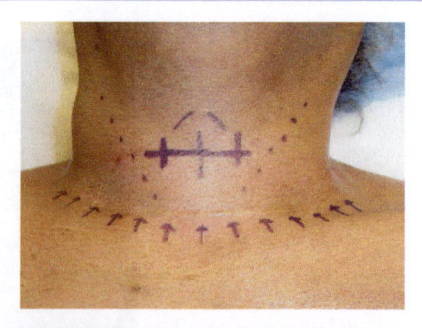

图 56-4　根据术前定位和计划入路在自然皮肤皱褶处设计切口，经典的、大的、下位切口已经被偏上方的更小的切口或直接位于甲状旁腺病变处的切口所取代。侧后方入路可以选择侧方切口，在胸锁乳突肌前缘和带状肌侧方之间。图中向上的箭头为经典的手术切口，横向实线为偏上的小切口

2. 颈部入路

（1）颈部二次手术的入路可以是通过精准定位的探查入路或标准的中线、后外侧入路或甲状胸腺韧带入路。

（2）通过术前定位异位病灶而进行的精准定位探查并不经过前次的颈部切口，应该根据病灶位置和术者经验及影像学检查选择切口位置，进行探查。

（3）当怀疑为多发性腺体疾病或异常腺体无法术前定位时，应从原颈部切口入路，这时利用原手术切口，修剪颈部瘢痕，垂直分离带状肌，打开中线。

（4）当瘢痕组织广泛或寻找靠后方的腺体时，应该可以考虑侧后方入路。可以利用上次手术切口偏侧方的部分，在带状肌侧缘和SCM前缘之间入路（图56-5）。

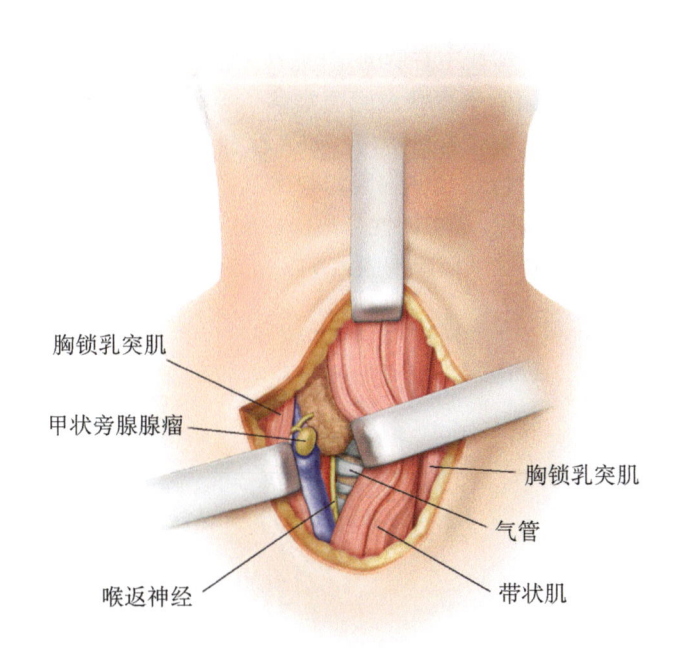

图56-5 侧后方入路和经典的入路是相似的，不同之处是侧后方入路需要沿着胸锁乳突肌内缘和胸骨舌骨肌、胸骨甲状肌侧缘之间进入，减少中线瘢痕处的解剖。可以根据需要分离肩胛舌骨肌

（5）当腺瘤位于甲状腺腺叶下极前方或甲状腺胸腺韧带内时，应该可以考虑前门入路或甲状腺胸腺韧带入路。舌骨下肌群尽量向下分离，以直接到达甲状腺胸腺韧带，避免解剖带状肌和甲状腺包膜之间的组织。

（6）一旦深达带状肌，开始牵拉甲状腺，包括从腺体表面提拉起带状肌，将甲状腺向内翻转。Kittner分离器、甲状腺夹钳或8字缝合可以用来帮助牵拉甲状腺。

（7）辨认并保护喉返神经（recurrent laryngeal nerve，RLN）。

3. 探查

（1）根据术前影像学检查系统地进行术前准备，包括探查的开始和范围。

（2）如果术前能够定位病变腺体，可以进行精准定位探查。

（3）从遗留腺体可能存在的正常位置开始探查，上位腺体一般出现于甲状腺中部到上1/3处，这种情况有85%的可能，大体位置是在甲状软骨下缘RLN的后方和甲状腺下动脉的上部。

（4）下位腺体标准的位置是在甲状腺下极后方附近，RLN的前面，从甲状腺下动脉到甲状腺下极之间或沿着甲状腺胸腺韧带走行。

（5）如果在正常位置无法找到，可以在腺体可能出现的异常位置寻找。

（6）异位上极腺体一般会向后向下移位，当它们向下移动时位置会更加靠后。

（7）沿着甲状腺上极包膜鞘和血管蒂周围进行触诊寻找。

（8）从气管食管沟向下到纵隔的后方（图56-6）。

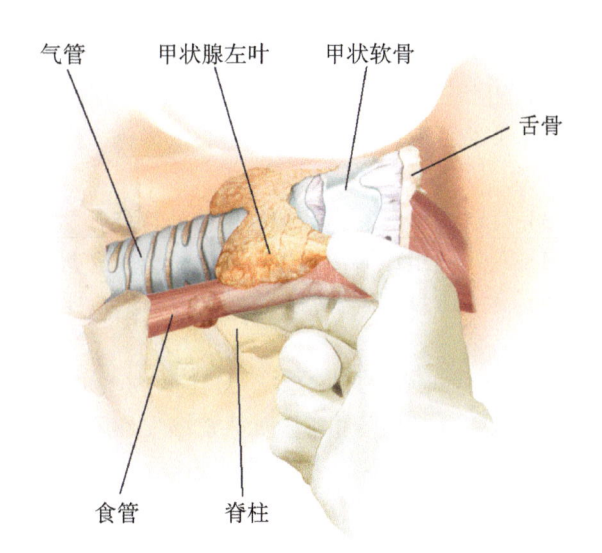

图56-6 从下咽部上方到纵隔显露气管食管沟侧壁，遗漏的腺体可能在椎体前间隙找到，手指触诊可以提高在这个区域寻找甲状旁腺的效果

（9）下位腺体所处的范围更大，但接近25%的可能是沿着甲状腺胸腺韧带或在胸腺上极水平。它们很少位置靠后，位置越低就越靠前。

（10）寻找并精细化探查甲状腺后方和下方。

（11）检查甲状腺胸腺韧带，切开胸腺鞘膜，向头侧拉出胸腺腺叶，仔细检查胸腺组织。

（12）探查颈动脉鞘，向上至下颌角水平（图56-7）。

340　第四部分　内分泌学

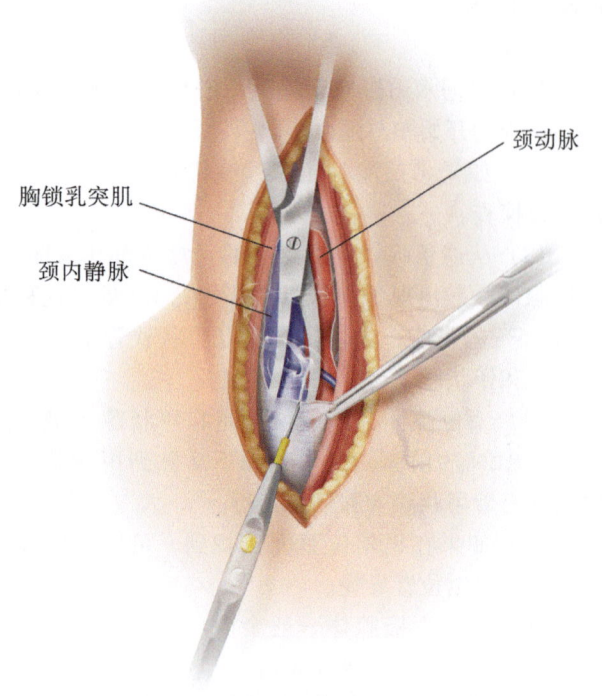

图 56-7　如果没有寻找到腺瘤，可以打开颈动脉鞘

4. 辨认腺体并切除

（1）正常甲状旁腺约为 3mm×2mm×4mm，黄褐色。

（2）组织学检查可以确认甲状旁腺，锐性分离活检腺体头端组织，操作要非常小心以避免损伤脆弱供血血管。

（3）异常腺体具有弹性和红褐色的特点。

（4）从周围组织游离腺体，钳夹分离血管蒂。

（5）术中 PTH 监测可以提高成功率，指导探查的范围。

（6）10 分钟内 PTH 下降至基线的 50% 以上并达到正常范围是成功的指征。如果对多发性腺体疾病进行手术（而不是针对一个遗漏的腺瘤），PTH 水平也应该在 10 分钟内达到正常范围。

（7）如果 PTH 水平没有突然下降，还应该继续探查，直到达到一个合适的下降水平。

5. 术中影像学定位

（1）对于术前异丁基异腈扫描阳性的患者可于术前 1 小时注射锝 -99m 异丁基异腈 20mCi，术中应用伽马探针帮助指导解剖。

（2）术中超声可以帮助定位异常甲状旁腺，协助定位甲状腺内病变。

（3）吲哚菁绿（ICG）荧光有助于识别甲状旁腺。静脉注射 ICG 1ml，并使用近红外成像显影。如果甲状旁腺不能在 5～7 分钟后明确显示，可重复注射 1ml（图 56-8）。

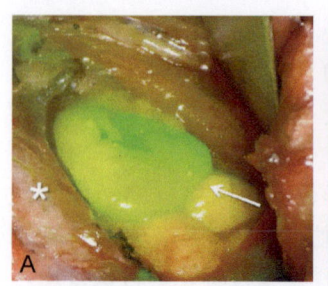

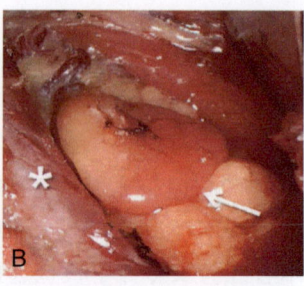

图 56-8　术中吲哚菁绿荧光显像定位甲状旁腺腺瘤
A. 手术区域的对比；B. 箭头指向甲状旁腺。＊. 甲状腺（引自 DeLong JC, Ward EP, Lwin TM, et al. Indocyanine green fluorescence-guided parathyroidectomy for primary hyperparathyroidism. Surgery. 2017; 163(2): 388-392. Copyright © 2017 Elsevier. 获得授权发表 .）

6. 其他的操作

（1）手术开始时两侧颈内静脉术中取血法有利于甲状旁腺病灶左右侧的定位。

（2）因为下甲状旁腺通常移位至上纵隔的前方，它们可以与胸腺关系密切。如果没有找到病变甲状旁腺，可以进行经颈部胸腺切除术（图 56-9）。向头侧轻轻牵拉胸腺，逐步钝性分离提拉胸腺至颈部切口处，在无名静脉水平切除胸腺组织。

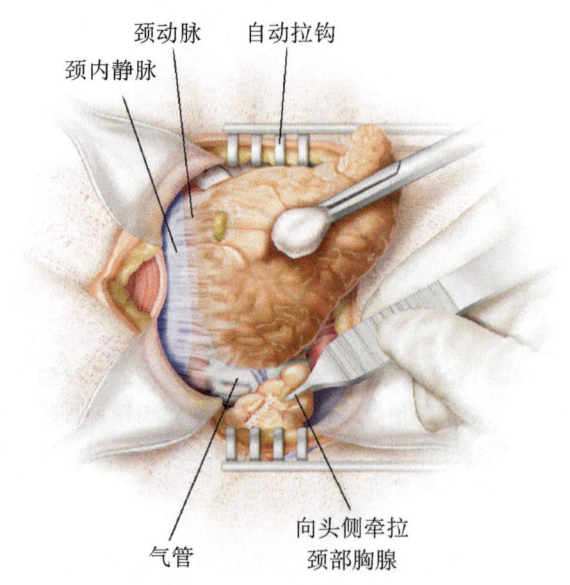

图 56-9　在无法找到病变甲状旁腺时才进行经颈胸腺切除术。从胸腔牵拉出胸腺上方部分组织，向头侧提起，直到看见并分离后方血管

（3）也可以进行遗漏甲状旁腺侧的甲状腺腺叶切除术。

（4）对于无法定位的二次甲状旁腺手术，分阶段手术是常见的。如果病变腺体无法找到，应该结束手术，再次定位。

7. 关闭切口

(1) 仔细止血，将带状肌缝合归位至中线（如果是侧方入路，则归位至 SCM），缝合归位颈阔肌，关闭皮肤切口。

(2) 除非有大范围的游离或探查，并不需要常规放置引流管。

(四) 纵隔探查

入路如下。

1. 只有纵隔内有高功能腺体存在证据时才进行纵隔探查，最好术前有 2 种不同的定位检查能够确定腺体的位置（图 56-10）。

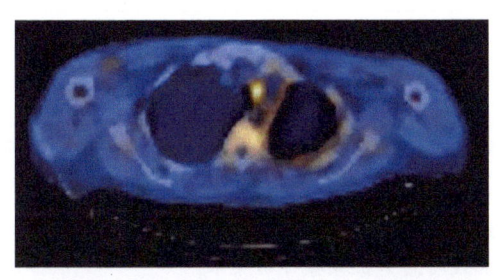

图 56-10 利用单光子发射计算机断层摄影进行纵隔甲状旁腺腺瘤定位

2. 大多数位于主动脉弓以上后纵隔或前纵隔的腺瘤能够经颈部找到并切除。

3. 在前纵隔或中纵隔较深位置的病变需要选择经胸部入路（图 56-11）。

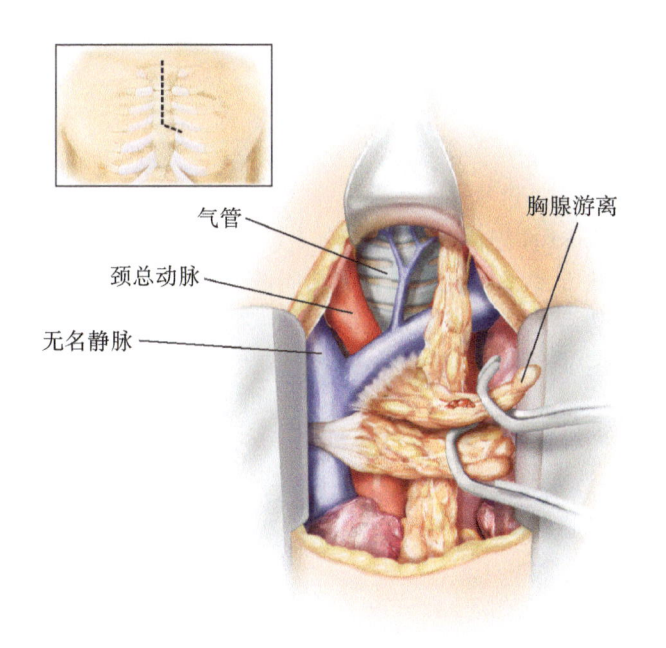

图 56-11 在预计腺瘤水平下方 3cm 处进行胸骨中线切开或部分胸骨切除可以提供纵隔的手术入路（插图显示胸部手术切口位置）。探查界限包括无名静脉上方、心包下方。腺瘤一般位于前纵隔内胸腺残余部分

4. 精准定位是最重要的，如定位精准，则可以选择创伤小的入路，如前纵隔切开术或胸腔镜手术，而不必进行部分或正中胸骨切开术（图 56-12）。

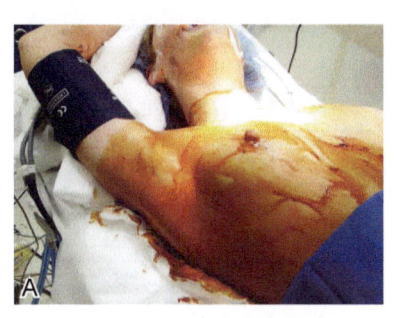

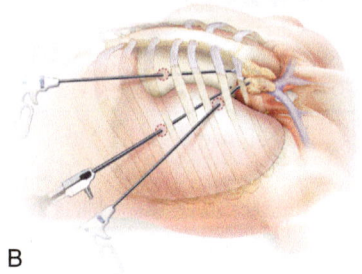

图 56-12 必须在有阳性定位的前提下才能进行胸部手术
A. 图片为胸腔镜手术体位，患者取仰卧位，同侧上肢抬高过头，在肋间经胸廓入路；B. 胸腔镜套管针的位置

5. 入路的选择应根据病变的定位和术者的水平。

(五) 甲状旁腺二次移植

1. 对于多发性腺体病变或残留甲状旁腺血供不佳的情况下，可以进行甲状旁腺二次移植以保留功能。移植物成活的概率较高，但需要几周的时间发挥功能。

2. 将约 50mg 的外观看起来最正常的甲状旁腺组织切成 1mm 见方的小块，放置在前臂肌肉囊袋中，或者也可以放置在前臂或前胸壁皮下组织内（图 56-13）。

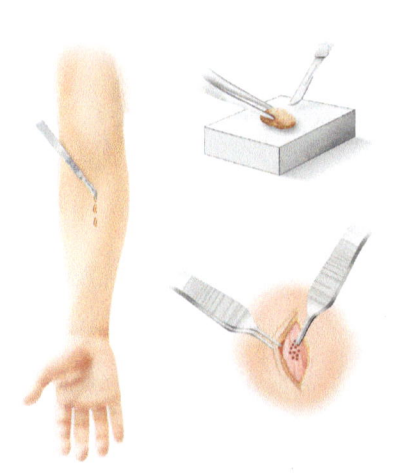

图 56-13 应用甲状旁腺组织进行再次移植，其被切成 1mm 小片，放置于前臂肌肉囊袋中。或者，可以将其放置于前臂或前胸壁皮下

经验与教训

指征	需要具备完整的病史和体征，包括症状和高钙血症的严重程度，证实存在甲状旁腺功能亢进症复发或持续状态的生化指标。
术前准备	1. 需要复习首次手术要点和病理结果，制订二次手术的技术路线。 2. 术前定位非常重要，只有当手术指征非常强烈时，才对术前无法定位的患者进行探查。
切口设计	1. 根据术前定位和术前计划进行切口设计。 2. 切口设置在自然皮肤皱褶处时会提高美容效果。
颈部入路	颈部入路包括精准定位入路、侧后方入路、甲状腺胸腺韧带入路、中线处重设入路。
探查	1. 首选寻找上位或下位腺体正常的位置。 2. 探查可能的非正常位置，包括气管食管沟、颈动脉鞘、甲状腺胸腺韧带、颈部胸腺和甲状腺内。
纵隔内病变	经过术前精准定位可以对纵隔内病变进行创伤小的手术操作，如经颈部入路、胸骨切口入路或胸腔镜下入路。
术中影像定位 其他的操作	1. 术中超声。 2. 术前注射锝-99m 异丁基异腈，利用伽马探针术中定位。 3. 注射吲哚菁绿，利用近红外荧光显像技术进行甲状旁腺识别。 4. 术中颈内静脉取血法可以帮助定位是左侧还是右侧病变。 5. 当病变腺体无法找到时，可以进行经颈部胸腺切除术或同侧甲状腺腺叶切除术。 6. 甲状旁腺二次移植可以给多发腺体病变的患者提供有益的帮助。
关闭切口	分层关闭切口，不需要引流。

五、术后

1. 刚刚结束手术时要注意监测呼吸情况。

2. 在甲状旁腺二次移植、大范围游离、腺体或血管游离结扎、多个腺体切除等情况下，术后甲状旁腺功能低下的发生风险增高。

3. 经过钙剂和维生素 D 预防性应用，结合血钙和 PTH 监测，术后低钙血症可以得到缓解。通常术后连续应用 3～6 个月的钙剂，避免慢性低钙状态激活继发性甲状旁腺功能亢进症。

六、治疗效果

1. 二次甲状旁腺手术的成功率为 82%～98%，在多发性腺体病变时成功率低至 37%～73%。

2. 喉返神经损伤率为 0～2.7%，永久性低钙血症发生率为 1%～18%。

七、并发症

1. 颈部积液。
2. 血肿。
3. 感染。
4. 声音改变。
5. RLN 损伤。
6. 低钙血症，甲状旁腺功能低下。
7. 手术失败或复发。

（杨 猛 申 普 译）

第 57 章 肾上腺切除术：开放性前径路

D. Brock Hewitt, Barbra S. Miller

一、定义

肾上腺瘤可能是功能性或非功能性的，良性或恶性的。大多数肾上腺瘤是在因为其他原因进行影像学检查时偶然发现的。腹腔镜肾上腺切除术是治疗适当大小的良性肾上腺瘤和一些肾上腺转移瘤的金标准（第 60 章和第 61 章）。如果患者可能为肾上腺皮质癌，则应采用开放性肾上腺切除术。一些遗传综合征与肾上腺异常相关，必要时应进行相关检测。

二、鉴别诊断

1. 腺瘤。
2. 转移癌。
3. 嗜铬细胞瘤。
4. 神经节瘤。
5. 原发性肾上腺皮质癌。
6. 囊肿。
7. 邻近的副神经节瘤。
8. 软组织瘤。

三、病史和体格检查

所有肾上腺功能异常都应进行系统性评估，包括病史和体格检查，以判断患者是否有可能是激素分泌性肾上腺瘤或嗜铬细胞瘤、库欣综合征、原发性醛固酮增多症或高睾酮血症。具体来说，应询问患者是否有难控性高血压、糖尿病、水肿、多汗、心动过速、心悸、突发性剧烈头痛、潮红及易出现淤青的情况。体格检查中应寻找向心性肥胖、水肿、四肢消瘦、核心肌肉无力、水牛背、紫纹、皮肤菲薄、面部潮红，女性的多毛症或男性化的症状，以及男性近期出现的乳房发育。由于肾上腺位于腹膜后，因此除非肿块非常大，否则通常无法通过触诊发现。

四、影像学和其他检查

1. 所有的肾上腺肿块都应进行生化检查（表 57-1）。应避免仅根据激素过多的体征或症状进行选择性检测，因为高达 25% 被发现具有自主肾上腺激素分泌的患者是"无症状的"。尿类固醇有助于区分良性与恶性肾上腺肿瘤。对于恶性肾上腺肿瘤患者，激素水平（包括类固醇通路中的中间体及最终产物）可以作为肿瘤标志物。

表 57-1 肾上腺生化指标评价

糖皮质激素过量	1mg 地塞米松抑制试验
	或夜间唾液皮质醇或睡前血清皮质醇检测
	如果有明显的皮质醇过量的临床症状，则应检测 24 小时尿皮质醇以量化皮质醇过量程度
	基础水平的血浆促肾上腺皮质激素（ACTH）
	硫酸脱氢表雄酮（DHEA-S）
性类固醇	雄烯二酮
	睾酮（仅女性）
	17-β 雌二醇（仅男性与绝经后女性）
盐皮质激素过量	钾
	醛固酮
	肾素
儿茶酚胺过量	分离血浆的甲烷基肾上腺素与去甲肾上腺素或 24 小时尿液检测
类固醇通路中的其他中间体	11- 脱氧皮质醇
	17- 羟孕酮

2. 影像学检查应该包括肾上腺 CT（用于评估成像特征并计算肿瘤造影剂的洗脱百分比）或 MRI（评估同相和异相图像之间的信号强度损失）。如果怀疑恶性，则应进行 PET 扫描（图 57-1）。

3. 根据肿瘤的功能性不同，可能需要额外的影像学检查（某些嗜铬细胞瘤患者需要行间碘苄胍显像或 ^{68}Ga-DOTATATE-PET/CT 检查，醛固酮增多症患者需要进行肾上腺静脉取样等）。如果肾上腺肿块的性质通过影像学检查的标准无法确定或已被确诊为恶性，则需要进行术前胸部 CT 检查，以评估肿瘤是否有远处转移。

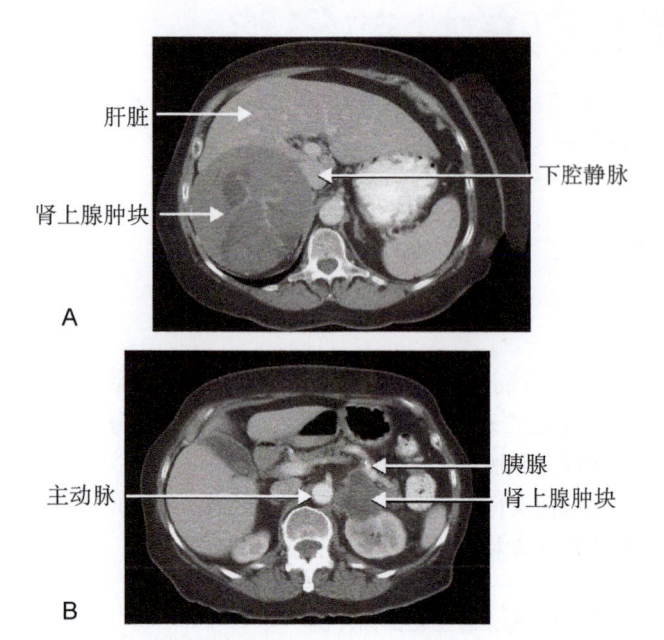

图 57-1　CT 可见右侧肾上腺一个巨大的不均质肿块，考虑为肾上腺皮质癌（A）；CT 显示左侧巨大的肾上腺肿块（B）

4. 如果怀疑是肾上腺皮质癌，则不建议进行细针穿刺术（FNA）或核心活检。但如果怀疑有其他肿瘤转移至肾上腺情况，且肾上腺肿瘤是多个转移病灶中最容易获得标本的部位，FNA 可能是有用的。如果进行活检，首先要进行生化检查以排除嗜铬细胞瘤。

五、手术治疗

如果根据影像学检查标准考虑良性肾上腺肿瘤，且不具有功能性，则无须手术切除，应在初始影像学检查后 6～12 个月重新进行至少 1 次 CT 或 MRI 检查，以确保其大小和内部影像学特征的稳定。有些人主张进行更长时间的影像学随访检查，为期 2 年，并在 4 年内重新评估生化指标。

导致激素分泌过量的功能性肿瘤通常需要切除，但也可以根据患者情况和肿瘤所累及的肾上腺数目进行药物治疗。性质不明确的或进行性生长的肾上腺肿块，怀疑肾上腺皮质癌或其他原发癌没有广泛转移证据的肾上腺孤立转移灶，常需要进行手术治疗。

（一）术前规划

1. 外科医师必须评估之前的影像学检查，以判断肿瘤是否侵犯了邻近器官、血管和淋巴结。如果肿瘤侵犯了主要血管（如下腔静脉）或邻近器官，可能需要其他科室的医疗团队或采用不同的术式，因为在可行的情况下，最好整块切除。由于 CT 会高估邻近血管的侵犯，因此 MRI 与磁共振静脉造影对评估腔静脉侵犯或静脉瘤栓尤为重要。

2. 与患者讨论手术的风险、获益和替代方案，包括术后可能需要的类固醇替代治疗。嗜铬细胞瘤患者应得到充分的 α 受体阻断治疗并补充足够的体液。也可能需要 β 受体阻断治疗。原发性醛固酮增多的患者术晨需要检查血钾，必要时对症处理。

3. 术前给予常规预防性抗生素和深静脉血栓预防措施，使用梯度加压装置。

4. 采用气管内插管全身麻醉，并用硬膜外麻醉处理术后疼痛。

5. 无论何种术式，手术备皮应剪掉而非刮除体毛。手术区域应消毒，铺无菌单。

（二）体位

患者取仰卧位，双臂外展。可采用多种切口。其中肋下切口是最常用的切口，肋下切口提供了肾上腺和周围器官的最佳入路，同时肋下切口是需要进行多器官切除或血管切除时的最佳选择（图 57-2）。

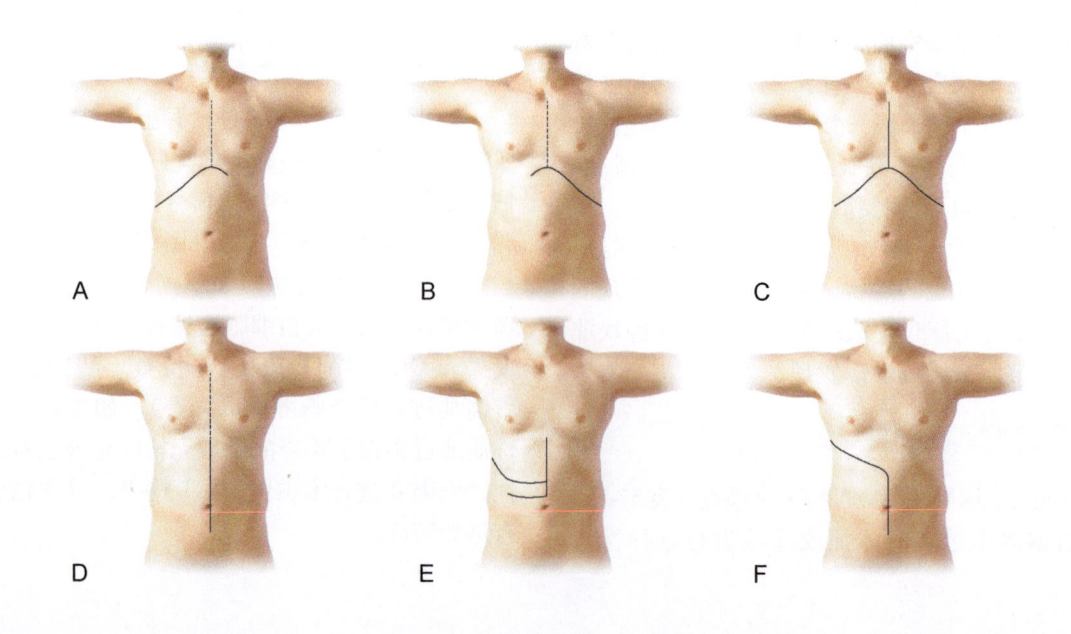

第 57 章 肾上腺切除术：开放性前径路 345

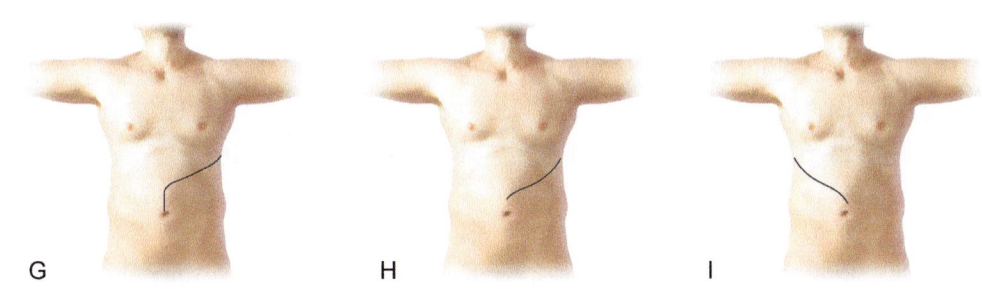

　　　　G　　　　　　　　　　H　　　　　　　　　　I

图 57-2　根据需要切除的肾上腺的侧别、病情和拟行手术方式，可以采用多种肾上腺入路切口
A、B. 肋下切口；C. 双侧肋下切口；D. 中线切口；E. Makuuchi 切口，切口有 2 种，需要时上方水平切口可以在肋间延长；F、G. 胸腹切口；H、I. 肋肋切口向肋间延长。虚线表示切口可能延长的部位

（三）右肾上腺切除术

1. 显露

（1）做一个较宽的右肋下切口，切口穿过中线到达左腹中部。用电刀依次切开皮下脂肪、筋膜、腹壁肌肉、后筋膜。用剪刀剪开腹膜，并将切口完全打开。

结扎并剪断圆韧带，随后系统检查腹腔，评估是否有转移性疾病或其他异常。分离肝脏左右叶的镰状韧带、三角韧带和冠状韧带，以保证肝脏的活动度，使其能被牵拉（图 57-3 和图 57-4）。

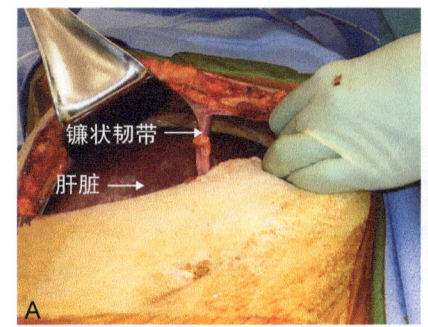

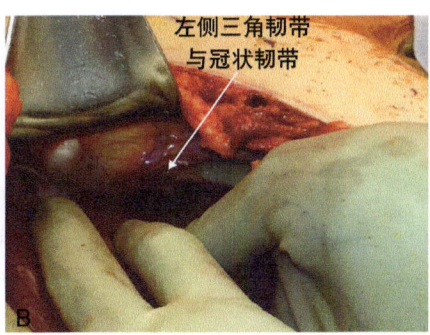

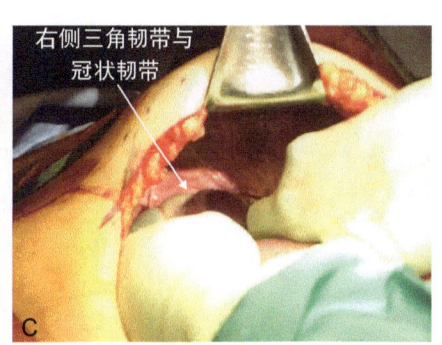

图 57-3　分离镰状韧带、左右侧三角韧带及冠状韧带

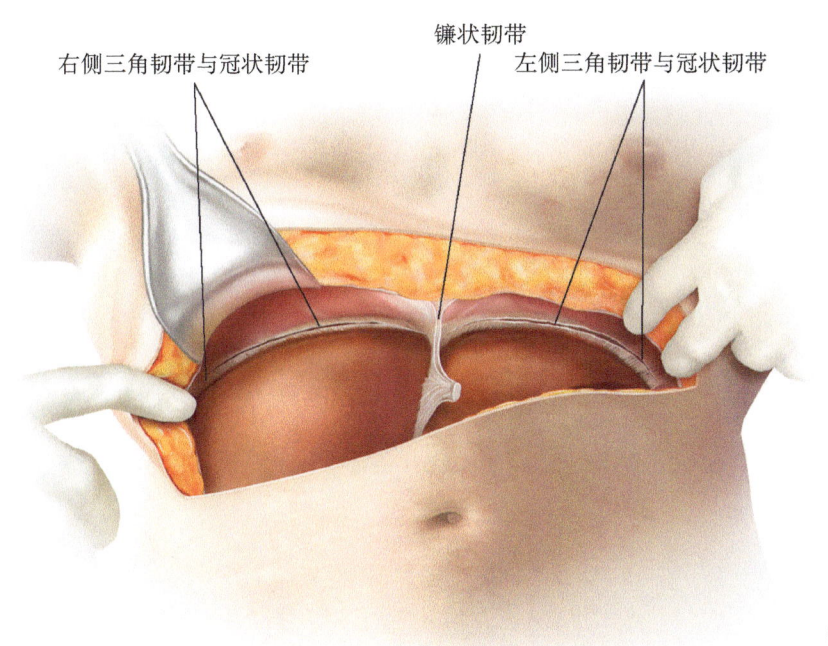

图 57-4　分离圆韧带、镰状韧带、三角韧带和冠状韧带，以便在牵拉过程中肝脏能完全活动且能使术者更好地接近肿瘤和下腔静脉

(2) 肝脏超声也用于评估术前影像学检查中未发现的转移性疾病，也可以通过超声检查评估腔静脉内是否有癌栓或是否被肿瘤直接侵犯。

(3) 可能需要游离结肠肝曲，如果需要采用Kocher手法，应在此时进行。将肝右叶向内牵拉以显露后腹膜，便于接近肿瘤区和下腔静脉。放置牵引器系统。Omni牵开器牵拉效果好，还能将肋缘和肋骨尽量向上、向前拉开。将一个大盐水纱垫垫在牵开器和后方肠管之间，不仅可以提供更好的显露，还可以隔离腹膜腔的其他器官，最大限度减少了恶性肿瘤在腹膜腔种植的可能性（图57-5）。

2. 切除

(1) 对于考虑有恶性可能（通过影像学特征无法确定良恶性或具有明显侵袭性）而进行的切除，手术的关键要点已经明确。

1) 为了达到原发癌的镜下彻底切除（R0切除）而不破坏肿瘤包膜，应将肿瘤周围的腹膜后脂肪、Gerota筋膜和腹膜一同切除。

2) 对于直接侵犯下腔静脉、肾静脉或肾动脉的肾上腺肿瘤，如果技术上可行，应将这些血管结构与原发性肾上腺肿瘤一同切除。

3) 不建议肾上腺癌患者进行常规预防性区域淋巴结清扫。但对于临床可疑的淋巴结肿大患者，应对受累的淋巴结群进行淋巴结清扫。

(2) 从腹壁内侧到外侧切开覆盖在右肾上半部分的后腹膜直至腹壁侧面。内侧小心分离至腔静脉，确保不要切断供应肾脏上部的肾动脉分支或流入肾静脉的静脉属支。应仔细结扎并切断流入和流出肾上腺的小分支。肾门后出现的任何异常淋巴结均应进行清扫（图57-6，图57-7）。

(3) 从下向上游离覆盖在肾脏表面和紧邻肾脏上部的脂肪组织，将游离的脂肪组织作为下侧切缘，需要时可通过电刀烧灼、缝合和其他方式进行止血。确保不要在肿瘤下方和肾脏上方制造一个不存在的平面。如果肿瘤还未侵袭腹膜，肿瘤前方的腹膜应保持完整以作为肿瘤前侧切缘（图57-8A、B）。

(4) 沿横膈继续向上分离，确保结扎并切断每一条供血血管，大多数血管都是下膈血管的分支。

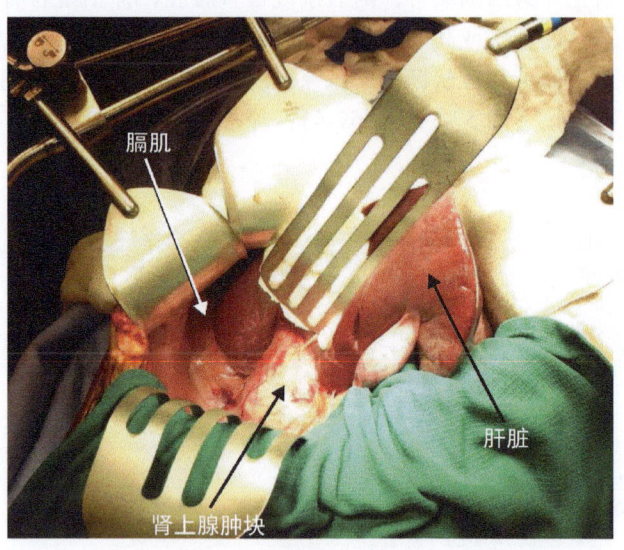

图 57-5 牵开器系统将肋骨向上向前牵开，将肝脏向内侧拉开。湿垫置于拉钩后方，拉开肠管并隔离腹腔其他器官

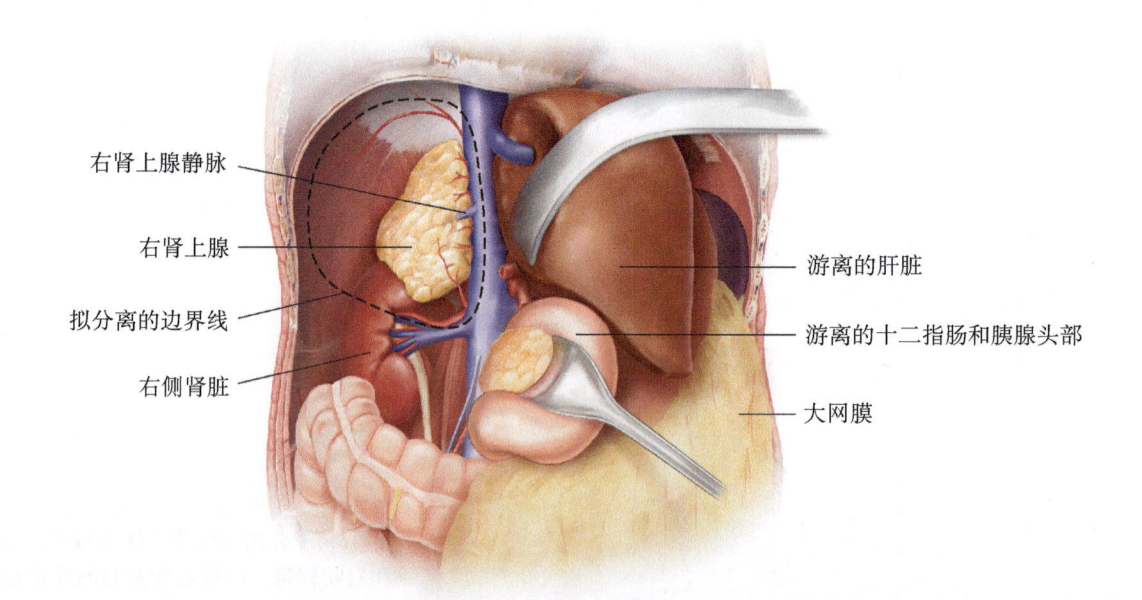

图 57-6 将肝向内侧拉开，显露肾上腺静脉和下腔静脉，虚线代表拟分离的边界线

第 57 章 肾上腺切除术：开放性前径路 347

(5) 后部的切除应从外侧向内侧进行，确保整体切除肿瘤后方的所有脂肪。如果肿瘤侵犯肌肉，这部分肌肉应与肿瘤一同切除，以确保切缘阴性。

(6) 找到下腔静脉的前表面并沿着下腔静脉纵行切开覆盖在其上的腹膜。用静脉牵开器将静脉向内侧牵引，结扎并切除附着在腺体内侧和下腔静脉后侧的软组织和淋巴结。到肾上腺的中点时，找到右肾上腺静脉，结扎并剪断（图 57-9）。仔细触摸静脉以评估是否有癌栓，若有癌栓，则应作为标本一起切除。本章不介绍处理腔静脉内大体积癌栓的方法。如果要切除嗜铬细胞瘤，应在结扎肾上腺静脉之前提前告知麻醉医师，因为随后会出现低血压。继续向上分离，直至将内侧附着处全部游离（图 57-10）。

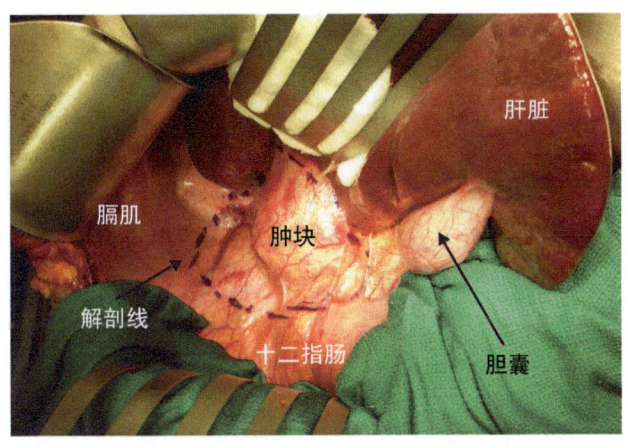

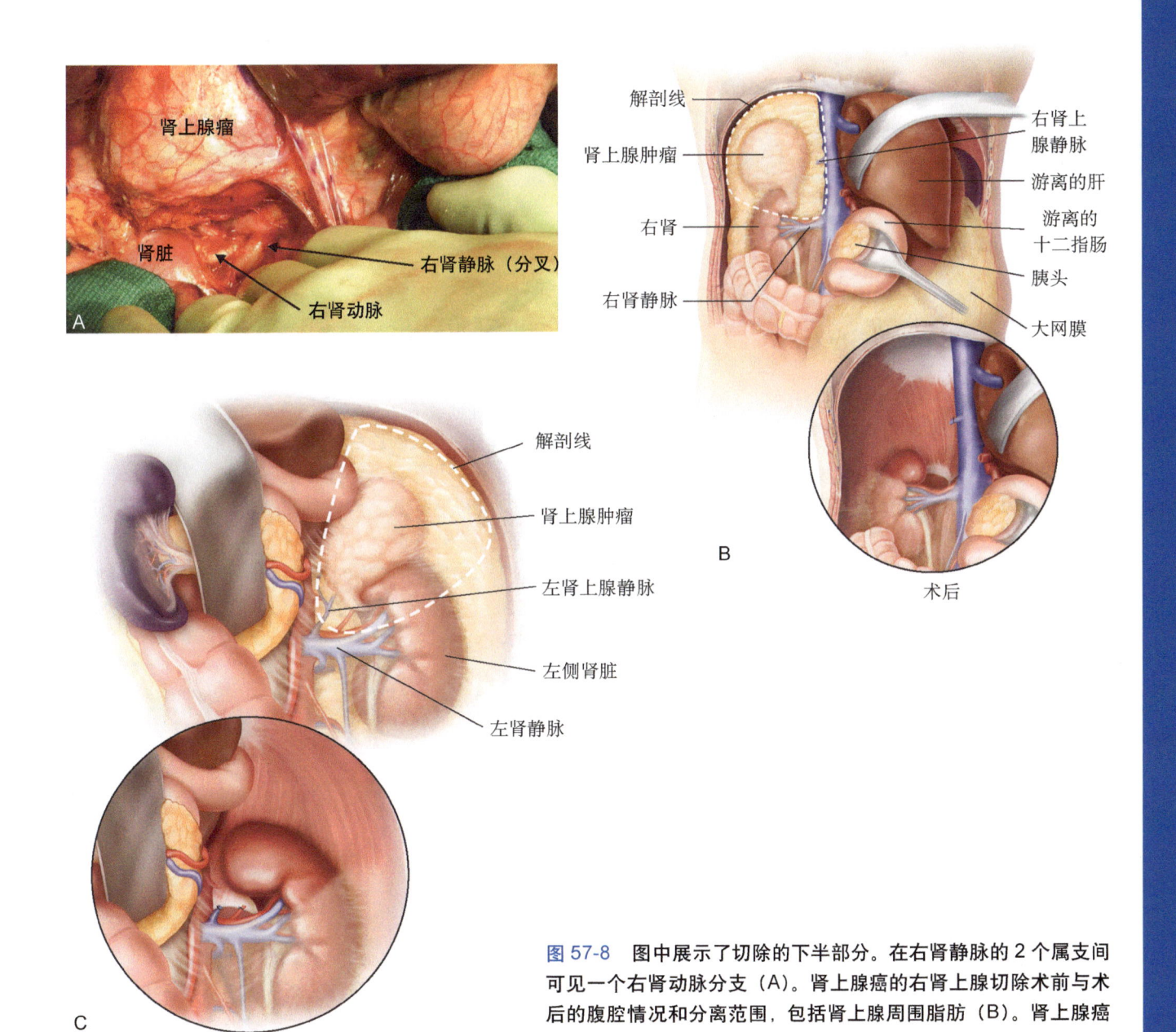

图 57-7 该图标出了拟分离的范围，包括肿瘤和周围全部腹膜后软组织

图 57-8 图中展示了切除的下半部分。在右肾静脉的 2 个属支间可见一个右肾动脉分支（A）。肾上腺癌的右肾上腺切除术前与术后的腹腔情况和分离范围，包括肾上腺周围脂肪（B）。肾上腺癌的左肾上腺切除术前与术后的腹腔情况和分离范围（C）

348　第四部分　内分泌学

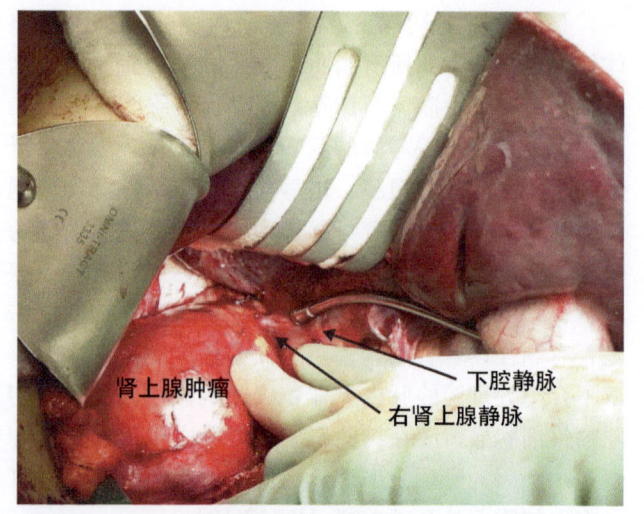

图 57-9　右肾上腺静脉已从其附着点游离并剪断。沿下腔静脉向上可见又一根源自肾上腺汇入下腔的静脉被离断

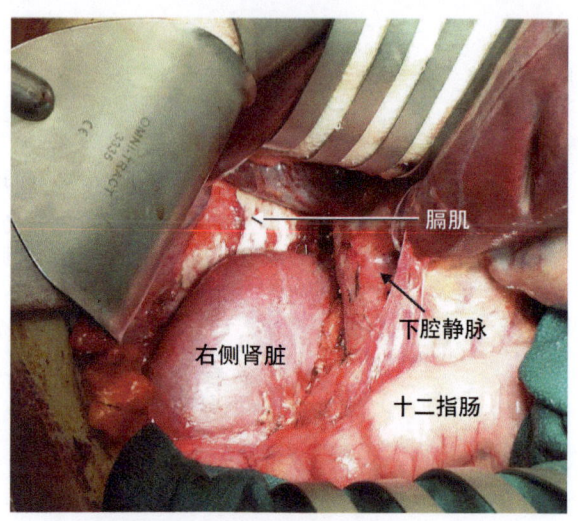

图 57-10　肾上腺肿瘤和所有腹膜后软组织已全部切除。右肾向上移动紧贴横膈膜以填补肾上腺空缺

（7）切除肾上腺及周围软组织，缝线标记方向后送往病理实验室（图 57-11）。

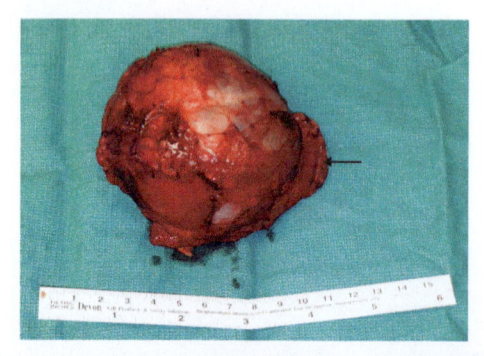

图 57-11　可在该图中的腺体右侧看到一小部分残存的正常肾上腺组织，腺体的前表面上覆盖着周围软组织和脏腹膜

3. 关闭切口

（1）用少量水冲洗伤口，并进行最终止血。在肿瘤切除腔周围留置外科夹以便需要时协助术后放疗。

（2）需要时应放置引流管，但大多数时不需要。

（3）移开牵引器，复位器官。将腹壁肌肉以两层分别缝合。酌情用可吸收缝线间断缝合皮下组织，用钉子或缝线闭合皮肤并在伤口覆盖无菌敷料。

（四）左肾上腺切除术

1. 显露

（1）在左侧肋缘下做一个宽切口，延长切口穿过中线到达右腹中部（图 57-12）。用电刀切开皮下脂肪、筋膜、腹壁肌肉组织和后筋膜，用剪刀剪开腹膜，将切口充分打开。结扎并剪断圆韧带，系统检查腹膜腔以评估是否有转移性疾病及其他异常。

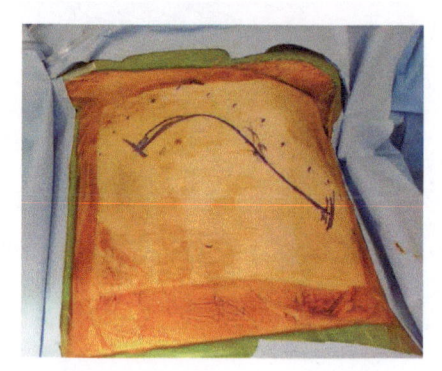

图 57-12　患者仰卧于手术台上，双臂外展。在着力点放置软垫。在肋缘下 2cm 处标记一个宽的肋缘下切口，延长切口使其穿过中线到达右腹部，以便显露

（2）利用肝脏超声评估是否有转移性疾病，并检测下腔静脉中是否有来自左肾上腺及肾静脉的癌栓。

（3）切断肝左叶的镰状韧带、左侧三角韧带、冠状韧带，以保证肝脏的活动度，使其能被牵拉（图 57-13）。

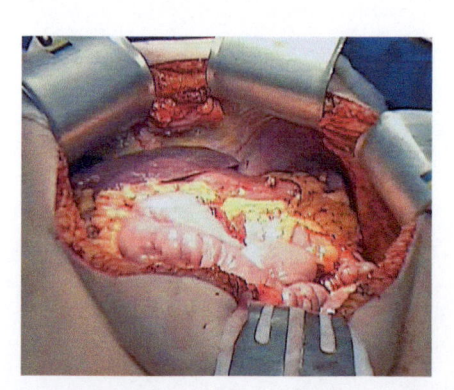

图 57-13　分离镰状韧带、左侧三角韧带、冠状韧带以显露左上腹并使肝脏能充分活动

第 57 章　肾上腺切除术：开放性前径路　349

(4) 沿 Toldt 线游离降结肠，并向内侧推开。继续向上游离打开脾在腹侧壁和横膈膜的附着处。脾、胃、胰腺、脾曲和结肠都应向内侧推开以显露左侧腹膜后间隙（图 57-14）。放置牵引器，用一个大盐水纱垫垫在拉钩和肠管、胰腺、脾脏之间，不仅能显露视野，还可以隔离腹膜腔的其余器官，以尽量减少恶性肿瘤在腹膜腔种植的可能性。如果显露充分，主动脉的左侧应清晰可见。

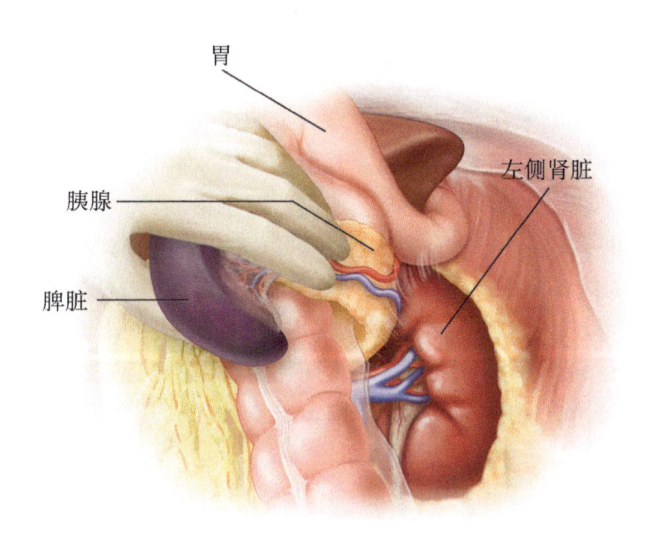

图 57-14　推向内侧的脾、胃及胰腺

2. 切除

(1) 由于覆盖在左侧的腹膜已随脾和胰腺向内推开，因此外科医师尽可能减少在肿瘤表面的操作（无接触技术）。切开覆盖左肾上半部分的软组织，从内向外分离至侧腹壁。下方要沿着左肾静脉仔细分离至主动脉内侧。确保不要切断位于后方供应肾脏上部血液的肾动脉分支或汇入肾静脉的静脉属支。肾门后方的所有淋巴结均应进行切除。

(2) 在左肾静脉内侧找到从主动脉前方经过的左肾上腺静脉（图 57-15），它常在 7 点方向进入肾上腺，结扎并切断肾上腺静脉。观察并仔细触诊肾上腺静脉与肾静脉，以评估是否有癌栓，若有癌栓，则应作为样本一起切除。本章不讨论处理腔静脉及肾静脉内大体积癌栓的方法。

(3) 从下到上游离覆盖在肾脏表面和上方的脂肪组织，使脂肪成为下侧切缘，酌情采用电刀烧灼、缝合和其他止血装置方式止血。确保不要在肿瘤下方和肾脏上方制造一个不存在的平面（图 57-8C）。

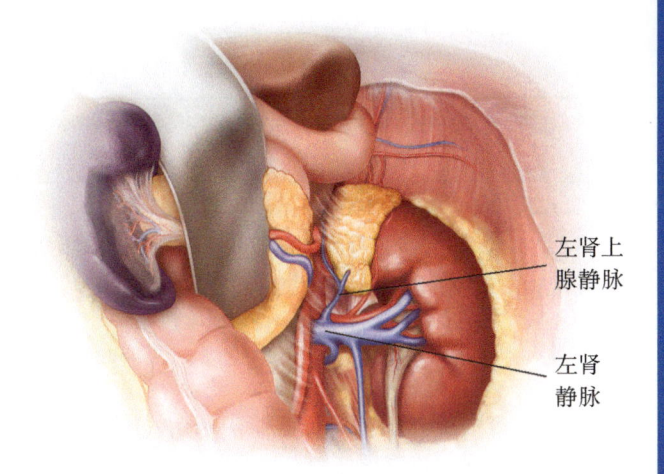

图 57-15　放置牵引器后，显露左侧腹膜后腔并与腹膜腔的其他部分分离。可以看到主动脉左侧、肾静脉和肾上腺静脉，左肾上腺静脉位于左肾静脉的内侧。将肾上腺静脉在其与肾静脉的交汇处结扎并切断

(4) 外侧沿腹壁分离，上方沿着膈肌，确保结扎并切断所有供血血管，大多数血管都是下膈血管的分支。

(5) 后方应从外向内分离，要确保所有脂肪与肿瘤后方受侵肌肉都一同被切除。

(6) 找到主动脉的左侧面，将附着其上的软组织（内含小血管和淋巴管）结扎离断。如果要切除嗜铬细胞瘤，应在结扎肾上腺静脉前告知麻醉医师，因为随后会出现低血压。继续向上，直至游离所有内侧附着的组织。主动脉或肠系膜上动脉或腹腔动脉附近发现的任何淋巴结均应作为标本一同切除。

(7) 切除肾上腺及周围软组织，缝线标记方向后送往病理实验室。

3. 关闭切口

(1) 用少量水冲洗伤口，彻底止血。在肿瘤切除腔周围留置外科夹以便需要时协助术后放疗。可放置引流管。

(2) 拿走牵开器，复位器官。将腹壁肌肉以两层分别缝合。需要时用可吸收缝线间断缝合皮下组织，用钉子或缝线闭合皮肤并在伤口敷上无菌敷料。

经验与教训

动静脉出血	可能是腔静脉、肾静脉或动脉和主动脉破裂所致。可用 Kitner 解剖器、海绵棒、血管夹进行止血。在进行有出血风险的操作之前应控制近端和远端血流。
肝的游离	游离肝的左叶与右叶为右肾上腺切除提供最佳显露视野,游离肝的左叶为左肾上腺切除术提供最佳显露视野。
肿瘤被膜破坏	肿瘤被膜破坏会引起腹腔播散,从而导致复发,且和其他部位的复发相比,腹腔复发生存期通常更短,为了防止人为制造的切面导致镜下切缘不净,整块切除至关重要。

六、术后

1. 大多数患者不需要重症监护病房(ICU)护理,虽然嗜铬细胞瘤患者术后 24 小时通常需要严密监护,但这也取决于术中稳定性和循环容量情况。

2. 库欣综合征明显的患者应给予氢化可的松。对于亚临床或轻度库欣综合征患者,如果对是否应给予患者类固醇存在疑问,可在术后的第 1 天早上进行促肾上腺皮质激素刺激试验。

3. 术后第 1 天早上应复查电解质。原发性醛固酮增多症患者术后可能会出现反弹性高血钾。

4. 双侧肾上腺切除术后,应将静脉注射的氢化可的松逐渐减少至替代剂量的口服氢化可的松,通常用氟氢可的松(通常每天 0.1mg)维持钠钾平衡。

5. 术后立即停用抗高血压药物,需要时再重新使用。

6. 后续常规术后护理,患者在术后 3～7 天即可出院。

7. 通常在术后 1～2 周进行随访,并根据需要进行内分泌相关检查。

七、治疗效果

尽管由于出血、感染、疼痛和住院时间的减少,腹腔镜手术已成为治疗良性肾上腺疾病的金标准。但因各种原因需要从腹腔镜肾上腺切除术转换为开放手术,或肾上腺肿瘤过大,或需要鉴别诊断肾上腺皮质癌时,仍会进行开放肾上腺切除术。一些研究发现与开放手术相比,腹腔镜手术中切缘部分阳性的发生率更高,瘤床和腹膜腔复发的概率较高且复发间隔时间、生存期下降。与腹腔镜手术相比,肾上腺癌开放手术能遵循更多的肿瘤切除原则。

八、并发症

1. 出血。
2. 感染。
3. 库欣综合征患者肾上腺功能不全。
4. 嗜铬细胞瘤患者术后低血压。
5. Conn 综合征患者高钾血症反弹。
6. 淋巴瘘。
7. 气胸。
8. 神经源性疼痛。
9. 腹壁松弛。

(王 鑫 译)

第 58 章 肾上腺切除术：开放性胸腹联合径路

Barbra S. Miller

一、定义

肾上腺肿瘤可能是良性或恶性的。如果患者可能为肾上腺皮质癌，则应采用开放性肾上腺切除术。根据是否有过量的激素分泌可将肾上腺瘤分为功能性与非功能性的。一些遗传综合征与肾上腺异常相关，必要时应进行相关检测。

二、鉴别诊断

1. 原发性肾上腺腺瘤。
2. 原发性肾上腺皮质癌。
3. 囊肿。
4. 转移癌。
5. 嗜铬细胞瘤。
6. 神经节瘤。
7. 邻近的副神经节瘤。
8. 软组织瘤。

三、病史和体格检查

所有的肾上腺功能异常都应进行系统性评估，包括病史和体格检查，以判断患者是否有可能是激素分泌性肾上腺瘤或嗜铬细胞瘤、库欣综合征、原发性醛固酮增多症或高睾酮血症。具体来说，应询问患者是否有控制不良的高血压、糖尿病、水肿、出汗、心动过速、心悸、突发性剧烈头痛、潮红和易出现瘀斑。体格检查中应寻找向心性肥胖、水肿、外周肌肉萎缩、核心肌肉无力、水牛背、紫纹、皮肤菲薄、面部潮红及女性多毛症或男性化的症状和近期发生的男性乳房发育的证据。由于肾上腺位于腹膜后，因此只有当肿块非常大时，才能触诊到肿块。

四、影像学和其他检查

1. 所有的肾上腺肿块都应进行生化检查。应避免仅根据激素过多的体征或症状进行选择性检测，因为高达 25% 被发现具有自主肾上腺激素分泌的患者是"无症状的"。尿类固醇有助于区分良性与恶性肾上腺肿瘤。对于恶性肾上腺肿瘤患者，激素水平（包括类固醇通路中的中间体及最终产物）可以作为肿瘤标志物。

2. 影像学检查（图 58-1 和图 58-2）应该包括肾上腺 CT（平扫、增强扫描、延迟 15 分钟扫描以计算肿瘤造影剂的洗脱率）或 MRI（评估同相和异相图像之间的信号差异）。如果怀疑恶性，则应进行 PET 扫描。

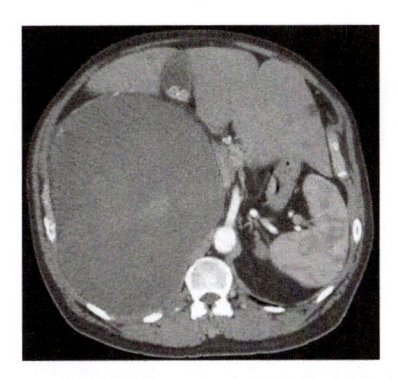

图 58-1 CT（水平切面）可见巨大的肾上腺不均质肿块，考虑为肾上腺皮质癌

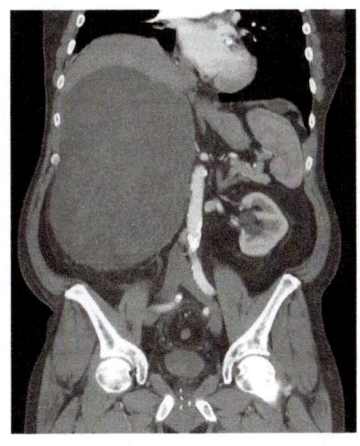

图 58-2 CT（冠状切面）可见肾上腺不均质肿块，考虑为肾上腺皮质癌

3. 根据肿瘤的功能性不同，可能需要额外的影像学检查[某些嗜铬细胞瘤患者需要进行碘 -131 间位碘代苄胍（MIBG）或 ^{68}Ga-DOTATATE-PET/CT 检查，醛固酮增多症患者需要进行肾上腺静脉取样等]。

如果肾上腺瘤的性质通过影像学的标准无法确定或已被确诊恶性，则需要进行术前胸部CT检查，以评估肿瘤是否有远处转移。如果怀疑肾上腺皮质癌，则不建议进行细针穿刺术（FNA）或核心活检。但如果怀疑有其他肿瘤转移至肾上腺的情况，且肾上腺肿瘤是多个转移病灶中最容易获得标本的部位，FNA可能是有用的。如果进行活检，首先要进行生化检查以排除嗜铬细胞瘤。

五、手术治疗

如果根据影像学标准看起来是良性的肾上腺肿瘤，且不具有功能性，应在初始影像学检查后6~12个月重新进行至少一次CT或MRI检查，以确保其大小和内部影像学特征的稳定。有些人主张进行更长时间的随访影像学检查，为期2年，并在4年内重新评估生化指标。

导致激素过量分泌的功能性肿瘤通常需要切除，但也可以根据患者情况和肿瘤所累及的肾上腺数目进行药物治疗。对于不确定性质或进行性生长的肾上腺肿块，以及怀疑肾上腺皮质癌或其他原发癌没有广泛转移证据，只在肾上腺存在孤立转移灶的，常需要进行手术。肾上腺切除术可以通过前路、后路或胸腹入路进行。胸腹入路对于提供良好的显露和处理较大的肾上腺肿瘤很有帮助。虽然在大多数情况下可以通过前入路实现良好的显露，但胸腹入路对于既往接受过腹部手术或肾上腺手术，或先前曾被游离过肝脏，或患有累及膈肌或胸腔的疾病，以及需要控制肝上腔静脉的患者最为有益。

（一）术前规划

1. 外科医师必须评估手头的影像学检查，以判断肿瘤是否累及邻近器官、血管和淋巴结。若大血管（腔静脉）或邻近器官被侵犯，可能需要其他科室的团队或采用不同术式，在可行的情况下，最好整块切除。由于CT会高估邻近血管的侵犯，MRI与磁共振静脉造影对评估腔静脉侵犯或静脉癌栓更为有用。

2. 与患者讨论手术的风险、获益和替代方案，包括术后可能需要的类固醇替代治疗。嗜铬细胞瘤患者应得到充分的α受体阻断治疗并补充足够的体液。也可能需要β受体阻断治疗。原发性醛固酮增多患者术日晨需要检查血钾，必要时对症处理。

3. 术前给予常规的预防性抗生素和深静脉血栓预防措施，应用梯度加压装置。

4. 采用气管内插管全身麻醉。为了更好显露可放置双腔气管插管，但通常不需要。

5. 采取硬膜外置管术后镇痛。

6. 常规手术备皮，应剪掉而非刮除皮肤毛发。手术区域消毒，铺无菌单。

（二）体位

1. 对于右肾上腺切除术，患者被置于半左侧卧位，身下放置一个垫枕，并在左腋窝下方放置腋窝卷。用胸臂支架将右臂固定在与左臂平行的位置（图58-3）。对于左肾上腺切除术，则采用相反的体位。骨盆保持水平，以方便进入胸部和腹部。床折叠以增加肋骨和骨盆之间的空间。

2. 所有的压力点妥善衬垫。

3. 消毒铺巾。

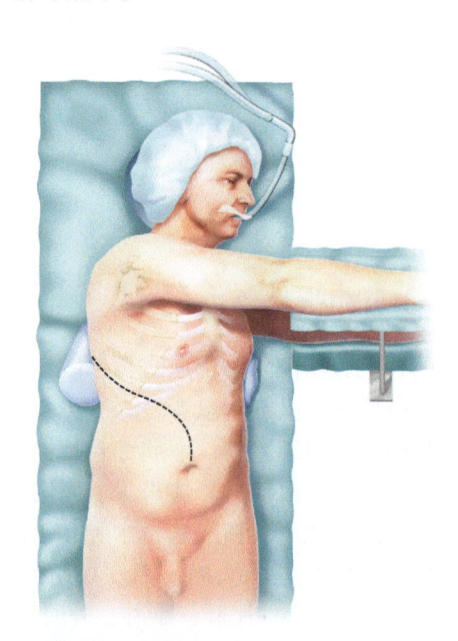

图58-3 将患者半左侧卧位置于垫子上，并在左腋窝下方放置一个腋窝卷。胸部完全转向侧面，骨盆保持水平（螺旋形扭转）。用胸臂支架将右臂固定在与左臂平行的位置

（三）右肾上腺切除术

1. 显露

（1）在右侧肩胛骨尖端下方2cm处做一个切口，并延长至剑突和脐之间的中点（图58-4）。如有必要，切口可沿腹中线向下延长。分离皮下组织和肌肉，保留背阔肌并切开前锯肌。从第8肋间隙进入胸腔，切开肺韧带，并向上推开肺。将横膈膜在距离其附着点2~4cm处切开并避免损伤膈神经。在切开的膈膜两边间断缝几针标志线便于手术结束时对合膈肌（图58-5）。分离肋软骨，可切除一部分肋软骨。延长腹部切口并进入腹膜腔。可在切口放置一个自固定牵开器系统。

第 58 章　肾上腺切除术：开放性胸腹联合径路　353

(2) 用电刀将肝右叶附着于膈肌上的部分如镰状韧带切断。用丝线结扎并剪断圆韧带。如果肾上腺肿瘤与膈膜粘连，则应将粘连的膈膜与肿瘤一起切除，并用补片或其他材料重建膈膜。尽量全面地对腹膜腔进行系统检查，并对肝脏进行超声检查。将肝右叶向左侧推开，以显露肝后下腔静脉（图 58-6）。

2. 切除

(1) 对于因恶性肿瘤（通过影像学特征无法确定良恶性或具有明显侵袭性）而进行的肿瘤切除，手术的关键要点已经明确。

1) 为了实现原发癌的镜下彻底切除（R0 切除）而不破坏肿瘤包膜，应将肿瘤周围的腹膜后脂肪、Gerota 筋膜和腹膜一同切除。

2) 对于直接侵犯下腔静脉、肾静脉或肾动脉的肾上腺肿瘤，如果技术上可行，应将这些血管结构与原发性肾上腺肿瘤一同切除。

3) 不建议对肾上腺癌患者进行常规预防性局部淋巴结清扫。但对于临床可疑的淋巴结肿大患者，应对受累的淋巴结群进行淋巴结清扫。

(2) 从内向外切开覆盖在右肾上方的后腹膜直至腹壁侧面（图 58-7）。内侧应小心分离至腔静脉，确保不要切断供应肾脏上部的肾动脉分支或流入肾静脉的静脉属支。应仔细结扎并切断流入和流出肾上腺的小分支。肾门后出现的任何异常淋巴结均应进行清扫。

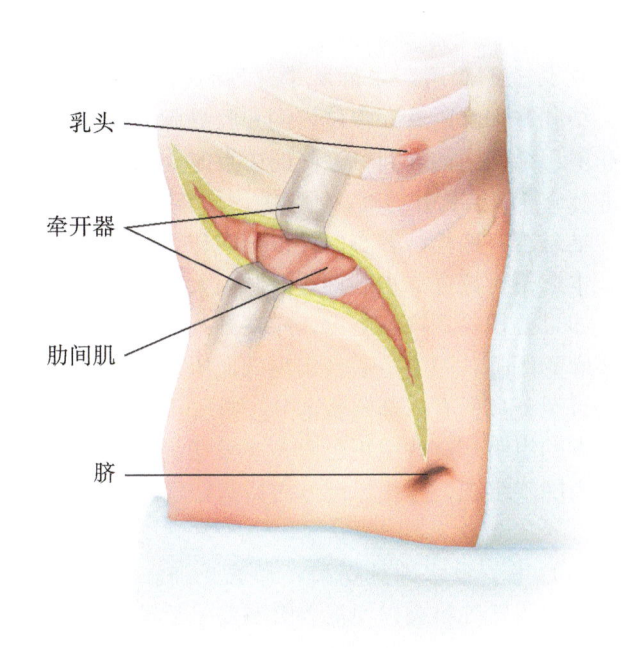

图 58-4　在右肩胛骨尖端下方 2cm 处做一个切口，并延伸至剑突和脐之间的中点。可沿着腹部中线向下延长切口。切开皮下组织和肌肉，保留背阔肌并切开前锯肌。从第 8 肋间隙进入胸腔

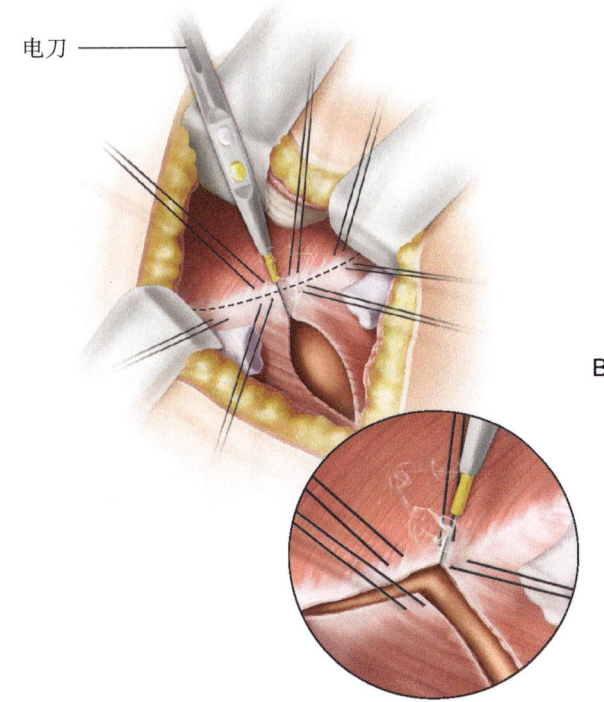

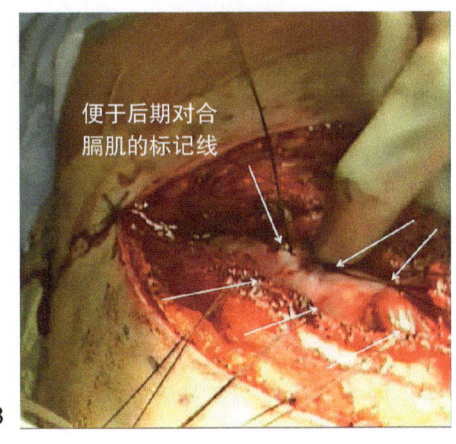

图 58-5　在横膈膜距离其附着点 2～4cm 处切开横膈膜并避免损伤膈神经（A）；在切开膈膜的两边间断缝几针标志线（箭头处）便于手术结束时对合膈肌（B）

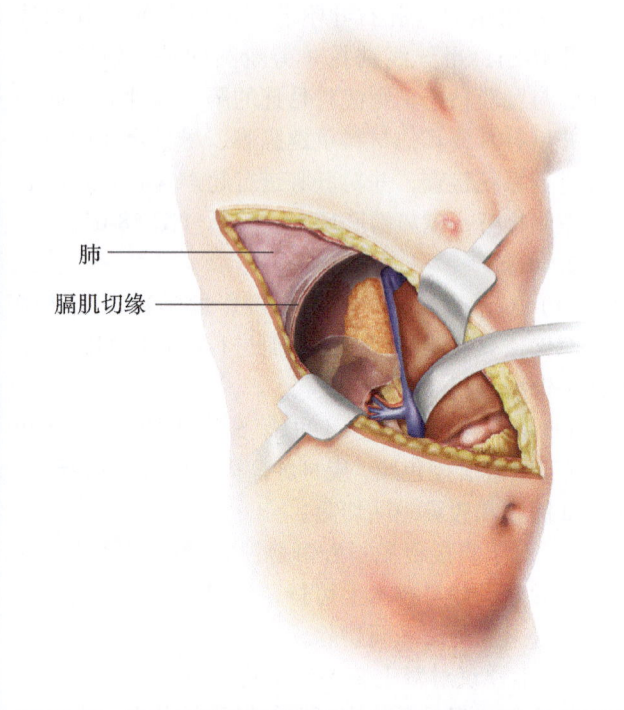

图 58-6 用电刀将膈肌附于肝右叶的部分游离，同镰状韧带。左右两侧肝叶都已经游离。与肿瘤粘连的膈肌部分要和肿瘤一同切除

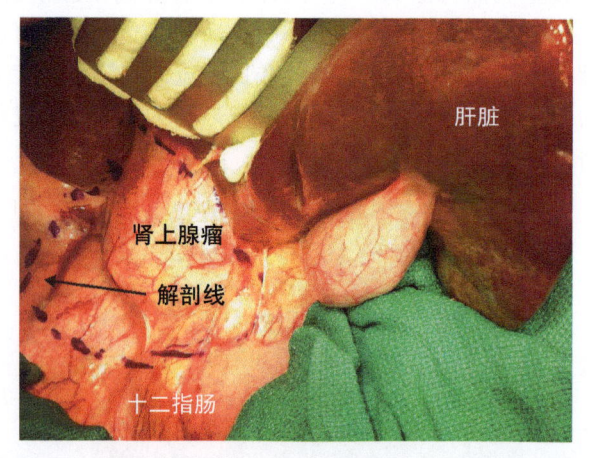

图 58-7 从腹壁内侧到外侧切开覆盖在右肾上方的后腹膜直至腹壁侧面

(3) 从下向上游离覆盖在肾脏表面和紧邻肾脏上部的脂肪组织，将游离的脂肪组织作为下侧切缘，需要时可通过电刀烧灼、缝合和其他方式进行止血。确保不要在肿瘤下方和肾脏上方制造一个不存在的平面。如果肿瘤还未侵袭腹膜，肿瘤前方的腹膜应保持完整以作为肿瘤前侧切缘。沿膈肌继续向上分离，大多数血管都是下膈血管的分支。后方的分离应从外向内进行，确保将后方所有脂肪和肿瘤一同切除。如果肿瘤侵犯肌肉，这部分肌肉应与肿瘤一同切除，以确保切缘阴性。

(4) 找到下腔静脉的前表面并沿下腔静脉切开覆盖在其上的腹膜。用静脉牵开器将静脉向内侧牵拉，结扎并切除附着在腺体内侧和腔静脉后侧的软组织和淋巴结。当切除到肾上腺的中点时，识别右肾上腺静脉，将其结扎并剪断，仔细触诊检查肾上腺静脉，以评估是否有癌栓，若有癌栓，则应作为标本一同切除。本章不讨论进一步处理腔静脉内大体积癌栓的方法。如果要切除嗜铬细胞瘤，应在结扎肾上腺静脉前告知麻醉医师，因为随后会出现低血压。继续向上分离，直至分离所有内部附着部分。推开下腔静脉可显露后方的组织，这些组织也应一同被切除。切除肾上腺及周围软组织，缝线标记方向后送往病理实验室。

3. 关闭切口

(1) 用少量水冲洗伤口，彻底止血。在肿瘤切除腔周围留置外科夹以便需要时协助术后放疗。可在肾上腺床上放置引流管并留置胸腔引流管。

(2) 开始关闭伤口，复位手术床，用 1 号聚二氧环己酮线（PDS）采用连续锁边或间断缝合方式修复膈膜。

(3) 在横膈和腹部筋膜的交界处用 2 号 Vicryl 线采取 8 字缝合法对合组织。如果肋软骨尚未切除，则可能需要使用微型钻和 2 号 Vicryl 缝线进行缝合。肋骨也可用 2 号 Vicryl 缝线进行缝合，可以使用微型钻，也可以不使用（图 58-8 和图 58-9）。肋骨合拢器有助于减少打结缝线所需的张力。用 1 号 PDS 线连续缝合腹中线，用 1 号 Vicryl 线分双层关闭胸壁肌肉层，钉合皮肤，伤口敷上无菌敷料（图 58-10）。

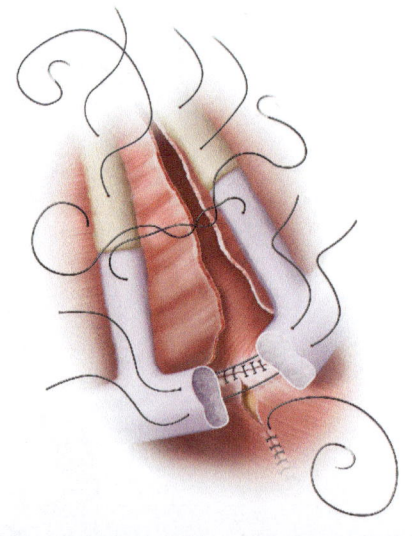

图 58-8 可以去除部分肋缘，以尽量减少术后肋骨末端的摩擦和肋软骨炎。如果未去除这部分肋软骨，则可能需要使用微型钻和 2 号 Vicryl 线进行缝合复位。用 2 号 Vicryl 线缝合复位肋骨，可以使用或不使用微型钻

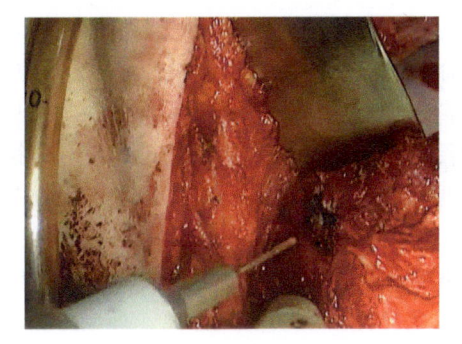

图 58-9　用微型钻复位肋骨

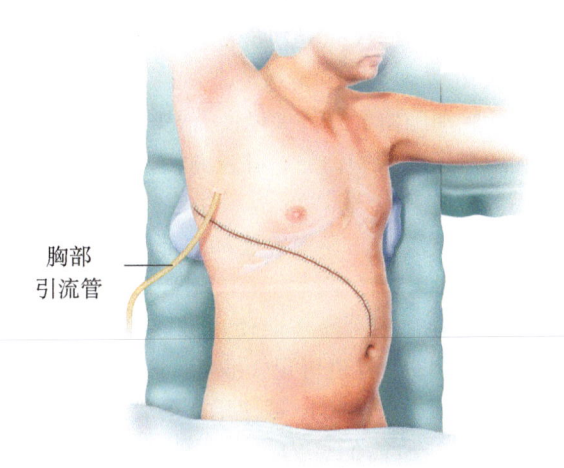

图 58-10　关闭切口时，留置胸部引流管。腹部中线单层缝合。胸壁肌肉分层缝合。钉皮，无菌敷料覆盖

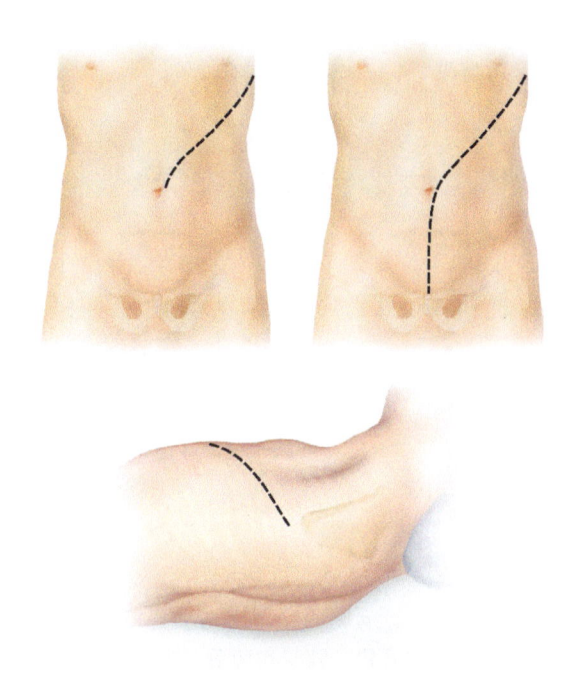

图 58-11　肾上腺切除术中左侧胸腹切口的各种选择

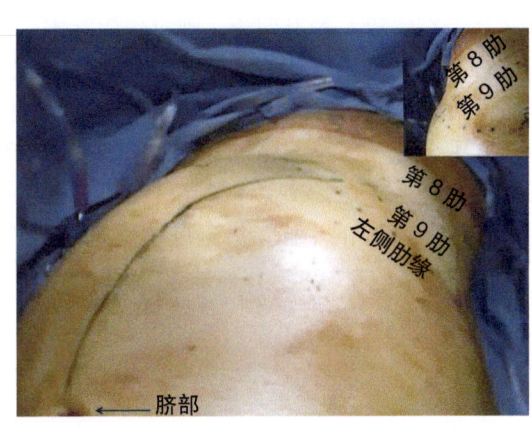

图 58-12　左侧肩胛骨尖端下 2cm 处做的一个切口，并延长至剑突和脐连线的中点

（四）左肾上腺切除术

1. 显露

（1）在左侧肩胛骨尖端下方 2cm 处做一个切口，并延长至剑突和脐连线的中点（图 58-11 和图 58-12）。需要时，切口可沿腹中线向下延长。切开皮下组织与肌肉，保留背阔肌并切开前锯肌。从第 8 肋间隙进入胸腔，分离肺韧带并将肺向上推开。将横膈膜在距离其附着点 2～4cm 处切开并避免损伤膈神经。在切开的膈肌的两边间断缝数针标志线以便手术结束时对合膈肌。分离肋软骨。可切除一部分肋软骨。延长腹部切口并进入腹膜腔。可在切口放置一个自固定牵开器系统。

（2）用电刀切断脾附着于膈肌的部分，并将其与胃和胰腺一同向右侧推开。如果肾上腺肿瘤与膈膜粘连，则应将粘连的膈膜与肿瘤一同切除。并用网状材料或其他材料重建膈膜。游离脾附着的部分，分离大网膜与结肠。用丝线结扎并剪断圆韧带。

（3）对腹膜腔尽量进行全面的系统检查，并对肝进行超声检查。

（4）向右推开肝左叶，使胃、脾和胰腺拥有更好的活动度。

（5）用一个大盐水纱垫垫在牵开器和肠管之间，不仅可以提供显露，还可以隔离腹膜腔的其余部分，最大限度减少腹膜腔种植的可能性。如果显露充分，主动脉的左侧应清晰可见（图 58-13）。

2. 切除　由于覆盖在左侧的腹膜已随脾和胰腺一同向右侧推开，因此外科医师应尽可能减少在肿瘤表面的操作（无接触技术）。从腹壁内侧到外侧切除覆盖左肾上半部分的软组织直至腹侧壁。分离下部时应沿着左肾静脉小心向内侧进行，直至主动脉。确保不要切断供应肾脏上部血液的后方肾动脉分支或汇入肾静脉的静脉属支。肾上腺的供血小动脉和回流小静脉都要仔细结扎并切断。肾门后方所有淋巴结均应切除。左肾上腺静脉经过主动脉前方时，位于左肾静脉内侧，常在 7 点方向进入肾上腺。结扎并切断肾上腺静脉。应仔细触诊检查肾上腺静脉与肾静脉，

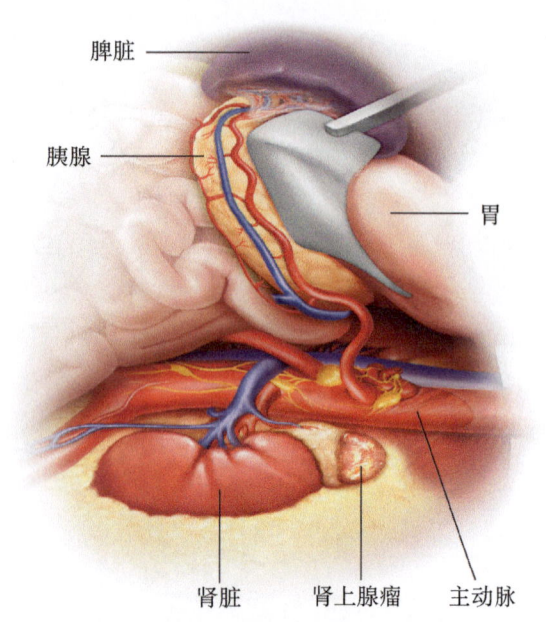

图 58-13　向内推开胃、胰腺和脾后，主动脉、肾上腺肿块和肾脏被显露并与腹膜腔的其余部分分离开

以评估是否有癌栓，若有癌栓，则应作为标本一同切除。本章不讨论进一步处理腔静脉及肾静脉内大体积癌栓的方法。从下向上游离覆盖在肾脏上的脂肪组织，使脂肪成为下侧切缘，需要时可通过电刀烧灼、缝合和其他方式进行止血。确保不要在肿瘤下方和肾脏上方制造一个不存在的平面。沿腹壁切除肾上腺外侧，沿膈肌继续向上切除，确保结扎并切断所有供血血管，大多数血管都是下膈血管的分支。后部的切除应从外向内进行，要确保肿瘤后部的所有脂肪都被切除。如果肿瘤侵犯了肌肉，被侵犯的肌肉也应一同被切除以确保切缘阴性。找到主动脉的左侧表面，结扎并切除附着其上的软组织及内部的小血管和淋巴管。如果要切除嗜铬细胞瘤，应提前告知麻醉医师结扎肾上腺静脉，以防出现低血压。继续向上分离，直至内侧附着的部分全部游离。在主动脉或肠系膜上动脉或腹腔动脉附近发现的任何淋巴结均应作为标本切除。切除肾上腺及周围软组织，缝线标记方向后送往病理实验室。

3. 关闭切口　用少量水冲洗伤口，彻底止血。在肿瘤切除腔周围留置外科夹以便需要时协助术后放疗。在肾上腺床上放置引流管，留置胸管。开始关闭切口，复位手术床，用 1 号 PDS 线采用连续锁边或间断的缝合方式修复膈膜。在横膈膜和腹部筋膜的交界处用 2 号 Vicryl 线采用 8 字缝合方式缝合组织。如果肋软骨尚未被切除，则可能需要使用微型钻和 2 号 Vicryl 缝线进行缝合。肋骨也可用 2 号 Vicryl 缝线进行缝合，可以使用微型钻，也可以不使用。肋骨合拢器有助于减少打结缝线所需的张力。用 1 号 PDS 缝线连续缝合腹中线，用 1 号 Vicryl 线将胸部肌肉分两层缝合，钉合皮肤，并在伤口敷上无菌敷料。

经验与教训

肺不张	由于疼痛加重后会限制呼吸，所以要做好呼吸护理和排痰。
出血	使用该术式进行右肾上腺切除术时，更容易处理肝上下腔静脉，方便控制血管。
疼痛	胸腹部切口相对于其他切口更加疼痛。局部阻滞可能会有帮助。
肋骨神经血管束	沿肋骨上缘切开以避免切断神经血管束和损伤神经。
膈神经麻痹	切开膈肌时注意避免损伤膈神经。

六、术后

1. 大多数患者需要 24～48 小时的重症监护病房（ICU）监护，进行肺部护理或复苏护理。根据标准方式管理胸腔引流管，适时拔除胸腔引流管。

2. 库欣综合征明显的患者应给予氢化可的松。对于亚临床或轻度的库欣综合征患者，如果对是否应给予患者类固醇存在疑问，可在术后的第 1 天早上进行促肾上腺皮质激素刺激试验。双侧肾上腺切除术后高剂量静脉注射的氢化可的松需要逐渐减少至替代剂量的口服氢化可的松，即每天服用 0.1mg 的氟氢可的松。术后应复查电解质。原发性醛固酮增多症患者术后可能会出现反弹性高钾血症。术后立即停用抗高血压药物，需要时再重新使用。进行常规术后护理，患者在术后 5～7 天即可出院。通常在术后 1～2 周对患者进行随访，并根据需要进行内分泌相关检查。

七、治疗效果

如果在术后早期即开始积极的呼吸护理和疼痛控制，则并发症发生率较低，效果通常良好。

八、并发症

1. 长期肺不张：21%。
2. 长期肠梗阻：9%。
3. 膈神经损伤与膈肌麻痹。
4. 慢性疼痛。

（王　鑫 译）

第 59 章 肾上腺切除术：开放性后径路

Barbra S. Miller

一、定义

肾上腺瘤可以是恶性的或良性的，可根据是否有过量的激素分泌将肾上腺瘤分为功能性与非功能性的。当出现以下情况时可考虑采用后径路术式。

1. 良性或转移性肾上腺肿瘤的患者无法行前方、侧方或后方腹膜后腔镜时。

2. 之前接受过广泛的上腹部手术并可能有致密的组织粘连从而限制手术进行，导致开放性前入路手术不可行时。

3. 需要从腹膜后腔镜手术后方入路转为开放性手术时。

4. 需要切除双侧肾上腺，并且在手术过程中需避免重新调整患者的体位时。

二、鉴别诊断

1. 原发性肾上腺腺瘤。
2. 原发性肾上腺皮质癌。
3. 囊肿。
4. 转移癌。
5. 嗜铬细胞瘤。
6. 神经节瘤。
7. 邻近的副神经节瘤。
8. 软组织瘤。

三、病史和体格检查

所有的肾上腺功能异常都应进行系统性评估，包括病史和体格检查，以判断患者是否有可能是激素分泌性肾上腺肿块，包括嗜铬细胞瘤、皮质醇自主性分泌、原发性醛固酮增多症或高睾酮血症。具体来说，应询问患者是否有控制不良的高血压、糖尿病、水肿、多汗、心动过速、心悸、突发剧烈头痛、潮红和淤青。体格检查中应寻找向心性肥胖、水肿、外周萎缩、核心肌肉无力、水牛背、紫纹、皮肤菲薄、颜面潮红及女性多毛症或男性化和男性近期发生乳房发育的证据。由于肾上腺位于腹膜后，因此只有当肿块非常大时才能触诊到肿块。

四、影像学和其他检查

1. 所有的肾上腺肿块都应进行适当的生化检查（第 57 章）。即使没有体征或临床症状，也应至少检测钾、醛固酮、肾素、血浆分离的甲基肾上腺素 [如果血浆值异常，则应进行 24 小时尿液甲基肾上腺素和去甲肾上腺素、儿茶酚胺及香草杏仁酸（VMA）检测]、促肾上腺皮质激素（ACTH）、脱氢表雄酮硫酸盐（DHEA-S），以及 1mg 地塞米松抑制试验。通常还要进行其他的生化检查。

2. 影像学检查应包括肾上腺 CT（用于评估影像学特性并计算肿瘤造影剂的洗脱百分比）或 MRI（用于评估同相与异相图像之间的信号差异）。如果怀疑恶性肿瘤，则应进行 ^{18}FDG-PET/CT（图 59-1）。

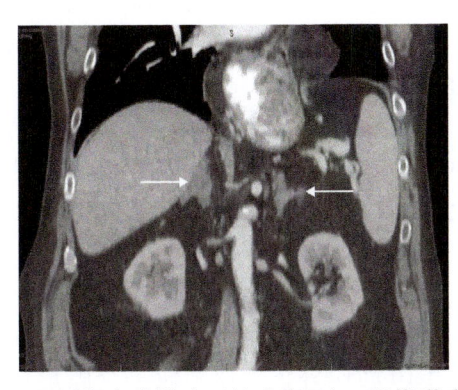

图 59-1　双侧肾上腺增生（箭头指示），影像学表现为良性，患者患库欣综合征肥胖，需要行双侧肾上腺切除术

3. 根据肿瘤的功能性，可能需要进行额外的影像学检查（某些嗜铬细胞瘤患者需要进行 MIBG 或 ^{68}Ga-DOTATATE-PET/CT 检查，醛固酮增多症患者需要进行肾上腺静脉取样等）。

4. 如果怀疑肾上腺皮质癌，则不建议进行细针穿刺术（FNA）或空芯针活检。但如果怀疑有其他肿瘤转移至肾上腺的情况，且肾上腺肿瘤是多个转移病灶中最容易获得的标本的部位，那么 FNA 可能是有用的。如果进行活检，首先要进行生化检查以排除嗜铬细胞瘤。

五、手术治疗

如果根据影像学标准考虑是良性肾上腺瘤，且不具有功能性，则无须手术切除，应在初始影像学检查后 6～12 个月重新进行至少 1 次 CT 或 MRI 检查，以确保其大小和内部影像学特征的稳定。有些人主张进行更长时间的影像学随访检查，为期 2 年，并在 4 年内重新评估生化指标。

尽管根据患者的情况和受影响的肾上腺数量，导致激素分泌过多的功能性肿瘤可以通过药物治疗，但通常也需要切除。通常推荐呈现生长状态的良性肾上腺肿瘤患者进行手术。对于不确定性质的肿瘤或已知为肾上腺皮质癌的肿瘤，常通过开放式前径路方法切除。当肾上腺良性肿瘤不适合行其他术式时，可选用开放式后径路手术切除。

（一）术前规划

1. 外科医师必须评估可用的影像学检查，以判断有无肾上腺皮质癌可能或肿瘤是否累及邻近器官、血管和淋巴结。开放式后路手术方法并不适合切除肾上腺皮质癌或大型肿瘤，因为有肋骨胸廓的限制导致工作空间有限，无法进行多器官切除。这类肿瘤应该采用开放式前径路或胸腹联合径路进行切除。

2. 外科医师应该评估肾上腺的位置，以及覆盖在其上的需要切除的肋骨和任何可见的流入或流出肾上腺的血管。

3. 与患者讨论手术的风险、获益和替代方案，包括术后可能需要的类固醇补充。嗜铬细胞瘤患者应得到充分的 α 受体阻断治疗并补充足够的体液。也可能需要 β 受体阻断治疗。Conn 综合征（原发性醛固酮增多症）患者在进行手术的当天早晨应检查血钾水平，必要时对症处理。

4. 术前给予常规的预防性抗生素和深静脉血栓预防处理，并应用梯度加压装置。

5. 进行气管内插管全身麻醉。

6. 常规手术备皮，应剪掉而非剃除体毛。手术区域消毒、铺无菌单。

（二）体位

1. 先气管插管，留置 Foley 导尿管，再将患者置于改良俯卧位。可采用多种方法固定患者，包括使用 Wilson 架、Cloward 手术台、凝胶滚筒及手术台的弯折（图 59-2）。这些方法的共同目标是为脊柱制造一个平缓的曲度。同时也为腹部内容物远离后腹膜提供了空间。

2. 应在所有的压力点放置适当的保护垫。

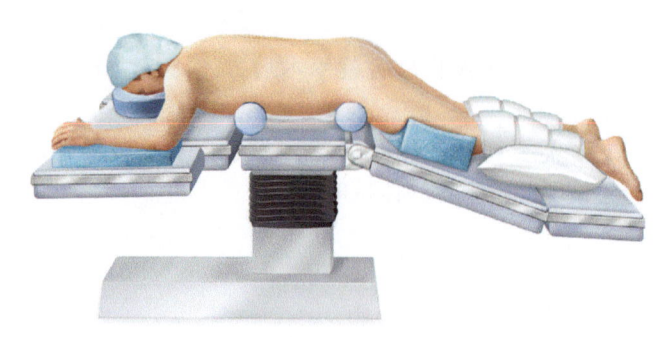

图 59-2　患者取改良俯卧位，所有的压力点都放置了保护垫

（三）左肾上腺切除术

1. 显露

（1）从旁中线位置（距离脊柱 4～5cm）开始沿左侧第 10 肋向外下方髂嵴做一个弧形切口。或者根据 CT 检查中腺体的位置在第 11 或第 12 肋上方做一个更平直的切口，切口内侧向上方垂直延伸（图 59-3 和图 59-4）。

（2）切开皮下组织和肌肉层（背阔肌和腰背筋膜）。手持拉钩将骶棘肌拉向内侧。利用电刀和 Doyen 钳或骨膜剥离器清除第 12 肋（有时是第 11 肋）骨膜及附着物，同时要保护神经血管束（图 59-5 和图 59-6）。用骨刀尽可能在内侧切断肋骨，完整移除。用骨蜡帮助止血。

（3）应避免损伤膈肌和胸膜，膈肌向上方反折。此时后腹膜的脂肪清晰可见（图 59-7）。

2. 切除

（1）使用牵开器分开组织和肋骨，确认肾上极位置后切开肾筋膜。医师用手向下（向下且朝向腹腔）对肾脏施压以推开肾脏，以便更好地显露肾上腺（图 59-8）。

（2）肾上腺的下侧、外侧、上侧和内侧按照开放式前径路的标准进行切除，但是如开放式前径路手术中所描述，覆盖在腺体前表面的腹膜并不包括在切除的标本中。应最后切除下方附着处，因为它有助于牵拉和显露腺体。

（3）在分离下方附着部位的过程中，一旦遇到左肾上腺静脉，就应该将其结扎并切断。由于患者采用俯卧位，左肾上腺静脉通常位于左肾静脉上部与主动脉外侧交界处附近的 5 点位置。在俯卧位时，左肾上腺静脉略微靠后，位于一些连接肾上腺和左肾静脉的脂肪下方。

第 59 章 肾上腺切除术：开放性后径路 359

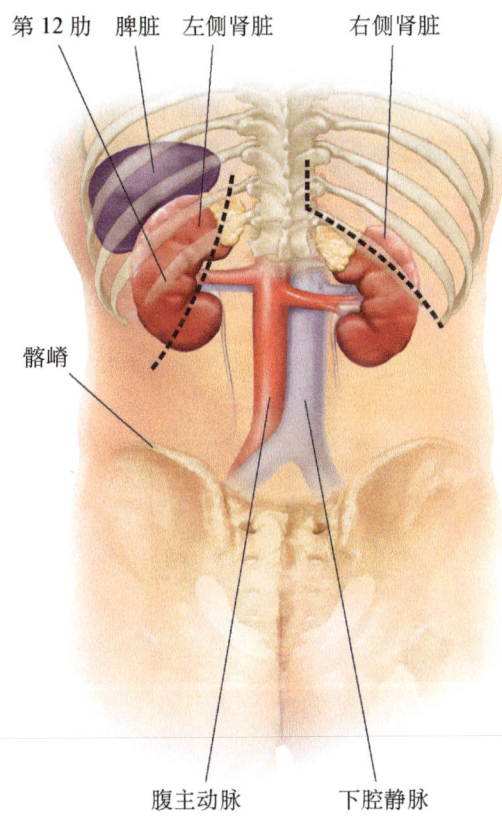

图 59-3 采用直线型或曲线型切口以方便进入第 11 肋和第 12 肋区域

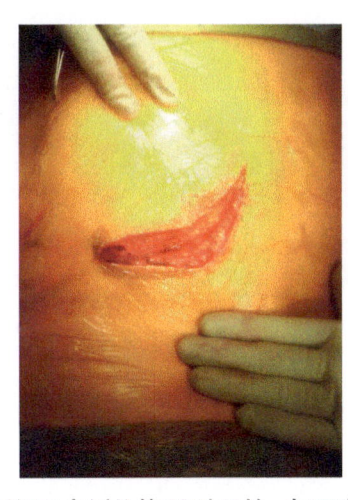

图 59-4 弧形切口内侧从第 10 肋开始，向下跨过第 11 肋，外侧到第 12 肋

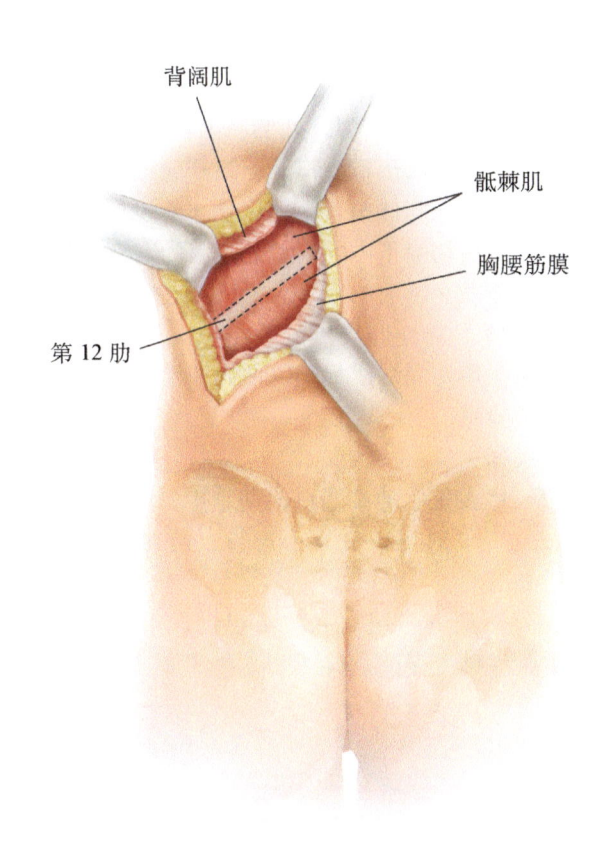

图 59-5 图中展示了第 12 肋显露的情况，用电刀和 Doyen 肠钳或骨膜剥离器从骨膜下清除第 12 肋上附着的组织，注意保留神经血管束

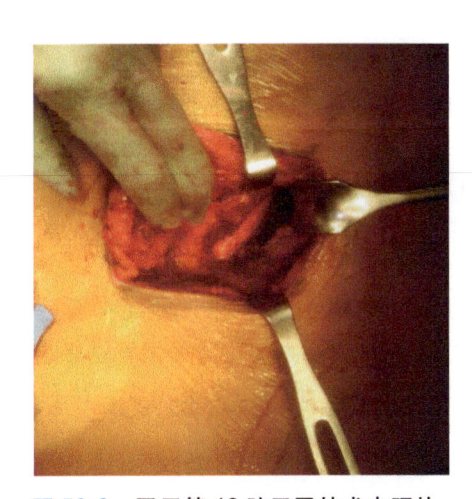

图 59-6 展示第 12 肋显露的术中照片

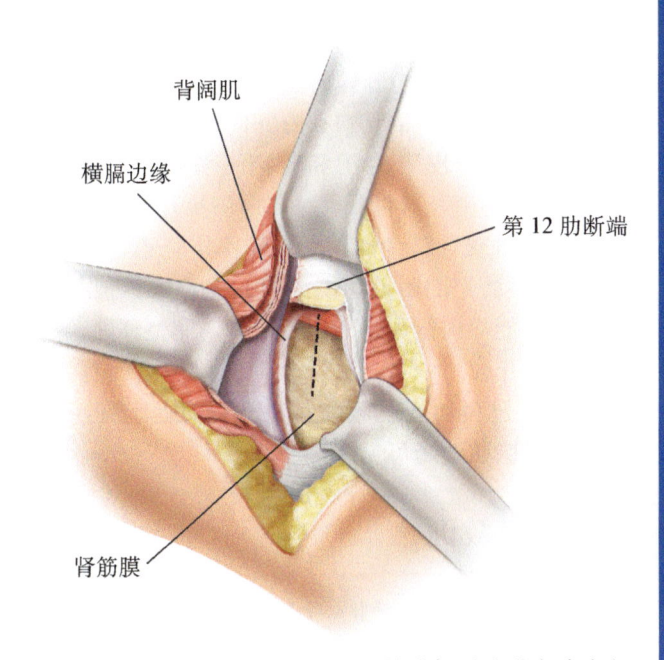

图 59-7 切除第 12 肋后，Gerota 筋膜与后腹膜脂肪清晰可见

360　第四部分　内分泌学

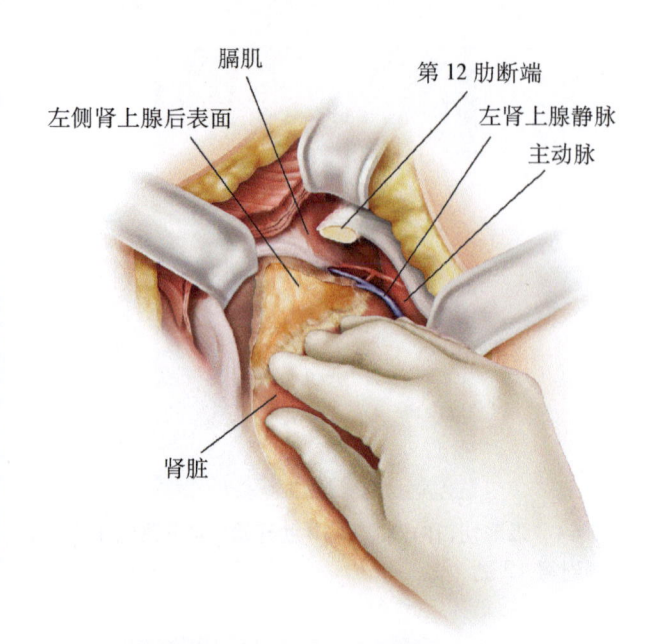

图 59-8　使用牵开器并用手向下推肾的上极使左肾上腺得到最佳显露。左肾上腺静脉位于 5 点位置

（4）肾上腺连同周围的软组织应作为一个整体被一同切除，缝线标记方向后送往病理实验室。

3. 关闭切口

（1）用少量水冲洗伤口，彻底止血。需要时可以放置引流管，但在大多数情况下不是必需的。

（2）逐层缝合肌肉和皮下组织，用钉子或缝线闭合皮肤。贴上无菌敷料。

（四）右肾上腺切除术

1. 显露

（1）在旁中线处（距离脊柱 4～5cm），沿右侧第 10 肋做一个弧形切口，并朝下外侧延伸至髂嵴。或者根据 CT 检查中腺体的位置在第 11 肋或第 12 肋上方做一个更平直的切口，内侧向上垂直延伸。

（2）切开皮下组织和肌肉（背阔肌和腰背筋膜）。用手持牵开器将骶棘肌向内侧拉开。使用电刀、Doyen 肠钳或骨膜剥离器，从骨膜下将第 12 肋（有时是第 11 肋）的附着组织清除，注意保留神经血管束。尽可能靠内侧用骨刀切断肋骨，完整移除。可用骨蜡帮助止血。

（3）避免切入膈膜和胸膜，膈肌向上翻折。此时后腹膜脂肪清晰可见。

2. 切除

（1）使用牵开器分开组织和肋骨并在确认肾上极位置后切开肾筋膜。医师用手向下（向下且朝向腹腔）对肾脏施压以推开肾脏，以便更好地显露肾上腺（图 59-9）。

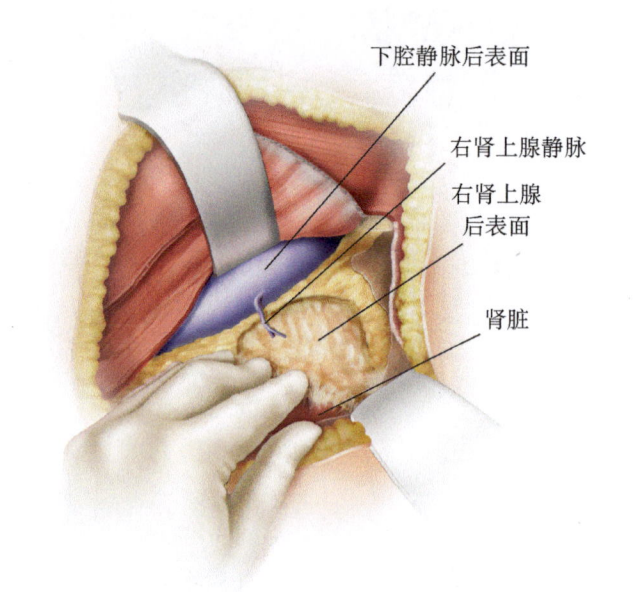

图 59-9　使用拉钩和用手向下推肾的上极时可使右肾上腺得到最佳显露。右肾上腺静脉位于 9 点位置

（2）由于患者处于俯卧位，右肾上腺静脉将位于腺体的内侧，下腔静脉更前方处，断扎右肾上腺静脉。

（3）肾上腺的下侧、外侧、上侧和内侧用和标准术式类似的方法进行分离，但如开放式前径路手术所描述，覆盖在腺体前表面的腹膜并不包括在切除的标本中。最后切除下方的附着处，因为它有助于牵拉和显露腺体。

（4）肾上腺连同周围的软组织应作为一个整体一同切除，用定向缝线标记以便病理学家识别，并送往病理实验室。

3. 关闭切口

（1）用少量水冲洗伤口，彻底止血。

（2）需要时可以放置引流管，但在大多数情况下不是必需的。

（3）逐层缝合肌肉和皮下组织，用钉子或缝线闭合皮肤。贴上无菌敷料。

经验与教训

动静脉出血	腔静脉，肾静脉、动脉及主动脉都可能发生损伤。因为上方肋骨的限制导致操作空间有限，在这种情况下使用腹腔镜结扎器、Allis 钳和（或）Kitner 剪可能会有所帮助。
膈肌损伤	可能在进入腹膜后时发生。可以用标准缝合方式缝合。
神经血管束受损	如果在切除肋骨或缝合伤口时没有注意保护神经血管束，可能会导致慢性疼痛。

六、术后

1. 大多数患者不需要进入重症监护病房（ICU）接受治疗，但通常嗜铬细胞瘤患者需要根据术中情况是否稳定和血容量状况在术后24小时内接受密切监测。

2. 应给予库欣综合征明显的患者氢化可的松。对于亚临床或轻度的库欣综合征患者，如果对是否应给予患者类固醇存在疑问，可在术后的第1天早上进行促肾上腺皮质激素刺激试验。

3. 术后的第1天早上应检查电解质。进行过原发性醛固酮增多症手术的患者可能会出现高血钾反弹。

4. 在双侧肾上腺切除术后，应将高剂量静脉注射的氢化可的松逐渐减少至替代剂量的口服氢化可的松，即每天服用0.1mg的氟氢可的松。

5. 之后常规术后护理。可尽早恢复饮食，操作完全在腹膜后进行，通常不会出现肠梗阻的问题。患者可在术后2～3天出院。

6. 通常在术后1～2周进行随访，并根据情况进行内分泌检测。

七、治疗效果

1. 总体来说，治疗效果很好。住院时间通常为2～3天。疗效与治疗费用介于腹腔镜手术和开放前路手术之间。

2. 肋骨下方走行的神经血管束受损导致的神经功能异常对患者是个困扰。

八、并发症

1. 出血。
2. 感染。
3. 库欣综合征患者肾上腺功能不全。
4. 嗜铬细胞瘤患者术后低血压。
5. Conn综合征患者反弹性高钾血症。
6. 淋巴瘘。
7. 气胸。
8. 神经源性疼痛。
9. 胁腹部无力。

（王　鑫　译）

第60章 腹腔镜腹膜后肾上腺切除术

Eric James Kuo, Michael Gwynne Johnston, James A. Lee

一、定义

1. 肾上腺切除术适用于多种不同的临床情况，包括：①功能性肿瘤；②肾上腺实性肿块＞3～4cm，因为此时肾上腺皮质癌的风险增加；③连续断层显像显示，6个月内生长≥0.5cm，同样是因为肾上腺皮质癌的风险；④远处原发性恶性肿瘤的孤立性转移。

2. 与开放手术相比，腔镜肾上腺切除术因其术后疼痛时间短、住院时间短、恢复工作速度快，现在被认可为标准做法。

3. 经腹的腔镜手术的禁忌证包括严重心肺疾病和凝血功能障碍。相对禁忌证包括既往腹部手术史和巨大肿瘤。

4. 腔镜经后腹膜入路是基于原来开放后方入路手术。这种方法越来越受欢迎，因为它相对于经腹的腔镜手术具有一些优势。优势包括手术时间更短、术后疼痛可能更轻、并发症风险更低（尤其是切口疝）及术中止血更好，因为外科医师可以将充气压力增至30mmHg（这在经腹的腔镜手术中无法实施，因为会对中心静脉回流和肾灌注产生负面影响）。

5. 腔镜经后腹膜入路确实存在一些潜在的缺点。与非传统的"后门"解剖视图相关联的学习曲线稍长。这种方法在肿瘤较大或者严重肥胖的患者中可能更加困难。

6. 后路是双侧手术理想的选择，因为它不需要重新调整患者体位。对于之前进行过经腹手术的患者来说，这种方法也更可取。

7. 腔镜经后腹膜入路的绝对禁忌证包括需要探查腹部其他部位及凝血功能障碍。

8. 相对禁忌证包括肾上腺肿块＞8cm导致操作空间较小，以及病态肥胖导致血管翳和内脏脂肪压迫腹膜后工作空间。患者的体重指数＞45kg/m^2，轴向影像上的肥胖指标，如第12肋水平皮肤到肾实质的距离，与增加的手术时间相关。严重的心肺疾病也是一个相对禁忌证，但可能比经腹的腔镜入路的风险要小，因为横膈没有被压迫到同等程度。理论上讲，眼压升高也是一种相对禁忌证，因为长时间俯卧会使视神经处于危险之中。然而，这通常只是手术时间长的问题，绝大多数腔镜腹膜后肾上腺切除术不会威胁到视神经。

二、手术治疗

（一）术前规划

与任何内分泌疾病一样，肾上腺疾病的检查遵循一个逻辑过程，从生化诊断到病灶定位，再到确定手术指征。在决定是否需要手术时，要回答的两个主要问题如下：①肿块是否是功能性的；②考虑为癌（原发或转移）的风险因素。结合患者的整体健康状况、预后和意愿，大多数功能性肿瘤和大多数恶性病变应考虑切除。

1. 醛固酮瘤：理想情况下，钾应该在术前调至正常。可用补钾剂和（或）醛固酮拮抗剂实现这一目标。术前维持或优化原降压方案。

2. 嗜铬细胞瘤：给予患者α受体阻滞剂，如酚苄明。从每天2次每次10mg开始，如能耐受，就逐渐增加频率和剂量，直至出现轻微症状（包括轻度直立性低血压和鼻塞）。选择性α受体阻滞剂对于老年男性患者来说是一个很好的选择，因为它较少引起反射性心动过速并对前列腺有潜在的益处。此外，有些患者可能需要应用钙通道阻滞剂替代。随着α受体阻滞治疗的进行，术前静脉补充大量平衡液体和摄入更多盐分至关重要。如果患者出现心动过速，可在手术前几天开始使用β受体阻滞剂。在还没充分使用α受体阻滞剂之前，不要用β受体阻滞剂，否则由此产生的未被对抗的α介导的血管收缩可能会导致脑卒中、心肌梗死甚至死亡。整个手术过程中，与麻醉团队的密切沟通至关重要，因为对肿瘤的操作可能会导致血流动力学大幅波动。确保麻醉团队配备了短效血管活性剂，以根据需要控制或支持术中血压。

3. 皮质醇分泌肿瘤：在诱导前给予应激剂量的类固醇。患者术后需要一个慎重的类固醇减量方案，建议咨询内分泌科。虽然目前还没有Ⅰ级数据，但由于皮质醇过盛的患者处于相对免疫抑制状态，因此应考虑在围术期使用抗生素。

4.肾上腺皮质癌：原发性肾上腺癌可表现出上述肿瘤中发现的任何或所有生化异常，应酌情处理。评估血管是否有静脉侵犯和肿瘤栓子是非常重要的，最好是进行磁共振静脉成像或静脉造影。腔镜腹膜后入路不适用于巨大或局部侵犯的肾上腺肿瘤。

（二）解剖

1.腹膜后间隙外侧是腹膜，内侧为棘旁肌，后方是胸廓（即远离手术台的方向），前方是肾脏/肾上腺/腹膜（即朝向手术台的方向），上方是横膈。

2.肾脏上极和棘旁肌是主要的解剖标记。

（三）体位

1."华尔兹姿势"的修改版。

2.气管插管，根据需要留置静脉/动脉通路，在患者还在担架上时放置导尿管。根据需要使用应激剂量类固醇和围术期抗生素。

3.让患者俯卧于2个硬质垫枕上，下位垫枕放在手术床的弯折处。髋部置于其上。胸廓下部在上位垫枕上。组织器官在垫枕之间自然下垂，可以留出最大的腹膜后工作空间。将患者的手术侧与手术台的一侧平齐，这样手术台就不会妨碍器械充分活动，尤其最外侧端口内的器械。如果行双侧肾上腺切除术，只需要将患者移动至手术床另一侧即可（图60-1）。

4.通过降低下肢所在的手术床部，拉伸背部，抵消下背部的自然前凹，使下背部完全处于水平平面。

5.下肢伸展抬高，屈膝，小腿水平/平行于地板，这样有助于防止患者在床上进一步下滑。

屈肘，垫上受压点并固定患者，从胸中部到臀上方消毒准备。

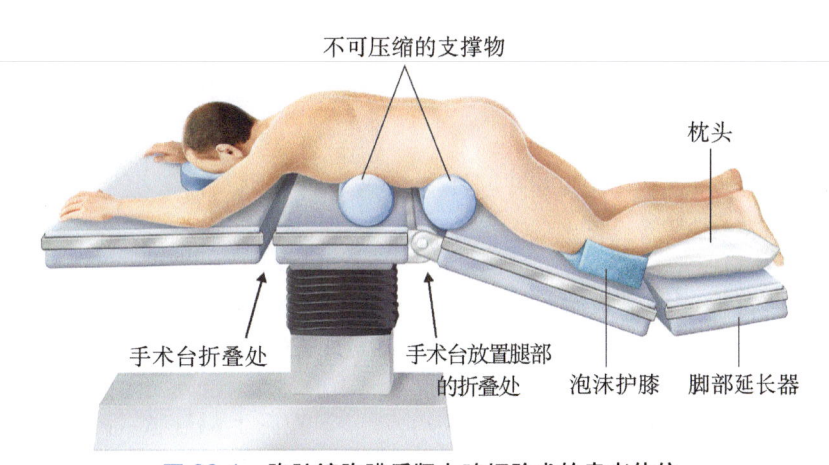

图 60-1 腹腔镜腹膜后肾上腺切除术的患者体位

（四）操作口位置

1.3个操作口（外侧、中间和内侧）（图60-2）如下。

（1）内侧：5mm 儿童用操作口或短操作口。内侧操作口置于棘旁肌的外侧，肋缘下方几厘米处。

（2）中间：带有环形球囊的 10mm 操作口，放在内侧和外侧端口中间。

（3）外侧：5mm 儿童用端口或短端口，尽可能靠外放置。

2.首先通过直接做横向切口放置中间端口，切口要足够大，足以放入一个手指伸至第 12 肋骨顶端或肋缘下方。该切口的位置如前所述。

3.用 Metzenbaum 剪刀展开，通过皮下组织分离至紧贴肋缘下方的肌肉。用 Metzenbaum 剪刀通过筋膜和肌肉钝性分离进入腹膜后间隙，方法类似于放置胸腔引流管（只不过是在贴肋缘下方开孔）。通过感

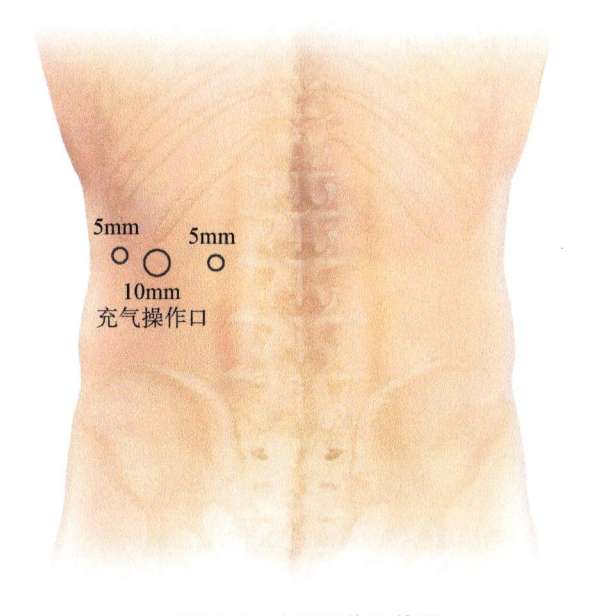

图 60-2 右侧操作口放置

觉肋骨光滑的下表面，确认已经进入了正确的空间。用手指在外侧和内侧进行钝性分离创建空间，以便在直接触诊下放置后续的 5mm 端口。不应向上方分离，因为这会增加进入 Gerota 筋膜的难度。

4. 将内侧端口置于肋缘下 3～4cm，正好位于进入腹膜后间隙的棘旁肌外侧，头侧偏向 / 角度约为 45°，这样端口就会正好从第 12 肋骨下缘的下方进入腹膜后间隙。端口从这一角度进入会改善视野，不用再专门让端口转向。

5. 外侧端口置于紧贴肋缘下，尽量靠外。

6. 中间放置球囊端口，腹膜后充气后可形成密封空间。

7. 单孔技术

（1）在第 12 肋骨顶端下做一个 20mm 的切口，位置与之前描述的中间切口位置相同，然后钝性分离在筋膜下平面形成一个空间。

（2）置入 GelPort 装置，通过 3 个 5mm 短端口插入 1 个 5mm 30° 摄像头、1 个钝抓钳和止血能量装置。

（3）解剖过程与下文所述的三孔技术类似。

（4）可在前述的传统位置上增加 1 个 5mm 的外侧端口，用双口的改良方式帮助分离。

（五）解剖腹膜后空间

1. 充气至 20mmHg，根据需要适量增加，最大不超过 30mmHg。

2. 将摄像头放入中间端口，将能量装置放入侧面端口。

3. 钝性分离进入 Gerota 筋膜，从左至右打开。

4. 向前方（即朝向手术台）扫除肾上腺和肾周脂肪后方的膜样附着物。继续这样分离，显露外侧腹膜、内侧棘旁肌和上方腹膜。

5. 将摄像头转换至内侧端口，将抓钳放入中间端口（图 60-3）。

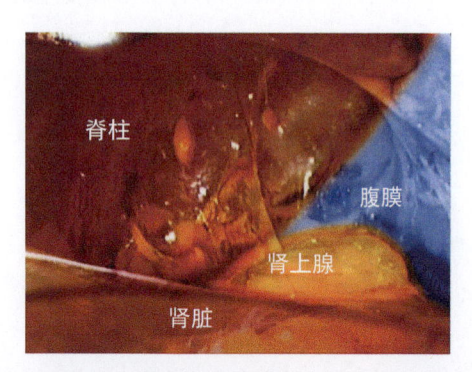

图 60-3 腹膜后腔镜观察刚分离出右肾上腺时的空间关系

6. 找到肾脏上方边界。从侧面开始，采用钝性和锐性相结合的方法分离肾上腺 - 肾脏连接处。顺着肾脏上缘轮廓向棘旁肌方向剥离，这样可以使肾脏被拉向内下方。

7. 仔细解剖肾上腺和内侧棘旁肌之间的膜状平面，若是右侧肾上腺切除术，要找到下腔静脉，若是左侧肾上腺切除术，要找到下膈静脉。肾上腺动脉将位于肾上腺静脉水平的后方（即远离手术台）。可以使用能量装置结扎这些动脉。

（六）找到肾上腺静脉

1. 右肾上腺静脉（图 60-4）：找到下腔静脉后沿腔静脉上行。通常可在肾上腺中部和上部 1/3 交界处发现进入肾上腺的肾上腺静脉。肾上腺静脉从肾上腺前方进入（即朝向手术台）。用夹子或能量装置离断静脉。

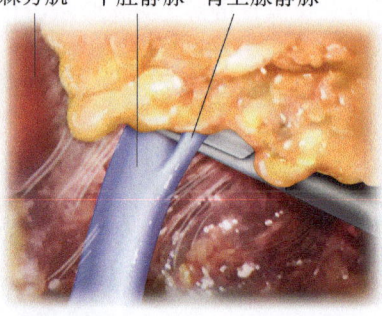

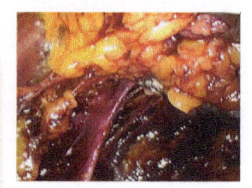

图 60-4 图片中间的器械末端可见短小的右侧肾上腺静脉。注意由于充气压力，下腔静脉相对较扁

2. 左肾上腺静脉（图 60-5）：通过从上至下追踪膈下静脉，或从外至内解剖肾上腺下缘，直至肾上腺静脉和膈下静脉汇合处，找到肾上腺静脉。确保将肾上腺的下内侧边界与周围组织完全分离，因为经常会有肾上腺组织向肾门延伸。用夹子或能量装置离断左肾上腺静脉，结扎或保留膈下静脉。

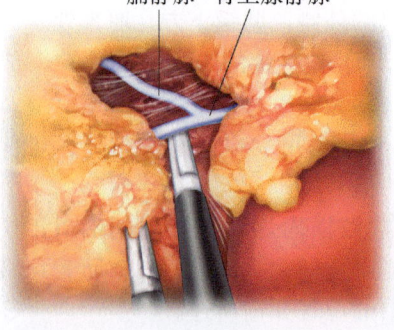

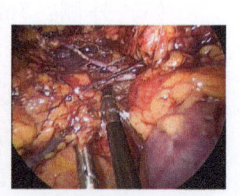

图 60-5 在左肾上腺静脉末端（图片中间器械的正上方）看到左肾上腺（因其与周围腹膜后脂肪颜色不同而醒目）。左侧膈静脉从上方以一定角度汇入，通常可以保留。右侧前景的红色结构是棘旁肌

3. 静脉离断后，就可以对肾上腺的其余部分进行解剖，主要采用钝性分离，尽量少采用锐性分离。

（七）取出标本

1. 可将肾上腺放入标本袋中，通过中间的孔取出，一般无须扩大该部位。
2. 摄像头重新置入中间端口，检查并止血。将充气量减至5～7mmHg，以帮助找到出血点。
3. 一般不需要闭式负压引流。
4. 取出端口，用单股可吸收线八字缝合中间操作口部位的筋膜，注意避开肋下神经。
5. 皮内缝合皮肤。

经验与教训

患者体位	1. 合适的体位很关键。 2. 让胸廓和髋置于垫枕上，使组织自然向下坠。 3. 将手术的一侧与手术台的一侧平齐。 4. 降低手术台患者腿部的部分让其背部伸展，使其完全水平。然后屈膝抬腿，防止患者从床上滑下。
端口置入和充气	1. 中间端口位于第12肋骨尖端的下方。使用Metzenbaum剪刀和手指钝性剥离进入正确平面，通过直接接触置入其他2个端口。 2. 充分利用增加的充气压力（20～30mmHg）改善视野和止血。
分离	1. 由于采用了非传统的解剖视角，这种方法可能需要较长的学习曲线。 2. 从外侧至内侧解剖肾脏上极，确保肾上腺上方的附着物不会过早分离，当肾脏被向内下侧牵拉时能提供反牵引力，从而使肾上腺和肾上腺静脉得到最佳显露。

三、术后

1. 术后4～6小时拔除导尿管。
2. 患者可以在手术当天下床活动并正常饮食。
3. 醛固酮瘤：术后早晨测血钾、醛固酮和肾素水平。停止补充钾和醛固酮拮抗剂。降压方案的实施因患者而异。一些临床医师会选择停止使用所有抗高血压药物，并在需要时重新使用，而另一些医师则会将患者的剂量减少一半，并在需要时恢复原量。通常，β受体阻滞剂在术后继续使用。
4. 嗜铬细胞瘤：密切监测血流动力学指标并按指示进行治疗直至病情稳定。停用所有α受体阻滞剂。在切除嗜铬细胞瘤后，需要注意的主要血流动力学变化是低血压。
5. 皮质醇分泌肿瘤：开始减少类固醇用量。考虑让患者住院1～2天，在观察下开始逐渐减量。

四、治疗效果

1. Walz等在2006年报道了一项前瞻性研究，对520位患者进行了560例腔镜下腹膜后肾上腺切除术，结果显示中转率为2%，中位手术时间为55分钟（整个研究过程中手术时间越来越短），中位术中出血量为10ml。

2. 最近，Dickson等报道了109例患者118例腔镜腹膜后肾上腺切除术。据报道，中转率为6.6%，主要是由于在CO_2充气时未能保持足够的工作空间，而不是因为不可控制的出血。

五、并发症

1. 出血：＜1%的病例发生明显出血。充气压力升高至30mmHg时，通常会止住小量出血。即使是严重的腔静脉损伤，增加充气压力也会导致其压塞，从而有时间在腔镜下修复损伤或转为开放手术。
2. 1%～2%的病例中出现明显高血压。
3. 约1%的病例转为开放手术。紧急中转（如大出血）应通过后路进行，这样不用重新摆放体位，并将到达受影响区域所需的分离减少至最小。切除第12根肋骨可明显改善腹膜后间隙的显露。如果不是紧急中转，应考虑转为腹腔镜经腹肾上腺切除术或侧方入路开放手术。
4. 切口疝、气胸和伤口感染，发生率不到1%。
5. 5%～8%的病例会出现感觉过敏和腹壁松弛，但通常是暂时性的。

（徐新蕾　译）

第61章 腹腔镜肾上腺切除术：侧方入路

Anna Kundel, Geoffrey B. Thompson

一、定义

侧方入路腹腔镜肾上腺切除术被定义为一种微创手术，通过侧腹经腹膜腔入路切除全部或部分肾上腺，患者取近全卧位。

二、解剖

1. 肾上腺部分位于肾脏上极的前方、内侧和上方。左肾上腺的尾端通常紧邻左肾门。

2. 左肾上腺静脉经常与位于内侧的下膈静脉汇合，形成1条进入左肾静脉的共同通道。这种解剖结构导致激素在共同通道内被稀释，对理解和解释肾上腺静脉采样结果非常重要（图61-1）。

3. 右肾上腺静脉很短，通常很宽，直接汇入下腔静脉的后外侧。有时，还会有其他右肾上腺静脉直接汇入下腔静脉或右肝静脉。肾上腺的动脉流入较难预测，但一般都是一些小动脉，分别源自肾动脉（肾上腺下动脉）、主动脉（肾上腺中动脉）和膈下动脉（肾上腺上动脉）。

4. 这些动脉可能伴行成对的小静脉。正是由于这些解剖学发现，才允许在家族性嗜铬细胞瘤综合征病例 [如希佩尔 - 林道病（vHL）、神经纤维瘤病Ⅰ型（NFⅠ）和多发性内分泌瘤病Ⅱ型（MEN-Ⅱ）] 中进行保留皮质的肾上腺切除术（图61-2）。

5. 极少数情况下，肾上腺床附近或性腺内可以发现小部分肾上腺皮质组织，这在治疗促肾上腺皮质激素依赖性肾上腺皮质功能亢进症时尤为重要。

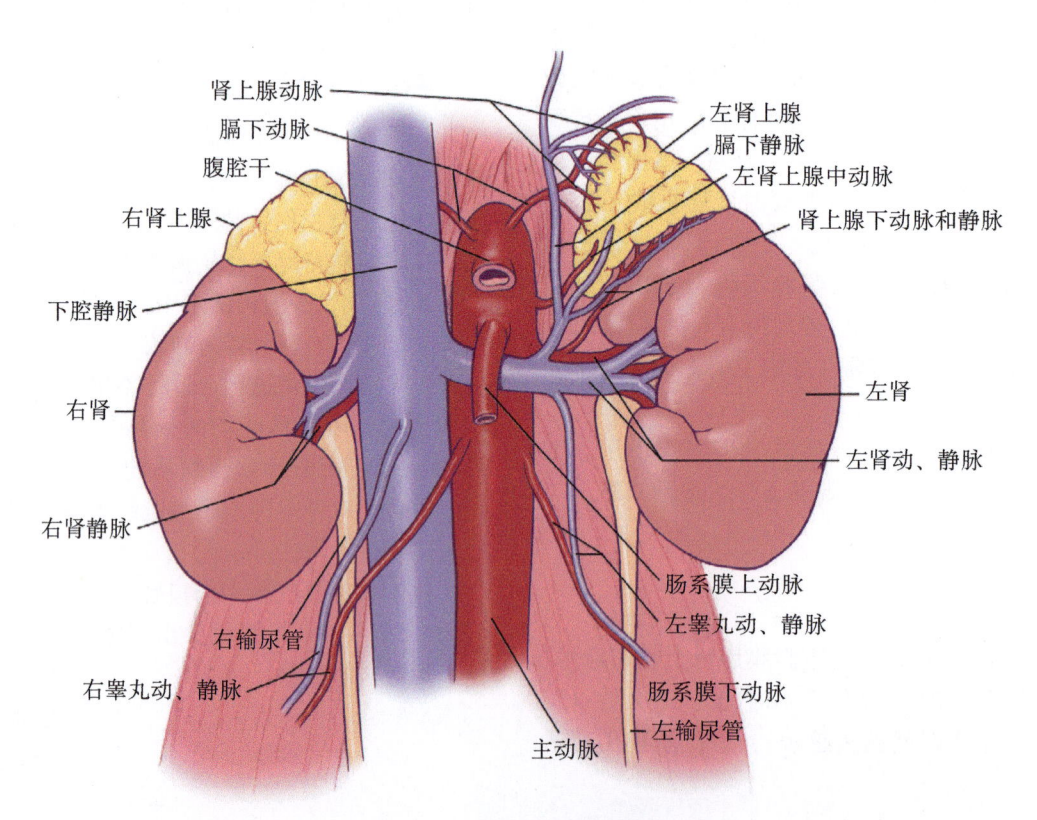

图 61-1 肾上腺的血管解剖

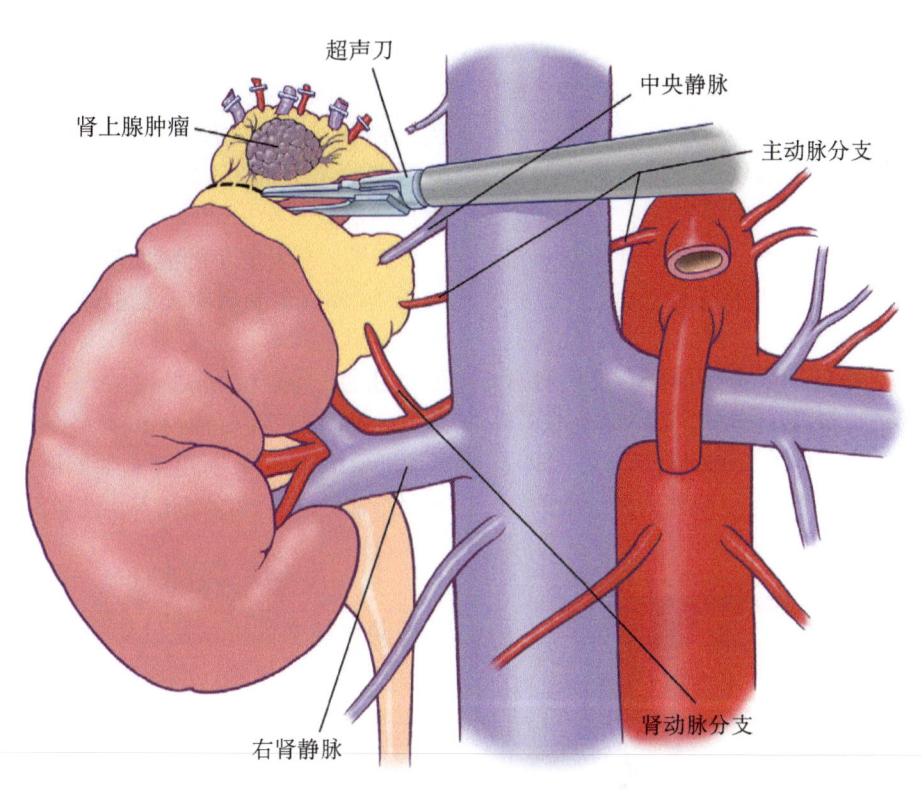

图 61-2　保留皮质的肾上腺切除术

三、病因

嗜铬细胞瘤、醛固酮瘤和皮质醇分泌性肿瘤会以不受控制的方式产生儿茶酚胺和激素，从而导致潜在的危及生命的后果。这些肿瘤中，有些是家族性病例（MEN、vHL、NFⅠ）；大多数是散发性病例。

四、自然病程

功能性肿瘤如不及时治疗，可导致死亡和失能。未确诊的肾上腺皮质癌常是致命的。

五、病史和体格检查

1. 腹腔镜肾上腺切除术适用于小型功能性和非功能性肾上腺肿瘤，后者若被怀疑是潜在恶性肿瘤（原发性或转移性），就会被切除。

2. 肾上腺偶发瘤是偶然发现的（无症状的）肾上腺肿块，通常是在因其他原因进行断层扫描成像检查中发现的。例如，一名患者因肾绞痛来到急诊室，在进行 CT 结石成像时发现了输尿管结石并意外发现右侧肾上腺 4cm 的肿块。

3. 切除肾上腺偶发瘤的指征：①功能性病变，因为存在激素过多不良后果的风险；②进行性增大或直径超过 4cm 的病变，因为存在肾上腺皮质恶性肿瘤的风险；③影像学表现异常，这可以是潜在恶性的指征。

4. 表 61-1 列出了侧入路腹腔镜手术的绝对禁忌证。

表 61-1　腹腔镜手术的绝对禁忌证

明显的大型肾上腺皮质癌
＞8cm 的嗜铬细胞瘤或伴有直接侵犯、淋巴结转移或远处转移，明显是恶性的嗜铬细胞瘤
曾行大范围上腹部手术，外科医师应考虑采用后入路开放术式（第 59 章）

六、影像学和其他检查

（一）诊断研究

1. 肾上腺偶发瘤的评估应包括收集 24 小时尿液检测儿茶酚胺代谢产物和间甲肾上腺素总量或血浆间甲肾上腺素和去甲肾上腺素。

2. 对于高血压患者，无论其血清钾的水平如何，都应计算血浆醛固酮浓度（PAC）与血浆肾素活性（PRA）的比值，以筛查原发性醛固酮增多症。若 PAC 与 PRA 比值较高，通过增加盐负荷却不能抑制 24 小时尿样本内的醛固酮量，可以确诊原发性醛固酮增多症。采用 1mg 或 8mg 地塞米松过夜抑制试验排除自主皮质醇分泌。通过为期 2 天的小剂量地塞米松抑制试验确认皮质醇的自主分泌。

3. 其他可用的检验包括 24 小时尿游离皮质醇水平，或上午、下午血浆皮质醇水平——可见两者之间失去了日间变化。

4. 午夜唾液皮质醇水平的检测也越来越多地被用于皮质醇分泌过多的病例。

5. 在有临床指征的情况下，会进行雌激素和雄激素分泌过多的检查，但不作为常规检查。

（二）影像学检查

1. 嗜铬细胞瘤（图 61-3）、醛固酮瘤、皮质醇分泌瘤和肾上腺皮质瘤的成像最好使用 CT 或 MRI。在 CT 检查中，如果肿瘤呈圆形、均质、Hounsfield 单位（HU）低且静脉注射造影剂能迅速排空，则被认为是富脂性肾上腺皮质腺瘤（图 61-4）。

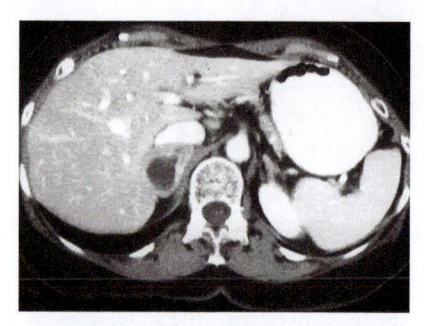

图 61-3 嗜铬细胞瘤 CT 表现

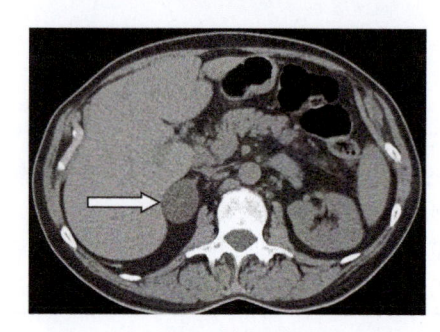

图 61-4 良性皮质腺瘤 CT 表现

2. 恶性肿瘤通常大而不均匀，有出血或坏死区，CT 显示高 Hounsfield 单位，静脉注射的造影剂会延迟排空（图 61-5）。这些病变在 MRI T_2 加权像上显示为亮色。

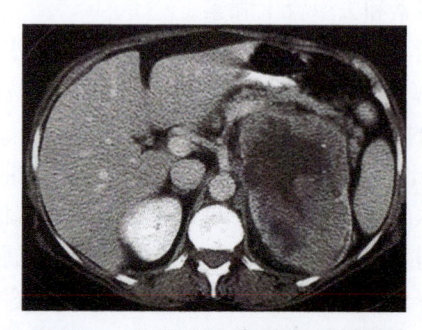

图 61-5 左肾上腺皮质癌 CT 表现

3. 6cm 及以上的病变中约有 25% 可能是恶性的，而 4~6cm 的病变中则有 6% 是原发性恶性肿瘤。正因为如此，我们才使用 4cm 的分界线。这避免了切除过多的无功能皮质腺瘤，同时只漏掉了极少数肾上腺皮质癌。

4. CT 在发现小的醛固酮瘤方面也很有价值，但由于 50 岁以上患者中无功能性瘤的发病率较高，肾上腺静脉血取样已成为确定分泌醛固酮的腺瘤或增生偏侧性的一种定位方式。

5. 间碘苄胍扫描（metaiodobenzylguanidine scanning，MIBG）可用于检测隐匿性嗜铬细胞瘤、副神经节瘤、转移性肿瘤和家族性病例中的多发性肿瘤。

七、非手术治疗

嗜铬细胞瘤可以通过药物阻断（α受体阻滞剂）治疗，但效果较差。醛固酮瘤可以用盐皮质激素受体阻断剂治疗，但这对年轻患者来说并不是理想的选择。

八、手术治疗

（一）术前注意事项

侧方入路腹腔镜肾上腺切除术可在以下情况下使用。

1. 所有最大直径 < 6cm 的良性功能性肾上腺肿块（醛固酮瘤、皮质醇分泌瘤）和直径 < 8cm 的嗜铬细胞瘤。

2. 直径 > 4cm 但 < 6cm 的所有非功能性肾上腺皮质肿瘤。

3. 所有直径 < 4cm 的非功能性肿瘤，横断面成像（CT 或 MRI）显示肿瘤生长不均衡。

4. 所有具有恶性征象（平扫 CT 显示高 Hounsfield 值、CT 显示静脉注射造影剂排空不佳、MRI T_2 加权像显示高信号）的肿瘤，无论其大小如何。

（二）术前规划

1. 对于嗜铬细胞瘤，应进行药物阻断（α受体阻断 7~10 天，然后对房性心动过速和应用钙通道阻滞剂的患者在术前 24~48 小时进行β受体阻断）。在 10~14 天的时间内，通过盐负荷和增加液体摄入量恢复有效循环容量。在难治性病例中，可加入α甲基旁酪氨酸 Demser（瓦伦特国际制药有限公司，蒙特利尔，魁北克，加拿大）。

2. 治疗醛固酮瘤时，必须将血压控制到最佳，并纠正低钾血症。通常会使用盐皮质激素受体阻滞剂。

3. 库欣综合征患者围术期需要备好类固醇，并要预防深静脉血栓、应激性溃疡和机会性感染。

（三）手术设备

表 61-2 列出了笔者临床实践中进行侧方入路腹腔镜肾上腺切除术时经常使用的器械设备。

表 61-2 实施侧方入路腹腔镜肾上腺切除术推荐的常用器械设备

3 个 5mm 套管
10mm、11mm 或 12mm 套管各 1 个
1 个 OptiView 端口
5mm 直镜和 30°镜（有时需要 45°镜）
充气装置、光源和摄像头
2 个监视器史赛克 1688 高级成像模式管理信息系统仪（Stryker Endoscopy, San Jose, CA）
5mm Harmoni 超声刀
L 型电刀头
5mm 夹钳
吸引/冲洗装置

（四）术前准备

1. 除了 1 或 2 条粗大的外周静脉通路外，术前还应建立 1 条桡动脉通路。老年人、体弱者和部分嗜铬细胞瘤患者应使用中心静脉通路。

2. 采用气管内插管全身麻醉。应用抗生素和预防深静脉血栓的药物。

3. 为嗜铬细胞瘤患者随时备好硝普钠、拉贝洛尔、尼卡地平和静脉加压剂。

4. 放置胃管。

（五）体位和操作口位置

1. 患者取（接近完全）侧卧位，患侧朝上。

2. 左侧放置 3 或 4 个操作口；第 4 个操作口用于肥胖患者的扇形牵引器，最内侧的操作口用于右侧肿瘤的肝脏牵引器。切口应分布在腋中线和腹正中之间，肋缘下 2~3 个指宽处。

3. 使用 OptiView 系统和直镜置入第 1 个套管，通常是沿着腋前线。

4. 充气压力保持在 14~18mmHg。

（六）左肾上腺切除术

1. 使用 L 型电刀或超声刀游离脾曲，将大肠向尾侧牵拉（图 61-6）。

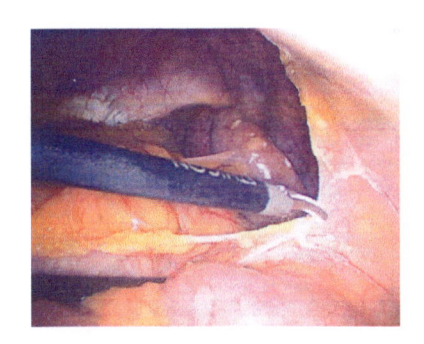

图 61-6 游离脾曲

2. 分开脾脏外侧附着处，将脾和胰腺体尾部向内侧翻转，显露出 Gerota 筋膜和肾上腺。

3. 术者打开胰腺后方和肾上腺之间的无血管平面，像翻开一本书一样。在"书"的凹槽常可直接见到从肾静脉发出的肾上腺静脉经过。

4. 显露肾上腺静脉、膈下静脉和两者的共干。

5. 不要试图解剖肾动脉和静脉。

6. 术者双重结扎并离断静脉（图 61-7）。

7. 掀起肾上腺尾侧头，远离肾门区；此处常可以看到肾动脉搏动。

8. 术者使用超声刀沿腺体内侧向上分离。如果下膈静脉仍在分离区内，则在这一层面将其两端钳夹后离断。

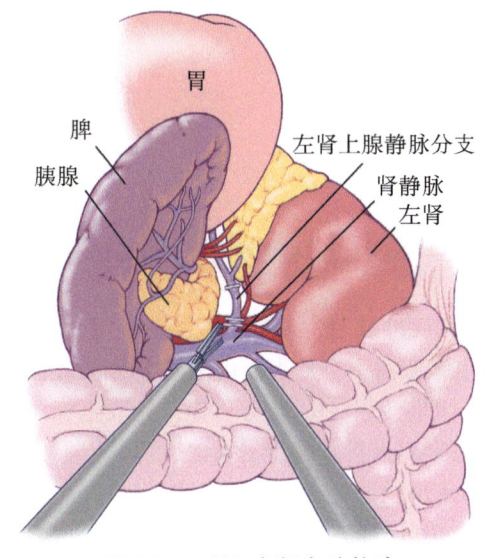

图 61-7 断开左肾上腺静脉

9. 超声刀可以用来离断主动脉的动脉分支，膈下动脉分支，并沿着腺体上面分离（图 61-8）。

10. 使用超声刀分离肾上腺和肾脏之间的平面。可以贴着肾上腺表面分离，如果肾上腺较薄，也可以在 Gerota 筋膜内分离。

11. 然后将腺体向前方掀起，常可见源于肾动脉的小分支，用超声刀断开。

12. 离断附着的残余的疏松组织，使用市售的取出装置将腺体取出（图 61-9）。

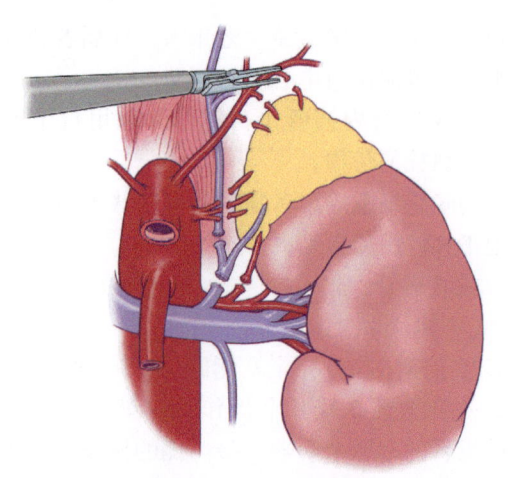

图 61-8 断开动脉分支

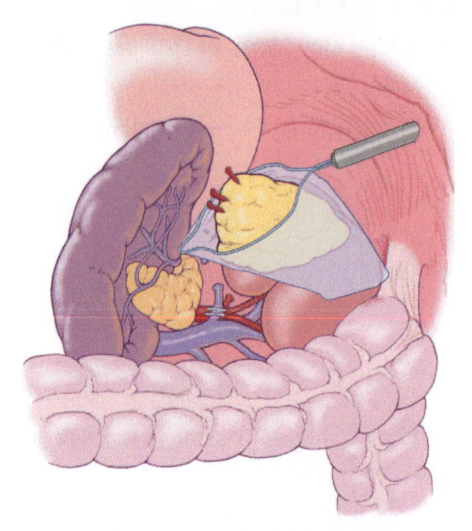

图 61-9 将切除的肾上腺取出

13. 彻底冲洗肾上腺床，吸净冲洗液，严格止血。可在肾上腺床留下一片表面止血剂，以增加止血效果。

14. 如果使用的是无刃套管，且取出标本时无须扩张，则无须进行深筋膜缝合。

15. 使用筋膜闭合装置，采用间断缝合法关闭扩张的端口切口的筋膜。

16. 用可吸收线皮内缝合，用免缝胶带覆盖。

17. 覆盖无菌敷料。

（七）右肾上腺切除术

1. 使用超声刀切开肝脏右叶的附着韧带，使肝脏向内侧充分牵拉。这样就可以看到肾上腺和下腔静脉（图 61-10）。

2. 使用 L 型电刀低能模式切开覆盖在下腔静脉外侧缘的腹膜。

3. 如果可能，应显露出右肾静脉，以确定分离的下限。

4. 使用钝头器械将肾上腺从下腔静脉轻轻拉开（图 61-11）。

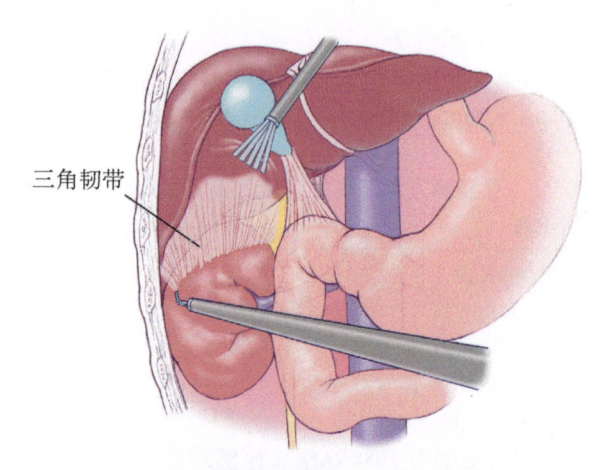

图 61-10 用牵引器拉开肝，切开三角韧带

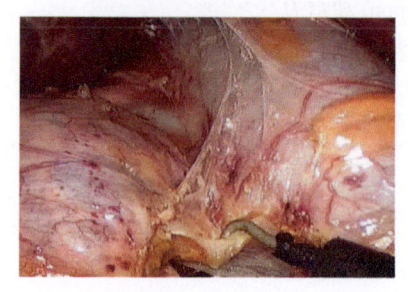

图 61-11 将右侧嗜铬细胞瘤与下腔静脉分离

5. 使用 L 型电刀或超声刀，分开下腔静脉后方和外侧的疏松组织。其中可能包含直接来自主动脉的动脉分支。

6. 沿着下腔静脉的外侧边界向上仔细游离，直至肾上腺静脉水平（图 61-12）。

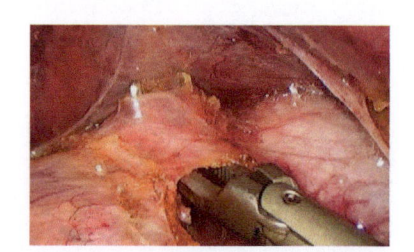

图 61-12 用弯钳绕过右肾上腺静脉

7. 如果肾上腺静脉在这一阶段很容易显露，此时即可以双重结扎和离断；否则，可以等显露视野最佳时再进行（图 61-13 和图 61-14）。

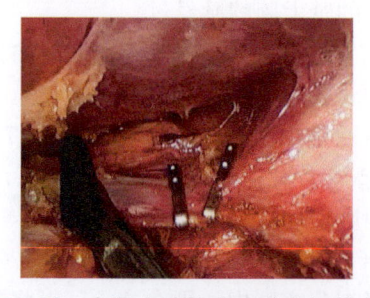

图 61-13 右肾上腺静脉双重夹闭并离断

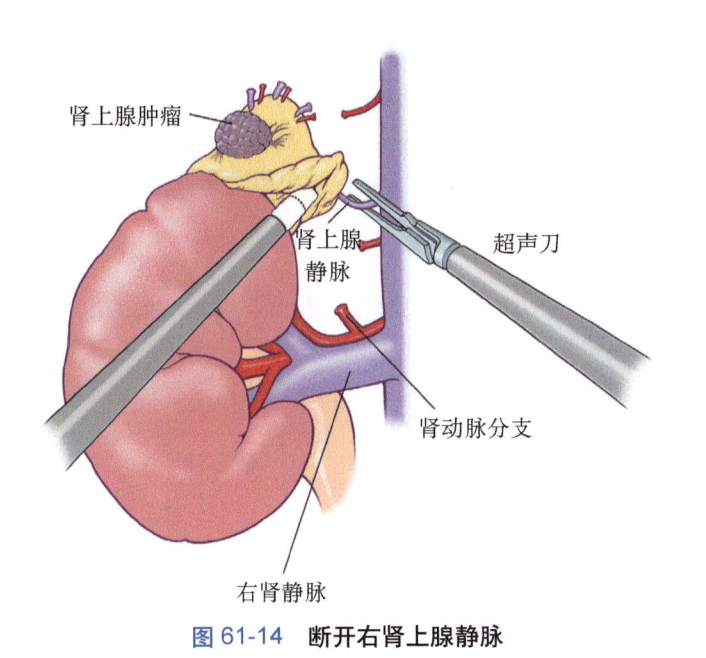

第 61 章 腹腔镜肾上腺切除术：侧方入路　371

8. 对于较大的嗜铬细胞瘤，应在腺体游离松动后再离断肾上腺静脉，以避免静脉充血和出血。

9. 用超声刀分离上极，包括膈下动脉分支，使腺体从后方横膈游离出来。必须注意控制腺体上部和内侧交界处的其他静脉。

10. 以右肾静脉远端为标志，显露、分离、掀起腺体尾部，通常会发现支配肾上腺的肾动脉分支，用超声刀将其断开。

11. 分离的最后一步是使用电刀或超声刀将腺体外侧与肾脏分离。

图 61-14　断开右肾上腺静脉

（图中标注：肾上腺肿瘤、肾上腺静脉、超声刀、肾动脉分支、右肾静脉）

经验与教训

肾上腺静脉	肾上腺切除术的第一步并不是必须要结扎肾上腺静脉；在安全、容易操作的情况下再结扎，即使是对嗜铬细胞瘤患者也是如此。
副肾动脉	在分离肾上腺后面时，要注意副肾动脉。如果出现大血管，在结扎前应先追踪其走向。
低压出血	如果发生出血，请记住大多数情况下都是低压出血。用片状止血剂填塞出血部位。在出血部位的上方和下方进行处理，这样，出血部位视野一般就会变得清楚，便于止血。
肾门	左侧肾上腺静脉离断后，切勿向尾侧或后方分离至肾上腺静脉残端平面。这样可以避免损伤肾门。

九、术后

（一）嗜铬细胞瘤

1. 嗜铬细胞瘤患者（图 61-15）经常会出现轻度低血压，术后 8～12 小时收缩压为 90mmHg。如果血压下降幅度较大或持续时间较长，同时伴有少尿或心动过速，应立即检查有无出血。

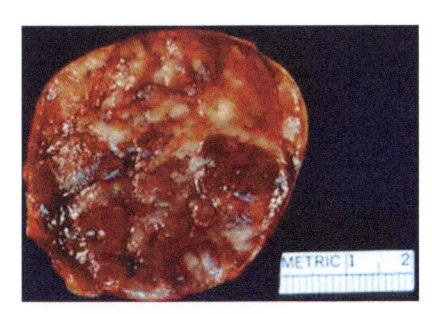

图 61-15　嗜铬细胞瘤

2. 所有降压药都应在术前早晨用药后停用，但长期用于治疗缺血性心脏病的 β 受体阻滞剂除外。在极少数情况下，可能需要使用降压药，但短时间内只需要补充血容量即可。

3. 出院前抽血检查血浆儿茶酚胺和去甲肾上腺素。

（二）原发性醛固酮增多症

1. 原发性醛固酮增多症患者（图 61-16）可能需要花费数周减少降压药的用量，并要认真监测。

2. 持续补充钾盐可能会导致严重高钾血症，因此应停止补充钾盐，只在需要时才补充。

3. 出院前检查血浆醛固酮浓度，并在第 1 个月内每周检查血清钾水平。

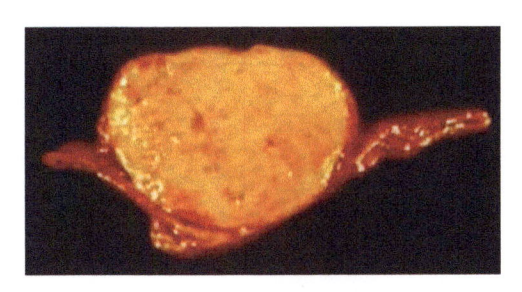

图 61-16　醛固酮瘤

(三)库欣综合征

1. 库欣综合征(图61-17)患者可逐渐减少类固醇剂量,并由内分泌医师进行监测和调整。

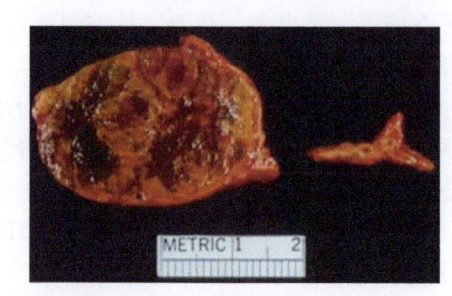

图 61-17　皮质激素分泌性肿瘤

2. 迅速恢复口服药物。

3. 术后一般24~48小时可以出院。

4. 术后第1天检查血红蛋白、电解质、肌酐,左肾上腺切除的患者还要查血清淀粉酶,以排除胰腺损伤。

5. 因促肾上腺皮质激素(ACTH)依赖性库欣综合征而接受双侧肾上腺切除术的患者需要终身补充糖皮质激素和盐皮质激素。在应激时(疾病、创伤、手术)增加糖皮质激素和盐皮质激素剂量。

十、治疗效果

就治愈率而言,腹腔镜肾上腺切除术的效果与开腹手术无异。并发症发生率当然较低(疼痛、重返工作岗位、感觉异常、感觉减退和侧腹肌肉隆起)。

十一、并发症

1. 出血。
2. 脾、胰腺、肾脏、结肠和胃损伤(罕见)。
3. 膈肌损伤(气胸)。

(徐新蕾　译)

第62章 胰岛素瘤

Douglas L. Fraker

一、定义

胰岛素瘤是源于胰腺β细胞的肿瘤。绝大多数为良性，散发，单灶。这些肿瘤不受调控地释放胰岛素，导致血糖降低，引起神经性低血糖症状。手术切除可以长期治愈大多数良性胰岛素瘤，并纠正所有相关症状。

二、解剖

1.胰腺中的β细胞均匀分布在整个胰腺的胰岛中。因此，胰岛素瘤可能发生在胰腺的所有区域。几乎所有大型胰岛素瘤系列研究都表明，胰岛素瘤的分布与胰腺组织量有关。胰岛素瘤一半发生在胰头、胰颈和钩突，另一半分布在胰体和胰尾。大多数系列研究报道，胰岛素瘤只发生在胰腺实质内。这些胰岛素瘤可以是外生性的，并向外发展，标准的横断面成像可能无法辨识这些外生性病变。有报道称，只有不到2%的胰岛素瘤位于胰腺实质之外。实际上，所有这些病变都是在十二指肠壁内发现的，推测它们发生在胚胎期胰腺休止期组织内，该组织与胰腺实质在物理上是分离的，因此胰岛素瘤发生在十二指肠壁内，其外观与十二指肠胃泌素瘤相似。

2.在大多数外科研究系列中，胰岛素瘤都很小，横截面直径在2cm以下。由于症状是由激素释放引起的，而非肿块的直接影响，因此小至5～6mm的病变也可能出现明显的临床症状。在大多数病例中，90%～97%的胰岛素瘤是良性的。恶性胰岛素瘤的平均大小超过6cm，其中大多数同时伴有区域淋巴结或肝转移。

三、自然病程

1.胰岛素瘤的所有症状几乎都是由过多的胰岛素进入循环和随之而来的低血糖效应造成的。胰岛素瘤的第一个临床病例是在1927年描述的，当时1名严重低血糖间断发作的患者因为一个巨大的胰腺肿瘤及淋巴结和肝转移进行腹部手术。这种肿瘤的提取物被注射到动物体内，并导致低血糖。Allen Whipple在1938年描述了以他的名字命名的三联征，众所周知，这三联征定义了胰岛素瘤的症状。Whipple三联征包括低血糖症状、饥饿期间检测血糖低和应用葡萄糖后症状缓解。经分析，这一系列症状和体征并非真正意义上的三联征，而是将低血糖相关症状的单个点整合在一起。

2.患者出现的大多数症状都与中枢神经系统缺乏血糖有关。这些症状称为神经性低血糖症状，可从轻度精神错乱到昏迷不等。患者可能会出现视力障碍，文献中有大量关于胰岛素瘤被误诊为癫痫发作的报道。第二类症状与交感神经系统受低血糖影响而释放肾上腺素有关。儿茶酚胺释放会导致心悸、出汗和震颤。在大多数病例中，患者最初感知到症状出现的时间可能比确诊胰岛素瘤的具体时间早数年。从症状出现到确诊的平均间隔时间为2～3年，但有时症状可能存在10年以上。患者适应并知道，当他们出现症状时，摄入食物，尤其是碳水化合物，可迅速缓解症状；然而，在询问临床病史时，这种摄入葡萄糖的行为可能不会被回忆起来。虽然大多数患者在高胰岛素血症的合成代谢状态下体重会增加，但也有一些患者体重保持正常。

3.绝大多数胰岛素瘤患者为散发性肿瘤，无家族史。一小部分与多发性内分泌肿瘤Ⅰ型（MEN-Ⅰ）有关。MEN-Ⅰ最常见的功能性神经内分泌肿瘤是胃泌素瘤，比胰岛素瘤多3～4倍。胰岛素瘤是该综合征中第二常见的胰腺肿瘤。由于MEN-Ⅰ患者可能在整个胰腺中存在多灶性无功能神经内分泌肿瘤，因此可能很难区分胰岛素瘤和其他肿瘤。通常，显现症状的神经内分泌肿瘤是胰岛素瘤，但有时患者也会有多个大的病灶。有报道称，在这种不寻常的情况下，术中通过直接抽吸肿瘤测量胰岛素可作为识别胰岛素瘤的辅助手段。

四、实验室诊断

1. 诊断胰岛素瘤的关键不在于影像学检查，而在于生化检查。诊断低血糖的基础是检测血糖水平，通常低于 40mg/dl。此外，还应进行胰岛素水平、胰岛素原水平和 C 肽水平等血液检查。几乎所有患者在低血糖时的血浆胰岛素浓度都 > 5μU/ml。绝大多数患者的胰岛素水平 > 10μU/ml。胰岛素与葡萄糖的比值可以确定胰岛素瘤引起的低血糖，而不是其他原因引起的低血糖，具有很高的特异度和敏感度。胰岛素原水平和 C 肽的测量有助于排除患者暗地滥用胰岛素。大多数患者的胰岛素原与胰岛素比例 > 25%，C 肽浓度 > 1.7ng/ml。

2. 确诊胰岛素瘤的金标准需要在监测下禁食 48 小时或 72 小时。患者通常在住院期间静脉注射不含葡萄糖的生理盐水，或饮用无热量的化合物，同时监测临床症状并进行连续的血液分析。绝大多数胰岛素瘤并导致低血糖的患者会在禁食后 24 小时内出现症状，几乎 100% 的患者会在 72 小时内出现症状。随着时间推移，患者的症状包括智力下降、意识模糊或其他神经性低血糖症状，护理人员和医师会在监测禁食期间记录这些症状。当症状达到明显程度时，会抽血检查葡萄糖、胰岛素和胰岛素原，然后再给予葡萄糖，以缓解神经症状。

五、鉴别诊断

低血糖症的鉴别诊断包括使用胰岛素或口服降糖药及非胰岛素瘤胰源性低血糖综合征（NIPHS）。一般来说，通过血液检测胰岛素原、C 肽及磺脲类药物的特异性检测可以排除偷偷使用药物的可能性。NIPHS 与胰岛素瘤的区别在于低血糖发生的时间。这些患者在 72 小时监测禁食期间通常不会出现症状，但在口服葡萄糖后会出现严重低血糖。病理检查通常会显示出明显的 β 细胞肥大，但在影像中不会显示出肿块。

六、影像学检查

1. 绝大多数胰岛素瘤很小，位于胰腺实质内。对比增强 CT、MRI 检查和内镜超声检查是识别胰岛素瘤的 3 种特异性很高的成像方法。胰岛素瘤血管丰富，边缘清晰，在增强 CT 和 MRI 扫描中具有典型的外观（图 62-1，图 62-2）。胰岛素瘤呈椭圆形，边缘清晰，并显示出特征性的血管充盈。成像的局限性与病变的大小有关。而且，胰岛素瘤 < 5 ~ 6mm 时，就可能会出现症状，必须进行手术切除纠正。小的胰岛素瘤有可能在断层扫描检查中被漏诊。此外，CT 或 MRI 也很难识别未被胰腺实质包围的外生病灶，尤其是在病灶较小的情况下。位于胰腺尾端附近的胰岛素瘤是成像假阴性最常见的部位；胰岛素瘤可能会被误认为淋巴结、副脾和脾血管。

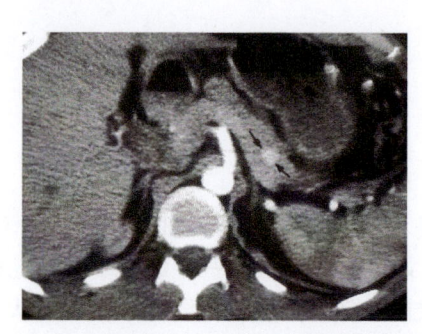

图 62-1 MRI 轴切面显示胰岛素瘤在胰腺体尾交界处（箭头）。胰岛素瘤较小，呈椭圆形，与周围的胰腺相比，血供丰富

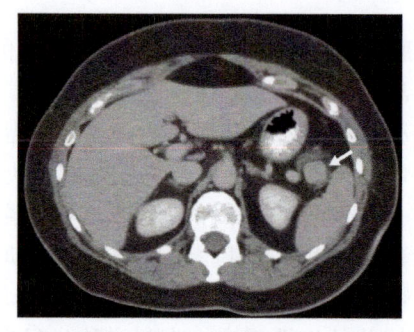

图 62-2 CT 轴切面，显示胰腺尾部有一个 2cm 的胰岛素瘤（箭头）。该 CT 扫描、MRI 扫描和内镜超声检查均报告该病变为副脾，因为它从胰腺尾部外突，并且在所有 3 种成像模式下都具有与脾脏相同的成像特征

2. 自 20 世纪 90 年代初以来，许多在胰岛素瘤方面拥有丰富经验的机构已将内镜超声作为主要的成像技术。内镜超声可直接对头部、颈部和钩突进行三维近距离超声成像。胰体的成像效果较差，因为只有将超声探头置于胃内才能看到胰体，而且根据患者的体型，尾部可能是内镜超声的盲区。胰岛素瘤的超声表现为边缘清晰的椭圆形低回声肿块（图 62-3）。通过内镜超声还可以进行相对直接的细针穿刺术，细胞学检查会发现神经内分泌细胞，从而确诊。阳性影像也可以发生在发现胰周淋巴结（可在胰腺表面）或副脾（在胰腺表面或实际在胰腺实质内，主要位于胰尾区）时。标准 FDG-PET 对胰岛素瘤的价值有限，因为这些肿瘤可能不是特别高代谢的病变。最近的一份报告显示，一种铜标记的胰高血糖素样肽 -1 受体（glucagon-like peptide-1 receptor）特异性靶向剂对胰岛素瘤很敏感，可以在术中使用手

持探头检测这些病变。这项技术正在瑞士开发，尚未在其他地方广泛采用。

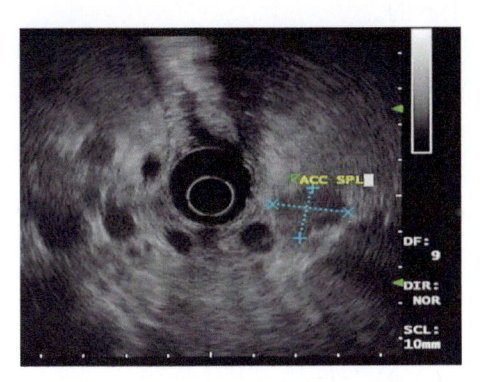

图 62-3 图 62-2 中同一患者的内镜超声图像。胰岛素瘤呈椭圆形，低回声。胃肠病医师错误地将胰岛素瘤标记为副脾

3. 尽管断层成像和内镜超声的敏感度很高，但一部分有充分证据证明生化胰岛素瘤的患者可能没有任何病灶成像。历史上，介入放射学曾使用过一种名为门静脉采样的侵入性方法，即通过经肝门静脉插管，从门静脉的不同区域和分支抽取血液，然后进行胰岛素检测。现在，门静脉取样已被动脉内钙剂刺激并肝静脉取样所取代。在这种技术中，需要放置 2 根导管：一根在右肝静脉，另一根标准动脉造影导管则送至供应胰腺的动脉分支。钙剂被注入供应胰体或胰尾的脾动脉分支，或胃十二指肠动脉的胰十二指肠上动脉分支，或肠系膜上动脉的胰十二指肠下动脉分支。在输注钙剂后 0 秒、30 秒和 60 秒从右肝静脉抽血，肝静脉胰岛素水平梯度增加超过 2 倍即为显著。这项检查不会对胰岛素瘤进行成像，而是找到胰岛素的分泌区域。这是一种特异性很强的检测方法，有助于在手术室将工作重点放在某一个或另一个区域。对于胰腺体部和尾部没有病变影像但有分泌梯度的患者，它可以证明实施胰腺远端盲切除术是合理的，但胰十二指肠盲切除术从不适用。

七、非手术治疗

非手术治疗的选择包括调整饮食或服用降糖药。控制低血糖症状的一种方法是少食多餐，尤其是食用吸收缓慢的碳水化合物，以提供更稳定的血糖水平，特别是在患者睡眠时。二氮嗪是一种苯并噻嗪类似物，具有降压作用，但也有强效的降血糖作用。它能抑制 β 细胞释放胰岛素，促进糖原分解，也会导致血糖升高。副作用包括水钠潴留，有些患者还会出现恶心。第二种用于控制胰岛素瘤低血糖症状的药物是生长抑素类似物。然而，由于大多数分化良好的胰岛素瘤上的生长抑素受体表达相对较低，此药物的效果并不明显。

（一）术前规划

1. 进行胰岛素瘤切除术的基础是通过明确的生化检查确定患者患有这种疾病。有影像学病变，尤其是活检证实为神经内分泌肿瘤，或在 CT 或 MRI 上有典型表现，这为患者患该病提供了很好的证据。对于影像学检查没有明确病变部位的患者，外科医师必须详细查看术前血液监测。包括查看 72 小时禁食的相关数据，同时查看葡萄糖、胰岛素和胰岛素原水平（如前所述）。

2. 对于患者来说，最重要的是成为当天手术的第 1 个病例，或者入院时滴注葡萄糖溶液，这样就不会在全身麻醉前禁食水（NPO）时发生严重的低血糖。一般来说，在腹部手术中，麻醉医师不会输注含葡萄糖的液体，因为输注的速度相对较快，患者会发生分解代谢。在为胰岛素瘤患者进行手术时，一定要向麻醉团队说明需要经常输注葡萄糖并频繁分析血糖水平。

（二）手术入路和患者体位

1. 在过去几十年中，大多数外科研究中的大部分患者都是采用开腹手术技术进行治疗的。最近有许多关于腹腔镜切除胰岛素瘤的报道，尤其是在胰腺体部和尾部，成功率很高。我们将主要介绍采用开腹技术寻找和切除胰岛素瘤的方法，并提供有关腹腔镜入路的信息。

2. 胰岛素瘤开放性切除术的方法是让患者仰卧，采用上腹正中切口或双侧肋缘下切口。除了远端尾部可能有些困难，尤其是肥胖患者，绝大多数胰腺实质都可以通过上腹正中切口进行评估。对于头颈部、钩突或近端体部胰岛素瘤位置较好的患者，如果患者体型合适，最好采用正中切口。任何患者均可采用双侧肋缘下切口进行手术。

（三）胰腺显露

1. 胰岛素瘤切除术的第一步是对肝脏进行简要评估，尽管绝大多数患者的胰岛素瘤都是良性疾病，但如果存在肝转移，术前影像学检查应该已经发现。下一步是显露胰腺实质。使用 Kocher 方法可以显露胰腺头、颈部及钩突（图 62-4）。将十二指肠和胰头从腹膜后位掀起，视诊检查胰头前后表面，并双合诊触诊肿块性病变。将网膜向上方反折，使用能量装置沿横结肠全长将大网膜切离横结肠，将胃从胰腺上拉开。胃后部与胰腺前部有结缔组织相连但不含血管，可以进行锐性分离。从右胃十二指肠血管到中结肠血管之间总有一个血管组织桥，横跨胰颈和胰体近端前部，需要采用能量装置或缝扎断开。沿着胰体尾的下缘进行解剖，可以显露出后表面，并在两个指头之间可以触摸到胰体尾的大部分实质（图62-5）。通过这些操作，95%的胰腺实质触诊可及，胰体和近端尾部几乎所有的前表面和大部分后表面视诊可及。唯一无法进入的区域是胰腺尾部的最顶端，可能完全位于脾脏后方，需要分离脾韧带的外侧缘，使脾脏向内侧反折，显露出胰腺尾部最顶端的区域。

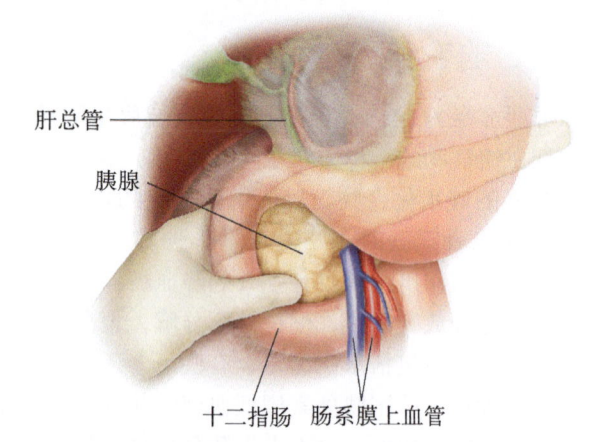

图62-4 从幽门到肠系膜上血管，沿着十二指肠全长，分离其侧后腹膜的结缔组织。通过Kocher手法，可以用两根手指触诊整个胰头和钩突。清理表面后，可以观察胰头和钩突的所有前表面和大部分后表面

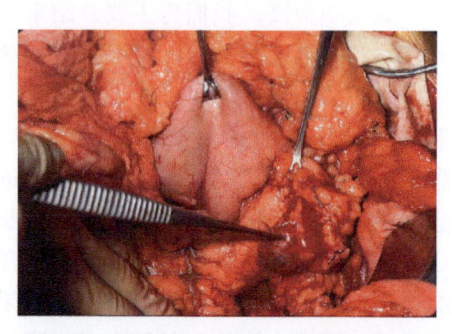

图62-5 将胃和大网膜向上反折，横结肠向下，显露小网膜囊。在胰体尾的下缘分离腹膜后组织，胰腺后表面也可显露出来。镊子所指处可见一个较大的胰体后部胰岛素瘤

2. 可通过视诊、触诊和术中超声相结合的方法寻找胰岛素瘤。胰岛素瘤在胰腺黄灰色背景下呈独特的红褐色，靠近表面的病变或外生病变可通过肉眼轻松识别（图62-6）。神经内分泌肿瘤具有典型的超声外观，术中超声是处理的关键（图62-7）。即使患者胰头和钩突的病变在术前内镜超声检查中显示清楚，也必须进行术中超声检查。之所以要进行术中超声检查，是因为如果小病灶位于胰腺实质的深部，就必须了解胰岛素瘤的准确位置，以便进行适当的剔除手术。就像乳腺外科医师需要术中定位技术切除不可触及的乳腺肿瘤一样，仅凭术前成像是不可能知道在胰腺的哪个部位手术的。

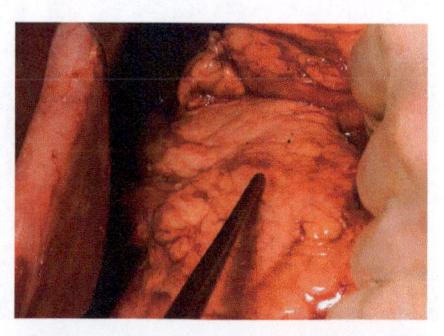

图62-6 胰腺体尾部的前表面已经骨骼化，并通过向上方牵拉胃（图中左侧为胃后壁）和向下牵拉横结肠（图中右侧为用手牵拉）而显露出来。镊子指向靠近胰腺体表面的红褐色胰岛素瘤

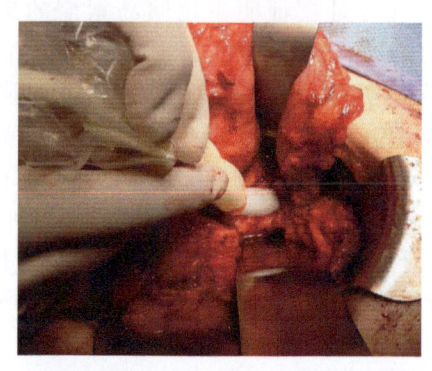

图62-7 显露胰腺的头部、颈部、体部、尾部和钩突，将术中超声探头直接放在胰腺表面。超声不仅能识别胰岛素瘤，还能精准显示其与胰管和主要血管的关系

（四）胰岛素瘤切除术

1. 显露并找到胰岛素瘤后，可选择剔除术或胰腺节段切除术切除病灶。在大多数外科研究中，大部分胰岛素瘤通过肿瘤剔除术切除，1/3或更多的胰岛素瘤通过保留或不保留脾脏的胰腺远端切除术切除，很少数的胰岛素瘤通过胰十二指肠切除术或Whipple手术切除。是否能够剔除胰岛素瘤与胰岛素瘤离胰管的远近有关。对于术前影像可见病灶的患者，术前就可以知道胰岛素瘤与主胰管的距离。胰腺导管一般沿胰腺中线全长略偏上、略偏向胰腺背侧或深侧走行。术中超声几乎总能发现管状结构的导管，彩色多普勒超声显示导管内无血流。即使是在胰腺表面位置较好的胰岛素瘤，常规使用术中超声检查也很有帮助，部分是为了寻找其他病变，更主要是为了确定胰岛素瘤离导管多近。

2. 对于表面或从表面可见的病变，剔除术相对直接（图62-8）。胰岛素瘤呈红褐色，很容易与胰腺

组织区分开。胰岛素瘤包膜外的界面非常光滑清楚，轻轻牵拉即可与胰腺实质分离。胰岛素瘤与胰腺组织之间的粘连可通过结扎、夹闭或使用超声刀等能量装置离断。大的出血血管可缝扎处理。只要不靠近主胰管，即使病变大到 4～5cm，当其为外生性时，也可以进行剔除术，这样就可以控制所有胰腺外分泌导管分支，防止术后胰瘘。

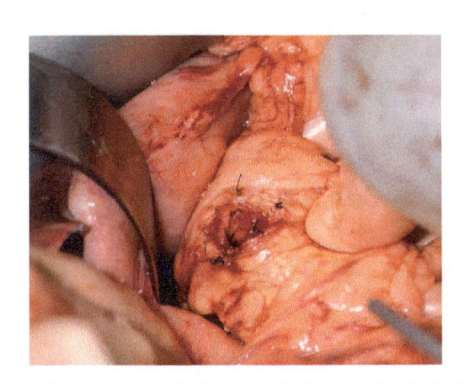

图 62-8　剔除图 62-6 中的胰岛素瘤。超声确认病变没有邻近胰腺导管，在肿瘤包膜外剔除胰岛素瘤

3. 如果胰岛素瘤位于实质组织深部，无法看见，则需要一直使用术中超声。一般来说，与正常胰腺的组织密度相比，胰岛素瘤的质地较软，因此，除非病变相当大，否则用手指触摸是无法感觉到的。利用超声标记病变的精确位置，可以准确测量从胰腺表面到胰岛素瘤最近边缘的距离，从而知道进行剔除手术时进入的确切深度（图 62-9）。一般来说，使用超声刀等能量装置，在肿块正表面的胰腺做一个十字切口。根据需要使用小血管夹或结扎控制任何较大的血管。要一直使用超声监测剔除手术的进展情况，以确保胰腺表面的切口对准肿瘤，直至看到胰岛素瘤包膜。等肿瘤的一小部分表面区域清晰可见时，随着剔除手术的完成，超声检查就没有必要了，剔除手术就紧贴病变的包膜进行（图 62-10），就像位于表面的病变一样。同样，了解主胰管的解剖也至关重要，因为对主胰管的损伤，无论是在其上造成缺损还是横断，都可能导致明显的胰腺或皮肤瘘，可能需要再次手术。

4. 对于位于胰腺体部和尾部的较大病变或与主胰管相邻或将主胰管压迫变形的病变，毫无疑问，合适的手术是远端胰腺切除术（图 62-11）。同样，术中使用超声显示病灶处的胰腺横切图，以了解其边缘位置。这种切除可以是保留脾脏的切除，也可以是远端胰腺切除加脾脏切除，这取决于手术医师的习惯。成人患者保留脾脏有一些小优势，但脾切除术后败血症的发生率极为罕见。同样，要清楚病灶的位置，如果表面看不到，则要利用超声显示病灶的位置。胰腺远

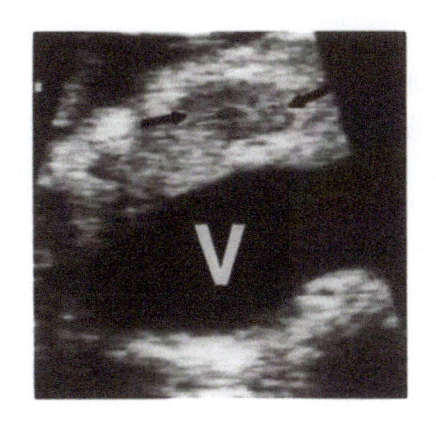

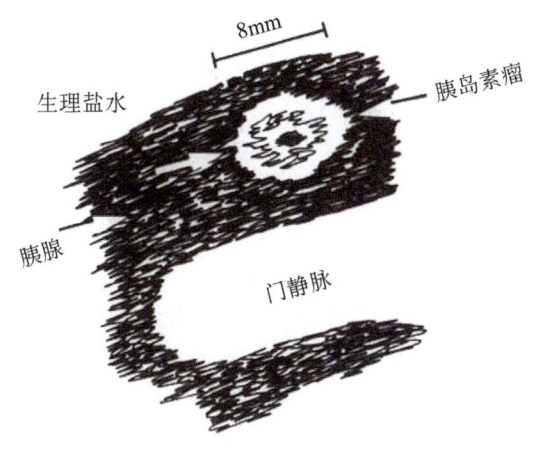

图 62-9　图 62-8 为术中超声影像，可见黑色箭头处为低回声的胰岛素瘤。下方图画可见 8mm 的胰岛素瘤，以及肿瘤和后方门静脉间的准确距离

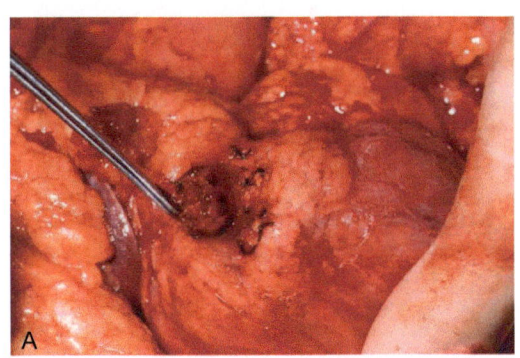

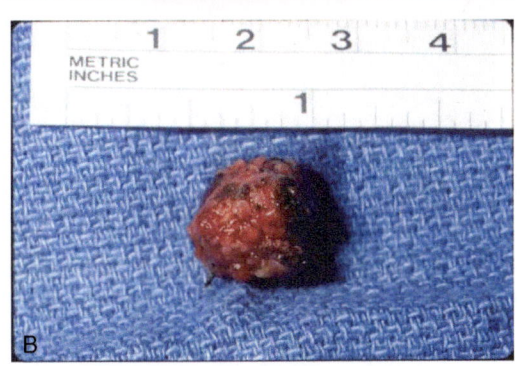

图 62-10　从胰头深部组织内剔除一个胰岛素瘤。胰岛素瘤的包膜显露之后，就不需要术中超声指引方向了（A）。剔除后，完整的胰头胰岛素瘤。病变表面还附有少许胰腺实质 (B)

端切除术一般是使用能量装置沿胃大弯解剖胃短血管。此时，在进行胰腺远端切除术加脾切除术时，会在胰腺横断处的脾动脉周围绕一根粗丝线，以控制脾脏的进入血流。切开脾脏外侧缘，将脾脏和胰腺尾部向内侧翻起。脾脏和胰腺尾体部向右翻起，从左肾上腺一直翻到拟断胰腺的横断线处。然后双重结扎并离断动脉，用血管钉合器单独钉合脾静脉，或用用于横断胰腺的切割闭合装置钉合脾静脉。使用气体驱动的切割闭合器时，可以在30～60秒缓慢施加压力以关闭闭合器的钳口，这样可以在激发闭合钉钉仓之前最大限度减少胰腺实质断裂。通过在后台上剖开胰腺或让病理学家对标本进行大体评估，始终注意要检查边缘并确保完全切除胰岛素瘤。

5. 只有胰腺头部与主胰管相邻的巨大病变才会因良性胰岛素瘤而进行胰十二指肠切除术（图62-11和图62-12）。就切除部分而言，胰岛素瘤的Whipple手术一般比较直接，因为主要血管结构几乎不会受侵犯，而且可以采用保留幽门的技术。由于这些患者的胰管和胆管通常大小正常，即使大的胰岛素瘤也不会造成胰管梗阻，而且正常胰腺较软，增加了胰瘘的发生率，因此重建手术可能更具挑战性。

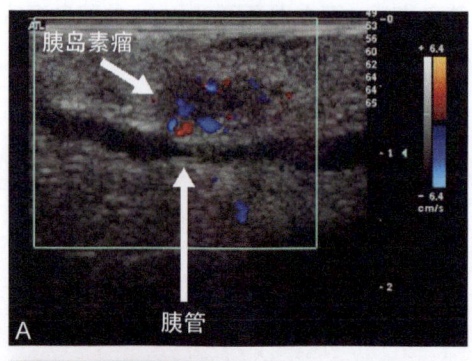

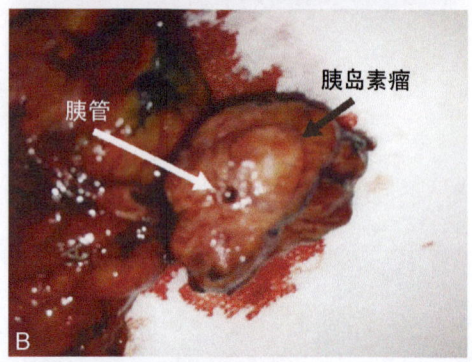

图62-11 CT可以看到患者胰体中层有个小胰岛素瘤。术中超声（A）可以清楚看到胰岛素瘤，但是离主胰管很近。彩色多普勒超声确认该管道没有血流，而胰岛素瘤血供丰富。因为主胰管距离胰岛素瘤太近，所以做的远端胰腺切除术。可见胰岛素瘤旁边是轻度扩张的主胰管（B）。如果对该胰岛素瘤行剔除术，将有很大可能导致严重胰瘘

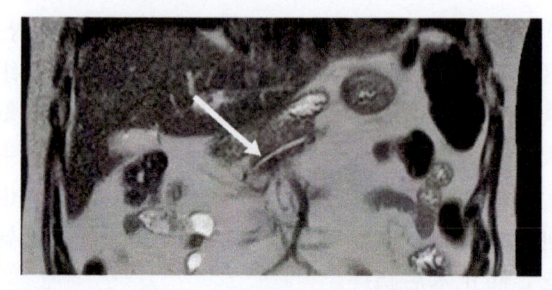

图62-12 MRI冠状面可见胰头邻近主胰管处一个2cm的胰岛素瘤（白色箭头），术中超声确认该导管后，行保留幽门的胰十二指肠切除术

6. 对于外科医师来说，最具挑战性的情况就是在手术室中无法找到胰岛素瘤。正确理解胰岛素瘤的生化诊断，就能避免在没有患病的患者身上动手术——显然，这种手术注定是要失败的。过去，有些人主张在间断检测血糖的情况下，分步进行胰腺远端盲切。在高分辨率超声时代，这种盲目切除组织的做法绝不可取。在这种情况下，成功的关键在于术中使用超声，并对小胰岛素瘤可能难以被发现的区域进行探查。具体来说，应仔细检查脾脏外侧的胰腺尾部最顶端、邻近肠系膜上静脉的钩突，以及胃网膜右和结肠中脉管之间血管桥下的胰腺颈部。

7. 在不常见或罕见的恶性胰岛素瘤病例中，肿瘤整块切除对控制低血糖症状非常有利。一般来说，这需要进行胰十二指肠切除术或胰腺远端切除术，以切除原发病灶和淋巴结转移灶。如果肝转移灶数量有限，可同时进行肝切除或消融术。化疗栓塞还能控制激素从这些血供丰富的病变排出，有利于患者控制低血糖。

（五）腹腔镜胰岛素瘤切除术

1. 虽然大多数胰岛素瘤都是采用前面所述的标准开腹技术切除的，但在过去20年中，也有几位外科医师报道了采用腹腔镜技术成功切除胰岛素瘤的案例。胰岛素瘤的精准定位和术前定位研究的成功是选择腔镜手术患者的关键。

2. 位于胰体和近端胰尾的胰岛素瘤，是最适合用腹腔镜的病例。患者取仰卧位，在脐周的中央端口使用30°镜。切开胃结肠韧带，向上方牵开大网膜和胃，显露小网膜囊底部的胰腺。腹腔镜超声的使用方式与开放手术中的术中超声相同，都是为了找到胰岛素瘤和主胰管。根据肿瘤位置选择肿瘤剔除或远端胰腺切除术，决策过程与开放手术相同。

3. 包括Meta分析在内的多项研究证实，腹腔镜切除胰岛素瘤是安全的，而且有强于开腹切除的优势。在机构的比较研究中，手术时间、总体治愈率（都是

100%)和胰瘘的发生率均无差异。住院时长和失血量方面通常腹腔镜切除术更优。对于有处理胰岛素瘤经验并掌握熟练腹腔镜技术的外科医师来说，应选择合适的患者在腹腔镜下切除胰岛素瘤。然而，与电视辅助技术是肾上腺切除术标准治疗相反，胰岛素瘤手术非常少，大多数仍采用开腹技术。

经验与教训

适应证	1. 通过复查主要实验室检查，包括血糖水平和同时的胰岛素、胰岛素原和C肽水平，做出明确的生化诊断。 2. 对于诊断不明确、影像学检查阴性的患者，持续72小时监测下禁食，记录症状和生化指标。
影像	1. 用造影剂增强CT或MRI进行断层成像，寻找血管丰富的病变。 2. 对于影像学阴性的患者，应由熟练的胃肠病内镜专家进行内镜超声检查。 3. 如果确定胰岛素瘤但CT和内镜超声（EUS）检查为阴性，可考虑进行钙剂刺激血管成像，同时肝静脉取样。
显露胰腺	1. 使用Kocher法，直到十二指肠的第四部分，显露胰头和钩突。 2. 切开胃结肠韧带，将大网膜和胃向上翻，结肠向下翻，显露胰腺体尾部。 3. 切开脾脏外侧韧带，显露出胰腺尾端。
切除手术	1. 一定要进行术中超声检查，以确定胰岛素瘤的部位及其和主胰管的位置关系。 2. 根据肿瘤大小和其与胰管的关系，决定行肿瘤剔除术还是节段性胰腺切除术。
剔除术	1. 对于表面病变，应紧贴胰岛素瘤包膜，使用能量装置或夹子切开和夹闭组织。 2. 对于深部病变，切开胰腺实质过程中，要用术中超声持续监测进展情况。

八、胰岛素瘤切除术后的护理

1. 切除整个胰岛素瘤后，患者的糖代谢几乎会立即恢复。通常情况下，患者在恢复室的血糖可能会升至150～200mg/dl或更高，在最初的24～48小时，应酌情适当使用胰岛素。胰岛素瘤切除术当然有可能，并且已经有报道，使糖尿病患者去除假象，恢复高血糖，但大多数患者会在2～3天纠正并恢复正常的糖代谢。

2. 无论是腹腔镜还是开腹，无论是胰腺远端切除术还是肿瘤剔除术，术后的主要并发症都是胰瘘。标准的做法是在胰腺肿瘤剔除术部位或钉合线附近留置一个闭式负压引流管，直到患者至少能进食低脂饮食为止。可以监测引流液的颜色和性状。如果引流液呈血清色，则很可能胰淀粉酶含量较低。胰瘘通常呈洗碗水灰色，可通过测量引流液淀粉酶含量确认。减少胰腺分泌的标准方法包括无脂饮食甚或使用全肠外营养，这些方法应能减少胰瘘的排出量。

九、手术治疗胰岛素瘤的效果和替代疗法

1. 在几乎所有切除胰岛素瘤的外科研究中，切除这些小的良性病变后的长期治愈率均为100%。唯一的例外是无法发现隐匿性胰岛素瘤，导致手术即刻失败。由于绝大多数患者都能通过手术治愈，因此没有动力使用非手术疗法。目前有2种经皮或内镜技术的报道。

2. 注射乙醇消融胰岛素瘤和射频消融病灶提供了治疗低血糖症状的非手术方法。只有经过严格筛选且不适合手术的患者才可使用这些消融技术。

（徐新蕾　译）

第63章 胰高血糖素瘤手术

Richard A. Prinz, Mark S. Talamonti, Melissa E. Hogg, Charles C. Vining, Erin C. MacKinney

一、定义

胰高血糖素瘤是起源于分泌胰高血糖素的 α 胰岛细胞的胰腺神经内分泌肿瘤（PNET）。该病罕见，每年发病率为（0.01～0.1）例/100万人，仅占功能性 PNET 的 5%～7%。大多数胰高血糖素瘤是散发性的，但有 10% 与多发性内分泌肿瘤 1 型（MEN-1）综合征相关。大多数胰高血糖素瘤在诊断时较大（＞5cm），50%～90% 的患者会出现转移。胰高血糖素瘤的手术治疗包括切除原发肿瘤及转移病灶，以便在可能的情况下治愈或减轻激素症状或局部症状。

二、病史和体格检查

1. 最常见发病年龄为 40～60 岁。
2. 胰高血糖素常与 4 个"D"相关：皮炎（dermatitis）、糖尿病（diabetes）、抑郁（depression）及深静脉血栓（deep vein thrombosis）。
3. 与胰高血糖素瘤相关的皮肤病变为坏死性游走性红斑，这也是胰高血糖素瘤的特征性病变。这种皮疹会引起瘙痒，常见于下腹部、下肢、会阴部、口周区域和足部（图 63-1 和图 63-2）。50%～70% 的患者会出现这种皮疹，可能是肿瘤的最初表现。
4. 糖耐量减低的情况通常较轻，一般不需要胰岛素治疗。
5. 体重下降通常与肿瘤负荷量不成比例，而是由过量的胰高血糖素的分解效应，以及胰高血糖素样肽，如 GLP-1 引起的。

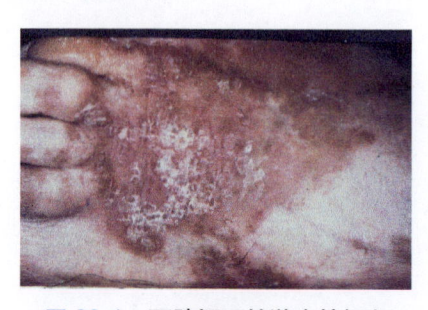

图 63-1　下肢坏死性游走性红斑

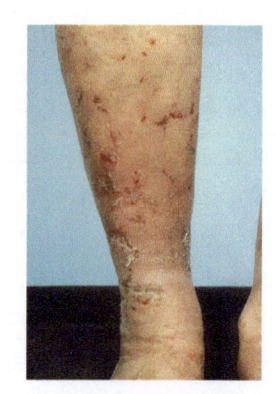

图 63-2　下肢坏死性游走性红斑

6. 其他常见的症状包括口腔炎、舌炎、贫血和腹泻。
7. 精神上的表现包括抑郁、焦虑和精神病。
8. 胰高血糖素瘤会导致高凝状态，4%～30% 的患者可能会经历血栓栓塞事件。
9. 应详细询问个人史和家族史，尤其关注其他内分泌疾病，因为胰高血糖素瘤可能与 MEN-1 有关。胰高血糖素瘤可能分泌次要激素，这可能导致最高 10% 的患者出现 Zollinger-Ellison 综合征。在较为少见的情况下，胰高血糖素瘤也可能分泌血管活性肠肽、胰多肽、生长抑素或促肾上腺皮质激素。

三、诊断

空腹血清胰高血糖素水平升高（＞1000pg/ml；正常值＜150pg/ml）即可确诊。导致高胰高血糖素血症的其他因素包括肝功能不全、应激、败血症和饥饿，但此时胰高血糖素水平很少超过 500pg/ml。

四、影像学与其他检查

1. 胰高血糖素瘤在诊断时通常＞5cm，与大多数 PNET 比，术前更容易被定位。大多数胰高血糖素瘤位于胰体或胰尾。极少情况下，它们可能位于胰腺外，如十二指肠壁、副胰腺组织或肾脏。
2. 三相 CT 通常是首选的检查方法。生长抑素受体显像、[68]Ga-DOTATATE 和 ^{18}F-FDG PET/CT 也可用于检查，并且能够识别胰高血糖素瘤在腹腔外的淋巴结转移和肝转移。

3. 对于难以识别的胰高血糖素瘤，可能需要进行内镜超声、内脏血管造影和门静脉取样检查，但这种情况并不常见。

五、手术治疗

（一）概述

1. 胰高血糖素瘤的手术治疗目标是实现 R0 切除，包括原发肿瘤和所有转移病灶。无法进行 R0 切除的患者可以进行减瘤手术，因为它可以通过降低循环激素水平缓解胰高血糖素过量引起的症状。

2. 如果肿瘤局限于胰腺内，外科手术切除可以彻底纠正胰高血糖素瘤的所有临床表现。由于这些肿瘤通常体积较大，这就需要进行标准的胰腺切除术，通常是胰腺远端切除术，伴或不伴脾切除。对于位于胰头的肿瘤，则需要进行胰十二指肠切除术。手术应包括胰腺周围淋巴结清扫。尽管从技术上来说可以对较小的肿瘤进行剜除术，但由于这些肿瘤的高恶性潜能，采取这种方法时需要谨慎（图 63-3）。

3. 应该将所有能够安全切除的淋巴结和肝脏转移灶都切除。肝脏转移灶可以通过楔形切除或者标准的肝脏切除术处理。

4. 减瘤手术可以显著改善临床症状，并在多年内减轻胰高血糖素瘤的激素症状。疾病复发后再次行减瘤手术也可延长生存期。

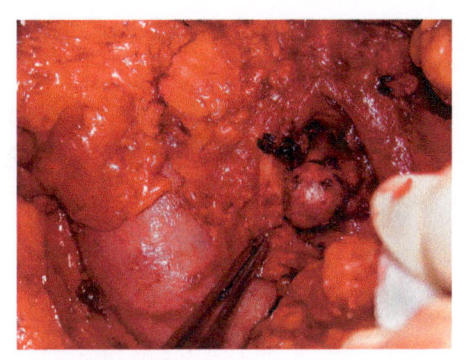

图 63-3 小型胰高血糖素瘤（＜2cm）若无恶性特征，可以从胰腺中进行剜除，通过电凝或能量器械控制出血，应用术中超声避免损伤胰腺导管

5. 对于 MEN-Ⅰ 患者，必须考虑其他功能性和非功能性 PNET 的存在。如果 MEN-Ⅰ 综合征患者存在甲状旁腺功能亢进症，应在处理胰腺肿瘤之前先对其进行治疗，以避免术后高血钙相关的问题。

（二）术前规划

1. 术前管理的重点是治疗过量胰高血糖素引起的代谢效应，并预防或治疗静脉血栓栓塞。

2. 用奥曲肽静脉滴注进行生长抑素类似物治疗以改善症状。如果患者出现严重消瘦，则需要全胃肠外营养支持，这也可能有助于改善坏死性游走性红斑。

3. 当出现高血糖与糖尿病时应加以控制。

4. 在确诊时，患者应接受华法林或低分子量肝素的抗凝治疗。有血栓形成史的患者，在术前可能需要放置下腔静脉（IVC）滤器。

（三）体位

1. 由于大多数患者已有转移，可能需要同时进行胰腺和肝脏切除，因此更倾向开放性手术。对于局限于胰腺内的肿瘤，微创手术也是可行的。这里首先介绍开放性术式。

2. 患者取仰卧位，根据外科医师的习惯，双臂外展或并拢。

（四）切口

腹部正中切口、延长的左肋缘下切口，"V"字形切口，或者这些切口的组合，都是可接受的腹腔入路，应根据外科医师的习惯和经验、患者的体型及可能需要进行肝脏或其他器官切除的情况选择合适的切口。

（五）远端胰腺切除不伴脾切除

1. 探查腹部后，将大网膜与横结肠分离并进入网膜囊。必须保留胃短血管以保证脾脏的血供。

2. 将胃的后壁从胰腺的前表面游离，并将胃向头侧牵拉。可以用拉钩或定位缝线将胃固定在适当的位置。此时，胰体尾的前半部分被完全显露（图 63-4）。

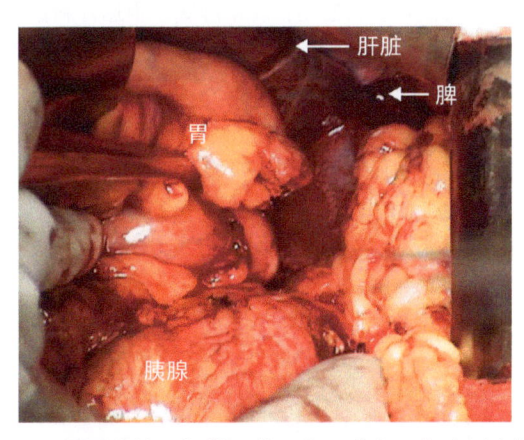

图 63-4 通过胃结肠韧带，进入小网膜囊，向头侧牵拉胃，显露胰体尾的前表面

3. 沿着胰体和胰尾的下缘切开腹膜。使用钝性分离沿着无血管平面将胰腺从腹膜后间隙轻轻抬起。

4. 脾动脉和静脉走行于胰腺上缘（静脉位于动脉的后方），它们会随着胰腺的其余部分一起被抬起。

5. 确定切断胰腺的位置。该点应当位于胰颈部的肠系膜上静脉左侧。

6. 在胰腺拟切断处钝性分离脾血管与胰腺之间的平面。绕脾血管套上血管套圈，以便于牵拉和控制血管（图63-5）。

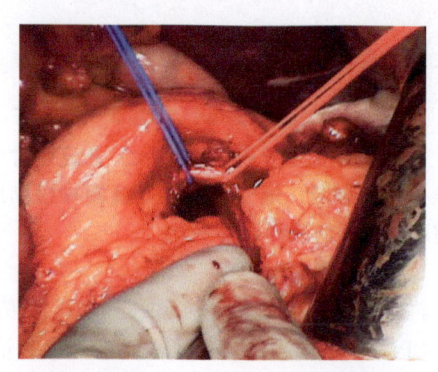

图 63-5 在拟断胰腺处的上缘和脾血管间分离出一个平面。将血管套圈套在脾血管上，以便牵拉和控制血管

7. 分别结扎脾动脉和脾静脉——根据外科医师的习惯，可以结扎、缝扎或用血管闭合器（图63-6）。

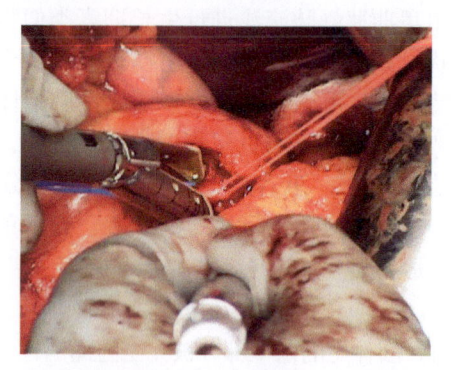

图 63-6 用血管闭合器闭合脾动静脉。根据外科医师的习惯，也可以结扎或缝扎

8. 使用带血管钉仓的切割闭合器断开胰腺。可能需要多次击发（图63-7）。如果闭合缘上有出血，在胰腺的上缘和下缘用2-0号缝线进行八字缝合，以阻断胃胰动脉。

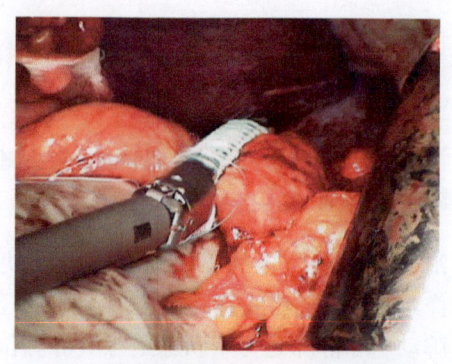

图 63-7 胰腺被带血管钉仓的闭合器切断

9. 使用结扎、夹子或能量器械处理连接脾脏血管与整个胰体尾的众多短小血管。脾动脉或脾静脉上的任何出血，都用细Prolene线处理。

10. 脾脏血管接近脾门时形成多个小分支。因此在胰尾处的操作必须小心，以避免损伤这些分支。脾门可能直接与胰尾相连或距离不超过1cm。胰腺从血管中完全分离出来后，就可以将标本切除。

11. 检查手术区域是否有出血。可以将大网膜放置在胰腺残端上。我们习惯常规放置闭式引流管。

（六）远端胰腺切除伴脾切除

1. 胰腺的显露与游离如前文所述。
2. 离断胃短血管。
3. 游离结肠脾曲，并将其向下拉开。
4. 切断脾膈韧带和脾结肠韧带，并将脾和胰体尾从腹膜后向前翻开。
5. 确定胰腺的切断点后仔细分离脾动脉和静脉，并分别进行结扎。
6. 沿着胰腺上缘游离脾脏的血管。
7. 使用带血管钉仓的闭合器离断胰腺。可能需要多次击发。如果闭合缘有出血，在胰腺的上缘和下缘用2-0号缝线进行八字缝合，以阻断胃胰动脉。
8. 将胰腺和脾脏作为标本一起切除（图63-8）。
9. 检查手术区域并止血。可以将大网膜放置在胰腺残端上。笔者常规放置闭式引流管。

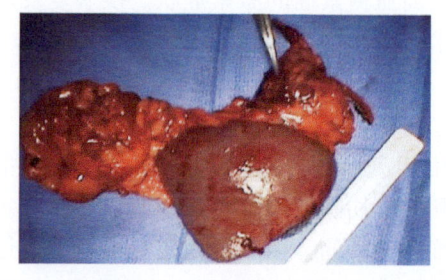

图 63-8 胰体尾被一同切除，器械所指处为肿瘤

（七）微创远端胰腺切除术

1. 概述

（1）腹腔镜或机器人辅助胰腺远端切除术适用于病变局限于胰腺内的患者。

（2）根据共识指南，在外科医师操作技术成熟且解剖上可行的情况下，微创远端胰腺切除术是标准治疗方式。

（3）机器人辅助胰腺远端切除术的学习曲线预计在5～40例病例之间。

（4）已经存在一些针对微创胰腺远端切除术的教育培训项目，如LAELAPS-1和匹兹堡大学医学中心的教育课程。

(5) LEOPARD-1 和 DIPLOMA 研究表明，与传统开放手术相比，微创胰腺远端切除术具有失血量少、住院时间短和功能恢复快的优势，而在中位总生存期、90 天死亡率和总体并发症发生率方面无差异。

2. 机器人手术时的体位与端口位置

(1) 患者呈仰卧位置于手术台，双腿分开，双臂外展。放置脚踏以防止在斜坡位（反 Trendelenburg 位）滑动。下肢和双臂放置足够的泡沫垫，以防止压力性损伤（图 63-9）。

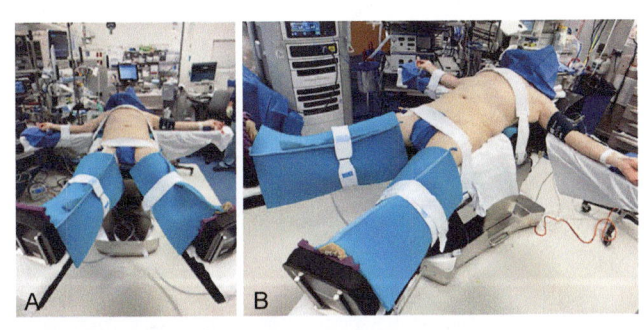

图 63-9 机器人辅助胰腺远端切除术和脾切除术的体位。仰卧位，双腿分开，双臂外展，配备脚踏板，胸部和盆腔处用绑带固定，充分衬垫

(2) 使用光学戳卡，在左上腹放置一个 5mm 的端口。

(3) 进行诊断性腹腔镜检查和腹腔镜超声检查，以判断胰腺和肝脏是否存在局部侵犯和转移。

(4) 可疑病变取活检，送冰冻切片分析。如果发现转移或侵犯周围器官，应考虑转为开放手术。

(5) 放置其余的端口。放置 4 个 8mm 的机器人端口，1 个 5mm 的端口用于牵拉肝脏，如图所示放置 2 个辅助端口（1 个 5mm 和 1 个 12mm）（图 63-10）。

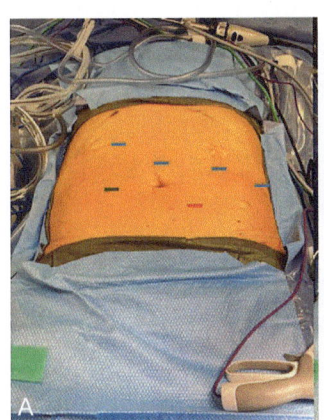

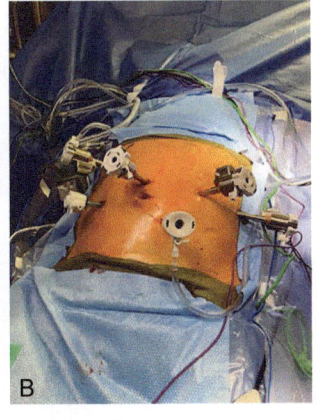

图 63-10 机器人辅助胰腺远端切除术和脾切除术端口放置的位置和大小（蓝线代表 8mm 的机器人端口；绿线代表 5mm 的辅助端口；红线代表 12mm 的辅助端口）。图 A 展示了端口的位置和大小。图 B 展示了端口放置后的样子

3. 机器人远端胰腺切除术与脾切除术技术

(1) 机器人系统对接完成后，向前牵拉胃。用能量器械经胃结肠韧带进入小网膜囊。

(2) 使用能量器械切断胃短血管，使胃大弯从脾脏上游离下来。

(3) 将结肠脾曲向下牵拉，将横结肠系膜从胰腺的下缘分离，以便观察到胰腺前表面和脾门。

(4) 用机器人临时性超声探头显示肿瘤的范围，并确定胰腺近端切缘的位置。

(5) 将肝动脉淋巴结从肝动脉旁游离出来，肝动脉的下后方可以见到门静脉。

(6) 切开胰腺下缘的腹膜，在胰颈部上方游离背侧，此处可以见到肠系膜上静脉和脾静脉的汇合处（图 63-11）。

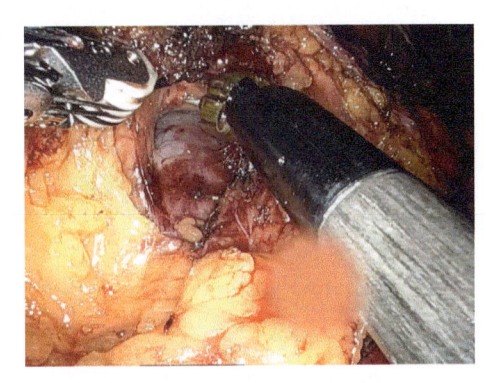

图 63-11 在胰颈部切开胰腺下缘的腹膜，找到肠系膜上静脉

(7) 在胰腺后方和脾静脉前方分离出一个间隙。

(8) 将机器人或腹腔镜闭合器置于胰腺后方该间隙内，闭合器的弧度冲着脾静脉，然后断开胰腺（图 63-12）。

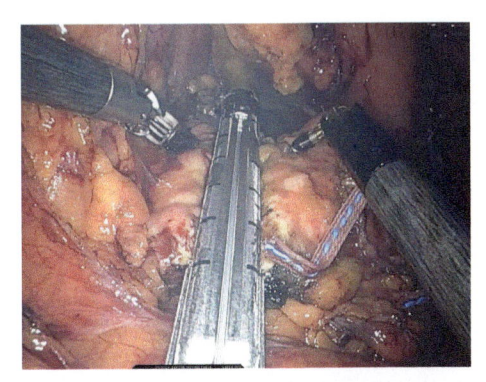

图 63-12 使用机器人或腔镜闭合器断开胰颈部

(9) 游离肝动脉左侧的脾动脉，并在预定的胰腺被切断的位置进行环周分离。

(10) 使用机器人或腹腔镜血管闭合器断开脾动脉（图 63-13）。

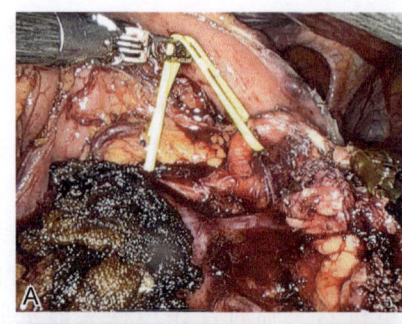

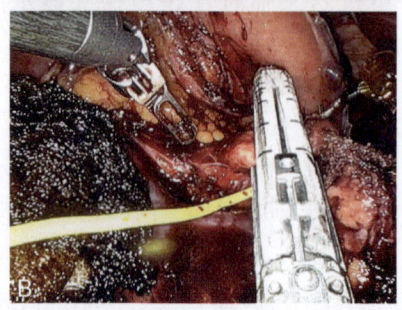

图 63-13 机器人或腔镜闭合器环绕并切断脾动脉

(11) 切断脾动脉后,在脾静脉后方分离出一个间隙,然后用带血管钉仓的腹腔镜或机器人闭合器切断脾静脉(图 63-14)。

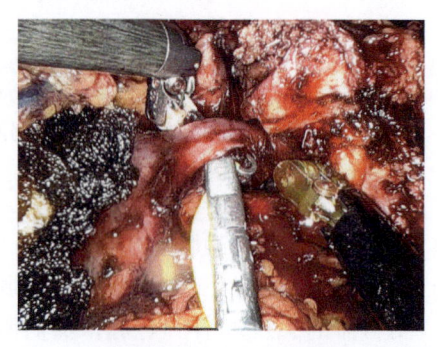

图 63-14 脾静脉被机器人或腔镜闭合器离断

(12) 胰腺、脾动脉和脾静脉已被游离并置于腹部左侧。

(13) 将标本放在一个塑料袋中,扩大一处端口的切口,取出标本(图 63-15)。

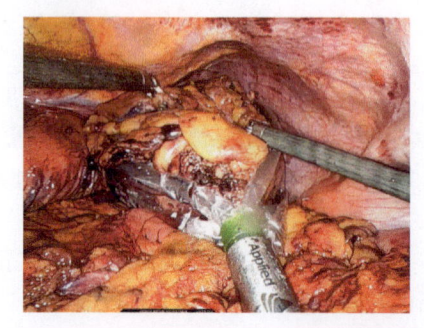

图 63-15 标本被放在一个塑料取物袋中

(14) 一个闭式负压引流管通过最左侧的端口置于胰腺断端,并用缝线固定在皮肤上。

(15) 直视下取走所有的机器人端口,用可吸收线缝合皮肤。

4. 腹腔镜胰远端切除术与脾切除术技术

(1) 与机器人手术方法类似,患者取仰卧位。

(2) 在脐下置入一个直径为 5~12mm 的套管,进行诊断性腹腔镜检查。

(3) 其他套管位置如图 63-16 所示。

(4) 腹腔镜胰远端切除术的技术与机器人胰远端切除术相似。

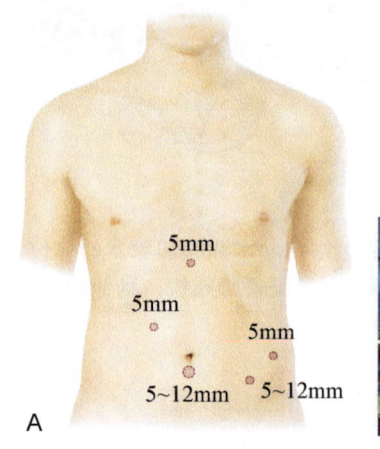

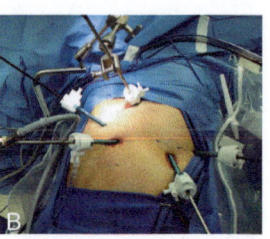

图 63-16 A 图和 B 图展示了腹腔镜胰腺远端切除术套管的位置。在脐部放置 1 个直径为 5~12mm 的套管。在剑突下放置 1 个 5mm 的套管用于牵拉。在右上腹部可选择性放置一个辅助工作端口(5mm)。如图 A 所示,在左腹部放置 2 个工作套管,一个为 5~12mm,另一个为 5mm。套管的放置可以根据患者的具体情况进行个性化调整

5. 肝转移瘤的管理

(1) 对于恶性胰高血糖素瘤,旨在根治的切除和旨在缓解症状的切除都是推荐的治疗(图 63-17)。其他治疗选项包括肝动脉闭塞或栓塞、射频消融和冷冻消融。

(2) 淋巴结转移很常见,所以应考虑进行区域淋巴结清扫。

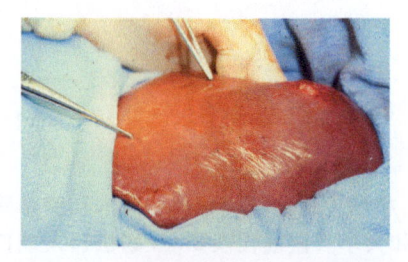

图 63-17 胰高血糖素瘤的肝转移瘤

经验与教训

微创胰远端切除术	1. 为了获得最佳结果，进行微创胰腺远端切除术的外科医师应该熟练掌握开放手术和微创手术，并且已经完成了所需的学习曲线。 2. 拥有一个经验丰富的团队（包括巡回护士、技术员和手术助手）对于及时和安全的手术至关重要。 3. 机器人胰腺手术学习的难点包括对平台不熟悉、缺乏触觉反馈及腹腔内方向性变复杂。
胰高血糖素瘤	1. 对于患有胰高血糖素瘤合并 MEN- I 的患者，在进行胰高血糖素瘤手术治疗前，应先解决甲状旁腺功能亢进症问题。否则术后可能会出现难以控制的高钙血症。 2. 尽管一些肿瘤可能适合肿瘤摘除术，但由于胰高血糖素瘤的高恶性潜能，通常更倾向进行正式的胰腺切除术。 3. 胰高血糖素瘤与高凝状态有关，30% 的患者会出现深静脉血栓（DVT）。建议进行抗凝治疗，并应认真考虑在术前放置下腔静脉滤器。 4. 即使无法进行 R0 切除，患者也能从广泛的减瘤手术中获益，缓解症状。 5. 在进行保脾胰远端切除术时，必须注意避免在接近胰腺尾部时对脾血管分支造成损伤。如果遇到大出血，可以将手术更改为联合脾切除的胰远端切除术。 6. 胰体部的大肿瘤可能会侵犯脾静脉。在这种情况下，可以早期切断胰颈以便更好地显露脾静脉汇合为门静脉处。如有必要，可以在齐肠系膜上静脉（SMV）处结扎脾静脉。 7. 左侧肾上腺可能比预期的位置更高，并且可能因胰腺和脾脏将其过度向内侧牵拉而受伤。 8. 不推荐在没有腔镜超声的情况下进行腹腔镜胰腺切除术。不使用腔镜超声可能导致切除的标本没取全或没取到肿瘤。 9. 胰腺残端漏/瘘是最常见的术后并发症之一，可能发生于最高达 30% 的患者中。对闭式引流无反应或有高引流量瘘的患者，可以考虑使用奥曲肽。但在围术期常规使用奥曲肽并不会降低瘘的发生率。

六、术后

1. 并不强制将患者收治入重症监护室，应根据每位患者的具体情况决定。疼痛管理、鼻胃管的留置及饮食情况与大多数大型腹部手术相似。

2. 在拔除闭式引流管之前，应检测引流液中的淀粉酶含量，以判断是否存在术后胰腺瘘。

3. 对于局部晚期不可切除的或转移性疾病，存在几种治疗选择，包括使用依维莫司（everolimus）和舒尼替尼（sunitinib）进行靶向治疗，使用卡培他滨和替莫唑胺（temozolomide）进行细胞毒性化疗，以及肽受体放射性核素治疗。

4. 术后持续存在的高胰高血糖素症状应使用生长抑素类似物进行治疗。然而，围术期常规使用奥曲肽治疗并不是必需的，也不会降低胰腺瘘的发生率。

七、治疗效果

胰高血糖素瘤的预后数据较少。根据一项针对多发性内分泌腺瘤病 I 型（MEN- I ）患者的研究，其10 年生存率约为 50%。在另一项研究中，经过手术治疗和辅助化疗后，5 年生存率约为 50%。

八、并发症

1. 患者可能会经历与全身麻醉和大型腹部手术相关的任何术后并发症，如浅表或深部伤口感染、泌尿道感染、肺炎及心律失常或心肌缺血。

2. 胰高血糖素瘤患者静脉血栓栓塞的风险较高，医师应保持警惕，及时检测和治疗血栓栓塞事件。

3. 术后胰腺瘘可能发生在最高达 30% 的接受胰远端切除术的患者中。对于病情稳定的患者，通过持续闭式引流处理。对于出现感染迹象的患者，应进行 CT 检查，以检查是否有脓肿或未能充分控制的瘘管，如果有，可以在影像学引导下再放置经皮引流治疗。对于持续高引流量的瘘，考虑使用奥曲肽治疗。对于经皮引流无反应的患者，可能需要进行手术引流、内镜下括约肌切开术或放置支架。

（王 鑫 译）

参考文献